Irwin & Rippe

ICU 操作、技术和微创监测

Irwin & Rippe's

PROCEDURES, TECHNIQUES AND MINIMALLY INVASIVE
MONITORING IN INTENSIVE CARE MEDICINE　5th Edition

主编　Richard S. Irwin　［美］
　　　James M. Rippe　　［美］
　　　Alan Lisbon　　　　［美］
　　　Stephen O. Heard　［美］

主译　汤耀卿

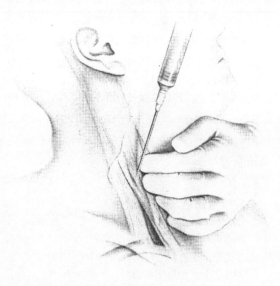

上海科学技术出版社

图书在版编目（CIP）数据

Irwin & Rippe ICU操作、技术和微创监测 /（美）
欧文（Richard S. Irwin）等主编；汤耀卿译.—上海：
上海科学技术出版社，2017.1
ISBN 978-7-5478-3163-2

Ⅰ.①I⋯　Ⅱ.①欧⋯ ②汤⋯　Ⅲ.①险症-诊疗
Ⅳ.①R459.7

中国版本图书馆CIP数据核字（2016）第162261号

This is a translation of *Irwin & Rippe's Procedures, Techniques and Minimally Invasive Monitoring in Intensive Care Medicine, 5th Edition.*

Co-Published by arrangement with Lippincott Williams & Wilkins/Wolters Kluwer Health, Inc., USA

本书提供了药物的适应证、不良反应以及剂量用法的准确资料，但这些信息可能会发生变化，故强烈建议读者查阅书中所提药物的制造商提供的产品说明书。本书力求提供准确的信息以及已被广泛接受的技术和方法。但是，作者、编辑和出版者不保证书中的信息完全没有任何错误；对于因使用本书中的资料而造成的直接或间接的损害也不负有任何责任。

Irwin & Rippe ICU操作、技术和微创监测

Richard S. Irwin［美］　　James M. Rippe　［美］
Alan Lisbon　　［美］　　Stephen O. Heard［美］　主编

汤耀卿　主译

上海世纪出版股份有限公司
上海 科 学 技 术 出 版 社　出版
（上海钦州南路71号　邮政编码200235）

上海世纪出版股份有限公司发行中心发行
200001　上海福建中路193号　www.ewen.co
上海中华商务联合印刷有限公司印刷
开本 889×1194　1/16　印张 28.75　插页 4
字数 750千字
2017年1月第1版　2017年1月第1次印刷
ISBN 978-7-5478-3163-2/R · 1184
定价：188.00元

本书如有缺页、错装或坏损等严重质量问题，请向工厂联系调换

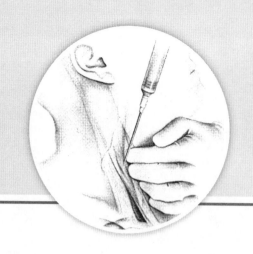

内 容 提 要

　　本书译自 Irwin 和 Rippe 等人主编的 *Irwin & Rippe's Procedures, Techniques and Minimally Invasive Monitoring in Intensive Care Medicine*，原著是一本重症医学领域的权威著作，现已是第5版。本书全面阐述了成人ICU医生不可或缺的诊疗监测技术与操作，逐一列出操作和技术的适应证、禁忌证、可达到的效果和可能出现的并发症之诊治。在简叙各项监测设备和技术操作的基本原理以及应用解剖的基础上，详述器械准备及操作步骤，对复杂监测技术配以流程图，对复杂操作配以图解，并指出关键所在。本书内容翔实完整，除一般的ICU操作技术外，还介绍了涉及多学科的微创技术及逐渐由重症医师承担操作的肾替代治疗、治疗性血浆置换和介入超声，以及肺活检在ICU的应用。

　　本书是重症医学科医师、急诊科医师，以及内科、外科、麻醉科、介入科医师深入学习ICU操作和技术的优秀图书，也可以供相关医学专业的医师和医学生学习、参考。

献　辞

献给我们的家人

Diane, Rachel, Sara, Catherine, Rebecca, John, Andrew K. Andrew M.
and Adam; Stephanie, Hart, Jaelin, Devon, and Jamie

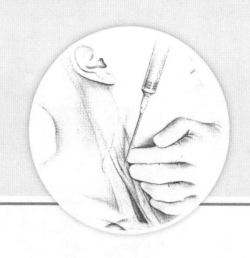

译者名单

主　译　汤耀卿

审　校　（按姓氏笔画排序）
王瑞兰　张翔宇　皋　源　高　亮　诸杜明　瞿洪平

译　者　（按姓氏笔画排序）

丁　佳
上海交通大学医学院附属仁济医院

李梅玲
上海交通大学医学院附属瑞金医院

马杰飞
复旦大学附属中山医院

吴晓云
同济大学附属上海第十人民医院

王启星
同济大学附属上海第十人民医院

邱毓祯
上海交通大学医学院附属瑞金医院

王瑞兰
上海交通大学附属第一人民医院

余跃天
上海交通大学医学院附属仁济医院

邢顺鹏
上海交通大学医学院附属仁济医院

宋子珺
上海交通大学医学院附属仁济医院

刘雯珺
复旦大学附属中山医院

张　媛
上海交通大学附属第一人民医院

汤耀卿
上海交通大学医学院附属瑞金医院

张翔宇
同济大学附属上海第十人民医院

李　磊
上海交通大学医学院附属瑞金医院

张慧芳
上海交通大学附属第一人民医院

武　钧
上海交通大学医学院附属瑞金医院

金相兰
同济大学附属上海第十人民医院

金　毅
同济大学附属上海第十人民医院

周书琴
同济大学附属上海第十人民医院

赵立娜
上海交通大学附属第一人民医院

赵贤元
上海交通大学医学院附属仁济医院

钟　鸣
上海交通大学医学院附属瑞金医院

姜　维
同济大学附属上海第十人民医院

聂　芳
上海交通大学医学院附属仁济医院

顾秋莹
上海交通大学医学院附属瑞金医院

皋　源
上海交通大学医学院附属仁济医院

高　亮
同济大学附属上海第十人民医院

郭新坤
上海交通大学附属第一人民医院

诸杜明
复旦大学附属中山医院

黄俊峰
复旦大学附属中山医院

韩　朋
上海交通大学附属第一人民医院

程瑞杰
上海交通大学附属第一人民医院

谭若铭
上海交通大学医学院附属瑞金医院

瞿洪平
上海交通大学医学院附属瑞金医院

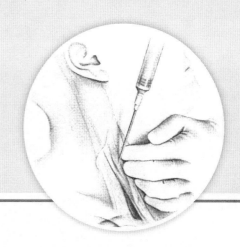

编写者名单

主编

Richard S. Irwin, MD, Master FCCP
Professor of Medicine and Nursing
University of Massachusetts
Worcester, Massachusetts
Chair, Critical Care Operations
UMass Memorial Medical Center
Worcester, Massachusetts

Alan Lisbon, MD
Associate Professor, Anaesthesia, Harvard Medical
    School
Department of Anaesthesia, Critical Care and Pain
    Medicine
Beth Israel Deaconess Medical Center
Boston, MA

James M. Rippe, MD
Professor of Biomedical Sciences, University of Central Florida
Orlando, Florida
Associate Professor of Medicine (Cardiology), Tufts
    University School of Medicine
Boston, Massachusetts
Founder and Director, Rippe Lifestyle Institute
Shrewsbury, Massachusetts
Founder and Director, Rippe Health Evaluation
Orlando, Florida

Stephen O. Heard, MD
Professor and Chair
University of Massachusetts Medical School
Department of Anesthesiology
UMass Memorial Medical Center
Worcester, MA

编写者

Suresh Agarwal, MD, FACS, FCCM
Chief, Surgical Critical Care
Associate Professor of Surgery
Boston Medical Center
Boston, MA

Satya Allaparthi, MD
Fellow in Robotic and Laparoscopic Urology
Department of Urology/Surgery
UMass Memorial Medical Center
Worcester, MA

1

Philip J. Ayvazian, MD
Assistant Professor
Department of Urology
UMass Memorial Medical Center
Worcester, MA

Ruben J. Azocar, MD
Associate Professor and Residency Program Director
Department of Anesthesiology
Boston University Medical Center
Boston, MA

Ednan K. Bajwa, MD, MPH
Associate Director, Medical ICU
Department of Pulmonary and Critical Care
Massachusetts General Hospital
Boston, MA

K.C. Balaji, MD
Professor, Department of Urology/Surgery
Division of Urology
UMass Memorial Medical Center
Worcester, MA

Gisela I. Banauch, MD, MS
Assistant Professor of Medicine
Division of Pulmonary, Allergy, Critical Care and
    Sleep Medicine
University of Massachusetts Medical School
UMass Memorial Medical Center
Worcester, MA

Richard C. Becker, MD
Professor of Medicine
Department of Medicine
Duke University School of Medicine
Durham, NC

Bonnie J. Bidinger, MD
Assistant Professor of Medicine
Department of Internal Medicine
Division of Rheumatology
University of Massachusetts Medical School
UMass Memorial Medical Center
Worcester, MA

Naomi F. Botkin, MD
Assistant Professor of Medicine
Division of Cardiovascular Medicine
UMass Memorial Medical Center
Worcester, MA

Brian T. Callahan, MD
Interventional Radiology Fellow
Department of Radiology
Harvard Medical School
Beth Israel Deaconess Medical Center
Boston, MA

Raphael A. Carandang, MD
Assistant Professor
University of Massachusetts Medical School
Department of Neurology and Surgical Intensive Care
UMass Memorial Medical Center
Worcester, MA

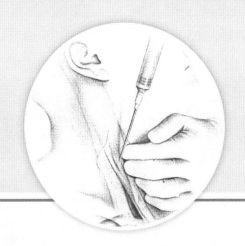

Felipe B. Collares, MD, MSc
Interventional Radiologist
Department of Radiology
Beth Israel Deaconess Medical Center
Instructor in Radiology
Harvard Medical School
Boston, MA

Armagan Dagal, MD, FRCA
Assistant Professor
Department of Anesthesiology and Pain Medicine
University of Washington, Harborview Medical
    Center
Seattle, WA

Seth T. Dahlberg, MD
Associate Professor of Medicine and Radiology
Department of Medicine and Radiology
University of Massachusetts Medical School
Division of Cardiology
UMass Memorial Medical Center
Worcester, MA

Mario De Pinto, MD
Assistant Professor
Department of Anesthesiology
University of Washington
Harborview Medical Center
Seattle, WA

Mark Dershwitz, MD, PhD
Professor and Vice Chair of Anesthesiology
Professor of Biochemistry & Molecular Pharmacology
UMass Memorial Medical Center
Worcester, MA

W. Thomas Edwards, PhD, MD
Director, Fellowship in Pain Medicine
Associate Professor of Anesthesiology
Department of Anesthesiology
University of Washington
Harborview Medical Center
Seattle, WA

Timothy A. Emhoff, MD
Chief, Trauma, Surgical Critical Care
Department of Surgery
UMass Memorial Medical Center
Worcester, MA

Salomao Faintuch, MD, MSc
Instructor in Radiology
Harvard Medical School
Department of Interventional Radiology
Boston, MA

Pang-Yen Fan, MD
Associate Professor of Medicine
Division of Renal Medicine
University of Massachusetts Medical School
Medical Director, Renal Transplant Program
UMass Memorial Medical Center
Worcester, MA

Khaldoun Faris, MD
Associate Director of Surgical Intensive Care Unit
Department of Anesthesiology
University of Massachusetts Medical School
UMass Memorial Medical Center
Worcester, MA

Andrew J. Goodwin, MD
Clinical and Research Fellow
Department of Pulmonary and Critical Care
Brigham and Women's Hospital
Boston, MA

Bruce Greenberg, MD
Assistant Professor
Department of Medicine
University of Massachusetts Medical School
Worcester, MA

Wiley R. Hall, MD
Assistant Professor in Neurology and Surgery
Director of Neuroscience Critical Care
University of Massachusetts Medical School
Medical Director of the Neuro/Trauma ICU
    Neurology Department
UMass Memorial Medical Center
Worcester, MA

Stephen O. Heard, MD
Professor and Chair
University of Massachusetts Medical School
Department of Anesthesiology
UMass Memorial Medical Center
Worcester, MA

Michael D. Howell, MD, MPH
Director, Critical Care Quality
Beth Israel Deaconess Medical Center
Boston, MA

Richard S. Irwin, MD, Master FCCP
Professor of Medicine and Nursing
University of Massachusetts
Chair, Critical Care
UMass Memorial Medical Center
Worcester, MA

Eric W. Jacobson, MD
Associate Professor of Medicine
University of Massachusetts Medical School
Senior Vice President, Clinical Research and
    Regulatory Affairs
Chief Medical Officer
Synta Pharmaceuticals Corp.
Lexington, MA

Shubjeet Kaur, MD
Clinical Professor and Vice Chair
Department of Anesthesiology
University of Massachusetts Medical School
UMass Memorial Medical Center
Worcester, MA

Glenn Kershaw, MD
Associate Professor of Clinical Medicine
Division of Renal Medicine
University of Massachusetts Medical School
UMass Medical Center
Worcester, MA

Scott E. Kopec, MD
Assistant Professor of Medicine
Division of Pulmonary, Allergy and Critical Care Medicine
UMass Memorial Medical Center
University of Massachusetts Medical School
Worcester, MA

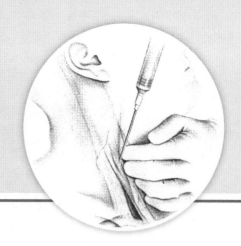

Stephen J. Krinzman, MD
Assistant Professor of Medicine
Division of Pulmonary, Allergy, and Critical Care
    Medicine
University of Massachusetts Medical School
UMass Memorial Medical Center
Worcester, MA

Robert A. Lancy, MD, MBA
Chief of Cardiac Surgery
Department of Cardiac Surgery
Bassett Medical Center
Cooperstown, NY

Jason Lee-Llacer, MD
Fellow
Department of Critical Care Medicine and Anesthesia
George Washington University
Washington, DC

Adam B. Lerner, MD
Director, Cardiac Anesthesia
Department of Anesthesia and Critical Care
Beth Israel Deaconess Medical Center
Boston, MA

Michael Linenberger, MD, FACP
Professor, Division of Hematology
Department of Medicine
University of Washington
Associate Member, Clinical Research Division
Fred Hutchinson Cancer Research Center
Seattle Cancer Care Alliance
Seattle, WA

Mark S. Link, MD
Professor of Medicine
Department of Cardiac Electrophysiology
Tufts Medical Center
Boston, MA

Atul Malhotra, MD
Associate Professor of Medicine
Department of Medicine
Brigham and Women's Hospital
Boston, MA

Paul H. Mayo, MD
Professor of Clinical Medicine
Hofstra Northshore—LIJ School of Medicine
Long Island Jewish Medical Center
New Hyde Park, NY

Lena M. Napolitano, MD, FACS, FCCP, FCCM
Professor of Surgery
Department of Surgery
University of Michigan
Ann Arbor, MI

Theresa A. Nester, MD
Associate Medical Director
Puget Sound Blood Center
Department of Laboratory Medicine
University of Washington Medical Center
Puget Sound Blood Center
Seattle, WA

Paulo J. Oliveira, MD, FCCP
Director, Advanced Bronchoscopic and Pleural
    Procedures
Assistant Professor of Medicine
Division of Pulmonary, Allergy and Critical
    Care Medicine
UMass Memorial Medical Center
Worcester, MA

Achikam Oren-Grinberg, MD, MS
Director of Critical Care Echocardiography
Department of Anesthesia, Critical Care &
    Pain Medicine
Beth Israel Deaconess Medical Center
Boston, MA

John A. Paraskos, MD
Professor of Medicine
Department of Medicine
University of Massachusetts Medical School
UMass Memorial Medical Center
Worcester, MA

Laura Santos Pavia, MD
Resident in Anesthesiology
Boston Medical Center
Boston University School of Medicine
Boston, MA

Marie T. Pavini, MD, FCCP
Intensivist
Department of Intensive Care Unit
Rutland Regional Medical Center
Rutland, VT

Randall S. Pellish, MD
Assistant Professor of Medicine
Division of Gastroenterology
University of Massachusetts Medical School
Worcester, MA

Donald S. Prough, MD
Professor and Chair
Anesthesiology
UTMB Anesthesiology
Galveston, TX

Juan Carlos Puyana, MD
Associate Professor of Surgery
Department of Surgery
University of Pittsburgh Medical Center
Pittsburgh, PA

Harvey S. Reich, MD, FACP, FCCP
Director, Critical Care Medicine
Department of Critical Care Medicine
Rutland Regional Medical Center
Rutland, VT

Ray Ritz, BA, RRT, FAARC
Director of Respiratory Care
Department of Respiratory Care
Beth Israel Deaconess Medical Center
Boston, MA

Kimberly A. Robinson, MD, MPH
Assistant Professor of Medicine
Division of Pulmonary, Critical Care
Marlborough Hospital
Marlborough, MA

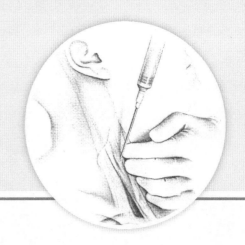

Todd W. Sarge, MD
Instructor in Anaesthesia
Harvard Medical School
Department of Anesthesia, Critical Care and
    Pain Medicine
Beth Israel Deaconess Medical Center
Boston, MA

Michael G. Seneff, MD
Associate Professor
Department of Anesthesiology and Critical
    Care Medicine
The George Washington University Hospital
Washington, DC

Sajid Shahul, MD
Assistant Program Director
Associate Director Cardiac Surgical Intensive Care Unit
Beth Israel Deaconess Medical Center
Harvard Medical School
Boston, MA

Anupam Singh, MD
Assistant Professor of Medicine, GI Hospitalist
Department of Medicine
Division of Gastroenterology
UMass Memorial Medical Center
Worcester, MA

Craig S. Smith, MD
Assistant Professor of Medicine
University of Massachusetts Medical School
Director of Cardiac Critical Care Unit
UMass Memorial Medical Center
Worcester, MA

Nicholas A. Smyrnios, MD
Professor of Medicine
Director, Medical Intensive Care Units
Division of Pulmonary, Allergy, and Critical
    Care Medicine
University of Massachusetts Medical School
Worcester, MA

Daniel Talmor, MD, MPH
Associate Professor of Anaesthesia
Department of Anesthesia, Critical Care and Pain Medicine
Beth Israel Deaconess Medical Center
Boston, MA

Ulises Torres, MD
Assistant Professor of Surgery
Director of Trauma Education and Outreach
Division of Trauma and Surgical Critical Care
    Department of Surgery
University of Massachusetts Medical School
UMass Memorial Medical Center
Worcester, MA

Matthew J. Trainor, MD
Assistant Professor of Medicine
Department of Medicine
University of Massachusetts Medical School
UMass Memorial Medical Center
Worcester, MA

Patrick Troy, MD
Fellow
Department of Pulmonary, Critical Care and
    Sleep Medicine
Beth Israel Deaconess Medical Center
Boston, MA

J. Matthias Walz, MD, FCCP
Assistant Professor of Anesthesiology and Surgery
Department of Anesthesiology
Division of Critical Care Medicine
University of Massachusetts Medical School
UMass Memorial Medical Center
Worcester, MA

Wahid Y. Wassef, MD, MPH
Director of Endoscopy
UMass Memorial Medical Center
Associate Professor of Clinical Medicine
University of Massachusetts Medical School
Department of Medicine
Division of Gastroenterology
UMass Memorial Medical Center
University Campus
Worcester, MA

John P. Weaver, MD
Associate Professor
University of Massachusetts Medical School
Department of Surgery
Division of Neurosurgery
UMass Memorial Medical Center
Worcester, MA

Mark M. Wilson, MD
Associate Director of Medical ICU
Associate Professor
Department of Medicine
Division of Pulmonary, Allergy and Critical
    Care Medicine
University of Massachusetts Medical School
UMass Memorial Medical Center
Worcester, MA

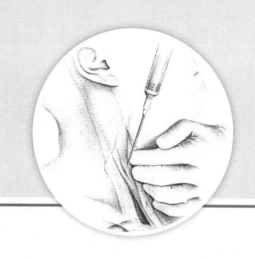

中文版前言

　　这是一本好书：专业、权威、纯粹！从它短短数年里一版再版，就能看出它的受欢迎程度。由于重症医学的操作和技术始终是重症医学专科医师不可或缺的临床技能，因此本书受到热捧亦在情理中。

　　本书原著第4版曾由北京大学人民医院朱继红教授领衔的团队翻译并出版，极大地提升了广大重症医学专科医师的操作技能，深受好评与欢迎。如今，翻译第5版的重任又落到了我们肩上。由于第4版发行以来，有关重症监测技术的理论不断深化，循证依据不断丰富，相关设备不断创新，尤其是微创监测发展迅猛，因此，作者又搜集了本领域2008年后的进展，以证据为基础讨论了重症监护环境中的操作、技术和微创监测，对所有章节的内容及参考文献都进行了全面更新，还增添了ICU中的肾替代治疗、治疗性血浆置换和肺活检，以及由重症医师撰写的介入超声操作，内容更翔实、完整。

　　可以说，这本书不仅更新了最佳外部证据，而且每一个环节、每一个步骤都倾注了患者与医师共同的心血、泪水与汗水。它看似一本纯专业、纯理性的书，实则每一页都溢满了情感，充分体现了人类对生命的敬畏、对疾病不屈不挠的奋争、对自身不足的反省与观照。每一份爱都融入每一个细致精准的医学流程中。

　　这是科学，也是"迷信"。我们痴迷于医学技术的发展，我们迷信科学，但迷信，绝不是迷思、迷茫，只有读懂、读透，才能厚积薄发，不迷途！当然，读本书不仅要"死读"，要恪守每一条规程去执行，更要"活读"，要能深刻理解其精髓，掌握其内在的逻辑，这样才能有所创新、与时俱进。

　　本书以其杰出的作者、译者和审校者的知识、经验为后盾，他们为本书的出版付出了辛勤的努力，在此难以用语言表达对他们的感激之情。如果他们的努力能够满足读者的需要，这将是对他们最高的褒奖。在此感谢复旦大学附属中山医院重症医学科诸杜明教授、上海交通大学医学院附属瑞金医院重症医学科瞿洪平教授及附属仁济医院重症医学科皋源教授、上海交通大学附属第一人民医院重症医学科王瑞兰教授和同济大学附属第十人民医院重症医学科张翔宇教授，以及他们团队的医生，还要感谢同济大学附属第十人民医院神经外科高亮教授和金毅医生。他们都是长期在重症医学临床一线工作的医师，有丰富的临床经验，又有很好的英文功底。感谢他们能在繁忙的工作之余不辞辛劳，完成本书的翻译和审校工作。

1

　　同时,感谢上海科学技术出版社的编辑们;还要感谢译者的家属,他们给予我们一如既往的支持。

　　本书的受众面很广,包括重症医学专业医师,急诊专业医师,内科、外科、介入科及麻醉科医师,还有临床医学研究生及高年级医学生。希望这本书不仅能用作工作参考,也能帮助读者从另一个维度认识、体会生命及生命科学。

汤耀卿

上海交通大学医学院附属瑞金医院

2016年7月

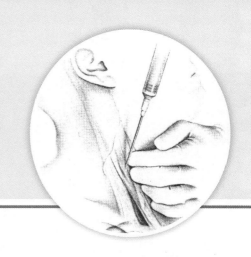

英文版前言

很高兴奉上 *Irwin & Rippe's Procedures, Techniques and Minimally Invasive Monitoring in Intensive Care Medicine* 这本书的第 5 版。这一版中，我们根据重症医学专科医师必须掌握的操作和技术的相关进展，对所有章节进行了全面更新，提供了最先进的、以证据为基础的监护技术。自本书的第 4 版出版以来，重症医学的许多方面取得了重要进展，我们深信，本版每一章的作者都已搜集并在写作中体现了这些进展。

本书的第 5 版其实是 *Irwin & Rippe's Intensive Care Medicine* 这本教科书第 7 版的一部分。自这本综合性的重症医学教科书问世以来，操作和技术始终是该书的重要内容。在过去的 10 年间，微创监测技术已经变得越来越重要，在我们的重症医学科教科书和这本分册中都包含了这个重要领域。

读过 *Irwin & Rippe's Intensive Care Medicine* 第 7 版 和 *Irwin & Rippe's Procedures, Techniques and Minimally Invasive Monitoring in Intensive Care Medicine* 第 5 版的人会注意到，后者的内容是前者的前两部分，再加上另外三方面的补充。出于完整性考虑，本书增加了肾替代治疗、治疗性血浆置换和肺活检在重症医学科的应用等三章。我们获悉，包括重症医学专科医师，急诊科医师，外科医师，重症监护护士，内科、外科及麻醉科的住院医师和专修生，以及高年级医学生在内的各类医护人员，他们希望有一本专注于操作、技术和微创监测的书。于是，这本便携的书受到了各学科、各层次读者的喜爱。

本书第 5 版已经将每章的综合性图表及支持适用技术和效用的证据进行了全面更新。这一版提供了详细的插图和分步指导来展示如何执行各种操作，并以证据为基础讨论其适应证、禁忌证，以及在重症监护环境下进行常用操作、技术和监测所需的设备及其日常维护。此外，书中还介绍并深入讨论了内科学、外科学或麻醉学重症监护考试委员会考核及重症监护资格认证所要求的每一种操作、技术和微创监测步骤。

与前一版一样，第 5 版对大多数重症监护的操作和技术提供了全面的指导。对所有重症医师必须掌握的技术，如动脉导管放置、中心静脉导管放置、肺动脉导管插入及气管内插管，都进行了详细讨论。该版还对以往只能由会诊专家执行，但现在已由重症医师执行的操作进行了介绍和讨论；同时介绍了一些主要仍由会诊专家操作的技术，因为重症医师必须了解这类操作的适应证、禁忌证、预期结果以及并发症。这个版本的一个亮点是使用了大量超声图像，并增加了一章由重症医学专科医师撰写的介入超声内容。

医学教科书的出版需要高度协作。如果没有那么多优秀同道的共同努力、辛勤工作和专业技能，本书第5版绝不可能完成。许多同事和员工在编写这本书的各阶段都发挥了重要作用，我们不断得到他们的帮助。我们特别感谢Rippe医生实验室的编辑部主任Elizabeth Grady。Beth集精湛的组织能力和勤奋于一身，又有扎实的医学出版工作背景。尽管她面临很大挑战，每年要管理多本教科书的编写出版，面对众多的编写者她始终保持良好的幽默感。Irwin医生的助手Karen Barrell和Cynthia French在百忙中抽出时间来完成这项工作，并承担了许多其他编辑任务。Heard医生的行政助理Marguerite Eckhouse在这个项目的各个方面都起到了重要作用。Lisbon医生的助手Karen Stahl给予了大力协助，提供了编写出版本书所需的众多专业细节。还要感谢Lippincott Williams & Wilkins出版社的编辑Brian Brown不断给予我们的帮助，他为本书和我们所著的其他有关重症医学的图书的编辑出版事宜做了非常灵活的协调工作。Nicole Dernoski知识渊博、专业技能出众，他在监督和协调出书的各阶段始终给予我们极大的帮助和照顾。最后，我们非常感谢Indu Jawwad和她的工作人员为这一版的校订所做的杰出工作。

我们还要感谢我们的同事、学生和家属对我们一如既往的支持、鼓励和教育。我们希望这本书始终是指导专科医生实践重症医学非常有用的教材。

Richard S. Irwin, MD, Master FCCP

James M. Rippe, MD

Alan Lisbon, MD

Stephen O. Heard, M

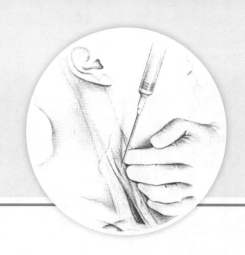

目　　录

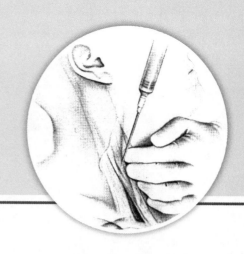

第2篇　　**微创监测**
Minimally Invasive Monitoring

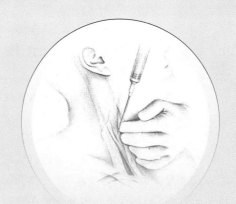

第 1 篇
操作和技术及微创监测
Procedures, Techniques, and Minimally Invasive Monitoring

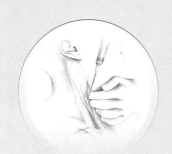

第 1 章
气道管理与气管插管
Airway Management and Endotracheal Intubation

J. MATTHIAS WALZ, SHUBJEET KAUR AND STEPHEN O. HEARD 谭若铭 译，瞿洪平 审校

在急危重症情况下，对患者进行气道管理以保证有效的通气与氧合至关重要。尽管常规首选非气管插管的方式来改善患者氧合及通气[1]，然而部分患者可能最终仍需要气管插管。气管插管应由具备操作资质的专科医生实施，但是在紧急情况下常在专科医生到达之前就需要进行气管插管。插管患者通常分布在重症监护治疗病房（intensive care unit, ICU）以及心脏监护病房，因而在这些病房工作的临床医生应具备气道管理、建立人工气道以及管理插管患者的能力。

解　剖

理解气管插管操作以及可能的并发症需要了解呼吸道解剖[2]。虽然详细的解剖学描述不在本书内容范围，但对呼吸道特点及各部分之间关系的理解对于插管操作非常必要。

鼻

鼻的上壁部分由筛板构成，由于解剖结构上鼻顶接近颅内结构，因此在进行经鼻气管插管时，对于明显颌面部损伤的患者，需要特别注意。

鼻黏膜的血供丰富，来源于眼动脉与上颌动脉，从而保证空气通过鼻腔时可被加热湿化。由于鼻甲表面不规则且血供非常丰富，因而极易受损而导致出血。鼻旁窦与鼻泪管均开口于外侧壁，长期经鼻气管插管会导致这些孔口的堵塞而引起鼻窦炎。

口与颌

口的下壁由舌、牙槽嵴以及下颌骨构成，上壁由硬腭及软腭组成，后壁由口咽部构成。在处理困难气道患者，以及学习如何置入诸如喉罩（laryngeal mask airway, LMA；见困难气道管理部分）等气道装置时，对患者口与下颌解剖特点的了解非常重要。

鼻　咽

颅底构成鼻咽部的上壁，软腭构成其下壁。鼻咽的上壁与后壁含淋巴组织（腺体样），当发生肿大时可以造成鼻部气流受限，同时在经鼻插管时可以被损伤，尤其常见于儿童。咽鼓管开口于鼻咽部的外侧壁，在长期鼻气道插管情况下可因肿胀而继发阻塞。

口　咽

口咽部起始于软腭，向下延伸至会厌。腭扁桃体自外侧壁向口咽部突出，在儿童有时可因过于肿大而造成插管过程中喉部暴露困难。舌部过大同样可造成口咽部梗阻。在吸气过程中，颏舌肌收缩使舌向前移动从而开放口咽道，颏舌肌肌张力的下降（如麻醉状态下）可造成梗阻。口咽部连接了口腔后部开口与喉咽部。

喉　咽

喉咽上界起始于会厌，下界止于食管，其前方是喉，梨状窝自喉部两侧延伸成为喉咽的一部分。

喉

喉的上界为喉咽,向下延伸为气道(图1.1)。甲状软骨、环状软骨、会厌、楔状软骨、小角状软骨以及杓状软骨共同构成喉部的骨架。甲状软骨以及环状软骨在颈部前方易被触及。环状软骨通过环甲韧带与甲状软骨相联。当患者头部处于后伸位时,在紧急情况下可通过手术刀或粗针穿刺环甲韧带而建立气道(见第12章)。环状软骨完全包绕气道,通过环气管韧带与第一气管软骨环相连。喉部的前壁由会厌软骨构成,杓状软骨附着于会厌软骨。许多细小肌肉分布于杓状软骨与甲状软骨上构成声带,真声带与其之间的间隙共同称为声门(图1.2)。声门是成人上气道最狭窄的地方,而于儿童,环状软骨是气道最狭窄的部分。由于正常发音取决于真声带的精确活动,因此即使声带的微小病灶亦可造成声音嘶

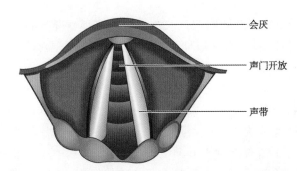

图1.2 喉部俯视图(吸气相)(引自Stoelting RH, Miller RD: *Basics of Anesthesia*. 2nd ed. New York, Churchill Livingstone, 1989)。

哑。真声带的淋巴引流稀少,人工气道的刺激或创伤造成的炎症或肿胀常需要很长时间才能消退。迷走神经的喉上神经支与喉返神经支支配喉部的活动。会厌以下至声带以上的表面感觉受喉上神经支配。喉上神经自喉返神经发出,向双侧颈动脉深部走行,内丛于舌骨角下方穿过甲状舌骨膜,在清醒患者行经口或经鼻气管插管时该神经支可用于局部麻醉神经阻滞。迷走神经的喉返神经分支支配声带以下的感觉功能,同时也支配喉部除环甲肌以外所有肌肉的活动,环甲肌受喉上神经外侧支支配。

气 管

成人气管平均长约15 cm,气管骨架由一系列C形软骨组成。气管后方是食管,起始的数个软骨环前方为甲状腺。气管黏膜由可分泌黏液的纤毛柱状细胞排列覆盖;通过纤毛摆动,可将异物向喉部传送。在X线胸片上,气管隆嵴位于第4胸椎水平,有助于判断气管插管位置。右主支气管较左主支气管角度略钝,因而当气管插管过深时常进入右主支气管。

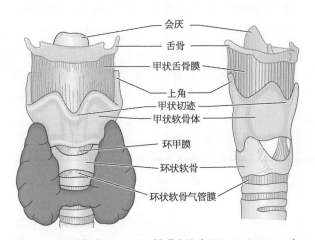

图1.1 喉部解剖 —— 正侧位(引自Ellis H: *Anatomy for Anaesthetists*. Oxford, Blackwell Scientific, 1963)。

图中标注:会厌、舌骨、甲状舌骨膜、上角、甲状切迹、甲状软骨体、环甲膜、环状软骨、环状软骨气管膜

紧急气道管理

紧急情况下,保证患者足够的通气及氧合至关重要[3]。许多经验不足的临床医生常常以为这就意味着需要紧急插管;然而,尝试插管的过程可能会延误有效气道的建立,不断尝试插管的过程非但耗时,可引起患者低氧血症、心律失常,还可引起出血、反流,给之后再次插管带来困难,显著增加患者的并发症及病死率[4,5]。因此一些简单的紧急气道管理技能及原则可使临床医生在专业人员进行插管前保证

患者的通气及氧合。

气道梗阻

气流受限多源于上气道梗阻,包括舌、口腔内容物,喉痉挛等原因。舌与下颌关节松弛可造成舌根与咽后壁之间间隙变小,是最常见的上气道梗阻原因。梗阻可为部分性或完全性,后者特点为完全没有气体交换,前者则表现为吸气相喘鸣

音、颈部及肋间肌肉收缩。对于这种情况导致的呼吸困难，可采取仰头提颏或抬下颌手法；对于疑似颈椎损伤的患者，避免仰头而采取抬下颌方法可最低限度避免颈椎移位。仰头法的操作方法为将一只手掌置于患者前额并施加压力使头部以寰枕关节为中心向后过伸；提颏的手法为另一只手的手指置于颏下并向上提下颌骨，过程中应注意避免颏下区域施压过重而压迫软组织，使气道进一步梗阻。抬下颌手法即将双侧下颌角向上抬[3]（图1.3）。以上两种方法均为开放口咽通道。对于喉痉挛患者，可通过使用面罩以及球囊给予正压通气（详见后述）。如果患者仍存在自主呼吸，则通过以上开放气道方法可保证患者有效通气。如果梗阻持续存在，则需探查是否存在异物、呕吐物或分泌物等因素[6]。

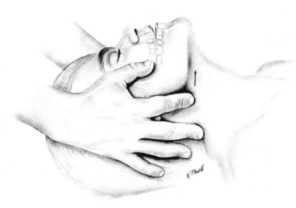

图1.3　意识不清或昏迷患者可因口咽部软组织松弛而导致上气道梗阻。可将两手拇指置于上颌骨并将示指置于下颌骨，通过示指施压使下颌骨向前旋转（箭头所示）。该手法可使软组织向前方移动而减少气道梗阻发生。

面罩及球囊装置的使用

如果已建立有效的气道而患者没有自主呼吸，可通过面罩及球囊装置提供氧气。面罩需覆盖患者口鼻并与面部紧贴。因此扣面罩时应先放置于鼻梁处，双手持面罩向嘴部扣压。操作者位于患者头端并用左手将面罩扣于患者面部，拇指需按压鼻部区域的面罩，示指按压口部区域面罩，其余手指按压于患者下颌部左侧以将下颌部稍向前抬起，右手则不断挤压放松球囊。当胸廓可见起伏时提示气道通畅，此外，通过按压球囊所需的压力可评估患者的呼吸系统顺应性。应使用最小有效送气压力，以避免过量气体进入胃部而增加误吸风险。

气道辅助设备

如果通过调整头与颈部体位或者清除异物与分泌物仍不能建立有效的气道，在有资质的插管医生尚未到达之前可通过一些气道辅助设备帮助气道开放。当恰当的体位仍无法保证有效通气时，口咽或鼻咽通气道有助于建立通气道（图1.4、图1.5）。口咽通气道为一塑料或硬质橡皮制成的半圆形装置，有两种类型。一种是Guedel通气道，其特点为设计有一个空心管道；另一种为Berman通气道，其两侧有通气道。最易于插入这两种类型通气道的方法是：当口咽通气道进入口腔后将弧形部分向上颚方向旋转并向舌下后方滑入至合适的部位（图1.5）。通常可用压舌板压迫舌部或将舌部推向一侧，以便于放入口咽通气道。需要注意的是，应避免将舌部推向咽后方而引起或加重

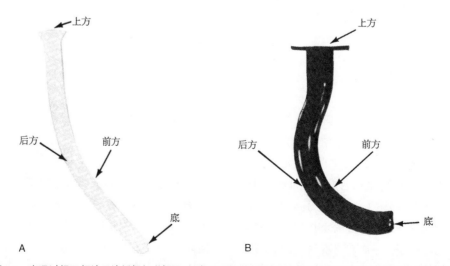

图1.4　当通过提下颌法无法缓解气道梗阻时，鼻咽通气道（A）与口咽通气道（B）可用于缓解软组织梗阻。

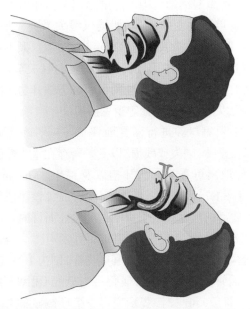

图1.5　上气道梗阻机制以及口咽通气道的正确位置（引自*Textbook of advanced cardiac life support*. Dallas, TX, American Heart Association, 1997）。

气道梗阻。由于插入口咽通气道可造成患者恶心甚至呕吐，因而仅适用于无意识患者。

鼻咽通气道是一个近15 cm长的软质橡皮或塑料管道（图1.4、图1.6），自鼻孔插入咽后方。在插入之前，应先使用麻醉凝胶润滑通气道，并最好应用缩血管药滴鼻。对于大面积面部创伤或脑脊液漏患者禁用鼻咽通气道，因其可能穿过筛板而插入颅内。

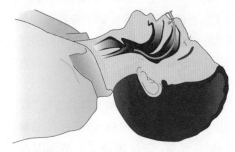

图1.6　鼻咽通气道的正确位置（引自*Textbook of advanced cardiac life support*. Dallas, TX, American Heart Association, 1997）。

插 管 指 征

气管内插管指征分为以下四大类：急性气道梗阻、气道分泌物过多或无法充分排出、丧失保护性反射能力、呼吸衰竭（表1.1）。

表1.1

气管插管指征

急性气道梗阻
创伤
下颌骨
喉部（直接或间接损伤）
吸入
烟
有毒化学气体
异物
感染
急性会厌炎
喉炎
咽后脓肿
血肿
肿瘤
先天畸形

（续　表）

喉蹼
声门上融合
喉部水肿
喉痉挛（过敏反应）
分泌物引流
虚弱无力患者
大量分泌物
缺乏气道保护反射
头部损伤
药物过量
脑血管意外
呼吸衰竭
低氧血症
急性呼吸窘迫综合征
低通气
肺不张
分泌物增多
肺水肿
高碳酸血症
低通气
神经肌肉病变
药物过量

插管前评估

即使在紧急情况下,对患者气道解剖的快速评估也有助于选择恰当的插管方式、合适的器械,以及关注相应的注意事项。在非紧急情况下,耗时数分钟的插管前评估可减少并发症的发生率、提高插管的成功率,同时最大限度减少插管所引起的损伤。

必须对上呼吸道、头颈部的解剖结构进行检查,应特别注意可能引起插管失败的特殊解剖异常。对颈椎活动度、颞下颌关节功能以及牙齿的评估非常重要,任何可能导致口咽喉轴不能呈一条直线的异常解剖均需特别注意。

颈椎活动度可通过屈伸颈部的方法(仅在排除颈椎损伤后进行)进行评估。颈部屈伸活动的正常范围在165°~90°,并且在75岁后活动度可下降近20%。可引起活动范围下降的原因包括任何可导致椎间盘退行性变的疾病(如类风湿关节炎、骨关节炎、强直性脊柱炎)、创伤后或年龄>70岁。颞下颌关节功能障碍可发生于任何类型的退行性关节炎(特别是类风湿性关节炎)、任何可引起下颌骨功能减退的病变以及肢端肥大症等少见疾病。

必须对口腔进行插管前评估。应明确牙齿是否存在松动、缺失或残损,以及是否存在永久性假牙槽,应取出可移除的假牙槽以及假牙。Mallampati等[7](图1.7)发表了一项临床评估方法,该评估是基于舌后部的尺寸相对于口咽部的尺寸而订的。评估时患者取坐位,头完全后仰,伸舌并发声[8]。当咽腭弓、腭垂、软腭以及咽后壁暴露良好,则为Ⅰ级气道,提示插管相对较易;当咽腭弓与软腭(Ⅱ级)或仅软腭(Ⅲ级)可见时,提示通过直接喉镜显露声门可

L 望诊
观察患者是否存在可能导致喉镜置入、插管或通气困难的特征

E 评估3-3-2原则
为保证咽喉口轴呈一直线而便于插管,应评估以下结构之间的关系:患者上下门齿间距应至少为3指宽度(3)、舌骨与颏之间应至少为3指宽度(3)、喉结与口底之间的距离应至少为2指宽度(2)

1—上下门齿间距(以指宽度为计量单位)
2—舌骨与颏间距(以指宽度为计量单位)
3—甲状腺与口底间距(以指宽度为计量单位)

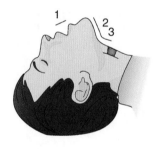

M Mallampati
喉咽应充分显露。传统的评估方法为Mallampati分级。患者取坐位,完全张口,尽可能伸舌,检查者使用手电筒观察口腔并评估喉咽可见程度。对于仰卧患者,可使患者完全张口并伸舌后,通过带光源喉镜进行评估

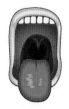 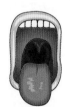

Ⅰ级:软腭、腭垂、咽喉、腭弓可见   Ⅱ级:软腭、腭垂、咽喉可见   Ⅲ级:软腭、腭垂底部可见   Ⅳ级:仅硬腭可见

O 梗阻
任何导致梗阻的情况均可造成喉镜插入与通气困难,如会厌、扁桃体周围脓肿以及创伤

N 颈部活动度
这项评估对于插管至关重要。可通过将患者颏部向胸壁贴近、嘱患者仰头看天花板的方法进行简单评估。使用颈托固定的患者无法活动颈部,插管难度较大

图1.7 LEMON气道评估法[引自Reed MJ, Dunn MJ, McKeown DW: Can an airway assessment score predict difficulty at intubation in the emergency department? *Emerg Med J* 22(2):99-102, 2005]。

能存在难度。在以下情况中同样提示经口气管插管可能存在困难：成人患者口腔无法打开40 mm以上（两指宽度），喉结至下颌距离<3指宽度（≤7 cm），患者腭咽弓高或颈部正常屈伸范围减小（≤80°）[9]。上述这些测试方法单独或联合使用的阳性预测值均不高，然而如果这些测试结果均阴性，则常提示插管容易[10]。在紧急情况下，仅30%的气道可通过以上方式进行评估[11]。Murphy以及Walls发明了另一种评估方法（LEMON法）[12]。LEMON是看、评估、Mallampati评级、梗阻以及颈部活动度的英语首字母组合（图1.7）。然而在紧急情况下，由于较难确定Mallampati评级，而使得LEMON法的应用仍存在一定的局限性。尽管如此，使用LEMON法中的内容可以整合到急诊患者评估中。Reed等人[13]发现大门齿与上下门齿间距减小、甲状软骨至口底的距离减小均与急诊患者喉镜视野受限相关。因此只要情况允许，不论是择期还是需要紧急气道管理的患者均应尽可能评估是否存在困难面罩通气的指征，因这可显著影响气道管理初始方案的选择。至今发表的最大样本的分析中，作者提及五个无法进行面罩通气的独立影响因素，包括颈部影像学改变、男性、存在睡眠障碍、Mallampati Ⅲ级或Ⅳ级气道以及蓄胡须[14]，其中颈部影像学改变是最显著的预测因子。

教育与插管过程管理

紧急插管的并发症发生率高，因此，对相关执业人员进行充分培训，以及有足够数量训练有素的助手以协助操作者非常重要。此外，为紧急气道管理制定标准化方案还可改善患者预后。虽然在模拟人上训练是学习气管插管非常重要的第一步，但在一项包括非麻醉专业训练者的调查中显示，临床实践中需在督导下进行近50次的气管插管操作才能达到90%的气管插管操作成功率[15]。无论何时，住院医师与获得执照的独立医师应尽可能在接受过紧急气道管理培训的主治医师指导下进行操作。一项围气管插管研究显示，这可将短期并发症自21.7%显著降低至6.1%[16]。

此外，使用气管插管集束化管理方案可降低紧急气道管理中的并发症发生率，从而改善患者预后。集束化管理方案中应包括插管前使用无创正压通气（noninvasive positive pressure ventilation, NIPPV）进行给氧，两名操作者在场，使用环状软骨加压方法进行快速程序插管（rapid sequence intubation, RSI），二氧化碳监测仪，肺保护性通气策略（lung protective ventilation strategies, LPVS），排除禁忌证后进行插管前液体扩容，根据需要进行早期镇静及使用血管升压素[17]。

插 管 设 备

在插管前事先准备所有预期使用的设备，可避免因意外事件导致延迟插管。ICU配备大部分插管所需的设备及物品，但仍需将其集中放置以便随时取用。必须准备的设备包括纯氧供应系统、合适的球囊面罩装置、吸引设备（包括大孔径的扁桃体手术用吸引器）以及吸引管的配备。充分光亮可有助于气道暴露。床应调整至合适的高度，同时移除床头板并锁住轮子。其他必需的装备包括手套、弯柄钳、口咽及鼻咽通气道、喉镜手柄以及喉镜片（直型及弯型）、各种尺寸的气管导管、导丝、压舌板、注射针筒、固定气管导管所需胶布，表1.2列举了所需设备。

喉　镜

两片式喉镜的手柄中有为镜片中的灯泡供电的电池，镜片连接到手柄的顶端从而连接电路。镜片位置不正确、灯泡损坏、灯泡松动或电池没电都可能造成灯泡不亮。现代喉镜具有光纤光源，从而避免了灯泡的问题。镜片有多种形状与尺寸，最常用的是弯型镜片（MacIntosh）以及直型镜片（Miller）（图1.8）。儿童用镜片虽然可以装在成人用的手柄上，但大多数麻醉师对儿童更倾向于使用较小的手柄以增加可控性。关于镜片形状的选择可根据操作者的偏好与经验而定；然而，一项研究表明，在使两个见：Turk M, Gravenstein D（2007）：Storz DCI Video Laryngoscope. Retrieved March 15, 2010, from University of Florida Department of Anesthesiology, Center for Simulation, Advanced Learning and Technology Web site: http://vam.anest.ufl.edu/airwaydevice/storz/index.html, http://www.youtube.com/watch?v=WdooBCJ79Xc&NR=1。Hagberg编制了一系列需付费观看的可视喉镜视频[21]。

表1.2

插管所需设备

100% 氧气供应系统
面罩
球囊通气装置
吸引设备
　吸痰管
　大孔径扁桃体手术用吸引器（Yankauer）
导丝
弯柄钳
口咽通气道
鼻咽通气道
喉镜手柄与镜片（弯型、直型、各种尺寸）
气管导管（各种尺寸）
压舌板
注射针筒（充气气囊用）
枕头
局部麻醉与缩血管药物
胶布
安息香酊

用直型镜片行直视喉镜检查时，所需用力及头部后仰度更小[18]。近来，可视喉镜逐渐在许多围手术期和急症患者中的广泛应用，有经验的医师通过使用可视喉镜提高了困难插管的成功率[19]，同时也可以提高未受训医师在常规插管中的成功率[20]。在多个网上教程中都有可视喉镜的操作演示，其中

气管导管

　　气管导管的内直径同时使用毫米和法式单位来度量，并在导管上标注。导管的型号从2.5 mm开始，每级增加0.5 mm。自插入气管远端的一头起，导管的长度以厘米为单位标示在管子上。

　　选择合适的管径至关重要，但常常没有受到充分的重视。气流所受阻力与气管导管半径的4次方成反比，因此选择的导管过小会增加患者呼吸功。另外，一些诊断性操作（如支气管镜检查）需要在略大管径的导管中进行（见第9章）。一般而言，体形越大的患者需要使用的导管直径越大。不同年龄所对应的导管型号以及长度参考详见表1.3。大多数成年人需要使用内径>8 mm的气管导管，而在体型较小的成人患者进行鼻插管时有时也使用7 mm的导管。

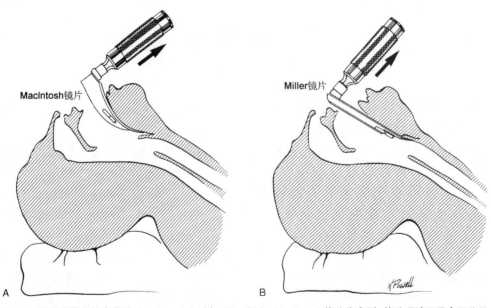

图1.8　两种喉镜片基本类型：MacIntosh（A）与Miller（B）。MacIntosh镜片为弯型，镜片顶端置于会厌谷且喉镜手柄需向前上方45°提起，从而暴露会厌。Miller镜片为直型，镜片顶端置于会厌后方，将会厌固定于舌根与镜片之间。喉镜手柄的动作与MacIntosh镜片一致。

表1.3

不同年龄患者所需气管导管尺寸

年 龄	内直径（mm）	法国单位	嘴唇至气管内导管远端距离（cm）[a]
早产儿	2.5	10～12	10
足月儿	3.0	12～14	11
1～6月龄	3.5	6	11
6～12月龄	4.0	18	12
2岁	4.5	20	13
4岁	5.0	22	14
6岁	5.5	24	15～16
8岁	6.5	26	16～17
10岁	7.0	28	17～18
12岁	7.5	30	18～20
≥14岁	8.0～9.0	32～36	20～24

[a] 经鼻气管导管应增加2～3 cm［引自Stoelting RK: Endotracheal intubation, in Miller RD (ed): *Anesthesia*. 2nd ed. New York, Churchill Livingstone, 1986, p. 531］。

气管内导管的气囊

气管内导管的气囊是低压大容量气囊，可以减少缺血相关并发症的发生。当气囊压力超过毛细血管压时（32 mmHg左右），可随时发生气管黏膜缺血，从而导致炎症、溃疡、感染以及软骨环溶解。如果没能及时发现，有时可造成气管壁的侵蚀（向前侵犯无名动脉或向后侵犯食管）或气管软化、气管狭窄等长期后遗症。在气囊压力为15～30 mmHg，低压大容量气囊能较好地与气管壁贴合，并在正压通气时充分封闭气管。虽然低气囊压会造成一些损害（主要是纤毛剥离），但很少有严重的并发症出现。此外还需注意的是，低压大容量气囊在注入足够多的气体后也会变为高压气囊。

插 管 前 麻 醉

需要插管的患者往往意识不清，通常不需要麻醉。但当必须对清醒患者进行插管时，镇静或全身麻醉可引起患者保护性反射消失，从而增加误吸风险。对于进食后的患者尤其需要考虑误吸的风险，并且需要权衡因气管插管和正压通气的建立而继发血流动力学紊乱的风险。在麻醉不充分的情况下，喉镜会导致患者发生心动过速以及血压升高。年轻患者可能可以耐受，而对于合并冠脉疾病或颅内压升高的患者可能造成不良后果。喉镜检查以及气管插管有时可造成血管迷走神经反应，导致心动过缓以及低血压。低血容量的患者在建立正压通气之后，可因静脉回流减少而出现低血压。

在插管前对鼻孔、口腔和（或）咽后壁进行局部麻醉可减少以上反应的发生。局部利多卡因（1%～4%）联合苯肾上腺素（0.25%）或可卡因（4%，总量200 mg）可用于鼻道局麻，局部血管收缩，以便于插入较粗的气管插管时减少出血概率。利多卡因-苯肾上腺素或可卡因溶液可以通过喷雾、滴鼻和长棉签擦拭的方式从鼻孔给药。此外，2%利多卡因胶浆可通过3.5 mm气管导管或小号鼻咽通气道给药。舌及咽后壁的麻醉可以使用利多卡因喷雾剂（4%～10%），或者将混合的局部麻醉乳剂涂抹于压舌板及口咽通气道[22]。另外，局部注射麻醉可以阻断双侧的舌咽神经，但需要有经验的医生来操作。

在插管前对声带下的喉部进行麻醉仍有争议。声带下喉部麻醉会抑制咳嗽反射，增加误吸的风险；然而，气管内麻醉可以降低心律失常的发生率、减少插管对循环的影响，并能提高患者对气管导管的耐受程度。是否需要插管前声带下喉部麻醉应根据具体临床判断决定。该部位麻醉可有以下几种方法：可通过环甲膜穿刺的方法气管内应用利多卡因（4%，160 mg）对气管及声带下喉部进行麻醉；另外，也可用喉镜暴露声带以后利多卡因喷雾喷洒于声带的方法；利多卡因（4%，6 mL）雾化对口腔、咽部、喉部以及气管都可达到良好的麻醉效果[23]；可以通过在舌骨大角下方注射1.0%～1.5%利多卡因2 mL，以达到阻滞喉上神经的目的。利多卡因的吸收率受给药方法影响，雾化以及经气管给药方式的吸收率较高。应观察患者是否存在利多卡因毒性反应征象（口周麻木、烦躁、抽搐）。

在无法充分局部麻醉或患者无法配合的情况下，可在全身麻醉下行气管插管。表1.4列举了插管常用的药物及剂量。氯胺酮和依托咪酯因可维持循环稳定而较常使用。在严重脓毒症或脓毒症休克患者中使用依托咪酯需非常谨慎。一项对需要机械通气的重症监护患者发生相对肾上腺皮质功能不全的危险因素研究发现，单次静脉推注依托咪酯是相对肾上腺皮质功能不全的独立危险因素[24]。同样，在急症患者中进行快速程序插管，氯胺酮和依托咪酯虽能提供良好的插管条件，但应用依托咪酯出现肾上腺功能不全的患者比例明显高于氯胺酮组[25]。最后，对使用皮质激素治疗脓毒症休克的析因分析显示，随机分组前（氢化可的松组及安慰剂组）使用依托咪酯的患者其28天病死率显著增加[26]。综上，对于已经发生或可能发生严重脓毒症的急症患者，应用依托咪酯进行气管插管前麻醉应谨慎权衡其利弊。

使用吗啡、芬太尼、舒芬太尼、阿芬太尼或瑞芬太尼等阿片类药物可以减少诱导药物的用量，并可减轻喉镜以及插管对血流动力学的影响。肌松药可用于气管插管，但需要操作者对药物的使用以及气道管理具有丰富的经验，否则应在麻醉医师到达进行麻醉插管之前通过其他方法进行气道管理及供氧。虽然肌松药的使用可提高插管过程中喉镜检查的质量，但并不能减少总体气道相关并发症、低血压或低氧血症的发生。

近期研究较支持快速程序插管（rapid sequence intubation, RSI）[27,28]，即在使用依托咪酯、硫喷妥钠、氯胺酮或丙泊酚等药物进行麻醉诱导后（表1.4），立即使用肌松药来辅助插管。尽管在急诊患者中使用

快速程序插管的安全性及有效性已被大量研究证实，但在ICU中使用该方法仍要求操作者对所用药物的药理、不良反应以及插管失败后的补救方案有充分认识。再次重申，丰富经验以及按照规范操作流程可以提高操作的安全性。最近一项为期10年的针对6 088例创伤患者进行紧急气道管理的单中心研究发现，有经验的麻醉医师按照修订版美国麻醉医师协会困难气道流程对创伤患者进行气道管理，可以取得良好的效果，该项研究中仅0.3%的患者需进行气道手术[29]。

表1.4

插管辅助药物

药 物	静脉剂量（mg/kg）	起效时间（s）	不良反应
诱导药物			
硫喷妥钠	2.5～4.5	20～50	低血压
丙泊酚	1.0～2.5	<60	注射疼痛 低血压
咪达唑仑	0.02～0.20	30～60	低血压
氯胺酮	0.5～2.0	30～60	颅内压增高 分泌物增多 急性反应
依托咪酯	0.2～0.3	20～50	皮质功能不全 注射疼痛
肌松药物			
琥珀酰胆碱	1～2	45～60	高钾血症 胃内压增加 颅内压增加
罗库溴铵	0.6～1.0	60～90	—

气管插管技术

在紧急情况下，为了能够迅速开放气道，常常忽略了必要的插管前评估。气管插管不应引起或加重缺氧。只要可能都应进行氧饱和度监测。预吸氧（除氮法）可以将患者功能残气量中的氮气替换为氧气，从而最大限度地为插管争取时间。在喉镜检查过程中，可通过这种氧储备方式在窒息情况下保证氧合。预吸氧要求通过紧密贴合的面罩给予高流量纯氧3.5～4 min。然而延长预吸氧的时间至8 min似乎并不能增加氧分压，且在一些预吸氧6～8 min

的患者中甚至可使氧分压下降[30]。预吸氧对于气管插管的患者通常是有效的，然而对于急性肺损伤的患者其效果尚不确切[31]。对于低氧血症患者应尽可能使用无创正压通气（NIPPV）进行插管前预吸氧。研究显示NIPPV比传统预吸氧方法更能有效维持围插管期患者的氧饱和度[32]。对于肥胖患者可采用床头抬高25°的体位以改善预吸氧的效果[33]。

在插管前，医师应对各种插管方式的成功率、气管插管的紧迫性、插管时间延长的可能性以及是否

最终需要应用诊断性或治疗性操作(如支气管镜)作出判断。提高患者舒适性的因素也应考虑在内。对于需要立即开放气道且意识不清患者,经口气管插管的方式因可以直视声带结构而更适用于这些患者。而对于清醒患者,应在进行充分的气道局部麻醉后再使用直视喉镜,或清醒状态下使用纤维支气管镜引导气管插管。另外,经鼻气管盲插也是一种方法,但需要操作人员具有熟练的技术,并且不能应用于有凝血功能障碍或接受抗凝治疗的患者。对于广泛上颌骨、下颌骨骨折并且存在通气、氧合障碍的创伤患者,必须进行环甲膜切开术(见第12章)。当患者颈椎受损或颈部活动受限时,可以选用纤维支气管镜或特制喉镜(Bullard)。许多技能都要求操作者具备丰富的经验并熟练掌握气道管理[34]。

特殊技术以及气管插管方式

经口气管插管

经口气管插管是ICU中最易掌握也是最常用的急诊插管方式。传统教材认为成功的经口气管插管要求患者保持口咽喉轴呈一直线的体位(嗅闻位,sniffing position),即患者颈部屈伸、头以寰枕关节为中心轻度后仰。然而,磁共振(magnetic resonance imaging, MRI)研究对其提出质疑,即无论是中立位、后仰位还是"嗅闻位"都不能使这3条轴线呈一直线[35]。另外,在对择期手术患者经口气管插管的随机研究发现,"嗅闻位"并不明显优于普通的后仰位。

对于饱胃患者,可通过向椎体方向压迫环状软骨的方法减少环状软骨后喉咽的直径。该手法被称为Sellick手法,可以防止插管过程中胃内容物被动反流进入气管[37]。然而,一项针对清醒志愿者进行磁共振检查的研究发现50%以上检查对象的食管位于喉的侧面。此外,压迫环状软骨可使食管未受压迫的发生率增加50%,并且可使81%志愿者的气道受压程度>1 mm[38]。然而这些结果不同于近期的一项磁共振研究,该研究提示食管的位置和移动与Sellick手法防止胃反流的有效性无关。值得一提的是,当环状软骨向后方椎体正后方或侧方移动时可压迫食管[39]。此外,尸体研究也证实环状软骨压迫的有效性[40];临床研究同样显示在面罩通气患者中压迫环状软骨可减少胃胀气[41]。总之,目前的研究

提示对于疑似饱胃患者进行环状软骨压迫应采取谨慎实施的态度。另外,半卧位或者反Trendelenburg体位也可减少反流及误吸的风险。

操作者左手持喉镜的手柄,右手戴手套打开患者口腔。通常,在意识不清患者中通过头后仰即可使患者张口,若没有张口,则使用右手拇指及食指分别置于上下门齿处将口腔打开。喉镜的镜片自口腔右侧向舌根插入,并将舌根推向左侧。若使用直型镜片,应放置于会厌后方,弯型镜片则需插入会厌谷。

镜片放置到位以后,操作者应向前上45°方向上提喉镜以暴露声带(图1.2,图1.8),可避免镜片撞击上门齿以及松动、残损的牙齿。双唇不要置于镜片与牙齿之间,以免造成软组织损伤。然后右手持气管导管,自右侧口角插入到镜片与声门之间的平面,以免气管导管阻挡声带视野。继续进管穿过声带直至气囊不可见。气囊内注入足量空气,以防止在用球囊装置进行正压通气时发生漏气。

直视喉镜下的喉部视野分级示意图见图1.9[42]。有时并不能完全看清声带,仅小角状软骨、楔状软骨结节、杓状软骨间隙、声带后部或仅会厌可见(Ⅱ级到Ⅳ级,图1.9)。这时可在气管导管中插入软金属导丝并将其弯曲成鱼钩状(曲棍球棒形),来帮助插管。应将近端导丝进行弯曲折叠以避免远端超过气管导管而造成组织损伤,并且导丝需要事先润滑以方便移除。BURP手法(向后-上-右方向压迫喉部)有助于改善喉部视野[43]。另外,还可使用尖端可控的气管导管进行插管,该导管有一根尼龙丝自导管顶端连接至导管近端的环上,操作者可借其控制导管远端向前移动。另一种辅助设备为发光导丝,当调暗房间灯光后将带有发光导丝的气管导管插入口咽部,并沿中线深入,当导丝位于喉部上方时,在颈前可观察到光亮,随着导丝进入气管,导管亦进入气管内。当导丝进入食管时,光亮强度会降低[44]。树胶弹性探条(可弯曲导丝)是另一种可穿过喉部的辅助设备,一旦在位后,将气管导管顺其插入并移除导丝。现在有一种气管导管及导丝带有光纤束,可以连接至显示屏。如果经上述方法仍插管失败,则应按照困难气道管理部分的流程进行操作。

临床上常通过观察双侧胸廓活动度是否对称以及听诊双肺呼吸音是否对称,来判断导管置入深度是否合适。此外还需听诊胃部以确定导管没有进入

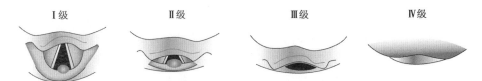

I 级　　　　II 级　　　　III 级　　　　IV 级

图 1.9　直视喉镜下四级喉部视野示意图。I 级：整个声门可见；II 级：仅后部声门可见；III 级：仅会厌可见；IV 级：会厌不可见（引自 Cormack RS, Lehane J: Difficult tracheal intubation in obstetrics. *Anaesthesia* 39:1105–1111, 1984）。

食管。如果导管插入过深，就可能进入一侧主支气管（特别是右主支气管）从而造成单肺通气，若不能及时发现，可导致未通气一侧的肺发生塌陷。一个适用于标准体形成年人置管深度的实用原则是，成年男性置管深度在距门齿 23 cm 处、女性插管深度为距门齿 21 cm 处[45]。另外，合适的插管深度（指气管隆嵴上方 5 cm）可由以下公式估算：[身高（cm）/5]-13[46]。可通过在颈部气管前方触诊充气气囊的方式来确认导管的位置。如配备二氧化碳描记图或热化学探测仪（如 Easy Cap II, Nellcor, Inc., Pleasanton, CA），则可通过检测呼气末二氧化碳的浓度来明确气管导管的位置是否正确或是否插入食管。热化学探测仪连接于导管的近端，一旦暴露在二氧化碳下就会变色。另一种检测气管导管是否插入食管的方法为将一个排空的球囊连接至导管近端[47]，如果导管在气管内，则球囊会膨胀；而如果导管插入食管，则球囊仍为空瘪状态。需要注意的是，以上方法没有一种是完全可靠的，只有支气管镜才是确认气管导管插入气管的金标准。由于存在导管位置异常的可能，因此在临床评估气管位置后，还应进行 X 线摄片或支气管镜检查。在 X 线胸片上气管内导管的尖端应位于气管隆嵴上若干厘米处（T4 水平）。另外值得注意的是，头部的屈或伸可以分别使导管深入或退出 2～5 cm。

经鼻气管插管

很多经口气管插管前的注意事项如患者的准备以及体位等，同样也适用于经鼻气管插管。由于无法直接看到导管从声带中穿过，经鼻盲插管较经口插管要困难很多。然而，由于经鼻气管插管更舒适，在清醒患者中更为适用。对于具有出凝血异常、鼻息肉、广泛面部创伤、脑脊液漏、鼻窦炎或存在任何可能引起插管过程中损伤的异常结构的患者，不宜进行经鼻气管插管。

如气道辅助设备部分所述，在操作者分别堵塞

双侧鼻孔以确定其通畅程度后，对拟插管一侧鼻孔应使用局部血管收缩药和麻醉药，这样可能扩张鼻腔，避免气管内导管插入时造成损伤。操作过程中应对患者进行指脉氧监测，还必须吸氧。患者可采取仰卧位或坐位头后仰的嗅闻位。导管从鼻孔缓慢有力地插入直到咽后部，这时操作者必须通过在导管开放末端听呼吸音的方法以连续监测导管中是否有空气流动，一旦呼吸音消失，必须停止插管，切忌强行插入，以免损伤后咽部的黏膜。如果遇到阻力，则后退导管 1～2 cm，并重新调整患者头部位置（更加后仰或转向任意一侧）；如果仍旧无法通过，则尝试换一侧鼻孔进行或使用小一号的导管。如果上述方法均失败，则应停止经鼻气管插管而改为经口气管插管。

一旦导管到达口咽部，则应在监听呼吸音的情况下将导管送过声门。如果呼吸音消失了，则需退管若干厘米，直到呼吸音恢复并略微改变进管的方向。导管通过声带时应与患者吸气相同步。当患者

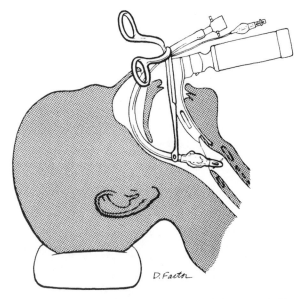

图 1.10　在经鼻气管插管过程中可能需要弯柄钳导引气管导管进入喉部（引自 Barash PG, Cullen BF, Stoelting RK: *Clinical Anesthesia*. 2nd ed. Philadelphia, PA, JB Lippincott Co, 1992）。

无法说话时则表明导管进入喉部,接着应给气囊注入空气,并按之前所述方法确定导管位置是否恰当。

　　偶尔会出现无法完成经鼻插管的情况,这时可在充分局部麻醉后,在喉镜直视声带下,用弯柄钳夹住导管的远端并引导其通过声带(图1.10)。该手法中最重要的是向前推送导管的辅助动作,因此操作者只需控制导管即可。另外,弯柄钳不能夹住导管气囊。

　　有时,可能无法将气管导管成功插入气管,对于困难气道的管理技术详见后述。

困难气道管理

　　在插管前气道的初始评估过程中可能预见抑或无法发现困难气道的存在。解剖异常如先天性发育不良、上颌骨或下颌骨增生、龅牙;面颈部损伤;肢端肥大;肿瘤以及既往头颈部手术均可造成气道

管理困难。当存在以下因素中两项时可提示存在困难面罩通气可能:年龄>55岁、体质指数>26 kg/m²、蓄胡须、牙齿缺损以及鼾症病史[48]。当遇到困难气道时,应按照图1.11的流程进行处理[49]。如果在麻醉前发现患者存在困难气道,那么在清醒状态下进行气管插管往往是最佳选择。在局部麻醉充分的情况下,许多方法均可用于困难气道管理,包括直视喉镜、喉罩、盲法或经气管镜的经口气管插管或经鼻气管插管、逆行引导法、硬质支气管镜、发光导丝或外科气道处理。

纤维支气管镜引导下气管插管

　　纤维支气管镜引导气管插管是一种对困难气道进行插管非常有效的方法,特别适用于因肿瘤、创伤、内分泌疾病或先天性异常造成的上气道解剖改变的患者,有时也可以用于可疑颈椎受损或

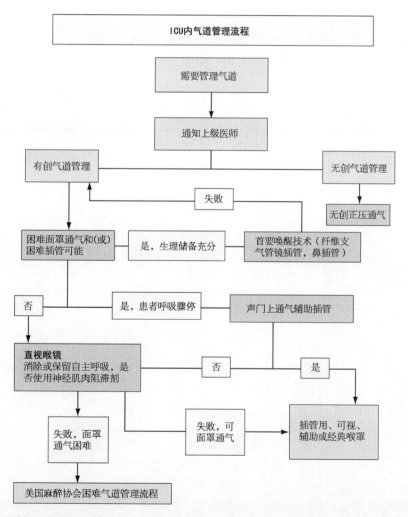

图1.11　困难气道流程修订版 [引自 Walz JM, Zayaruzny M, Heard SO, et al. *Chest* 131（2）:608–620, 2007]。

颈部无法活动的创伤患者，相似的还包括严重颈椎间盘退行性变或类风湿性关节炎造成颈部活动明显受限患者。如插管前麻醉部分所述，在进行充分的局部麻醉后，可使用支气管镜经鼻或经口进行气管插管。将合适尺寸的气管导管预热并润滑后装在支气管镜上，在直视下通过声带插入气管并置于气管隆嵴上方。纤维支气管镜也可用作更换气管导管时的支架，以及在需要延长插管时间时定期评估气管损伤的方法（详见第9章）。该技术引导气管插管需要经验丰富、技能熟练的有资质的操作者进行。

如果操作者面对的患者能通过面罩维持通气，但无法评估其气道困难状况时，应立即求助于有经验的医生（图1.11）。如果面罩通气无法维持氧合，出现无法通气、无法插管的情况，则应立即采取其他方式进行抢救，如紧急环甲膜切开术、插入声门上通气装置如喉罩或双腔通气管（Puritan Bennett, Pleasanto, CA）。

其他气道辅助设备

喉罩是由一个边缘可充气的浅面罩连接一根塑料导管组成（图1.12），放置到位后可贴合喉部入口以用于肺正压通气。虽然喉罩周围可发生吸入，但在无法通气、无法插管情况下喉罩可挽救患者生命。插管用喉罩（Fastrach喉罩, LMA North America, Inc., San Diego, CA）的塑料导管较短，不但可以用于通气，也可以在或不在纤维支气管镜的辅助下引导气管插管（图1.13）。双腔通气管（Puritan Bennett, Pleasanton, CA）在起到气管导管作用同时，可封闭食管，从而减少误吸。即使未受专门训练的医生也可较容易地学会使用喉罩及双腔通气管管理气道[50]。

环甲膜切开术

在无法进行气管插管的危急情况下，往往需要进行环甲膜切开术（详见第12章）。最快的方法是使用粗针（如14G）连接一保持负压的注射针筒，

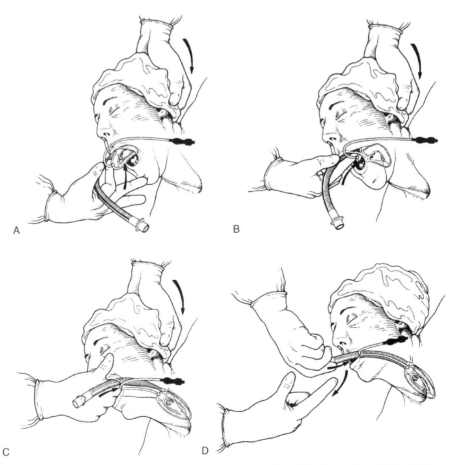

图1.12 喉罩插入方法（引自 Civetta JM, Taylor RW, Kirby RR: *Critical Care*. 3rd ed. Philadelphia, PA, Lippincott–Raven Publishers, 1997）。

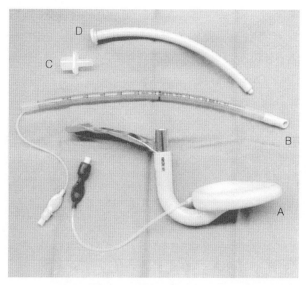

图1.13　Fastrach喉罩。A. 比传统喉罩导管更短,特殊类型的气管导管。B.［不含接口（C）］通过Fastrach喉罩进入气道。延长管（D）连于气管导管后移去Fastrach喉罩。当延长管被移去后,接口被安放回气管导管上。

自环甲膜穿刺入气道。当抽出空气时,说明针头已经位于气道内。将导管自针头置入气管,针头连接一个高频喷射通气设备,或者导管连接一个3 mL针筒。这样内直径为7 mm的气管导管的接口可与针筒匹配,并连接至高压气源或高频喷射通气设备。困难气道处理流程及相关建议见图1.11。

疑似颈椎损伤患者的气道管理

当多发伤患者需要进行气管插管时,均应将其视为存在颈椎损伤来处理。在没有严重的颌面部损伤或脑脊液漏时,可考虑行经鼻气管插管。而对于严重低氧血症或窒息患者,应选择经口气管插管。进行经口气管插管时,助手应当保持患者头部与颈部轴向稳定,以维持其颈部在中轴线的位置[51],也可以使用颈托帮助固定颈椎。对于存在颌面部创伤并怀疑有颈椎损伤的患者,可以行逆行引导法气管插管,即先使用18号导管行环甲膜穿刺,并自导管中穿入125 cm聚四氟乙烯涂层的导引钢丝（直径0.025 cm）,将导丝送至口腔,接着气管导管沿导丝插入气管。另外,导丝也可以经3.9 mm的支气管镜吸引口穿入。

插管患者的气道管理

固定导管

恰当的导管固定非常重要,原因有三：① 防止意外拔管；② 防止导管进入一侧主支气管；③ 最大限度避免因患者活动而造成导管对上气道、喉部以及气管的损伤。一般使用胶带包绕导管并粘贴在患者面颊部来固定气管导管。皮肤上喷洒安息香酊可以增加其牢固性。另外,还可以将胶带、静脉管路或脐带胶布带系于气管导管上并绕在患者颈部来固定,但需要注意避免颈静脉闭塞。其他产品如尼龙搭扣带等均可用于固定导管。对经口气管插管患者可以放置咬口以防止患者咬闭气管导管。一旦固定好导管并确认放置到位以后,应在其体外部分标示清楚以便于及时发现导管位置变动。

气囊管理

虽然低压气囊的使用明显降低了因气管缺血导致的并发症,但是监测气囊内压力依然十分重要。气囊充气应以刚好听不到漏气声音为宜。在大多数机械通气情况下,气囊内压力在17～23 mmHg时即可达到密闭气道的作用,又不影响气管黏膜的血运。用三通将压力测量计和针筒连接至气囊端口后可定期进行气囊内压力的监测。当出现需要不断向气囊内充气来维持其与气管壁的密封性时,可能有以下几个原因：① 气囊破损；② 气阀损坏；③ 导管位置不正确,气囊位于声带之间。此时应再次评估导管位置以排除第三种情况。如果是气阀损坏,可连接一个三通以解决问题。阀体损坏时,可割断连接气囊导管并插入带封闭阀的钝针头,以维持气囊系统的完整性。若是气囊破损则需更换导管。

气道分泌物吸引

气道分泌物吸引详见后文。当患者没有分泌物时无需进行常规吸引。吸引可产生一系列并发症,包括低氧血症、颅内压增高以及严重室性心律失常。在吸引前给予预吸氧,可减少心律失常的发生率。封闭式吸引系统（Stericath）可减少低氧血症的发生率,但与开放式吸引系统相比,并不能显著降低呼吸机相关性肺炎（ventilator-associated pneumonia, VAP）发生率[52]。

湿化

气管导管的置入将正常上呼吸道结构短路,从而使吸入的空气无法被加热湿化。因此,对插管患者吸入空气进行加热湿化非常重要。

导管更换

当气管导管出现漏气、阻塞或其他问题时需要更换导管，而更换前应先评估更换导管难度。在局部麻醉或静脉镇静以及肌松充分后，可用直视喉镜来明确声带暴露是否存在困难。若声带可见，则可在直视喉镜下直接拔出原导管并插入新的气管导管；若声带不可见，则可通过使用气道交换导管（如 Cook Critical Care, Bloomington, IN）更换，它能通过常规吸氧管或球囊进行给氧[53]。

气管插管并发症

表1.5列举了部分气管插管相关的并发症，并发症相关危险因素包括导管尺寸、导管及气囊特性、插管过程中的损伤、插管的持续时间及方式、患者代谢或营养状态、导管移动以及喉部肌肉活动能力。

在插管过程中，从嘴唇到气管之间的所有解剖结构都可能受到损伤。可能出现的并发症有：误吸，牙齿及牙槽损伤，角膜擦伤，咽、喉及气管穿孔或撕裂伤，杓状软骨移位，咽后壁穿孔，鼻衄，低氧血症，心肌缺血，喉痉挛伴非心源性肺水肿以及死亡[5,54]。只要操作人员具有熟练的技术和丰富的经验，再加以注意，其中许多并发症都可避免。需要进行紧急插管的患者所在场所的不同也会影响并发症的发生。虽然在普通病房和ICU中插管并发症都达到了28%左右，但在这些病房中，如果按照标准化流程操作，仍可避免其中一部分并发症的发生。在这两类病房中最常见的并发症是反复多次尝试插管，普通病房中最常见的是气管导管插入食管，而ICU中最常见则是低氧血症和血流动力学紊乱。另外在ICU中急性呼吸衰竭和休克是发生气管插管并发症的独立危险因素[55,56]。

插管过程中的并发症

在插管过程中会出现多种心血管并发症，其中室性心律失常的发生率为5%～10%，室性心动过速及室颤虽有报道，却不常见。心肌缺血患者较易出现室性心律失常，对这类患者可预防性使用利多卡因（100 mg静脉推注）。插管过程中也可发生心动过缓，通常是由于迷走神经的喉支受到刺激所造成，一般不需要处理，静脉用阿托品有效（1 mg静脉推注）。插管过程中还会出现低血压或高血压，因

表1.5

气管插管并发症

```
插管过程中的并发症
    脊髓损伤
    延误心肺复苏
    误吸
    牙齿及牙槽损伤
    角膜擦伤
    以下部位穿孔或撕裂伤
        咽
        喉
        气管
    杓状软骨移位
    气管导管插入颅底
    鼻衄
    心血管并发症
        室性期前收缩
        室性心动过速
        心动过缓
        低血压
        高血压
        低氧血症
气管导管相关并发症
    导管阻塞或扭曲
    导管移位
    导管插至一侧支气管
    上呼吸道机械性损伤
    机械通气相关并发症
拔管后并发症
    早期并发症
        喉痉挛
        误吸
    中晚期并发症
        咽痛
        口唇、咽或声带溃疡
        舌部麻木（舌下神经受压）
        喉炎
        声带麻痹（单侧或双侧）
        喉部水肿
        喉部溃疡
        喉部肉芽肿
        声带粘连
        气管狭窄
```

此对于心肌缺血患者可在插管过程中应用短效控制血压(硝普钠、尼卡地平)和心率(艾司洛尔)的药物。

导管放置后的并发症

虽然按照指南的方法可最大限度减少气管插管所造成的损伤,然而这些并发症仍不能完全避免。导管插管后2 h内即可使声带表面发生显微镜下变化,而6 h内即可造成肉眼可见的损伤。临床上严重损伤主要发生在长时间插管时。当气道分泌物突然呈血性时,提示气管前壁黏膜受损;若气管内吸引出胃内容物时,则提示气管后壁受损,且侵及食管。这两种情况都应立即进行支气管镜检查,并应观察气囊周围黏膜情况。其他并发症包括气管软化、气管狭窄以及喉部损伤。气管导管固定不牢或患者躁动均可造成机械损伤。

另一种并发症为由于导管堵塞及扭转导致的通气受限。放置咬口可以防止患者咬闭导管。一般可通过吸引解除分泌物引起的堵塞,但必要时也需更换导管。

意外拔管和气管导管插入一侧主支气管都可危及患者生命。镇静、镇痛药物的使用以及导管充分固定可最大限度避免这些并发症的发生。保持同一头部位置的每日摄片可有助于评估导管的位置。其他并发症与导管置入后的机械通气相关(如气胸)。

拔管后并发症

40%～100%的患者在拔管后会出现咽痛症状,使用较细的气管导管可减少拔管后咽痛以及声音嘶哑的发生率。口唇或咽部溃疡更易发生于首次插管时有损伤的患者。气管导管产生的压力可损伤舌下神经,导致的舌部麻木可持续1～2周。45%的患者在拔管后会发生因喉部黏膜损伤而造成喉部炎症。单侧或双侧声带麻痹虽不常见,但一旦发生往往很严重。

气管插管患者几乎均可发生不同程度的喉部水肿。成人通常没有明显的临床表现,然而对于儿童,即使是轻微水肿也可显著加重原本就狭窄的声门下开口。在新生儿,1 mm的喉部水肿可导致气道变窄65%。喉部溃疡是拔管后常见并发症之一。由于气管导管容易摩擦声带后部,此处更易发生溃疡。导管留置时间越久,出现溃疡的概率越大。使用符合喉部解剖形状的气管导管能减少溃疡的发生率。喉部肉芽肿和声带粘连非常罕见,但可严重影响气道通畅程度,往往需要外科手术治疗。

气管狭窄是气管插管相关的严重晚期并发症,随着大容量低压气囊的常规使用,其发生率已明显降低。其症状可发生于拔管后数周甚至数月,轻度气管狭窄患者会出现呼吸困难或咳嗽无力的症状,一旦气道狭窄至5 mm以下就会出现喘鸣。气道扩张是一种有效的治疗手段,但对于某些病例仍需外科手术干预。

拔 管

患者是否能够拔管基于以下几个条件:① 患者对既定的机械通气脱机流程临床反应良好;② 麻醉复苏后意识恢复;③ 插管原因已被去除。

拔管技巧

患者应神志清楚,并抬高患者床头至少45°,同时应将咽后部分泌物充分吸引,应告知患者整个操作过程。气囊放气后,导管拔出过程中应持续吸引,以避免积聚在气囊上方的坠积物下落至肺部,并在拔出导管后给予氧疗。

当预计可能出现拔管失败时,应在床边准备好再次插管所需物品。有些临床医师提倡在拔管前进行"漏气试验"以预测拔管后发生喘憋的可能性。临床上并不常规使用该方法,但对于存在某些危险因素的患者(如插管创伤、置管时间延长以及既往意外拔管),当漏气量>130 mL 或者>潮气量的12%时,该方法对预测拔管后喘憋的敏感性及特异性分别可达85%及95%[57]。对于可能出现气道水肿或需要再插管的困难气道患者,最安全的拔管方法是使用气道交换导管。将该装置插入气管导管内,然后将气管导管沿气道交换导管拔除,交换导管可用于为患者提供氧气,需要时亦可为再插管提供临时通路。

　　喉痉挛是最严重的拔管后并发症之一，其更常发生于没有完全清醒的患者。正压通气有时可缓解喉痉挛，如果该方法无效，则可使用小剂量的琥珀酰胆碱（肌注或静脉推注）。很多情况下，使用琥珀酰胆碱会造成严重的高钾血症，因此只有用药经验丰富的医师才能使用，并且在药效消失前应对患者给予储氧面罩通气。

气管切开

　　气管插管后进行气管切开的最佳时机仍存在争议，相关内容详见第12章。

◇ 参 ◇ 考 ◇ 文 ◇ 献 ◇

[1] Caples SM, Gay PC: Noninvasive positive pressure ventilation in the intensive care unit: a concise review. *Crit Care Med* 33:2651–2658, 2005.

[2] Snell RS, Katz J: *Clinical Anatomy for Anesthesiologists*. Norwalk, CT, Appleton and Lange, 1988.

[3] Fowler RA, Pearl RG: The airway: emergent management for nonanesthesiologists. *West J Med* 176:45–50, 2002.

[4] Mort TC: The incidence and risk factors for cardiac arrest during emergency tracheal intubation: a justification for incorporating the ASA Guidelines in the remote location. *J Clin Anesth* 16:508–516, 2004.

[5] Mort TC: Emergency tracheal intubation: complications associated with repeated laryngoscopic attempts. *Anesth Analg* 99:607–613, 2004, table of contents.

[6] 2005 American Heart Association Guidelines for cardiopulmonary resuscitation and emergency cardiovascular care. *Circulation* 112：IV-1–IV-5, 2005.

[7] Mallampati SR, Gatt SP, Gugino LD, et al: A clinical sign to predict difficult tracheal intubation: a prospective study. *Can Anaesth Soc J* 32:429–434, 1985.

[8] Lewis M, Keramati S, Benumof JL, et al: What is the best way to determine oropharyngeal classification and mandibular space length to predict difficult laryngoscopy? *Anesthesiology* 81:69–75, 1994.

[9] Gal TJ: Airway management, in Miller RD (ed): *Anesthesia*. 6th ed. Philadelphia, PA, Churchill Livingstone, 2005, pp 1617–1652.

[10] Tse JC, Rimm EB, Hussain A: Predicting difficult endotracheal intubation in surgical patients scheduled for general anesthesia: a prospective blind study. *Anesth Analg* 81:254–258, 1995.

[11] Levitan RM, Everett WW, Ochroch EA: Limitations of difficult airway prediction in patients intubated in the emergency department. *Ann Emerg Med* 44:307–313, 2004.

[12] Murphy MF, Walls RM: *Manual of emergency airway management*. Chicago, IL, Lippincott, Williams and Wilkins, 2000.

[13] Reed MJ, Dunn MJ, McKeown DW: Can an airway assessment score predict difficulty at intubation in the emergency department? *Emerg Med J* 22:99–102, 2005.

[14] Kheterpal S, Martin L, Shanks AM, et al: Prediction and outcomes of impossible mask ventilation: a review of 50,000 anesthetics. *Anesthesiology* 110:891–897, 2009.

[15] Mulcaster JT, Mills J, Hung OR, et al: Laryngoscopic intubation: learning and performance. *Anesthesiology* 98:23–27, 2003.

[16] Schmidt UH, Kumwilaisak K, Bittner E, et al: Effects of supervision by attending anesthesiologists on complications of emergency tracheal intubation. *Anesthesiology* 109:973–977, 2008.

[17] Jaber S, Jung B, Corne P, et al: An intervention to decrease complications related to endotracheal intubation in the intensive care unit: a prospective, multiple-center study. *Intensive Care Med* 36:248–255, 2010.

[18] Hastings RH, Hon ED, Nghiem C, et al: Force, torque, and stress relaxation with direct laryngoscopy. *Anesth Analg* 82:456–461, 1996.

[19] Lim TJ, Lim Y, Liu EH: Evaluation of ease of intubation with the GlideScope or Macintosh laryngoscope by anaesthetists in simulated easy and difficult laryngoscopy. *Anaesthesia* 60:180–183, 2005.

[20] Nouruzi-Sedeh P, Schumann M, Groeben H: Laryngoscopy via Macintosh blade versus GlideScope: success rate and time for endotracheal intubation in untrained medical personnel. *Anesthesiology* 110:32–37, 2009.

[21] Hagberg CA: Current concepts in the management of the difficult airway. in *Anesthesiology news*. New York, McMahon Publishing, 2010.

[22] Larijani GE, Cypel D, Gratz I, et al: The efficacy and safety of EMLA cream for awake fiberoptic endotracheal intubation. *Anesth Analg* 91:1024–1026, 2000.

[23] Venus B, Polassani V, Pham CG: Effects of aerosolized lidocaine on circulatory responses to laryngoscopy and tracheal intubation. *Crit Care Med* 12:391–394, 1984.

[24] Malerba G, Romano-Girard F, Cravoisy A, et al: Risk factors of relative adrenocortical deficiency in intensive care patients needing mechanical ventilation. *Intensive Care Med* 31:388–392, 2005.

[25] Jabre P, Combes X, Lapostolle F, et al: Etomidate versus ketamine for rapid sequence intubation in acutely ill patients: a multicentre randomised controlled trial. *Lancet* 374:293–300, 2009.

［26］ Sprung CL, Annane D, Keh D, et al: Hydrocortisone therapy for patients with septic shock. *N Engl J Med* 358:111−124, 2008.

［27］ Reynolds SF, Heffner J: Airway management of the critically ill patient: rapidsequence intubation. *Chest* 127:1397−1412, 2005.

［28］ Mace SE: Challenges and advances in intubation: rapid sequence intubation. *Emerg Med Clin North Am* 26:1043−1068, x, 2008.

［29］ Stephens CT, Kahntroff S, Dutton RP: The success of emergency endotracheal intubation in trauma patients: a 10-year experience at a major adult trauma referral center. *Anesth Analg* 109:866−872, 2009.

［30］ Mort TC, Waberski BH, Clive J: Extending the preoxygenation period from 4 to 8 mins in critically ill patients undergoing emergency intubation. *Crit Care Med* 37:68−71, 2009.

［31］ Mort TC: Preoxygenation in critically ill patients requiring emergency tracheal intubation. *Crit Care Med* 33:2672−2675, 2005.

［32］ Baillard C, Fosse JP, Sebbane M, et al: Noninvasive ventilation improves preoxygenation before intubation of hypoxic patients. *Am J Respir Crit Care Med* 174:171−177, 2006.

［33］ Dixon BJ, Dixon JB, Carden JR, et al: Preoxygenation is more effective in the 25 degrees head-up position than in the supine position in severely obese patients: a randomized controlled study. *Anesthesiology* 102:1110−1115, 2005; discussion 5A.

［34］ Hastings RH, Marks JD: Airway management for trauma patients with potential cervical spine injuries. *Anesth Analg* 73:471−482, 1991.

［35］ Adnet F, Borron SW, Dumas JL, et al: Study of the "sniffing position" by magnetic resonance imaging. *Anesthesiology* 94:83−86, 2001.

［36］ Adnet F, Baillard C, Borron SW, et al: Randomized study comparing the "sniffing position" with simple head extension for laryngoscopic view in elective surgery patients. *Anesthesiology* 95:836−841, 2001.

［37］ Sellick BA: Cricoid pressure to control regurgitation of stomach contents during induction of anesthesia. *Lancet* 2:404, 1961.

［38］ Smith KJ, Dobranowski J, Yip G, et al: Cricoid pressure displaces the esophagus: an observational study using magnetic resonance imaging. *Anesthesiology* 99:60−64, 2003.

［39］ Rice MJ, Mancuso AA, Gibbs C, et al: Cricoid pressure results in compression of the postcricoid hypopharynx: the esophageal position is irrelevant. *Anesth Analg* 109:1546−1552, 2009.

［40］ Salem MR, Joseph NJ, Heyman HJ, et al: Cricoid compression is effective in obliterating the esophageal lumen in the presence of a nasogastric tube. *Anesthesiology* 63:443−446, 1985.

［41］ Lawes EG, Campbell I, Mercer D: Inflation pressure, gastric insufflation and rapid sequence induction. *Br J Anaesth* 59:315−318, 1987.

［42］ Cormack RS, Lehane J: Difficult tracheal intubation in obstetrics. *Anaesthesia* 39:1105−1111, 1984.

［43］ Ulrich B, Listyo R, Gerig HJ, et al: The difficult intubation. The value of BURP and 3 predictive tests of difficult intubation. *Anaesthesist* 47:45−50, 1998.

［44］ Agro F, Hung OR, Cataldo R, et al: Lightwand intubation using the Trachlight: a brief review of current knowledge. *Can J Anaesth* 48:592−599, 2001.

［45］ Owen RL, Cheney FW: Endobronchial intubation: a preventable complication. *Anesthesiology* 67:255−257, 1987.

［46］ Cherng CH, Wong CS, Hsu CH, et al: Airway length in adults: estimation of the optimal endotracheal tube length for orotracheal intubation. *J Clin Anesth* 14:271−274, 2002.

［47］ Kasper CL, Deem S: The self-inflating bulb to detect esophageal intubation during emergency airway management. *Anesthesiology* 88:898−902, 1998.

［48］ Langeron O, Masso E, Huraux C, et al: Prediction of difficult mask ventilation. *Anesthesiology* 92:1229−1236, 2000.

［49］ Benumof JL: Laryngeal mask airway and the ASA difficult airway algorithm. *Anesthesiology* 84:686−699, 1996.

［50］ Yardy N, Hancox D, Strang T: A comparison of two airway aids for emergency use by unskilled personnel. The Combitube and laryngeal mask. *Anaesthesia* 54:181−183, 1999.

［51］ Criswell JC, Parr MJ, Nolan JP: Emergency airway management in patients with cervical spine injuries. *Anaesthesia* 49:900−903, 1994.

［52］ Subirana M, Sola I, Benito S: Closed tracheal suction systems versus open tracheal suction systems for mechanically ventilated adult patients. *Cochrane Database Syst Rev* (4): CD004581, 2007.

［53］ Loudermilk EP, Hartmannsgruber M, Stoltzfus DP, et al: A prospective study of the safety of tracheal extubation using a pediatric airway exchange catheter for patients with a known difficult airway. *Chest* 111:1660−1665, 1997.

［54］ Schwartz DE, Matthay MA, Cohen NH: Death and other complications of emergency airway management in critically ill adults. A prospective investigation of 297 tracheal intubations. *Anesthesiology* 82:367−376, 1995.

［55］ Benedetto WJ, Hess DR, Gettings E, et al: Urgent tracheal intubation in general hospital units: an observational study. *J Clin Anesth* 19:20−24, 2007.

［56］ Jaber S, Amraoui J, Lefrant JY, et al: Clinical practice and risk factors for immediate complications of endotracheal intubation in the intensive care unit: a prospective, multiple-center study. *Crit Care Med* 34:2355−2361, 2006.

［57］ Jaber S, Chanques G, Matecki S, et al: Post-extubation stridor in intensive care unit patients. Risk factors evaluation and importance of the cuff-leak test. *Intensive Care Med* 29:69−74, 2003.

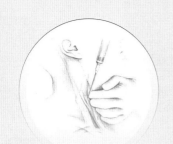

第 2 章
中心静脉置管
Central Venous Catheters

JASON LEE-LLACER AND MICHAEL G. SENEFF　张媛 译，王瑞兰 审校

　　中心静脉导管（CVC）的置入、留置和管理的科学性和艺术性一直在更新。愈发强调患者的安全和预防院内并发症，注重CVC对患者健康的影响。导管相关性感染（CRI）通常合并有耐药菌感染，耐甲氧西林葡萄球菌或耐万古霉素肠球菌仍然是使致病率和致死率增高的重要原因，医疗机构如果没有严格遵照那些已经被证实可以显著降低CRI或其他导管并发症的标准流程是不可原谅的[1]。为保证患者的安全，建立了更多的模拟实验室[2,3]，用于训练操作者使用便携式超声机来置管[4,5]。CVC的置管成为训练的必要性和维护患者安全争议的焦点。多年来在美国都用一句话来训练内科医生——"看到一个，做一个，然后就可以去教另外一个"，但这个方法不再被认为是最好的做法。不同的医疗机构发展了不同的解决方法，有的是建立负责全院插管任务的"导管组"，有的是成立装备精良的模拟实验室用于培训以获得插管证书，这些方法都可以减少随后的临床并发症。

　　基于便携式超声机的方便性和相对低廉的价格，很多非放射科医生已经开始实施床旁超声指引下的中心静脉导管置入术。在超声的指引下，血管可以清楚地呈现，实时显示血管精确的位置和开闭程度。对以下患者尤其适用：身体状态不佳、容量缺失、休克、解剖畸形、先前已有置管、存在潜在凝血障碍和静脉吸毒人员。用超声引导插管可以明显减少失败率、并发症发生率以及建立中心静脉通路所需试穿的次数，在一些地区已成为常规。一些专家提出超声引导置管应该被视为所有CVC置管的标准，但遭到很多临床医生的反对[6,7]。

　　2001年，卫生保健研究和质量报告机构将建立中心静脉通路时使用床旁超声技术列入"十一大已高度证明"对患者安全有效但没有常规使用的措施之一，他们同时推荐所有的CVC插管需由超声实时动态引导[8]。第三代超声结果评估项目（SOAP-3）试验是一个随机对照的多中心研究，它显示相对于传统置管方法，超声引导穿刺的成功率更高，比值比为53.5。同时超声引导还能减少穿刺尝试的次数和置管的平均时间[9]。

　　基于现有的数据和推荐，ICU应建立积极的超声训练和使用计划。超声可用在多部位中心静脉通路的建立，尤其是颈内静脉和股静脉（FV）[6,10]。超声在锁骨下静脉置管的应用略显不足[11]，原因是它位于锁骨更深更靠后的位置，锁骨会遮挡声波的传播。锁骨下静脉可在锁骨的中点用超声的长轴位或锁骨上入路找到。同样，锁骨下的腋静脉位于锁骨下静脉旁边几厘米的位置，可以通过超声的短轴位找到[12]。

　　由于超声的成功应用，一些专家提出将非超声引导的CVC置管完全取消。虽然非常有经验的操作者也可以通过超声获取有价值的信息（至少是发现解剖畸形和血管栓塞），但是坚持100%使用超声目前仍然不可行，因为我们发现存在一些情况只能行标准化的锁骨下置管，故不能将之摒弃。因此，学会用经典方法置管仍十分重要。

　　在这一章节，我们将回顾现有的不同CVC的置管通路技术和并发症，提供包含最新进展的导管管理策略。

穿刺适应证和部位选择

同很多医疗操作一样,CVC有着特定的适应证,应对那些可能从中获益的患者使用。一旦确定有必要做CVC,医生通常会选择那些他们最有经验的部位插管,但对特定患者来说可能不是最佳部位。表2.1中列出了对不同CVC适应证的一般优先顺序选择;针对某一患者穿刺部位的选择需要根据各医疗机构和操作者经验来调整。一般来说,我们推荐所有患者在超声引导下行颈内静脉和股静脉穿刺。正如之前提到的,传统锁骨下通路对中心静脉通道建立有很多优势,不应该摒弃。然而,只有富有经验的操作者可以行传统的锁骨下穿刺;其他人则需要用超声引导的改进方法,详见后文。

表2.1

CVC适应证

适应证	位置选择		
	第一	第二	第三
1. 肺动脉置管	RIJV	LSCV	LIJV
伴凝血障碍	IJV	FV	
伴肺损伤或者高呼气末正压(PEEP)	RIJV	LIJV	EJV
2. 完全肠外营养(TPN)	SCV	IJV	
长期使用者(手术置管)	SCV	PICC	
3. 急性血液透析/血浆置换	IJV	FV	
4. 呼吸心搏骤停	FV	SCV	IJV
5. 急诊静脉起搏器置入	RIJV	SCV	
6. 低血容量、无法行外周静脉注射	IJV	SCV	FV
7. 术前准备	IJV	SCV	AV/PICC
8. 通常意义的静脉通路,应用血管活性药、刺激性药物、影像学用途	IJV	SCV	FV
伴凝血障碍	IJV	EJV	FV
9. 紧急气道管理	FV	SCV	IJV
10. 不能仰卧位平躺	FV	EJV	AV/PICC
11. 监测中心静脉氧饱和度	IJV	SCV	
12. ARDS的液体管理(监测CVP)	IJV	EJV	SCV

AV: 肘前静脉; EJV: 颈外静脉; FV: 股静脉; IJV: 颈内静脉; L: 左侧; PICC: 外周中心静脉置管; R: 右侧; SCV: 锁骨下静脉; IJV和FV假定为超声引导下,详见正文说明。ARDS: 急性呼吸窘迫综合征。

单纯的容量复苏不是CVC的指征。一根用作外周静脉穿刺的2.5 ft①16号导管的输液量是一根8 in②16号CVC导管的2倍[13]。然而,对低血容量休克患者无法行外周静脉穿刺。以往推荐锁骨下静脉作为最可靠的穿刺点是因为它与锁骨纤维连接,位置相对固定。但最近我们发现,对休克或低血容量患者实施超声引导,在直视下对颈内静脉CVC置管,能提高成功率,降低并发症[5,6]。

长期完全肠外营养最好通过锁骨下静脉导管进行,如果可以,应该通过影像介入或手术方式来置管。对急性血透患者最好选用颈内静脉,避免选用锁骨下静脉,因为临时血透后锁骨下动脉狭窄发生率相对较高,当患者需要长期血透时,就会限制动静脉瘘管的应用[14,15]。股静脉也可用于急诊短期血透,或用于卧床患者的血浆置换。

右侧的颈内静脉是放置紧急经静脉起搏器和肺动脉漂浮导管的最佳选择,因为它能直接通到右心室,这种方法发生导管尖端位置不正的概率最小。锁骨下静脉可作为肺动脉漂浮导管置管的第二选择,即便在伴有凝血功能障碍的情况下[17]。而相对右侧锁骨下静脉,我们更倾向用左侧的锁骨下静脉,因为它到心脏的路线较直。读者可参照第4章节以了解更多关于肺动脉导管的插管和护理。

在临床很多情况下都倾向于术前CVC穿刺。术前右心室插管的一个特定指征是坐位下行后路开颅术或颈椎板切开术。这些患者有可能出现空气栓塞,导管可以将右心室的空气排出[18]。神经外科手术是肘前静脉置管的唯一常见指征(但很少应用),因为颈内静脉处于手术区域,理论上会妨碍血液从颅顶回流,增加颅内压。在诱导麻醉前,若神经外科手术患者已排除气胸,锁骨下插管亦是个较好的选择。

心肺复苏时建立静脉通路需要特别关注。循环骤停时可能无法行外周静脉穿刺,而且外周用药的循环时间较中心静脉注射延迟[19]。用股静脉导管注

---

① 1 ft=12 in=0.304 8 m(译者注)。
② 1 in=2.54 cm(译者注)。

射用药的循环时间也是延迟的,除非导管的尖端置在横膈之上,但这在临床上很有争议。有效的给药是心肺复苏能否成功的关键,所有医生都必须掌握合适的方法来建立静脉通路。如果是有资质的人员在场,不管外周还是中心,都应尽快建立静脉通路。在这种情况下,没有必要持续尝试手臂静脉穿刺,而股静脉是个很好的选择。尽管药物循环时间可能延长,但是在保证心肺复苏暂停时间最短的情况下,推荐行股静脉穿刺。如应用药物和除颤之后循环没有恢复,则需要由最有经验的操作者建立中心静脉通路,并尽可能减少心肺复苏术(CRP)的中断。紧急超声引导下的股静脉置管比传统技术速度稍快,而且并发症更少[20]。

CVC 置管已经普遍应用在严重脓毒症、脓毒症休克和急性呼吸窘迫综合征(ARDS)患者,用于监测中心静脉压(CVP)和中心静脉氧饱和度(S_CVO_2)。Rivers 发现严重脓毒症患者经目标导向治疗(包括保持 $S_CVO_2>70\%$)后,院内死亡率降低了 16%[21]。早期目标导向治疗随后在实际临床工作中被证实是可以实现的[22]。对于这些患者,上腔静脉氧饱和度和下腔静脉氧饱和度的关系没有被明确界定[23]。另外,ARDS 工作组发现对急性肺损伤和 ARDS 的患者,通过 CVC 监测 CVP 和用肺动脉导管监测的效果一致[24],因为这些患者使用了很高的呼气末正压(PEEP),发生气胸的风险也很高,在超声引导下行颈内静脉置管是最安全的。

一般考虑和并发症

CVC 置管应考虑的方面包括签署知情同意、确保患者舒适和安全、超声准备、导管尖端的位置、血管损伤、导管相关性血栓形成、空气和导管栓塞,以及伴发凝血障碍等情况。导管相关性感染之后讨论。

知情同意书

在 CVC 置管前须签署知情同意书是非常明确的,但在临床实践中并没有那么简单。CVC 置管在 ICU 中应用非常普遍,每天每小时都在进行,对早期有效的复苏和治疗非常重要。很多危重患者,尤其是在市区,家庭成员或直系亲属可能不在场。取得知情同意会拖延操作的进行,影响治疗效果。基于以上考虑,临床上和法律上并没有统一规定在所有 CVC 插管前或其他 ICU 操作前都需要取得知情同意。一些医疗机构为了解决这个问题,建立一张总的"危重病知情同意表",每位患者入 ICU 时签一次名,其知情同意内容涵盖了所有的床旁操作。一项最近的调查显示,14% 纳入调查的 ICU 使用这种知情同意表,所涵盖的临床操作不尽相同。总的来说,内科 ICU 与外科 ICU 相比更加强调 CVC 置管的知情同意[25]。由于该方面缺乏一致意见,我们仅作以下推荐:① 在做选择性的置管和其他操作前必须取得书面的知情同意。② 在可能的情况下,对于有行为能力的患者或无行为能力患者的直系亲属,在插管前都需要明确地告知其操作的指征、存在的风险、紧急 CVC 置管的益处等。如果插管前无法签署知情同意,那么在操作完成后应该尽快补全。知情同意最好以书面形式签署,但在不可行的特殊情况下,取得口头知情同意者应在操作记录上记录。③ 紧急 CVC 置管不能为取得知情同意(口头或书面)而耽误,在插管后应该尽快告诉患者及家属插管的必要性。④ 在入 ICU 后尽早签署总的知情同意表,告知患者相关操作的风险或益处,可避免耽误临床操作的进行。对患者及其家属,这份知情同意表也是一份对 ICU 内所有常见操作内容的有用的参考。⑤ 最后,将关于 ICU "政策与流程(policies and procedures)" 的书里所提到的操作和操作依据记录下来是很好的工作习惯。

患者的舒适度及安全性

很多需要 CVC 置管的患者呼吸或血流动力学不稳定,这就可能影响到准备工作和插管位置的选择。例如很多患者有幽闭恐惧症,不能接受面部的遮挡;一些呼吸困难的患者无法平卧。根据经验,明显的生理失代偿甚至是"蓝色预警"可能会在插管的过程中发生,这是因为操作者过度专注于通路的建立,错误地认为安静的患者不存在其他问题。因此在CVC插管前,应个体化评估每位患者的体位、气道、血流动力学的稳定性等。我们曾数次对不能平卧的患者或需要紧急气管插管患者实施了股静脉穿刺。一旦患者生命体征稳定,便可以在相对平稳的情况下选取更加恰当的部位进行穿刺或置管。

超声准备

超声可以即刻发现血管的解剖变异,确定血管的开闭程度,并可视化针头进入血管的过程。超声可以通过血管压缩性、形态、多普勒血流、Valsalva或其他动作引起的形态变化来区分动、静脉。静脉通常为椭圆形,可被完全压扁,管壁较薄;相反,动脉为圆形,很难压扁,管壁较厚。

当进行超声检查时,不管穿刺部位如何,基本技术是一致的[6]。先用血管探头快速找到适合插管的静脉,此时无需无菌操作。一旦患者准备好并完成无菌消毒之后,再用血管探头时就应配合使用无菌包。无菌包内有一个无菌封套、无菌耦合剂和一副橡胶手套。使用无菌封套时,让助手将普通耦合剂挤在封套里,然后将探头也放入封套中,朝着探头一端的带子要系紧以确保耦合剂在适当的位置以便最佳成像,然后再在封套外的探头上涂抹无菌耦合剂。

目标血管可以用横轴或纵轴找到,横向法在操作上更容易,对初学者最好采用横向法。横向法可以识别目标静脉和动脉,减少误入动脉的风险。一旦确定,该静脉要放在探头中间,然后取一个18号的针头在皮肤标记穿刺点处缓慢进针,尽可能地靠近探头,这样就可以直视穿刺的过程。用这种方法,针头横向斜穿超声平面,在超声图像上是个亮点。可以将针头轻轻前后挪动,根据周围软组织和血管壁的变化来进一步确定针头的位置。在超声图像上应留意血管的深度,以此确定针头刺入的安全深度。回抽见血说明针尖进入血管腔内,随后的置管过程就按通常的方法进行。最好同时确定一下导丝也在静脉中。纵向法可以提供更多信息,但是难度更大。用纵向法时,超声平面和穿刺针平面必须完全一致,最好由一名操作者同时固定住探头和穿刺针。首先必须用横向位来看清动静脉,然后将探头转90°,在长轴上看到静脉。在探头旁以45°进针,可以看到针和针尖缓慢刺入血管,放到位后,在直视下将导丝也慢慢放入。

移动推车

准备一辆移动推车,放上所有插管的必需物品,然后将车推至患者床旁进行操作。这种做法可以缩短无菌操作过程中断的时间,可能会减少总体导管感染率[26]。移动推车还可以更好地规范化其他导管置入术,便于操作过程中的沟通(例如使用暂停),以及帮助医护人员及时完成必要表格的填写。

导管尖端位置

导管尖端的位置在CVC置管中是个非常重要的问题。导管尖端的理想位置是远端无名静脉或近端上腔静脉(远端无名静脉指无名静脉靠近上腔静脉段,近端上腔静脉指上腔静脉靠近无名静脉段),离腔静脉和心房连接处3～5 cm,应该避免导管尖端进入右心房或右心室。虽然导管尖端穿破心室壁造成心脏压塞不是很常见,但是发生该并发症的患者中2/3死亡[27]。穿孔可能是由于输注液体引起了血管壁损伤,加上心脏跳动引起的导管尖端移位以及患者手臂和颈部的移动。导管尖端的移动有时很明显:肘前静脉导管会移动5～10 cm,颈内或锁骨下静脉导管移动1～5 cm[28,29]。其他因导管尖端位于心脏内而造成的并发症包括机械性刺激、输注刺激性的药物或未复温的血液而引起的心律失常。

将导管尖端位置调正相对比较简单,需要较好的解剖学基础。腔静脉与心房连接处距离右侧皮肤穿刺点16～18 cm,距离左侧19～21 cm,与患者性别和体形相对无关[31,32]。如果将一根标准的20 cm三腔管完全插入,往往会将尖端置入心脏,尤其是在右侧插管时。在初次CVC置管完成后应行胸片检查,确定导管尖端的位置,明确有无并发症。右侧气管支气管角是平片上定位上腔静脉上缘最可靠的标记,通常距离腔静脉与心房连接处至少2.9 cm。导管尖端应该位于此标记点以下1 cm的位置,并且在心脏轮廓的右上方以上,确保在心包之外[33]。

血管侵蚀

CVC造成大血管穿孔比较少见,往往无法马上识别。血管穿孔通常在导管置入后的1～7天发生。患者通常出现急性呼吸困难,胸片上可见新发胸腔积液[34]。导管的硬度、血管内尖端的位置、插管的位置都是引起血管穿孔的重要因素。但这些因素的相对重要程度仍不清楚。僵硬的导管尖端对管壁的持续刺激，或者输入高渗溶液可能是始发因素。血管侵蚀在左侧颈内静脉和颈外静脉插管发生率更高，由于解剖原因，导管尖端在遇到上腔静脉壁的阻力时更易向侧方偏转[35]。必须通过胸片来确定导管尖端位于静脉内，并与血管壁平行。从导管接头回抽无阻力不能完全排除血管穿孔。

空气和导管栓塞

明显的空气和导管栓塞非常罕见，这是CVC可预防的并发症。导管栓塞可能发生在针内置管法或针外置管法置管时，或者操作者撤导管的同时没有将针撤回。栓塞更易发生于肘前静脉或股静脉置管，因为当易激惹患者弯曲手臂和大腿时容易使导管破损。对导管栓塞的预防、识别和管理将会在其他章节详细说明[36]。

空气栓塞的临床意义更加重要，经常无法及时诊断，而且往往是致命性的。恰当的导管置入和维护可以完全避免此并发症的发生。插管时引起空气栓塞的因素众所周知，不要忘记在插管时增加静脉压力，如取头低脚高位。导管连接不良或拔出导管后空气通过开放的通道进入血液循环，是导管相关性空气栓塞的常见原因。对于正在使用或刚拔除CVC的患者，如果突发无法解释的低氧血症或循环衰竭，通常在床上移动时或转移病床后，应该警惕空气栓塞的发生。空气栓塞时在心前区可以听诊到特征性的水车声。治疗包括将患者置于左侧卧位，用导管将右心室中的空气吸出。高压氧疗可以降低气泡大小，但仍存在争议[37]。最好的治疗是通过全方位护理、医生教学训练以及对经验不足操作者适当的监督，预防栓塞的发生。

凝血障碍

中心静脉置管对有出血倾向的患者存在潜在的风险。锁骨下和颈内静脉径路在伴有凝血障碍时风险度增加，但实际风险往往被高估，目前尚不清楚何种程度的异常是不能接受的。凝血功能障碍通常被定义为国际标准化比值（INR）>1.5或血小板计数<50 000/μL。虽然在伴有严重凝血障碍时静脉穿刺也可能是安全的（甚至是锁骨下径路）[39]，但是文献中还是能找到很多发生严重出血性并发症的病例。对于有严重凝血障碍的患者，在超声引导下行颈内静脉置管是非常安全的。对多数的静脉通路建立，股静脉也是可行选择。对非紧急患者，也可以用外周中心静脉置管（PICC）。

血栓形成

导管相关性血栓形成十分普遍，但临床意义相对较小。血栓性并发症的疾病谱包括围绕在导管周围、从入静脉的位置延伸到尖端的纤维蛋白鞘，附壁血栓，因机械或化学刺激在静脉壁上形成的血凝块，以及会阻断血流形成侧支循环的闭塞性血栓。这些损伤在临床上可以没有任何表现，因此，没有使用静脉造影或彩色多普勒血流显像来明确诊断的研究都低估了其发病率。通过静脉造影，大多数导管内都可以观察到纤维蛋白鞘，10%～30%的导管可见附壁血栓，0～10%可见闭塞性血栓。相比之下，只有0～3%的患者有血栓形成的临床表现。血栓形成的发生率随着留置时间的延长而增高，但与插管部位没有相关性。然而，相比于颈内静脉和锁骨下静脉导管引起上肢血栓，股静脉导管相关性血栓的临床重要性尚不明确[46]。导管相关性血栓形成通常与感染率升高相关[47]。

中心静脉置管的径路

肘前径路

在ICU做PICC或者中线导管置入用的是肘前静脉。对成人危重患者使用PICC已经变得越来越重要。专门的护理团队现在可以在床旁实时超声的引导下，经无菌操作技术行PICC置管术，提高了操作的安全性，减少了感染的风险。目前肘前径路已经可以应用三腔导管。PICC在ICU中适用于下列患者：行神经外科手术者、存在凝血障碍者、处于危重病的恢复期、需经一般中心静脉通路行肠外营养或静脉用药者（表2.1）[48,49]。尽管很多医院有专门的PICC置管组，但他们往往有明确的工作时间限制，这样有时就会耽误插管，延迟用药。因此，ICU人员应熟悉肘前径路置管，下面会详细阐述经贵要静脉行经皮导管穿刺技术。

解剖

贵要静脉非常适用于CVC，因为它经常处于充盈状态，解剖位置也很好确定。贵要静脉通过腋静脉可以畅通无阻地到达中心静脉循环[50,51]。贵要静脉起源于手背静脉网的尺侧，在肘窝的内侧与肘正中静脉交通。随后在手臂内侧沿着肱二头肌和旋前圆肌上升，穿过深筋膜，到达手臂中部注入肱静脉，最后形成腋静脉。

穿刺技巧

肘前CVC穿刺有几种可选择的穿刺包。PICC和中线导管是由硅树脂和聚氨酯构成，介于导管的硬度和尺寸，通常用一根引导器帮助置管。下面介绍这种由可撕开引导器置入PICC的方法。

在两侧手臂置管的成功率相近，左侧置管的深度会更长一点。将患者手臂平放于身体一侧，用氯己定消毒肘窝，并做最大屏障的消毒准备（口罩、帽子、无菌手术衣、手套和覆盖患者的大单）。由助手在穿刺点附近上止血带，用便携式超声机确定贵要静脉及其主要分支的位置。静脉可以根据压缩度、彩色血流或多普勒和动脉区分开（图2.1）。皮下局部麻醉并稍作暂停后，用薄管针在肘下几厘米处穿刺，可以避免导管破坏和栓塞的发生。确定静脉回血通畅后，放松止血带，将导丝小心地置入静脉15～20 cm。固定导丝，拔出薄管针，用刀片将穿刺部位稍切开，将带鞘引导器穿过导丝，旋转向前，后除去导丝。固定鞘管，除去扩张器，就可以进行PICC置管了。置管深度根据所选静脉从穿刺点到胸骨柄连接处的距离估计，用穿刺包内的卷尺测量。PICC导管内通常有一个支撑导丝，可以在插管时加强导管硬度。调整PICC管到合适的长度，并用盐水润管，将支撑导丝置入PICC尖端。然后将PICC及支撑导丝沿着引导器慢慢插入至预估距离，随后将引导器劈开去除，并移除支持导丝。最后固定PICC管，并通过胸片来确认其尖端的位置。

PICC向前推进时若遇到很大阻力，解决方法很少。将手臂外展等方法的效果并不明显。如果用的是针内或针外置管法，在退导管的同时必须退针，以免撕裂导管引起栓塞。如果导管进管很困难，应该选择别处重新置管。

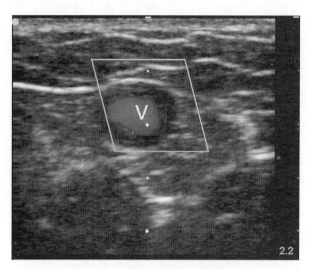

图2.1 肘窝处贵要静脉的超声显像。

成功率和并发症

用以上技巧置管，PICC的成功率是75%～95%。总的来说，PICC和CVC似乎一样安全，但PICC可能发生严重的并发症，包括无菌性静脉炎、血栓形成（尤其是锁骨下静脉和颈内静脉血栓）、感染、肢体水肿、心脏压塞等。经肘前静脉CVC发生静脉炎相对常见，可能因为这些静脉血流量较少，并且距离皮肤的穿刺点较近[52,53]。如果导管插入过深会增加心脏压塞的风险，因为手臂的运动会导致导管尖端移位[54]。严格遵守推荐的置管和护理技巧可以使并发症风险降到最低。

颈内静脉径路

颈内静脉用于儿童和成年患者的静脉通路建立已经进行了若干年，但在低血容量患者中，颈内静脉易塌陷，导致置管成功率较低，从而限制了颈内静脉径路的应用。超声对提高颈内静脉置管的成功率有着重要的价值，因为它可以实时、直接地可视化静脉，减少了低容量或解剖变异对置管成功率的影响，也因此大大减少了颈外静脉置管的需要。另外，在超声引导下往往使用中间径路，因此在这里就不再赘述前径路或后径路。总的来说这些操作之间的差别只是皮肤穿刺点的不同（图2.2），读者可以参照本章内容的历史版本，以了解这些其他入路的详细描述。

解剖

颈内静脉起自颅底颈静脉孔，进入颈动脉鞘，行于颈内动脉（ICA）背侧，然后转至动脉后外侧，在胸锁乳突肌（SCM）下方前行。该静脉上段行于胸锁乳突肌的内侧，中间段走在胸锁乳突肌两个头围成的三角形的下方，而后在前斜角肌的内侧缘汇入锁骨下静脉。右侧颈内静脉（直径约2～3 cm）和右侧锁骨下静脉汇合形成无名静脉，直接进入上腔静脉。所以，右颈内静脉导管位置错误、打转很少见。相比之下，如用左侧颈内静脉置管，因为左侧颈内静脉和锁骨下静脉汇合处角度较小，接近垂直，导致置管位置发生错误的风险上升[55]。这一解剖结构也可使导管尖端产生张力和扭力，引起血管损伤。

掌握颈内静脉附近的解剖结构很有必要，因为可能会穿刺误入。颈内动脉在颈内静脉的内侧，但偶尔可见在其后侧，甚至前侧。颈内动脉后方鞘管外是星状神经节和颈交感干。胸膜顶（左侧的位置更高）在颈内静脉与锁骨下静脉汇合处的下方，其后方的颈根部走行着膈神经和迷走神经。胸导管在左侧颈内静脉的后方，锁骨下静脉的上缘，靠近静脉角处。右侧的淋巴管在右侧对应的位置，但要小很多，而且只有左侧颈内静脉置管会引起乳糜性积液。

穿刺技巧

同上文所述，器材应准备充分，确保患者舒适度和安全性，将患者置于15°的头低脚高位，使静脉充盈，减少空气栓塞的风险。头轻微转向对侧。确

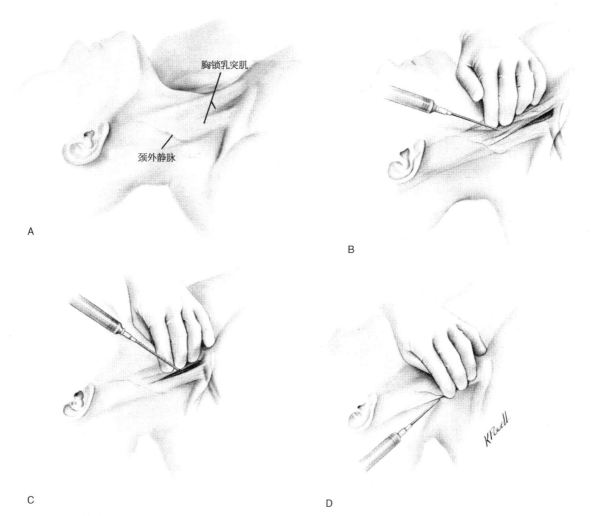

图2.2　体表解剖位置和颈内静脉穿刺的不同径路。A. 体表解剖。B. 前径路。C. 中间径路。D. 后径路。图示中可以看到颈外静脉的位置。

定体表解剖位置，尤其是下颌角、胸锁乳突肌的两个头、锁骨、颈外静脉和气管（图 2.2）。我们建议在皮肤准备前，先用超声对颈内静脉进行检查，快速确定是否有解剖异常及是否适合插管。先将探头置于胸锁乳突肌两个头与锁骨围成的三角形中间。如果颈内静脉在超声显像中很小、有血栓形成或有明显的解剖变异，最好重新选择置管位置，因为置管的成功率直接取决于血管横断面的管径大小。随后对颈部皮肤用氯己定消毒，铺巾，使用最大无菌屏障，并在操作开始前稍作休息。

颈内静脉通常可以由超声直接找到（图 2.3），如果解剖部位正常，IJV 正常大小，就不需要用探针。操作者可以直接看到针头进入静脉，然后插入导丝和导管，后文会提及。操作者不能因有超声的辅助而放松警惕或过于自信，每次操作都要遵循标准的插管规范，通过不同方法来保证静脉穿刺的顺利进行，比如在置入导管前先用测压法来确定针头或小套管是否在颈内静脉内，或用超声确认导丝是否进入静脉等。

如果没有超声引导，皮肤穿刺点则应在由胸锁乳突肌两头和锁骨围成的三角形的顶点。颈内动脉搏动通常可在该点内侧 1～2 cm 处触及，在胸锁乳突肌胸骨头的下方或稍内侧。用细针对三角形顶点皮肤以 1% 利多卡因浸润麻醉。可用一小口径探针来定位颈内静脉，防止误入颈内动脉。无需用到大口径探针。为防止颈内静脉压塌，操作者用左手在颈内动脉上轻微施力或不用力，用右手在三角形的顶点处，与额面呈 45°，对着同侧乳头方向进针。保持针筒内负压，缓慢进针 1～5 cm 即可穿入静脉。若首次尝试未穿到静脉，应维持负压，将针缓慢退出。通常而言，针头在前进时会压迫静脉，直接穿透后壁，所以没有血液回流。一旦针头从血管后壁退回，便可以见到通畅的血液回流。若首次尝试失败，操作者应该重新评估患者的体位、体表标志和操作手法，确保患者不存在颈内静脉管径缩小的因素（见后文）。随后可以尝试在先前方向的稍内侧或稍外侧进行，只要不碰到颈内动脉。如果尝试了 3～5 次都没有穿刺成功，继续穿刺也未必会成功，只会增加并发症的风险[56-58]。

当用探针静脉穿刺成功，操作者可以将探针去除，在同一个部位改用大口径穿刺针。或保留探针，在其上方直接置入穿刺针。保留探针可以提高穿刺

针穿刺的成功率[59]。很多穿刺包同时提供 18 号薄管穿刺针（可直接插入导丝）和一个 16 号的带针导管。后者是将导管沿着穿刺针置入静脉，然后去掉穿刺针，再在导管内插入导丝。两种方法都可行，操作者可根据其喜好来选择。不管针头的口径大小，一旦穿刺成功，在确定回抽的血液不是动脉血之后，拿掉针筒，并用一个手指堵住针口，防止空气栓塞或出血过多。随后置入尖端 J 型弯曲的导丝至 20 cm 处。取下薄管穿刺针或导管。导丝的置入应避免超过 15～20 cm，因为这是该阶段造成室性心律失常最常见的原因，而且增加心脏穿孔的风险。此外，如果患者留有腔静脉滤器，导丝可能和滤器缠绕。有时导丝很难通过薄壁穿刺针的尖端，此时应该将导丝退回，接上注射器，重新回抽血液保持通畅，然后移动位置，使注射器和针头更平行于静脉所在平面。此时再置管应该相对比较容易。如果仍然存在阻力，前进的同时旋转导丝，通常可以使其顺利通过，但要注意频繁的操作和过度施力也会导致并发症的发生。

导丝放到位后，用手术小刀在皮肤穿刺点做 2 个 90° 切口，方便放入 7F 扩张器。沿着导丝置入扩张器，同时确保无菌操作。然后取下扩张器，在穿刺处加压防止渗血和空气栓塞。将三腔导管的近端和中间管腔用盐水冲洗后封管，顺导丝放入导管，然后顺导丝置入静脉，此时要确保操作者控制好导管近端及远端的导丝，从近端到远端，防止导丝滑落入血

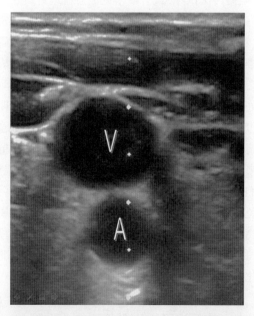

图 2.3 超声显示颈内静脉以及和颈内动脉的正常位置关系。

管。将导管放入并推进15～17 cm（左颈内静脉放入17～19 cm），随后撤去导丝，封闭第三个管腔接头。用缝线固定导管，防止移位，包扎。最后拍一张胸片确认导管尖端的位置，以及有无并发症发生。

成功率和并发症

非超声引导下的颈内静脉置管成功率较高。择期操作成功率高达90%，一般试穿不会超过3次，且很少发生导管位置不正。使用超声引导可以提高成功率，减少试穿次数及并发症的发生，避免因解剖定位不准造成的无效操作，同时最小化对插管的影响。紧急颈内静脉置管的成功率相对较低，在需紧急气道管理或其他难以定位颈部体表标志的情况下不宜采用该法。

无论哪条径路，并发症的发生率及其类型都是相似的。颈内静脉径路中，操作者经验不足会增加并发症的风险，但相比之下，锁骨下静脉穿刺因经验不足导致气胸的发生率更值得关注[60]。

在没有超声引导下，颈静脉置管并发症的总体发生率是0.1%～4.2%。严重的并发症包括误入颈内动脉、气胸、血管损伤、血栓形成和感染。尽管超声的使用对其他并发症的影响没有明确的结论，但超声可以明显减少试穿次数及降低误入动脉的风险，而这正是目前最常见的并发症[6]。即使患者不伴有出血倾向，如果误穿入动脉，则必须局部压迫10 min。即便无凝血障碍，也会形成一个较大的血肿，阻碍再次试穿，或者较罕见地会压迫到颈部重要器官[61,62]。如果穿刺过程中没有及时发现误入动脉，将大口径导管或引导管置入了颈内动脉，其后果是难以想象的，尤其是在随后还输注了肝素的情况下[63]。对大口径导管（如7号引导管）误入颈动脉的处理目前尚无定论。一旦出现这种情况，处理方法包括拔出导管局部按压、经皮血管封堵术、血管内支架置入或手术修复等[64,65]。有些专家提议用抗凝剂来防止血栓栓塞性并发症，有些则持相反的观点。我们采用的方法是移除小口径导管的同时，尽可能避免全身肝素化，因为相比于血栓形成，出血的风险更高。对于大口径导管误入或者是复杂个例，移除前可进行影像介入和血管手术，应根据具体情况个体化处理。

气胸（或气胸合并血胸、气胸合并输注液积液、张力性气胸等）是颈内静脉穿刺的少见并发症；然而，在一项大型荟萃分析中，颈内静脉穿刺的气胸发生率是1.3%，而锁骨下穿刺气胸发生率与之接近，为1.5%[66]。颈内静脉穿刺引起气胸通常是由于皮肤穿刺点的选取太靠近锁骨，以及一些较罕见的其他原因。理论上，颈内静脉穿刺时应用超声可以减少甚至完全避免气胸的发生。

大量的病例报道表明，任何颈内静脉置管的并发症现实中都有可能发生，甚至有过肺动脉导管误入鞘膜内[67]。事实上，颈内静脉径路是可靠的，其主要并发症的发生率均比较低。操作者经验对其并发症的影响较锁骨下静脉置管小；导管尖端移位的发生率低；患者的接受度高。颈内静脉最适合于急性、短期的血液透析，以及择期或紧急容量负荷过载患者的置管，尤其适用于肺动脉导管置管和临时经静脉起搏器置入术。在紧急气道管理、肠外营养或需长期间留置导管的情况下不适合采用颈内静脉径路，因为相对于锁骨下静脉，颈内静脉置管的感染性并发症发生率更高。

颈外静脉径路

颈外静脉现在很少用于中心静脉导管，但在某些情况，它仍然是个不错的选择。颈外静脉的主要优势有体表标志明显，出血风险小（即便伴有凝血功能障碍），气胸的发生率低等。主要缺点是导管可能会误入中央室。

解剖

颈外静脉始于耳的前下侧，在下颌角处由耳后静脉和下颌后静脉汇合而成（图2.2）。在胸锁乳突肌浅面斜下行，穿过深筋膜到达胸锁乳突肌后方，在锁骨的中内1/3处汇入锁骨下静脉。在5%～15%的患者中，其颈外静脉不是一个特定的结构，而是一个静脉丛，引流同侧头部静脉血液。颈外静脉大小因人而异，全程都有静脉瓣膜。它与锁骨下静脉汇合的角度可以非常小，导管通过时会非常困难。

穿刺技巧

颈外静脉应该用16号套管针来穿刺。由于经常需要行导丝导引，用套管针来确保静脉通路的建立比较合适。将患者置于舒适的仰卧位，手臂放于身体两侧，头稍稍转向对侧。首次试穿应选用右侧的颈外静脉，其走行跨越胸锁乳突肌锁骨头的前部。

用氯己定皮肤消毒后,采用最大无菌屏障,皮下局麻,后稍休息片刻,用16号套针穿刺,左手食指和大拇指扩张并固定静脉。穿刺点的位置应高于锁骨一定距离,与额面呈20°取静脉中轴进针。颈外静脉穿刺可能比预计的要困难,因为穿刺时容易滑脱移位。穿刺时要稳定快速地进针。当回血通畅时,将针尖在静脉内前进数厘米,套管顺针而入。套管可能因为静脉瓣的存在、静脉迂曲、与锁骨下静脉连接处而无法置入全长,但至少应进3~5 cm来确保静脉通路的建立。随后移除注射器和套针,穿入J型尖端导丝至20 cm,然后除去套管。调整并旋转导丝,尤其是当导丝顶在锁骨下静脉连接处的部位时,但不可施力过猛。手臂和头部移动可以帮助导丝通过;将同侧手臂外展,向下按压锁骨可能有效。导丝进入20 cm后,用解剖刀做2个90°切口,并使用静脉扩张器,同时控制好导丝。接着沿导丝将3腔导管置入合适的长度(右侧是16~17 cm,左侧是18~20 cm)。最后撤去导丝,固定导管,摄胸片确认导管尖端的位置,以及有无并发症发生。

成功率和并发症

颈外静脉行中心静脉导管置入的成功率约80%(75%~95%)[68,69],失败率高达10%[70,71],其他则是导管尖端移位。导管尖端位置不正主要原因包括无法越过颈外静脉与锁骨下静脉交汇处、打折或在同侧手臂内逆行。颈外静脉径路产生的严重并发症很少见,主要是与导管维护有关而非穿刺过程。穿刺时局部血肿的发生率是1%~5%,影响很小,除非血肿使相应部位的解剖位置改变,导致置管失败。伴有凝血障碍时颈外静脉穿刺依然是安全的。感染性、血栓性或其他机械性并发症与其他径路相比没有明显增加。

股静脉径路

经股静脉行中心静脉置管有很多优势,它可以直接被压扁,距离气道和胸膜很远,技术上相对简单,插管时无需头低脚高位等。从20世纪50年代中期开始,通过股静脉行经皮下腔静脉置管受到推崇。直到1959年,Moncrief[73]和Bansmer等[74]报道了股静脉穿刺的高并发症发生率,尤其是感染和血栓形成的风险。从那以后,股静脉径路置管的应用大幅度减少。在随后的20年里,股静脉置管的适应证限定于临床

特殊情况。在越南战争期间以及急诊环境下[75],短期股静脉置管因其对于患者的正面疗效,重新引起了人们的关注。一些关于长期股静脉置管的报告[76]表明,其总体并发症发生率较其他路径并没有增加,但深静脉血栓形成仍然是重要问题。疾病控制与预防中心(CDC)对防治导管相关性血行感染的指南中提到,在可能的情况下不推荐股静脉置管[77]。

解剖

股静脉(图2.4A)是腘静脉的直接延续,在腹股沟韧带处成为髂外静脉。在腹股沟韧带,股静脉行走于股鞘内,离皮肤表面数厘米。股静脉在股动脉的内侧,股动脉在生殖股神经股支的内侧。股静脉内侧的结构包括淋巴管和股管淋巴结。髂外静脉始于腹股沟韧带,沿着髂腰肌前表面向头端走行,并与对侧髂静脉合并,在第5腰椎的右前方汇合成下腔静脉。股静脉可以通过超声定位,即将探头置于腹股沟韧带下方几厘米处,于动脉搏动的内侧即可找到股静脉(图2.4B)。

穿刺技巧

股静脉穿刺是所有中心静脉插管中最容易学习和操作的。两侧股静脉都可以穿刺,主要视操作者的方便来选择。股静脉置管通常不需要超声引导,但在某些特殊情况下最好借助超声辅助。超声可以确定解剖位置,明确静脉穿刺所需深度,排除现有血栓的存在,而且不耽误置管的时机,对肥胖患者尤其有效[21]。患者处于仰卧位(如果可以耐受的话),大腿轻微外展。过多的毛发需剃去,用氯己定准备皮肤,使用最大无菌屏障。股静脉位于股动脉搏动的内侧1~1.5 cm,用1%利多卡因局麻。如果患者摸不到股动脉搏动,将髂前上棘和耻骨结节连线三等分,股动脉在中内1/3处,股静脉在其内侧1~1.5 cm。稍作暂停后在该处腹股沟韧带下方2~3 cm进薄管穿刺针,确保进针点位于在腹股沟韧带下方,以减少误入动脉导致腹膜后血肿的风险。保持负压,针头朝向头端,与额面呈45°进针。对一些肥胖患者可能需要将针完全插入,有时需要缓慢撤针才能见到回血。如果第一次试穿不成功,需重新评估体表标志,随后的试穿可以稍稍朝向内侧或外侧。常犯的错误是针头太朝向内侧,对着肚脐。股血管位于腹股沟韧带的矢状面(图2.4),所以针头

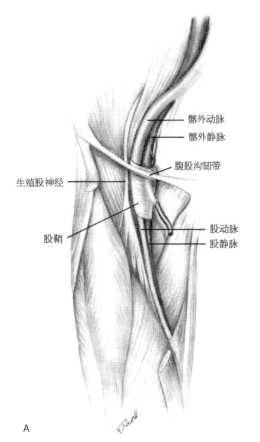

髂外动脉
髂外静脉
腹股沟韧带
生殖股神经
股鞘
股动脉
股静脉

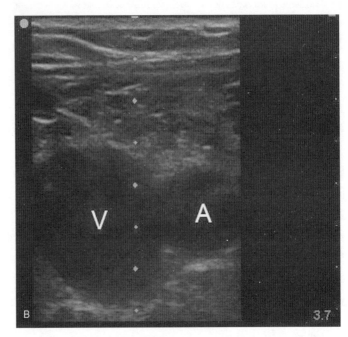

图2.4 A. 股静脉的解剖位置。B. 股静脉和股动脉的超声显像。

的朝向也该根据这个位置。如果误入动脉,需压迫5～10 min。

出现回血后,将注射器稍放平,重新确认回血通畅,取下注射器,确保回流的血液是非动脉性的。导管的置入虽然有时需要旋转或简单处理,但总体而言应该相对容易而不是很费力。随后取下探针,在穿刺部位行十字切口,沿导丝置入静脉扩张器。后去除扩张器,放入合适的导管,注意保持对导丝的控制。最后将导管缝线固定,贴上胶带。

成功率和并发症

股静脉置管的成功率是90%～95%,包括休克和呼吸心搏骤停患者[77,78]。置管不成功通常是因为穿刺失败、形成血肿或者是不能将导丝放入静脉。操作者经验不足可能增加穿刺次数和并发症风险,但对总体成功率没有太大的影响。

股静脉置管的三大并发症为:误入动脉(伴有或不伴局部出血)、感染和血栓栓塞。其他并发症比较少见,包括阴囊出血、右下腹肠穿孔、腹膜后血肿、刺入肾脏、穿破下腔静脉分支等。穿刺点位于腹股沟韧

带近心端或导管置入过深会引起上述其他并发症。

误入股动脉发生率是5%～10%。大多数动脉误入不会引起并发症,但有1%患者可能形成巨大血肿,尤其是使用了抗凝剂、纤维蛋白溶解剂或抗血栓形成药物的患者。同其他径路一样,超声可以减少该类并发症。即使伴有凝血功能障碍,18号薄壁探针误入动脉通常也不会造成严重的后果,但仍存在引起致命性的股内或腹膜后出血的可能性[79]。动静脉瘘管或假性动脉瘤是误入动脉的罕见慢性并发症,前者在同时穿到股动脉和股静脉时容易发生。

股静脉置管与锁骨下静脉置管相比,其感染性并发症的发生率可能较高,但与颈内静脉置管的感染性并发症发生率相似[81-83]。对成人及儿童长期或短期的股静脉置管研究表明,导管相关性感染率约为5%[77,84]。另外有证据表明腹股沟部位并非天然"脏",因为股动脉置管和桡动脉置管相比,二者的感染率相近[85]。尽管最近有越来越多的研究表明,经正确置入和护理的导管无论采取何种穿刺部位,感染率都是相似的,CDC指南仍建议应尽量避免股静脉置管,除非在绝对必要的情况下[77,86]。

两项1958年的研究曾指出，股静脉导管相关性深静脉血栓在股静脉置管中的发生率高，但这些研究都是基于尸检，而且是在现代技术发展之前进行的。所有CVC无论其插管位置，都有形成导管相关性血栓的风险。利用静脉造影术、阻抗容积描记术或多普勒超声的对照性研究表明，股静脉导管与上肢导管相比，并没有增加血栓形成的风险。有研究指出上肢中心静脉导管相关性血栓可引起肺栓塞[46]，而股静脉导管相关性血栓的相对风险目前仍未知。显然，我们不能忽略股静脉导管潜在的血栓栓塞性并发症可能[87]，但这还不足以让我们放弃该置管方法。

总之，现有的证据表明危重病患者行股静脉置管是安全的。这对缺乏经验的操作者而言尤其有意义，因为股静脉置管的成功率较高，且严重并发症的发生率较低。股静脉置管可以用于呼吸道急症、呼吸心搏骤停、伴有凝血障碍或无法平卧的患者，以及作为静脉通路用于接受肾脏替代治疗的患者。股静脉置管最常见的并发症是误入动脉，可通过超声来减少或避免其发生。感染率与颈内静脉置管相比并没有明显升高。导管相关性血栓的发生率同颈内静脉置管和锁骨下静脉置管相似，但可能更具有临床意义。

锁骨下静脉径路

锁骨下静脉径路用作中心静脉通路建立已有多年历史，且最具争议性，主要因为其相对较高的气胸发生率和偶尔的与之相关的死亡。随着超声引导颈内静脉置管的应用，其安全性提高，一些有关放弃以体表标记定位锁骨下置管的争论出现。锁骨下静脉置管可通过超声引导，但对技术要求更高，且可能需要在不同的穿刺点进行穿刺[12]。虽然如此，我们仍然认为在特定情况下，对有经验的操作者，锁骨下静脉仍是有价值的选择，他们行锁骨下静脉穿刺的气胸发生率在1%以下。而对经验不足的操作者来说，气胸发生率就会高很多。因此，在行中心静脉插管经验相对不足的情况下，应更为选择性地选用锁骨下静脉，或完全不选用。该径路的优点包括持续可辨的体表标志、更易长期导管维护、感染率相对较低、患者的舒适度更高等。如果有经验丰富的操作者在场，对于低血容量患者、需要长期全肠外营养（TPN）患者或颅内压增高需要血流动力学监测的患者，更适用经锁骨下静脉中心静脉置管。对伴有血小板减少（血小板计数<50 000/μL）、需急行血液透析或高PEEP（如> 12 cmH₂O）的患者，不宜首选锁骨下静脉。

解剖

锁骨下静脉是腋静脉的直接延续，起自第一肋的外侧缘，在锁骨下方走行3～4 cm，于胸锁关节后方的静脉角与同侧颈内静脉一起形成头臂静脉（图2.5）。该静脉直径1～2 cm，在与颈外静脉交汇处的远心端有单组静脉瓣，因有纤维组织连结，静脉的位置固定

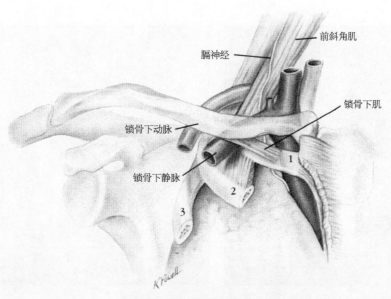

图2.5 锁骨下静脉和相邻结构的解剖。

在锁骨的下方。这些纤维连结即使在容量严重不足的情况下也可防止静脉坍塌。在静脉走行的前方有锁骨下肌、锁骨、肋锁韧带、胸大肌和表皮。在后方,前斜角肌将锁骨下静脉与锁骨下动脉和臂丛神经分隔开来,成年人前斜角肌的厚度是 $10 \sim 15$ cm。锁骨下静脉内侧段的后方是进入胸廓的膈神经和胸廓内动脉。锁骨下静脉上方的解剖结构有皮肤、颈阔肌和浅腱膜,下方有第 1 肋骨、Sibson 筋膜、胸膜顶(在静脉后方 0.5 cm)和肺尖部[88]。左侧的胸导管和右侧的淋巴管穿过前斜角肌,在靠近锁骨下静脉与颈内静脉交汇处自上汇入锁骨下静脉。

锁骨是超声直视锁骨下静脉的一大障碍,从而限制了该径路的使用[12]。通常情况下,我们在三角肌肉胸肌间沟处将探头置于锁骨下方,定位腋静脉及锁骨下静脉连接处。先将探头置于轴向位,显示静脉的横轴像。然后将探头旋转 90°,显示静脉的纵轴像,并在穿刺和置入导丝时保持这一位置(图 2.6)。尽管这个方法置管成功率较高,但更耗时,并不是很实用。

穿刺技巧

虽然存在很多解剖变异,锁骨下静脉仍可以用体表标志定位进行穿刺。有两种基本手法:锁骨下入路[89]或锁骨上入路[90, 91](图 2.7)。锁骨上入路发生尖端移位和气胸的概率稍小,但总体而言,两种方法的成功率、尖端移位和并发症发生率的差异可以忽略不计[92, 93]。因此,在讨论锁骨下静脉穿刺成功率和并发症发生率的时候,不需要提及所选径路。

锁骨下静脉穿刺最好选用 18 号的薄管针。患者置于 15°～30° 的头低脚高位,可在肩胛骨间垫一小枕,以将肱骨头拉开。头稍转向对侧,手平放于身体两侧。较明显的体表标记有:锁骨、胸锁乳突肌的两个肌腹、胸骨上切迹、三角肌胸肌间沟、胸骨角。对于锁骨下入路,操作者应站在患者穿刺点的同侧肩部。肺动脉置管应选用左侧的锁骨下静脉,原因在于左侧锁骨下静脉到心脏的路线较直,如前文所述;此外,两侧锁骨下静脉穿刺的成功率其实是相似的。皮肤穿刺点位于锁骨下方 2～3 cm 的三角肌胸肌间沟,相当于锁骨从肩部转变为胸骨部的位置。皮肤的穿刺点需要离锁骨有一段距离,防止针头在通过锁骨下方时角度过于向下,也避免折弯针头。针头方向应指向胸骨上切迹,使用最大无菌屏障,氯己定消毒皮肤。用 1% 利多卡因浸润麻醉皮肤及锁骨骨膜,稍作休息,将 18 号薄管穿刺针接在 10 mL 注射器上。然后针面向上行皮肤穿刺,沿上述方向缓慢进针直至针尖接触到锁骨。然后将针头慢慢往下直至穿过锁骨下方。为避免穿出气胸,需要尽量让穿刺针与床面保持平行,而不要向下指向胸廓。因此,操作者在每次进针时应用左手拇指给穿刺针提供一个向下的力,使之逐渐在垂直面上向下移位,直到针头穿过锁骨下方。

随着针头继续推进,应能感受到穿刺针紧靠在锁骨下方。这样能确保穿刺针尽可能地在胸膜的上方。针头在屏气或呼气时向胸骨上切迹方向进针,

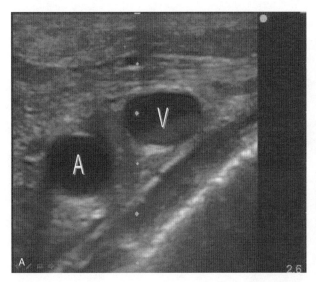
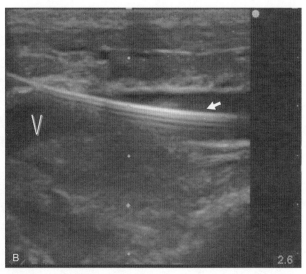

图 2.6 锁骨下静脉的超声显像。A. 横轴观。B. 纵轴观。详见正文。

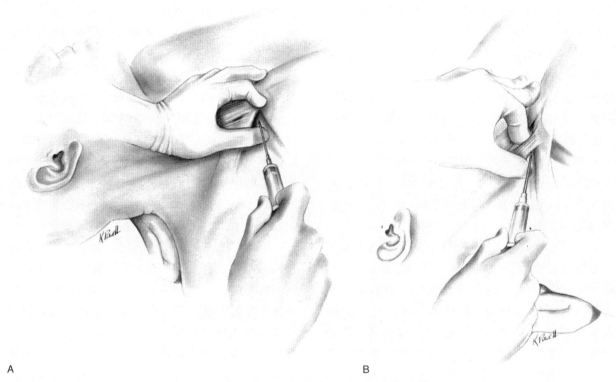

A　　　　　　　　　　　　　　　　　　　　　B

图2.7　A. 锁骨下静脉置管的患者体位。B. 锁骨上入路置管技巧。

在针尖进到锁骨内侧端下方的时候便可穿到静脉。这时穿刺针可能已完全进入，此时若没有出现回血，需慢慢退针直至回血出现。当第一次试穿没有穿到静脉时，下一次试穿方向需要稍稍偏向头侧。如果第三或第四次试穿都没有成功，应选择另一处穿刺点，因为继续试穿成功的可能性很低，而且可能导致并发症。

当出现回血时，将针尖斜面转90°朝向心脏。用左手牢牢固定针头，右手取下注射器。回血应是非搏动性，注意时刻预防空气栓塞。然后将导丝沿穿刺针置入15 cm，撤去穿刺针。J形尖端应该朝下，以提高正确置管的成功率[94]。接下来的步骤就和先前叙述的一样。右侧的三腔导管应在15 ～ 16 cm处缝合固定，左侧在17 ～ 18 cm处固定以避免导管尖端位于心腔内[31,32,95]。

对于锁骨上入路（图2.7），重要的体表标记是胸锁乳突肌的锁骨头和胸锁关节。操作者位于患者的头侧及穿刺点同侧。皮肤穿刺点位于锁骨胸锁乳突肌角，位于锁骨上方，胸锁乳突肌锁骨头的外侧。穿刺时针头应指向对侧乳头或其下方，于锁骨后方进针。这个方向相当于与矢状面呈45°，而静脉穿刺点位于胸锁关节与胸锁乳突肌的锁骨头连线的平分点

上。穿刺深度差不多位于胸锁乳突肌的锁骨头，与冠状面呈10° ～ 15°。进针1 ～ 4 cm后针头应会穿入颈锁静脉球，然后继续置管。

成功率和并发症

锁骨下静脉置管的成功率是90% ～ 95%，基本上是一次成功[96]。休克对其成功率的影响没有颈内静脉穿刺那么明显[97]。置管失败包括静脉穿刺失败或不能送入导丝或导管。导管尖端移位见于5% ～ 20%的患者，以锁骨下入路更为常见。移位通常见于同侧颈内静脉和对侧锁骨下静脉，一般无需重新穿刺就可以矫正。

非感染相关性并发症的发生率根据操作者经验和置管时的情况不同而有所不同。一项纳入几千个锁骨下静脉置管的研究表明，严重并发症的发生率是1% ～ 3%，总体并发症发生率是5%。一些小样本及临床相关的研究表明，严重并发症的发生率是1% ～ 10%[98-100]。导致高并发症的因素包括操作者经验不足、静脉多次试穿、紧急置管、未按标准操作和体质指数等。严重非感染性并发症包括气胸、误入动脉和血栓栓塞。此外，还有很多颈部结构或者臂丛神经相关的独立并发症病例

报告，读者可以参考相关资料以获取完整的并发症种类[11]。

在锁骨下静脉置管的并发症中，气胸占报道病例的 1/4～1/2，发生率约 1.5%。发生率与操作者经验和操作中断次数成反比。操作者的经验需要慢慢积累，无捷径可走。50 例穿刺置管量通常是区分有经验与否的临界值[101]；不过操作者完成的置管量少于 50 例时，认为其经验相对充足也在情理之中。对于有经验的操作者，发生气胸的概率应小于 1%。大多数的气胸是因为操作时刺到了肺，但也有发生迟发性气胸的报道。

大多数气胸需要用一个小的胸管和海氏阀行胸腔闭式引流，但有时也可以用 100% 纯氧或细针抽气保守治疗[1]。偶尔会出现张力性气胸，或伴有血胸、静脉输注液体进入胸膜腔（穿刺置管后立即发生，或发生在置管后数天至数周）、乳糜胸，或者大量皮下积气。双侧气胸有时可以因为单侧的穿刺引起。气胸可导致患者死亡，尤其是在没有被及时发现的时候[102]。

锁骨下穿刺误入动脉的概率是 0.5%～1.0%，占所有并发症的 1/4～1/3。误入动脉后通常简单地在锁骨上下加压止血即可。对于伴有凝血功能障碍的患者，出血可能是灾难性的，尤其是血小板减少的患者。对于其他径路，误入动脉可能导致动静脉瘘或假性动脉瘤。

中心静脉血栓的临床表现有上腔静脉综合征、肩胛带周围侧支循环形成以及肺栓塞。其在锁骨下静脉置管中的发生率是 0～3%，但是拔管时常规静脉造影发现的血栓发生率要高出很多。这种临床与影像学表现差异的重要性目前仍未明确，但上肢血栓即使没有临床症状，也不是一个好现象[46]。置管的时间、导管的材料以及患者的情况可能影响血栓的发生率，但其相关性仍不清楚。

总而言之，锁骨下静脉是中心静脉置管非常可靠而有价值的径路，但是由于气胸发生率相对较高，加之超声引导下颈内静脉置管的成功率增加，锁骨下穿刺应限定于技术成熟的操作者，而经验不足者应该选择其他穿刺点。有经验的操作者在特定的情况下还是应该选用这条径路（表 2.1），但在不能耐受气胸（严重肺部疾病、单肺）或伴严重凝血障碍的患者，尤其是血小板 <50 000/µL 的，应尽量避免锁骨下静脉穿刺。超声引导对锁骨下静脉置管是有帮助的，但对技术的要求更高，而且要使用不同置管方法。

感染并发症

近年来对导管相关性感染（CRI）的病理生理、病因和防治的认识有了巨大的进步，导管技术、插管操作和护理也有了相当大的改进。表 2.2 总结了现有的可降低 CRI 风险的推荐和干预措施。本节将回顾上述推荐，详细讨论中心静脉 CRI 的流行病学、发病机制、诊断、治疗和预防。

定义和流行病学

CRI 的定义和诊断共识是讨论其并发症的第一步。由 Maki 等[103]提出的对导管段半定量培养法是诊断 CRI 最公认的技术。用哪段导管做培养（尖端还是皮肤内段）仍然存在争议；为了方便起见，大多数中心常规培养导管尖端。如果用的是半定量法，导管污染（可能在拔管时发生）的定义为每个培养皿 <15 个菌落形成单位（CFUs）。CRI 是一个疾病谱：生长的菌落数 ≥15 CFUs 被认为是有意义的细菌定植（其他的培养均为阴性或没有临床症状）；局部或者皮肤出口部位有感染（皮肤穿刺点红肿、蜂窝织炎或化脓）；导管相关性菌血症（体循环血培养阳性、与导管部分培养出的微生物一致且没有其他来源），以及导管相关性脓毒症或脓毒症休克。其他诊断 CRI 的方法包括阳性血培养时间差[104]和导管直接革兰染色[105]或丫啶橙染色[106]。若用阳性血培养时间差诊断，则需抽取导管和外周静脉血分别进行培养，如果外周静脉血培养出现阳性结果的时间晚于导管血培养阳性 120 min 以上，就可以明确 CRI 的诊断。该法敏感性和特异性都比较好，而且可以快速诊断。

表2.2

减少中心静脉导管（CVC）相关性感染的步骤

1. 医疗机构对所有参与CVC置管与护理的医务人员提供标准化教学及知识评估
2. 用氯己定消毒穿刺点皮肤
3. 置管期间使用最大无菌屏障
4. 使用移动推车、安全检查卡、员工许可证
5. 对导管维护有严格的流程（包括固定、更换导管），最好由专门的导管组负责
6. 恰当的穿刺点选择，避免存在严重细菌定植或有解剖变异的位置，如果预计置管>4天，用SCV
7. 预计置管时间超过96 h，使用镀银囊套、缓释葡萄糖酸氯己定消毒剂和涂有抗生素及抑菌成分的导管
8. 不需要导管时及时拔管
9. 5天后拔除肺动脉导管和引导器
10. 在非无菌操作下的置管要40 h内更换（如紧急置管）
11. 只有在特定情况下用多腔导管；不需要时要及时去除
12. 避免"常规"更换导管
13. 如果需要长期（>3周）或永久CVC，则手术置入导管或PICC

CVC：中心静脉置管；PICC：经外周静脉行中心静脉置管；SCV：锁骨下静脉。

表2.3

不同血管内导管的感染发生率

器 械	IVD相关性BSIs 每1 000天（95% CI）
外周留置针	0.6（0.2～0.9）
中线导管	0.2（0.0～0.5）
动脉导管	1.4（0.8～2.0）
PICCs	0.8（0.4～1.2）
非隧道性CVCs	
没有加入药物	2.9（2.6～3.2）
加入氯己定-磺胺嘧啶银	1.3（1.0～1.7）
加入米诺环素-利福平	1.2（0.3～2.1）
隧道性CVCs	2.1（1.0～3.2）
肺动脉导管	3.3（1.9～4.6）
非隧道性血液透析导管	6.1（4.9～7.4）

摘自：Maki DG, Kluger DM, Crnich CJ: The risk of bloodstream infection in adults with different intravascular devices: a systematic review of 200 published prospective studies. *Mayo Clin Proc* 81:1159–1171, 2006. BSI：血行感染；CI：置信区间；CVC：中心静脉置管；IVD：血管内装置；PICC：经外周中心静脉置管。

CRI相关的发病率和经济成本是相当大的。CRI的总体发生率受很多独立因素影响，包括ICU类型、导管的种类和材质、置管时间和插管位置等。另外，重症监护的操作是动态变化的，血管内导管使用的频次和种类随时发生着变化，留下了很多数据，但有点过时。血管内装置是目前引起美国和欧洲医疗相关性血行感染最重要的因素，仅在美国，每年约发生25万到50万例。在美国，每年有超过500万例的中心静脉置管，总计1 500万CVC天数。所有CVC置管中大约有3%～9%会在临床应用中发生感染，据美国医疗安全网络报道，CVC相关性血行感染的发生率根据患者所在地区的不同而不同，约1.2～5.5/1 000导管日[108]。最近一项系统性文献回顾报道了所有血管内装置的BSI发生率[108]（表2.3）；不带涤纶套的非隧道式CVC的平均BSI发生率是2.9/1 000导管日。BSI大多数是耐药菌感染，如耐甲氧西林葡萄球菌（MRSA）和耐万古霉素肠球菌（VRE）。BSI的发生会增加2万到4万美元的医疗费用，使ICU入院天数和总住院天数延长，而且可能会升高归因死亡率[109-111]。重要的是，约有50%的导管相关性感染是可以预防的[112]，这会是个强大的推动力，促使重症监护室医生采取一切措施最大限度地减少导管相关性感染。

病理生理和导管感染

在置管时导管未被污染的情况下，导管感染潜在来源可能有4个：皮肤穿刺部位、导管接口、血源性播散和污染物注入。动物和人体研究表明，导管感染最常见的是皮肤穿刺点的定植菌感染，其次是细菌侵入皮内导管通道所引起的感染。一旦皮内导管的外表面受到污染，细菌可以很快穿过整个导管，感染导管尖端，有时以黏液层包绕导管，称为生物被膜（凝固酶阴性葡萄球菌）。细菌可以从导管尖端脱落入血，成为潜在的转移性感染灶[113]。为什么导管更换不能有效地预防和治疗CRI？因为即使更换导管，细菌定植的通道和生物被膜仍保持完整，可以很快再次感染新的导管[114]。

导管的接头也可以被细菌定植，但引起的导管相关感染性并发症的发生率较穿刺点污染低[115, 116]。相对而言，接头污染可能对某些特定类型的导管（血液透析）更有意义，因为它可以成为感染源，引起置管时间延长[117]。菌血症造成的血源性导管感染是CRI的少见原因。

穿刺部位准备和导管维护

由于大部分CRI是由皮肤的菌落引起的，这

就凸显了穿刺及导管维护时保持皮肤无菌的重要性。定植在穿刺部位的微生物来源于患者皮肤上的定植菌或操作者的手。插管时要严格遵守彻底的手部清洁和无菌操作。一项前瞻性研究表明，普通帽子口罩、无菌手术衣，外加一个遮盖患者头部和身体的大单（最大无菌屏障3倍于无菌手套和小单）可以减少导管相关性血行感染发生率至1/6，且效价比很高[118]。如果在插管时无菌环境被破坏，应停止操作，并将受污染的器械换掉。移动性导管推车可以推至患者床旁，方便无菌环境的保持。

氯己定消毒的作用非常好，操作时应使用氯己定消毒而非碘酒溶液[119,120]。正确的操作是以逐渐扩大的圆圈来擦拭消毒。在用消毒剂之前应用剪刀剪去过多的毛发，而剃毛会造成皮肤的小破口，破坏表皮屏障。

插管后导管的护理对减少感染发生相当重要，所有的医护人员应该严格遵守标准流程[121]。同时应尽可能减少便携输液的次数、医护人员更换导管的次数和在穿刺部位操作的次数。除非对输液过程有特定的推荐（如丙泊酚），每72～96 h更换输液装置是安全且效价比高的[122]。相比纱布和胶带，聚氨酯透明敷料更受欢迎，但效果相同。推荐每7天更换透明敷料，若潮湿或污染时尽快更换。另外发现镀银的涤纶套（cuff）和氯己海绵可以减少导管相关性感染发生率而且性价比更高[123,124]。插管或更换贴膜时，在皮肤穿刺点处用碘伏或微生物软膏并没有减少导管总体感染率，某些微生物软膏可能还会增加白假丝酵母菌的感染风险[125]。

导管相关性感染的发生频率

遵守以上对导管置管和维护的推荐可以减少导管相关性感染的发生。穿刺部位的细菌定植可能在24 h之内出现，并随置管时间的延长而增加；10%～40%的导管最终可能被细菌定植[126]。3%～8%的导管会出现导管相关性菌血症[101,127-129]，不过有些研究采用了新型导管和操作，导管相关性菌血症的发生率≤2%[130-132]。总的来说，导管感染率最好用每1 000天的发生例数来表示。虽然ICU应力臻完美（在一段时间内达到并保持零感染率还是有可能实现的），但每个ICU都必须达到或超过一个最低标准。美国医疗安全网络会公布不同种类ICU的平均CRI发生率[109]。表2.3提供了已发表的文献，对每种特定类型的导管列出了优缺点。

导管类型

先前的数据来自大型研究，并不完全适用于某个特定ICU的某根特定导管，因为定义、导管类型、插管位置、留管时间、输入的液体类型、对常规导管更换的相关规定都是不同的，而上述的每一项在某种程度上都是影响导管相关性感染的重要因素。留管时间和导管类型是主要因素，插管位置的重要性相对较小。更换导管对评估存在发热的置管患者很重要，但是常规导管更换并不能预防感染。理想的状态是上述所有因素的重要性都较小。长期的完全肠外营养可以维持数个月，感染率低，且不存在细菌定植和感染率开始增加的临界时间。现在，对于需要长期置管的患者，应该用手术置管的方式。手术置入的导管感染率很低，也无需常规更换[133]。另外，对于需要长期CVC置管的患者，PICC也是不错的选择。

在重症监护室行皮下导管穿刺并不是理想的条件，导管使用期较为有限。实际上，多腔导管在很多中心静脉通道的建立中已经取代了单腔导管。由于导管接头是潜在的感染源，而三腔导管需要3倍输液管更换的次数，一般认为三腔导管的感染率更高。虽然研究得出的结论与此矛盾，但总体而言三腔导管的感染率稍稍偏高[134-136]。如果使用得当，每个输液装置就能提供更长时间的静脉补液，同时减少总体导管天数以及中心静脉穿刺暴露时间。从总体的风险-效益分析角度而言，如果只在特定需要的场合使用多腔导管，那么导管感染率的轻微增加是可以接受的。

最后，常规行短期皮下隧道式CVC（类似于长期置管）有望成为减少CRI的有效途径。该方法较为合理的原因在于较长的皮下通道可以固定导管，而且可以作为防止细菌入侵的屏障，同时也不需要很高的操作技巧。一项荟萃分析并不认同将所有经皮CVC常规做成隧道式的做法[137]。但是，有必要进一步研究是否将短期颈内静脉和股静脉导管做成隧道式，尤其是血液透析导管，因为这些部位置管的感染率较高，以往的研究结论也支持这个方法[108,138]。

置管时间

置管的时间应该仅由患者是否需要持续留管决定。若非绝对必要，不应留置导管。大多数研究表明，导管的日感染风险保持相对恒定，而且在没有临床指征的情况下常规更换CVC并不能减少CRI的发生率[137,139]。很多研究也表明，更换导管对感染风险没有影响[140]。

上述推荐并不完全适用于特殊情况下的导管，因为这些导管所处的临床状况和风险各不相同。肺动脉导管（PAC）和引导器应该在96～120 h内移除，因为这个时间过后感染的风险会增加[141]。由于患者病情往往更重，用于插管的引导器较短，而且经常需要进行导管操作，这种导管感染风险较高。

用于紧急临时性血液透析的导管以往较其他经皮置管的导管有更高的感染率。造成感染率增加的因素还没有被完全阐明，但理论上，患者因素可能相对于导管类型或穿刺部位对感染率的影响更大[84]。对于急重症住院患者，临时的透析管应该和其他多腔导管一样进行管理，同时应认识到其潜在的感染率非常高[108]。正如前所言，应该更透彻地研究隧道式置管。对于门诊患者，带涤纶套的双腔硅树脂颈内静脉CVC，从其长期应用经验来看，效果是积极的[142]。

穿刺点位置

穿刺点的情况要比位置选择更重要。穿刺点处若有感染、烧伤以及其他皮肤损伤，或离细菌大量定植部位（如气管切开部位）较接近，则不宜作为首选部位。支持PICC和锁骨下静脉置管的数据表明，该穿刺部位CRI的发生率最低。颈内静脉和股静脉导管的CRI发生率最高。

导管的更换

导管更换作为控制感染的一种方式在理论上是有缺陷的，因为尽管换了新的导管，穿刺部位尤其是皮下通道依然维持原状。研究表明，当通道和旧导管已经被细菌定植时，新导管不可避免地也会被感染。即使原先的导管没有被定植，也没有证据表明新导管对继发感染的抵抗力较原导管强。无论原导管是否发生感染，更换导管都不能起到预防感染的作用。不过，若原导管存在缺陷或需要更换导管的类型，或需要通过更换导管来评估发热的中心静脉置管患者时，更换导管是有意义的。对于最后一种情况，医生可以对导管通路进行无菌性评估，而不用重新行静脉穿刺。然而，一旦决定更换导管，操作应严格按标准进行。使用最大无菌屏障，拔出导管至暴露血管内导管部分，无菌条件下横切，然后通过导管的远端穿入导丝。随后将导管拔出（对尖端进行培养），将新的导管穿过导丝。为了确保无菌，操作者应该重新对穿刺部位进行消毒，并在置入新导管或引导器前更换手套。通过原导管接头直接穿入导丝是不正确的。

新导管技术

导管技术的改进对减少导管并发症起着重要的作用。导管材料是促进血栓形成和微生物黏附的重要因素。大多数中心静脉置管的导管都是由弹性硅胶（用于手术置入）和聚氨酯（用于皮下穿刺）构成，有研究表明这些材料不易形成血栓。对CRI发病机制的认识促进了导管技术的改进，这些改进可防止细菌在皮肤穿刺点、导管和皮下通道定植，并且防止细菌迁移到导管尖端。抗生素和抗菌剂涂层导管象征着导管技术的重大改进。导管根据涂层药物的不同而区分开来。这些导管的临床效果各不相同[143,144]，或许是因为操作和基线感染率不同。目前，对比不同抗菌涂层导管的优秀随机对照试验很少，但已有的证据表明，在应用感染控制措施的情况下，若基线CRI率仍然很高，可以考虑使用上述导管[101,132,133]。表明在实际操作中，这些导管可以降低CRI的发生率，增加患者的安全性，其支出也在可接受范围内。耐药菌的出现以及过敏反应目前还不是严重的问题，但仍然需要持续监测。

系统性策略

相对于新技术，有证据表明系统性因素对于降低 CRI 的发生更为重要。在约翰·霍普金斯医院，新增的五项系统性的改变将 CRI 的发生率从 11.3/1 000 导管日降低到 0。这些简单的干预措施包括：医护循证感染控制教育、使用中心静脉置管推车（车上放有插管所需的所有物品）、每日询问导管是否可以拔除、设置床旁插管检查清单、授权护士终止未遵守感染控制指南的操作等[146]。在宾夕法尼亚，相似的干预措施使 CRI 发生率从 4.31/1 000 导管日下降到 1.31/1 000 导管日[147]。密歇根州大范围应用上述策略，也取得相似的效果[1]。尽管这些简单的系统性干预措施所需的花费很少，但是很多 ICU 仍未执行[148,149]。

发热患者的管理

留置有深静脉导管的患者经常出现发热。移除每位发热患者的导管并不可行而且没有临床指征，因为发热有时和导管并无干系。发热患者的管理应个体化（图 2.7），要根据导管类型、置管时间、持续中心静脉通道的预计需求、开放新中心静脉通道的风险，以及潜在的临床状况和预后进行评估。所有 ICU 必须要有针对发热的置管患者的管理流程[150]。在决定移除、更换或留置导管时，必须要有对不同部位导管的风险与收益的基本认识。

对于发热的置管患者，应检查导管的穿刺部位。穿刺部位若有感染则必须拔除导管，并应用抗生素。手术置入的导管不太容易拔除或更换，通常可以在使用抗生素清除感染的情况下继续留置，除非出现了导管通道感染。经皮穿刺的中心静脉导管相对容易拔除，而在感染部位保留原导管的风险高于在其他部位重新穿刺的风险，特殊情况除外。

对于伴有严重脓毒症或脓毒症休克的患者，中心静脉导管可能是感染源。如果穿刺部位看上去正常，并确定有其他非导管性感染源，并且已使用合适的抗生素，那么原导管可以保留。随后的导管管理应该遵守指南，这样很少会出现治疗失败。相反，如果不能确定是否有非导管性感染源，超过 3 天的中心静脉导管留置应该个体化管理，并注意置管时间（表 2.3）。除非重新置管存在很高风险（如有严重凝血功能障碍），在取得导管和外周静脉血培养，以及导管尖端半定量培养之后，应更换导管。如果在接下来的 24 h 之内找到了脓毒症的感染源，或者导管培养阴性，同时患者情况改善且稳定，可以将导管保留，避免了重新置管的风险。如果导管培养阳性，特别是和外周血培养是同一种病原菌时，皮下通道也会被感染，应该将导管移除，重新置管。

留置 CVC 的患者出现发热且状况稳定，这是临床上最常见的情况（表 2.4）。正如先前所述，如果确定存在非导管性的感染源，则使用合适抗生素的同时保留原导管（假设患者仍然需要置管，且置管部位没有感染表现）。如果患者没有明显的感染源[1]，应重新评估 CVC 的指征，如果不再需要保留导管，应及时拔除。否则，医生应在继续观察、提前拔管和更换导管三者之间做出选择。如果导管留置时间 <72 h，可以考虑继续观察，因为此时导管被感染的可能性很小，除非在置管时没有遵守无菌操作。如果留置时间 >72 h，可以更换导管，但非必需。更换导管可以将导管培养结果与其他培养结果进行对比，而无需重新置管。如果在接下来的 24 h 内发现了其他感染源，且（或）先前导管培养结果为阴性，那么更换的导管就可以保留。

若发生了导管相关性菌血症，应该使用 7～14 天的抗生素治疗。即使是已经接受 14 天抗生素治疗的患者，也可能发生转移性感染。导管相关性发热，感染以及脓毒血症是个复杂的疾病，可能需要感染科专家意见来协助决定抗生素治疗的时间。

表2.4

留置有中心静脉导管的发热患者处理方法

> 1. 无需留置导管——拔除导管，行导管尖端培养
> 2. 患者伴有严重脓毒症或脓毒症休克（置管>72 h）——立即拔除导管，行导管尖端培养
> 3. 患者伴有严重脓毒症或脓毒症休克（置管<72 h）——使用抗生素；如果12～24 h后情况无改善，拔除导管
> 4. 情况稳定患者（置管>72 h）——更换导管，同时行导管尖端培养；如果培养结果≥15 CFU——拔除导管

◇ 参 ◇ 考 ◇ 文 ◇ 献 ◇

［1］ Pronovost P, Needham D, Berenholtz S, et al: An intervention to decrease catheter-related bloodstream infections in the ICU. *N Engl J Med* 356:2725–2731, 2007.

［2］ Barsuk JH, McGaghie WC, Cohen ER, et al: Simulation-based mastery learning reduces complications during central venous catheter insertion in a medical intensive care unit. *Crit Care Med* 37:2697–2701, 2009.

［3］ Blitt RC, Reed SF, Britt LD: Central line simulation: a new training algorithm. *Am Surg* 73:680–682, 2007.

［4］ Abboud PA, Kendall JL: Ultrasound guidance for vascular access. *Emerg Med Clin North Am* 22(3):749–773, 2004.

［5］ Denys BG, Uretsky BF, Reddy PS: Ultrasound-assisted cannulation of the internal jugular vein. A prospective comparison to the external landmarkguided technique. *Circulation* 87(5):1557–1562, 1993.

［6］ Feller-Kopman D: Ultrasound-guided internal jugular access: a proposed standardized approach and implications for training and practice. *Chest* 132(1):302–309, 2007.

［7］ Calvert N, Hind D, McWilliams RG, et al: The effectiveness and costeffectiveness of ultrasound locating devices for central venous access: a systematic review and economic evaluation. *Health Technol Assess* 7:1–84, 2003.

［8］ Rothschild JM: Ultrasound guidance of central vein catheterization. In: Making health care safer: A critical analysis of patient safety practices. Agency for Healthcare Research and Quality. Available at http：//www.ahrq. gov/clinic/ptsafety/chap21.htm .

［9］ Milling TJ Jr., Rose J, Briggs WM, et al: Randomized, controlled clinical trial of point-of-care limited ultrasonography assistance of central venous cannulation: the Third Sonography Outcomes Assessment Program (SOAP–3) Trial. *Crit Care Med* 33(8):1764–1769, 2005.

［10］ Maecken T, Grau T: Ultrasound imaging in vascular access. *Crit Care Med* 35［5, Suppl］: S178–S185, 2007.

［11］ Mansfield PF, Hohn DC, Fornage BD, et al: Complications and failures of subclavian-vein catheterization. *New Engl J Med* 331:1735–1738, 1994.

［12］ Sandhu NS: Transpectoral ultrasound-guided catheterization of the axillary vein: an alternative to standard catheterization of the subclavian vein. *Anesth Analg* 99:183–187, 2004.

［13］ Graber D, Dailey RH: Catheter flow rates updated. *J Am Coll Emerg Physicians* 6:518, 1977.

［14］ Schwab SJ, Quarles D, Middleton JP, et al: Hemodialysis-associated subclavian vein stenosis. *Kidney Int* 38:1156, 1988.

［15］ Cimochowski G, Sartain J, Worley E, et al: Clear superiority of internal jugular access over subclavian vein for temporary dialysis. *Kidney Int* 33:230, 1987.

［16］ Firek AF, Cutler RE, St John Hammond PG: Reappraisal of femoral vein cannulation for temporary hemodialysis vascular access. *Nephron* 47:227, 1987.

［17］ Doerfler ME, Kaufman B, Goldenberg AS: Central venous catheter placement in patients with disorders of hemostasis. *Chest* 110:185, 1996.

［18］ Dripps RD, Eckenhoff JE, Vandam LD: *Introduction to Anesthesia: The Principles of Safe Practice*. 6th ed. Philadelphia, PA, WB Saunders, 1982.

［19］ Emerman CL, Pinchak AC, Hancock D, et al: Effect of injection site on circulation times during cardiac arrest. *Crit Care Med* 16:1138, 1988.

［20］ Hilty WM, Hudson PA, Levitt MA, et al: Real-time ultrasound-guided femoral vein catheterization during cardiopulmonary resuscitation. *Ann Emerg Med* 3:331–336, 1997.

［21］ Rivers E, Nguyen B, Havstad S, et al: Early goal-directed therapy in the treatment of severe sepsis and septic shock. *N Engl J Med* 345:1368, 2001.

［22］ Trzeciak S, Dellinger RP, Abate NL, et al: Translating research to clinical practice: a 1-year experience with implementing early goal-directed therapy for septic shock in the emergency department. *Chest* 129:225, 2006.

［23］ Davison D, Chawla L, Selassie L, et al: Femoral based central Venous oxygen saturation is not a reliable substitute for subclavian/internal jugular based central venous oxygen saturation in critically ill patients. *Chest* 138:76–83, 2010.

［24］ The National Heart, Lung, and Blood Institute Acute Respiratory Distress Syndrome (ARDS) Clinical Trials Network: Comparison of two fluid management strategies in acute lung injury. *N Engl J Med* 354:1–12, 2006.

[25] Stuke L, Jennings A, Gunst M, et al: Universal consent practices in academic intensive care units (ICUs). *J Intensive Care Med* 25:46–52, 2010.

[26] Harting BP, Talbot TR, Dellit TH, et al: University health system consortium quality performance study of the insertion and care of central venous catheters. *Infect Control Hosp Epidemiol* 29:440–442, 2008.

[27] Long R, Kassum D, Donen N, et al: Cardiac tamponade complicating central venous catheterization for total parenteral nutrition: a review. *J Crit Care* 2:39, 1987.

[28] Curelaru I, Linder LE, Gustavsson B: Displacement of catheters inserted through internal jugular veins with neck flexion and extension. A preliminary study. *Intensive Care Med* 6:179, 1980.

[29] Wojciechowski J, Curelaru I, Gustavsson B, et al: "Half-way" venous catheters. III. Tip displacements with movements of the upper extremity. *Acta Anaesthesiol Scand* 81:36–39, 1985.

[30] Marx GF: Hazards associated with central venous pressure monitoring. *N Y State J Med* 69:955, 1969.

[31] Andrews RT, Bova DA, Venbrux AC: How much guidewire is too much? Direct measurement of the distance from subclavian and internal jugular vein access sites to the superior vena cava-atrial junction during central venous catheter placement. *Crit Care Med* 28:138, 2000.

[32] Czepizak CA, O'Callaghan JM, Venus B: Evaluation of formulas for optimal positioning of central venous catheters. *Chest* 107:1662, 1995.

[33] Aslamy Z, Dewald CL, Heffner JE: MRI of central venous anatomy: implications for central venous catheter insertion. *Chest* 114:820, 1998.

[34] Robinson JF, Robinson WA, Cohn A, et al: Perforation of the great vessels during central venous line placement. *Arch Intern Med* 155:1225, 1995.

[35] Duntley P, Siever J, Korwes ML, et al: Vascular erosion by central venous catheters. Clinical features and outcome. [Review][44 refs]. *Chest* 101:1633, 1992.

[36] Doering RB, Stemmer EA, Connolly JE: Complications of indwelling venous catheters, with particular reference to catheter embolus. *Am J Surg* 114:259, 1967.

[37] Orebaugh SL: Venous air embolism: clinical and experimental considerations. [Review][94 refs]. *Crit Care Med* 20:1169, 1992.

[38] Ely EW, Hite RD, Baker AM, et al: Venous air embolism from central venous catheterization: a need for increased physician awareness. *Crit Care Med* 27:2113, 1999.

[39] Mumtaz H, Williams V, Hauer-Jensen M, et al: Central venous catheter placement in patients with disorders of hemostasis. *Am J Surg* 180:503, 2000.

[40] Brismar B, Hardstedt C, Jacobson S: Diagnosis of thrombosis by catheter phlebography after prolonged central venous catheterization. *Ann Surg* 194:779, 1981.

[41] Efsing HO, Lindblad B, Mark J, et al: Thromboembolic complications from central venous catheters: a comparison of three catheter materials. *World J Surg* 7:419, 1983.

[42] Axelsson CK, Efsen F: Phlebography in long-term catheterization of the subclavian vein. A retrospective study in patients with severe gastrointestinal disorders. *Scand J Gastroenterol* 13:933, 1978.

[43] Bonnet F, Loriferne JF, Texier JP, et al: Evaluation of Doppler examination for diagnosis of catheter-related deep vein thrombosis. *Intensive Care Med* 15:238, 1989.

[44] Prandoni P, Polistena P, Bernardi E, et al: Upper-extremity deep vein thrombosis. Risk factors, diagnosis, and complications. *Arch Intern Med* 157:57, 1997.

[45] Raad II, Luna M, Khalil SA, et al: The relationship between the thrombotic and infectious complications of central venous catheters. *JAMA* 271:1014, 1994.

[46] Munoz FJ, Mismeti P, Poggio R, et al: Clinical outcome of patients with upper-extremity deep vein thrombosis. Results from the RIETE registry. *Chest* 133:143–148, 2008.

[47] Timsit JF, Farkas JC, Boyer JM, et al: Central vein catheter-related thrombosis in intensive care patients: incidence, risks factors, and relationship with catheter-related sepsis. *Chest* 114:207, 1998.

[48] Ng PK, Ault MJ, Maldonado LS: Peripherally inserted central catheters in the intensive care unit. *J Intensive Care Med* 11:49, 1996.

[49] Merrell SW, Peatross BG, Grossman MD, et al: Peripherally inserted central venous catheters. Low-risk alternatives for ongoing venous access. *West J Med* 160:25, 1994.

[50] Netter FH: *Atlas of Human Anatomy.* New Jersey, Summit, 1989.

[51] Williams PL, Warwick R: *Gray's Anatomy.* 8th ed. Philadelphia, PA WB Saunders, 1980.

[52] Raad I, Davis S, Becker M, et al: Low infection rate and long durability of nontunneled silastic catheters. A safe and cost-effective alternative for long-term venous access. *Arch Intern Med* 153:1791, 1993.

[53] Duerksen DR, Papineau N, Siemens J, et al: Peripherally inserted central catheters for parenteral nutrition: a comparison with centrally inserted catheters. *J Parenter Enteral Nutr* 23:85, 1999.

[54] Gustavsson B, Curelaru I, Hultman E, et al: Displacements of the soft, polyurethane central venous catheters inserted by basilic and cephalic veins. *Acta Anaesthesiol Scand* 27:102, 1983.

[55] Malatinsky J, Faybik M, Griffith M, et al: Venipuncture, catheterization and failure to position correctly during central venous cannulation. *Resus-citation* 10:259, 1983.

[56] Goldfarb G, Lebrec D: Percutaneous cannulation of the internal jugular vein in patients with coagulopathies: an experience based on 1 000

attempts. *Anesthesiology* 56:321, 1982.

[57] Johnson FE: Internal jugular vein catheterization. *N Y State J Med* 78:2168, 1978.

[58] Sznajder JI, Zveibil FR, Bitterman H, et al: Central vein catheterization. Failure and complication rates by three percutaneous approaches. *Arch Intern Med* 146:259, 1986.

[59] Tripathi M, Pandey M: Anchoring of the internal jugular vein with a pilot needle to facilitate its puncture with a wide bore needle: a randomised, prospective, clinical study. *Anaesthesia* 61:15, 2006.

[60] Eisenhauer ED, Derveloy RJ, Hastings PR: Prospective evaluation of central venous pressure (CVP) catheters in a large city-county hospital. *Ann Surg* 196:560, 1982.

[61] Klineberg PL, Greenhow DE, Ellison N: Hematoma following internal jugular vein cannulation. *Anesth Intensive Care* 8:94, 1980.

[62] Briscoe CE, Bushman JA, McDonald WI: Extensive neurological damage after cannulation of internal jugular vein. *Br Med J* 1:314, 1974.

[63] Schwartz AJ, Jobes CR, Greenhow DE, et al: Carotid artery puncture with internal jugular cannulation. *Anesthesiology* 51：S160, 1980.

[64] Nicholson T, Ettles D, Robinson G: Managing inadvertent arterial catheterization during central venous access procedures. *Cardiovasc Interven Radiol* 27:21, 2004.

[65] Shah PM, Babu SC, Goyal A, et al: Arterial misplacement of large-caliber cannulas during jugular vein catheterization: case for surgical management. *J Am Coll Surg* 198:939, 2004.

[66] Ruesch S, Walder B, Tramer MR: Complications of central venous catheters: internal jugular versus subclavian access—a systematic review.[Review][53 refs]. *Crit Care Med* 30:454, 2002.

[67] Nagai K, Kemmotsu O: An inadvertent insertion of a Swan-Ganz catheter into the intrathecal space. *Anesthesiology* 62:848, 1985.

[68] Schwartz AJ, Jobes DR, Levy WJ, et al: Intrathoracic vascular catheterization via the external jugular vein. *Anesthesiology* 56:400, 1982.

[69] Blitt CD, Carlson GL, Wright WA, et al: J-wire versus straight wire for central venous system cannulation via the external jugular vein. *Anesth Analg* 61:536, 1982.

[70] Giesy J: External jugular vein access to central venous system. *JAMA* 219:1216, 1972.

[71] Riddell GS, Latto IP, Ng WS: External jugular vein access to the central venous system — a trial of two types of catheter. *Br J Anaesth* 54:535, 1982.

[72] Jobes DR, Schwartz AJ, Greenhow DE, et al: Safer jugular vein cannulation: recognition of arterial puncture and preferential use of the external jugular route. *Anesthesiology* 59:353, 1983.

[73] Moncrief JA: Femoral catheters. *Ann Surg* 147:166, 1958.

[74] Bansmer G, Keith D, Tesluk H: Complications following use of indwelling catheters of inferior vena cava. *JAMA* 167:1606, 1958.

[75] Dailey RH: "Code Red" protocol for resuscitation of the exsanguinated patient. *J Emerg Med* 2:373, 1985.

[76] Kruse JA, Carlson RW: Infectious complications of femoral vs internal jugular and subclavian vein central venous catheterization. *Crit Care Med* 19:843, 1991.

[77] O'Grady NP, Alexander M, Burns LA, et al: Guidelines for the prevention of catheter-related infections. *Morb Mortal Weekly Rep*, in press.

[78] Deshpande KS, Hatem C, Ulirch HL, et al: The incidence of infectious complication of central venous catheters at the subclavian, internal jugular, and femoral sites in an intensive care unit population. *Crit Care Med* 33:13, 2005.

[79] Dailey RH: Femoral vein cannulation: a review.[Review][26 refs]. *J Emerg Med* 2:367, 1985.

[80] Sharp KW, Spees EK, Selby LR, et al: Diagnosis and management of retroperitoneal hematomas after femoral vein cannulation for hemodialysis. *Surgery* 95:90, 1984.

[81] Fuller TJ, Mahoney JJ, Juncos LI, et al: Arteriovenous fistula after femoral vein catheterization. *JAMA* 236:2943, 1976.

[82] Norwood S, Wilkins HE 3rd, Vallina VL, et al: The safety of prolonging the use of central venous catheters: a prospective analysis of the effects of using antiseptic-bonded catheters with daily site care. *Crit Care Med* 28:1376, 2000.

[83] Goetz AM, Wagener MM, Miller JM, et al: Risk of infection due to central venous catheters: effect of site of placement and catheter type. *Infect Control Hosp Epidemiol* 19:842, 1998.

[84] Parienti JJ, Thirion M, Megarbane B, et al: Femoral vs jugular venous catheterization and risk of nosocomial events in adults requiring acute renal replacement therapy. A randomized controlled trial. *JAMA* 299:2413–2422, 2008.

[85] Stenzel JP, Green TP, Fuhrman BP, et al: Percutaneous femoral venous catheterizations: a prospective study of complications. *J Pediatr* 114:411, 1989.

[86] Russell JA, Joel M, Hudson RJ, et al: Prospective evaluation of radial and femoral artery catheterization sites in critically ill adults. *Crit Care Med* 11:936, 1983.

[87] Lorente L, Jimenez A, Santana M, et al: Microorganisms responsible for intravascular catheter-related bloodstream infection according to the catheter site. *Crit Care Med* 35:2424–2427, 2007.

[88] Lynn KL, Maling TM: A major pulmonary embolus as a complication of femoral vein catheterization. *Br J Radiol* 50:667, 1977.

[89] Moosman DA: The anatomy of infraclavicular subclavian vein catheterization and its complications. *Surg Gynecol Obstet* 136:71, 1973.

[90] Eerola R, Kaukinen L, Kaukinen S: Analysis of 13 800 subclavian vein catheterizations. *Acta Anaesthesiol Scand* 29:193, 1985.

[91] James PM Jr, Myers RT: Central venous pressure monitoring: misinterpretation, abuses, indications and a new technique. *Ann Surg* 175:693, 1972.

[92] MacDonnell JE, Perez H, Pitts SR, et al: Supraclavicular subclavian vein catheterization: modified landmarks for needle insertion. *Ann Emerg Med* 21:421, 1992.

[93] Dronen S, Thompson B, Nowak R, et al: Subclavian vein catheterization during cardiopulmonary resuscitation. A prospective comparison

of the supraclavicular and infraclavicular percutaneous approaches. *JAMA* 247:3227, 1982.

[94] Sterner S, Plummer DW, Clinton J, et al: A comparison of the supraclavicular approach and the infraclavicular approach for subclavian vein catheterization. *Ann Emerg Med* 15:421, 1986.

[95] Park HP, Jeon Y, Hwang JW, et al: Influence of orientations of guidewire tip on the placement of subclavian venous catheters. *Acta Anaesthesiol Scand* 49:1460, 2005.

[96] McGee WT, Ackerman BL, Rouben LR, et al: Accurate placement of central venous catheters: a prospective, randomized, multicenter trial. *Crit Care Med* 21:1118, 1993.

[97] Seneff MG: Central venous catheterization: a comprehensive review. *J Intensive Care Med* 2:218, 1987.

[98] Simpson ET, Aitchison JM: Percutaneous infraclavicular subclavian vein catheterization in shocked patients: a prospective study in 172 patients. *J Trauma-Injury Inf Crit Care* 22:781, 1982.

[99] Herbst CA Jr: Indications, management, and complications of percutaneous subclavian catheters. An audit. *Arch Sur* 113:1421, 1978.

[100] Bernard RW, Stahl WM: Subclavian vein catheterizations: a prospective study. I. Non-infectious complications. *Ann Surg* 173:184, 1971.

[101] Taylor RW, Palagiri AV: Central venous catheterization. *Crit Care Med* 35:1390−1396, 2007.

[102] Despars JA, Sassoon CS, Light RW: Significance of iatrogenic pneumothoraces. *Chest* 105:1147, 1994.

[103] Matz R: Complications of determining the central venous pressure. *N Engl J Med* 273:703, 1965.

[104] Maki DG, Weise CE, Sarafin HW: A semiquantitative culture method for identifying intravenous-catheter-related infection. *N Engl J Med* 296:1305, 1977.

[105] Raad I, Hanna HA, Alakech B, et al: Differential time to positivity: a useful method for diagnosing catheter-related bloodstream infections [see comment][summary for patients in *Ann Intern Med* 2004；140(1)：139; PMID:14706995]. *Ann Intern Med* 140:18, 2004.

[106] Cooper GL, Hopkins CC: Rapid diagnosis of intravascular catheter-associated infection by direct Gram staining of catheter segments. *N Engl J Med* 312:1142, 1985.

[107] Zufferey J, Rime B, Francioli P, et al: Simple method for rapid diagnosis of catheter-associated infection by direct acridine orange staining of catheter tips. *J Clin Microbiol* 26:175, 1988.

[108] Maki DG, Kluger DM, Crnich CJ: The risk of bloodstream infection in adults with different intravascular devices: a systematic review of 200 published prospective studies. *Mayo Clin Proc* 81:1159−1171, 2006.

[109] Edwards JR, Peterson KD, Banerjee S, et al: National Healthcare Safety Network (NHSN) report: data summary fro 2006 through 2008, issued December 2009. *Am J Infect Control* 37:783−805, 2009.

[110] Warren DK, Quadir WW, Hollenbeak CS, et al: Attributable cost of catheter-associated bloodstream infections among intensive care patients in a nonteaching hospital. *Crit Care Med* 34:2084−2089, 2006.

[111] Blot SI, Depuydt P, Amnemans L, et al: Clinical and economic outcomes in critically ill patients with nosocomial catheter-related bloodstream infections. *Clin Infect Dis* 41:1591−1598, 2005.

[112] Wenzel RP, Edmond MB: The impact of hospital-acquired bloodstream infections. *Emerg Infect Dis* 7:172−177, 2001.

[113] Harbarth S, Sax H, Gastmeier P: The preventable proportion of nosocomial infections: an overview of published reports. *J Hosp Infect* 54:258−266, 2003.

[114] Passerini L, Lam K, Costerton JW, et al: Biofilms on indwelling vascular catheters. *Crit Care Med* 20:665, 1992.

[115] Olson ME, Lam K, Bodey GP, et al: Evaluation of strategies for central venous catheter replacement. *Crit Care Med* 20:797, 1992.

[116] Maki DG, Cobb L, Garman JK, et al: An attachable silver-impregnated cuff for prevention of infection with central venous catheters: a prospective randomized multicenter trial. *Am J Med* 85:307, 1988.

[117] Moro ML, Vigano EF, Cozzi Lepri A: Risk factors for central venous catheter-related infections in surgical and intensive care units. The Central Venous Catheter-Related Infections Study Group [erratum appears in *Infect Control Hosp Epidemiol* 1994;15(8):508−509]. *Infect Control Hosp Epidemiol* 15:253, 1994.

[118] Raad I, Costerton W, Sabharwal U, et al: Ultrastructural analysis of indwelling vascular catheters: a quantitative relationship between luminal colonization and duration of placement. *J Infect Dis* 168:400, 1993.

[119] Raad II, Hohn DC, Gilbreath BJ, et al: Prevention of central venous catheter-related infections by using maximal sterile barrier precautions during insertion. *Infect Control Hosp Epidemiol* 15:231, 1994.

[120] Mimoz O, Pieroni L, Lawrence C, et al: Prospective, randomized trial of two antiseptic solutions for prevention of central venous or arterial catheter colonization and infection in intensive care unit patients. *Crit Care Med* 24:1818, 1996.

[121] Maki DG, Ringer M, Alvarado CJ: Prospective randomised trial of povidone-iodine, alcohol, and chlorhexidine for prevention of infection associated with central venous and arterial catheters. *Lancet* 338:339, 1991.

[122] Parras F, Ena J, Bouza E, et al: Impact of an educational program for the prevention of colonization of intravascular catheters. *Infect Control Hosp Epidemiol* 15:239, 1994.

[123] Maki DG, Botticelli JT, LeRoy ML, et al: Prospective study of replacing administration sets for intravenous therapy at 48− vs 72−hour intervals. 72 hours is safe and cost-effective. *JAMA* 258:1777, 1987.

[124] Maki DG, Cobb L, Garman JK, et al: An attachable silver-impregnated cuff for prevention of infection with central venous catheters: a prospective randomized multicenter trial. *Am J Med* 85:307, 1988.

[125] Timsit JF, Schwebel C, Bouadma L, et al: Chlorhexidine-impregnated sponges and less frequent dressing changes for prevention of catheter-related infections in critically ill adults. *JAMA* 301:1231−1241, 2009.

[126] Hill RL, Fisher AP, Ware RJ, et al: Mupirocin for the reduction of colonization of internal jugular cannulae—a randomized controlled trial.

J Hosp Infect 15:311, 1990.

[127] Miller JJ, Venus B, Mathru M: Comparison of the sterility of long-term central venous catheterization using single lumen, triple lumen, and pulmonary artery catheters. *Crit Care Med* 12:634, 1984.

[128] Arnow PM, Quimosing EM, Beach M: Consequences of intravascular catheter sepsis. *Clin Infect Dis* 16:778, 1993.

[129] Veenstra DL, Saint S, Sullivan SD: Cost-effectiveness of antiseptic-impregnated central venous catheters for the prevention of catheter-related bloodstream infection. *JAMA* 282:554, 1999.

[130] Hanley EM, Veeder A, Smith T, et al: Evaluation of an antiseptic triple-lumen catheter in an intensive care unit. *Crit Care Med* 28:366, 2000.

[131] Flowers RH 3rd, Schwenzer KJ, Kopel RF, et al: Efficacy of an attachable subcutaneous cuff for the prevention of intravascular catheter-related infection. A randomized, controlled trial. *JAMA* 261:878, 1989.

[132] Kamal GD, Pfaller MA, Rempe LE, et al: Reduced intravascular catheter infection by antibiotic bonding. A prospective, randomized, controlled trial. *JAMA* 265:2364, 1991.

[133] Collin GR: Decreasing catheter colonization through the use of an antiseptic-impregnated catheter: a continuous quality improvement project. *Chest* 115:1632, 1999.

[134] Clarke DE, Raffin TA: Infectious complications of indwelling long-term central venous catheters. [Review] [48 refs]. *Chest* 97:966, 1990.

[135] McCarthy MC, Shives JK, Robison RJ, et al: Prospective evaluation of single and triple lumen catheters in total parenteral nutrition. *JPEN: J Parenter Enteral Nutr* 11:259, 1987.

[136] Clark-Christoff N, Watters VA, Sparks W, et al: Use of triple-lumen subclavian catheters for administration of total parenteral nutrition. *JPEN: J Parenter Enteral Nutr* 16:403, 1992.

[137] Randolph AG, Cook DJ, Gonzales CA, et al: Tunneling short-term central venous catheters to prevent catheter-related infection: a meta-analysis of randomized, controlled trials. *Crit Care Med* 26:1452, 1998.

[138] Farkas JC, Liu N, Bleriot JP, et al: Single- versus triple-lumen central catheter-related sepsis: a prospective randomized study in a critically ill population. *Am J Med* 93:277, 1992.

[139] Eyer S, Brummitt C, Crossley K, et al: Catheter-related sepsis: prospective, randomized study of three methods of long-term catheter maintenance. *Crit Care Med* 18:1073, 1990.

[140] Cobb DK, High KP, Sawyer RG, et al: A controlled trial of scheduled replacement of central venous and pulmonary-artery catheters. *N Engl J Med* 327:1062, 1992.

[141] Badley AD, Steckelberg JM, Wollan PC, et al: Infectious rates of central venous pressure catheters: comparison between newly placed catheters and those that have been changed. *Mayo Clin Proc* 71:838, 1996.

[142] Rello J, Coll P, Net A, et al: Infection of pulmonary artery catheters. Epidemiologic characteristics and multivariate analysis of risk factors. [Review] [37 refs]. *Chest* 103:132, 1993.

[143] Moss AH, Vasilakis C, Holley JL, et al: Use of a silicone dual-lumen catheter with a Dacron cuff as a long-term vascular access for hemodialysis patients. *Am J Kidney Dis* 16:211, 1990.

[144] Kalfon P, de Vaumas C, Samba D, et al: Comparison of silver-impregnated with standard multi-lumen central venous catheters in critically ill patients. *Crit Care Med* 35:1032−1039, 2007.

[145] Brun-Boisson C, Doyon F, Sollet JP, et al: Prevention of intravascular catheter-related infection with newer chlorhexidine-silver sulfadiazine-coated catheters: a randomized controlled trial. *Intensive Care Med* 30: 837−843, 2004.

[146] Darouiche RO, Raad II, Heard SO, et al: A comparison of two antimicrobial-impregnated central venous catheters. Catheter Study Group. *N Engl J Med* 340:1, 1999.

[147] Berenholtz SM, Pronovost PJ, Lipsett PA, et al: Eliminating catheter-related bloodstream infections in the intensive care unit. *Crit Care Med* 32:2014−2020, 2004.

[148] Centers for Disease Control and Prevention (CDC): Reduction in central line-associated bloodstream infections among patients in intensive care units-Pennsylvania, April 2001−March 2005. *MMWR Morb Mortal Wkly Rep* 54:1013, 2005.

[149] Krein SL, Hofer TP, Kowalski CP, et al: Use of central venous catheter-related bloodstream infection prevention practices by US hospitals. *Mayo Clin Proc* 82:672−676, 2007.

[150] O'Grady NP, Barie PS, Bartlett JG, et al: Guidelines for evaluation of new fever in critically ill adult patients: 2008 update from the American College of Critical Care Medicine and the Infectious Diseases Society of America. *Crit Care Med* 36:1330−1349, 2008.

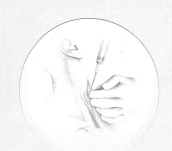

第 3 章
动脉导管的放置和护理
Arterial Line Placement and Care

JASON LEE-LLACER AND MICHAEL G.SENEFF　邢顺鹏 译，皋源 审校

对重症医师，动脉导管置管仍然是一项非常重要的技能，其最常见的适应证是病情不稳定的机械通气患者需要密切监测血压和频繁血气采样。虽然无创技术的发展，如经皮 PCO_2 监测、脉搏血氧饱和度测定，可减少动脉置管，但一些新技术使动脉置管技术不断成熟，如目前已能用动脉脉搏轮廓分析来预测液体反应性，以及在适当的患者中用更可靠、侵入性更低的方法计算心排血量（CO）[1]。因此，重症医师仍须掌握动脉导管的放置及相关解读等知识。本章拟复习血流动力学监测原理，讨论动脉置管适应证、置管径路和管理。

动脉置管的适应证

只有在特别需要时才可置入动脉导管，当不再需要时应立即拔除。只是为方便采血而保留动脉导管，常导致实验室检查增加和过度诊断性失血[2,3]。使用动脉置管和非侵入性监测如脉搏血氧饱和度测定和 $P_{ET}CO_2$ 相结合的方案，可合理利用资源并减少医疗费用，而不影响治疗质量[4]。

动脉置管适应证可归纳为4类（表3.1）：① 血流动力学监测［血压和（或）心排血量/脉搏轮廓分析］；② 频繁采集动脉血气样本；③ 诊断或治疗及介入放射学诊疗操作，包括主动脉内球囊反搏（IABP）、动脉内给药、血管内支架和栓塞治疗；④ 连续心排血量监测。

依据压脉袖带远侧柯氏音听诊来测定血压的无创间接测量血压法（Riva-Rocci法）大体上是正确的，但该法收缩压测值总是低于直接法同时测得的值。在血流动力学不稳定的患者，间接血压测量可显著低估血压。况且，自动无创血压装置可存在错误，特别是在血压迅速变化、极限血压和心律失常的患者[5]。正因为如此，直接血压监测是血压不稳定的患者常常需要的方式。直接动脉血压监测可方便地监测到每搏血压的快速变化，有利于进行适宜的治疗，动脉波形的变异可证实诊断。查看动脉波形可快速识别心电图导联线脱落、提示主动脉瓣可能存

在病变、帮助确定心律失常对灌注的影响，还可显示呼吸周期对血压的影响（奇脉）。此外，在机械通气患者，可计算动脉波的收缩压变异（systolic pressure variation, SPV）或脉压变异（pulse pressure variation, PPV），并利用脉搏轮廓分析法计算每搏输出量变化（stroke volume variation, SVV），以预测患者对液体复苏的反应性。业已证明，在接受容量控制性机械通气的患者，这些技术都能高度准确地预测患者接受容量复苏时的反应性（每搏量的增加）[1]。

近来的进展已可利用动脉脉搏轮廓分析法实现连续的心排血量监测。该方法的理论依据是假设动脉压力波形与每搏量成正比[6]。但该技术忽视了不同个体和不同疾病状态下的动脉阻抗差异，所以需用其他心排血量测定方法来校正[7]。常用的校正方法有锂稀释或经肺热稀释法。据介绍已有一种新型的脉搏轮廓分析仪，其校准结果无需采用其他方法测定心排血量，而是代之以动脉波形和患者人口统计学数据为基础得出的估算阻抗的专有公式[7]。但这种方法有明显的局限性（例如心房颤动），若存在血管张力动态改变的临床状况（如脓毒症）时测值不够准确[8]。在最终推荐前，需要更多的数据并利用可信的方法在各种临床情况下进行对照研究。

在ICU,管理复杂患者通常需要反复实验室检查及血气分析。在这种情况下,动脉置管可满足日常实验室检查所需,避免多次穿刺和血管损伤。我们认为,当每天检查超过2次或更多的动脉血气时应放置动脉导管。

设备、监测、技术和误差来源

显示和测定动脉波形所需的设备没有进展,包括:① 适宜的血管内导管;② 充满液体的带三通开关的硬质管路;③ 传感器;④ 持续冲洗装置;⑤ 电子监测仪器。血管内压力变化通过液压(充满液体)原理传导至传感器,传感器将机械位移按比例转换成电信号。信号经监视器放大、处理后显示为波形。动脉波形的显示不失真依赖于每个组件的性能和对干扰整个系统保真度潜在问题的理解。

带有导管系统的压力监测所特有的主要问题有动态响应性不足、调零不当和零点漂移,以及传感器/监测器校准不当。大多数医生知悉调零方法,但不重视动态响应性对确保系统保真度的重要性。用于压力监测的导管–管路–传感器系统可被看成是低阻尼的二阶动态系统(underdamped second-order dynamic systems),与弹性、质量、摩擦力这些力学参数相关[9]。总体来说,这样一个系统的动态响应性由共振频率和阻尼系数(zeta)决定。当系统受外力作用时,所产生的振动频率称共振频率或固有频率。当输入信号(如动脉波形)的频率达到系统共振频率时,输出信号的频率被逐步放大——称为振铃现象[10]。为确保平坦的频率响应(通过频谱准确记录),监测系统的共振频率应至少大于输入信号最高频率的5倍[9]。生理情况下,外周动脉波形的固有频率为3～5 Hz,因此动脉监测系统的理想共振频率应>20 Hz,以避免振铃现象和收缩期的过冲。

系统组件中最可能导致压力波形放大的是液压元件。优质的液压系统共振频率为10～20 Hz,与动脉压力频率重叠。这会导致信号放大,为保证波形准确再现可能需要减振[11]。

阻尼系数是度量振荡系统恢复到静止状态速度的指标。高阻尼系数系统能完全吸收机械能(如软质管路),导致传导波形衰减。相反,低阻尼系数系统产生阻尼不足和收缩期过冲。阻尼系数和共振频率共同决定记录系统的动态响应性。当系统共振频率<7.5 Hz,无论阻尼系数是多少,压力波形都将失真;当系统共振频率为24 Hz时,允许阻尼系数范围为0.15～1.1[9]时不产生压力波形失真。

尽管有很多其他的方法可用于测定监测系统的阻尼系数和共振频率[12],但最简便的方法是快速冲洗试验(也称为方波试验)。该试验可床边实施,当短暂打开和关闭连续冲洗设备时,在监测仪上可出现一个方波,随后小幅振荡后回到基线(图3.1)。通过坐标纸上的波形可以计算阻尼系数和共振频率[9],但通常目测就能确定其频率响应是否恰当。最佳的快速冲洗测试结果是先引起一个负脉冲信号,随之出现小的正脉冲,继而恢复至监测到的波形。

用于外周动脉的血压监测时,一个满意的快速冲洗试验相对应的共振频率为10～20 Hz,阻尼系数为0.5～0.7。为持续保持监测系统的保真度,至少应每8 h一次,通过快速冲洗试验来确认系统的动态响应性是否良好。在下列情况下也需测试:当患者血流动力状况显著改变时、每次打开监测系统(调零、采血、更换管道)以及波形出现明显衰减时[9]。

根据以上概念,在组建监测系统时应考虑到优化整个系统的频率响应。以往常用的18G和20G导管建立血管通路不会是信号失真的主要来源,但可因导管打折或被血凝块堵塞而引起系统阻尼过高。大多数一次性传感器套装使用的是硬质标准管路,

表3.1

动脉置管的适应证

血流动力学监测
　急性高血压或低血压患者
　使用血管活性药物
多次抽取血样
　机械通气患者
　静脉采血受限
诊断或放射介入操作
　动脉内给药
　血管内支架
　主动脉内球囊反搏
　动脉栓塞治疗
连续心排血量监测

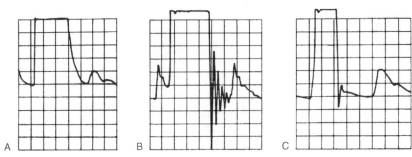

图3.1 快速冲洗测试。A. 高阻尼系统。B. 低阻尼系统。C.理想的阻尼。

并且管路应尽可能短以减少信号的放大[10]。管路和三通接头内的气泡是造成描记波形过度衰减的原因,气泡可通过冲洗三通来排除。目前市售的一次性传感器采用微芯片技术,通过电缆连接于电子监测设备不仅非常可靠,而且具有较高的谐振频率。现代监护仪自带内部校准装置、可过滤干扰信号,并可按要求打印显示的信息。监护仪显示的读数通常是一段时间内的均值,不能精确反映每搏的变异。监护仪有显示冻结的功能,利用屏幕上的标尺可以精确地测定每搏振幅的差异。据此,可测定异位搏动对血压的影响、PPV、SPV 或评估奇脉的严重性。

当怀疑血压监测数据或读数不准,或与无创血压相差较大时,通过一些快速检查可确保系统的准确。由于患者体位改变或零点漂移导致的系统零点失当是发生错误最主要的原因,故需打开三通使传感器和大气相通并和腋中线对齐,确认监护仪读数为零来检查零点校准。因零点可漂移,需每6~8 h 常规校零一次;当患者体位改变(传感器低于零点参考线导致读数虚高,反之亦然)或血流动力学显著改变时也需重新校零。一次性压力传感器采用集成半导体技术,体积小而坚固可靠,并且无需系统校准,因为已标准化[13]。但传感器偶尔也会出错,此时可通过三通开关连接水银测压计,使用100、150和(或)200 mmHg压力来校准,允许误差 ± 5 mmHg。如对校准结果有疑问、误差超出允许范围或者无水银测压计可用于检测,则应更换传感器。

如果零点位置和校正都是正确的,可进行快速冲洗试验来评估系统动态响应性。阻尼过高常常是由可纠正的原因所致,如气泡、导管打折、血凝块形成、管路过软、接头松动、加压袋漏气或者影响管路结构的因素等。阻尼过低导致收缩期过冲,常继发于管路过长,或者患者的变力性或变时性增高等因素所致,如使用血管活性药物过多。许多监测仪可滤除一定范围以上的频率,适当调节滤过频段可消除输入信号中导致振铃现象的频率。但是若有重要频段被滤除,则可导致数值不准。

动脉置管技术

部位选择

选择动脉置管部位时有几个因素十分重要。理想的动脉应具有丰富的侧支循环,如有血栓形成,可维持远端组织的活力。选择置管部位还应考虑到患者舒适度、方便护理和导管放置,且应靠近监测设备。穿刺点应避开感染部位或表皮屏障受损的部位。有些手术,如冠状动脉旁路移植术,则有特定的优先选择。较大口径的动脉和导管(中心主动脉导管)的压力测定更准确。临床医师还应认识到,不同置管部位描记的脉搏波形会有差异。当压力脉冲波从主动脉向外周传递时,动脉越来越细小,弹性越来越差,而且分叉多,这可导致压力波回弹。因此,外周动脉脉搏轮廓波的斜率和幅度增加,可导致记录到的数值假性增高。结果是,肢端动脉记录到的收缩压要高于主动脉或股动脉;而舒张压受影响往往较小,在不同部位测定的平均动脉压大体相近[14]。

成人动脉置管的最常用部位为桡动脉、股动脉、足背动脉和肱动脉。其他部位包括尺动脉、腋动脉和颞浅动脉(译者注,原文中常用部位和可选部位均有腋动脉，但临床上腋动脉并不常用）。外周动脉置管一般采用使用2 in长20G聚四氟乙烯套管针经皮穿刺插管；而较大的动脉一般选择Seldinger穿刺技术，用包含6 in长18G聚四氟乙烯导管、适配的穿刺导引针和导丝的预包装套盒。

不同专业的医生行动脉导管置入，通常会根据他们执行的操作来选择穿刺部位。例如放置IABP，不管操作医生的专业背景如何，几乎总是通过股动脉置管。重症医师需要掌握所有部位的动脉置管，但ICU中90%以上的动脉置管能成功地利用桡动脉和股动脉。虽然每个部位都有特定的并发症，但目前没有数据能证明选择哪个部位较好[15-17]。通常首选桡动脉置管，除非患者处于休克状态、使用大剂量血管活性药和（或）无法触及脉搏。如果桡动脉置管失败，应选择股动脉。如果两者均失败或不合适，可尝试足背动脉、肱动脉、腋动脉等部位。究竟选择哪个动脉取决于具体临床状况以及操作者的专业技能和经验。

便携式超声的使用

床旁超声用于动脉置管的作用不及其用于静脉置管，因为动脉穿刺是基于搏动来引导，其并发症的发生率显著低于静脉置管。但我们发现超声引导在肱动脉和股动脉置管非常有效，甚至可成功应用于困难的桡动脉置管。在我们的经验当中，超声用于动脉置管和静脉置管有同样的作用，其成功率更高、操作时间、试穿刺次数和并发症更少。超声用于动脉置管的操作方法与用于静脉置管的方法相同。读者可参考第2章关于超声设备和技术的描述。主要的动脉置管路径的超声图像见图3.2。

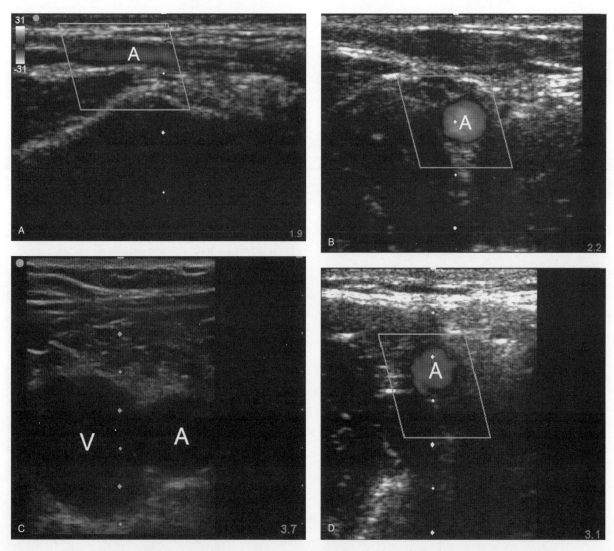

图3.2 便携式超声图像。A.桡动脉纵切面图。B.肱动脉横切面图。C.股动脉横切面图。D.腘动脉横切面图。

桡动脉置管

透彻理解所有部位动脉的正常解剖和常见解剖变异，对动脉置管和意外情况处理有很大帮助。桡动脉是肱动脉的两个分支之一。桡动脉走行于指浅屈肌、拇长屈肌和旋前方肌之上，位于前臂桡侧腕屈肌的侧面。当桡动脉进入掌心侧，在掌骨的水平止于掌深弓，与尺动脉交通。桡动脉的第2条侧支穿背侧弓建立行走于手的背侧（图3.3）。

尺动脉于前臂的尺侧腕屈肌和指浅屈肌之间下行，有一小段伴行于尺神经浅面。该动脉进入手部后，在腕横韧带表面走行，末端与桡动脉的小分支吻合形成掌浅弓。这3支血管间的交通为手部提供了丰富的侧支血流[18]。为保证有充分的侧支循环，必须要有功能完好的掌深弓或掌浅弓，但高达20%的个体至少缺少其中的一个。

改良 Allen's 试验

手部缺血是桡动脉置管的一种罕见的，但可能是灾难性的并发症，一旦发生甚至有截肢的可能[19]。手部缺血极其罕见，因为有丰富的侧支血流，即使其中一个主要的动脉有血栓形成，也能保证组织灌注。本书上一版描述的改良 Allen's 试验[20]，曾用作桡动脉置管前筛侧支循环不完整患者的筛查，并据此推测手部缺血风险增加。但是，Allen's 试验作为一种筛查工具，从未有非常好的预测价值[21]，我们医院与其他医院一样，已经不再常规使用。预防手部缺血发生最有效的方法是避免在高危患者进行桡动脉置管（例如大剂量血管活性药物治疗、硬皮病、血管病变），以及在每次护理交接班时进行手部灌注的临床评估。在桡动脉置管远侧的手部颜色和温度改变、感觉异常、毛细血管再充盈受损均提示灌注减少，应该立即拔除导管。如果拔除导管后，上述改变不能逆转，应做进一步检查。

经皮穿刺置管

用纱布卷和袖标辅助，将手固定于30°～60°背曲位，并避免大拇指过度外展。手腕掌侧面消毒（洗必泰酒精）并在无菌技术下铺巾。用25号或更细的注射针在动脉两侧注射利多卡因约0.5 mL作浸润麻醉。利多卡因可减少患者不适，同时可减少动脉痉挛的可能性[22]。套管针置管法（例如桡动脉、腋动

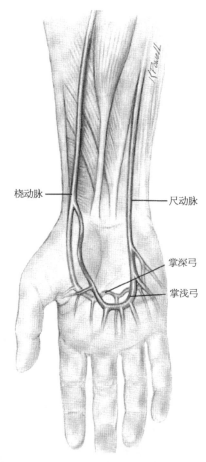

图3.3 桡动脉的解剖。注意侧支循环通过掌深弓和背侧弓与尺动脉相通。

桡动脉 — 尺动脉

掌深弓

掌浅弓

脉置管）需要准备帽子、口罩、无菌手套和小洞巾；然而，使用Seldinger技术（例如股动脉置管）需要最大范围的消毒铺巾。操作开始前，需核对患者、置管部位和设备正确无误，并签署知情同意。

一般用20G的1.5或2 in长特氟龙套管针进行穿刺。套管针与皮肤呈30°～60°，在距离最远一条腕横纹的近侧约3～5 cm处进针。此部位桡动脉的超声图像见图3.2A。推送针芯和套管直至针孔中心见到回血，表明针尖已在动脉内。再进针少许使套管也进入动脉内。上述操作完成后须将针芯和套管放平，以稳固的旋转动作将套管推入动脉。拔除针芯后出现搏动性回血证明套管位置准确。初次穿刺失败，后续穿刺点应在更近心端尝试，而不是更接近腕横纹，因为远离腕横纹动脉直径更大[18]，但这可能会增加导管打折或阻塞的风险[23]。

当置入套管遇到困难时，小心地更换针芯并略微推进整个装置，便可解决问题。也可尝试一种固定技术，即让针芯连同套管一起穿过血管对侧壁，有意刺穿

动脉,随后部分撤回套管,与此同时针芯在套管内作不完全伸缩,直至套管内可见搏动有力的动脉回血。此时可利用针芯的支撑作用,将导管置入动脉内。

现在已有自带导引钢丝的套管针,可方便套管进入动脉(图3.4)。经皮穿刺的操作方法同前,而在套管中心见回血时,将导引钢丝通过针芯置入动脉,为后续插入导管起支撑作用。然后拔除导引钢丝和针芯,见到搏动性回血可明确导管位置。然后将导管紧密连接于传感器的管路,予以固定。在www.nejm.org可获取桡动脉置管的教学视频[24]。

足背动脉置管

在大多数ICU中,足背动脉置管并不常用,与桡动脉相比,足背动脉解剖变异较多,且置管成功率低[25]。足背动脉是足背主要的血供,该动脉起始于踝关节水平,在踇长伸肌腱外侧面行走,止于大踇趾,位置表浅。足背动脉与胫后动脉的分支(足底外侧动脉)相交通,较少情况下有腓动脉加入,形成类似于手部的动脉弓网络。

推荐使用带导引钢丝的导管进行足背动脉置管。足部置于跖屈位,常规消毒铺巾。穿刺点约在足背部中间,此处动脉搏动最强;置管方式同桡动脉。患者反映此处置管较其他处疼痛,但身体活动较少受限。足背动脉置管的收缩压常常较桡动脉高5～20 mmHg,但平均压一般无变化。

肱动脉置管

肱动脉置管穿刺点位于肱二头肌肌腱靠近肘前窝处,此处无侧支循环(图3.2B)。理论上,临床缺血是一个很大的风险,但大多数系列研究表明肱动脉置管的缺血并发症发生率与其他径路置管相差不大[17,18,26,27]。即使近端血栓形成或远端栓塞

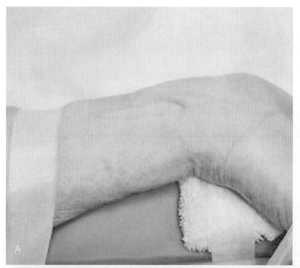

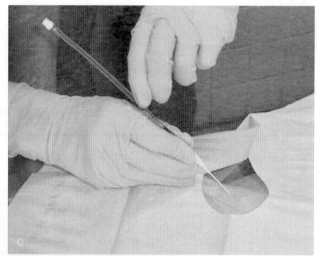

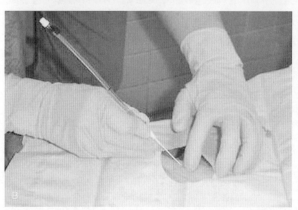

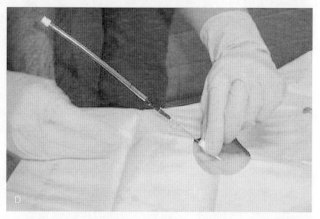

图3.4　桡动脉置管。A. 一条毛巾垫于手腕背面,并用胶带将手固定。B. 带导引钢丝的导管针与皮肤呈30°～60°进行穿刺。C. 获得搏动性的回血后,置入导引钢丝。D. 通过导引钢丝将导管置入动脉(引自Irwin RS, Rippe JM: *Manual of Intensive Care Medicine*. 4th ed. Philadelphia, PA: Lippincott Williams & Wilkins, 2006:17)。

致末梢搏动减弱，临床上也未必产生缺血症状[26]。另一解剖学原因是正中神经靠近肱动脉，大约有1%～2%的病例正中神经损伤[27]。常导致暂时性感觉异常，但也有正中神经麻痹的报道。凝血功能障碍的患者，有特别的正中神经麻痹风险，因为出血进入筋膜层，即使少量出血也可产生正中神经压迫[28]。因此，凝血障碍是肱动脉穿刺的相对禁忌证。综上考虑，只有在桡动脉、股动脉、足背动脉穿刺均不可行或不适合时才试图肱动脉穿刺。

肱动脉穿刺置管最好采用专为较大动脉设计的穿刺包（参见股动脉导管置管）。肱动脉置管，需要外展上肢，在靠近肘窝数厘米处，肱二头肌肌腱内侧找到搏动点穿刺肱动脉。一旦置管成功，必须保持肘部完全伸展，以避免导管打折和折断。肱动脉导管留置期间，应当每日检查手部循环状况，必要时行多普勒检查。若有脉搏减弱或栓塞证据，应立即拔除导管。另一需要关注的严重并发症为空气栓塞（参见后文），因为放置6 in长的导管，其尖端常常位于腋动脉内。

股动脉置管

桡动脉置管失败或不适用桡动脉置管时，通常优先选择股动脉置管[15-17]。由于股动脉解剖形态粗大，在其他部位不能扪及动脉搏动时股动脉仍可触及，且股动脉置管术较易掌握。置管失败的常见原因为严重的动脉粥样硬化及既往曾做过涉及双侧股动脉的操作，此时应优先选择肱动脉或腋动脉置管。股动脉穿刺置管特有的并发症有后腹膜血肿和腹腔脏器穿孔，但非常罕见，主要是由于操作者穿刺置管技术欠佳（在腹股沟韧带上方穿刺）或患者穿刺部位存在解剖变异（如巨大腹股沟疝）。股动脉置管导致的缺血性并发症十分罕见。

髂外动脉在腹股沟韧带处移行为股动脉（图3.5）。在腹股沟韧带下方，股动脉在耻骨联合与髂前上棘连线中内1/3走行（图3.2C）。股动脉穿刺置管术通常采用Seldinger技术，有数种成套穿刺包可供选择。穿刺包内有一根19G薄壁针头、适配的导丝和一条6 in长的18G聚四氟乙烯导管。患者取仰卧位，穿刺侧下肢伸直并适度外展。皮肤穿刺点选择在应在腹股沟韧带以远3～5 cm处，而血管位于腹股沟韧带的头侧，这样可减小后腹膜血肿及肠穿孔的风险。薄壁针头的斜面向上，朝向头侧45°方向穿刺。当确认有

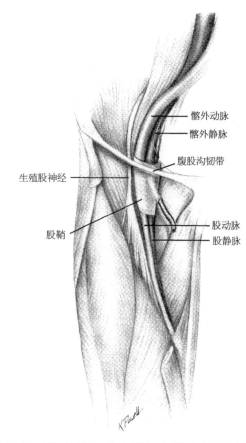

图3.5 股动脉及其邻近结构的解剖。在腹股沟韧带下方股动脉穿刺置管。

动脉回血时，将穿刺针和注射器向皮肤压低，以便导丝置入。导丝置入过程应该没有阻力。若导丝在穿刺针针尖处或进入血管后遇到阻力，可以适度将其旋转，使之顺利进入血管。导丝无法通过的原因可能是穿刺针斜面遇到血管内膜瓣或粥样硬化斑块。若是后一种情况，股动脉置管则不可能成功。若导丝未能超越针尖时应将其撤回，并尝试适当进针或重新穿刺获取回血。然后再插入导丝，撤出穿刺针，沿导丝置入导管，撤出导丝，连接压力换能器后缝合并固定动脉导管。

腋动脉置管

腋动脉置管在ICU虽很少开展，但几个有经验的临床中心的报道，并发症发生率都较低[15,17,29]。腋动脉解剖形态粗大、侧支循环丰富且搏动容易触及。通过腋动脉插入6 in长的导管，其尖端可达锁骨下动脉，可准确测量中心动脉压。但导管尖端置于中心动脉，会使脑空气栓塞的风险增大，进入右侧锁骨下动脉的气泡更有穿越主动脉弓的可能，所以腋

动脉置管应优先选择左侧。同时冲洗腋动脉道管应格外小心,建议采取低压力和小容量手工冲洗。

腋动脉是锁骨下动脉的延续,起始于第1肋外侧缘,终止于大圆肌外侧缘,并在此延伸为肱动脉。置管的最佳穿刺点在腋动脉中下1/3交界处,相当于腋窝中可触及搏动的最高点。在这一点,腋动脉位于胸大肌下缘浅表部位(图3.2D)。腋动脉与臂丛的外侧束、内侧束、后束一起包绕在腋鞘中,并形成神经血管束。内侧束的内侧为腋静脉。因此,腋动脉穿刺置管中出现臂丛神经损伤毫不奇怪[30]。凝血功能障碍是腋动脉穿刺置管的相对禁忌证,一旦穿刺出血失控,血液可迅速填满腋鞘,而导致压迫性神经病变。

腋动脉穿刺置管一般采用Seldinger法和与之配套的穿刺包。穿刺前让患者穿刺侧手置于脑后,肘部屈曲,上臂外旋。通常情况下,腋动脉搏动可在胸大肌下缘触及并固定于肱骨干。在穿刺部位准备和利多卡因局部浸润麻醉后,薄壁针头与垂直面呈30°～45°方向进针,直至见到动脉回血。其余动脉置管步骤与股动脉置管类似。

动脉置管的并发症

动脉穿刺置管是一种相对安全的有创操作。尽管总并发症发生率约为15%～40%,但临床相关的并发症发生率仅5%,甚至更少(表3.2)。现将已确认的感染和非感染并发症相关的危险因素列于表3.3[31,32],但鉴于总体并发症发生率低,故大多数危险因素对临床影响微乎其微。

表3.2

动脉置管相关的并发症

置管部位	并发症
所有位置	疼痛和肿胀
	血栓形成
	不存在临床症状的
	存在临床症状的
	栓塞
	血肿
	出血
	肢体缺血
	导管相关性感染,包括菌血症
	诊断性失血
	假性动脉瘤
	肝素相关的血小板减少症
桡动脉	脑栓塞
	周围神经病变
股动脉	后腹膜出血
	肠穿孔
	动静脉瘘
腋动脉	脑栓塞
	臂丛损伤
肱动脉	正中神经损伤
	脑栓塞

表3.3

动脉置管并发症发生的高危因素

直径较粗的套管(>20G,除非行大动脉置管)
血压过低
凝血功能障碍
低心排血量
多次尝试置管
使用血管活性药物
动脉粥样硬化
高凝状态
通过外科手术切开置管
穿刺部位存在炎症
间歇式导管冲洗系统
菌血症

血栓症

血栓形成是动脉内置管最常见的并发症,其发生率因置管位置、检测方法、导管尺寸及导管留置时间的不同而存在差异。血栓形成常见于桡动脉和足背动脉置管,但由于其侧支循环丰富,故极少留有后遗症[31,32]。多普勒检查发现,桡动脉留置20G聚乙烯导管3～4天的病例,虽然用肝素生理盐水以3 mL/h的速度持续冲洗,仍有5%～25%发生血管内血栓形成[32]。由于担心肝素诱发的血小板减少症,我院已不再将肝素生理盐水冲洗导管作为导管维护的标准;改为生理盐水冲洗导管后血栓形成的发生率似乎没有明显上升[33,34]。

血栓形成常发生于导管拔除后,其中女性患者在桡动脉置管后发生血流异常的占多数,这可能是由于女性的动脉管径较小并有血管痉挛倾向[23]。通常在拔除导管3周左右,大多数患者的血管最终会再通。尽管经多普勒超声检测出的血栓发生率很高,但手缺血的临床症状极其罕见,而且血栓常会在导管拔除后自行溶解。虽然出现需要手术干预的血管栓塞症的动脉插管患者<1%,但一旦出现则可能面临灾难性的后果,需切除部分组织或截肢[19]。大部分出现临床缺血症状的患者往往存在相关的附加因素,如循环衰竭需要长时间大剂量使用血管加压药治疗[31],我们认为,此类患者应首选股动脉置管。

定期检查肢体,发现难以解释的肢体疼痛或缺血征象,应立即拔除导管以减少严重缺血性并发症的发生。如果拔除导管后仍有局部缺血表现持续存在,可选择抗凝、溶栓、手术取栓、血管旁路移植术或颈部交感神经阻断等予以积极治疗[19,31]。

脑栓塞

用于动脉导管的连续冲洗装置的设计,通常使用压力为300 mmHg的加压输液袋,提供3 mL/h冲洗液。Lowenstein[35]研究证实,用小容量的含放射标记物的溶液快速冲洗桡动脉,很快可在中心动脉血流中检测到标记的溶液,意味着部分冲洗液可逆流入血。Chang[4,36]发现,向小型灵长类动物的桡动脉内注射2 mL以上的空气,可导致气泡逆行至椎动脉循环系统。增加气栓逆行的风险因素有患者的体形、体位(坐位患者血管内的空气上行)、穿刺部位和冲洗速率。从逻辑上讲,所有部位的动脉穿刺置管均可发生空气栓塞,虽然腋动脉和肱动脉置管更易发生,但空气栓塞仍被列为桡动脉置管的主要危险。冲洗导管前排空管路内所有气体、打开冲洗阀的时间不超过2~3 s、冲洗管路时避免过度手工挤压可降低气栓发生的风险。

诊断性失血

诊断性失血(diagnostic blood loss, DBL),即由频繁抽取血样本所致的患者失血。DBL的重要性往往未被充分认识。为避免肝素或生理盐水沾染血样本,通常每次抽血都要丢弃3~5 mL,这对于通过动脉置管抽取血标本的患者是一个特殊问题。频繁进行动脉血气检查的患者,DBL可能是大量的,甚至需要输血治疗[37]。有几种方法可减少DBL,其中包括使用带血样本储存器的管路、使用连续动脉内血气监测装置、床边微量法血气分析和使用小儿采血管。考虑到成分输血所带来的费用增加及输血相关的风险性,每个ICU均应制定适合患者血液保护的策略,包括减少DBL发生。优化实验室血标本利用方案可显著降低住院费用和减少输血需求最大化[38]。

其他机械性和技术操作并发症

据报道,与动脉导管相关的非感染性并发症包括假性动脉瘤形成、血肿、局部压痛、出血、神经病变和导管栓塞[17]。在仍然将肝素作为导管持续冲洗标准的医疗机构中,任何部位的动脉置管均有可能导致肝素相关的血小板减少症(heparin-associated thrombocytopenia, HAT)[39],尽管使用含肝素冲洗液可轻微降低血管内血栓形成和导管阻塞的发生率(尤其是桡动脉)[40],但根据我们的经验,HAT的风险远远超多收益。故我们医院多年来一直用单用生理盐水冲洗导管,且并未发现血栓形成或其他并发症增加。

感 染

感染是动脉查置管最重要的临床并发症,许多用于中心静脉导管相关性感染的概念和定义(第2章)同样适用于动脉导管。

导管相关性感染通常由侵入皮内隧道皮肤表面的细菌开始,进而引起导管定植,最终发展为菌血症。另外一个感染源来自动脉压力监测系统中受污染的冲洗液,由此引起的感染风险比中心静脉导管更高。原因为:① 液体不流动的压力传感器易发生细菌定植;② 冲洗液滴速慢(3 mL/h)且可能连续使用数日;③ 由多个工作人员多次从压力监测系统采血,三通开关可能成为细菌入侵的部位。

充分认识动脉导管相关性感染的启动因素对于如何预防并减少感染很重要。审慎的操作和穿刺部位的妥善准备至关重要,三重屏障保护适用于所有大动脉置管。常规使用洗必泰(chlorhexadine)进行皮肤消毒[41],穿刺部位使用洗必泰浸泡的敷料外敷也是很好的方法。穿刺过程中及更换受损设备时要始终保持无菌操作。护理人员采血或进行管路护理时需严格遵守操作指南。若无特别设计的血标本采集系统[42],抽取血标本之前回抽血不要再回输入导管。每次护理交接班时应常规检查动脉导管,若发现异常情况则应迅速将导管拔除。常规更换压力监测系统并不能降低感染相关的并发症,有时反而可能成为导致细菌定植的机会。

以往,人们总是觉得动脉导管感染的风险低于中心静脉导管,目前此观念已经发生改变。由于研究力度加大、置管技术优化,以及对患者安全性和导致动脉和中心静脉导管感染风险因素的强调,总体导管相关性感染的发生率已大幅降低[43,44]。应用现代技术置管,动脉导管相关性细菌定植的发生率约为5%～10%,而导管相关的菌血症发生率为0.5/1 000～2/1 000个导管留置日[15,16,43-45]。穿刺部位的选择不是影响感染发生率的重要因素[15-17,25],相对而言,影响感染发生率的重要因素很可能是导管留置时间[44]。我们认为7天是重新评估动脉置管是否需要继续留置、是否需要更换置管部位的理想时间[44],但每家医院应明确本院的导管相关性感染发生率,从而制定合理的防治策略。

动脉导管感染,分离菌通常是葡萄球菌。少数情况可分离到革兰阴性菌,主要见于受污染的冲洗液或设备相关的感染。接受多种广谱抗生素治疗的葡萄糖不耐受患者长期置管,念珠菌感染风险更大。导管相关性菌血症应给予适当抗生素治疗7～14天,对某些复杂性感染患者,需要更长疗程的抗生素治疗。

对患者置管后发热的合理评估可能仍是一个颇具挑战性的问题(参见第2章)。如果穿刺部位出现异常或患者发生感染性休克,排除其他原因后,则应拔除动脉导管。但难以提供更具体的建议,而且始终需考虑个体差异。一般来说,留置时间<5天的动脉导管不会是发热的原因,除非插入的导管受到污染。考虑到动脉置管的安全性,以及少数但有一定发生概率的感染,留置≥7天的导管应另选穿刺部位重新置管。仅当导管出现损坏及故障时才考虑通过导丝原位更换导管。

推　荐

桡动脉或股动脉均是经皮动脉穿刺置管的首选部位。大多数中心对桡动脉置管更有经验,但股动脉置管成功率高,并发症发生率与桡动脉相似。我们认为,对于休克患者,尤其是在应用血管活性药时首选股动脉,因桡动脉和足背动脉置管均存在组织坏死风险。当不适宜桡动脉和股动脉置管时,足背动脉是一个不错的选择,但足背动脉置管成功率低,尤其是由于低灌注导致桡动脉置管失败时。在这些情况下,依次选择肱动脉和腋动脉可安全地完成置管。当存在凝血功能障碍时,可使用超声引导来置管,以避免并发症。动脉导管可保留至临床提示需要拔除导管时,但感染率相应增加。医源性贫血和过度采血检验是动脉置管带来的现实问题,所以当患者不再需要反复血液检验时应立即停止使用。

◇ 参 ◇ 考 ◇ 文 ◇ 献 ◇

［ 1 ］ Marik PE, Cavallazzi R, Vasu T, et al: Dynamic changes in arterial waveform derived variables and fluid responsiveness in mechanically ventilated patients: A systematic review of the literature. *Crit Care Med* 37:2642-2647, 2009.

［ 2 ］ Low LL, Harrington GR, Stoltzfus DP. The effect of arterial lines on blood-drawing practices and costs in intensive care units. *Chest* 108:216, 1995.

［ 3 ］ Zimmerman JE, Seneff MG, Sun X, et al: Evaluating laboratory usage in the intensive care unit: patient and institutional characteristics that influence frequency of blood sampling. *Crit Care Med* 25:737, 1997.

［ 4 ］ Clark JS, Votteri B, Ariagno RL, et al: Noninvasive assessment of blood gases. *Am Rev Respir Dis* 145:220, 1992.

［ 5 ］ Bur A, Hirschl MM, Herkner H, et al: Accuracy of oscillometric blood pressure measurement according to the relation between cuff size and upper-arm circumference in critically ill patients. *Crit Care Med* 28:371, 2000.

［ 6 ］ Hirschl MM, Kittler H, Woisetschlager C, et al: Simultaneous comparison of thoracic bioimpedance and arterial pulse waveform-derived cardiac output with thermodilution measurement. *Crit Care Med* 28:1798, 2000.

［ 7 ］ Chaney JC, Derdak S: Minimally invasive hemodynamic monitoring for the intensivist: current and emerging technology. *Crit Care Med* 30:2338, 2002.

［ 8 ］ Mayer J, Boldt J, Poland R, et al: Continuous arterial pressure waveform-based cardiac output using the FloTrac/Vigileo: a review and meta-analysis. *J Cardiothorac Vasc Anesth* 23:401–406, 2009.

[9] Gardner RM: Direct arterial pressure monitoring. *Curr Anaesth Crit Care* 1:239, 1990.

[10] Boutros A, Albert S: Effect of the dynamic response of transducer-tubing system on accuracy of direct blood pressure measurement in patients. *Crit Care Med* 11:124, 1983.

[11] Rothe CF, Kim KC: Measuring systolic arterial blood pressure. Possible errors from extension tubes or disposable transducer domes. *Crit Care Med* 8:683, 1980.

[12] Billiet E, Colardyn F: Pressure measurement evaluation and accuracy validation: the Gabarith test. *Intensive Care Med* 24:1323, 1998.

[13] Gardner RM: Accuracy and reliability of disposable pressure transducers coupled with modern pressure monitors. *Crit Care Med* 24:879, 1996.

[14] Pauca AL, Wallenhaupt SL, Kon ND, et al: Does radial artery pressure accurately reflect aortic pressure? *Chest* 102:1193, 1992.

[15] Gurman GM, Kriemerman S: Cannulation of big arteries in critically ill patients. *Crit Care Med* 13:217, 1985.

[16] Russell JA, Joel M, Hudson RJ, et al: Prospective evaluation of radial and femoral artery catheterization sites in critically ill adults. *Crit Care Med* 11:936, 1983.

[17] Scheer BV, Perel A, Pfeiffer UJ: Clinical review: complications and risk factors of peripheral arterial catheters used for haemodynamic monitoring in anaesthesia and intensive care medicine. *Critical Care* 6；199–204, 2002.

[18] Mathers LH: Anatomical considerations in obtaining arterial access. *J Intensive Care Med* 5:110, 1990.

[19] Valentine RJ, Modrall JG, Clagett GP: Hand ischemia after radial artery cannulation. *J Am Coll Surg* 201:18, 2005.

[20] Allen EV: *Thromboangiitis obliterans*: Method of diagnosis of chronic occlusive arterial lesions distal to the wrist with illustrative cases. *Am J Med Sci* 178:237, 1929.

[21] Glavin RJ, Jones HM: Assessing collateral circulation in the hand—four methods compared. *Anaesthesia* 44:594, 1989.

[22] Giner J, Casan P, Belda J, et al: Pain during arterial puncture. *Chest* 110:1443, 1996.

[23] Kaye J, Heald GR, Morton J, et al: Patency of radial arterial catheters. *Am J Crit Care* 10:104, 2001.

[24] Tegtmeyer K, Brady G, Lai S, et al: Videos in clinical medicine. Placement of an arterial line. *N Engl J Med* 354：e13, 2006.

[25] Martin C, Saux P, Papazian L, et al: Long-term arterial cannulation in ICU patients using the radial artery or dorsalis pedis artery. *Chest* 119:901, 2001.

[26] Barnes RW, Foster EJ, Janssen GA, et al: Safety of brachial arterial catheters as monitors in the intensive care unit-prospective evaluation with the Doppler ultrasonic velocity detector. *Anesthesiology* 44:260, 1976.

[27] Mann S, Jones RI, Millar-Craig MW, et al: The safety of ambulatory intra-arterial pressure monitoring: a clinical audit of 1000 studies. *Int J Cardiol* 5:585, 1984.

[28] Macon WL IV, Futrell JW: Median-nerve neuropathy after percutaneous puncture of the brachial artery in patients receiving anticoagulants. *N Engl J Med* 288:1396, 1973.

[29] Brown M, Gordon LH, Brown OW, et al: Intravascular monitoring via the axillary artery. *Anesth Intensive Care* 13:38, 1984.

[30] Sabik JF, Lytle BW, McCarthy PM, et al: Axillary artery: an alternative site of arterial cannulation for patients with extensive aortic and peripheral vascular disease. *J Thorac Cardiovasc Surg* 109:885–891, 1995.

[31] Wilkins RG: Radial artery cannulation and ischaemic damage: a review. *Anaesthesia* 40:896, 1985.

[32] Weiss BM, Gattiker RI: Complications during and following radial artery cannulation: a prospective study. *Intensive Care Med* 12:424, 1986.

[33] Clifton GD, Branson P, Kelly HJ, et al: Comparison of normal saline and heparin solutions for maintenance of arterial catheter patency. *Heart Lung* 20:115, 1990.

[34] Hook ML, Reuling J, Luettgen ML, et al: Comparison of the patency of arterial lines maintained with heparinized and nonheparinized infusions. The Cardiovascular Intensive Care Unit Nursing Research Committee of St. Luke's Hospital. *Heart Lung* 16:693, 1987.

[35] Lowenstein E, Little JW 3rd, Lo HH: Prevention of cerebral embolization from flushing radial-artery cannulas. *N Engl J Med* 285:1414, 1971.

[36] Chang C, Dughi J, Shitabata P, et al: Air embolism and the radial arterial line. *Crit Care Med* 16:141, 1988.

[37] Smoller BR, Kruskall MS: Phlebotomy for diagnostic laboratory tests in adults. Pattern of use and effect on transfusion requirements. *N Engl J Med* 314:1233, 1986.

[38] Roberts DE, Bell DD, Ostryzniuk T, et al: Eliminating needless testing in intensive care-an information-based team management approach. *Crit Care Med* 21:1452, 1993.

[39] Warkentin TE, Greinacher A: Heparin-induced thrombocytopenia: recognition, treatment, and prevention: the Seventh ACCP Conference on Antithrombotic and Thrombolytic Therapy. *Chest* 126:311S, 2004.

[40] Randolph AG, Cook DJ, Gonzales CA, et al: Benefit of heparin in peripheral venous and arterial catheters: systematic review and meta-analysis of randomised controlled trials. *BMJ* 316:969, 1998.

[41] Mimoz O, Pieroni L, Lawrence C, et al: Prospective, randomized trial of two antiseptic solutions for prevention of central venous or arterial catheter colonization and infection in intensive care unit patients. *Crit Care Med* 24:1818, 1996.

[42] Peruzzi WT, Noskin GA, Moen SG, et al: Microbial contamination of blood conservation devices during routine use in the critical care setting: results of a prospective, randomized trial. *Crit Care Med* 24:1157, 1996.

[43] Maki DG, Kluger DM, Crnich CJ. The risk of bloodstream infection in adults with different intravascular devices: a systematic review of 200 published prospective studies. *Mayo Clin Proc* 81:1159–1171, 2006.

[44] Lucet JC, Bouadma L, Zahar JR, et al: Infectious risk associated with arterial catheters compared with central venous catheters. *Crit Care Med* 38:1030–1035, 2010.

[45] Traore O, Liotier J, Souweine B: Prospective study of arterial and central venous catheter colonization and of arterial-and central venous catheter-related bacteremia in intensive care units. *Crit Care Med* 33:1276, 2005.

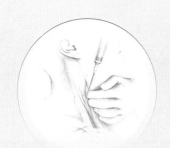

第 4 章
肺动脉导管
Pulmonary Artery Catheters

HARVEY S. REICH　余跃天 译, 皋源 审校

自 1970 年 Swan 等[1]将肺动脉球囊漂浮导管引入临床以来, 肺动脉导管已在危重症患者的临床治疗中得到广泛使用。但近年来, 肺动脉导管的安全性和有效性出现争议。在本章节中, 我将综述肺动脉导管使用的生理学基础、部分发展和应用的历程、运用中发现的问题, 以及合理使用导管和从导管获得信息的建议。

肺动脉导管使用的生理学原理

在生命体征不稳定的情况下, 血流动力学的变化常常快速发生, 临床评估可能会有误差[2]。而肺动脉导管可以直接和间接测量心脏做功的几个主要参数: 前负荷、后负荷、心排血量(CO), 辅助临床决策[3]。

心脏功能取决于心肌的长度(前负荷)、心肌的张力(后负荷)和心肌固有收缩力之间的关系。在肺动脉漂浮导管出现之前, 临床上一直没有办法通过使用某个工具在床边对所有这些指标进行评估。

通过导管可以获得右心室前负荷(右心房压力)、右心室后负荷(肺动脉压力)、左心室前负荷——肺动脉嵌顿压(PAOP)或肺动脉毛细血管楔压(PCWP)——心肌收缩力(每搏输出量或心排血量), 体循环动脉压反映左心室后负荷。根据这些数据可以进行其他许多参数的计算, 其中包括血管阻力。除肺动脉导管之外, 还没有其他任何一种测量工具可以同时测量如此大量的数据。

关于肺动脉导管使用的争论

尽管肺动脉导管具有许多优势, 但过去数十年发表的临床实验表明, 肺动脉导管的使用既不会增加患者的受益, 也不会增加患者的发病率和病死率(见表 4.1 有关肺动脉导管应用的循证医学数据汇总)。因此, 许多医生开始减少应用这一监测手段。

此外, Kumar 等[44]一项在健康志愿者中进行的关于使用中心静脉压与肺动脉压来预测心室充盈程度的研究发现, 初始的中心静脉压和肺动脉嵌顿压之间没有相关性, 两者和心室舒张末期容量和每搏输出量之间也没有明显相关性。他们的研究对于肺动脉导管临床应用理论上存在的益处提出了质疑。

表 4.1

导管置入的循证学依据

作 者	年 份	样 本 量	实验设计	结 局
发病率 / 病死率 降低				
Rao et al.[4]	1983	733/364	历史对照 / 队列研究	降低病死率
Hesdorffer et al.[5]	1987	61/87	历史对照 / 队列研究	降低病死率
Shoemaker et al.[6]	1988	146	随机对照试验	降低病死率
Berlauk et al.[7]	1991	89	随机对照试验	降低病死率
Fleming et al.[8]	1992	33/34	随机对照试验	降低病死率
Tuchschmidt et al.[9]	1992	26/25	随机对照试验	降低住院时间；有降低病死率趋势
Boyd et al.[10]	1993	53/54	随机对照试验	降低病死率
Bishop et al.[11]	1995	50/65	随机对照试验	降低病死率
Schiller et al.[12]	1997	53/33/30	回顾性队列研究	降低病死率
Wilson et al.[13]	1999	92/46	随机对照试验	降低病死率
Chang et al.[14]	2000	20/39	前瞻性 / 回顾性队列研究	降低病死率
Polonen et al.[15]	2000	196/197	随机对照试验	降低病死率
Friese et al.[16]	2006	51 379（无 PAC）1 933（PAC）	回顾性分析国家创伤资料库	增加 60 岁以上且 ISS 评分 25～75 合并休克患者生存率
发病率 / 病死率 无差异				
Pearson et al.[17]	1989	226	随机对照试验	发病率 / 病死率 无差异
Isaacson et al.[18]	1990	102	随机对照试验	发病率 / 病死率 无差异
Joyce et al.[19]	1990	40	随机对照试验	发病率 / 病死率 无差异
Yu et al.[20]	1993	35/32	随机对照试验	发病率 / 病死率 无差异
Gattinoni et al.[21]	1995	252/253/257	随机对照试验	发病率 / 病死率 无差异
Yu et al.[22]	1995	89	随机对照试验	发病率 / 病死率 无差异
Durham et al.[23]	1996	27/31	前瞻性队列研究	发病率 / 病死率 无差异
Afessa et al.[24]	2001	751	前瞻性观察性研究	发病率 / 病死率 无差异
Rhodes et al.[25]	2002	201	随机对照试验	发病率 / 病死率 无差异
Richard[26]	2003	676	随机对照试验	发病率 / 病死率 无差异
Yu et al.[27]	2003	1 010	前瞻性队列研究	发病率 / 病死率 无差异
Sandham et al.[28]	2003	997/997	随机对照试验	死亡率无差异；增加 PA 组肺栓塞发生风险
Sakr et al.[29]	2005	3 147	观察性队列研究	发病率 / 死亡率 无差异
Harvey et al.[30]	2005	519/522	随机对照试验	死亡率无差异
Binanay et al.[31]	2005	433	随机对照试验	死亡率无差异
The National Heart, Lung and Blood Institute ARDS Clinical Trials Network[32]	2006	513/487	随机对照试验	死亡率及脏器功能无差异
发病率 / 病死率 上升				
Tuman et al.[33]	1989	1 094	前瞻性队列研究	增加 ICU 携带 PAC 时间
Guyatt[34]	1991	33/148	随机对照试验	增加发病率
Hayes et al.[35]	1994	50	随机对照试验	增加病死率
Connors et al.[36]	1996	5 735	前瞻性队列研究	增加病死率
Valentine et al.[37]	1998	60	随机对照试验	增加发病率
Stewart et al.[38]	1998	133/61	回顾性队列研究	增加发病率
Ramsey et al.[39]	2000	8 064/5 843	回顾性队列研究	高病死率
Polanczyk et al.[40]	2001	215/215	前瞻性队列研究	增加发病率
Chittock et al.[41]	2004	7 310	观察性队列研究	低危患者增加病死率，高危患者降低病死率
Peters et al.[42]	2003	360/690	回顾性病例对照研究	增加死亡风险
Cohen et al.[43]	2005	26 437/735	回顾性队列研究	增加病死率

ICU: intensive care unit, 重症监护室；ISS: injury security score 创伤安全评分；LOS: length of stay 住院时间；PA: pulmonary artery, 肺动脉；PAC: pulmonary artery catheter, 肺动脉导管。

肺动脉导管的使用指征

　　临床医师在使用肺动脉导管进行监测前应该了解其置管技术的基本原理、设备的使用方法以及可以采集的数据等。由七大学术组织联合开展的肺动脉导管教育项目（PACEP）以及国家心肺和血液研究所（NHLBI）和食品药品监督管理局（FDA）可以登录http：//www.pacep.org查阅其相关信息。

　　肺动脉导管监测四大目的：① 分别或同时评估左、右心室功能；② 监测血流动力学状态的变化；③ 指导药物和非药物治疗；④ 提供患者预后信息。当临床上出现不明原因或急剧血流动力学变化时，使用肺动脉导管往往会起到有效的监测作用。表4.2列出了其部分适应证，而肺动脉导管在特殊疾病中的运用将在另外章节中阐述。

表4.2

常见的肺动脉导管使用指征

处理复杂性心肌梗死
鉴别低血容量休克与心源性休克
鉴别室间隔破裂与急性二尖瓣反流
严重左心室功能衰竭
右心室梗死
不稳定性心绞痛
顽固性室性心动过速
评估呼吸窘迫情况
鉴别心源性与非心源性肺水肿（如ARDS）

（续　表）

鉴别原发性与继发性肺动脉高压
评估休克情况
心源性休克
低血容量性休克
感染性休克
肺动脉栓塞致梗阻性休克
评估个体化治疗效果
对严重左心室功能障碍患者减轻后负荷
负性肌力药物
血管升压素
β 受体阻滞剂
临时起搏（心室起搏及心房心室同时起搏）
主动脉球囊反搏
机械通气（如使用呼气末正压）
加强对于心脏外科术后患者术后管理
评估心包压塞程度
评估心脏瓣膜病变程度
对于心脏情况不稳定行非心脏手术患者进行术前监测
评估危重症患者补液需要量
消化道大出血
脓毒血症
急性肾功能衰竭
烧伤
肝硬化失代偿
腹膜炎晚期
加强先兆子痫患者管理

引自 JM Gore, JS Alpert, JR Benotti, et al: Handbook of Hemodynamic Monitoring. Boston, MA, Little, Brown, 1984.

肺动脉导管的构造及特点

　　导管材料为聚氯乙烯，其中央软轴在接触人体体温时可进一步软化。由于聚氯乙烯容易引起血栓形成，故导管表面常覆有肝素涂层。1981年起使用的覆有肝素涂层肺动脉导管已被证明能降低导管相关的血栓形成[45,46]，但同时也可能导致肝素诱导血小板减少症的发生。导管的标准长度为110 cm，常见肺动脉导管的外部直径为5F或7F（1F = 0.033 5 mm）。球囊固定于距离导管尖端1～2 mm之处（图4.1）；当球囊膨胀时，其引导肺动脉导管（借助血流流动方向对球囊的牵引作用）由胸腔内的大静脉通过右心室进入肺动脉。当球囊在直径较大的血管中完全膨胀后，可覆盖导管尖端，最大限度地减少置管时引起的心内膜损伤或诱发的心律失常（图4.2）。当充分膨胀的球囊进入到直径较为细小的血管时，置管过程结束。此时可从这个位置测得PAOP。导管尺寸不同导致了球囊容积不同，故操作者必须从说明书了解所使用导管的球囊

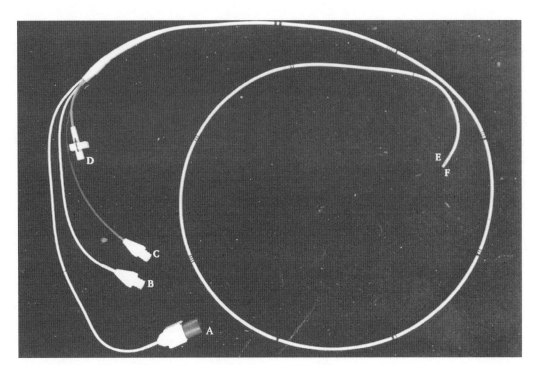

图 4.1　肺动脉导管的构造（四腔）。A. 热敏电阻接头，连接于通过热稀释法计算心脏排出量的计算机系统。B. 连接于侧管，远端腔终止于导管的尖端，用于肺动脉压力监测。C. 连接于主管，用于右心房压力监测及推注冰盐水。D. 阀门连接于位于导管尖端的球囊，注气后使球囊扩张。E. 电热调节器。F. 球囊。

最大容积以及推荐容积。通常我们注入空气充盈膨胀球囊，但经滤过后的二氧化碳也可以作为充盈介质使用，因为当球囊破裂时可能导致充盈介质溢出进入到动脉系统（如：怀疑右向左的心内分流或肺动静脉瘘）。如果使用二氧化碳充盈球囊，由于其可通过乳胶球囊以约 $0.5~mm^3/min$ 的速度向外扩散，需周期性的进行球囊收缩和再充盈。液体不能用作球囊充盈介质。

根据临床需求不同，有各种结构的肺动脉导管。在双腔导管中，可通过一侧管腔进行球囊充盈，还可以通过在导管尖端的远端开口进行血管内压力监测和血样本采集。三腔导管距离导管尖端 30 cm 处有一开口，可同时监测右心房压力、肺动脉压力以及肺动脉嵌顿压。重症监护治疗病房（ICU）中最常使用的是四腔肺动脉导管，这种导管在距离尖端大约 4 cm 处表面有热敏电阻探头（图 4.1）[47]，用于测量肺动脉血液温度，并通过热稀释法测定心排血量。此外，还有五腔肺动脉导管可供选择，第五腔开口于距离导管尖端 40 cm 处。当外周给药被限制或药物需经大静脉输注时，可以通过第五管腔完成（如：多巴胺、肾上腺素）。图 4.2 提示球囊在导管尖端充盈膨胀。

还有几种具有特殊功能的肺动脉导管。带有起搏功能的肺动脉导管在导管表面有两组电极，可行心腔内的心电监测或心脏临时起搏[48]。这些导管主要用于紧急心脏起搏，但通常很难找到适合的导管位置进行心脏起搏和肺动脉压力测定。使用五腔导管时，可通过附加腔（位置距导管尖端 19 cm）置入特殊设计的 2.4Fr 双相起搏电极（探针）进行紧急临时心内起搏而不需要另行中心静脉穿刺。踱步电极为聚四氟乙烯涂层，容易通过起搏器端口腔，腔内部分是肝素涂层，以减少血栓形成的风险。有研究显示，23 例患者中的 19 例使用这种设计的导管后能获得满意的心室起搏效果（成功率 83%）[49]。当不需心脏起搏时，第五管腔可作为附加中心静脉通路或者进行连续右心室压力监测。

通过五腔光纤肺动脉导管可以进行连续混合静脉血氧饱和度监测[50]。通过 Segal 等[51]发明的结合多普勒技术导管可进行连续心排血量测定。还有配有快速反应（95 ms）热敏电阻及心腔内心电监护电极的导管。这些导管可以在危重患者中监测右心室射血分数和右心室舒张期时间[52-55]。右心室射血分数的计算与放射性核素首过效应密切相关[54]。

除了通过推注低温注射液间断测量心排血量，肺动脉导管也可通过导管上加热丝产生温度变化转化为热脉冲，进而对心排血量进行连续性测量[56]。

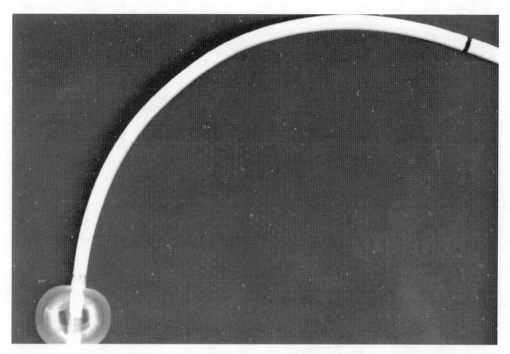

图4.2　肺动脉导管尖端的球囊经注入气体后开始充盈。此时球囊包绕了导管尖端,避免其在进入肺动脉的过程中过度刺激心室壁。

这种通过热-冷循环测量心排血量,结果的准确性和可靠性已被多项研究证实[57-60]。

压力传感器

血流动力学监测需要一个能够将血管内压力的变化转化为电信号的系统。最常用的血流动力学监测系统是导管传感器系统。置于血管内的导管通过一段液体充盈的导管,连接于传感器相连接,即组成了压力传感器系统(更多细节请参阅第3章和第26章)。

置 管 技 术

概　论

首先应该仔细遵循说明书提供的建议。各种导管说明书已经对置管要点及相关培训材料做了详细说明。

肺动脉导管置入术可以在医院任何部门进行,但需配有心电监护和血流动力学监测以及心肺复苏等必需设备。透视设备并不是必需的,但它可以在置管困难时起到辅助作用。适合透视检查的病床以及防护围裙是进行透视检查必需的安全措施。置管操作对无菌技术的要求十分严格,所有涉及操作的人员必须穿无菌服、戴无菌帽、口罩和手套,患者必须完全覆盖无菌洞巾。

导管置入应运用第2章中所述的经皮穿刺技术(而不是静脉切开)置入贵要静脉、肱静脉、股静脉、锁骨下静脉或颈内静脉。其中经贵要静脉、肱静脉、股静脉置肺动脉导管更为困难。

标准的置管流程

标准的置管流程如下:

1. 准备和连接压力管、阀门、活塞和传感器。取出无菌的尖端带有球囊的导管。球囊完整性测试是通过将球囊浸没在少量液体中并充盈球囊,以检查有无空气泄漏(使用说明书推荐的注入空气量),然后回缩球囊。

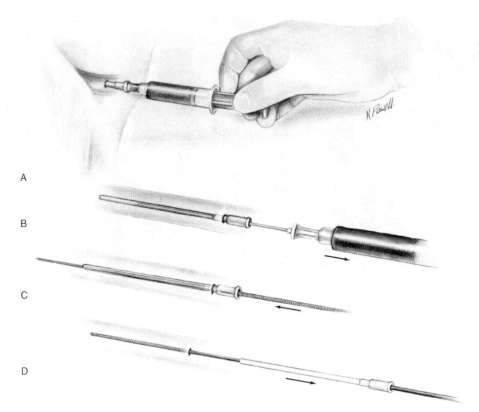

图4.3　A. 使用导丝穿刺针穿刺血管,抽取血样。B. 拔出内置针芯。C. 通过皮下隧道向血管内置入末端柔软的弹簧导丝。D. 导丝位置妥当后,沿导丝退出穿刺引导鞘管。

2. 如第2章所述,插入中心静脉插管或穿刺针,使用Seldinger技术,置入导引钢丝至静脉中,拔除导管或穿刺针(图4.3和图4.4)。

3. 用手术刀做个小切口以扩大穿刺点(图4.5)。同时保持导丝固定,将扩张器和鞘管(如果使用7F导管扩张鞘需为8F)通过导丝置入入血管中,并通过扭转运动使其进入穿刺部位(图4.6)。扩张器和鞘管的进入深度只需鞘的顶端进入血管即可,可以根据上一步置入的插管或穿刺针的深度估计。在这一深度将扩张器和导引钢丝保持固定,同时将鞘管推离扩张器置入血管。扩张过度可能损伤大血管或心脏。

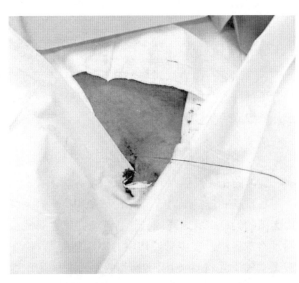

图4.4　弹簧导丝已经置入锁骨下静脉,其末端在体表以外。

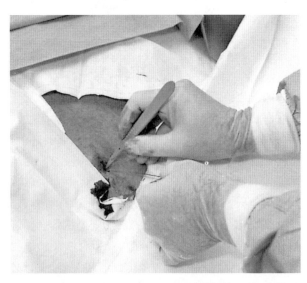

图4.5　使用手术刀划开小切口,使穿刺点扩大。

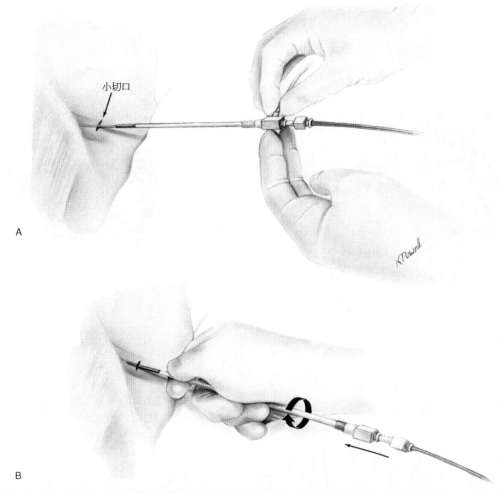

图4.6　A. 沿弹簧导丝将血管扩张鞘置入血管。B. 使用旋转动作将扩张鞘置入血管。

4. 移除血管扩张器和导引钢丝，留置鞘管在血管内（图4.7）。缝合固定鞘管。

5. 将导管近端部分传递给操作助手，让助手将带有旋钮的导管传感器系统与右心房和肺动脉导管端口连接。用生理盐水冲洗近端和远端导管。

6. 如果使用无菌保护套，先将肺动脉导管通过保护套并将近端固定。一旦导管进入理想的血管位置，将保护套远端和鞘管连接。

7. 将导管通过鞘管置入静脉（图4.8），在置管过程中注意导管上距导管尖端10 cm的刻度标志，

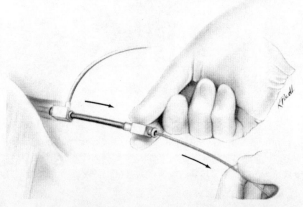

图4.7　拔出弹簧导丝及扩张鞘，仅在血管内留有鞘管。

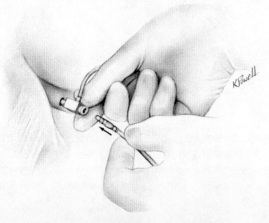

图4.8　导管通过鞘管的引导，置入静脉。

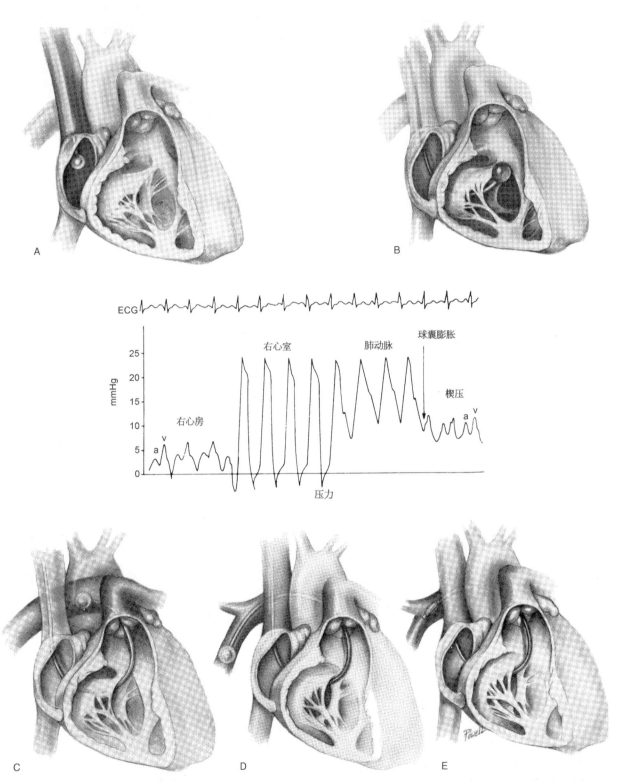

图4.9 A. 导管尖端进入右心房后，顶端球囊注气充盈。B. 球囊注气后，导管由右心房进入右心室，此时可以检测右心室压力。中间：当尖端球囊充盈的导管经右心室进入肺动脉后，监护波形出现［引自 Wiedmann HP, Matthay MA, Matthey RA: Cardiovascular pulmonary monitoring in the intensive care unit（Part 1）. *Chest* 85: 537；1984］。C. 导管通过肺动脉瓣进入肺动脉，此时舒张压波形出现。D. 导管置入至测量肺动脉阻断压的位置。标准的肺动脉阻断压可以标注为a波及v波。E. 抽空球囊内气体，监护屏幕上再次显示肺动脉压力（详见文字叙述）。

直至导管尖端进入右心房。深度为距左侧肘窝35～40 cm，距颈内静脉10～15 cm，距锁骨下静脉10 cm，距股静脉35～40 cm。监视器中应显示右心房波形，并可伴随呼吸变化或咳嗽而出现波动，该位置还可以用于确认导管在胸廓内位置是否合适（图4.9中央）。如有需要，可从远端端口测得右心房血氧饱和度。用生理盐水冲洗远端导管，记录右心房压力（偶尔情况下因需要充盈球囊防止取血时导管尖端附着于心房壁）。

8. 当导管尖端到达右心房，使用推荐剂量的空气或者二氧化碳充盈膨胀球囊（图4.9A）。膨胀的球囊应有轻微的阻力感，如果没有，要考虑是否存在球囊破裂。在重新评估球囊完整性之前不要尝试进一步膨胀球囊或推进导管。如果遇到较大阻力，需怀疑导管位置是否在小血管中，应撤回导管重新定位。不要使用液体充盈膨胀球囊，因为其可能无法完全回抽而导致球囊回缩不完全。

9. 球囊膨胀后继续推进导管，直到在监护器上发现右心室压力的波形（图4.9中央），获取和记录右心室压力。导管进入并通过右心室是一段特别危险的时间，发生心律失常概率较高。保持球囊膨胀可以减少导管对右心室的刺激（图4.9B），整个置管过程中监测生命体征和心电图波形改变很重要。抬高床头5°和向右倾斜位有利于导管通过右心室，并减少心律失常的发生率[61]。

10. 继续推进导管，直至监测到舒张期压力波形比右心室压力波形明显升高（图4.9中央），提示导管进入肺动脉（图4.9C）。如果导管进入深度超过先前记录的右心房深度15 cm，而右心室波形仍可监测到，则要怀疑导管在心室内卷曲；抽空球囊内气体，将导管撤回至右心房，然后重新膨胀球囊再尝试一次。肺动脉导管继续置入，会监测出现收缩期压力波形比先前记录的右心室和肺动脉收缩压明显降低。若出现此波形，记录为PAOP（图4.9中央和D），并回缩球囊。当球囊回缩后应出现肺动脉压力波形。如果没有，回撤已经回缩球囊的导管，直到肺动脉压力波形出现。球囊回缩后可抽取血样进行血氧饱和度检测。当观察到间歇性右心室波形出现提示导管可能已滑移至右心室。

11. 仔细记录能使肺动脉压力波形变为PAOP波形的球囊膨胀所需容积。如果该容积显著低于说明书的推荐量，或后续监测PAOP所需容积较初始时明显减少时，说明导管尖端位置太远，应该立即撤回导管。

12. 通过缝合或胶带将导管固定于皮肤，确保导管在肺动脉内的合适位置，防止导管意外移位。可予以带有氯己定（洗必泰）海绵的透明敷贴外敷于皮肤表面。

13. 通过胸部X线摄片来证实导管位置，导管尖端应不超过中线3～5 cm。建议除压力监测和球囊充盈膨胀容积监测外，还可以每日行胸片来辅助评估周边导管是否发生移位。对于使用呼气末正压的患者推荐加做侧位片，用以确定导管的最佳位置。

特殊注意事项

在某些情况下（如：右房或右室扩张、严重的肺动脉高压、严重的三尖瓣关闭不全、低心排量综合征）使用漂浮法置管比较困难。此时可能需要在透视下置管。通过导管和远端管腔注入5～10 mL冷生理盐水增强导管硬度帮助置管。另外，经过7F肺动脉导管的远端管腔置入直径0.025 cm长145 cm的导丝同样可以增强导管硬度，帮助置管。操作应该在透视下由有经验的操作者实施。很少情况下可以使用非漂浮的肺动脉导管（如Cournand导管）。这类导管质地较硬，有穿透右心可能，必须在透视下由有丰富心导管经验的医生实施。

生 理 学 指 标

留置肺动脉导管可以监测血流动力学及氧饱和指标的变化。表4.3及表4.4总结并列出了这些常见指标的正常值范围。

表4.3

通过右心置管所得静息压力的正常值

心　　腔	压力（mmHg）
右心房	
范围	0～6
平均值	3
右心室	
收缩压	17～30
舒张压	0～6
肺动脉	
收缩压	15～30
舒张压	5～13
平均压	10～18
肺动脉闭合压（平均）	2～12

引自 JM Gore, JS Alpert, JR Benotti, et al: Handbook of Hemodynamic Monitoring. Boston, MA, Little, Brown, 1984.

表4.4

氧饱和度及氧含量的近似正常值

心　　室	氧含量（%）	氧饱和度（%）
上腔静脉	14	70
下腔静脉	16	80
右心房	15	75
右心室	15	75
肺动脉	15	75
肺静脉	20	98
股动脉	19	96
房室氧含量差异	3.5～5.5	—

引自 JM Gore, JS Alpert, JR Benotti, et al: Handbook of Hemodynamic Monitoring. Boston, MA, Little, Brown, 1984.

压　力

右心房

将肺动脉导管的尖端留置于右心房（图4.9A），抽空导管尖端球囊内气体，可以记录到右心房波形（图4.10）。静息时右心房压力正常值为0～6 mmHg。我们通常可以记录两个重要的右心房正向波，即a波与v波。偶尔也可能记录到第三个正向波，即c波。a波是由于右心房的收缩引起，与心电监护的P波相同步[62,63]。a波的波峰出现在心电图的P波波峰后80 ms[64]。v波代表三尖瓣关闭后右心房因静脉回流产生的压力。在心室收缩期末，心房最大充盈出现v波的波峰，相当于心电图上T波结束的位置。在心室

收缩期开始时，房室瓣环突然向右心房运动，形成了c波。c波紧跟a波之后，相距时间等同于心电图的P-R间期。当P-R间期延长，则我们更容易观察到c波[64]。x降支在c波后出现，代表了心房舒张。三尖瓣打开后心房快速射血排空，产生了y降支。在自主呼吸吸气相，右心房平均压下降（由于胸内压下降），但是a波、v波以及x和y降支更加明显。一旦多腔肺动脉导管放置到位，可以通过近端管腔留取右心房血液标本并进行右心房压力监测。这里需要指出的是，如果导管管腔紧贴右心房壁或者导管在保护套之内，则通过导管测得的压力不能完全反映右心房的压力。后一种情况在体形较小的患者中更容易出现[65]。

右心室

当肺动脉导管通过三尖瓣后，正常静息右心室压力为（17～30）/（0～6）mmHg（图4.9B）。右心室收缩压等于肺动脉收缩压（除外肺动脉狭窄或右室流出道梗阻）。在三尖瓣打开的舒张期，右心室舒张压等同于右心房平均压。置入带有起搏功能的导管，当不需使用起搏电极时该导管可以持续监测右心室的血流动力学指标。使用特殊导管，可以精确测量右心室舒张末期容量指数及右心室射血分数[66-69]。

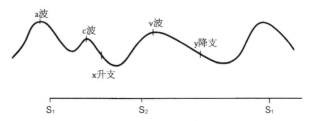

图4.10　右心房波形与心音的关系（参见本章有关a波、c波、v波及x、y降支的说明）。S₁：第一心音；S₂：第二心音。

肺动脉

当肺动脉导管放置妥当且将球囊抽气后，导管末端传递的即为肺动脉压力（图4.9E）。正常静息肺动脉压力为（15～30）/（5～13）mmHg，平均压力为10～18 mmHg。肺动脉压力波形的特点为具有收缩期的波峰及舒张期的波谷，同时具有肺动脉瓣关闭所产生的重搏切迹。肺动脉收缩期波峰与心电图的T波同时出现。

肺循环正常情况下阻力较低,肺动脉舒张压与平均肺动脉嵌顿压接近(肺动脉舒张压通常比平均肺动脉嵌顿压高 $1 \sim 3$ mmHg)。因此,当肺动脉嵌顿压无法测得或者肺动脉舒张压与肺动脉嵌顿压很接近时,肺动脉舒张压可以看作是反映左心室充盈压的指标。然而当肺血管阻力增加,如肺动脉栓塞、肺纤维化或反应性肺动脉高压等,肺动脉舒张压则显著高于肺动脉嵌顿压,此时无法成为反映左心功能的可靠指标[64]。相同情况下,同样也可以通过平均肺动脉压力来反映左心室功能。

肺动脉楔压

球囊漂浮导管的重要作用之一是监测PAOP。它是当膨胀的球囊对肺动脉小分支管壁压迫时检测得到的(图4.9D),球囊在此位置上停止漂浮,导管尖端可感受到邻近循环血管床——肺静脉传递而来的静态压力。决定肺静脉压力的主要原因是肺充血,因为这将导致液体从肺毛细血管向肺间质和肺泡转移。肺静脉压和PAOP可以近似反映左心房压力(除了某些罕见特殊情况,如:因肺小静脉阻塞而引起的肺静脉闭塞)和左室充盈压[70,71]。PAOP只能够用来评估左室充盈压,多项研究已证实右房压(如:中心静脉压力)与PAOP无相关性[72]。

PAOP是位相延迟和振幅增大的左房压。正常静息状态下PAOP为 $2 \sim 12$ mmHg,比平均肺动脉压力低 $2 \sim 7$ mmHg。PAOP的波形类似右心房压力波,也有a、c、v波和x、y降支(图4.10)。与之区别的是,PAOP中的v波略高于a波。由于机械活动从左心房传递至肺血管系统需要一段时间,所以PAOP波形会较同步记录的心电图有所延迟,a波的波峰较心电图中P波的波峰延迟约240 ms,v波的波峰也出现在心电图中的T波之后。通过远端管腔留取血液标本并做血氧饱和度检测从而确认球囊嵌顿的位置。较为满意的血氧饱和度应 $\geq 95\%$[71]。如患者为深慢呼吸,则在肺段所得的血液标本数据可反映患者通气充分。

有效的PAOP监测需要患者在左房和导管尖端之间建立良好的血管通路。所以只有当导管尖端位于肺野第3区时,PAOP可近似于肺静脉压(即左房压)[62,73](生理学角度上根据肺动脉、肺静脉、肺泡压之间的关系将肺分为3区。所谓第3区是指

该区域的肺动脉和肺静脉压均超过肺泡压力,从而保证在导管尖端和肺静脉之间有不间断的血液通过)。如在便携式透视机侧位片上看到导管尖端低于左房(患者仰卧位),我们可以推测导管正好位于3区。还有前提是予以患者的呼气末正压要低于 $15 cmH_2O$ 并且患者不存在显著的容积消耗。另外还能从其他生理学指标来判断导管是否位于肺野的第3区(表4.5)。当导管在第3区外发生阻塞时,会有明显的呼吸变化、出现不自然的血管平滑波形以及误导临床的高压力。

表4.5

肺动脉导管定位核实表

	3区	1区或2区
PAOP波形	心脏脉动波(a+v波)	非常规出现的光滑波
PAD与PAOP	PAD>PAOP	PAD<PAOP
PEEP试验	ΔPAOP <1/2 ΔPEEP	ΔPAOP >1/2 ΔPEEP
PAOP随呼吸的变化	<1/2 P_{ALV}	>1/2 P_{ALV}
导管尖端位置	LA水平或更低	高于LA水平

LA: 左心房; PAD: 肺动脉舒张压; PALV: 肺泡压; PAOP: 肺动脉阻断压; PEEP: 呼气末正压。
引自 RJ Schultz, GF Whitfield, JJ LaMura, et al: The role of physiologic monitoring in patients with fractures of the hip. J Trauma 25:309, 1985.

除了少数情况之外,一般通过PAOP估计毛细血管静水压是可信的[75]。须注意的是测量PAOP时不需要考虑毛细血管通透性、血浆胶体渗透压、间质压力或实际肺毛细血管阻力[75,76]。这些因素都在肺水肿的形成过程中起重要作用,所以PAOP可以用来解释特殊临床状态下的情况。

在二尖瓣活动和左室功能正常的患者中,PAOP的均值与左室舒张末压(LVEDP)密切相关,在心肌梗死伴左室功能下降(如:缺血、左室肥大)且有明显的左室充盈压增高的患者(如:扩张型心肌病),左室的充盈较多由心房收缩提供,此时的LVEDP要明显高于左房平均压或者PAOP[62]。

有些患者会出现巨大的v波而误导定位管。产生这些v波的常见原因是二尖瓣反流。此时左室血流正常,但在心室收缩期会在心房出现与之活动不相称的血流并导致出现巨大的v波(图4.11)。二尖瓣反流引起的巨大v波会影响肺动脉波传导,将肺动脉波分成肺动脉收缩波和v波。随着导管嵌顿,

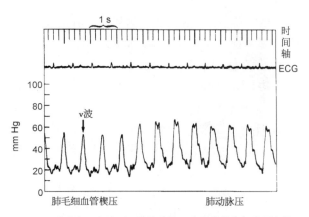

图 4.11 肺动脉压力力波形及随肺动脉压出现的较为扭曲巨大的 v 波，即肺动脉阻断压波形。ECG：心电图。

肺动脉收缩波消失，而 v 波依旧存在。需注意的是在同步心电图上较 v 波（在 T 波之后）而言，肺动脉收缩波要更早出现在 QRS 期之前（QRS 波和 T 波之间）。

虽然巨大的 v 波发生概率不大，也不能单纯依靠其来诊断二尖瓣反流，但二尖瓣反流仍是在 PAOP 监测中出现 v 波的主要原因。任何可能使左室功能下降最终造成左房扩张顺应性下降的因素出现时均可形成明显的 v 波（如：缺血性心脏病、扩张型心肌病）[77,78]，或继发于急性室间隔缺损造成肺血流量增加[79] 此时也可影响左心房功能从而出现 v 波。急性二尖瓣反流是比较少见的，此时肺动脉舒张末压力可能比记录到的平均嵌顿压要低[64]。

呼吸末时胸膜内压因胸廓的被动回缩而回到基线水平（接近于大气压），此时较易于 PAOP 的监测。当主动呼气肌收缩或存在呼气末正压时，胸膜内压可超过正常静息水平，但究竟有多少呼气末正压能转化为胸膜内压是很难估计的，这与肺顺应性和其他因素有关。正常肺被动回缩时呼气末胸膜内压力可增加，量约为所给予呼气末正压的一半。而当患者肺顺应性下降时（如存在急性呼吸窘迫综合征，ARDS），传递的压力可能为 1/4 的呼气末正压值，甚至更少。过去认为，当呼气末正压值 >10 mmHg 时，会影响肺动脉导管尖端和左房之间的血流量，这导致 PAOP 较左房压力更接近于肺泡压。然而，最近两项研究发现不尽其然。Hasan[80] 指出肺功能受损时可保护 PAOP 左房血流量，Teboul[81] 发现，在 ARDS 患者中，在 0、10、16、20 cmH₂O 等不同呼气末正压数值时监测的 PAOP 和 LEVDP 之间没有明显差异。他们假设：① 肺内巨大的右向左分流可使肺泡压为微血管提供保护，允许肺动脉和肺静脉间的自由交换；② ARDS 时血管和肺的顺应性均下降，肺泡和微循环之间的压力传递减少，但能保持导管尖端与左房之间的血流不间断。

虽然在给予呼气末正压的患者中很难确切地监测到真实的透壁血管压，但我们并不推荐为获得 PAOP 数值而暂时撤除呼气末正压。因为这可能影响血流动力学稳定，而所得的测量结果是否有价值有待商榷。当呼气末正压突然撤除时会造成静脉回流急速增加和缺氧，短时间内无法通过恢复原呼气末正压值而使之回到先前的稳态[82]。关于使用呼气末正压状态下的肺血管压力监测我们将在 *Irwin & Rippe's Intensive Care, 7th Edition* 的第 58 章另加阐述。

心排血量

热稀释法

肺动脉导管在距尖端 4 cm 处有热敏电阻，可以应用热稀释法原理计算心排血量[47,83]。热稀释法原理认为，如果将已知量的冰溶液注入循环，并将其充分混合（通过两个瓣膜及一个心室即足够），则可以通过位于下游部位记录的冷冻曲线结果计算出血液的净流量。心排血量与时间—温度曲线成反比。

在操作过程中，将已知量的冷溶液或常温溶液（通常在成人中使用 0.9% 的生理盐水 10 mL，在儿童中使用 0.9% 的生理盐水 5 mL）通过肺动脉导管的近端开口注入右心房。通过热敏电阻记录肺动脉基础血流的温度以及随后的温度变化。虽然我们可以通过简单的平面分析法来分析曲线结果，但通常计算机会自动进行分析。考虑到冷指示器与导管注射腔内的温热剩余液体的混合以及导管壁对冷指示剂的热传导，导管制造商增加了校准因子。

据报道，使用 10 mL 的冷注射液且使用床边计算机计算 3 次，变异系数约为 4%，甚至更低。注射液体速度不同同样可能导致心排血量计算出现错误。所以，尽快注射溶液是非常重要的。需要在细节上予以多加注意，即便如此，仍有可能在真实值上下波动 10%~15%。在低心排量状态、三尖瓣反流、房间隔室间隔缺损的患者中，热稀释法测定心排血量可能不准确[84]。

动静脉氧含量差值，混合静脉氧饱和度及心排血量的正常值可见表 4.6。

表4.6

源自右心导管的血流动力学变量

血流动力学变量	正常范围
动静脉容量差	3.5～5.5 mL/100 mL
心指数	2.5～4.5 L/(min·m²)
心排血量	3.0～7.0 L/min
左室每搏做功指数	45～60 g/(beat·m²)
混合静脉血氧含量	18.0 mL/100 mL
混合静脉血氧饱和度	75%(approximately)
氧消耗	200～250 mL/min
肺血管阻力	120～250 dynes/(s·cm⁻⁵)
每搏量	70～130 mL/contraction
每搏指数	40～50 mL/(contraction·m²)
系统血管阻力	1 100～1 500 dynes/(s·cm²)

注:1 dyne=10^{-5} N。

引自JM Gore, JS Alpert, JR Benotti, et al: Handbook of Hemodynamic Monitoring. Boston, MA, Little, Brown, 1984.

混合静脉血分析

我们可以通过测定混合静脉(肺动脉)氧饱和度来间接反映心排血量。理论上说,如果心排血量增加,那么混合静脉血的氧分压也会部分随之增加,因为外周组织对每单位血液的需氧要求下降。反之,如果心排量下降,外周组织为满足组织代谢需要从每单位血中摄取较多的氧。故多次混合静脉血氧饱和度检测可以反映心排血量的改变趋势。混合静脉血氧饱和度的正常值为70%～75%;如果出现心功能衰竭症状则混合静脉血氧饱和度<60%,休克状态下混合静脉血氧饱和度<40%[85]。混合静脉血氧

饱和度监测可能会出现一些潜在的错误,包括血流量偏低导致静脉血未充分混合;或者通过未嵌顿的导管抽取血标本过快,导致未氧合的混合静脉血与已氧合的肺毛细血混合;或者是引起微循环分流的某些疾病状态(如:脓毒血症)。具有光纤反射式血氧测定功能的肺动脉导管可以在各种适当的临床情况下连续测量及记录混合静脉血氧饱和度。

衍生参数

使用肺动脉导管可以计算出如下一些反映血流动力学的参数:

1. 心指数＝心排血量(L/min)/体表面积(m²)

2. 每搏量＝心排血量(L/min)/心率(次/min)

3. 每搏指数＝心排血量(L/min)/心率(次/min)×体表面积(m²)

4. 平均动脉压(mmHg)＝[(2×舒张压)+收缩压]/3

5. 全身血管阻力[dyne/(s·cm⁻⁵)]＝([平均动脉压－右方平均压(mmHg)]×80)/心排血量(L/min)

6. 肺小动脉阻力[dyne/(s·cm⁻⁵)]＝([平均肺动脉压－肺动脉楔压(mmHg)]×80)/心排血量(L/min)

7. 全肺阻力[dyne/(s·cm⁻⁵)]＝([平均肺动脉压(mmHg)]×80)/心排血量(L/min)

8. 左心室每搏做功指数＝1.36(平均动脉压－肺动脉楔压)×每搏指数/100

9. 氧输送[mL/(min·m²)]＝心指数×动脉氧含量×10

正常值已经在表4.6中列出。

肺动脉导管的临床应用

正常静息状态下的血流动力学

正常状态下的心排血量联合左心及右心充盈压的数值可以作为非心源性因素用于解释异常的症状、体征,以及作为基线指标评估患者病情发展或对治疗产生效果。正常静息状态下心血管相关数值为:右心房压力0～6 mmHg,肺动脉收缩压

15～30 mmHg,肺动脉舒张压5～12 mmHg,肺动脉平均压9～18 mmHg,肺动脉嵌顿压5～12 mmHg,心指数>2.5 L/(min·m²)。

表4.7总结了由不同疾病引起的各种特殊的血流动力学状态,而通过肺动脉导管监测可采集此类患者的临床及血流动力学数据。

表4.7

临床常见情况的血流动力学参数（理想情况下）

	右心房	右心室	肺动脉	肺动脉楔压	大动脉	心指数	系统血管阻力	肺血管阻力
正常	0～6	25/(0～6)	25/(6～12)	6～12	130/80	≥2.5	1 500	≤250
低血容量性休克	0～2	(15～20)/(0～2)	(15～20)/(2～6)	2～6	≤90/60	<2.0	>1 500	≤250
心源性休克	8	50/8	50/35	35	≤90/60	<2.0	>1 500	≤250
感染性休克								
早期	0～2	(20～25)/(0～2)	(20～25)/(0～6)	0～6	≤90/60	≥2.5	<1 500	<250
晚期[a]	0～4	25/(4～10)	25/(4～10)	4～10	≤90/60	<2.0	>1 500	>250
急性大面积肺动脉栓塞	8～12	50/12	50/(12～15)	≤12	≤90/60	<2.0	>1 500	>450
心脏压塞	12～18	25/(12～18)	25/12～18	12～18	≤90/60	<2.0	>1 500	≤250
急性心肌梗死无左心室功能衰竭	0～6	25/(0～6)	25/(12～18)	≤18	140/90	≤2.5	1 500	≤250
急性心肌梗死合并左心室功能衰竭	0～6	(30～40)/(0～6)	(30～40)/(18～25)	>18	140/90	>2.0	>1 500	>250
继发于左心室功能衰竭的双心室功能衰竭	>6	(50～60)/>6	(50～60)/25	18～25	120/80	～2.0	>1 500	>250
继发于右心室梗死的右心室衰竭	12～20	30/12～20	30/12	<12	≤90/60	<2.0	>1 500	>250
肺源性心脏病	>6	80/>6	80/35	<12	120/80	～2.0	>1 500	>400
特发性肺动脉高压	0～6	(80～100)/(0～6)	(80～100)/40	<12	100/60	<2.0	>1 500	>500
急性心室瓣膜破裂	6	60/(6～8)	60/35	30	≤90/60	<2.0	>1 500	>250

[a] 可以在约1/3感染性休克晚期患者收集到血流动力学数据。

引自 JM Gore, JS Alpert, JR Benotti, et al: *Handbook of Hemodynamic Monitoring*. Boston, MA, Little, Brown, 1984.

并 发 症

与床旁放置肺动脉漂浮导管有关的严重及轻微并发症见表4.8。在20世纪70年代，即临床肺动脉导管开始使用的最初10年，一系列的临床研究就已经报道了此类并发症的高发生率。在20世纪80年代[88]，随着肺动脉导管使用、置管方法及护理技术指南的修订，使得这些并发症发生率大大下降。

绝大多数并发症都可以通过对置管及导管护理过程中细节方面的谨慎处理得以避免。

表4.8

肺动脉导管并发症

> 与中心静脉通路相关的并发症
> 球囊破裂
> 导管打结
> 肺梗死
> 肺动脉穿孔
> 血栓形成
> 心律失常

（续　表）

心脏内损伤
感染
其他多方面并发症

与中心静脉通路相关的并发症

中心静脉导管置入方法及其并发症在第 2 章已经做过详细讨论。局部血管并发症包括局部动静脉血肿、导管误入颈静脉系统、心房心室瘘、假性动脉瘤形成等，均已经被多次报道[89-91]。与中心静脉相邻的组织结构，如胸导管，可能被损伤导致乳糜胸形成。气胸是穿刺置管可能导致的较为严重的并发症，虽然其发生率相对较低（1%～2%）[64,89,92]。有些报道指出，通过锁骨下静脉通路置管气胸的发生率要比颈内静脉通路置管高，但另一些研究表明，通过两种不同通路置管，气胸的发生率并无差异[94,95]。通常认为，导管置管所产生的并发症与置管者的经验成反比。

球囊破裂

20 世纪 70 年代，由于球囊注气量大于推荐剂量，导致当时球囊破裂的发生率高于现在。球囊破裂所导致的主要问题是破裂后导致动脉系统的气栓形成以及球囊破裂产生的碎片形成栓子，使远端肺循环受阻。若在置管过程中发生破裂，球囊的保护性缓冲功能丧失导致心脏内膜损伤，并发血栓形成以及心律失常发生。

导管打结

若置管过程中导管在心室内围绕成环，置管者将导管反复进退于心室，都可能导致导管自身环绕打结[96]。如果操作时留意避免在导管尖端进入右心室或者肺动脉时置管超过普通深度，可以避免导管自身打结。打结的导管通常情况下可以通过原置管静脉通路退出；偶尔我们才需要通过置入导引钢丝，静脉切开或者进一步的外科手术取出导管[97]。

曾经有报道指出，置入的导管可以与心脏内的某些结构相互环绕[98]或者与其他血管内的导管环绕[99]。有个例报道，在开胸心脏手术后，肺动脉导管与心脏的缝合线相互环绕，这就需要各种不同的方法来将导管取出[100]。

肺梗死

导管尖端的移位（随着时间由导管引起的软化和导管绕环的收紧）引起持续出现的且未被发现的楔入肺动脉分支是最常见的由肺动脉导管引起的肺缺血性病变机制[101]。这些损伤通常较小，且无临床症状，通常只能通过胸部 X 线检查进行诊断，影像显示为楔形，以胸膜为底，伴有邻近凸面轮廓线的致密影[102]。

引起严重肺梗死的原因通常为气囊在嵌顿部位长时间保持充盈扩张，这种情况多引起肺动脉中央分支的堵塞。为了查看明显的阻尼压力波形而通过肺动脉导管进行高压的液体注射，也是引起严重肺梗死的常见原因。导管周围的血栓形成或者周围区域的血管内膜损伤都会引起肺栓塞，继而可能发展为肺梗死。

据 1974 年的报道，继发于肺动脉置管而导致的肺梗死发生率约为 7.2%[101]，但是近些年的报道指出其发生率已经大幅下降。Boyd[103] 在 528 例留置肺动脉导管的患者中开展的前瞻性研究发现，肺梗死的发生率为 1.3%。Sise[104] 在 319 例留置肺动脉导管的患者中开展的前瞻性研究中未发生并发肺动脉梗死。持续使用生理盐水冲洗导管并密切监测肺动脉波形改变，是降低此类并发症发生的重要方法。

肺动脉穿孔

肺动脉破裂所导致的出血是在肺动脉导管置管所担心发生的严重并发症之一，出血量较大有时是致命的[105-107]。破裂可能发生在穿刺过程中亦可能在几天后才出现[107]。据报道肺动脉破裂和穿孔的发生率大约为 0.1%～0.2%[93,108,109]，但近来病理学检查数据提示实际发生率要再略高一些[110]。引起肺动脉破裂的原因机制可概括为以下几点：① 由于球囊充盈扩张和远端导管迁移增加了肺动脉嵌顿压与肺动脉之间的压力梯度，此时穿孔更容易发生；② 闭塞的导管尖端位置特殊或球囊扩张后造成导管尖端刺向血管壁；③ 心脏搏动时导管尖端不断与血管壁接触所造成的剪切力引起血管壁损伤甚至穿孔；④ 当导管位于动脉远端分叉处，膨胀的球囊会破坏血管壁的完整性；⑤ 由于球囊扩张对血管壁的横向压力（如在扩张球囊前导管尖端处于闭塞状态，那么所造成的压力将更大）。肺动脉穿孔的患者危险因素包括肺动脉高压、二尖瓣疾病、高龄、低体温和使用抗凝治疗。存在危险因素的患者，PADP 可以良好地反映 PAOP 数值，谨慎起见，为防止肺动脉穿孔发生，应尽量避免置管后多次球囊充盈扩张。

另一罕见但致命的并发症是由于肺动脉破裂或夹层形成的假性动脉瘤[111]。与肺动脉出血发生相关的操作技术上的原因有：在置管过深或导管移位；置管时未能及时去除位于心腔中的导管环绕；过度的导管操作；使用材质较硬的导管以及多次或长时间的扩张充盈球囊。遵循严格的操作技术可减少此类并发症的发生。1986 年的一项前瞻性研究，1 400 例患者因心脏手术而行肺动脉导管置管，无一例发生肺动脉破裂[94]。

肺动脉穿孔的典型表现为大咯血，紧急处理方法包括立即阻塞肺动脉并行气管镜检查，行健侧肺单肺气管插管，急诊行肺叶或全肺切除术。曾有 1 例报道用肺动脉球囊紧急充盈压迫而控制的出血病例[112]。在气管插管后加用呼气末正压，对于肺动脉导管造成的出血可以起到一定的压迫填塞作用[113,114]。

与血栓栓子有关的并发症

由于肺动脉导管本身作为外源性异物置入心脏及血管，可能造成心内膜的潜在损伤，故导管与血栓形成发生率升高存在一定的联系。有研究报道[103,115]导管尖端被血栓包绕或者无菌栓子及赘生物在心脏内形成。广泛围绕导管尖端的凝集块会堵塞导管远端的肺动脉，而任何位于静脉系统或右心的栓子都有可能成为肺动脉血栓的来源。通过锁骨下静脉置管，则有 2% 可能出现锁骨下静脉血栓，表现为单侧颈静脉怒张及上肢肿胀[116,117]。经皮穿刺颈内静脉导管置管所导致静脉血栓形成已经被多次报道，虽然其临床意义仍然不明确[118]。如果压力曲线标记点持续性下降，且无任何证据表明肺血管阻断或导管漂移，则要高度怀疑导管尖端血栓形成。肺动脉舒张压和肺动脉嵌顿压的关系发生交替变化时，应注意是否有肺血栓形成。

如果出现潜在的高凝状态，导管置入过程中出现损伤，或者需要长期留置导管监测血流动力学指标，则需要谨慎地考虑对此患者进行抗凝治疗。

肝素涂层导管降低了高凝状态的发生，目前已经被广泛使用。但是肝素涂层导管同样可能导致肝素诱导的血小板减少等并发症（HIT）[119,120]。推荐对于留置肝素涂层导管的患者常规进行血小板计数检验。由于肝素诱导血小板减少的发生风险，许多医院已经放弃使用肝素涂层导管。

心脏节律紊乱

在肺动脉导管置管过程中经常发生房性或者室性心律失常[121]。Swan 最先报道，在置管过程中室性早搏的发生率约为 11%[1]。

曾有多项研究报道，在导管经过右心时，严重室性心律失常（连续 3 个或以上的室早）的发生率约为 30%～60%[93,117,122-124]。大部分的心律失常是自限性的，不需要治疗，但是约 0～3% 的患者出现需要治疗的持续性室性心律失常[103,123,124]。急性心肌缺血或心肌梗死、组织缺氧、酸中毒、低钙血症及低钾血症均是严重室性心律失常发生的危险因素[92,123]。在肺动脉导管置入期间，与头低脚高位相比，右侧倾斜卧位（约 5°）则可以大大减少恶性室性心律失常的发生[61]。

虽然大部分的心律失常发生在肺动脉导管置入体内过程中，但是肺动脉导管留置到位后，仍有可能随时出现心律失常。这些心律失常的发生可能由于导管机械性地刺激了心脏传导系统，且这种刺激长时间存在。当导管尖端退回至右室流出道时，心室异位搏动也有可能随之发生。评估由于肺动脉导管诱发的异位搏动可以通过便携式 X 线机摄片评估导管位置以及测量远端开口的压力，从而确保肺动脉导管未滑脱至右心室。虽然此时可以使用利多卡因，但是由于刺激没有解除，所以可能无法完全纠正心室异位搏动[125]。如果经利多卡因治疗后心律失常仍然持续存在或影响了血流动力学的稳定性，则应该考虑拔出导管。和置管一样，导管拔出过程也容易引起心律失常的发生，因此临床医师在拔出导管时需要对患者进行持续心电监护[126,127]。

右束支传导阻滞（通常持续时间较为短暂）在肺动脉导管留置时也经常发生。患者接受麻醉诱导、处于急性膈面心肌梗死的早期、急性心包炎，均有可能出现右束支传导阻滞。患者若存在左束支传导阻滞病史，则在肺动脉导管置入过程中可能出现双束支完全阻滞的风险，所以有些学者建议经静脉置入临时起搏电器,或者使用备有起搏管腔的肺动脉导管,或者带有起搏电极的肺动脉导管[129]。无论如何,体外经胸壁起搏可以有效地应对此类并发症。

心脏内损伤

有报道留置肺动脉导管可能导致右心室、三尖瓣、肺动脉瓣及其支撑结构的继发性损伤[130-133]。根据病理学检查的报道,留置肺动脉导管导致心脏内损伤的发生率为3.4%[115]~75%[134]不等,但是大部分的研究表明,此事件的发生率约为20%~30%[117,131,132]。这些损伤引起出血、无菌血栓形成、内膜纤维蛋白沉积、非细菌性血栓并发心内膜炎。其临床意义尚不明确,但是这些可能作为感染性心内膜炎的前驱症状,目前已经得到越来越多的关注。

将尖端球囊已经充气的肺动脉导管向外回撤时,可能直接导致心脏瓣膜及心肌腱索的损伤[1]。但是,球囊放气后回撤导管导致心肌腱索破裂仍有报道[113]。经尸检发现的有关心脏内膜及心脏瓣膜损伤的数量要远高于出现临床症状的瓣膜功能异常患者。

感　染

据报道,20世纪70年代,床边放置导管而引起的导管相关性败血症(导管尖端及血培养分离出相同致病菌)达到2%[135]。但是近些年的研究表明,导管相关性败血症的发生率逐步下降至0～1%[93,136,137]。超过72～96 h的导管原位留置时间大大增加了导管相关性感染的发生率。曾有右侧心内膜炎报道[133,138],但此类并发症的真实发病率仍不得而知。Becker[130]曾经报道2例患

者置入肺动脉导管后左心室脓肿形成伴有葡萄球菌败血症。由于导管留置时间不同及对于细菌定植的定义不同,导管细菌定植或受污染的发生率5%～20%不等[137-139]。原位导管相关性血源感染可以通过不同时间得到的血培养阳性结果或定量血培养得到的阳性结果来诊断[140]。依照前一个诊断方法,将外周血及导管血进行配对,行血培养检测。如果导管血培养比外周血培养得出阳性结果提早2 h,那导管非常有可能是细菌的感染源。另一种方法,导管抽血的定量培养对于导管相关性菌血症敏感性、特异性及预测性更高[141]。

压力传感器偶尔也被认为是导管相关性血流感染的感染源[142]。在注射液体检测心排量及抽取血标本的同时,增加了将感染源引入无菌部位的可能性。减少导管相关性血流感染的方法包括使用无菌套保护的导管或抗生素涂层导管[94,143,144]。定期更换导管并不减少感染发生率[145]。

其他并发症

其他各种罕见的并发症也曾被报道,包括:① 肺切除术后伴有残余肺肺动脉高压患者,由于球囊在中心肺动脉注气后充盈,导致肺动脉血流下降并影响血流动力学[146]。② 在一定压力下注射对比剂,导致导管官腔内隔膜破裂[147]。③ 当患者存在右室牵拉和室间隔反常运动时,导管与室间隔的直接碰撞形成收缩中期的喀拉音。④ 继发于使用肝素涂层导管后的血小板减少症[119,120]。⑤ 起搏电极的移位[149]。多种非常规部位留置肺动脉导管的病例也曾经被报道,包括左侧心包膈静脉、通过左侧优势静脉进入腹部血管系统、在心脏外科手术后通过上腔静脉穿过左心房左心室进入主动脉等[150-152]。

肺动脉导管安全使用指南

初始推荐的技术要点及指南已经多次修改并出版[88,153,154],这些要点总结如下:

1. 避免肺动脉导管置管所致并发症。

(1) 没有经验的操作者必须在指导下进行肺动脉导管穿刺的操作。许多医院要求肺动脉导管的穿刺须由训练有素的重症监护医生、心脏科医生或麻

醉师来实施。建议使用超声引导下置管。

（2）尽可能使患者保持平静状态。有时可能需要约束或镇静，但同时必须予心电监护和血氧饱和度监测。

（3）必须严格执行无菌操作。推荐在置管操作前使用洗必泰进行最大范围的皮肤消毒。

（4）穿刺后行胸片检查排除气胸（特别是在锁骨下或颈内静脉穿刺时），并确认导管尖端位置。

2. 避免球囊破裂。

（1）充盈球囊时需缓慢渐进，如感到有阻力应停止充盈。

（2）充盈球囊时注入气体量勿超过推荐容积。在注入推荐容积时，过量的空气可自动通过球囊端的带孔注射器排出。维持推荐剂量的容积也可防止液体的意外输注。

（3）尽可能减少球囊的扩张充盈与球囊回缩次数。

（4）勿重复使用导管，也不要将导管滞留过长时间。

（5）如怀疑有右向左分流，二氧化碳为推荐使用的充盈介质。

3. 避免打结。如果导管尖端在常规预计距离内未能顺利进入右心房、右心室或者肺动脉，则应停止导管插入。如果置管距离已经大大超过了预期距离，或者无法回撤导管，则应在撤回导管前行透视检查。切勿使用暴力回收导管。

4. 避免损伤肺血管系统和软组织。

（1）保持PAOP降到最低，特别是在肺动脉高压患者或有其他可致肺动脉破裂因素的患者。确保每次PAOP记录后行球囊放气。不要进行连续的PAOP监测。

（2）每次球囊充盈时应进行持续压力监测。充盈时应该缓慢增加容积逐步膨胀球囊，若压力变为PAOP或减弱时应立即停止充盈。

（3）如果监测时管腔遇到阻塞伴有球囊充盈容积明显小于推荐容积时，将退回导管到某一位置直到球囊可以达到（或尽可能达到）预计的容积量。

（4）预计导管尖端移位。软化的导管材料随着时间的推移，重复操作，心脏运动使得导管远端移位几乎不可避免。

1）必须进行连续的肺动脉压力监测，密切追踪压力变化何时从肺动脉压转变为PAOP或提示有阻力。

2）球囊充盈量随着时间推移，当监护系统提示有阻断波出现时，应该高度怀疑有无导管移位。

3）置管后应立即行胸片确认位置，此后至少每日1次胸片以确保导管在满意的位置。

（5）不要使用液体充盈球囊，它可能会影响球囊回缩，且用液体充盈时其相对的不可压缩性会增加对肺血管壁的横向压力。

（6）咯血是异常信号，提示应该即刻进行诊断评估，并予以适当的快速治疗。

（7）当发现有凝集块阻塞导管管腔时避免用高压强行注射疏通管腔。首先，回抽导管；然后考虑问题可能出现在哪段管腔，确认位置，传感器顶部、传感器、压力包、冲洗系统、受困气泡。不要在阻塞位置冲洗管腔。

5. 避免血栓栓塞并发症。

（1）尽可能减少穿刺诱导的损伤。

（2）当患者有高凝状态或其他危险因素时，适时使用抗凝剂。

（3）避免使用高压冲洗导管。

（4）关注PADP与PAOP之间的关系变化以及其他有关肺栓塞的临床指标。

6. 避免心律失常。

（1）在置管过程及监测期间常规行心电监测，必须随时准备好可进行心肺复苏、除颤和临时起搏的设备。

（2）患者如存在急性心肌缺血或既往有左束支传导阻滞病史，应加强严密观察。

（3）当气球放气时，不要使导管位置超出右心房。

（4）避免置管过程中不必要的操作。

（5）在穿刺点确认导引钢丝在安全位置。

（6）当考虑导管已进入肺动脉时，间断地观察右心室压力趋势变化，如发生预料之外的室性心律失常时，要考虑可能是由导管发生移位引起的。

7. 避免瓣膜损害。

（1）避免置管时间过长和不必要的操作。

（2）不要在球囊充盈时回撤导管。

8. 避免感染。

（1）置管时严格遵守无菌操作原则。

（2）避免频繁的心排血量数值监测和管腔抽血。

（3）避免置管时间过长。

（4）如有静脉炎发生则拔除导管，推荐行导管尖端培养并使用抗生素治疗。

总　结

对危重症患者进行血流动力学监测,可以加深临床医生有关心肺病理生理学的认识。然而,不同疾病情况下肺动脉导管应用的利弊仍有待商榷。近来一些大型的临床试验表明,使用肺动脉导管参与临床决策制定可能并不能使患者获益。肺动脉导管的过多使用正在引起大家的注意,通过导管采集的数据并没有得到最佳使用,甚至在某些特定人群中会增加发病率和死亡率。最近一项包含13个随机对照临床试验的Meta分析提出,肺动脉导管既没有增加患者总体死亡率和住院天数同时,也没有为患者带来获益。作者指出,尽管有近20年的有关肺动脉导管应用的随机对照临床试验,但没有一项研究能明确表明肺动脉导管的使用可以提高患者生存率[155]。

虽然在临床试验注册网站中可以搜索出许多有关肺动脉导管的临床开放试验,但这些试验主要关注于由肺动脉导管监测得到的血流动力学数据和其他方法所得的数据进行相互比较[156]。同时并没有正在进行的随机临床试验进一步研究肺动脉导管的使用和患者结局之间的关系。

在目前还没有确切依据的情况下,临床医师采取个体化治疗原则,在选择进行血流动力学监测时权衡利弊,操作者在操作前应充分掌握操作适应证、置管技术、仪器设备及通过管操作可能得到的数据。如有临床病情需要,则应及时行肺动脉置管术,但它不能完全代替其他床旁血流动力学评估法及治疗措施。

◇参◇考◇文◇献◇

[1] Swan HJC, Ganz W, Forrester J, et al: Catheterization of the heart in man with use of a flow-directed balloon-tipped catheter. *N Engl J Med* 283:447, 1970.

[2] Connors AF, McCaffree DR, Gray BA: Evaluation of right heart catheterization in the critically ill patient without acute myocardial infarction. *N Engl J Med* 308:263, 1983.

[3] Gorlin R: Current concepts in cardiology: practical cardiac hemodynamics. *N Engl J Med* 296:203, 1977.

[4] Rao TK, Jacobs KH, El-Etr AA: Reinfarction following anesthesia in patients with myocardial infarction. *Anesthesiology* 59:499, 1983.

[5] Hesdorffer CS, Milne JF, Meyers AM, et al: The value of Swan-Ganz catheterization and volume loading in preventing renal failure in patients undergoing abdominal aneurysmectomy. *Clin Nephrol* 28:272, 1987.

[6] Shoemaker WC, Appel PL, Kram HB, et al: Prospective trial of supranormal values of survivors as therapeutic goals in high-risk surgical patients. *Chest* 94:1176, 1988.

[7] Berlauk JF, Abrams JH, Gilmour IL, et al: Preoperative optimization of cardiovascular hemodynamics improves outcome in peripheral vascular surgery: a prospective, randomized clinical trial. *Ann Surg* 214:289, 1991.

[8] Fleming A, Bishop M, Shoemaker W, et al: Prospective trial of supernormal values as goals of resuscitation in severe trauma. *Arch Surg* 127:1175, 1992.

[9] Tuchschmidt J, Fried J, Astiz M, et al: Elevation of cardiac output and oxygen delivery improves outcome in septic shock. *Chest* 102:216, 1992.

[10] Boyd O, Grounds RM, Bennett ED: A randomized clinical trial or the effect of deliberate perioperative increase of oxygen delivery on mortality in high-risk surgical patients. *JAMA* 270:2699, 1993.

[11] Bishop MH, Shoemaker WC, Appel PL, et al: Prospective randomized trial of survivor values of cardiac index, oxygen delivery, and oxygen consumption as resuscitation endpoints in severe trauma. *J Trauma* 38:780, 1995.

[12] Schiller WR, Bay RC, Garren RL, et al: Hyperdynamic resuscitation improves in patients with life-threatening burns. *J Burn Care Rehabil* 18:10, 1997.

[13] Wilson J, Woods I, Fawcett J, et al: Reducing the risk of major elective surgery: randomized controlled trial of preoperative optimization of oxygen delivery. *BMJ* 318:1099, 1999.

[14] Chang MC, Meredith JW, Kincaid EH, et al: Maintaining survivors' of left ventricular power output during shock resuscitation: a prospective pilot study. *J Trauma* 49:26, 2000.

[15] Polonen P, Ruokonen E, Hippelainen M, et al: A prospective, randomized study of goal-oriented hemodynamic therapy in cardiac surgical patients. *Anesth Analg* 90:1052, 2000.

[16] Friese RS, Shafi S, Gentilello LM: Pulmonary artery catheter use is associated with reduced mortality in severely injured patients: a

National Trauma Data Bank analysis of 53,312 patients. *Crit Care Med* 34:1597, 2006.

[17] Pearson KS, Gomez MN, Moyers, JR, et al: A cost/benefit analysis of randomized invasive monitoring for patients undergoing cardiac surgery. *Anesth Analg* 69:336, 1989.

[18] Isaacson IJ, Lowdon JD, Berry AJ, et al: The value of pulmonary artery and central venous monitoring in patients undergoing abdominal aortic reconstructive surgery: a comparative study of two selected, randomized groups. *J Vasc Surg* 12:754, 1990.

[19] Joyce WP, Provan JL, Ameli FM, et al: The role of central hemodynamic monitoring in abdominal aortic surgery: a prospective randomized study. *Eur J Vasc Surg* 4:633, 1990.

[20] Yu M, Levy M, Smith P: Effect of maximizing oxygen delivery on morbidity and mortality rates in critically ill patients. *Crit Care Med* 21:830, 1993.

[21] Gattinoni L, Brazzi L, Pelosi P, et al: A trial of goal-oriented hemodynamic therapy in critically ill patients. *N Engl J Med* 333:1025, 1995.

[22] Yu M, Takanishi D, Myers SA, et al: Frequency of mortality and myocardial infarction during maximizing oxygen delivery: a prospective, randomized trial. *Crit Care Med* 23:1025, 1995.

[23] Durham RM, Neunaber K, Mazuski JE, et al: The use of oxygen consumption and delivery as endpoints for resuscitation in critically ill patients. *J Trauma* 41:32, 1996.

[24] Afessa B, Spenser S, Khan W, et al: Association of pulmonary artery catheter use with in-hospital mortality. *Crit Care Med* 29:1145, 2001.

[25] Rhodes A, Cusack RJ, Newman PJ, et al: A randomized, controlled trial of the pulmonary artery catheter in critically ill patients. *Intensive Care Med* 28:256, 2002.

[26] Richard C: Early use of the pulmonary artery catheter and outcomes in patients with shock and acute respiratory distress syndrome: a randomized controlled trial. *JAMA* 290:2713, 2003.

[27] Yu DT, Platt R, Lanken PN, et al: Relationship of pulmonary artery catheter use to mortality and resource utilization in patients with severe sepsis. *Crit Care Med* 31:2734, 2003.

[28] Sandham JD, Hull RD, Brant RF, et al: A randomized, controlled trial of the use of pulmonary-artery catheters in high-risk surgical patients. *N Engl J Med* 348:5, 2003.

[29] Sakr Y, Vincent JL, Reinhart K, et al: Use of the pulmonary artery catheter is not associated with worse outcome in the ICU. *Chest* 128:2722, 2005.

[30] Harvey S, Harrison DA, Singer M, et al: Assessment of the clinical effectiveness of pulmonary-artery catheters in management of patients in intensive care (PAC-Man):a randomized controlled trial. *Lancet* 366:472, 2005.

[31] Binanay C, Califf RM, Hasselblad V, et al: Evaluation study of congestive heart failure and pulmonary artery catheterization effectiveness: the ESCAPE trial. *JAMA* 294:1625, 2005.

[32] The National Heart, Lung and Blood Institute ARDS Clinical Trials Network: Pulmonary artery versus central venous catheter to guide treatment of acute lung injury. *New Engl J Med* 354:2213, 2006.

[33] Tuman KJ, McCarthy RJ, Spiess BD, et al: Effect of pulmonary artery catheterization on outcome in patients undergoing coronary artery surgery. *Anesthesiology* 70:199, 1989.

[34] Guyatt G: A randomized control trial of right heart catheterization in critically ill patients. Ontario Intensive Care Study Group. *J Intensive Care Med* 6:91, 1991.

[35] Hayes MA, Timmins AC, Yau H, et al: Elevation of systemic oxygen delivery in the treatment of critically ill patients. *N Eng J Med* 330:1717, 1994.

[36] Connors AF, Speroff T, Dawson NV, et al: The effectiveness of right heart catheterization in the initial care of critically ill patients. *JAMA* 276:889, 1996.

[37] Valentine RJ, Duke ML, Inman MH, et al: Effectiveness of pulmonary artery catheters in aortic surgery: a randomized trial. *J Vasc Surg* 27:203, 1998.

[38] Stewart RD, Psyhojos T, Lahey SJ, et al: Central venous catheter use in low risk coronary artery bypass grafting. *Ann Thorac Surg* 66:1306, 1998.

[39] Ramsey SD, Saint S, Sullivan SD, et al: Clinical and economic effects of pulmonary artery catheterization in nonemergent coronary artery bypass graft surgery. *J Cardiothorac Vasc Anesth* 14:113, 2000.

[40] Polanczyk CA, Rohde LE, Goldman L, et al: Right heart catheterization and cardiac complications in patients undergoing noncardiac surgery: an observational study. *JAMA* 286:348, 2001.

[41] Chittock DR, Dhingra VK, Ronco JJ, et al: Severity of illness and risk of death associated with pulmonary artery catheter use. *Crit Care Med* 32:911, 2004.

[42] Peters SG, Afessa B, Decker PA, et al: Increased risk associated with pulmonary artery catheterization in the medical intensive care unit. *J Crit Care* 18:166, 2003.

[43] Cohen MG, Kelley RV, Kong DF, et al: Pulmonary artery catheterization in acute coronary syndromes: insights from the GUSTO IIb and GUSTO III trials. *Am J Med* 118:482, 2005.

[44] Kumar A, Anel R, Bunnell E: Pulmonary artery occlusion pressure and central venous pressure fail to predict ventricular filling volume, cardiac performance, or the response to volume infusion in normal subjects. *Crit Care Med* 32:691, 2004.

[45] Hoar PF, Wilson RM, Mangano DT, et al: Heparin bonding reduces thrombogenicity of pulmonary-artery catheters. *N Engl J Med* 305:993, 1981.

[46] Mangano DT: Heparin bonding long-term protection against thrombogenesis. *N Engl J Med* 307:894, 1982.

[47] Forrester JS, Ganz W, Diamond G, et al: Thermodilution cardiac output determination with a single flow-directed catheter. *Am Heart J* 83:306, 1972.

［48］ Chatterjee K, Swan JHC, Ganz W, et al: Use of a balloon-tipped flotation electrode catheter for cardiac monitoring. *Am J Cardiol* 36:56, 1975.

［49］ Simoons ML, Demey HE, Bossaert LL, et al: The Paceport catheter: a new pacemaker system introduced through a Swan-Ganz catheter. *Cathet Cardiovasc Diagn* 15:66, 1988.

［50］ Baele PL, McMechan JC, Marsh HM, et al: Continuous monitoring of mixed venous oxygen saturation in critically ill patients. *Anesth Analg* 61:513, 1982.

［51］ Segal J, Pearl RG, Ford AJ, et al: Instantaneous and continuous cardiac output obtained with a Doppler pulmonary artery catheter. *J Am Coll Cardiol* 13:1382, 1989.

［52］ Vincent JL, Thirion M, Bumioulle S, et al: Thermodilution measurement of right ventricular ejection fraction with a modified pulmonary artery catheter. *Intensive Care Med* 12:33, 1986.

［53］ Guerrero JE, Munoz J, De Lacalle B, et al: Right ventricular systolic time intervals determined by means of a pulmonary artery catheter. *Crit Care Med* 20:1529, 1992.

［54］ Dhainaut JF, Brunet F, Monsallier JF, et al: Bedside evaluation of right ventricular performance using a rapid computerized thermodilution mode. *Crit Care Med* 15:148, 1987.

［55］ Vincent JL: Measurement of right ventricular ejection fraction. *Intensive Care World* 7:133, 1990.

［56］ Nelson, LD: The new pulmonary arterial catheters: Right ventricular ejection fraction and continuous cardiac output. *Critical Care Clin* 12:795, 1996.

［57］ Boldt J, Mendes T, Wollbruck M, et al: Is continuous cardiac output measurement using thermodilution reliable in the critically ill patient? *Crit Care Med* 22:1913, 1994.

［58］ Haller M, Zollner C, Briegel J, et al: Evaluation of a new continuous thermodilution cardiac output monitor in critically ill patients: a prospective criterion standard study. *Crit Care Med* 23:860, 1995.

［59］ Mihaljevic T, von Segesser L, Tonz M, et al: Continuous verses bolus thermodilution cardiac output measurements: a comparative study. *Crit Care Med* 23:944, 1995.

［60］ Munro H, Woods C, Taylor B, et al: Continuous invasive cardiac output monitoring: The Baxter/Edwards Critical-Care Swan Ganz IntelliCath and Vigilance system. *Clin Intensive Care* 5:52, 1994.

［61］ Keusch DJ, Winters S, Thys DM: The patient's position influences the incidence of dysrhythmias during pulmonary artery catheterization. *Anesthesiology* 70:582, 1989.

［62］ Marini JJ: Hemodynamic monitoring with the pulmonary artery catheter. *Crit Care Clin* 2:551, 1986.

［63］ Barry WA, Grossman W: Cardiac catheterization, in Braunwald E (ed):*Heart Disease: A Textbook of Cardiovascular Medicine.* Vol 1. Philadelphia, PA, WB Saunders, 1988; p 287.

［64］ Sharkey SW: Beyond the occlusion: clinical physiology and the Swan-Ganz catheter. *Am J Med* 83:111, 1987.

［65］ Bohrer H, Fleischer F: Errors in biochemical and haemodynamic data obtained using introducer lumen and proximal port of Swan-Ganz catheter. *Intensive Care Med* 15:330, 1989.

［66］ Huford WE, Zapol WM: The right ventricle and critical illness: a review of anatomy, physiology, and clinical evaluation of its function. *Intensive Care Med* 14:448, 1988.

［67］ Diebel LN, Wilson RF, Tagett MG, et al: End diastolic volume: a better indicator of preload in the critically ill. *Arch Surg* 127:817, 1992.

［68］ Martyn JA, Snider MT, Farago LF, et al: Thermodilution right ventricular volume: a novel and better predictor of volume replacement in acute thermal injury. *J Trauma* 21:619, 1981.

［69］ Reuse C, Vincent JL, Pinsky MR, et al: Measurements of right ventricular volumes during fluid challenge. *Chest* 98:1450, 1990.

［70］ Lange RA, Moore DM, Cigarroa RG, et al: Use of pulmonary capillary occlusion pressure to assess severity of mitral stenosis: is true left atrial pressure needed in this condition? *J Am Coll Cardiol* 13:825, 1989.

［71］ Alpert JS: The lessons of history as reflected in the pulmonary capillary occlusion pressure. *J Am Coll Cardiol* 13:830, 1989.

［72］ Forrester JS, Diamond G, McHugh TJ, et al: Filling pressures in the right and left sides of the heart in acute myocardial infarction. *N Engl J Med* 285:190, 1971.

［73］ O'Quin R, Marini JJ: Pulmonary artery occlusion pressure: clinical physiology, measurement, and interpretation. *Am Rev Respir Dis* 128:319, 1983.

［74］ Timmis AD, Fowler MB, Burwood RJ, et al: Pulmonary edema without critical increase in left atrial pressure in acute myocardial infarction. *BMJ* 283:636, 1981.

［75］ Holloway H, Perry M, Downey J, et al: Estimation of effective pulmonary capillary pressure in intact lungs. *J Appl Physiol* 54:846, 1983.

［76］ Dawson CA, Linehan JH, Rickaby DA: Pulmonary microcirculatory hemodynamics. *Ann NY Acad Sci* 384:90, 1982.

［77］ Pichard AD, Kay R, Smith H, et al: Large V waves in the pulmonary occlusion pressure tracing in the absence of mitral regurgitation. *Am J Cardiol* 50:1044, 1982.

［78］ Ruchs RM, Heuser RR, Yin FU, et al: Limitations of pulmonary occlusion V waves in diagnosing mitral regurgitation. *Am J Cardiol* 49:849, 1982.

［79］ Bethen CF, Peter RH, Behar VS, et al: The hemodynamic simulation of mitral regurgitation in ventricular septal defect after myocardial infarction. *Cathet Cardiovasc Diagn* 2:97, 1976.

［80］ Hasan FM, Weiss WB, Braman SS, et al: Influence of lung injury on pulmonary occlusion-left atrial pressure correlation during positive end-expiratory pressure ventilation. *Annu Rev Respir Dis* 131:246, 1985.

［81］ Teboul JL, Zapol WM, Brun-Buisson C, et al: A comparison of pulmonary artery occlusion pressure and left ventricular end diastolic pressure during mechanical ventilation with PEEP in patients with severe ARDS. *Anesthesiology* 70:261, 1989.

[82] DeCampo T, Civetta JM: The effect of short-term discontinuation of high-level PEEP in patients with acute respiratory failure. *Crit Care Med* 7:47, 1979.

[83] Ganz W, Swan HJC: Measurement of blood flow by thermodilution. *Am J Cardiol* 29:241, 1972.

[84] Grossman W: Blood flow measurement: the cardiac output, in Grossman W (ed):*Cardiac Catheterization and Angiography*. Philadelphia, Lea & Febiger, 1985; p 116.

[85] Goldman RH, Klughaupt M, Metcalf T, et al: Measurement of central venous oxygen saturation in patients with myocardial infarction. *Circulation* 38:941, 1968.

[86] Pace NL: A critique of flow-directed pulmonary artery catheterization. *Anesthesiology* 47:455, 1977.

[87] Rayput MA, Rickey HM, Bush BA, et al: A comparison between a conventional and a fiberoptic flow-directed thermal dilution pulmonary artery catheter in critically ill patients. *Arch Intern Med* 149:83, 1989.

[88] Matthay MA, Chatterjee K: Bedside catheterization of the pulmonary artery: risks compared with benefits. *Ann Intern Med* 109:826, 1988.

[89] McNabb TG, Green CH, Parket FL: A potentially serious complication with Swan-Ganz catheter placement by the percutaneous internal jugular route. *Br J Anaesth* 47:895, 1975.

[90] Hansbroyh JF, Narrod JA, Rutherford R: Arteriovenous fistulas following central venous catheterization. *Intensive Care Med* 9:287, 1983.

[91] Shield CF, Richardson JD, Buckley CJ, et al: Pseudoaneurysm of the brachiocephalic arteries: a complication of percutaneous internal jugular vein catheterization. *Surgery* 78:190, 1975.

[92] Patel C, LaBoy V, Venus B, et al: Acute complications of pulmonary artery catheter insertion in critically ill patients. *Crit Care Med* 14:195, 1986.

[93] Damen J, Bolton D: A prospective analysis of 1, 400 pulmonary artery catheterizations in patients undergoing cardiac surgery. *Acta Anaesthesiol Scand* 14:1957, 1986.

[94] Senagere A, Waller JD, Bonnell BW, et al: Pulmonary artery catheterization: a prospective study of internal jugular and subclavian approaches. *Crit Care Med* 15:35, 1987.

[95] Nembre AE: Swan-Ganz catheter. *Arch Surg* 115:1194, 1980.

[96] Lipp H, O'Donoghue K, Resnekov L: Intracardiac knotting of a flow-directed balloon catheter. *N Engl J Med* 284:220, 1971.

[97] Mond HG, Clark DW, Nesbitt SJ, et al: A technique for unknotting an intracardiac flow-directed balloon catheter. *Chest* 67:731, 1975.

[98] Meister SG, Furr CM, Engel TR, et al: Knotting of a flow-directed catheter about a cardiac structure. *Cathet Cardiovasc Diagn* 3:171, 1977.

[99] Swaroop S: Knotting of two central venous monitoring catheters. *Am J Med* 53:386, 1972.

[100] Loggam C, Sanborn TA, Christian F: Ventricular entrapment of a Swan-Ganz catheter: a technique for nonsurgical removal. *J Am Coll Cardiol* 13:1422, 1989.

[101] Foote GA, Schabel SI, Hodges M: Pulmonary complications of the flow-directed balloon-tipped catheter. *N Engl J Med* 290:927, 1974.

[102] Wechsler RJ, Steiner RM, Kinori F: Monitoring the monitors: the radiology of thoracic catheters, wires and tubes. *Semin Roentgenol* 23:61, 1988.

[103] Boyd KD, Thomas SJ, Gold J, et al: A prospective study of complications of pulmonary artery catheterizations in 500 consecutive patients. *Chest* 84:245, 1983.

[104] Sise MJ, Hollingsworth P, Bumm JE, et al: Complications of the flow directed pulmonary artery catheter: a prospective analysis of 219 patients. *Crit Care Med* 9:315, 1981.

[105] Barash PG, Nardi D, Hammond G, et al: Catheter-induced pulmonary artery perforation: mechanisms, management and modifications. *J Thorac Cardiovasc Surg* 82:5, 1981.

[106] Pape LA, Haffajee CI, Markis JE, et al: Fatal pulmonary hemorrhage after use of the flow-directed balloon-tipped catheter. *Ann Intern Med* 90:344, 1979.

[107] Lapin ES, Murray JA: Hemoptysis with flow-directed cardiac catheterization. *JAMA* 220:1246, 1972.

[108] McDaniel DD, Stone JG, Faltas AN, et al: Catheter induced pulmonary artery hemorrhage: diagnosis and management in cardiac operations. *J Thorac Cardiovasc Surg* 82:1, 1981.

[109] Shah KB, Rao TL, Laughlin S, et al: A review of pulmonary artery catheterization in 6245 patients. *Anesthesiology* 61:271, 1984.

[110] Fraser RS: Catheter-induced pulmonary artery perforation: pathologic and pathogenic features. *Hum Pathol* 18:1246, 1987.

[111] Declen JD, Friloux LA, Renner JW: Pulmonary artery false-aneurysms secondary to Swan-Ganz pulmonary artery catheters. *AJR Am J Roentgenol* 149:901, 1987.

[112] Thoms R, Siproudhis L, Laurent JF, et al: Massive hemoptysis from iatrogenic balloon catheter rupture of pulmonary artery: successful early management by balloon tamponade. *Crit Care Med* 15:272, 1987.

[113] Slacken A: Complications of invasive hemodynamic monitoring in the intensive care unit. *Curr Probl Surg* 25:69, 1988.

[114] Scuderi PE, Prough DS, Price JD, et al: Cessation of pulmonary artery catheter-induced endobronchial hemorrhage associated with the use of PEEP. *Anesth Analg* 62:236, 1983.

[115] Pace NL, HortonW: Indwelling pulmonary artery catheters: their relationship to aseptic thrombotic endocardial vegetations. *JAMA* 233:893, 1975.

[116] Dye LE, Segall PH, Russell RO, et al: Deep venous thrombosis of the upper extremity associated with use of the Swan-Ganz catheter. *Chest* 73:673, 1978.

[117] Elliot CG, Zimmerman GA, Clemmer TP: Complications of pulmonary artery catheterization in the care of critically ill patients: a prospective study. *Chest* 76:647, 1979.

[118] Chastre J, Cornud F, Bouchama A, et al: Thrombosis as a complication of pulmonary artery catheterization via the internal jugular vein. *N Engl J Med* 306:278, 1982.

[119] Laster JL, Nichols WK, Silver D: Thrombocytopenia associated with heparin-coated catheters in patients with heparin-associated antiplatelet antibodies. *Arch Intern Med* 149:2285, 1989.

[120] Laster JL, Silver D: Heparin coated catheters and heparin-induced throm-bocytopenia. *J Vasc Surg* 7:667, 1988.

[121] Geha DG, Davis NJ, Lappas DG: Persistent atrial arrhythmias associated with placement of a Swan-Ganz catheter. *Anesthesiology* 39:651, 1973.

[122] Sprung CL, Jacobs JL, Caralis PV, et al: Ventricular arrhythmias during Swan-Ganz catheterization of the critically ill. *Chest* 79:413, 1981.

[123] Sprung CL, Pozen PG, Rozanski JJ, et al: Advanced ventricular arrhythmias during bedside pulmonary artery catheterization. *Am J Med* 72:203, 1982.

[124] Iberti TJ, Benjamin E, Grupzi L, et al: Ventricular arrhythmias during pulmonary artery catheterization in the intensive care unit. *Am J Med* 78:451, 1985.

[125] Sprung CL, Marical EH, Garcia AA, et al: Prophylactic use of lidocaine to prevent advanced ventricular arrhythmias during pulmonary artery catheterization: prospective, double blind study. *Am J Med* 75:906, 1983.

[126] Johnston W, Royster R, Beamer W, et al: Arrhythmias during removal of pulmonary artery catheters. *Chest* 85:296, 1984.

[127] Damen J: Ventricular arrhythmia during insertion and removal of pulmonary artery catheters. *Chest* 88:190, 1985.

[128] Morris D, Mulvihill D, Lew WY: Risk of developing complete heart block during bedside pulmonary artery catheterization in patients with left bundle branch block. *Arch Intern Med* 147:2005, 1987.

[129] Lavie CJ, Gersh BJ: Pacing in left bundle branch block during Swan-Ganz catheterization [letter]. *Arch Intern Med* 148:981, 1988.

[130] Becker RC, Martin RG, Underwood DA: Right-sided endocardial lesions and flow-directed pulmonary artery catheters. *Cleve Clin J Med* 54:384, 1987.

[131] Lange HW, Galliani CA, Edwards JE: Local complications associated with indwelling Swan-Ganz catheters. *Am J Cardiol* 52:1108, 1983.

[132] Sage MD, Koelmeyer TD, Smeeton WMI: Evolution of Swan-Ganz catheter related pulmonary valve nonbacterial endocarditis. *Am J Forensic Med Pathol* 9:112, 1988.

[133] Rowley KM, Clubb KS, Smith GJW, et al: Right sided infective endocarditis as a consequence of flow directed pulmonary artery catheterization. *N Engl J Med* 311:1152, 1984.

[134] Ford SE, Manley PN: Indwelling cardiac catheters: an autopsy study of associated endocardial lesions. *Arch Pathol Lab Med* 106:314, 1982.

[135] Prochan H, Dittel M, Jobst C, et al: Bacterial contamination of pulmonary artery catheters. *Intensive Care Med* 4:79, 1978.

[136] Pinella JC, Ross DF, Martin T, et al: Study of the incidence of intravascular catheter infection and associated septicemia in critically ill patients. *Crit Care Med* 11:21, 1983.

[137] Michel L, Marsh HM, McMichan JC, et al: Infection of pulmonary artery catheters in critically ill patients. *JAMA* 245:1032, 1981.

[138] Greene JF, Fitzwater JE, Clemmer TP: Septic endocarditis and indwelling pulmonary artery catheters. *JAMA* 233:891, 1975.

[139] Myers ML, Austin TW, Sibbald WJ: Pulmonary artery catheter infections: a prospective study. *Ann Surg* 201:237, 1985.

[140] Hanna R, Raad II: Diagnosis of catheter-related bloodstream infection. *Curr Infect Dis Rep* 7:413, 2005.

[141] Chatzinikolaou I, Hanna R, Darouiche R, et al: Prospective study of the value of quantitative culture of organisms from blood collected through central venous catheters in differentiating between contamination and blood-stream infection. *J Clin Microbiol* 44:1834, 2006.

[142] Weinstein RA, Stamm WE, Kramer L: Pressure monitoring devices: overlooked source of nosocomial infection. *JAMA* 236:936, 1976.

[143] Singh SJ, Puri VK: Prevention of bacterial colonization of pulmonary artery catheters. *Infect Surg* 1984;853.

[144] Heard SO, Davis RF, Sherertz RJ, et al: Influence of sterile protective sleeves on the sterility of pulmonary artery catheters. *Crit Care Med* 15:499, 1987.

[145] Cobb DK, High KP, Sawyer RG, et al: A controlled trial of scheduled replacement of central venous and pulmonary artery catheters. *N Engl J Med* 327:1062, 1992.

[146] Berry AJ, Geer RT, Marshall BE: Alteration of pulmonary blood flow by pulmonary artery occluded pressure measurement. *Anesthesiology* 51:164, 1979.

[147] Schluger J, Green J, Giustra FX, et al: Complication with use of flow-directed catheter. *Am J Cardiol* 32:125, 1973.

[148] Isner JM, Horton J, Ronan JAS: Systolic click from a Swan-Ganz catheter: phonoechocardiographic depiction of the underlying mechanism.*AmJ Cardiol* 42:1046, 1979.

[149] Lawson D, Kushkins LG: A complication of multipurpose pacing pulmonary artery catheterization via the external jugular vein approach [letter]. *Anesthesiology* 62:377, 1985.

[150] McLellan BA, Jerman MR, French WJ, et al: Inadvertent Swan-Ganz catheter placement in the left pericardiophrenic vein. *Cathet Cardiovasc Diagn* 16:173, 1989.

[151] Allyn J, Lichtenstein A, Koski EG, et al: Inadvertent passage of a pulmonary artery catheter from the superior vena cava through the left atrium and left ventricle into the aorta. *Anesthesiology* 70:1019, 1989.

[152] Lazzam C, Sanborn TA, Christian F: Ventricular entrapment of a Swan-Ganz catheter: a technique for nonsurgical removal. *J Am Coll Cardiol* 13:1422, 1989.

[153] Ginosar Y, Sprung CL: The Swan-Ganz catheter: twenty-five years of monitoring. *Crit Care Clin* 12:771, 1996.

[154] Wiedermann HP, Matthay MA, Matthay RA: Cardiovascular-pulmonary monitoring in the intensive care unit, 2. *Chest* 85:656, 1984.

[155] Shah MR, Hasselblad V, Stevenson LW, et al: Impact of the pulmonary artery catheter in critically ill patients. *JAMA* 294:1664, 2005.

[156] http://www.clinicaltrials.gov. Accessed January 23, 2011.

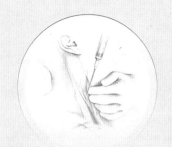

第5章
临时心脏起搏
Temporary Cardiac Pacing

SETH T. DAHLBERG　吴晓云 译,张翔宇 审校

发生心脏传导异常或心律失常的ICU患者需要紧急临时心脏起搏。因此,ICU医护人员必须熟悉其适应证和临时心脏起搏器置入和维护技术,以及操作过程中可能发生的并发症。经静脉放置起搏器的基本操作可以参考美国内科医师学会、美国心脏协会(AHA)、美国心脏病学会(ACC)工作组(a Task Force of the American College of Physicians, American Heart Association and American College of Cardiology)编写的基本操作图书[1]。在放置经静脉起搏器时操作者还应掌握深静脉穿刺技术(第2章)和血流动力学监测知识(第4、第26章)[2-5]。

临时心脏起搏适应证

如表5.1所示,临时起搏器适用于一些严重的心律失常和心脏传导障碍疾病的诊断和治疗。

表5.1
临时心脏起搏器适应证

A. 传导障碍
1. 有持续症状的三度房室传导阻滞的下壁心肌梗死
2. 三度房室阻滞,新的双束支传导阻滞(例如右束支传导阻滞及左前分支传导阻滞,左束支传导阻滞,一度房室传导阻滞),或继发于急性前壁心肌梗死时交替出现的左、右束支传导阻滞
3. 特发性、症状性的三度房室传导阻滞,或高度房室传导阻滞

B. 节律紊乱(心律失常)
1. 血流动力学影响大或有症状的窦性心动过缓
2. 心动过缓依赖性室性心动过速
3. 心排血量不足的房室分离
4. 长QT间期的多形性室性心动过速(尖端扭转型室速)
5. 复发性室性心动过速对药物治疗没有反应

AV: atrioventricular,房室。

缓慢型心律失常

在ICU中临时起搏术最常见的适应证是血流动力学上具有明显或症状性缓慢性心律失常,如:窦性心动过缓或高度房室传导阻滞。

窦性心动过缓以及房室传导阻滞常见于急性冠脉综合征、高钾血症、黏液性水肿或颅内压增高的患者。某些感染如感染性心内膜炎或莱姆病[6]可能会损伤房室传导束。同时,心动过缓也可能是由某些药物治疗引起,如洋地黄中毒、抗心律失常药物、β受体阻滞剂或钙通道阻滞剂;也可能是ICU操作过程中的血管迷走神经反射导致,如气管插管患者经气管吸痰。缺血性心脏病时则会出现心动过缓依赖性的室性心动过速。

快速型心律失常

临时心脏起搏器还可用于预防和终止室上性及室性心动过速。

心房起搏可有效终止房扑和阵发性室上性心动过速[7,8]。在ICU中最常见的心房起搏是在心外科手术时放置的临时心外膜电极片来实现的。起搏频率(通常是扑动波的125%～135%)和起搏持续时间(通常是10 s)的设置对于房扑的复律是非常重要的。

在某些情况下,起搏器终止房扑可能更优于心脏同步电复律,因为后者会因镇静可能导致风险。对于心脏外科手术后放置起搏导线的房扑患者,利

用起搏器来终止房扑是一个可以选择的治疗办法。它也能用于病态窦房结综合征和使用地高辛的房扑患者的复律治疗，这些患者往往表现为直流电复律后的窦性停搏。

临时起搏器可以预防伴有QT间期延长的阵发性多形性室性心动过速（尖端扭转型室性心动过速），尤其是继发于药物的该类心律失常[9,10]。临时心脏起搏器还可以用来稳定因 I 类抗心律失常药物代谢后引起的心室兴奋性增加。在上述情况下，起搏频率可以设置为轻度心动过速，起搏器的有效性与减少心肌不应期有关（缩短QT间期）。

临时心室起搏器可以用于终止室性心动过速。如果室性心动过速需要立刻终止，可以选择电复律（见第6章）。然而，在少数非紧急情况下，通过快速的心室起搏来终止室性心动过速是有用的。该技术的成功取决于在室性心动过速时起搏器的设置。心室"超速抑制"对于一些单一形态的室性心动过速患者是有效的，如陈旧性心肌梗死患者或一些非心脏疾病的患者。而对于继发于急性心肌梗死或心肌病的室性心动过速，该技术疗效欠佳。如果心室成功可以"捕获"（5～10次非同步起搏在50次/min的速度大于底层室性心动过速），快速心室起搏用于终止室性心动过速是非常有效的。值得注意的是，这项技术可能导致室性心动过速恶化或诱发室颤，一旦出现应立即使用除颤仪。

快速型心律失常的诊断

当体表心电图（ECG）中的P波形态以及P波与QRS波之间的关系不能确定时，临时心房起搏电极对于快速型心律失常的诊断可能有帮助[11-13]。心房的记录波形对于快速、规则的窄QRS波的心律失常的鉴别诊断是有帮助的，如伴有快速心室反应的房扑、房室结折返性心动过速以及其他室上性心动过速。这项技术同时也有助于伴有宽QRS波的心动过速的诊断，包括伴有差异性传导的室上性心动过速、伴有束支传导阻滞的窦性心动过速、室性心动过速等。

为了记录心房心电图，心电图的肢体导联按常规连接，胸导联（通常是V1导联）连接在心房起搏导线的近端电极上或者是心外膜心房起搏电极上。多导联的心电图即快速在心电图记录纸上记录下来，同时记录了心电图肢体导联和通过V1导联记录的心房心电图。这种心电图能揭示心房和心室之间的传导模式：顺行式、同步式、逆行式、独立式。

急性心肌梗死

临时起搏可用于治疗或预防急性心肌梗死[14]。对于临时心脏起搏器的指导也可参考美国心脏病学会和美国心脏协会的基本操作（表5.2）[15]。缓慢型心律失常在药物治疗无效的情况下会导致血流动力学紊乱，需要紧急处理。前壁心肌梗死患者，如果合并有双分支传导阻滞或莫氏二度 II 型时，即使血流动力学稳定，也需要临时起搏器保护，因为此类患者有突发伴有不稳定逸搏心律的全心阻滞的危险。

预防性的临时起搏有可能并发前壁心肌梗死，故尚有争议[16]。当有指征进行溶栓治疗或经皮冠状动脉介入治疗（PCI）时，应当优先行预防性的临时起搏器置入，但是作为预防性起搏并不能改善死亡率。经胸廓（经皮）的起搏器既安全又有效[17-20]，将是一种合理替代经静脉临时起搏器的方法，特别是对于进行溶栓治疗的患者。

当右心室出现心肌梗死时，心排血量受前负荷和房室同步性的影响非常大。因此，右心室心肌梗死的患者常使用房室顺序起搏[21,22]。

表5.2

美国心脏协会和美国心脏病学会对ST段抬高型心肌梗死时发生房室或室内传导阻滞的建议

室内传导阻滞	房室传导阻滞													
	正常		一度房室传导阻滞				莫氏 I 型二度房室传导阻滞				莫氏 II 型二度房室传导阻滞			
			AMI		Non-AMI		AMI		Non-AMI		AMI		Non-AMI	
	治疗措施	适应证分级	治疗措施	适应证分级	治疗措施	适应证分级	治疗措施	适应证分级	治疗措施	适应证分级	治疗措施	适应证分级	治疗措施	适应证分级
正常	OB	1	OB	1	OB	1	OB	2B	OB	2A	OB	3	OB	3
	A	3	A	3	A	3	A*	3	A	3	A	3	A	3
	TC	3	TC	2B	TC	2B	TC	1	TC	1	TC	1	TC	1
	TV	3	TV	3	TV	3	TV	3	TV	3	TV	2A	TV	2A
新发或陈旧的分支阻滞 (LAFB 或 LPFB)	OB	1	OB	2B	OB	2B	OB	2B	OB	2B	OB	3	OB	3
	A	3	A	3	A	3	A*	3	A	3	A	3	A	3
	TC	2B	TC	1	TC	2A	TC	1	TC	1	TC	1	TC	1
	TV	3	TV	3	TV	3	TV	3	TV	3	TV	2A	TV	2B
陈旧的 BBB	OB	1	OB	3	OB	3	OB	3	OB	3	OB	3	OB	3
	A	3	A	3	A	3	A*	3	A	3	A	3	A	3
	TC	2B	TC	1	TC	1	TC	1	TC	1	TC	1	TC	1
	TV	3	TV	2B	TV	2B	TV	2B	TV	2B	TV	2A	TV	2A
新发的 BBB	OB	3	OB	3	OB	3	OB	3	OB	3	OB	3	OB	3
	A	3	A	3	A	3	A*	3	A	3	A	3	A	3
	TC	1	TC	1	TC	1	TC	1	TC	1	TC	2B	TC	2B
	TV	2B	TV	2A	TV	2A	TV	2A	TV	2A	TV	1	TV	1
束支传导阻滞 + RBBB	OB	3	OB	3	OB	3	OB	3	OB	3	OB	3	OB	3
	A	3	A	3	A	3	A*	3	A	3	A	3	A	3
	TC	1	TC	1	TC	1	TC	1	TC	1	TC	2B	TC	2B
	TV	2B	TV	2A	TV	2A	TV	2A	TV	2A	TV	1	TV	1
交替的左、右束支传导阻滞	OB	3	OB	3	OB	3	OB	3	OB	3	OB	3	OB	3
	A	3	A	3	A	3	A*	3	A	3	A	3	A	3
	TC	2B	TC	2B	TC	2B	TC	2B	TC	2B	TC	2B	TC	2B
	TV	1	TV	1	TV	1	TV	1	TV	1	TV	1	TV	1

注：设计此表的目的是，总结急性前壁或非前壁ST段抬高型心肌梗死（ST段抬高的）时可能发生的房室传导阻滞（显示于列标题）和室内传导阻滞（显示于行标题），罗列可选的治疗方案，并标明可能适用的治疗选项。

LAFB: left anterior fascicular block，左前分支传导阻滞；LPFB: left posterior fascicular block，左后分支传导阻滞；RBBB: right bundle-branch block，右束支传导阻滞；BBB: bundle-branch block，束支传导阻滞；OB: observe，观察；A: Atropine，阿托品；TC: transcutaneous pacing，经皮起搏；TV: temporary transvenous pacing，经静脉临时起搏；STEMI: ST elevation myocardial infarction，ST 段抬高型心肌梗死；AV: atrioventricular，房室；MI: myocardial infarction，心肌梗死；AMI: anterior myocardial infarction，前壁心肌梗死；non-AMI: nonanterior myocardial infarction，非前壁心肌梗死。

治疗措施：将可供不同类型缓慢性心律失常或传导障碍的4种治疗措施分门别类予以罗列。

1. Observe：持续心电监护，没有进一步采取措施的计划。
2. A 和 A*：每5 min 静脉注射阿托品 0.6～1.0 mg，可高达 0.04 mg/kg。由于阿托品引起窦性心率增加常不可预测，所以除窦性心动过缓或莫氏 I 型房室阻滞等对迷走神经阻滞剂很可能有反应的有症状的心动过缓（表中加 * 表示）外，一般不应使用。
3. TC：安放经皮起搏电极贴片，连接经皮起搏器备用，若无进一步发展无需紧急经皮起搏。
4. TV：经静脉临时起搏。可由临床医师的情决定，先安放经皮起搏贴片电极并连接经皮起搏器备用，虽然这在表中并未指定，但在患者被转运去X线透视室安装经静脉临时起搏途中，有时会受用。

适应证分级：根据ACC/AHA标准，将每一种可选治疗措施适用力度进一步分为：1级：属适应证；2A 级：很可能是适应证；2B 级：或许属适应证；3级：不是适应证。

证据级别：此表是由① 已发表的观察性个案报告和病例案系列报告；② 已发表的综述、非荟萃分析中的数据；以及③ 主要来自再灌注理论前年代的专家意见发展而来的。尚无已发表的比较STEMI后传导障碍治疗策略的随机对照试验。因此本表建议的证据级别为C。

本表如何使用：
例如：54 岁男性，患前壁STEMI，窄QRS波群入院。入院第1天，出现了右束支传导阻滞（RBBB），伴有PR间期0.28 s。

1. RBBB是一种室内传导阻滞，所以在 "新发束支传导阻滞（新发的BBB）" 一行中查找。
2. 找到一度房室传导阻滞一列。
3. 找到 "治疗措施" 和 "适应证分级" 与 "新发的BBB" 交叉处。
4. 请注意，"OB"（观察）和 "A"（阿托品）的适应证分级是3，不是适应证；"TC"（经皮起搏）的适应证分级是1；"TV"（经皮起搏）是2B（译者注，按原文的表检索应该是 "2A"）。引自 Antman EM, Anbe DT, Armstrong PW, et al: ACC/AHA guidelines for the management of patients with ST–elevation myocardial infarction — executive summary. A report of the American College of Cardiology/American Heart Association Task Force on Practice Guidelines (Writing Committee to revise the 1999 guidelines for the management of patients with acute myocardial infarction). *J Am Coll Cardiol* 44:671–719, 2004, with permission. Copyright 2004 American College of Cardiology Foundation.

临时起搏的设备

目前在ICU中起搏器的置入有多种方法,如经静脉在右心室或右心房放置起搏导线或改良的肺动脉起搏导线是比较常用的技术,经食管、经皮、心外膜起搏也是方法之一。

经静脉起搏导管

大部分在ICU内使用的经静脉起搏导管的设置见图5.1。起搏导管的尺寸范围从4F(1.2 mm)到7F(2.1 mm)。在紧急情况或者是无法透视的情况下,一根球囊导管可以随着血流在ECG的提示下置入右心室(图5.1上)。当导管进入中心静脉循环,在静脉内给球囊充气。当导管进入右心室后,球囊放气,使导管的头端到达右心室心尖部。虽然球囊导管的使用可以避免透视,但是在心脏骤停或者重度三尖瓣反流导致的低血流时可能放不到位。硬质导管(图5.1中)就比较容易操作,但是必须要在透视指引下进行放置。

也可用专为临时心房起搏设计的柔软的J形导管(图5.1下)[23]。导管在透视下"钩"住右心耳,使其与右心房心内膜稳定连接。无论是经锁骨下静脉,还是经颈内静脉途径都可以选用。

一种带有右心室腔的多腔肺动脉导管也可供使用。通过右心室腔放置一个小的(2.4F)双极起搏导管,同时进行心内压力监测和起搏[24]。其使用和放置的细节详见第4章。

经食管电极

在不需要留置深静脉导管的条件下,食管"丸状"电极可以进行心房起搏和心房除极。如前所述,检测心房除极化的目的是为了诊断快速型心律失常。食管起搏同时也被用于终止室上性心动过速和心房扑动[25]。由于其使用的不适性,以及得不到稳定持久的捕获,食管电极仅适用于儿童心律失常的诊断。

经皮体外起搏

与经静脉起搏器相比,经皮体外起搏可以通过贴于皮肤的电极提供更高的电流(高达200 mA)和更长的脉冲持续时间(20~40 ms)。体外起搏可以立即实施,同时也避免了留置深静脉通路的风险。有些患者会由于骨骼肌的高频电流刺激产生不适而需要镇静治疗。经皮体外起搏用于治疗心脏骤停、症状性的心动过缓,超速抑制治疗心动过速,预防心肌梗死期间的传导异常等。在某些无法实施经静脉起搏的情况下,如院前急救、存在相对禁忌证(如急性心肌梗死进行溶栓治疗),经皮体外起搏是非常有优势的(有用的)[17-19, 26-28]。但如需要持续起搏,还是应选用经静脉起搏方法。

心外膜起搏

心外起搏电极的放置需要开胸手术。这些电极在手术时放置在手术后使用[12,13]。通常情况下,心房和心室电极的放置用于术后房性心律失常的诊断和房室起搏。因为心室捕获有时是不可靠的,在患者心脏停搏或节律不稳定的时候,可以使用额外的预防性经静脉起搏器。

临时起搏脉冲发生器

新型的临时起搏脉冲发生器能够在心房、心室及双心室顺序起搏时调整心房和心室的参数,包括起搏模式(同步,非同步)、频率、输出电流(mA)、感知阈值(mV)和AV顺序起搏的间隔(ms)。由于这

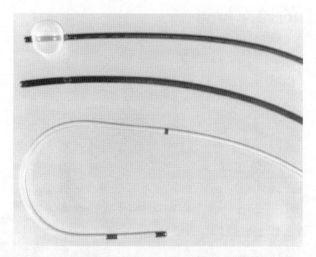

图5.1 心脏起搏导管。在重症监护病房使用的几种临时起搏导管。上:球囊,流量指示起搏导线。中:标准5F起搏导线。下:心房J形起搏导线。

些机器有心房感知/抑制能力，他们还设置上限频率（避免因"跟踪"房性心动过速导致的快速心室起搏）；此外，心房起搏的不应期是可预调的（避免起搏器介导的或无限循环性的心动过速）。

较早的双室脉冲发生器可被限制为仅感测心室

除极（DVI模式）。没有心房感知，如果内在的心房率超过心房起搏频率，心房起搏刺激将不能捕获，而且AV顺序起搏将失败，出现AV隔离。因此，在这些模型中，起搏率必须设置为连续的、超过固有心房率，以维持房室顺序起搏。

起搏模式的选择

当临时心脏起搏启动时必须选择起搏模式。心脏起搏常见的模式在表5.3中列出。应选择提供最大的血流动力学益处的模式。当患者血流动力学不稳定，尝试在AV顺序起搏之前建立心室起搏是至关重要。

心室起搏可以有效抵消心动过缓，并且经常在ICU的患者身上使用；然而，它不能恢复正常的心脏血流动力学，因为它打乱房室收缩的同步性[29-31]。心室顺应性减低的患者（缺血性心脏疾病、左心室肥大、主动脉瓣狭窄以及右室心肌梗死），心室起搏期间失去了心房的供血对于心室搏出量的作用（心房驱血），可能导致心房压增加，间歇二尖瓣和三尖瓣关闭不全伴随心排血量和血压的降低。

除了心房或房室顺序起搏在血流动力学上的好处外，由于心房大小和（或）心房压力的减少使

表5.3	
临时心脏起搏的常用模式	
AOO	心房起搏：起搏是非同步的
AAI	心房起搏，心房感知：起搏是按需提供最低心房率
VOO	心室起搏：起搏是非同步的
VVI	心室起搏，心室感知：起搏是按需提供最低心室率
DVI	双腔起搏，心室感知：心房起搏是非同步的，随着AV预调的间隔产生心室起搏
DDD	双腔起搏和感知：按最低需求的频率提供心房和心室起搏，在程序房室延迟后心室起搏，并按编程限制起搏频率上限

心房颤动、心房扑动的风险可能会随之减少[32,33]。这表明，心房或房室顺序起搏时，阵发性心房颤动的患者可以更好地维持窦性心律，而不是心室起搏模式。

放置临时起搏器的操作步骤

经由颈内静脉或锁骨下静脉（第2章）建立静脉通路之后，起搏导线先进入到中央静脉循环，然后利用透视技术或心电图指导[34]定位在右心。使用心电图指导定位电极时，患者需要连接心电图机的肢体导联，球囊起搏导管的远端（负极）电极通过鳄鱼夹或特殊适配器连接到心电图的V1导联。这样V1导联就可以连续地监控一个单极腔内电流图。所记录的心电图的形态表示导管末端（图5.2）的位置。球囊在上腔静脉内充气，一边前进一边观察心电图。当导管的前端到达右心室，气囊放气并将导管推进到右心室心尖部。因电流损伤导致心

电图上ST段抬高，表明导管尖端与心室心内膜接触良好。

起搏导管的尖端在正确插入心室心尖后，在起搏器关闭的情况下导线连接到脉冲发生器上的心室输出连接器。然后起搏器设置为非同步模式（VOO），心室率设定为超过患者的固有心室率10~20次/min。心室起搏的阈值电流设定在5~10 mA，最后起搏器接通。满意的心室起搏可以看到紧跟起搏器去极化（峰值）产生的一个伴有ST段压低与T波倒置增宽。随着右心室起搏，体表心电图上往往表现为左束支传导阻滞[35]。

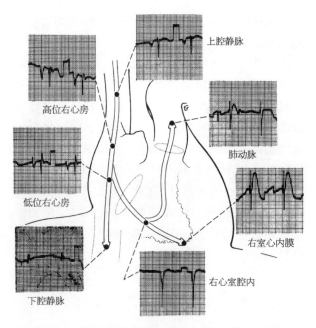

图 5.2　在不同静脉循环位置的记录的心电图（引自 Harthorne JW, McDermott J, Poulin FK: Cardiac pacing, in Johnson RA, Haber E, Austen WG (eds): *The Practice of Cardiology: The Medical and Surgical Cardiac Units at the Massachusetts General Hospital.* Boston, Little, Brown, 1980）。

上腔静脉

高位右心房

肺动脉

低位右心房

右室心内膜

右心室腔内

下腔静脉

心室起搏的输出电流缓慢减低的时候应保持起搏状态。该起搏阈值定义为心室捕获时发生的最低电流。当电极在或接近右心室心尖部时，阈值小于 0.5～1.0 mA。如果输出电流是始终大于 1.0～1.5 mA，起搏阈值则太高。高起搏阈值的可能原因包括相对难溶性心内膜组织（纤维化），起搏电极的定位欠佳也是比较常见的。起搏电极的尖端应在心室心尖重新定位直到在小于 1.0 mA 的电流时出现稳定的心室捕获。当心室起搏的阈值电流达到令人满意的水平后，心室输出设置为超过至少 3 倍的阈值电流。这保证了在起搏阈值小幅增加时，心室也能不间断地捕获。

心脏起搏器是目前 VOO 模式。然而，起搏器一般应设置在 VVI（"需求"）模式，为防止它在一个内在的或自发的过早去极化之后出现放电，这时心脏正处于电感应持续脆弱的时期，会出现持续的室性心律失常[36]。在设置 VVI 起搏模式时，起搏频率设置为小于内在心率的 10 次/min，灵敏度设置从最小的灵敏度水平到出现非同步起搏。灵敏度可以逐渐增加，直到起搏尖峰出现，这个水平是感知阈值。灵敏度设定在略低于限定阈值，起搏频率重设为所需的最小心室率。

如果需要 AV 顺序起搏，心房 J 形起搏导管应推进到右心房和往前内侧旋转，固定在右心耳。然而，定位心房导管通常需要在透视下进行[34,37]。导线然后被连接到所述脉冲发生器的心房输出端。心房电流设置为 20 mA 和心房起搏率调整到至少 10 次/min 大于心房固有频率。该 AV 间隔被调整在 100～200 ms（更短的间隔通常提供更好的血流动力学），而体表心电图检查是心房起搏的依据（电极去极化和出现心房起搏频率）。患者具有完整的房室传导，令人满意的心房捕获可以通过关闭起搏器的心室部分证实，或者在心房起搏时出现房室同步。只要心房起搏速率持续超过固有窦性心率，心房 P 波活动应当跟踪心房起搏尖峰。

双腔临时起搏器可能没有心房感知能力。如果没有，起搏器是 DVI 模式的作用（表 5.3）。如果固有心房率等于或超过心房起搏速率，心房刺激将无法采集，AV 顺序起搏将丢失。如果起搏器具有心房感测能力，该心房感知阈值可以被检测，就可以设置一个适当的起搏阈值水平，这样，起搏器就可以起到 DDD 模式的作用。DDD 模式通常是首选，因为它通过一系列内在的心房率提供了最佳的心脏血流动力学。在这种模式下，为防止响应于阵发性室上性心动过速而出现的快速心室起搏，必须设置一个频率上限。

临时起搏并发症

在 ICU 中，最常见的是经颈内静脉或锁骨下静脉方式进行静脉起搏，最佳路径的选择需要理解每个技术的并发症和结果[38,39]。

经任何静脉途径置入临时起搏器的并发症包括心包摩擦音、心律不齐、右心室穿孔、心脏压塞、感染、意外动脉损伤、膈肌刺激、静脉炎、气胸等。主要采用锁骨下或颈内静脉途径。Donovan 和 Lee 报道，与临时心脏起搏器相关的严重并发症有 7%。梅奥诊所的经验表明，经皮右颈内静脉插管可以提供最简单、最直接到右心腔的途径[41]。

颈内静脉插管的并发症可能包括气胸、颈动脉损伤、静脉血栓形成，肺栓塞（见第 2 章）等[42]。掌握解剖标记、不断实践、在使用大口径穿刺针前用小口径细针定位和使用 B 超定位都可以使这些风险最小化。全剂量全身抗凝，溶栓治疗和以前颈部手术都是常规颈内静脉插管的相对禁忌证[43]。

经皮锁骨下静脉穿刺也经常用于临时起搏器的放置[36,44]。这种方法应避免用在有严重阻塞性肺疾病或出血倾向（包括溶栓治疗）的患者，因为这会增加气胸或出血的危险性。

虽然经肱静脉插入起搏电极可以降低接受溶栓治疗或全剂量抗凝患者中心动脉损伤或血肿形的风险，但是患者的手臂相对躯干的运动可能导致起搏电极位置不固定[41]。同时，感染的风险也可能增加。从股静脉穿刺的方法被用于电生理学研究或心脏导管手术中导管只能留置几个小时。当需要长期心脏起搏时，这种方法是不理想的，会引起深静脉血栓形成或导管周围感染[45]。如需长期留置起搏导管，可选择经锁骨下或颈内静脉途径。

◇参◇考◇文◇献◇

[1] Francis GS, Williams SV, Achord JL, et al: Clinical competence in insertion of a temporary transvenous ventricular pacemaker: a statement for physicians from the ACP/ACC/AHA Task Force on Clinical Privileges in Cardiology. *Circulation* 89:1913−1916, 1994.

[2] Sankaranarayanan R, Msairi A, Davis G: Ten years on: has competence and training in temporary transvenous cardiac pacing improved? *Brit J Hosp Med* 68:384−387, 2007.

[3] Birkhahn RH, Gaeta TJ, Tloczkowski J, et al: Emergency medicine-trained physicians are proficient in the insertion of transvenous pacemakers. *Ann Emerg Med* 43:469−474, 2004.

[4] Rajappan K, Fox KF: Temporary cardiac pacing in district general hospitals-sustainable resource or training liability? *QJM: Int J Med* 96:783−785, 2003.

[5] Murphy JJ, Frain JP, Stephenson CJ: Training and supervision of temporary transvenous pacemaker insertion. *Br J Clin Pract* 49:126−128, 1995.

[6] McAlister HF, Klementowicz PT, Andrews C, et al: Lyme carditis: an important cause of reversible heart block. *Ann Intern Med* 110:339−345, 1989.

[7] Deo R, Berger R: The clinical utility of entrainment pacing. *J Cardiovasc Electrophysiol* 20:466−470, 2009.

[8] Aronow WS: Treatment of atrial fibrillation and atrial flutter: Part II. *Cardiol Rev* 16:230−239, 2008.

[9] Khan IA: Long QT syndrome: diagnosis and management. *Am Heart J* 143:7−14, 2002.

[10] Passman R, Kadish A: Polymorphic ventricular tachycardia, long Q-T syndrome, and torsades de pointes. *Med Clin North Am* 85:321−341, 2001.

[11] Waldo AL: *Cardiac arrhythmias: their mechanisms, diagnosis, and management.* Philadelphia, PA, J.B. Lippincott, 1987.

[12] Reade MC: Temporary epicardial pacing after cardiac surgery: a practical review: part 1: general considerations in the management of epicardial pacing [erratum appears in *Anaesthesia* 62(6):644, 2007]. [Review][26 refs]. *Anaesthesia* 62:264−271, 2007.

[13] Reade MC: Temporary epicardial pacing after cardiac surgery: a practical review. Part 2: Selection of epicardial pacing modes and troubleshooting. *Anaesthesia* 62:364−373, 2007.

[14] Brady WJ Jr, Harrigan RA: Diagnosis and management of bradycardia and atrioventricular block associated with acute coronary ischemia. *Emerg Med Clin North Am* 19:371−384, xi−xii, 2001.

[15] Antman EM, Anbe DT, Armstrong PW, et al: ACC/AHA guidelines for the management of patients with ST-elevation myocardial infarction—executive summary. A report of the American College of Cardiology/American Heart Association Task Force on Practice Guidelines (Writing Committee to revise the 1999 guidelines for the management of patients with acute myocardial infarction). *J Am Coll Cardiol* 44:671−719, 2004.

[16] Lamas GA, Muller JE, Zoltan GT, et al: A simplified method to predict occurrence of complete heart block during acute myocardial infarction. *Am J Cardiol* 57:1213, 1986.

[17] Falk RH, Ngai STA: External cardiac pacing: Influence of electrode placement on pacing threshold. *Crit Care Med* 14:931, 1986.

[18] Hedges JR, Syverud SA, Dalsey WC, et al: Prehospital trial of emergency transcutaneous cardiac pacing. *Circulation* 76:1337, 1987.

[19] Madsen JK, Meibom J, Videbak R, et al: Transcutaneous pacing: experience with the zoll noninvasive temporary pacemaker. *Am Heart J* 116:7, 1988.

[20] Dunn DL, Gregory JJ: Noninvasive temporary pacing: experience in a community hospital. *Heart Lung* 1:23, 1989.

［21］ Love JC, Haffajee CI, Gore JM, et al: Reversibility of hypotension and shock by atrial or atrioventricular sequential pacing in patients with right ventricular infarction. *Am Heart J* 108:5, 1984.

［22］ Topol EJ, Goldschlager N, Ports TA, et al: Hemodynamic benefit of atrial pacing in right ventricular myocardial infarction. *Ann Intern Med* 96:594, 1982.

［23］ Littleford PO, Curry RC Jr, Schwartz KM, et al: Clinical evaluation of a new temporary atrial pacing catheter: Results in 100 patients. *Am Heart J* 107:237, 1984.

［24］ Simoons ML, Demey HE, Bossaert LL, et al: The Paceport catheter: a new pacemaker system introduced through a Swan-Ganz catheter. *Cathet Cardiovasc Diagn* 15:66, 1988.

［25］ Benson DW. Transesophageal electrocardiography and cardiac pacing: the state of the art. *Circulation* 75:86, 1987.

［26］ Luck JC, Grubb BP, Artman SE, et al: Termination of sustained ventricular tachycardia by external noninvasive pacing. *Am J Cardiol* 61: 574, 1988.

［27］ Kelly JS, Royster RL, Angert KC, et al: Efficacy of noninvasive transcutaneous cardiac pacing in patients undergoing cardiac surgery. *Anesthesiology* 70: 747, 1989.

［28］ Blocka JJ: External transcutaneous pacemakers. *Ann Emerg Med* 18:1280, 1989.

［29］ Romero LR, Haffajee CI, Doherty P, et al: Comparison of ventricular function and volume with A-V sequential and ventricular pacing. *Chest* 80: 346, 1981.

［30］ Knuse I, Arnman K, Conradson TB, et al: A comparison of the acute and longterm hemodynamic effects of ventricular inhibited and atrial synchronous ventricular inhibited pacing. *Circulation* 65:846, 1982.

［31］ Murphy P, Morton P, Murtaugh G, et al: Hemodynamic effects of different temporary pacing modes for the management of bradycardias complicating acute myocardial infarction. *Pacing Clin Electrophysiol* 15:1−396, 1992.

［32］ Neto VA, Costa R, Da Silva KR, et al: Temporary atrial pacing in the prevention of postoperative atrial fibrillation. *Pacing Clin Electrophysiol* 30［Suppl 1］: S79−S83, 2007.

［33］ Levy T, Fotopoulos G, Walker S, et al: Randomized controlled study investigating the effect of biatrial pacing in prevention of atrial fibrillation after coronary artery bypass grafting. *Circulation* 102:1382−1387, 2000.

［34］ Harthorne JW, McDermott J, Poulin FK: Cardiac pacing, in Johnson RA, Haber E, Austen WG (eds):*The Practice of Cardiology: The Medical and Surgical Cardiac Units at the Massachusetts General Hospital*. Boston, Little, Brown, 1980.

［35］ Morelli RL, Goldschlager N: Temporary transvenous pacing: resolving postinsertion problems. *J Crit Illness* 2:73, 1987.

［36］ Donovan KD: Cardiac pacing in intensive care. *Anaesth Intensive Care* 13:41, 1984.

［37］ Holmes DR Jr: Temporary cardiac pacing, in Furman S, Hayes DL, Holmes DR, Jr (eds):*A Practice of Cardiac Pacing*. Mount Kisco, NY, Futura, 1989.

［38］ Murphy JJ: Current practice and complications of temporary transvenous cardiac pacing. *BMJ* 312:1134, 1996.

［39］ Cooper JP, Swanton RH: Complications of transvenous temporary pacemaker insertion. *Br J Hosp Med* 53:155−161, 1995.

［40］ Donovan KD, Lee KY: Indications for and complications of temporary transvenous cardiac pacing. *Anaesth Intensive Care* 13:63, 1984.

［41］ Hynes JK, Holmes DR, Harrison CE: Five year experience with temporary pacemaker therapy in the coronary care unit. *Mayo Clin Proc* 58:122, 1983.

［42］ Chastre J, Cornud F, Bouchama A, et al: Thrombosis as a complication of pulmonary-artery catheterization via the internal jugular vein: Prospective evaluation by phlebography. *N Engl J Med* 306:278, 1982.

［43］ Austin JL, Preis LK, Crampton RS, et al: Analysis of pacemaker malfunction and complications of temporary pacing in the coronary care unit. *Am J Cardiol* 49:301, 1982.

［44］ Linos DA, Mucha P Jr, van Heerden JA: Subclavian vein: a golden route. *Mayo Clin Proc* 55:315, 1980.

［45］ Nolewajka AJ, Goddard MD, Brown TC: Temporary transvenous pacing and femoral vein thrombosis. *Circulation* 62:646, 1980.

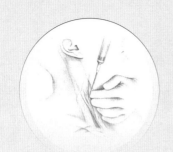

第6章
心脏复律和除颤

Cardioversion and Defibrillation

MARK S. LINK AND NAOMI F. BOTKIN　程瑞杰 译，王瑞兰 审校

用电击终止心律失常是20世纪的重大发现之一，也为现在很多心律失常的治疗奠定了基础。由于Zoll[1]和Lown[2]等先驱们在20世纪下半叶的贡献，电击治疗的应用获得了业内广泛认同。尽管电复律和除颤的物理机制相同，但概念不同，心脏电复律指应用直流电终止心室颤动（简称室颤）以外的心律失常，除颤则指终止室颤。心脏电复律是在T波时相电击，以同步QRS，避免发生室颤；除颤则是应用非同步电击。

心律失常和电击的生理机制

心律失常可由折返、自律性的提高或者触发导致。折返是指一个激动波在闭合环或传导环内反复传导。折返需要一部分心肌组织的慢传导，当冲动通过慢传导部位后，其他心肌已经复极，并可以再次去极化。

很多常见的心律失常都是由于一个固定的折返机制，包括心房扑动（简称房扑，AV）、房室结折返性心动过速（AVNRT）、房室折返性心动过速（AVRT）和大多数室性心动过速。既往认为房颤存在特定的折返机制，目前在很多患者身上证实房颤其实是由肺静脉病灶造成的[3]。房颤可能继发于功能性折返，室颤也可继发于功能性折返。电复律和除颤通过使全部可兴奋组织同时去极化、打断折返途径以终止心律失常。

心律失常也可产生于冲动形成的紊乱（自律性的提高或者触发活动）。这些包括窦性心动过速、局部房性心动过速和特发性室性心动过速。窦性心动过速是生理性而非病理性反应，所以电复律对窦性心动过速是无效的，但可以终止房性或室性心动过速。

在过去几十年中，对于颤动心肌细胞的电击治疗效果的认识不断提高。起初认为所有被激动的部分都必须同时终止，才能终止房颤或室颤[4]。但现在认为，假如绝大部分心肌细胞处于休眠状态，剩余的部分则不足以维持心律失常[5]。电击治疗颤动心肌细胞的效果较复杂，取决于多种因素，如能量、波形和心肌的不应期状态[6]。低能量的电击可能无法终止房颤和室颤[7]。房性和室性心律失常也可能在电击治疗终止后很快复发。此外，对于非室颤的患者，若电击治疗正好落在T波的易颤区，就可能触发室颤。因此，R波同步电击可以将风险降至最低。

适应证和禁忌证

在重症监护治疗病房（ICU），会对各种原因导致的心律失常进行复律和除颤治疗。一旦存在由于任何快速性心律失常导致的血流动力学不稳定，则强烈提示紧急电复律指征。然而，我们必须注意，窦性心动过速常在非心源性低血压患者中出现，对这些患者不能使用电复律。急性快速性心律失常继发急性充血性心力衰竭和心绞痛,也是紧急电复律的指征,不过通常有充足的时间给予患者镇静治疗。一定要注意的是,不能对心力衰竭或胸痛继发的心动过速行电复律。没有出现血流动力学不稳定或明显临床症状之前,电复律通常作为可选方案,使用时需要仔细权衡利弊。

对于洋地黄中毒及电解质紊乱的患者要特别注意,因为这些情况增加了电击治疗后室速或室颤的风险。严重的窦房结疾病的患者出现房颤,电复律之后可能出现显著的缓慢性心律失常。此外,房颤超过48 h的患者,电复律之后存在血栓栓塞风险,因此,应采取适当措施以尽量降低风险(见后述)。

临 床 能 力

由美国心脏病学会和美国心脏协会发布的临床操作声明,概述了关于成功安全地施行择期体外电复律治疗的理论及技能要求(表6.1)。在一个医生被认为可以独立地胜任电复律操作之前,至少需要完成8例监督指导下的电复律。此外,每年应至少完成4例电复律以维持操作能力[8]。

表6.1

实施体外电复律治疗的应知应会内容

操作医生应该掌握以下的知识:
  电复律的电生理原理
  操作的适应证
  抗凝治疗
  抗心律失常药物的正确应用
  镇静治疗和药物过量的处理
  直流电复律设备,包括适宜能量的选择和同步选择
  可能并发症的治疗,包括高级心脏生命支持(ACLS)、除颤和心脏起搏器应用
  正确地放置电击板或垫
  监护仪的应用和各种心律失常的鉴别
  能够区分房颤的转律失败和房颤的短时间内复发
  12导联心电图的阅读,能够辨别急性的病变、药物中毒,熟知禁忌证
操作医生应该掌握以下的临床技能:
  正确的皮肤准备和电极放置,包括应用生理盐水凝胶或生理盐水浸湿的纱布
  无干扰伪影的监测波形和同步信号或标记的获得
  电复律前后的12导联心电图的技术
  临时起搏和除颤技术
  高级心脏生命支持技术,包括正确的气道管理

引自 Tracy CM, Akhtar M, DiMarco JP, et al: American College of Cardiology/American Heart Association 2006 Update of the Clinical Competence Statement on invasive electrophysiology studies, catheter ablation, and cardioversion: A report of the American College of Cardiology/American Heart Association/American College of Physicians-American Society of Internal Medicine Task Force on Clinical Competence. *Circulation* 114:1654–1668, 2006.

方 法

患者准备

一旦存在快速性心律失常导致的意识丧失,必须急行电复律。在其他择期情况下,患者的安全性和舒适度则最为重要。和其他的操作一样,电复律需要患者的知情同意。操作前几个小时要禁食、禁水,以降低反流误吸的风险。操作中需要持续心电监护,操作前后须各测一次12导联心电图。

操作中应使用起效快、半衰期短的药物以达到镇痛、镇静和遗忘的效果。在无麻醉医师辅助的情况下,通常使用苯二氮䓬类药物(如咪达唑仑)和镇痛药物(如芬太尼)的混合制剂。在麻醉医师辅助进行气道管理和镇静的前提下,可用丙泊酚。在中度镇静的情况下,需要进行包括反复的血压监测和脉氧测定等监护措施。患者通过鼻导管或面罩给氧。

除颤波形

双相波除颤仪现已基本取代了单相波除颤仪。双相波除颤仪的优势在于:除颤阈值低,意味着达到除颤效果所需能量较低[6],造成患者皮肤灼伤和心肌损伤的可能性也低。双相指数截断波形和双相方波形的除颤仪市场上均有售,前者更常见。对两种仪器进行的随机试验已经证明,二者在房颤患者的电复律中无明显统计学差异[9-11]。

双相波除颤对于终止室颤的有效性已充分证实[12,13]。此外,关于房颤电复律的临床研究证明了双相波较单相波的优越性[14,15]。研究表明120~200 J双相波和200~360 J单相波具有同等功效[15]。双相波可减少电击次数和降低总能量输

送[14]。上述是否会发展成显著的临床优势有待进一步证实。不过,有证据表明双相波导致的皮肤损害较少[14]。虽然有动物实验证明双相波电击治疗可以更好地保持心脏功能[16],但是尚无类似的临床试验数据。

电极

手持船桨式的电击板是以往电复律或电除颤唯一的可选方式,近几年,自粘式电极片的应用越来越普遍,但船桨式电击板也仍在使用。两种方式的对比数据有限,研究表明电击板在房颤电复律中较电极片更优越[17]。这个现象可能与电击板的经胸廓电阻较低有关[18]。无论采取哪种方式,电阻抗都可通过以下途径达到最小化:避开乳腺组织、修剪过多体毛[19]、呼气相电击、紧压电击板或电极片等。

电击板或电极片放置的最佳解剖位置一直存在争议,然而总体原则是心脏必须位于两个电极之间[6],前-侧位和前-后位均可使用(图6.1)。身体前方电击板置于右胸锁骨下。前-侧法中,侧板纵向置于左胸侧方。纵向位侧板的经胸廓电阻比水平位低[20]。当采取前-后位时,后位电击板通常置于脊柱左侧肩胛骨下方水平,然而有些医生倾向于脊柱右侧,或直接放在脊柱上。有数据表明,前-后位在单相波房颤电复律中比前-侧位成功率更高[21]。这可能与前-后位可直接传导更多的能量到心房有关。然而,一项应用双相波电极片研究表明,前-侧位与前-后位相比无明显差异[22]。

除颤仪的使用

体外除颤仪的设计易于操作。在患者准备工作就绪、电极连接好后,就应注意除颤仪本身了。如果节律示踪器显示QRS波幅太小无法看清,需要调整导联。如果是电复律操作,而非除颤,需选取同步功能。许多除颤仪为实现同步需要应用体外导联。然后选择合适的起始能量。最后,电容器充电,远离电击区域,放电。操作者应明白,很多仪器在放电后同步功能是自动清除的,意味着下一次电击操作前需要重新手动选择。

表6.2为医师提供了电复律的检查清单。表6.3对不同类型的心律失常进行电复律或电除颤时起始能量的选择给出了推荐意见。不同设备的建议可见厂家使用说明书,对仪器不熟悉时医生应参考说明书进行操作。

表6.2

电复律的检查清单

患者准备:
1. 确保NPO状态
2. 获得知情同意
3. 应用自粘电极片(需清剪体毛)
4. 应用体外导联
5. 充分镇静和镇痛
6. 全程监测生命体征和心脏节律

电复律操作:
1. 根据不同的仪器选择合适的起始能量
2. 选择同步功能
3. 确定心律失常仍然存在
4. 充电,远离电击区,放电
5. 若节律未改变,按需逐步提高能量

NPO: 空腹。

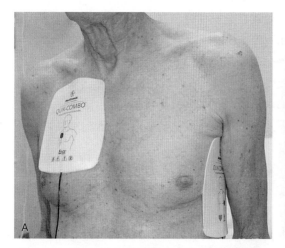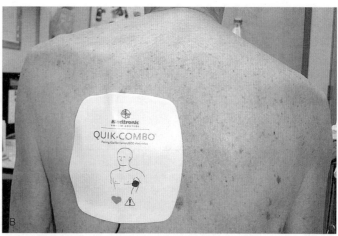

图6.1　A. 位于躯体前部和体侧的自粘除颤板。B. 后位自粘除颤板。当应用后位时,第二块粘贴板放在躯体前方。

表6.3

电复律和电除颤的推荐起始能量

类　　型	单相波（J）	双相波（J）
室颤，无脉性室速	360	120～200
有脉性室速	100	100
房颤	200	100～200
房扑	50～100	50

室颤和无脉性室速的治疗

美国心脏病协会最近发布的关于治疗无脉性室速和室颤的指南较前有一些重要的改动[23]。以前指南推荐进行3次连续电击，新指南推荐1次电击后，即刻行5个循环的心肺复苏（CPR），再评估心脏节律[6]。这些改变主要基于以下发现：有新数据表明，在终止室颤治疗中，单次双相波电击治疗比3次单相波治疗更有效，而且3次连续的电击治疗会导致明显的CPR中断，降低了患者复苏成活的概率[24]。在2010年的治疗指南中，推荐在第二次电击前或后给予血管升压药物（肾上腺素或升压素），也可考虑给予抗心律失常药物（如胺碘酮和利多卡因）（表6.4）。室颤和无脉性室速的电击治疗选择非同步、120～200 J双向除颤仪的高能量电击（若使用单

表6.4

室颤和无脉性室速的治疗

气道、呼吸和循环的评估
心律的评估
给予一次电击
　　单相波：360 J
　　双相波：根据仪器应用特定的能量；假如未知，应用最大能量
立刻继续胸外按压，行5个循环的CPR
检查心律，若仍为室速或室颤，再次电击
　　单相波：360 J
　　双相波：同第一次电击能量或更高
立刻继续胸外按压，行5个循环的CPR
在CPR过程中，第二次电击前或电击后使用一种血管加压药物
　　肾上腺素 1 mg IV/IO，每隔3～5 min重复一次或血管升压素 40 U IV/IO，可以取代第一次或第二次的肾上腺素
检查心律，若仍为室速或室颤，再次电击
在第二次电击前或电击后，考虑使用一种抗心律失常药物
　　胺碘酮 300 mg IV/IO 应用一次，然后考虑追加一次150 mg，或利多卡因首剂 1～1.5 mg/kg，然后0.5～0.75 mg/kg IV/IO，最多应用3剂

IO：骨髓内注射；IV：静脉注射；VF：室性颤动；VT：室性心动过速。

相除颤仪，则用360 J能量）。若对能量的选择存在疑惑，应使用可供最大能量电击。

宽QRS波有脉性心动过速的治疗

在有脉搏的情况下，出现规则的、宽大QRS波形的心动过速可能是室性心动过速（简称室速）、室上性心动过速（简称室上速）伴差异性传导或者室上性心动过速伴预激。若出现生命体征不稳定（如胸口压迫感、神志改变、低血压或者心衰）且继发于心动过速，需紧急行心脏电复律。应用单相波时推荐起始能量100 J。而双相波仪器的最佳起始能量尚未知，但以100 J起始是比较合理的。能量随着每次电击需要逐步增加，比如200 J、300 J和360 J[25]。

若患者生命体征平稳，则需考虑请心血管专家协助分析是室速还是室上速。若不可行，通常最安全的方案是假设其为室性原因导致。稳定的室速可以在治疗初期即给予抗心律失常药物，比如胺碘酮、利多卡因或普鲁卡因。在镇静和镇痛的前提下，电复律可作为必要时的可选治疗方案。

若心动过速中宽大QRS波出现不规则，通常是心房颤动（简称房颤）伴差异性传导，但也可能是多源性室速，或者尖端扭转性室速。假如是心房颤动，治疗应遵循心房颤动建议（见后文）。但若怀疑是 Wolff-Parkinson-White 综合征，则禁忌使用房室结阻滞剂，而应该用普鲁卡因或伊布利特。若患者出现低血压、休克或出现多源性室速，推荐使用非同步电击治疗。

室上性心动过速的治疗

心动过速伴窄波最常见的是窦性心动过速，这是机体应对一些生理现象时的正常心脏反应。其次常见的是房颤和房扑，之后是AVNRT（房室结折返性心动过速）、AVRT（房室折返性心动过速）和房性心动过速。室上性心动过速定义为排除窦性心动过速后的非室性心动过速。出现下述情况时需要考虑室上性心动过速：心律失常突然发作，心率超过最大窦率（220次/min），且P波消失或紧随QRS波。初期治疗包括刺激迷走神经和腺苷类药物的应用。若这些方法均无效，则使用非二氢吡啶类钙离子通道拮抗剂或β受体阻滞剂，可终止心律失常。临床上很少有患者需要进行电复律，只有当存在基础心脏疾病、初期治疗方案均无效且伴有生命体征不稳定时才需要进行电复律治疗。

心房颤动和心房扑动的治疗

控制心率

尽管大部分心房颤动或心房扑动(简称房扑)患者血流动力学是稳定的,但很多会伴发心悸、胸闷等症状,偶尔还会出现肺水肿。快速心室率反应往往不是心衰或心肌缺血的原因,而是继发于心衰或心肌缺血。β受体阻滞剂和非二氢吡啶类钙离子通道拮抗剂通过减缓房室结传导,可降低心室率。许多患者在充分心室率控制后表现为症状消失或症状轻微,电复律则作为备选方案。

电复律

在房颤或房扑治疗中,电复律通常择期进行。血栓栓塞的风险提醒医师需要对治疗方案慎重考虑。当进行电复律时,单相波的适宜起始能量为100～200 J,双相波为120～200 J。房扑对低能量有反应,所以单相波时推荐起始能量是50～100 J,而双相波理想的起始能量尚未明确,50～100 J比较合理。若房颤或房扑未能终止,电击能量则须逐步增加。大多数除颤仪的同步功能必须在每次电击操作后重新选择。

抗凝

房颤或房扑患者会在左心耳或左心房内形成血栓,导致电复律时或复律后发生血栓栓塞。一项研究表明,围电复律期未行抗凝治疗的患者血栓栓塞的风险率为5.3%,而接受抗凝治疗的患者为0.8%[26]。

通常认为,房颤时间少于24～48 h的患者若行电复律治疗,几乎不可能发生血栓栓塞。目前的指南认为,围电复律期应用肝素或低分子肝素抗凝的方案是可选的[27]。超过48 h的房颤或房扑患者存在血栓风险,对于这些患者,除病情急危重者外,经食管心超以排除左房血栓是非常必要的[28,29]。或者可以选择在电复律前行至少3周的抗凝治疗。大多数医师考虑电复律后仍然存在血栓风险,会在复律后继续抗凝治疗几周。

药物复律

心脏复律不仅可以通过电击,也可以通过药物实现。药物复律主要用于相对短时间内的房颤和房扑。尽管电复律更快且成功率更高,但药物复律不需要镇静。药物复律的栓塞风险尚未明确,但一般认为和电击相似,因为促进血栓形成的是窦律转复,而非电击本身[30,31]。

多非利特、氟卡尼、伊布利特、普罗帕酮、胺碘酮和奎尼丁在转复窦律方面均被证明有一定功效[27]。每一种药物都有潜在的毒性,包括恶性心律失常和低血压。临床医师在选择药物时要慎重权衡风险和收益。尽管β受体阻滞剂和钙离子通道拮抗剂通常被认为有利于心脏复律,但是其有效性尚未经过对照试验证明。

持续房颤的治疗

房颤和房扑患者行电复律治疗有高达10%的失败率,最常见的是心律失常的早期复发。房颤的持续时间和复律的成功率成反比。

当电复律失败,即使暂时终止心律失常,操作者都应反思自己的操作并作改进:电极的位置可以更改,如从前-后位换成前-侧位,反之亦然;也可以尝试在电击板或电极片上施加更大的电压;可以将单相换为双相;也可以在下一次复律之前尝试应用伊布利特[32]。其他抗心律失常药物可能会减少心律失常的复发。

除颤和电复律的并发症

烧伤

电击会导致电击板或电极片部位皮肤的一度烧伤及疼痛。一项研究表明有近1/4的患者在电复律后有中度到重度的疼痛。疼痛的程度与电击的总能量和电击次数直接相关[33]。另一项研究表明,双相波比单相波皮肤损伤率低,可能与双相波所需的能量较低有关[14]。操作时应使用最低的有效能量。另外,皮肤和电击板之间用生理盐水浸湿的纱布取代导电胶,也可减少烧伤。

血栓栓塞

房颤和房扑的复律会导致血管栓塞。房颤复律而未行抗凝治疗的患者中有多达7%的患者发生了血栓栓塞[26]。对于超过48 h的房颤或房扑患者,抗凝属于常规治疗[2]。

心律失常

缓慢型心律失常,如窦性停搏、窦性心动过缓是常见的电击后立即出现的心律失常,但通常持续时间较短。房颤患者可能伴有窦房结功能障碍,但这些被房颤所掩盖,而在电复律后即表现出来。

电击治疗后偶尔会突发室速或室颤,尤其是洋地黄中毒患者或者低钾患者[34,35],因此应避免择期电复律。若需紧急实施电复律或除颤,操作者应明白,这可能导致比一般情况更难纠正的室性心律失常。

心肌损伤

电击后心电图偶尔可以看到一过性的ST段抬高[36],这并不意味着心肌损伤。一项研究表明,使用比平常高的能量进行电复律,可导致10%的患者血清肌酸激酶同工酶(CK-MB)值高于骨骼肌损伤后的CK-MB水平,但未见肌钙蛋白T或I的升高[37]。这些现象表明临床中电复律或电除颤不会引起明显的心肌损伤。尽管如此,依然建议任何连续两次电击的时间间隔不小于1 min,将心肌的损伤降至最低[38]。当然,此建议只适用于非紧急情况下。

其他主题

置入起搏器和除颤仪的患者

置入起搏器和除颤仪的患者也可以安全地进行电复律和电除颤。然而,操作者必须明白,体外能量的导入可能改变体内设备的运行。而且,体外能量可能会沿着体内某一个电极传导,导致局部的心肌损伤,最终起搏节律或除颤阈值的改变。体外除颤的电极板或电极片禁止放在体内设备之上。另外,建议任何体外电击操作后,应随即对体内设备进行性能检测。

胸部捶击

据文献记载,在1970年对几位患者捶击前胸后成功地终止了室性心动过速[39]。不幸的是,如果捶击时心室正好处于易颤期,可能意外地触发室颤[40]。胸外捶击是不可能终止室颤的[41,42]。介于这些原因,胸部捶击被视为最后的手段,仅用于无脉搏患者且无法提供除颤仪的情况下。

孕妇的电复律和除颤

在妊娠的各个孕期行电复律或除颤均有报道记载,对胎儿均无明显不良影响,亦没有导致早产[43]。建议在电复律的过程中监测胎心律[44]。

◇ 参 ◇ 考 ◇ 文 ◇ 献 ◇

[1] Zoll PM, Linenthal AJ, Gibson W, et al: Termination of ventricular fibrillation in man by externally applied electric countershock. *N Engl J Med* 254:727–732, 1956.

[2] Lown B, Amarasingham R, Neuman J: New method for terminating cardiac arrhythmias. Use of synchronized capacitor discharge. *JAMA* 182:548–555, 1962.

[3] Haissaguerre M, Jais P, Shah DC, et al: Spontaneous initiation of atrial fibrillation by ectopic beats originating in the pulmonary veins. *N Engl J Med* 339:659–666, 1998.

[4] Wiggers CJ: The mechanism and nature of ventricular fibrillation. *Am Heart J* 20:399–412, 1940.

[5] Zipes DP, Fischer J, King RM, et al: Termination of ventricular fibrillation in dogs by depolarizing a critical amount of myocardium. *Am J Cardiol* 36:37–44, 1975.

[6] Link MS Chair, Atkins DL, Passman RS, et al: Part 6: Electrical therapies: automated external defibrillators, defibrillation, cardioversion, and pacing. 2010 American Heart Association Guidelines for Cardiopulmonary Resuscitation and Emergency Cardiovascular Care. *Circulation* 122: S706–S719, 2010.

[7] Chen PS, Shibata N, Dixon EG, et al: Comparison of the defibrillation threshold and the upper limit of ventricular vulnerability. *Circulation* 73:1022–1028, 1986.

[8] Tracy CM, Akhtar M, DiMarco JP, et al: American College of Cardiology/American Heart Association Clinical Competence Statement on invasive electrophysiology studies, catheter ablation, and cardioversion: A report of the American College of Cardiology/American Heart Association/American College of Physicians-American Society of Internal Medicine Task Force on Clinical Competence. *Circulation* 102:2309–2320, 2000.

[9] Neal S, Ngarmukos T, Lessard D, et al: Comparison of the efficacy and safety of two biphasic defibrillator waveforms for the conversion of atrial fibrillation to sinus rhythm. *Am J Cardiol* 92:810–814, 2003.

[10] Kim ML, Kim SG, Park DS, et al: Comparison of rectilinear biphasic waveform energy versus truncated exponential biphasic waveform energy for transthoracic cardioversion of atrial fibrillation. *Am J Cardiol* 94:1438–1440, 2004.

[11] Alatawi F, Gurevitz O, White RD, et al: Prospective, randomized comparison of two biphasic waveforms for the efficacy and safety of transthoracic biphasic cardioversion of atrial fibrillation. *Heart Rhythm* 2:382–387, 2005.

[12] van Alem AP, Chapman FW, Lank P, et al: A prospective, randomised and blinded comparison of first shock success of monophasic and biphasic waveforms in out-of-hospital cardiac arrest. *Resuscitation* 58:17–24, 2003.

[13] Schneider T, Martens PR, Paschen H, et al: Multicenter, randomized, controlled trial of 150-J biphasic shocks compared with 200-to 360-J monophasic shocks in the resuscitation of out-of-hospital cardiac arrest victims. Optimized Response to Cardiac Arrest (ORCA) Investigators. *Circulation* 102:1780–1787, 2000.

[14] Page RL, Kerber RE, Russell JK, et al: Biphasic versus monophasic shock waveform for conversion of atrial fibrillation: the results of an international randomized, double-blind multicenter trial. *J Am Coll Cardiol* 39:1956–1963, 2002.

[15] Scholten M, Szili-Torok T, Klootwijk P, et al: Comparison of monophasic and biphasic shocks for transthoracic cardioversion of atrial fibrillation. *Heart* 89:1032–1034, 2003.

[16] Tang W, Weil MH, Sun S, et al: The effects of biphasic and conventional monophasic defibrillation on postresuscitation myocardial function. *J Am Coll Cardiol* 34:815–822, 1999.

[17] Kirchhof P, Monnig G, Wasmer K, et al: A trial of self-adhesive patch electrodes and hand-held paddle electrodes for external cardioversion of atrial fibrillation (MOBIPAPA). *Eur Heart J* 26:1292–1297, 2005.

[18] Dodd TE, Deakin CD, Petley GW, et al: External defibrillation in the left lateral position—a comparison of manual paddles with self-adhesive pads. *Resuscitation* 63:283–286, 2004.

[19] Sado DM, Deakin CD, Petley GW, et al: Comparison of the effects of removal of chest hair with not doing so before external defibrillation on transthoracic impedance. *Am J Cardiol* 93:98–100, 2004.

[20] Deakin CD, Sado DM, Petley GW, et al: Is the orientation of the apical defibrillation paddle of importance during manual external defibrillation? *Resuscitation* 56:15–18, 2003.

[21] Kirchhof P, Eckardt L, Loh P, et al: Anterior-posterior versus anterior-lateral electrode positions for external cardioversion of atrial fibrillation: a randomised trial. *Lancet* 360:1275–1279, 2002.

[22] Walsh SJ, McCarty D, McClelland AJ, et al: Impedance compensated biphasic waveforms for transthoracic cardioversion of atrial fibrillation: a multicentre comparison of antero-apical and antero-posterior pad positions. *Eur Heart J* 26:1298–1302, 2005.

[23] Field JM Co-Chair, Hazinski MF, Co-Chair, Sayre MR, et al: Part 1: Executive summary:2010 American Heart Association Guidelines for Cardiopulmonary Resuscitation and Emergency Cardiovascular Care. *Circulation* 122：S640–S656, 2010.

[24] Eftestol T, Sunde K, Steen PA: Effects of interrupting precordial compressions on the calculated probability of defibrillation success during out-of-hospital cardiac arrest. *Circulation* 105:2270–2273, 2002.

[25] Neumar RW Chair, Otto CW, Link MS, et al: Part 8: Adult advanced cardiovascular life support. 2010 American Heart Association Guidelines for Cardiopulmonary Resuscitation and Emergency Cardiovascular Care. *Circulation* 122：S729–S767, 2010.

[26] Bjerkelund CJ, Orning OM: The efficacy of anticoagulant therapy in preventing embolism related to D.C. electrical conversion of atrial fibrillation. *Am J Cardiol* 23:208–216, 1969.

[27] Fuster V, Ryden LE, Cannom DS, et al: ACC/AHA/ESC 2006 Guidelines for the Management of Patients with Atrial Fibrillation: a report of the American College of Cardiology/American Heart Association Task Force on Practice Guidelines and the European Society of Cardiology Committee for Practice Guidelines (Writing Committee to Revise the 2001 Guidelines for the Management of Patients With Atrial Fibrillation):developed in collaboration with the European Heart Rhythm Association and the Heart Rhythm Society. *Circulation* 114：e257–e354, 2006.

[28] Klein AL, Grimm RA, Murray RD, et al: Use of transesophageal echocardiography to guide cardioversion in patients with atrial fibrillation. *N Engl J Med* 344:1411–1420, 2001.

[29] Klein AL, Grimm RA, Jasper SE, et al: Efficacy of transesophageal echocardiography-guided cardioversion of patients with atrial fibrillation at 6 months: a randomized controlled trial. *Am Heart J* 151:380–389, 2006.

[30] Manning WJ, Leeman DE, Gotch PJ, et al: Pulsed Doppler evaluation of atrial mechanical function after electrical cardioversion of atrial fibrillation. *J Am Coll Cardiol* 13:617–623, 1989.

[31] O'Neill PG, Puleo PR, Bolli R, et al: Return of atrial mechanical function following electrical conversion of atrial dysrhythmias. *Am Heart J* 120:353–359, 1990.

[32] Oral H, Souza JJ, Michaud GF, et al: Facilitating transthoracic cardioversion of atrial fibrillation with ibutilide pretreatment. *N Engl J Med* 340:1849–1854, 1999.

[33] Ambler JJ, Sado DM, Zideman DA, et al: The incidence and severity of cutaneous burns following external DC cardioversion. *Resuscitation* 61:281–288, 2004.

[34] Lown B, Kleiger R, Williams J: Cardioversion and digitalis drugs: changed threshold to electric shock in digitalized animals. *Circ Res* 17:519–531, 1965.

[35] Aberg H, Cullhed I: Direct current countershock complications. *Acta Med Scand* 183:415–421, 1968.

[36] Van Gelder IC, Crijns HJ, Van der Laarse A, et al: Incidence and clinical significance of ST segment elevation after electrical cardioversion

of atrial fibrillation and atrial flutter. *Am Heart J* 121:51–56, 1991.

[37] Lund M, French JK, Johnson RN, et al: Serum troponins T and I after elective cardioversion. *Eur Heart J* 21:245–253, 2000.

[38] Dahl CF, Ewy GA, Warner ED, et al: Myocardial necrosis from direct current countershock. Effect of paddle electrode size and time interval between discharges. *Circulation* 50:956–961, 1974.

[39] Pennington JE, Taylor J, Lown B: Chest thump for reverting ventricular tachycardia. *N Engl J Med* 283:1192–1195, 1970.

[40] Yakaitis RW, Redding JS: Precordial thumping during cardiac resuscitation. *Crit Care Med* 1:22–26, 1973.

[41] Pellis T, Kette F, Lovisa D, et al: Utility of pre-cordial thump for treatment of out of hospital cardiac arrest: a prospective study. *Resuscitation* 80:17–23, 2009.

[42] Madias C, Maron BJ, Alsheikh-Ali AA, et al: Precordial thump for cardiac arrest is effective for asystole but not for ventricular fibrillation. *Heart Rhythm* 6:1495–1500, 2009.

[43] Schroeder JS, Harrison DC: Repeated cardioversion during pregnancy. Treatment of refractory paroxysmal atrial tachycardia during 3 successive pregnancies. *Am J Cardiol* 27:445–446, 1971.

[44] Meitus ML: Fetal electrocardiography and cardioversion with direct current countershock. Report of a case. *Dis Chest* 48:324–325, 1965.

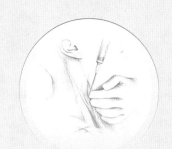

第7章

心包穿刺术

Pericardiocentesis

CRAIG S. SMITH AND RICHARD C. BECKER　程瑞杰 译，王瑞兰 审校

心包穿刺术是重症监护室内一项可以挽救生命的操作。然而，相比其他的心脏疾病，心包疾病的诊断和治疗缺乏随机临床数据来帮助指导临床医生的工作。本章将回顾急诊心包穿刺术的指征，总结心包积液的病理生理，并提供包括心包穿刺术后治疗在内的心包穿刺详细步骤。

心包穿刺术的适应证

对确诊或者怀疑有心包积液患者初期治疗很大程度上取决于其临床状况。在血流动力学尚稳定或怀疑化脓性细菌性心包炎时，不需要行急诊心包穿刺术。诊断性心包穿刺用于明确积液的病因，但只有在详尽的非侵入性检查完善之后才考虑侵入性操作[1]。虽然文献中心包积液的原因在不同人群里差别很大，一项研究表明，仅依靠初步检查结果做出的诊断对积液的病因具有高度预测价值[2]。另一项大样本病例的研究报道，50%～60%中到大量心包积液的患者，心包积液是由其基础疾病造成的[3]。另外，临床背景会对诊断性心包穿刺术的预测价值产生影响，大量心包积液的阳性诊断率高于急性心包炎[4-6]。在过去几十年里，由于常规心超的引导，心包穿刺的主要并发症（1.2%）和次要并发症（3.5%）均已经明显下降，单针穿刺成功率接近90%，心脏压塞缓解率超过97%[7]。所以，2004年欧洲心脏病学会（ESC）将心包穿刺术列为去除心包积液及取样的推荐方案[8]。对于反复心包穿刺无效的复发性大量心包积液、引起血流动力学改变的包裹性或后位积液、化脓性心包炎、创伤性心包积血、缩窄性心包炎以及由主动脉夹层引起的心包积液，推荐外科手术干预[8]。只要有可能，选择性心包穿刺术应该由有经验的医师在心超引导下操作。尽管通常情况下是安全的，穿刺术仍应该在充足的生理学监测下进行，

以评估任何并发症引起的血流动力学改变，协助渗出性缩窄性心包炎的诊断。

与诊断性心包穿刺相比，处理血流动力学不稳定的患者需要紧急去除心包腔积液，以恢复足够的心室充盈（前负荷），促进病情的稳定。积极的液体复苏和正性肌力药物已经成为心脏压塞患者药物治疗的主要内容。这些措施很大程度上是无效的，仅用于心包穿刺引流前的临时治疗[9,10]。心包穿刺术具体的方法和时间最终取决于患者总体情况的不稳定程度。虽然穿刺可在心超和透视引导下进行，但对于严重的低血压且临时治疗无效的患者，可能仍需行无引导的心包穿刺（盲穿）。在这种情况下，此操作无绝对禁忌证，应在床边立刻执行。

紧急心包穿刺术适用于确诊心包积液、初期有低血压但对血流动力学支持治疗有快速反应的患者。与急性心脏压塞不同，亚急性心脏压塞更可能表现出多种症状，例如呼吸困难、疲劳等。既往有高血压患者由于持续的交感神经作用，可能不会出现严重的低血压。超声心动图对于积液量的评估、对血流动力学影响的分析和最佳穿刺部位的确认都有着极其重要的价值[11]。穿刺应该在心包积液出现的数小时内进行，同时继续密切监测和支持治疗。在一些特定情况中，心包穿刺术应该在适当的视觉引导下进行，而这依赖于医师的专业水平和医疗资源。

对于行快速心包穿刺的患者,有三点必须强调。首先,应该核查凝血指标——凝血酶原时间、部分凝血活酶时间和血小板计数(>50 000/μL),可能的话应在操作前尽快纠正到正常范围。如果临床条件允许,穿刺应该推迟进行,直到国际标准化比值(INR)<1.4。接受低分子肝素治疗的患者推荐检查抗因子X a水平。抗凝治疗中若行急诊心包穿刺术,则推荐行延长时间的持续引流。其次,许多重症监护治疗病房(ICU)医生和心内科医生认为,所有心包穿刺术都应该在导管室进行,导管室里持续右心压力监测可以验证操作的效果,排除限制性心包疾病因素,但同时又要避免过多的延误(见第34章)。最后,操作中要保持患者的合作和安静,最大程度确保穿刺安全、成功地进行。

血流动力学改变明显的心包积液,其临床表现在不同患者身上差别很大。全面地理解需要掌握正常心包的解剖和生理。

解　剖

心包是双层膜结构:脏层心包和壁层心包。脏层心包是一单层的间皮细胞,通过一些小血管、淋巴管和结缔组织的松散连接附着于心外膜表面。壁层心包是一层2 mm厚的、由胶原蛋白和弹性蛋白组成的、相对无弹性的外层网络结构,它有一层间皮细胞形成的内表面。壁层心包表面覆盖着大血管,它决定了心包的外形,并附着于胸骨、膈肌和前纵隔,同时将心脏固定在胸腔内[12]。在后方腔静脉水平,缺乏脏层心包膜,壁层心包膜直接贴附于心脏[13]。位于脏层和壁层间皮细胞间的潜在腔隙通常含有15~50 mL的浆液,化学成分类似于血浆超滤液,分布在房室沟和室间沟内[14]。心包膜相对无血管,但是有丰富的神经支配,在临床操作或有炎症时会产生明显的疼痛及迷走神经反射[15]。

由于心包无弹性的物理特性,心包积液引起临床表现的时间和方式直接和积液积累的速度相关。250 mL或者更少量但产生迅速(数分钟到数小时)的积液可以导致血流动力学的改变。这些积液通常位于心脏后侧,若不借助超声心动图、多层螺旋CT或心脏磁共振等影像学检查很难发现。与之相反,积液产生较慢(数天到数周)则会引起壁层纤维心包的扩张,心包可积累2 000 mL甚至更多的积液而不产生明显的血流动力学改变。由于邻近胸腔结构受压,慢性心包积液的患者可以表现为咳嗽、呼吸困难、吞咽困难或早饱等。相反,血管内低血容量、心室收缩功能受损和心室肥厚伴心肌弹性的下降(舒张功能受损)可加剧血流动力学的受累。

操　作

自1840年第一次心包盲穿(或称闭式)操作以后[16],出现了许多描述心包穿刺途径的报道。Marfan[17]在1911年进行了肋下穿刺,由于其为胸膜外途径且避开了冠状动脉和乳内动脉,后来成为无引导下心包穿刺术的标准方法。

超声技术的临床应用为心包疾病的诊断和治疗翻开了新篇章,使临床医生可以快速无创地定量和定位心包积液[18,19]。Callahan等[20,21]在梅奥诊所确立了二维超声心动图引导心包穿刺术的有效性和安全性。虽然用超声对总积液量进行定量还无法实现,但超过10 mm的圆周积液被认为是大量心包积液(500 mL)。欧洲心脏病学会(ESC)推荐对超过20 mm的积液进行心包穿刺,不管是否存在血流动力学改变(Ⅱ a级适应证)[8]。通常而言,安全心包穿刺要求心包积液量至少大250 mL。临床实践中,常规超声心动图的使用形成两个主要趋势:第一,二维超声心动图通常用于引导心包穿刺术,其成功率可以媲美传统的透视介导[22-24];第二,除了传统的剑突下途径,由于能够清楚地解剖定位每个患者的积液(位置和容量),现已发展出更多的穿刺路径[20,21]。在一些术后的患者中,剑突下途径仅在12%的心包积液中是最直接的途径[25]。随着超声引导技术的应用,心尖部心包穿刺和胸骨旁心包穿刺被更多地采用,其成功率与剑突下途径相仿。在心尖途径中,穿刺针沿平行于心脏长轴方向指向主动脉瓣刺入。胸骨旁穿刺是在胸骨边缘侧方1 cm穿刺以避开乳内动脉。所有的穿刺途径均采用Seldinger技术,应用导管内导丝穿刺。鉴于剑突下途径仍然是标准的操作方法,同时也是在无引导急诊心包穿刺的推荐方法,后面会进一步进行讨论。

无论应用哪种路径,穿刺部位的确认都是必要的,并最好在将扩张导管套入导丝之前进行。心超或透视下直视穿刺针,并注射生理盐水(超声引导)或少量对比剂(透视引导)用于确认穿刺部位的准确性。对比剂位于下层且未进入循环或引起心肌染色,则证明位置正确。

除了建立两条大口径外周静脉通路用于积极复苏,标准的心电图监测也是必要的。历史上曾用一根心电图导联直接接在穿刺针上,通过观察是否出现一个大的"损伤电流"(ST段抬高)来检测穿刺针是否接触到心肌。但由于穿刺针未按要求接地,可能导致室颤的发生(以及心超的广泛使用),许多心内科医生已经淘汰这种操作,2004年ESC指南也认为其安全性欠佳[8,26]。

床旁心包穿刺术所需要的器材见表7.1(图7.1)。表7.2(图7.2)列出了需要同时放置心包引流管时所需的器材。这些器材可以预先打包或单独提供。

剑突下心包穿刺术步骤如下:

1. 患者准备。协助患者呈舒适仰卧位,床头抬高与水平面约成45°。呼吸困难严重的患者可能需要完全端坐位,必要时用一个楔形靠枕。胸腔位置的抬高可以使自由流动的积液汇聚到下前方,也就是剑突下途径最安全和最容易穿刺的部位。

2. 进针部位的选择。先通过详细的视诊和触诊定位患者的剑突和左侧肋缘边界。进针位置应该在患者剑突左侧0.5 cm和肋缘下0.5～1 cm处(图7.3)。通过触诊测量皮肤表面到骨性胸廓后缘的距离可用来帮助指导随后的行针。这个距离通常是1.0～2.5 cm,肥胖或者腹部凸起的患者则有所增加。

表7.1
经皮心包穿刺的材料

部位准备
　消毒剂
　纱布
　无菌单和无菌巾
　无菌手套、口罩、帽子,无菌衣
　5 mL或10 mL 25号针头的注射器
　1%利多卡因(无肾上腺素)
　急救推车
　阿托品(每瓶1 mg)

操作
　11号刀片
　20 mL注射器,抽10 mL 1%利多卡因(无肾上腺素)
　18号8 cm薄壁钝尖针头
　多个20 mL和40 mL注射器
　止血钳
　心电图机
　3个红头管
　2个紫头管(肝素化)
　培养瓶

操作后
　缝合材料
　剪刀
　无菌纱布和绷带

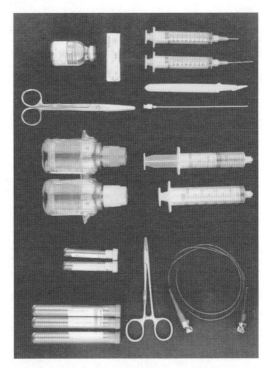

图7.1　心包穿刺所需材料(自左上顺时针方向):1%利多卡因溶液、缝合材料、25号针头的10 mL注射器、22号针头的10 mL注射器、11号刀片、18号8 cm薄壁针、20 mL注射器、30 mL注射器、弹簧夹、止血钳、3个红头管、2个紫头管、培养瓶、剪刀。

表7.2

心包内置管的材料

置管
Teflon涂层的弹性J形弯导丝
6F扩张器
8F扩张器
8F、35 cm弹性猪尾导管、多孔（末端孔和侧孔）
引流系统[a]
三通活塞
无菌静脉输液管
500 mL无菌收集袋（或瓶）
无菌纱布和粘合袋（或瓶）
缝合材料

[a] 该系统可进行持续引流。

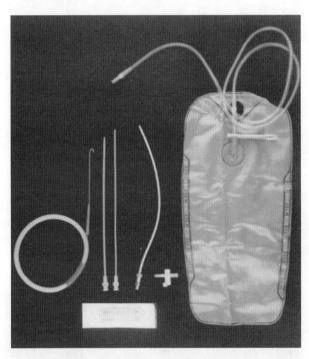

图7.2 心包内置管及引流所需材料（自左下顺时针方向）：Teflon涂层的弹性0.035 in内径J形弯导丝，8F扩张器，6.3F扩张器，8F有末端孔和侧孔的导管（35 cm弹性猪尾巴导管未在图中显示），三通活塞，500 mL无菌收集袋和输液管，缝合材料。

3. 穿刺部位准备。严格的无菌原则必须贯穿在进针点准备的整个过程中。用洗必泰溶液在剑突下和下胸部消毒广泛区域。应用最严格的隔离措施，并用大洞巾覆盖消毒区域。在准备工作做好后，于进针部位用1%利多卡因（无肾上腺素）皮下注射形成1～2 cm的皮丘。充分局麻后在穿刺点用11号刀片切开皮肤，以帮助进针。

4. 进针。剑突下区域相对于皮肤的进针角度约为

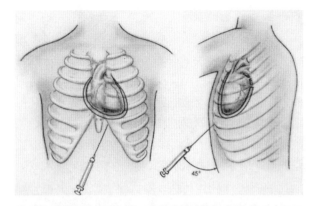

图7.3 进针。在剑突下和下胸部区域消毒完成后，给予充足局麻，心包穿刺针刺入剑突下切口。进针角度（与皮肤）应该约为45°。针尖应朝上指向患者的左肩。

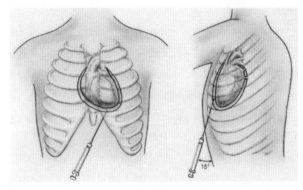

图7.4 行针方向。一旦针尖越过骨性胸廓后缘，进针角度应减少到15°。行针：针朝左肩缓慢推进，交替抽吸和注射。当针进入心包腔时会有落空感，然后积液可被抽出。

45°。针尖向上指向患者的左肩。持续向后进针，交替抽吸和注射利多卡因（用半充满1%利多卡因的20 mL针筒），直到针尖刚刚越过骨性胸廓的后缘（图7.3）。骨性胸廓的后缘通常在距皮肤表面2.5 cm以内。假如针尖碰到骨性胸廓，应先抽吸后注射利多卡因以清空针尖，并麻醉骨膜。然后在肋骨后缘的后方继续进针。

5. 行针方向。针尖一旦到达肋下缘，减少针与皮肤之间角度到15°：这将是进入心包的角度。但针尖仍然应朝向患者的左肩。不管患者的胸部有多高（是45°卧位或是端坐位），都为15°（图7.4）。

6. 行针。缓慢推进针头并交替抽吸针筒，注射1%的利多卡因溶液。在针头进一步推进时，收集V导联的心电图基线并持续监测心电图，以便随时发现ST段抬高或室性期前收缩（接触到心外膜的证据）。沿着胸膜外进针直到以下任何一个现象出现：

（1）出现落空感，积液从心包腔抽出（通常距皮肤6.0～7.5 cm）（图7.4）。有些患者此时可能会出现血管迷走神经反应，需要静脉应用阿托品提高血压

和心率。

（2）当针尖触到心外膜时，心电图 V 导联可看到 ST 段抬高或室性期前收缩。若 ST 段抬高或室性期前收缩发生，立刻且小心地朝皮肤方向边退针边回抽，避免任何侧方运动，以免损伤心外膜血管。在初期调整位置时若没有抽出积液则应完全回退针头。

如果回抽到血性液体，必须马上区分是血液还是积液。除了通过前面所提到的注射生理盐水或对比剂的方法（或压力传导）确认导管位置，也可将抽出的几毫升液体倒在纱布上，观察是否凝血。心包膜内源性纤溶活性会阻止亚急性或慢性积液的凝血，但急性出血或者心室腔内的血液则会克服纤溶作用。

当抽掉足够积液后，患者血流动力学状态会很快改善。以下证据证明心脏压塞成功缓解：① 心包内压力下降到−3 ～ +3 mmHg；② 右房压的下降和左右心室舒张压的分离；③ 心排血量的提高；④ 收缩压的升高；⑤ 奇脉降低到生理水平（10 mmHg 或更低）。在刚抽出 50 ～ 100 mL 积液后，可能就可以观察到症状的改善。若积液抽出后右房压仍然较高，需考虑渗出性缩窄性心包炎的可能。表 7.3 列出了心包积液的诊断性检查项目。心包腔的持续引流有几个可选方案。最简单的方法是用大容量注射器手工抽吸积液。然而，这个方法并不总是可行（如大量心包积液时），而且针筒操作可能会引起心肌创伤。此外，很多心包穿刺包内也提供有 Seldinger 导管针、穿刺留置心包引流管方法的器材和说明书。

表7.3

心包积液的诊断性检查项目

血细胞比容
白细胞分类计数
葡萄糖
蛋白质
革兰染色
常规需氧菌和厌氧菌培养
抗酸杆菌涂片和培养
细胞学检查
胆固醇，三酰甘油
淀粉酶
乳酸脱氢酶
特殊培养（病毒、寄生虫、真菌）
抗核抗体
类风湿因子
总补体、C3

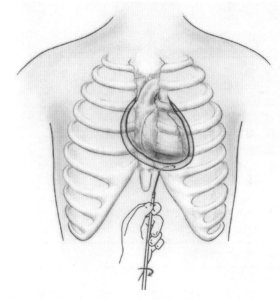

图7.5 放置引流管方法。固定好针头，向心包腔内置入一根 Teflon 涂层 0.035 in 内径的导丝。然后退出针头。在一系列的扩皮之后，将一根 8F 的 35 cm 弹性猪尾巴管经导丝置入心包腔。在置入扩张器和猪尾巴管时，可轻柔地顺时针或逆时针转动以帮助其通过。

7. 心包引流（图 7.5）。先将 6F 扩张器穿套在牢固固定的导丝上，建立导管通路。随后拿掉扩张器，用同样的方法先穿套后取下 8F 的扩张器。将 8F 的弹性猪尾巴（或侧孔）管经导丝置入心包腔，然后退出导丝。扭转动作（顺时针或逆时针）有助于扩张器的通过。X 线照相、透视或者床旁超声心动图可协助导管置入合适的位置，从而帮助引流。

8. 引流系统[27,28]。先在心包引流管上接 1 个三通活塞，再用连接管往活塞上接 1 个无菌引流袋来关闭引流系统。心包引流管也可以连接到转换器上，用于监测心包腔内压。该系统可以进行如下固定：

（1）将猪尾巴管缝到皮肤上，并确保管腔没有受压。在入口处覆盖无菌纱布和敷料。

（2）用胶带将引流袋（或瓶）固定在心脏平面以下大约 35 ～ 50 cm 的水平上。超声心动图或透视引导可用于调整猪尾巴导管位置，有助于心包积液的完全引流。

积液引流建议逐渐进行，并控制引流量 <1 000 mL，以避免右心室的急性扩张———一种少见但严重的并发症[8,29]。引流时间推荐直到心包腔压力在吸气时低于大气压为止。导管应该每隔 4～6 h 用 10 ～ 15 mL 生理盐水人工冲洗一次，直到引流量 <25 mL/d 为止[30]。

短期治疗和长期治疗

心包穿刺术后,需要进行密切监测,及时发现心脏压塞的复发和操作相关并发症。表7.4列出了心包穿刺术相关最常见严重并发症[1,8,31,32]。并发症风险升高的相关因素包括:① 少量积液(< 250 mL);② 后位积液;③ 包裹性积液;④ 超声心动图显示前方液性暗区 <10 mm;⑤ 非引导下经皮途径。所有心包穿刺术后的患者应该立即进行床边胸片检查,以排除气胸。术后数小时内应行经胸廓二维超声心动图检查,评估心包引流是否充分,并确认引流管的位置。由于常规心包穿刺引流并不去除全部积液(而且也可能出现活动性出血或分泌增多),因此心包引流管常

规放置24～72 h,或直到引流量减少。延长引流时间是安全的,且4年随访结果表明其与复发率降低相关[30]。若导管引流量>100 mL/d超过3天,则需考虑外科干预、注入硬化剂或经皮球囊心包切开术。

有明显心包积液患者的长期治疗不在本章讨论范围内(见第34章)。然而,外科干预的指征本章中已简单回顾。心包积液的原因(表7.5)和患者的功能状态在决定推荐治疗方案中起着决定性的作用。对于慢性衰竭患者或累及心包的转移性疾病患者,应积极尝试非手术治疗方案[33,34]。经皮球囊心包切开术,或应用四环素、顺铂和其他药物行心包硬化治疗,已经让一些经仔细挑选的恶性心包疾病患者受益[35-37]。预后不良的患者,若积极的药物治疗无效,则应尽可能减少侵入性操作。

表7.4

心包穿刺术的并发症

刺破心脏伴心包积血
冠状动脉撕裂(心包积血或心肌梗死)
气胸
血胸
心律失常
心动过缓
室速或室颤
腹部脏器损伤(肝脏、胃肠道)
出血性腹膜炎
心脏骤停(主要是心肌穿孔导致的无脉性电活动,但偶尔是快速性或缓慢性心律失常)[a]
一过性双心室功能障碍
感染
瘘管形成
肺水肿

[a] 发生率0～5%,在经引导操作中较少见,在盲穿操作中较常见。
Permayer-Miulda G, Sagrista-Savleda J, Soler-Soler J: Primary acute pericardial disease: a prospective study of 231 consecutive patients. *Am J Cardiol* 56:623, 1985.
Wong B, Murphy J, Chang CJ, et al: The risk of pericardiocentesis. *Am J Cardiol* 44:1110, 1979.
Krikorian JG, Hancock EW: Pericardiocentesis. *Am J Med* 65:808, 1978.

表7.5

心包积液的常见原因

特发性
恶性肿瘤(原发性,转移性;实体肿瘤,血液恶性疾病)
尿毒症
移植物抗宿主病
髓外造血
心包切开术后综合征
结缔组织病
创伤
钝性创伤
穿透性创伤
感染
病毒感染(包括HIV)
细菌感染
真菌感染
肺结核
主动脉夹层
并发于心导管术、经皮冠状动脉介入治疗或起搏器置入
黏液性水肿
辐射后

◇ 参 ◇ 考 ◇ 文 ◇ 献 ◇

[1] Permayer-Miulda G, Sagrista-Sauleda J, Soler-Soler J: Primary acute pericardial disease: a prospective study of 231 consecutive patients. *Am J Cardiol* 56:623, 1985.

[2] Levy PY, Corey R, Berger P, et al: Etiologic diagnosis of 204 pericardial effusions. *Medicine (Baltimore)* 82:385, 2003.

[3] Sagrista-Sauleda J, Merce J, Permanyer-Miralda G, et al: Clinical clues to the causes of large pericardial effusions. *Am J Med* 109:95, 2000.

[4] Corey GR, Campbell PT, van Trigt P, et al: Etiology of large pericardial effusions. *Am J Med* 95:209, 1993.

[5] Permanyer-Miralda G, Sagrista-Sauleda J, Soler-Soler J. Primary acute pericardial disease: a prospective series of 231 consecutive patients. *Am J Cardiol* 56:623, 1985.

[6] Zayas R, Anguita M, Torres F, et al: Incidence of specific etiology and role of methods for specific etiologic diagnosis of primary acute pericarditis. *Am J Cardiol* 75:378, 1995.

[7] Quinones M, Douglas P, Foster E, et al: ACC/AHA clinical competence statement on echocardiography: a report of the American College of Cardiology/American Heart Association/American College of Physicians-American Society of Internal Medicine Task Force on Clinical Competence. *J Am Coll Cardiol* 41(4):687−708, 2003.

[8] Maisch B, Seferović PM, Ristić AD, et al: Guidelines on the diagnosis and management of pericardial diseases. The task force on the diagnosis and management of pericardial diseases of the European Society of Cardiology. *Eur Heart J* 25(7):587−610, 2004.

[9] Callahan M: Pericardiocentesis in traumatic and non-traumatic cardiac tamponade. *Ann Emerg Med* 13:924, 1984.

[10] Spodick DH: Medical treatment of cardiac tamponade, in Caturelli G (ed):*Cura Intensive Cardiologica.* Rome, TIPAR Poligrafica, 1991, pp 265−268.

[11] Cheitlin MD, Armstrong WF, Aurigemma GP, et al: ACC/AHA/ASE 2003 guideline for the clinical application of echocardiography. *J Am Coll Cardiol* 42(5):954−970, 2003.

[12] Spodick DH: Macrophysiology, microphysiology, and anatomy of the pericardium: a synopsis. *Am Heart J* 124:1046−1051, 1992.

[13] Roberts WC, Spray TL: Pericardial heart disease: a study of its causes, consequences, and morphologic features, in Spodick D (ed):*Pericardial Diseases*. Philadelphia, FA Davis, 1976, p 17.

[14] Shabatai R: Function of the pericardium, in Fowler NO (ed):*The Pericardium in Health and Disease*. Mount Kisco, NY, Futura, 1985, p 19.

[15] Little W, Freeman G: Pericardial disease. *Circulation* 113:1622−1632, 2006.

[16] Schuh R: Erfahrungen uber de Paracentese der Brust und des Herz Beutels. *Med Jahrb Osterr Staates Wien* 33:388, 1841.

[17] Marfan AB: Poncitian du pericarde par l espigahe. *Ann Med Chir Infarct* 15:529, 1911.

[18] Tibbles CD, Porcaro W: Procedural applications of ultrasound. *Emerg Med Clin North Am* 22:797, 2004.

[19] Rifkin RD, Mernoff DB: Noninvasive evaluation of pericardial effusion composition by computed tomography. *Am Heart J* 149:1120, 2005.

[20] Callahan JA, Seward JB, Nishimura RA:2-dimensional echocardiography-guided pericardiocentesis: experience in 117 consecutive patients. *Am J Cardiol* 55:476, 1985.

[21] Callahan JA, Seward JB, Tajik AJ: Pericardiocentesis assisted by 2-dimensional echocardiography. *J Thorac Cardiovasc Surg* 85:877, 1983.

[22] Tsang TSM, Freeman WK, Sinak LJ, et al: Echocardiographically guided pericardiocentesis: evolution and state-of-the-art technique. *Mayo Clin Proc* 73:647, 1998.

[23] Callahan JA, Seward JB, Tajik AJ: Cardiac tamponade: pericardiocentesis directed by two-dimensional echocardiography. *Mayo Clin Proc* 60:344, 1985.

[24] Tsang TS, Enriquez-Sarano M, Freeman WK, et al: Consecutive 1127 therapeutic echocardiographically guided pericardiocentesis: clinical profile, practice patterns, and outcomes spanning 21 years. *Mayo Clin Proc* 77:429, 2002.

[25] Fagan S, Chan KL: Pericardiocentesis. *Chest* 116:275−276, 1999.

[26] Tweddell JS, Zimmerman AN, Stone CM, et al: Pericardiocentesis guided by a pulse generator. *J Am Coll Cardiol* 14(4):1074−1083, 1989.

[27] Kapoor AS: Technique of pericardiocentesis and intrapericardial drainage, in Kapoor AS (ed):*International Cardiology*. New York, Springer-Verlag, 1989, p 146.

[28] Patel AK, Kogolcharoen PK, Nallasivan M, et al: Catheter drainage of the pericardium: practical method to maintain long-term patency. *Chest* 92:1018, 1987.

[29] Armstrong WF, Feigenbaum H, Dillon JC: Acute right ventricular dilation and echocardiographic volume overload following pericardiocentesis for relief of cardiac tamponade. *Am Heart J* 107:1266−1270, 1984.

[30] Tsang TS, Barnes ME, Gersh BJ, et al: Outcomes of clinically significant idiopathic pericardial effusion requiring intervention. *Am J Cardiol* 91(6):704−707, 2002.

[31] Wong B, Murphy J, Chang CJ, et al: The risk of pericardiocentesis. *Am J Cardiol* 44:1110, 1979.

[32] Krikorian JG, Hancock EW: Pericardiocentesis. *Am J Med* 65:808, 1978.

[33] Shepherd FA, Morgan C, Evans WK, et al: Medical management of malignant pericardial effusion by tetracycline sclerosis. *Am J Cardiol* 60:1161, 1987.

[34] Morm JE, Hallonby D, Gonda A, et al: Management of uremia pericarditis: a report of 11 patients with cardiac tamponade and a review of the literature. *Ann Thorac Surg* 22:588, 1976.

[35] Reitknecht F, Regal AM, Antkowiak JG, et al: Management of cardiac tamponade in patients with malignancy. *J Surg Oncol* 30:19, 1985.

[36] Maisch B, Ristic AD, Pankuweit S, et al: Neoplastic pericardial effusion. Efficacy and safety of intrapericardial treatment with cisplatin. *Eur Heart J* 23:1625, 2002.

[37] Ziskind AA, Pearce AC, Lemon CC, et al: Percutaneous balloon pericardiotomy for the treatment of cardiac tamponade and large pericardial effusions: description of technique and report of the first 50 cases. *J Am Coll Cardiol* 21:1−5, 1993.

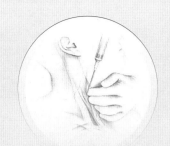

第8章
胸引管的置入与护理
Chest Tube Insertion and Care

ULISES TORRES AND ROBERT A. LANCEY　金相兰 译,张翔宇 审校

胸引管置入是指在胸膜腔置入无菌引流管,将空气或液体引流到密闭的收集系统,以恢复胸腔内负压,促进肺复张,防止胸腔内压力进行性升高而危及生命。为了避免胸引管置入可能引起的危及生命的并发症,首先应确立清晰的病理生理学和解剖学概念,然后是不同步骤的可视化,以便进行安全的操作[1]。

胸腔解剖学和生理学

胸膜腔是由脏层和壁层胸膜构成的潜在腔隙,两者之间含有一层薄薄的润滑液。虽然每天有近500 mL的润滑液进入胸膜腔,但在任何时间点,胸膜腔内单侧肺周围仅有0.1～0.2 mL/kg的润滑液。这两层胸膜内衬有广泛的淋巴管网,通过纵隔及肋间淋巴结最终排入胸导管。这些淋巴管可以防止胸腔液体的积聚。据估计,这种机制以高达20 mL/h的速度清除70 kg成人的单侧胸腔积液。胸壁和肺的弹性回缩作用可产生$-5\sim-10$ cmH$_2$O的胸膜腔负压,使两者紧密结合[2,3]。

当正常的生理过程被破坏,如晶体渗透压的改变(如充血性心力衰竭)、胶体渗透压的改变或胸膜壁自身的改变(如炎症性疾病)导致进入胸膜腔的液体增多时,有必要进行胸腔引流。淋巴引流紊乱和继发于恶性肿瘤的淋巴管阻塞,也可以导致过多的液体积聚,并且破坏胸膜和肺实质的解剖结构,造成空气和(或)血液的积聚。

放 置 胸 引 管

适应证

胸腔闭式引流适应证包括医院环境下的各种疾病过程(表8.1)。该操作可以减缓慢性疾病进程或者减轻急性、危及生命的疾病进程。胸引管也可为药物干预提供通道,如使用抗生素治疗脓胸,或滴注硬化剂防止复发性恶性胸腔积液。

气胸

胸膜腔内空气积聚是放置胸引管的最常见的适应证,其症状包括呼吸急促、呼吸困难和胸膜痛,而一些患者(尤其是小的自发性气胸)可以表现为无症状。体格检查包括患侧呼吸音和叩击音减弱。

X线胸片通常可以确诊气胸,它可以评估气胸量的大小,但仅仅是通过二维视图对三维空间进行粗略估计。虽然气胸鉴定的金标准是胸部CT扫描,但是超声被证明具有和CT一样的敏感度。此外,超声评估气胸范围和CT扫描相吻合[4]。超声检测气胸的敏感度为86%～89%,而仰卧位X线胸片为28%～75%[4-6]。

表8.1

胸引管置入适应证

气胸
　原发性或自发性
　继发性
　　慢性阻塞性肺疾病
　　肺炎
　　恶性肿瘤
　外伤性
　医源性
　　中心静脉导管置入
　　正压通气
　胸腔穿刺术
　　肺组织活检
血胸
　外伤
　　钝器伤
　　锐器伤(外伤或活检)
　医源性
　恶性肿瘤
　肺动静脉畸形
　血液恶液质病
　胸主动脉瘤破裂
脓胸
　肺炎性
　术后
　外伤后
　脓毒性栓子
　腹腔感染
乳糜胸
　外伤性
　手术
　先天性
　恶性
胸腔积液
　渗出
　分泌(恶性,炎性)

是否需要插入胸引管取决于患者的整体临床状况,连续的胸部X线检查也许会有帮助。有症状的、大范围的张力性气胸,正在机械通气(后者可能伴随急性氧合障碍和气道压力增高,需要立即减压),或者那些不具备连续进行胸片检查、缺乏专业人员(无值班或地理位置偏远),这时需要紧急放置胸引管[3]。

少量、稳定、无症状的气胸可以通过连续胸片检查随访。肺复张的速度约为1.25%每天[7]。胸膜腔里的空气只进不出,最终会导致患侧肺萎陷,横膈变平,纵隔向对侧移位。健侧肺受压、静脉回流受阻导

致进行性低氧血症和低血压。此时,在第二肋间锁骨中线用14或16号的导管进行紧急减压,同时准备插入胸引管可以挽救患者的生命。

血胸

胸膜腔积血可以分为自发性、医源性或外伤性。尝试进行胸腔穿刺或置管可能损伤肋间动脉、内乳动脉或肺实质。多达1/3的外伤性肋骨骨折患者可能伴发气胸或血胸[8]。由于肺血管系统压力低,胸部外伤所导致的肺实质出血往往具有自限性。然而,系统性的出血(肋间动脉、内乳动脉、锁骨下动脉、主动脉或心脏)可能会持续并且危及生命。创伤性血胸的开胸适应证包括:首次失血>1 500 mL、第1小时持续失血>500 mL、2～4 h后失血>200 mL/h、6～8 h后失血>100 mL/h、对容量复苏无反应的危重患者[9-11]。放置大口径(36～40F)引流管促进血液清除,并有助于判定是否需要立即行剖胸探查术。

自发性气胸可能源于坏死性肺部感染、动静脉畸形、肺栓塞、肺和胸膜的原发性或转移性恶性肿瘤,以及脏层、壁层胸膜附着处的撕裂。

脓胸

脓胸即胸膜腔的化脓性感染,见于多种临床情况,如坏死性肺炎、化脓性肺栓塞、腹腔感染播散或外伤性血胸引流不充分等。脓胸目前作为肺炎的并发症,与前抗生素时代相比少见,常见的致病菌有金黄色葡萄球菌、厌氧菌和革兰阴性杆菌。

明确的治疗包括排空积液和抗生素治疗。证据表明,使用大口径引流管(36～40F),可以成功退热,降低白细胞,改善临床症状,最终解决引流问题。数天后即可慢慢拔除引流管,使窦道纤维化闭合。如果症状没有得到改善,可以进行肋骨切除和开放引流。慢性脓胸可能需要行胸膜剥脱术,衰弱的患者可行开放引流(Eloesser 式)。也可以通过引流管注入纤维蛋白溶解酶(尿激酶或链激酶),以利于脓液、血胸、恶性胸水的引流[12-14]。

乳糜胸

淋巴液在胸膜腔积聚称为乳糜胸。由于淋巴的免疫学特性,通常大多数淋巴液是无菌的。每天约有1 500 mL淋巴液蓄积,可能由于蛋白、脂肪及脂

溶性维生素的丢失而导致血流动力学不稳定或代谢异常的不良后果。三酰甘油水平>110 mg/dL，或胆固醇/三酰甘油<1时即可诊断乳糜胸[15,16]。乳糜胸的主要病因包括外伤、手术、恶性肿瘤和先天畸形[17]。

乳糜胸治疗包括置管引流，积极维持容量和营养支持。经过静脉高营养和禁食（通过胸导管限制流量），大约50%的患者将不必手术而治愈[18]。有需要时行开放胸廓切开术以结扎胸导管，闭合瘘管；当腹部淋巴管未闭合时，通过经皮导管或栓塞胸导管可以取得好的效果[19]。

胸腔积液

胸腔积液的处理通常先进行胸腔穿刺术，明确积液是漏出性还是渗出性。漏出性胸腔积液的治疗旨在控制病因（例如充血性心力衰竭、肾病综合征和肝硬化）。胸腔闭式引流术可能在控制临时通气或改善顺应性相关问题方面有帮助，但不是常规的解决方案；而渗出性胸腔积液通常需要置管引流。

有时为了促进胸膜表面对合，可行化学胸膜固定术。可使用的介质包括博来霉素、强力霉素和滑石粉[20-22]。

禁　忌　证

大的肺大疱可能会被误认为气胸，这种情况下尝试进行胸腔置管可能会增加其发病率。这种情况下，CT扫描可以清晰地分析其解剖结构。同样地，明显的胸腔积液也有可能是肺脓肿或合并有肺实质（例如肺炎和肺不张）。此外，有证据表明CT扫描或超声检查可能有助于在置管前定位病变的范围。

促进胸膜愈合的进程（如硬化性过程、胸膜固定术、胸膜切除术或之前患侧胸廓切开术）应予以重视，并立即利用CT评价，以便确定病变的确切范围，并指导置管时远离肺的胸壁附着处。对于肺切除的患者，胸引管应当置于原切口之上，因为横膈会经常上升到这个高度。

对于横膈附近有严重腹部钝挫伤或刀伤的患者，在置管前需评价腹腔内容物经横膈形成疝的可能性。另外，在无抢救设备的情况下，对凝血功能障碍的患者应当在置管前予以纠正。一项临床研究表明，在紧急情况下（如创伤），侧入路式比前入路式更易导致引流管错位。虽然没有引流管错位再复位后的相关临床或功能性结果观察，但当患者肥胖、乳房大或有心脏扩大的病史时，应考虑引流管错位的风险[23]。

技　　术

胸引管置管不仅需要胸壁、胸腔及腹腔结构的解剖知识，也需要严格无菌。应当由经验丰富的人员操作或在其指导下完成，置管不当引起的并发症可能直接危及生命。置管前患者必须经过体格检查及胸片检查进行全面评估，以免插入肺大疱或肺脓肿，误入腹腔，甚至误穿对侧胸腔。操作前及操作过程中要特别小心，避免插入肺实质。

必需的器材见表8.2。无论在手术室、重症监护室、急诊或病房，必须严格执行无菌操作。术前取

得详尽的知情同意，并确保所有器材就绪，核对穿刺侧和患者信息。

谨慎使用静脉麻醉药物或苯二氮䓬类药物以及常规使用局部麻醉药物，为患者提供了相对无痛的操作过程。标准大口径引流管是由硅胶或橡胶制成。硅胶管呈直角或直线，具有多个引流孔，含有可以标记最近端引流孔的不透射线条纹。引流管的口径范围为6～40F，根据患者人群（6～24F用于婴儿和儿童）及引流物性质（24～28F用于空气，

表8.2

胸引管置管器材

洗必泰或聚维酮碘溶液
覆盖全身的无菌单和无菌洞巾
无菌棉球
1% 不含肾上腺素的利多卡因（40 mL）
10 mL 注射器
18、21 和 25 号针头
2 个弯血管钳，一大一中
梅氏解剖剪
标准组织钳
巾钳
持针器
0 号丝线及割口缝合针
解剖刀手柄和 No.10 刀片
胸引管（24F、28F、32F 和 36F）
胸腔引流系统（充填适当）
凡士林纱布
2 in 无弹性胶带
无菌衣和手套、口罩、帽子

32～36F 用于胸腔积液，36～40F 用于血液或脓液）
的不同选择相应的大小。目前小口径硅橡胶引流管
越来越多地用于胸腔引流，尤其是在心脏手术后，以
减轻患者疼痛和鼓励患者早期下床活动[24]。

　　操作之前，再次回顾将要进行的操作步骤，并确保
所有必需的器材可用，这点很重要。患者的舒适度和安
全性也是至关重要的。目前胸腔穿刺置管有 3 种方法，
前两种直接方法都需要手术切口，即钝性分离和套管针
刺穿。钝性分离技术已前述，而后者则不常用。第三种
方法是经皮穿刺法，在超声引导下可在床边完成。

　　1. 仰卧位患者可通过调整床头的位置寻找最舒
适的位置，将患侧手臂轻度抬高超过头部（图8.1）。
根据需要辅助供氧。尽可能在安全三角边界定位
（A. 腋血管水平以下；B. 背阔肌前缘第 5 肋间上面；
C. 胸大肌的外侧缘）[25]。

　　2. 一般选腋前线第 4 或第 5 肋间间隙为穿刺点，
另一穿刺点（用于气胸减压）为锁骨中线第 2 肋间。
因为既要考虑美观，又要避开厚厚的胸肌，所以成人
选择前者较好。

　　3. 在无菌条件下，用含 2% 洗必泰（氯己定）的
70% 异丙醇消毒，消毒范围应包括作为标志的乳头到
腋下。待其干燥后，用 1% 的利多卡因局部浸润麻醉
2～3 cm，使 2 指以下肋间隙充分渗透，这可以形成供
引流管穿行的皮下隧道，并且防止以后拔除胸引管时

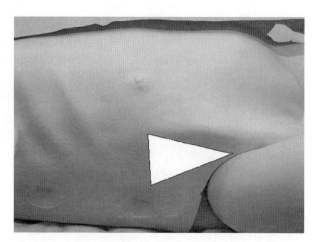

图8.1　患者采取手臂弯曲举过头顶的体位。安全三角的识别。

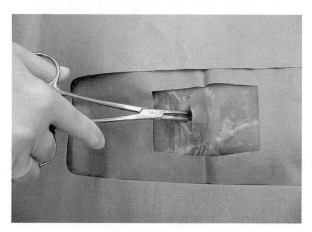

图8.2　用弯血管钳分离。

空气进入。

　　4. 2 cm 宽度切口表面应增加利多卡因用量，使
通过胸引管的组织充分浸润麻醉，包括肋间隙（尤
其是目标肋间隙上下肋骨骨膜）。注意充分麻醉壁
层胸膜，因其（不像内脏胸膜）含有疼痛纤维。每次
注射利多卡因前应回抽注射器，防止注入肋间血管。
如需要充分局部麻醉可能需要高达 30～40 mL 的
1% 利多卡因。

　　5. 明确气体或液体的位置，选定穿刺点后进行
胸腔穿刺置管术，如果空气或液体未吸出，应重新行
胸片检查和 CT 扫描评估解剖位置，然后进行操作。

　　6. 可使用弯血管钳钝性分离肋间肌肉，建立选
定的肋间短通道（图8.2）。

　　7. 使用闭合钳在下一肋的上缘小心穿过壁层胸
膜，防止损伤到上一肋的肋间血管神经。闭合钳深
度应 <1 cm，分离约 2 cm，以防损伤胸腔内结构。

　　8. 手指插入胸腔探索解剖结构，确认适当的位
置，避开胸膜粘连处。只有易于分离的粘连处可以分

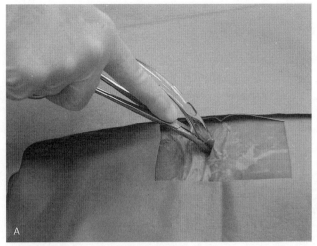

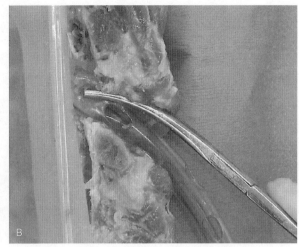

图8.3　A和B. 用钳穿透肋间肌肉。用弯血管钳夹住胸引管末端，经过胸部切口用一根手指引导。钳可置于胸引管之上或之下。

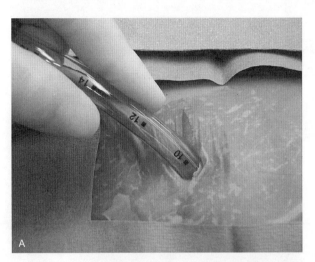

离，而钝性分离强粘连处可能导致肺撕裂、肺出血。

9. 用夹钳夹住胸引管末端，利用手指引导其进入胸膜腔。一旦确认胸引管头端在胸膜腔，去除夹钳，胸引管在前面，并且尖端位于气胸和液体被动流出的位置（图8.3A、B）。胸引管的所有孔必须确定在胸膜腔内。避免使用过大压力或强行插入胸引管（图8.4A、B）。

10. 胸引管的位置应通过观察管内流出的气体（视为冷凝在管内）或液体来确认，然后缝合到皮肤上防止脱落（图8.5）。可简单缝合固定胸引管，或水平褥式缝合以便拔管时有效封闭洞口。填塞凡士林纱布，并将胸引管连接到引流装置，贴敷料固定。患者与引流装置之间必须紧密连接，胶布固定。

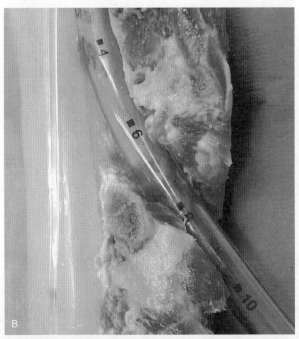

图8.4　A和B. 一旦去除钳夹，就将胸引管向前推进。

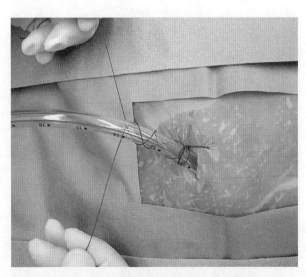

图8.5　用1-0或2-0号丝线将胸引管和皮肤安全地缝合。这种长的缝合包绕在引流管周围并用胶带固定。当引流管拔除时这种缝合可拉紧，以闭合隧道。

并 发 症

胸引管置管可伴有明显的并发症。一系列研究发现，在钝性胸部创伤患者的胸引管的置入和管理中，发生并发症的概率为9%。即使经验丰富的人员操作，仅置管也会出现1%～2%的并发症[26]（表8.3）。比起坚硬的胸引管，小口径的、不太坚硬的、硅胶引流管更安全有效[27]，在心脏直视手术患者中流动性及早期引流更佳[28]。

表8.3
胸引管置管的并发症
误穿到重要脏器（肺、肝、脾等） 出血 复张性肺水肿 残余气胸 残余血胸 脓胸

胸引管管理和护理

留置胸引管后，必须每天检查胸引管的位置及引流装置功能是否正常。大多数医疗机构采用三腔系统引流装置，包含用来接胸腔积液的标本瓶、水封瓶、吸气调节器，允许空气排出的同时，保持胸膜负压力。吸力通常定在15～20 cmH$_2$O，当存在气体泄露时，可通过调节水柱的高度来控制调节吸气压力。引流装置需要每日检查确认水封瓶压力和吸引器保持适当的压力。如果吸气压力正常，在吸引器瓶可见到气泡溢出。胸引管与引流装置之间必须紧密连接，胶布牢固固定。持续引流胸液时应保持胸引管和引流装置自然弯曲，不应固定相关位置或夹闭。如果遇到严重弯曲扭结，可使用波纹管围绕胸引管提高阻力[29]。波纹管需谨慎挤压和剥离，此管可产生高达1 500 mmHg负压，损伤邻近组织[30]。不鼓励冲洗胸引管。根据需要每2～3天换药。适当的止痛治疗，鼓励患者咳嗽、下床活动促进肺复张。

通过胸片评估引流情况，并确认引流孔在胸腔内未移位（引流孔移位可导致气胸或皮下气肿）。如出现气胸或皮下气肿，病理进程未得到纠正，并且皮下气肿进行性加重，应及时更换胸引管。在ICU不推荐每日通过胸片来确定胸引管位置，但临床需要时应及时行胸片检查[31]。引流管不能在胸膜腔内继续前进，如需要重新留置胸引管，应选择不同位置而不是相同穿刺点。如果气胸持续存在可增加吸气压力，但改善不明显，应考虑其他原因并进一步行胸部CT检查。胸引管位置是否正确可通过胸部CT检查来证实[32]。

胸 引 管 拔 除

无气体溢出或引流量明显减少，可拔出胸引管。气胸患者胸腔引流装置应留置到无气体溢出，若持续有气泡，可夹闭胸引管明确气体来自患者还是引流装置漏气。观察几天仍有气体，可再留置一根胸引管。无气体溢出超过24～48 h（或水封瓶腔内无气泡），可夹闭胸腔引流装置，几小时后行胸片检查。患者咳嗽、深呼吸、深吸气时无气胸，可拔出胸引管。每24 h贮液瓶中引流量<200 mL，可拔出胸引管[33]，除非计

划行硬化治疗。

　　间隔适当时间可通过口服或胃肠外止痛后拔管[34]。将固定在皮肤上的缝合线切断。拔管时嘱患者先深吸一口气，在吸气末迅速拔管，并立即用凡士林纱布封闭胸壁伤口[35]。如果患者有复发高风险或有临床症状和体征，应立即复查胸片，确认是否有气胸；否则可在24 h后复查胸片，排除气体或液体再次积聚[36]。

相 关 系 统

　　据报道，气胸患者经皮胸腔穿刺可明显缓解，创伤或针头引起的气胸成功率高达75%以上，但对于自发性气胸的患者成功率较低[37,38]。通过Seldinger技术或套管针留置小口径胸引管已成功用于治疗自发性气胸或医源性气胸[39-41]。

　　Heimlich阀（一种只允许空气经胸引管或导管单向流出的阀）因便于那些持续漏气的患者行走并提供门诊护理而得到普及[42,43]。

◇参◇考◇文◇献◇

[1] *Advanced Trauma life Support for Doctors, Manual for Coordinators & Faculty* [CD-ROM, thoracic trauma]. Chicago, American College of Surgeons, 2009, p 421.

[2] Quigley RL: Thoracentesis and chest tube drainage. *Crit Care Clin* 11(1):111–126, 1995.

[3] Iberti TJ, Stern PM: Chest tube thoracostomy. *Crit Care Clin* 8(4):879–895, 1992.

[4] Soldati G, Testa A, Sher S, et al: Occult traumatic pneumothorax: diagnostic accuracy of lung ultrasonography in the emergency department. *Chest* 133(1):204–211, 2008.

[5] Wilkerson RG, Stone MB: Sensitivity of bedside ultrasound and supine anteroposterior chest radiographs for the identification of pneumothorax after blunt trauma. *Acad Emerg Med* 17(1):11–17, 2010.

[6] Blasivas M, Lyon M, Duggal S: A prospective comparison of supine chest radiography and bedside ultrasound for the diagnosis of traumatic pneumothorax. *Acad Emerg Med* 12(9):844–849, 2005.

[7] Kircher LT Jr, Swartzel RL: Spontaneous pneumothorax and its treatment. *JAMA* 155:24, 1954.

[8] Ziegler DW, Agarwal NN: The morbidity and mortality of rib fractures. *J Trauma* 37:975, 1994.

[9] Sandrasagra FA: Management of penetrating stab wounds of the chest: assessment of the indications for early operation. *Thorax* 33:474, 1978.

[10] McNamara JJ, Messersmith JK, Dunn RA, et al: Thoracic injuries in combat casualties in Vietnam. *Ann Thorac Surg* 10:389, 1970.

[11] Boyd AD: Pneumothorax and hemothorax, in Hood RM, Boyd AD, Culliford AT (eds):*Thoracic Trauma*. Philadelphia, PA, WB Saunders, 1989, p 133.

[12] Bouros D, Schiza S, Patsourakis G, et al: Intrapleural streptokinase versus urokinase in the treatment of complicated parapneumonic effusions: a prospective double-blind study. *Am J Respir Crit Care Med* 155:291, 1997.

[13] Roupie E, Bouabdallah K, Delclaux C, et al: Intrapleural administration of streptokinase in complicated purulent pleural effusion: a CT-guided strategy. *Intensive Care Med* 22:1351, 1996.

[14] Robinson LA, Moulton AL, Fleming WH, et al: Intrapleural fibrinolytic treatment of multiloculated thoracic empyemas. *Ann Thorac Surg* 57:803, 1994.

[15] Staats RA, Ellefson RD, Budahn LL, et al: The lipoprotein profile of chylous and unchylous pleural effusions. *Mayo Clin Proc* 55:700, 1980.

[16] Miller JI Jr: Chylothorax and anatomy of the thoracic duct, in Shields TW (ed):*General Thoracic Surgery*. Philadelphia, PA, Lea & Febiger, 1989, p 625.

[17] Bessone LN, Ferguson TB, Burford TH: Chylothorax. *Ann Thorac Surg* 12:527, 1971.

[18] Ross JK: A review of the surgery of the thoracic duct. *Thorax* 16:12, 1961.

[19] Cope C, Salem R, Kaiser LR: Management of chylothorax by percutaneous catheterization and embolization of the thoracic duct: prospective trial. *J Vasnc Interv Radiol* 10(9):1248–1254, 1999.

[20] Hausheer FH, Yarbro JW: Diagnosis and treatment of malignant pleural effusions. *Semin Oncol* 12:54, 1985.

[21] Milanez RC, Vargas FS, Filomeno LB, et al: Intrapleural talc for the treatment of malignant pleural effusions secondary to breast cancer.

Cancer 75:2688, 1995.

[22] Heffner JE, Standerfer RJ, Torstveit J, et al: Clinical efficacy of doxycycline for pleurodesis. *Chest* 105:1743, 1994.

[23] Kang SN: Rib fractures, pneumothorax, haemothorax and chest drain insertion. *Br J Hosp Med (Lond)* 68(9)：M158–M928, 2007.

[24] Huber-Wagner S, Körner M, Ehrt A, et al: Emergency chest tube placement in trauma care—which approach is preferable? *Resuscitation* 72(2):226–233, 2007.

[25] Daly RC, Mucha P, Pairolero PC, et al: The risk of percutaneous chest tube thoracostomy for blunt thoracic trauma. *Ann Emerg Med* 14:865, 1985.

[26] Millikan JS, Moore EE, Steiner E, et al: Complications of tube thoracostomy for acute trauma. *Am J Surg* 140:738, 1980.

[27] Ishikura H, Kimura F: The use of flexible silastic drains after chest surgery: novel thoracic drainage. *Ann Thorac Surg* 81:231, 2006.

[28] Frankel TL, Hill PC, Stamou SB, et al: Silastic drains versus conventional chest tubes after coronary artery bypass. *Chest* 124:108, 2003.

[29] Konstantakos AK: A simple and effective method of preventing inadvertent occlusion of chest tube drains: the corrugated tubing splint. *Ann Thorac Surg* 79:1070–1071, 2005.

[30] Landolfo K, Smith P: Postoperative care in cardiac surgery, in Sabiston DC, Spencer FC (eds):*Surgery of the Chest*. 6th ed. Philadelphia, PA, WB Saunders, 1996, p 230.

[31] Silverstein DS, Livingston DH, Elcavage J, et al: The utility of routine daily chest radiography in the surgical Intensive care unit. *J Trauma* 35:643–646, 1993.

[32] Cameron EW, Mirvis SE, Shanmuganathan K, et al: Computed tomography of malpositioned thoracostomy drains: a pictorial essay. *Clin Radiol* 52:187, 1997.

[33] Younes RN, Gross JL, Aguiar S, et al: When to remove a chest tube? A randomized study with subsequent prospective consecutive validation. *J Am Coll Surg* 195:658–662, 2002.

[34] Puntillo KA: Effects of intrapleural bupivacaine on pleural chest tube removal pain: a randomized controlled trial. *Am J Crit Care* 5:102, 1996.

[35] Bell R, Ovadia P, Abdullah F, et al: Chest tube removal: end-inspiration or end expiration? *J Trauma* 50:674–676, 2001.

[36] Pizano LR, Houghton D, Cohn S, et al: When should chest radiograph be obtained after CT removal in mechanically ventilated patients? A prospective study. *J Trauma* 1073–1077, 2002.

[37] Delius RE, Obeid FN, Horst HM, et al: Catheter aspiration for simple pneumothorax. *Arch Surg* 124:883, 1989.

[38] Andrevit P, Djedaini K, Teboul JL, et al: Spontaneous pneumothorax: comparison of thoracic drainage vs. immediate or delayed needle aspiration. *Chest* 108:335, 1995.

[39] Conces DJ, Tarver RD, Gray WC, et al: Treatment of pneumothoraces utilizing small caliber chest tubes. *Chest* 94:55, 1988.

[40] Peters J, Kubitschek KR: Clinical evaluation of a percutaneous pneumothorax catheter. *Chest* 86:714, 1984.

[41] Minami H, Saka H, Senda K, et al: Small caliber catheter drainage for spontaneous pneumothorax. *Am J Med Sci* 304:345, 1992.

[42] McKenna RJ Jr, Fischel RJ, Brenner M, et al: Use of the Heimlich valve to shorten hospital stay after lung reduction surgery for emphysema. *Ann Thorac Surg* 61:1115, 1996.

[43] Ponn RB, Silverman HJ, Federico JA: Outpatient chest tube management. *Ann Thorac Surg* 64:1437, 1997.

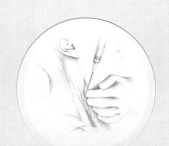

第9章
支气管镜检查法
Bronchoscopy

STEPHEN J. KRINZMAN, PAULO J. OLIVEIRA AND RICHARD S. IRWIN　李磊 译，汤耀卿 审校

纤维支气管镜自1968年商品化推向临床应用以来，对多种呼吸道疾病的治疗方法和临床处理产生了深远影响[1]。由于其安全性好、并发症少[2]、检查的舒适度改善[3]，纤维支气管镜在大多数情况下已经取代了硬质支气管镜，成为呼吸道内镜检查的首选。然而，硬质支气管镜仍有如下几方面适应证：① 活动性咯血（200 mL/24 h）；② 异物取出术；③ 经气管肉芽组织切除术（切除由创伤或长期置入套管形成肉芽组织）；④ 富含血管的肿瘤（如支气管类癌）活检，如术中发生活动性出血，失血过多可压迫止血；⑤ 内镜下激光手术；⑥ 气管及支气管狭窄，行内镜下气道扩张及放置支架[1,4]。在过去的20年中，呼吸科医生受20世纪90年代初出现的气管内假体（气管支架）的置入技术和先进的支气管镜下诊治技术（如激光切除术、电灼及冷冻治疗技术等）治疗良、恶性气道阻塞的鼓励[5,6]，对硬质支气管镜的使用重新燃起了兴趣。支气管镜的这些进步，把新的纤维支气管镜附加技术与老设备（如硬质支气管镜）融合在一起，促进了呼吸介入领域的发展。美国胸科医师学会，为建立统一的气管镜检查和先进的介入治疗法并统一技术培训，近期公布了呼吸介入治疗操作的综合性指南[7]。

诊断性适应证

概　述

由于纤维支气管镜操作简单，即使在气管插管的患者也易于进行，故适用于非重症患者的常见适应证，同样也适用于接受机械通气的重症患者；但本章仅讨论重症患者最常见的适应证。同时，还讨论与ICU相关的先进的支气管镜诊断和治疗技术的应用前景。

常见适应证

咯血

咯血是适于支气管镜检查的最常见临床难题之一[8,9]。不论是患者主诉痰中带血丝，还是大量咯血（48 h咯血>600 mL），均应考虑支气管镜明确出血部位和病因。确定出血部位对于确定性治疗至关重要，因此，更有必要性术前支气管镜检查，其对指导血管造影术也很有帮助。出血停止48 h内行支气管镜检查，确定出血部位的可能性比延迟检查更大（34%～91%对11%～52%）[10]。支气管镜检查对识别中、重度咯血患者出血部位的可能性较大[11]。气管插管或气管切开放置套管时出现的咯血，常意味着严重的致命性气道损伤，应对咯血进行充分评估。除非大量咯血需选用硬质支气管镜评估，一般选用纤维支气管镜。在大量咯血时，患者处于呼吸窘迫和窒息导致死亡的高风险情况下，稳定患者，集中力量建立安全通气道，并及时与肺科、胸外科、麻醉科及介入科医师保持沟通是最重要的。这种协调的多学科努力应将重点放在迅速将患者转运到配备有硬质支气管镜的手术室。在这种情况下，硬质支气管镜可提供更安全的通气通道，可权作充分吸引的较大管路，如在单侧出血时可迅速将患侧肺隔离。在大多数情况下，一旦建立适当的人工气道，并在进行过气道积血初始吸引后，可通过硬式气管镜管腔插入纤维支气管镜，更精确地定位主气管以远的出血[12]。

弥漫性肺间质疾病

弥漫性肺间质疾病需根据临床情况选择检查手段。当弥漫性肺浸润提示结节病、肺癌或嗜酸细胞性肺炎时，应首先考虑支气管镜肺活检，因为镜下活检阳性率高（见第69章）。但是，为确定无机尘肺和肺血管炎的诊断，经支气管肺活检阳性率低[13]；当怀疑这些疾病时，手术肺活检应是首选。如果是肺纤维化和急性间质性肺炎，纤维支气管镜检查虽可排除感染，从而为指导治疗提供充分的信息，但支气管活检通常不足以为特异性组织学诊断提供足够的组织标本。

呼吸机相关性肺炎

临床诊断呼吸机相关肺炎（ventilator associated pneumonia, VAP）的能力相当有限，其敏感性和特异性仅为50%和58%[14]。因此，通过支气管镜获取标本作定量培养，在诊断策略中起重要的作用。最常用的方法是，在抗菌药物治疗开始前行支气管肺泡灌洗（bronchoalveolar lavage, BAL）和防污染毛刷（protected specimen brush, PSB）定量培养，以菌落形成单位（colony-forming units, CFU）计算，分别以 10^4 CFU/mL 和 10^3 CFU/mL 作为开始抗菌药治疗的阈值。联合支气管洗出液培养不增加单纯BAL定量培养的诊断效率[15]。关于如何进行BAL和获取PSB培养，请参阅本章"操作"部分的简要描述。

包含23个研究的一项循证分析发现，BAL诊断的敏感性和特异性分别为73%和82%，结果提示约1/4的VAP、BAL培养无法诊断[16]。关于PSB培养的一项类似的分析显示，敏感性和特异性分别为33%～>95%（中位数67%）和50%～100%（中位数95%），表明数据分布范围极其广泛[17,18]。PSB的特异性略好于敏感性，因此阴性结果可能不足以排除VAP的诊断[19]。非明视下保护性伸缩导管采样的培养结果与支气管镜定向PSB培养结果相似[20,21]。所以，诊断的关键应着眼于菌落计数随着抗生素治疗快速发生的变化。在开始抗生素治疗12 h内，可有50%的优势菌种之菌落计数降至"致病"阈值以下。经过48 h治疗后，仅剩下14%的分离菌仍在阈值以上[22]。因此，必须在开始使用或更换抗生素之前获取定量培养。

尽管定量支气管镜培养的精确度较高，但早期侵入性诊断策略的前瞻性随机试验未能证明，借助支气管镜检查和下呼吸道定量培养，对VAP死亡率和其他主要临床终点比简单方法具有显著的优势。基于上述发现，不推荐在免疫功能良好的成年疑似VAP患者中常规使用支气管镜诊断。

免疫受损患者的肺浸润性疾病

当怀疑感染时，支气管镜检查的诊断率取决于病原体和患者的免疫状态。在免疫功能良好的患者，BAL检测呼吸道病原体的敏感性为87%[19]，而BAL定量培养阴性预计为无菌性肺病变的特异性为96%。已有许多新近的研究评价了支气管镜在免疫受损患者诊治中的功用，其中大多研究显示，这类患者BAL的诊断率约50%，而17%～38%的患者因此改变治疗。在一项前瞻性多中心临床试验中[25]，33%患者唯一的决定性诊断试验是BAL，在病情加重时，虽然无法区分到底是气管镜操作引起，还是原发病的自然病程使然，但48%的患者在支气管镜检查后呼吸状况恶化，最终27%的患者需要插管。在免疫受损患者，经支气管活检的诊断价值不大，诊断率仅增加7%～12%[26-29]。经支气管活检不仅诊断价值不大，而且在一些系列研究中显示严重并发症发生率高，其中大出血需紧急插管的发生率有14%[29]。BAL检测这类患者真菌感染的敏感性相对较低，仅40%[26]。在艾滋病患者，肺泡灌洗液或经支气管活检识别条件致病菌的敏感性可高达87%[30,31]。经支气管活检显著提高艾滋病患者肺浸润性病变的诊断率，而且对多达24%的患者可能是唯一的诊断手段，其中包括耶氏肺孢子虫、新型隐球菌和结核分枝杆菌感染，以及非特异性间质性肺炎[32]。单纯肺泡灌洗诊断耶氏肺孢子虫病的敏感率可高达97%[33]。然而，由于诱导咳痰标本的耶氏肺孢子虫阳性的病例也可高达到79%[33]，故诊断该病原体感染时，在寻求支气管镜检查之前，如诱导咳痰法可用，应将其作为首选。

急性吸入性肺损伤

暴露于烟雾吸入的患者，为确定损伤部位和严重度，是接受纤维鼻咽镜、喉镜或纤维支气管镜检查的适应证。假如损伤早期高度怀疑上呼吸道黏膜损伤，应考虑早期预防性插管；支气管镜下发现肺段或更低部位支气管黏膜改变的患者，更易发生呼吸衰竭[34]。上呼吸道梗阻是一种危及生命的临床问题，通常发生在吸入损伤之初24 h内。其发生与大面积皮肤灼伤、头颈部灼伤及输液速度显著相关，并预示会有更高的死亡率[35]。

胸部钝器损伤

胸部钝器伤的患者可发生肺不张、肺挫伤、血胸、气胸、纵隔气肿或咯血。给这类患者行即时支气管镜检查，约53%可明确诊断；可能的阳性发现包括：气管或支气管撕裂或断裂（14%）、吸入异物（6%）、声门上撕裂伤伴声门梗阻（2%）、黏液堵塞（15%）及远端出血（13%）[36]。这些病变大多缺乏明显临床表现，但常常需要外科干预。

肺切除术后辅助检查

缝线断裂引起的出血和手术后气胸，以及支气管缝合线暴露引起的咳嗽通过纤维支气管镜检查能明确诊断。在这些肺切除术后的情况中，通过纤维支气管镜检查很容易看到残端裂开的部位和后续出现的支气管胸膜漏（bronchopleural fistula, BPF）。然而，急性呼吸窘迫综合征（ARDS）或坏死性肺炎并发BPF则有所不同，漏口通常在段或亚段，这对于纤维支气管镜检查较具挑战性。关于这方面内容可参阅第57章。

插管损伤的评估

在经鼻或经口气管插管处于适当部位的情况下，插入纤维支气管镜，按常规放尽球囊的充气并撤回气管插管，寻找声门下损伤。将气管插管沿着纤维支气管镜退过声带，寻找声门和声门上损伤。此项技术适用于气管插管拔管后喘鸣而再插管的患者，或气管插管的球囊放气后未见明显漏气，而提示一旦拔除插管可能发生致命的上呼吸道梗阻的患者。纤维支气管镜可轻松鉴别气道机械性梗阻的性质，如气道内肉芽组织增生导致的气道阻塞、人工气道交界出气管受压点狭窄以及气管支气管软化。

治疗性适应证

肺不张

当入院胸片正常的重症患者发生肺不张时，最可能的原因是黏液阻塞[37]。如果是肺叶不张，支气管镜治疗的成功率高达89%，然而，仅为气道分泌物滞留而行支气管镜，只有44%的患者症状得以改善[38]。一项随机试验发现，与非常积极的胸部物理理疗治疗、肺复张措施、生理盐水雾化和体位引流比较，支气管镜治疗没有优势[39]。该研究还发现，对于初始胸部X线存在支气管充气征的患者，这两类治疗法都无效。偶尔，为液化黏稠浓缩的黏液，需要经支气管镜直接滴入乙酰半胱氨酸（mucomyst）[40]。由于乙酰半胱氨酸可诱发哮喘患者支气管痉挛，哮喘患者应当预先使用支气管扩张剂。

异　物

虽然多数人认为硬质支气管镜是取除异物的首选设备，然而只要把握适当的对象，纤维支气管镜也是可用的设备[41]。梅奥诊所的述评中表明，纤维支气管镜在气管支气管异物处理中的成功率达89%[42]。严格的术前准备、术前"试应用"辅助抓取工具，确保其可用、提高术者的操作经验，都可提升纤维支气管镜钳取异物的成功率。了解病情也非常重要，例如嵌入式异物，由于显著肉芽组织反应而有高出血风险者，硬质支气管镜添加辅助措施，如激光疗法或冷冻治疗，可能非常有用[43]。

气管插管术

纤维支气管镜可用作为，罹患强直性脊柱炎和其他颈部机械损伤患者的气管插管导引器。先将套入气管插管的纤维支气管镜经鼻（局麻下）或经口插入气管，然后再将气管插管送过镜子远端。

咯　血

气道活动性出血导致窒息十分罕见，只有气管内压迫止血才可能暂时稳定病情，从而赢得确定性手术的机会。随着纤维支气管镜的临床应用,已可用带气囊的 Fogarty 导管,通过硬质支气管镜或气管插管将其送达出血肺叶的开口止血。当气囊充气并楔紧开口时,可将患者转运去外科手术或行支气管动脉造影和支气管动脉栓塞[44]。其他支气管阻塞技术和肺分离技术已在相关文献进行阐述和评价[45]。带导丝的气管导管阻塞器(Arndt blocker)是一种专用的支气管阻塞器,在其远端有导丝圈,将其套入支气管镜头端,可以在其导引下到达气道出血部位,充气后还可在镜子直视下调整位置。更为简单易行的方法是将支气管镜作为单腔气管插管的内芯,直接插入到相应位置,分隔局部肺组织。在紧急情况下,可利用支气管镜行选择性左主支气管或右主支气管插管。借助纤维支气管镜止血的方法还包括:镜下放置氧化再生纤维素筛网压迫出血部位、滴入凝血酶或凝血酶-纤维蛋白原制剂,以及更传统的冰盐水灌洗及局部使用肾上腺素(1∶20 000)暂时止血[10,46]。也有报道,通过纤维支气管镜工作通道置入的导管,灌输氰基丙烯酸治疗咯血[47]。对于镜下可见出血的气道肿瘤,可用激光光凝术(Nd-YAG laser)、电烙术或氩离子凝固等方法止血。

中心气道梗阻性病变

有些癌症或其他良性病变引起的喉、气管或主支气管梗阻,可在硬式或纤维支气管镜下行电烙术、激光光凝术、氩离子凝固术、冷冻术或光动力治疗法予以治疗[48-55]。纤维支气管镜还可用于支气管腔内插管,放置放射粒子(近距离放疗)。为解除大气道狭窄,可通过支气管镜放置金属或硅材质的支气管支架。准确嵌入支架才能解除气道狭窄(特别是外压迫所致的狭窄),一般需要用硬质支气管镜或纤维支气管镜球囊扩张后才能完成。关于气道支架以下几点应予注意:硅树脂支架只能通过硬质支气管镜放置;金属支架一般不可用于非恶性中心气道梗阻,因为这种材质可刺激肉芽组织过度生长,使气道梗阻恶化。这种并发症一旦发生,要取出支架极具挑战性[51]。以往认为恶性大气道梗阻的介入治疗是为暂时性的姑息治疗手段。多个病例报告已经证实,这些干预措施几乎可即刻解除呼吸窘迫症状,提高生活质量[52-55]。多数情况下,可促进患者脱离呼吸机支持,降低ICU监护的等级。目前看来,在气管插管的ICU选择性的病例中,行床旁纤维支气管镜下气道支架置入和内镜下切除手术,与硬质支气管镜同样有效[54]。

支气管胸膜瘘的关闭

放置胸管,给胸腔引流后病情稳定的(例如感染、心血管和呼吸系统功能稳定)患者行支气管镜检查,可窥见PBF近端或定位PBF远端;也可以尝试内镜下关闭PBF[56]。第57章全面阐述了这一专题,可供参阅。

经皮扩张气管切开术

在床旁行经皮气管切开术时,用纤维支气管镜引导是很有帮助的[57,58]。第12章全面阐述了这一专题,可供参阅。

并 发 症

训练有素的专科医师行常规纤维支气管镜操作是很安全的,病死率不会超过0.1%,总并发症率不会超过8.1%[2]。罕见的死亡原因包括:术前用药或局部麻醉过量,气道出血、喉痉挛或支气管痉挛所致的呼吸骤停,心肌梗死引起的心搏骤停等[59,60]。24 h内发生的非致死性并发症包括:发热(1.2%~24%)[2,61]、肺炎(0.6%~6%)[2]、血管迷走反应(2.4%)[2]、喉痉挛或支气管痉挛(0.1%~0.4%)[2]、心律失常(0.9%~4%)[2,62]、气胸,麻醉相关并发症(0.1%)[2],及失声(0.1%)[2]。支气管镜后发热的发生率可达24%,多由炎症细胞因子释放引起,仅少数真正是由肺炎或菌血症引起的[61]。硬质支气管镜操作后约15.4%~33%的病例可发生一过性菌血症,其原因可能归咎于牙齿和气道损伤。多数研究发现,经口纤维支气管镜检查的菌血症发生率明显较低,仅约0.7%[64]。当前美国心脏协会关于呼吸道检查的指南推荐,仅在预期需内镜下手术或活检时才考虑抗生素预防。而且预防性应用被进一步限制于高危心脏病患者(如人工心脏瓣膜、有感染性心内膜炎病史、先天性心脏病、心瓣膜病心脏移植),并且应用适应证在硬式镜和纤维镜之间无差异[65]。

虽然常规支气管镜检查操作安全性很高,但重症患者似乎并发症风险较高。哮喘的患者易发生喉痉挛和支气管痉挛。骨髓移植或干细胞移植受者,支气管镜检查时更容易并发气道出血(0~14%)[28,66],尤其在进行PSB或经支气管肺组织活检时出血发生率为

7%~14%,单纯性BAL时发生率仅为1.5%[29,66]。尿毒症患者的出血风险增加[67]。一项研究显示,服用阿司匹林不增加经支气管活检后的出血风险[68]。重症疾病接受机械通气的患者,行支气管镜检查可引起短暂的PaO_2下降,降幅可达25%[69];如经支气管肺组织活检并发气胸的可能性较大(7%~23%),ARDS患者的气胸发生率更高,可达36%[71],PaO_2降低更显著,平均降幅可超过50%[69]。

禁 忌 证

以下情况下不可行支气管镜检查:① 缺少有丰富经验的操作者;② 患者不配合或不能配合检查;③ 在检查过程中不能维持适当氧合;④ 心脏情况不稳定的患者[72-74];⑤ 未经处理的有症状的哮喘患者[75]。凝血指标和抗血小板药物对支气管下活检并发出血风险的影响仍存在争议[68,76]。新近发生心肌缺血的患者,严重并发症发生率不高(3%~5%),同其他重症患者相当[77,78]。虽然病情稳定的二氧化碳潴留患者能安全地耐受纤维支气管镜检查[79],但是术前用药、镇静及给氧一定要谨慎。硬质支气管镜的禁忌证包括:患者不能耐受全身麻醉、颈椎不稳定、脊柱活动受限、张口受限,以及操作者或团队技术不熟练[5]。

神经内、外科患者行支气管镜检查需要注意其对颅内压(intracranial pressure, ICP)和脑灌注压(cerebral perfusion pressure, CPP)的影响。头颅损伤的患者行支气管镜检查时,88%的患者ICP至少增加50%,即便采用深度镇静和麻醉,仍有69%的患者ICP增加≥100%[80]。由于随着ICP的升高,平均动脉压一般也会平行增加,CPP通常不变。已有文献注意到重度颅脑损伤[80,81],或ICP升高的有CT证据的颅内占位性病变患者[82],没有显著的神经系统并发症。这类患者行支气管镜检查均需使用深度镇静、麻醉及脑保护药物(硫喷妥钠和利多卡因等)。同时应连续脑血流动力学监测,保证ICP及CPP在许可的范围内。当ICP较基线水平显著增加,CPP降至临界水平时,提示操作者应警惕。

操 作 步 骤

气管插管

未建立人工气道的患者,可经鼻或使用牙垫行经口纤维支气管镜检查[1]。新近,经面罩无创机械通气辅助纤维支气管镜检查引起了人们关注,有文献首先介绍了在8例免疫功能低下的肺浸润病变伴严重低氧(PaO_2/FIO_2 <100)患者中实施检查的情况[83]。整个操作过程中患者耐受良好,氧合维持较

佳,无患者需要气管插管。此后,有多个类似病例报道和小型RCT研究,报告了相似的结果[84,85]。他们用类似的方法在支气管镜检查时使用无创通气,将支气管镜检查扩展应用至严重低氧血症(PaO_2/FIO_2<200)的患者。由此看来,该方法在无插管的肺炎患者是安全的,是早期获得准确诊断有效可行的选择,如果联合BAL可增强效果,但严重低氧血症的患者则处于适应证的边缘。对已有气管插管和机械

通气的患者,纤维支气管镜可通过带有橡胶隔膜的气管转换接口操作,这样在操作过程中可避免人工气道漏气[86]。为防止气道阻力急剧增加和潮气量不可接受的损失,气管插管的内径至少应比支气管镜外径大 2 mm[87,88]。成人纤维支气管镜外径一般为 4.8～5.9 mm,所以需要气管插管的内径应≥8 mm,才能行支气管镜检查。如果气管插管较细,需选用儿童支气管镜(外径3.5 mm)或插管用内镜(外径3.8 mm)。在过去的十年中,经气道保护喉罩的纤维支气管镜介入诊治技术,也已在全身麻醉保持自主呼吸的患者中较频繁地开展[89]。

术前用药

通过手工雾化利多卡因吸入和利多卡因胶作为润滑剂,或用1%或2%利多卡因约3 mL直接在隆突表面滴注,必要时也可直接向下呼吸道滴注,予以局部麻醉。利多卡因可以通过气道黏膜迅速吸收,血浆峰浓度和同等剂量静脉给药所产生的峰浓度相当。在总剂量不超过6～7 mg/kg的情况下,毒性反应很小。2000年,一项关于无其他疾病的哮喘患者研究显示,在利多卡因局部麻醉剂量达到 8.2 mg/kg时,仍是安全的[90]。据此,英国胸科协会的纤维支气管镜诊断指南中对利多卡因局麻剂量的上限做了相应推荐[91]。肝功能或心功能不全的患者利多卡因清除率降低,剂量上限应调整为 4～5 mg/kg[92,93]。操作前给予利多卡因气雾剂,不但增加了药物总量,而且无助于减轻咳嗽和增加舒适度[94]。静脉滴注咪达唑仑,逐渐递增剂量至适度镇静,让患者浅睡眠。在一些受试者中,95%以上的患者记忆缺失,忘却操作过程,但足够的镇静,需要咪达唑仑的总剂量可能超过 20 mg[95]。在苯二氮䓬类药物的基础上增加麻醉药,抑制咳嗽更有效[95]。同安慰剂组相比,麻醉前静脉给予阿托品,不但不能减少气道分泌、减少咳嗽和改善心动过缓[96,97],而且可影响血流动力学稳定性[98]。在支气管镜操作过程中,丙泊酚[99]或磷丙泊酚[100]也可达到适度镇静的疗效,其优点是起效快,恢复意识快。

机械通气

当支气管镜通过气管插管插入时,气管插管的有效内腔会减少50%以上,可产生"呼吸堆积"和内源性呼气末正压(auto-PEEP),此时想要保持充分的氧供和通气极具挑战性。标准支气管镜和气管插管引起的PEEP可达 20 cmH$_2$O,有产生气压伤的可能[87]。一般在开始操作前,须将吸入氧浓度暂时提高到100%[87]。操作过程中,全程监测呼出潮气量,以保证满足需求[88]。为满足机械通气的需求,可能需要提高容量控制通气的高压限制,以克服气管镜增加的气道阻力。虽然这会增加气道峰压的测值,但肺泡压力不大可能有显著改变,因为肺受支气管镜阻力的保护[88]。作为一种选择,也可试图减少吸气流速以降低气道峰压,但减少吸气流速会缩短呼气时间,增加肺泡压和增加auto-PEEP,带来治疗上的矛盾。气道吸引会减少潮气量,应当尽可能减少吸引次数,缩短吸引时间[87]。

定量培养

为定量培养,需将支气管镜推送至临床最感兴趣部位,直至镜子前端楔紧远端支气管,行BAL。如果病变呈弥漫性,操作部位选右肺中叶,因为该部位的灌洗液回收效率最高最稳定。一般分别取3等分生理盐水进行相应部位的肺泡灌注和回抽,通常每份 35～50 mL。为防止近端气道分泌物污染,有些操作方案要求丢弃第一份回收的灌洗液。总量为 100 mL的灌洗液,应至少回收5%～10%才够送检标本[101]。将导管组件插入支气管镜,直到其伸出支气管镜远端,即可进行PSB。当导管组件送达感兴趣区域(可见脓性分泌物)时,弹开顶端的塞子,即可将毛刷完全推出保护鞘外。获取样本后,应将毛刷回收到保护鞘内,然后才可从支气管镜中移出导管组件。

◇ 参 ◇ 考 ◇ 文 ◇ 献 ◇

[1] Sackner MA: Bronchofiberscopy. *Am Rev Respir Dis* 111:62, 1975.

[2] Pereira W Jr, Kovnat DM, Snider GL: A prospective cooperative study of complications following flexible fiberoptic bronchoscopy. *Chest* 73:813, 1978.

[3] Rath GS, Schaff JT, Snider GL: Flexible fiberoptic bronchoscopy: techniques and review of 100 bronchoscopies. *Chest* 63:689, 1973.

[4] Prakash UBS, Stuffs SE: The bronchoscopy survey: some reflections. *Chest* 100:1660, 1991.

[5] Bolliger CT, Mathur PN. *Interventional Bronchoscopy. Progress in Respiratory Research*, Vol 30. Basel, Switzerland, Karger, 2000.

[6] Wahidi MM, Ernst A: Role of the interventional pulmonologist in the intensive care unit. *J Intensive Care Med* 20(3):141-146, 2005.

[7] Ernst A, Silvestri GA, Johnstone D: Interventional pulmonary procedures, guidelines from the American College of Chest Physicians. *Chest* 123:1693-1717, 2003.

[8] Khan MA, Whitcomb ME, Snider GL: Flexible fiberoptic bronchoscopy. *Am J Med* 61:151, 1976.

[9] Selecky PA: Evaluation of hemoptysis through the bronchoscope. *Chest* 73 [Suppl]:741, 1978.

[10] Dweik RA, Stoller JK: Role of bronchoscopy in massive hemoptysis. *Clin Chest Med* 20(1):89-105, 1999.

[11] Hirshberg B, Biran I, Glazer M, et al: Hemoptysis: etiology, evaluation, and outcome in a tertiary referral hospital. *Chest* 112:440-444, 1997.

[12] Susanto I: Managing a patient with hemoptysis. *J Bronchol* 9:40-45, 2002.

[13] Schnabel A, Holl-Ulrich K, Dahloff K, et al: Efficacy of transbronchial biopsy in pulmonary vasculitides. *Eur Respir J* 10:2738-2743, 1997.

[14] Fartoukh M, Maitre B, Honore S, et al: Diagnosing pneumonia during mechanical ventilation: the clinical infection score revisited. *Am J Respir Crit Care Med* 168:173, 2003.

[15] Pinckard JK, Kollef M, Dunne WM: Culturing bronchial washings obtained during bronchoscopy fails to add diagnostic utility to culturing the bronchoalveolar lavage fluid alone. *Diagn Microbiol Infect Dis* 43:99, 2002.

[16] Torres A, El-Ebiary M: Bronchoscopic BAL in the diagnosis of ventilatorassociated pneumonia. *Chest* 117:198, 2000.

[17] Baughman RP: Protected-specimen brush technique in the diagnosis of ventilator associated pneumonia. *Chest* 117:203S, 2000.

[18] Grossman RF, Fein A: Evidence-based assessment of diagnostic tests for ventilator associated pneumonia. *Chest* 117:177S, 2000.

[19] Kirtland SH, Corley DE, Winterbauer RH, et al: The diagnosis of ventilator associated pneumonia: a comparison of histologic, microbiologic, and clinical criteria. *Chest* 112:445, 1997.

[20] Brun-Bruisson C, Fartoukh M, Lechapt E, et al: Contribution of blinded protected quantitative specimens to the diagnostic and therapeutic management of ventilator-associated pneumonia. *Chest* 128:533, 2005.

[21] Wood AY, Davit AJ, Ciraulo DL, et al: A prospective assessment of diagnostic efficacy of blind protected bronchial brushings compared to bronchoscope assisted lavage, bronchoscope-directed brushings, and blind endotracheal aspirates in ventilator assisted pneumonia. *J Trauma* 55:825, 2003.

[22] Prats E, Dorca J, Pujol M, et al: Effects of antibiotics on protected specimen brush sampling in ventilator associated pneumonia. *Eur Respir J* 19:944, 2002.

[23] Shorr AF, Sherner JH, Jackson WL, et al: Invasive approaches to the diagnosis of ventilator-associated pneumonia: a meta-analysis. *Crit Care Med* 33:46, 2005.

[24] Canadian Critical Care Trials Group: A randomized trial of diagnostic techniques for ventilator-associated pneumonia. *N Engl J Med* 355:2619, 2006.

[25] Azoulay, E, Mokart, D, Rabbat A, et al: Diagnostic bronchoscopy in hematology and oncology patients with acute respiratory failure: prospective multicenter data. *Crit Care Med* 36:100, 2008.

[26] Jain O, Sunder S, Mile Y, et al: Role of flexible bronchoscopy in immunocompromised patients with lung infiltrates. *Chest* 125:712, 2004.

[27] Patel N, Lee P, Kim J, et al: The influence of diagnostic bronchoscopy on clinical outcomes comparing adult autologous and allogeneic bone marrow transplant recipients. *Chest* 127:1388, 2005.

[28] White P, Bonacum JT, Miller CB: Utility of fiberoptic bronchoscopy in bone marrow transplant patients. *Bone Marrow Transplant* 20:681, 1997.

[29] Hofmeister CC, Czerlanis C, Forsythe S, et al: Retrospective utility of bronchoscopy after hematopoietic stem cell transplant. *Bone Marrow Transplant* 38:693, 2006.

[30] Emanuel D, Peppard J, Stover D, et al: Rapid immunodiagnosis of cytomegalovirus pneumonia by bronchoalveolar lavage using human and murine monoclonal antibodies. *Ann Intern Med* 104:476, 1986.

[31] Broaddus C, Dake MD, Stulbarg MS, et al: Bronchoalveolar lavage and transbronchial biopsy for the diagnosis of pulmonary infections in the acquired immunodeficiency syndrome. *Ann Intern Med* 102:747, 1985.

[32] Raoof S, Rosen MJ, Khan FA: Role of bronchoscopy in AIDS. *Clin Chest Med* 20:63, 1999.

[33] Hopewell PC: Pneumocystis carinii pneumonia: diagnosis. *J Infect Dis* 157:1115, 1988.

[34] Brandstetter RD: Flexible fiberoptic bronchoscopy in the intensive care unit. *Intensive Care Med* 4:248, 1989.

[35] Haponik EF, Meyers DA, Munster AM, et al: Acute upper airway injury in burn patients: serial changes of flow-volume curves and nasopharyngoscopy. *Am Rev Respir Dis* 135:360, 1987.

[36] Hara KS, Prakash UBS: Fiberoptic bronchoscopy in the evaluation of acute chest and upper airway trauma. *Chest* 96:627, 1989.

[37] Mahajan VK, Catron PW, Huber GL: The value of fiberoptic bronchoscopy in the management of pulmonary collapse. *Chest* 73:817, 1978.

[38] Kreider ME, Lipson DA: Bronchoscopy for atelectasis in the ICU: a case report and review of the literature. *Chest* 124:344, 2003.

[39] Marini JJ, Pierson DJ, Hudson LD: Acute lobar atelectasis: a prospective comparison of fiberoptic bronchoscopy and respiratory therapy. *Am Rev Respir Dis* 119:971, 1979.

[40] Lieberman J: The appropriate use of mucolytic agents. *Am J Med* 49:1, 1970.

［41］ Cunanan OS: The flexible fiberoptic bronchoscope in foreign body removal: experience in 300 cases. *Chest* 73:725, 1978.

［42］ Swanson KL, Prakash UB, McDougall JC, et al: Airway foreign bodies in adults. *J Bronchol* 10:107–111, 2003.

［43］ Mehta AC, Rafanan AL: Extraction of airway foreign body in adults. *J Bronchol* 8:123–131, 2001.

［44］ Schramm R, Abugameh A, Tscholl D, et al: Managing pulmonary artery catheter-induced pulmonary hemorrhage by bronchial occlusion. *Ann Thorac Surg* 88:284–287, 2009.

［45］ Campos JH: An update on bronchial blockers during lung separation techniques in adults. *Anesth Analg* 97:1266–1274, 2003.

［46］ Valipour A, Kreuzer A, Koller H, et al: Bronchoscopy-guided topical hemostatic tamponade therapy for the management of life threatening hemoptysis. *Chest* 127:2113, 2005.

［47］ Battacharyya P, Dutta A, Samanta AN, et al: New procedure: bronchoscopic endobronchial sealing, a new mode for managing hemoptysis. *Chest* 121:2066–2069, 2002.

［48］ Seijo LM, Sterman DH: Interventional pulmonology. *N Engl J Med* 344:740, 2001.

［49］ Beamis J: Interventional pulmonology techniques for treating malignant large airway obstruction: an update. *Curr Opin Pulm Med* 11:292, 2005.

［50］ Ernst A, Feller-Kopman D, Becker HD, et al: Central airway obstruction. *Am J Respir Crit Care Med* 169:1278–1297, 2004.

［51］ Swanson KL, Edell ES, Prakash UB, et al: Complications of metal stent therapy in benign airway obstruction. *J Bronchol* 14:90–94, 2007.

［52］ Colt HG, Harrell JH: Therapeutic rigid bronchoscopy allows level of care changes in patients with acute respiratory failure from central airways obstruction. *Chest* 112:202–206, 1997.

［53］ Shaffer JP, Allen JN: The use of expandable metal stents to facilitate extubation in patients with large airway obstruction. *Chest* 114:1378–1382, 1998.

［54］ Saad CP, Murthy S, Krizmanich G, et al: Self-expandable metallic airway stents and flexible bronchoscopy. *Chest* 124:1993–1999, 2003.

［55］ Lippmann M, Rome L, Eiger G, et al: Utility of tracheobronchial stents in mechanically ventilated patients with central airway obstruction. *J Bronchol* 9:301–305, 2002.

［56］ Lois M, Noppen M: Bronchopleural fistulas, an overview of the problem with special focus on endoscopic management. *Chest* 128:3955–3965, 2005.

［57］ Madi JM, Trottier SJ: Percutaneous dilatational tracheostomy technique. *J Bronchol* 10:146–149, 2003.

［58］ Bardell T, Drover JW: Recent developments in percutaneous tracheostomy: improving techniques and expanding roles. *Curr Opin Crit Care* 11:326–332, 2005.

［59］ Credle WF, Smiddy JF, Elliott RC: Complications of fiberoptic bronchoscopy. *Am Rev Respir Dis* 109:67, 1974.

［60］ Suratt PM, Smiddy JF, Gruber B: Deaths and complications associated with fiberoptic bronchoscopy. *Chest* 69:747, 1976.

［61］ Krause A, Hohberg B, Heine F, et al: Cytokines derived from alveolar macrophages induce fever after bronchoscopy and bronchoalveolar lavage. *Am J Respir Crit Care Med* 155:1793, 1997.

［62］ Stubbs SE, Brutinel WM: Complications of bronchoscopy, in Prakash USB (ed):*Bronchoscopy*. New York, Lippincott Williams & Wilkins, 1994, p 357.

［63］ Burman SO: Bronchoscopy and bacteremia. *J Thorac Cardiovasc Surg* 40:635, 1960.

［64］ Yigla M, Oren I, Solomonov A, et al: Incidence of bacteraemia following fiberoptic bronchoscopy. *Eur Respir J* 14:789, 1999.

［65］ Wilson M, Taubert KA, Gewitz M, et al: Prevention of endocarditis, guidelines from the American Heart Association. *Circulation* 116:1736–1754, 2007.

［66］ Dunagan DP, Baker AM, Hurd DD: Bronchoscopic evaluation of pulmonary infiltrates following bone marrow transplantation. *Chest* 111:135, 1997.

［67］ Zavala DC: Pulmonary hemorrhage in fiberoptic transbronchial biopsy. *Chest* 70:584, 1976.

［68］ Herth FJ, Becker HD, Ernst A: Aspirin does not increase bleeding complications after transbronchial biopsy. *Chest* 122:1461, 2002.

［69］ Trouillet JL, Guiguet M, Gibert C, et al: Fiberoptic bronchoscopy in ventilated patients: evaluation of cardiopulmonary risk under midazolam sedation. *Chest* 97:927, 1990.

［70］ O'Brien JD, Ettinger NA, Shevlin D: Safety and yield of transbronchial biopsy in mechanically ventilated patients. *Crit Care Med* 25:440, 1997.

［71］ Bulpa PA, Dive AM, Mertens L, et al: Combined bronchoalveolar lavage and transbronchial lung biopsy: safety and yield in ventilated patients. *Eur Respir J* 21:489, 2003.

［72］ Shrader DL, Lakshminarayan S: The effect of fiberoptic bronchoscopy on cardiac rhythm. *Chest* 73:821, 1978.

［73］ Lundgren R, Haggmark S, Reiz S: Hemodynamic effects of flexible fiberoptic bronchoscopy performed under topical anesthesia. *Chest* 82:295, 1982.

［74］ Luck JC, Messeder OH, Rubenstein MJ, et al: Arrhythmias from fiberoptic bronchoscopy. *Chest* 74:139, 1978.

［75］ Sahn SA, Scoggin C: Fiberoptic bronchoscopy in bronchial asthma: a word of caution. *Chest* 69:39, 1976.

［76］ Chinsky K: Bleeding risk and bronchoscopy: in search of the evidence in evidence-based medicine. *Chest* 127:1875, 2005.

［77］ Dweik RA, Mehta AC, Meeker DP, et al: Analysis of the safety of bronchoscopy after recent acute myocardial infarction. *Chest* 110:825, 1996.

［78］ Dunagan DP, Burke HL, Aquino SL, et al: Fiberoptic bronchoscopy in coronary care unit patients: indications, safety and clinical implications. *Chest* 114:1660, 1998.

［79］ Salisbury BG, Metzger LF, Altose MD, et al: Effect of fiberoptic bronchoscopy on respiratory performance in patients with chronic airways obstruction. *Thorax* 30:441, 1975.

［80］ Kerwin AJ, Croce MA, Timmons SD, et al: Effects of fiberoptic bronchoscopy on intracranial pressure in patients with brain injury; a prospective clinical study. *J Trauma* 48:878, 2000.

［81］ Peerless JR, Snow N, Likavec MJ, et al: The effect of fiberoptic bronchoscopy on cerebral hemodynamics in patients with severe head injury. *Chest* 108:962, 1995.

［82］ Bajwa MK, Henein S, Kamholz SL: Fiberoptic bronchoscopy in the presence of space-occupying intracranial lesions. *Chest* 104:101, 1993.

［83］ Antonelli M, Conti G, Riccioni L, et al: Noninvasive positive-pressure ventilation via face mask during bronchoscopy with BAL in high-risk hypoxemic patients. *Chest* 110:724−728, 1996.

［84］ Antonelli M, Conti G, Rocco M, et al: Noninvasive positive-pressure ventilation vs conventional oxygen supplementation in hypoxemic patients undergoing diagnostic bronchoscopy. *Chest* 121:1149−1154, 2002.

［85］ Antonelli M, Pennisi MA, Conti G: New advances in the use of noninvasive ventilation for acute hypoxaemic respiratory failure. *Eur Respir J* 22［Suppl 42］:65s−71s, 2003.

［86］ Reichert WW, Hall WJ, Hyde RW: A simple disposable device for performing fiberoptic bronchoscopy on patients requiring continuous artificial ventilation. *Am Rev Respir Dis* 109:394, 1974.

［87］ Lindholm C-E, Ollman B, Snyder JV, et al: Cardiorespiratory effects of flexible fiberoptic bronchoscopy in critically ill patients. *Chest* 74:362, 1978.

［88］ Lawson RW, Peters JI, Shelledy DC: Effects of fiberoptic bronchoscopy during mechanical ventilation in a lung model. *Chest* 118:824, 2000.

［89］ Sung A, Kalstein A, Radhakrishnan P, et al: Laryngeal mask airway: use and clinical applications. *J Bronchol* 14:181−188, 2007.

［90］ Langmack EL, Martin RJ, Pak J, et al: Serum lidocaine concentration in asthmatics undergoing research bronchoscopy. *Chest* 117:1055−1060, 2000.

［91］ Honeybourne D, Jabb J, Bowie P, et al: British Thoracic Society guidelines on diagnostic flexible bronchoscopy. *Thorax* 56［Suppl I］: i1−i21, 2001.

［92］ Milman N, Laub M, Munch EP, et al: Serum concentrations of lignocaine and its metabolite monoethylglycinexylidide during fiberoptic bronchoscopy in local anesthesia. *Respir Med* 92:40, 1998.

［93］ Bose AA, Colt HG: Lidocaine in bronchoscopy: practical use and allergic reactions. *J Bronchology* 15:163−166, 2008.

［94］ Stolz D, Chhajed PN, Leuppi J, et al: Nebulized lidocaine for flexible bronchoscopy: a randomized, double-blind, placebo-controlled trial. *Chest* 128:1756, 2005.

［95］ Williams TJ, Bowie PE: Midazolam sedation to produce complete amnesia for bronchoscopy:2 years' experience at a district hospital. *Respir Med* 93:361, 1999.

［96］ Cowl CT, Prakash UBS, Kruger BR: The role of anticholinergics in bronchoscopy: a randomized clinical trial. *Chest* 118:188, 2000.

［97］ Williams T, Brooks T, Ward C: The role of atropine premedication in fiberoptic bronchoscopy using intravenous midazolam sedation. *Chest* 113:113, 1998.

［98］ Malik JA, Gupta D, Agarwal AN, et al: Anticholinergic premedication for flexible bronchoscopy—a randomized, double-blind, placebo-controlled study of atropine and glycopyrrolate. *Chest* 136:347−354, 2009.

［99］ Crawford M, Pollock J, Anderson K, et al: Comparison of midazolam with propofol for sedation in outpatient bronchoscopy. *Br J Anaesth* 70:419−422, 1993.

［100］ Silvestri GA, Vincent BD, Wahidi MM, et al: A phase−3, randomized, double blind study to assess the efficacy and safety of fospropofol disodium injection for moderate sedation in patients undergoing flexible bronchoscopy. *Chest* 135:41−47, 2009.

［101］ Meyer KC: The role of bronchoalveolar lavage in interstitial lung disease. *Clin Chest Med* 25:637, 2004.

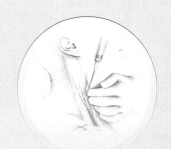

第 10 章
胸腔穿刺术
Thoracentesis

MARK M. WILSON AND RICHARD S. IRWIN　马杰飞 译，诸杜明 审校

胸腔穿刺术是一项有创操作，包括把穿刺针、导管或穿刺套管置入胸膜腔，以排出积聚在胸腔的液体或气体。尽管一些前瞻性研究持批判性的态度对其临床价值和相关并发症进行了评价[1-3]，但大多数研究认为通过胸腔穿刺术取腔积液分析有助于病因解释[4,5]。

适 应 证

即使病史（咳嗽、呼吸困难，或胸膜炎性胸痛）和体格检查（叩诊浊音、呼吸音减轻、触诊语颤减弱）均表明存在胸腔积液，但胸片和超声检查对证实临床怀疑的诊断是必不可少的。胸腔穿刺术可用于诊断和治疗。作为诊断性穿刺时，穿刺应尽可能在治疗开始前进行，以免治疗给结果的判读带来干扰[5]。已证明通过胸腔积液分析，90%以上的病例可得到对临床有用的信息[2]。最常见的4种有症状和无症状胸腔积液的原因为恶性肿瘤、充血性心力衰竭、类肺炎性胸腔积液和术后胸腔积液。对不明原因胸腔积液的诊断流程详见图10.1。对胸腔穿刺术和闭式胸膜活检术后原因仍不明确的胸腔积液患者，应考虑行胸腔镜检查和定向活检。对80%以上经反复胸腔穿刺、胸膜活检或支气管镜检查仍不能明确诊断的复发性胸腔积液患者，胸腔镜检查能提供阳性诊断。

治疗性胸腔穿刺是为消除胸腔积液或积气导致的心肺衰竭，从而缓解严重症状。治疗张力性气胸（tension pneumothorax）必须行胸腔造口，并留置胸引管作确切的胸腔引流；对气胸（pneumothorax，PTX）处理后复张缓慢、机械通气患者合并PTX、血胸，或复发性恶性胸腔积液引流后行硬化剂灌注治疗，均应考虑留置胸引管。

禁 忌 证

胸腔穿刺术的绝对禁忌证：患者不能配合；无法清晰辨认经皮穿刺点下一肋骨的上缘；操作者对操作流程缺乏经验；存在无法纠正的凝血功能异常。胸腔穿刺术的相对禁忌证：穿刺进针区域存在已知的肺大疱；正接受呼气末正压通气的患者；仅一侧肺有"功能"的患者（另一侧肺已手术切除或因存在已有气体交换功能受限的严重疾病）。在这种情况下行胸腔穿刺术，最为安全的方法是在超声引导下进行穿刺定位。

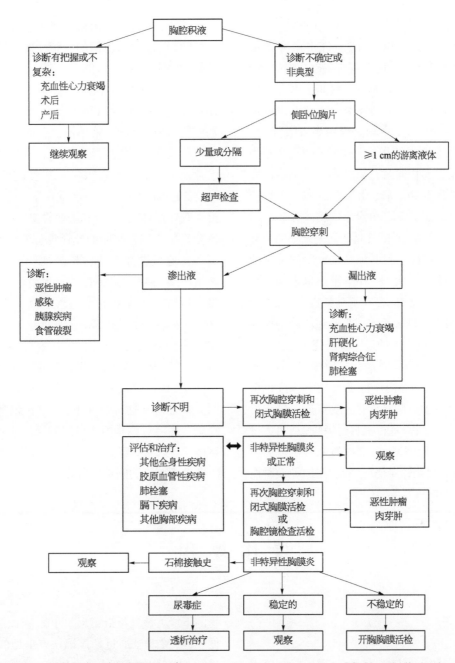

图 10.1 胸腔积液的诊断流程图（引自 Smyrnios NA, Jederlinic PJ, Irwin RS: Pleural effusion in an asymptomatic patient. Spectrum and frequency of causes and management considerations. *Chest* 97:192, 1990）。

并 发 症

一些前瞻性研究已经证明,胸腔穿刺操作相关的并发症并不少见[1,2]。据现有的研究报道,其总体并发症的发生率高达50%～78%,而且可进一步分为严重并发症(15%～19%)和轻微并发症(31%～63%)[2,3]。

并发症的发生率和操作者的经验水平呈负相关,经验越丰富,并发症越少[6]。虽然操作导致死亡罕有报道,但有些并发症可以是致命性的[1]。

严重并发症包括气胸、血气胸、出血、低血压和复张性肺水肿,据报道气胸的发生率为3%~30%[1-3,6,7],需要后续干预的气胸占1/3～1/2。许多研究者报道,气胸和多种因素有关,其中包括基础肺疾病(慢性阻塞性肺疾患,胸部放疗病史,胸部手术史或肺肿瘤)[8,9]、穿刺针型号和穿刺技术[3,8]、为获取样本而需要反复多次进针[8]、穿刺过程中患者吸气、操作者的经验[1,3,6]、是否使用真空引流瓶[9]、胸腔积液的量[2,8]以及在操作同时行机械通气。上述研究中,有些研究结果互相矛盾,比如在后来的大型前瞻性研究中,并未证实气胸和治疗性胸腔穿刺之间存在明显的关系[3,8,9]。对既往这些研究结果的差异的解释是,报告治疗性穿刺增加气胸风险的文献的操作者经验普遍较少。此外,样本量小也影响研究结果的推广应用。文献中,存在基础肺疾患、操作者经验不足和使用正压机械通气似乎是最明确的风险因素,但需要有更大样本里的进一步研究来证实。

虽然最常见的气胸原因是肺实质撕裂,但自主呼吸的患者深吸气(胸腔内压低于大气压)时,也可导致室内空气从开放的胸穿针进入胸膜腔。气胸可以是少量积气而无症状,且可被自行吸收;或可大量积气而伴有呼吸功能障碍,且需放置胸管引流。肋间血管撕裂,或者穿刺针误伤肝脏或脾脏,即使凝血功能正常,仍可并发出血。老年患者肋间动脉损伤的风险最大,因为他们的血管迂曲度增加。这种罕见的并发症可致命,可能需要开胸止血。

低血压可发生在胸腔穿刺过程中(作为血管迷走反射或张力性气胸的部分表现),或发生在穿刺后数小时(可能是液体由血管内间隙进入肺实质或再积聚于胸膜腔所致)。后者的低血压采用扩容治疗有效;也可通过限制一次性胸腔液体引流量(≤1.5 L)来预防。其他严重并发症罕见,包括肿瘤沿穿刺针道种植、静脉和脑血管空气栓塞(称为胸膜休克)[10,11],以及折断的导管残端滑入胸膜腔内[1]。

其他轻微并发症包括未抽到胸液或抽取的胸液量不足、疼痛、皮下血肿或血清肿、焦虑、呼吸困难和咳嗽[2]。文献报道这些轻微并发症发生率为16%～63%,其发生率的高低取决于胸腔穿刺的操作方法,经穿刺针导管置入技术与较高的并发症率有关[2,3]。未抽到胸腔积液或抽取的液体不足是技术问题,而需要反复胸腔穿刺的患者其并发症风险明显增加。在这种情况下,建议在超声定向引导行穿刺。疼痛可能是由于壁层胸膜内神经末梢的局部麻醉不充分、不经意刮擦到肋骨膜或者因进针方向不准确而刺伤肋间神经所导致。

操 作 规 程

总 则

胸腔穿刺最常用的技术,包括套管针穿刺、单用穿刺针和超声定向导引下穿刺。经穿刺针导管置入技术在过去的10年中已很少使用。

诊断性游离胸腔积液抽取技术 (单用穿刺针或经穿刺针导管置入技术)

诊断性游离胸腔积液抽取操作法的步骤如下:

1. 拍摄侧卧位胸片以确认存在游离胸腔积液。

2. 向患者告知穿刺过程并签署知情同意书,操作者应熟练掌握整个操作流程,并在独立操作前接受过有经验操作者的适当指导。

3. 患者取坐位,手臂置于两侧,标记穿刺侧肩胛骨的下缘。该处接近第8肋间隙,应该是可穿刺的最低肋间,除非已通过超声确认有更低的间隙可安全进针,或者胸片和超声显示膈肌高于第8肋间。

4. 患者坐于病床的边缘,身体前倾,趴在垫有枕头的床边桌上,调节床边桌高度至患者感觉舒适的位置(图10.2)。患者的双臂交叉放于胸前,以提升和舒展肩胛骨。助手站立于患者前方,以防止其发生难以预料的移动。

5. 在患者后胸壁叩诊,以确定积液的最高点。除非积液的最高点低于第8肋间隙,否则应在腋后线该水平下方的肋间隙进针。轻轻用指甲标记选定肋间的肋骨上缘(每根肋骨下缘均有肋间动脉走行,穿刺时须注意避开)。

6. 以70%异丙醇为溶剂的2%洗必泰消毒穿刺

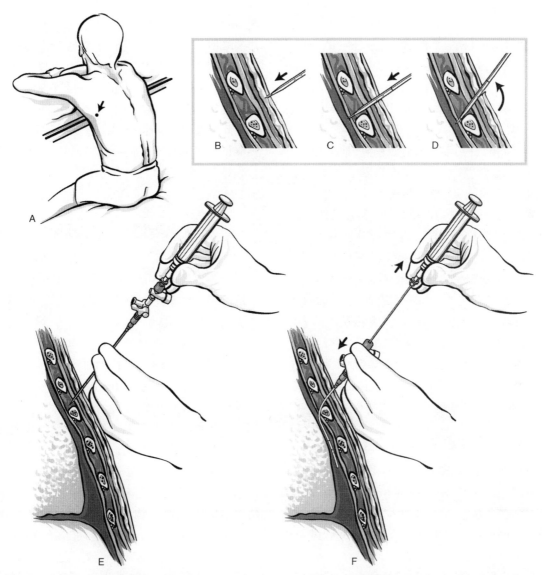

图10.2　套管针法游离胸腔积液的穿刺流程图。A. 患者取舒适的端坐位，身体前倾，趴在安放一个枕头的高度可调的床头桌上，双臂在胸前交叉，以提升和舒展肩胛骨，沿腋后线为首选穿刺点。B. 套管针经皮肤轻轻地向深部穿刺进入，跨越肋骨上缘，穿刺针每次推送数毫米，注射器均应持续保持负压。C. 一旦刺破壁层胸膜，注射器中会见到胸液。D. 在外套管进一步深入推进之前，先把整个套管针针尖向下引导。E、F. 在外套管完全通过胸壁时，快速有序地撤出针头，此时，应保持单向阀装置处在关闭状态，直到操作者手动打开阀门，允许抽取胸膜腔积液。

区域皮肤，待晾。使用无菌技术，在穿刺点四周铺巾。

　　7. 抽取2%利多卡因，用25G针头作浅表皮肤浸润麻醉。换用18～22G/2 in长的穿刺针，对准肋骨上缘进针，逐层麻醉深部软组织。进针过程中和注入利多卡因前，注射器应始终保持负吸，以确认针头未进入血管或胸膜腔内。在接近胸膜时小心抽吸注射器（肋骨的厚度为1～2 cm）。当针进入胸膜腔时，会有液体进入注射器。针头穿透有丰富神经支配的壁层胸膜时，患者可感到不适。此时要小心不要将麻醉药物注入胸腔。它可以杀灭大部分病原体，包括结核杆菌。将一个戴手套的手指垂直置于穿刺点，用以估计

进针的深度，然后将针头拔出。

　　8. 于20G 1.5 in长的穿刺针和50 mL注射器之间加接一个三通阀。将三通阀门开向针头，允许穿刺针进入胸腔抽取液体。

　　9. 用20G穿刺针（或者套管针套装）沿浸润麻醉针道穿刺，保持针尖的斜面向下；在穿刺针/套管针向深部缓慢推进过程中，注射器应始终保持负吸。如使用穿刺针技术抽吸到胸腔积液时，可使用止血钳在紧贴皮肤表面固定住穿刺针，以防止穿刺针进一步深入胸膜腔。如使用套管针技术，当抽吸到胸腔积液时，可直接平稳地把导管推向深部，应确保导

管向下推送至胸腔重力依赖区，然后将套管内的针头从胸壁拔出，与此同时平滑地向前推进导管。

10. 一旦可流畅地抽取胸腔积液，即可在三通开关侧面的接口上连接一个肝素化的血气分析注射器，用它抽满胸液样本，测定pH[12]。排净样本内气泡，盖紧针帽，并把它放入冰袋，即刻送检。

11. 用50 mL注射器抽取胸腔积液，抽满50 mL后将其内的液体转移到收集管或容器中[12]。在整个操作过程中，系统应始终保持密闭，谨防室内大气进入胸膜腔。一般50～100 mL胸腔积液已能满足大多数诊断性检测所需[13-15]。在更换注射器的过程中，三通开关通向患者的阀应始终确保关闭。

12. 当胸腔穿刺完毕，要从患者的胸壁拔出穿刺针时，应嘱患者发出"mumu"声或者做Valsalva动作。按压穿刺点数分钟，然后贴上无菌敷贴。

13. 胸穿术后是否常规摄胸片，对无症状的非机械通气患者通常并不需要。如果在穿刺过程中有气体进入胸腔，发生疑似气胸的症状或体征或需要多次穿刺者，术后应拍摄站立位呼气末胸片[16-19]。

治疗性游离液体抽取技术

治疗性抽取游离胸腔积液的操作流程，步骤1～7和前述的诊断性胸腔穿刺术相同。若抽取超过100 mL的胸腔积液，一般需要置入胸腔导管，这样可减少较长时间操作过程中穿刺针导致的气胸风险。虽然部分地区仍可买到经穿刺针导管置入系统，但一般多采用市售的套管针套装。每套胸穿包均配有专用的操作说明，操作者应全面熟悉他们将使用的胸穿包推荐的操作步骤，并在自己独立行胸穿操作前接受有经验丰富的操作者指导。

定向导引的胸腔穿刺技术

人们早已应用超声引导技术来辅助包裹性胸腔积液或少量胸腔积液的胸腔穿刺。近年来，动态（实时）的超声扫描仪已经随手可得，而且医生只需接受短期培训即可学会，超声辅助下的胸腔穿刺术已迅速发展成为处理胸腔内游离液体的标准操作[20-23]。操作流程和单用穿刺针方法类似，只是在胸腔积液经超声定位后，穿刺针在超声的定向导引下进行，也可选择在此操作背景下置入导管。值得关注的是，在一项强制使用超声胸腔穿刺点定位和（或）超声引导下进行胸穿操作的研究中，气胸的发生率可以从8.6%下降至1.1%[21]。

气胸患者游离气体抽吸技术

抽吸胸腔游离气体的操作步骤如下：

1. 遵照套管针导管置入技术，胸腔内游离液体抽取的操作步骤进行，所不同的是患者需取仰卧位，床头抬高30°～45°。

2. 选择锁骨中线第2或第3肋间为穿刺点或导管置入部位（该处可避开内侧的乳内动脉）。

3. 保持穿刺针的斜面向上，并向上方进针，以便引导导管置入上半胸腔。

4. 当胸腔内压力高于大气压时（如咳嗽时），胸腔内气体可直接喷出体外，或可用注射器主动抽出，也可以将导管间断开放于大气中，使气体排出。若采用后一种方式清除气胸，可将导管连接一单向阀装置（Heimlich阀），或将导管另一端置于水面下排除气体，使游离气体排除后不会重新返回胸腔。

5. 由于张力性气胸是可致命的，当时间紧迫无法顾及局部麻醉和皮肤消毒时，可忽略此步骤，直接行穿刺引流。如果高度怀疑或明确有张力性气胸存在，且没有现成备好的胸引管，则可快速插入14G的穿刺针或按上述步骤迅速置入16G导管，但需避免刺穿肺脏。如果存在张力性气胸，在压力驱动下会有气体溢出，同时胸内压力下降。这种应急胸管应持续保留直至患者病情缓解且张力性气胸的诊断明确，进一步插入无菌胸引管为止。

胸腔积液检测项目的解读

胸腔积液的检验项目对确定胸腔积液的病因有一定帮助。首先应初步确定胸腔积液系渗出液或漏出液，有关标准稍后讨论。还有一些附加检验项目有助于最终确认胸腔积液的病因诊断，尤其是渗出液的病因分析。

漏出液和渗出液

漏出液的生化学定义须符合经典标准（Light's标准）各项指标[24]，即胸腔积液蛋白含量和血清总蛋白比值<0.5、胸腔积液血清乳酸脱氢酶（LDH）和血浆LDH比值<0.6，以及胸腔积液中的LDH值<正常血清值中的2/3；漏出液的产生通常由于静水压或胶体渗透压失衡，或者由腹腔或腹膜后腔的液体转移入胸膜腔引起。不符合上述漏出液诊断标准的胸腔积液为渗出液，其产生的机制有多种，主要原因有肺或胸膜炎性、淋巴引流受损或腹腔内的液体转移至胸膜腔。

自Light最初的研究发表后，已有多种可供选择的诊断标准。其中缩略诊断标准不需要同时检测血清学指标，但具有相似的准确度，故已被推荐使用[4,25]。Meta分析表明，联合胸液胆固醇浓度<45 mg/dL和LDH值<正常血清值上限的0.45倍，以这两项标准来定义漏出液，与经典诊断标准相比，其诊断准确率相当。如果诊断为漏出液，通常不需要进一步行胸腔积液的其他检验（表10.1）。唯一例外的是尿胸导致的漏出性胸腔积液[26]，尿胸的漏出液呈酸性，且胸液中的肌酐明显升高，符合这两项特征的胸腔漏出液可确定诊断。如果诊断为渗出液，须进行进一步的实验室检测（图10.1）。如果后续检测不能缩小鉴别诊断的范围，须考虑结核性胸膜炎，应行经皮胸膜活检术以进一步鉴别[27]。对经一系列的检测仍不能明确病因的胸腔积液，可以考虑行胸腔镜引导下的胸膜活检术。

表10.1

胸腔积液的病因

几乎都是漏出液性胸腔积液的病因	**非感染性炎性反应**	**结缔组织疾病**
充血性心力衰竭	胰腺炎	狼疮性胸膜炎
肾病综合征	良性石棉性胸腔积液	风湿性胸膜炎
低蛋白血症	肺栓塞[a]	混合性结缔组织病
尿胸	放射性治疗	Churg-Strauss综合征
陷闭肺	尿毒症性胸膜炎	韦格纳肉芽肿
肝硬化	结节病	家族性地中海热
肺不张	心脏术后损伤综合征	
腹膜透析	血胸	**内分泌疾病**
缩窄性心包炎	急性呼吸窘迫综合征	甲状腺功能减退[c]
上腔静脉阻塞		卵巢过度刺激综合征
	恶性肿瘤[b]	**淋巴疾病**
典型渗出液性胸腔积液的病因	恶性上皮肿瘤	恶性肿瘤
感染性	淋巴瘤	黄甲综合征
类肺炎	间皮瘤	淋巴管肌瘤病
结核性胸膜炎	白血病	
寄生虫（阿米巴病、肺吸虫病、包虫病）	乳糜胸	**腹腔内游离液体进入胸膜腔**
真菌性疾病		胰腺炎
非典型肺炎（病毒、支原体、Q热病和军团菌属）	**长期胸膜腔内负压增加**	胰腺假性囊肿
诺卡氏菌属和放线菌	肺不张	Meigs综合征
膈下脓肿	陷闭肺	恶性上皮肿瘤
肝脓肿	胆固醇性积液	乳糜性腹水
脾脓肿		
肝炎	**医源性**	
自发性食管破裂	药物诱发（呋喃妥英和甲氨蝶呤）	
	食管穿孔	
	食管硬化剂治疗	
	中心静脉导管放置错位或移位	
	肠内营养导管误入胸腔	

[a] 10%～20%可能是漏出液。
[b] 20%以上是漏出液。
[c] 偶尔是漏出液。
引自Sahn SA: The pleura. Am Rev Respir Dis 138:184, 1988.

选定可能有助于确定
胸腔积液病因的临床检验

pH

胸腔积液的pH测定可能具有诊断和治疗意义[28-30]。例如,pH<7.2的胸腔积液的鉴别诊断包括:酸中毒,细菌感染性胸腔积液(脓胸),恶性胸腔积液,风湿或狼疮性胸腔积液,结核性胸腔积液,食管破裂,需要引流的非感染性类肺炎的胸腔积液和尿胸。pH<7.2的胸腔积液有导致胸膜粘连硬化的潜在风险,需考虑置胸管引流[31,32]。

淀粉酶

胸腔积液的淀粉酶水平高于正常血清水平的2倍或者绝对值>160 Somogyi 单位,可见于急性和慢性胰腺炎,胰腺假性囊肿破入胸腔,原发或转移性肿瘤以及食管破裂。患恶性肿瘤和食管破裂时唾液型同工酶占优势,而胰腺疾病的特点是胰型同工酶升高。

葡萄糖

胸腔积液的葡萄糖低于正常血清值的1/2称为胸腔积液葡萄糖降低。出现这种情况应考虑风湿或狼疮性胸腔积液、脓胸、恶性肿瘤、结核性胸腔积液和食管破裂[32]。

三酰甘油和胆固醇

乳糜性胸腔积液的生化定义为:胸腔积液的三酰甘油水平>110 mg/dL和脂蛋白电泳存在乳糜微粒[32]。通常乳糜性胸腔积液外观为乳白色,但三酰甘油升高的胸腔积液也可为浆液性的,所以测定三酰甘油水平十分重要。乳糜性胸腔积液的常见原因是胸导管损伤,常见于创伤和恶性肿瘤(如淋巴瘤)。假性乳糜性胸腔积液,由于胆固醇明显升高通常也呈乳白色,但是其三酰甘油是正常的。慢性胸腔积液,尤其是风湿性和结核性胸膜炎导致的慢性胸腔积液,是典型的假性乳糜性胸腔积液。

细胞学计数和分类

虽然不能通过胸腔积液的白细胞计数和分类来诊断疾病,但是细菌性肺炎并发的胸腔积液可有显著不寻常的改变,其白细胞计数常可超过50 000/μL。在急性起病的渗出性胸腔积液早期,多形核白细胞占多数;而在慢性渗出性胸腔积液中,单核细胞占多数。虽然胸腔积液的淋巴细胞增多并不具有特异性,但是严重的淋巴细胞增多(>80%)则提示结核或恶性肿瘤。而嗜酸性粒细胞增多的胸腔积液虽无特异性,但常与胸膜腔积血或积气有关。

如果红细胞计数在5 000~10 000/μL,胸腔积液的颜色通常是粉红色。红细胞计数>10 000/μL常见于创伤、恶性肿瘤或肺梗死导致的血性胸腔积液。要区分胸腔穿刺损伤还是原已存在的血胸,可观察以下两个方面:首先,原先存在的血胸已经去纤维化,静置后不形成血凝块;其次,胸腔积液红细胞压积在30%或者超过患者血液的红细胞压积,提示为血胸。

培养和染色

为最大限度地从胸腔积液培养中获取诊断信息,需同时行厌氧菌和需氧菌培养。因为高达20%的结核性胸腔积液的抗酸染色呈阳性,胸腔积液涂片应茸兰染色外,建议加做抗酸染色。经皮穿刺胸膜活检标本做病理学检查的同时,送微生物学实验室检测,诊断结核性胸腔积液的可能性高达90%[24]。

细胞学检查

恶性肿瘤:可通过恶性细胞在胸膜上种植或因肿瘤阻塞淋巴管继发淋巴回流障碍而产生胸腔积液。极易引起胸腔积液的常见肿瘤有肺癌、乳腺癌和淋巴瘤。对于不明原因的渗出性胸腔积液至少需留取60~150 mL,以进行细胞学检测[13,14,33]。如初步细胞学检测结果为阴性,而临床仍强烈怀疑恶性胸水时,建议再次采集胸液样本送检,获取阳性结果的机会可增加至60%~70%。如果同时做胸膜活检,阳性结果的机会可增加至80%。除恶性肿瘤,细胞学检查测还可用来明确风湿性胸膜炎诊断,其特异性的病理表现为在不规则的颗粒状物质背景中可见细长的巨噬细胞和巨大圆形的多核巨噬细胞。

◇ 参 ◇ 考 ◇ 文 ◇ 献 ◇

［ 1 ］ Seneff MG, Corwin RW, Gold LH, et al: Complications associated with thoracentesis. *Chest* 89:97–100, 1986.

［ 2 ］ Collins TR, Sahn SA: Thoracocentesis: clinical value, complications, technical problems, and patient experience. *Chest* 91:817–822, 1987.

［ 3 ］ Grogan DR, Irwin RS, Channick R, et al: Complications associated with thoracentesis: a prospective randomized study comparing three different methods. *Arch Intern Med* 150:873–877, 1990.

［ 4 ］ Heffner JE, Brown LK, Barbieri CA: Diagnostic value of tests that discriminate between exudative and transudative pleural effusions. *Chest* 111:970–980, 1997.

［ 5 ］ Romero-Candeira S, Fernandez C, Martin C, et al: Influence of diuretics on the concentration of proteins and other components of pleural transudates in patients with heart failure. *Am J Med* 110:681–686, 2001.

［ 6 ］ Bartter T, Mayo PD, Pratter MR, et al: Lower risk and higher yield for thoracentesis when performed by experimental operators. *Chest* 103:1873–1876, 1993.

［ 7 ］ Colt HG, Brewer N, Barbur E: Evaluation of patient-related and procedurerelated factors contributing to pneumothorax following thoracentesis. *Chest* 116:134–138, 1999.

［ 8 ］ Raptopoulos V, Davis LM, Lee G, et al: Factors affecting the development of pneumothorax associated with thoracentesis. *AJR Am J Roentgenol* 156:917–920, 1991.

［ 9 ］ Petersen WG, Zimmerman R: Limited utility of chest radiograph after thoracentesis. *Chest* 117:1038–1042, 2000.

［ 10 ］ Wilson MM, Curley FJ: Gas embolism (Pt I). Venous gas emboli. *J Intensive Care Med* 11:182–204, 1996.

［ 11 ］ Wilson MM, Curley FJ: Gas embolism (Pt II). Arterial gas embolism and decompression sickness. *J Intensive Care Med* 11:261–283, 1996.

［ 12 ］ Rahman NM, Mishra EK, Davies HE, et al: Clinically important factors influencing the diagnostic measurement of pleural fluid pH and glucose. *Am J Respir Crit Care Med* 178:483–490, 2008.

［ 13 ］ Sallach SM, Sallach JA, Vasquez E, et al: Volume of pleural fluid required for diagnosis of pleural malignancy. *Chest* 122:1913–1917, 2002.

［ 14 ］ Abouzgheib W, Bartter T, Dagher H, et al: A prospective study of the volume of pleural fluid required fro accurate diagnosis of malignant pleural effusion. *Chest* 135:999–1001, 2009.

［ 15 ］ Swiderek J, Morcos S, Donthireddy V, et al: Prospective study to determine the volume of pleural fluid required to diagnose malignancy. *Chest* 137:68–73, 2010.

［ 16 ］ Aleman C, Alegre J, Armadans L, et al: The value of chest roentgenography in the diagnosis of pneumothorax after thoracentesis. *Am J Med* 107:340–343, 1999.

［ 17 ］ Capizzi SA, Prakash UB: Chest roentgenography after outpatient thoracentesis. *Mayo Clin Proc* 73:948–950, 1998.

［ 18 ］ Doyle JJ, Hnatiuk OW, Torrington KG, et al: Necessity of routine chest roentgenography after thoracentesis. *Ann Intern Med* 124:816–820, 1996.

［ 19 ］ Terres RT: Thoracentesis. *N Engl J Med* 356:641, 2007.

［ 20 ］ Feller-Kopman D: Therapeutic thoracentesis: the role of ultrasound and pleural manometry. *Curr Opin Pulm Med* 13:312–318, 2007.

［ 21 ］ Duncan DR, Morganthaler TI, Ryu JH, et al: Reducing iatrogenic risk in thoracentesis: establishing best practice via experimental training in a zero-risk environment. *Chest* 135:1315–1320, 2009.

［ 22 ］ Mayo PH, Goltz HR, Tafreshi M, et al: Safety of ultrasound-guided thoracentesis in patients receiving mechanical ventilation. *Chest* 125:1059–1062, 2004.

［ 23 ］ Barnes TW, Morgenthaler TI, Olson EJ, et al: Sonographically guided thoracentesis and rate of pneumothorax. *J Clin Ultrasound* 33:442–446, 2005.

［ 24 ］ Light RW, MacGregor MI, Luchsinger PC, et al: Pleural effusions: the diagnostic separation of transudates and exudates. *Ann Intern Med* 77:507–513, 1972.

［ 25 ］ Gonlugur U, Gonlugur TE: The distinction between transudates and exudates. *J Biomed Sci* 12:985–990, 2005.

［ 26 ］ Garcia-Pachon E, Padilla-Navas I: Urinothorax: a case report and review of the literature with emphasis on biochemical analysis. *Respiration* 71:533–536, 2004.

［ 27 ］ Maskell NV, Gleeson FJO, Davies R: Standard pleural biopsy versus CT-guided cutting-needle biopsy for diagnosis of malignant disease in pleural effusions: a randomized controlled trial. *Lancet* 361:1326–1330, 2003.

［ 28 ］ Burrows CM, Mathews WC, Colt HG: Predicting survival in patients with recurrent symptomatic malignant pleural effusions: an assessment of the prognostic values of physiologic, morphologic, and quality of life measures of extent of disease. *Chest* 117:73–78, 2000.

［ 29 ］ Heffner JE, Nietert PJ, Barbieri C: Pleural fluid pH as a predictor of survival for patients with malignant pleural effusions. *Chest* 117:79–86, 2000.

［ 30 ］ Heffner JE, Nietert PJ, Barbieri C: Pleural fluid pH as a predictor of pleurodesis failure: analysis of primary data. *Chest* 117:87–95, 2000.

［ 31 ］ Heffner JE, Heffner JN, Brown LK: Multilevel and continuous pleural fluid pH likelihood ratios for draining parapneumonic effusions. *Respiration* 72:351–356, 2005.

［ 32 ］ Jimenez Castro D, Diaz Nuevo G, Sueiro A, et al: Pleural fluid parameters identifying complicated parapneumonic effusions. *Respiration* 72:357–364, 2005.

［ 33 ］ Heffner JE, Klein JS: Recent advances in the diagnosis and management of malignant pleural effusions. *Mayo Clin Proc* 83:235–250, 2008.

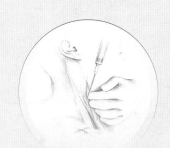

第11章
动脉穿刺血气分析
Arterial Puncture for Blood Gas Analysis

KIMBERLY A. ROBINSON AND RICHARD S. IRWIN　顾秋莹 译，汤耀卿 审校

动脉血气（arterial blood gas, ABG）是用来检测动脉血的 pH（pH_a）、二氧化碳分压（partial arterial carbon dioxide pressure, $PaCO_2$）、氧分压（partial arterial oxygen pressure, PaO_2）、碳酸氢根和氧合血红蛋白百分饱和度的分析方法。因为 ABG 操作安全、易于获取，且能快速准确地提供反映肺和肾功能的信息，是处理呼吸和代谢紊乱患者唯一最有用的实验室检查。我们不应该只靠血氧定量法评估动脉血氧饱和度（arterial oxygen saturation, SaO_2），因为在 SaO_2 发生有评估价值的改变前，PaO_2 肯定已有明显下降，这是血氧离解曲线的特定形态所决定的；而紫绀[1]和呼吸深度[2]等体征也不能可靠地估计 PaO_2 和 $PaCO_2$。此外，如脉搏血氧测定法测得的 SaO_2 和通过动脉血气分析计算的 SaO_2 存在差异，有助于碳氧血红蛋白血症和高铁血红蛋白血症的诊断。

未察觉到的低氧血症和高碳酸血症（酸血症）可引起一系列中枢神经系统和心血管症状和体征。对于有上述发现的患者，临床医生应高度怀疑呼吸或代谢紊乱，或两者并存，并通过 ABG 分析作出恰如其分的评估。尽管急性高碳酸血症 70 mmHg（pH 7.16）和急性低氧血症（<30 mmHg）可导致昏迷和循环衰竭，但患者可适应慢性高碳酸血症和低氧血症而仅仅产生较轻微的影响[3]。因此，ABG 对呼吸和代谢紊乱性质和严重程度的诊断，以及全病程演进可提供最重要的评估方法。

pH 的正常范围是 7.35～7.45，$PaCO_2$ 为 35～45 mmHg[4]。而 PaO_2 的正常值在直立位、年龄为 40～74 岁不吸烟的正常人，可按如下公认的预测回归方程计算[5]：$PaO_2 = 108.75 - [0.39 \times 年龄（岁）]$。

动脉血气标本的抽取

经皮动脉穿刺

由于使用玻璃注射器采集动脉血样本的传统技术是所有其他方法的比较标准，故在此作详尽描述。多数情况下，搏动的动脉血管易被扪及。如果使用足够大的针头，当注射器被带有压力的动脉血流充盈时，显而易见针头已进入血管，不需要应用负压抽吸或使用真空密封的收集管。按照逻辑，应优先选择侧支循环良好的动脉穿刺，即使发生血管痉挛或血栓，远端组织也不至于缺乏足够灌注。穿刺部位优先选择浅表动脉，这样穿刺易于成功，并能减轻疼痛。桡动脉位于手腕浅表处，由尺动脉提供丰富的手部侧支循环，万一桡动脉完全堵塞，尺动脉的侧支约可提供正常成人手部血供的 92%，因此桡动脉是最佳选择[6]。

在止血机制正常且无明显外周血管疾病的成人，尚无 ABG 穿刺后桡动脉完全堵塞的报道，据此证明桡动脉穿刺是安全的。该发现还表明，对凝血功能正常且无外周血管疾病的人行桡动脉穿刺前，不需要常规进行 Allen 试验[7]、改良 Allen 试验[8]或多普勒超声[6]来确认掌浅弓有充分的侧支血流。如果桡动脉部位不宜穿刺，足背动脉、胫后动脉、颞浅动脉（婴幼儿）、肱动脉和股动脉可作为备选（详见第 3 章）。

禁忌证

不建议给止血机制异常的患者行肱动脉和股动脉穿刺,尤其是后者,因为临床上可能无法对这些非浅表血管进行充分地压迫止血,甚至会冒较大并发症概率的风险[9]。如需在同一浅表动脉频繁抽取血样,推荐动脉置管(见第3章)。此外,不应穿刺任何经手术重建过的血管,以防形成假性动脉瘤、损害移植体的完整性或导致异物播散成为感染病灶。也包括避免肾移植同侧的股动脉穿刺。

常规推荐的桡动脉穿刺技术如下:

1. 戴上保护手套,在面对患者的位置上坐舒适。

2. 令患者掌心向上,手腕部轻微伸展,触摸桡动脉。过度伸展可能会使桡动脉搏动无法扪及。

3. 用酒精棉签消毒局部皮肤。

4. 穿刺部位局麻:使用25号针头,皮内注射1%利多卡因,使局部皮肤形成小皮丘。局部麻醉可减少22号针头穿刺的疼痛,通常可达到无痛[10]。若不给予局部麻醉,患者因疼痛和焦虑导致屏气时,可影响血气分析的结果。正常受试者屏气35 s,PaO$_2$会下降50 mmHg、pH下降0.07、PaCO$_2$升高10 mmHg[11]。

5. 容量为5 mL的玻璃注射器连接不小于22号的针头。

6. 用肝素钠(1 000 U/mL)湿润针头和注射器,排除多余的肝素钠。

7. 针头沿血管长轴约30°穿刺进入动脉。这个进针角度可减少针头无意间触碰血管下方骨膜而产生的疼痛。

8. 一旦针头进入血管,注射器内即可见到血液。不要回抽注射器内芯,允许血液在动脉压作用下充盈注射器至3 mL。

9. 在获取血样后,立即排尽微小气泡,然后盖上注射器帽,确保血样本处于厌氧环境。

10. 将血样注射器放于双手之间滚动5～15 s使肝素和血液混和。压迫穿刺点5 min,如存在凝血病,压迫时间需延长。如从肱动脉获取血样,应压迫肱动脉至不能扪及桡动脉搏动,方为有效。

11. 将密封的血样本浸泡在盛有水冰混合的冰沙袋中,并立即送往血气分析实验室。

12. 在ABG申请单上填写血气采样时间和采血时患者的条件(例如,吸入氧浓度、呼吸机参数、患者体位和体温)。

不遵守以上的推荐技术可能会引起以下错误:

1. 注射器的材质会影响PaO$_2$结果[12-14]。使用玻璃注射器做出的结果最为准确。如果使用塑料材质,可能会出现如下误差:① 当氧分压>221 mmHg时,由于塑料允许氧扩散到大气中,可使测得的PaO$_2$低于实际值;② 塑料注射器(例如1 mL的结核菌素注射器)的表面积容量比高于标准的3 mL注射器,故有加剧透气性错误的作用,出于这个原因,不应使用形态细长的轻薄输注套件[15];③ 塑料注射器会顽强地黏附气泡,需要付出更多努力去排除气泡[13];④ 塑料会妨碍注射器内芯的平缓移动,从而影响医生判断样本是动脉血而不是静脉血的信心。

2. 如果拉动注射器内芯辅助抽吸,可从血液中拉出气泡。当气泡被排出时,可导致PaCO$_2$和PaO$_2$测值假性降低[16]。

3. 尽管肝素溶液呈弱酸性,但不会改变血浆pH,因为它可被血红蛋白充分缓冲。然而,液体肝素和血液混合会稀释溶于血液中的气体,血气浓度被转移到肝素液(在海平面和室温条件下,PO$_2$约转移150 mmHg,PCO$_2$转移<0.3 mmHg)。其改变程度取决于肝素的量和血液及血红蛋白浓度的相对关系[16-19]。如用玻璃注射器和22号针头采血3～5 mL,湿润注射器和针头的肝素仅约0.2 mL,稀释误差不会超过4%。若进一步减少肝素,会有血样本凝血导致血样无法使用的风险。使用结晶肝素虽可避免稀释误差,但增加与血混合的难度和样本凝血的概率。

4. 如果血气样本未在抽取后1 min内分析,或未立即冷却至2℃,可因白细胞、血小板和网织红细胞的细胞呼吸和氧消耗,使PO$_2$和pH下降,而PCO$_2$升高[20]。这种情况,在白血病(白细胞>40×10^9/L)或血小板增多症(血小板>1 000×10^9/L)的患者应予特别关注[21]。

5. 误取静脉血气样本是假性低PaO$_2$的常见原因。如果给采样部位加温,静脉血PO$_2$可>50 mmHg。因为加温可增加局部血流量,并使得外周组织氧摄取时间不足,故而"动脉化"的静脉血的PO$_2$与PaO$_2$接近。

并发症

使用前述的传统桡动脉穿刺技术,并发症极少见。这些并发症包括罕见的血管迷走神经性反应、局部疼痛和局限性血肿等。已有文献报道,更为罕见的是频繁穿刺导致桡动脉动脉瘤进行性扩大[22]和反射性交感神经营养不良[23]。

动脉血气样本的检测

虽然血气分析报告通常全面提供pH、PCO_2、PO_2、碳酸氢根和SaO_2，但我们须知碳酸氢根和SaO_2是通过计算得到的，并非直接检测所得。鉴于Henderson-Hasselbalch方程中碳酸氢根和pH及PCO_2存在永恒的关系，尽管碳酸氢根也为计算所得，它与直接测得的pH及PCO_2一样可靠，而计算的SaO_2通常不准确，因为许多变量不能被校正（例如2，3-二磷酸甘油和血红蛋白的结合特点）。

ICU的患者通常需要系列动脉血气分析监测，以便了解重症疾病的进展，用以指导治疗。尽管通过观察动脉血气分析数据的波动，及其变化的趋势来判断患者病情好转或恶化，但数据适度波动也可由采集血样的偏差引起，意识到这一点也很重要。因此，当患者病情没有变化时常规监测ABG不仅没有必要的，还可引起耗时、耗费、毫无价值的原因探索。

当利用ABG样本剩余部分检测电解质和其他血液成分时，临床医生应该知道：传统的ABG血样中所含的液体和结晶肝素是肝素钠盐，实际上人为地增加了血浆钠浓度。钙和钾可与带负电荷的肝素结合，其浓度会不合逻辑地降低。若想从血气分析样本中测量钠、钾、离子镁、离子钙、氯离子，葡萄糖和乳酸浓度，可以使用肝素锂或含生理浓度钠和钾电解质平衡的肝素[24-26]。尽管肝素锂或电解质平衡的肝素可使电解质浓度的误差最小化，但使用过量抗凝剂时，仍会存在稀释误差。

按惯例ABG样本分析是在37℃下进行的。尽管没有研究证明临床上需按患者体温校正测值，但体温高于39℃时抽取的血样本应该按体温校正[27]。这是因为血样降温至37℃时，氧和CO_2溶解度升高，使得高热患者的血气值，比未做体温校正报告的酸中毒和低氧血症更加明显。所以，体温37℃以上的患者，每升高1℃，PaO_2应增加7.2%，$PaCO_2$应增加4.4%，pH应降低0.015。低体温患者的pH和$PaCO_2$的温度校正仍存争议。尽管校正回患者的体温会引起较好的脑血流储备，但在特定人群中，校正对颅内压可能会产生不良影响。读者可参考其他更多的资料[28]。然而，PaO_2值必须进行温度校正，以免显著低氧血症被忽视。患者体温在37℃以下，每下降1℃，PaO_2比37℃时下降7.2%。

还应当指出的是，经由气动输送管系统传输血气样本至实验室时，血样可受管路内空气沾染影响，继发PaO_2的改变。现认为这种效应是由气动输送管系统内压力变化所致，因为使用耐压运输容器可消除这种影响[29]。如要使用气动输送管系统，必须确保ABG血样中所有的气泡均均被仔细排除，并使用耐压密封的运输容器。否则，最佳的方式是人工将样本送至实验室[29-31]。

医 生 的 责 任

即使ABG显示的pH、PCO_2、PO_2和碳酸氢根的结果一贯可靠，临床医生也应定期核查血气分析样本的准确性，因为碳酸氢根是计算出来的，不是直接检测所得。可将动脉血同时分送血气分析和化学实验室测定总CO_2（TCO_2）含量。血气实验室分析的准确性可使用Henderson的简化数学方程进行检验。

该方程实际是Henderson-Hasselbalch方程式的重新整理：$[H^+]=25 \times PaCO_2/HCO_3^-$。$[H^+]$在血气分析实验室是通过测定pH计算的（表11.1）。测得的动脉TCO_2值应接近于碳酸氢根计算值。静脉TCO_2不宜用于这项检验，因为静脉的TCO_2常比动脉TCO_2高5 mEq/L。

表11.1

pH$^\alpha$ 正常范围内［H$^+$］和pH的关系

pH	［H$^+$］(nmol/L)	pH	［H$^+$］(nmol/L)
7.36	44	—	—
7.37	43	7.41	39
7.38	42	7.42	38
7.39	41	7.43	37
7.40	40	7.44	36

$^\alpha$ pH为7.40时，对应的［H$^+$］浓度为40 nmol/L，在表中展示的小范围内，pH每偏离0.01相对应的［H$^+$］反向偏离1 nmol/L。pH的变化范围为7.28～7.45，［H$^+$］照这样的经验计算与通过对数方法获得的实际值一致，［H$^+$］精确到nmol/L（pH精确到0.01）。然而，在pH < 7.28和pH > 7.45的极端情况下，估计的［H$^+$］总是低于实际值。pH为7.10时，这种差异达11%，而在pH为7.50时，差异为5%。

引自 Kassirer J, Bleich H: Rapid estimation of plasma carbon dioxide tension from pH and total carbon dioxide content. *N Engl J Med* 171:1067, 1965.

替 代 方 法

临床上有很多情况可导致无法获取动脉血样本。例如，严重的外周血管疾病所致的桡动脉穿刺困难、患者拒绝穿刺动脉或插管采血。一般来说，若不存在循环衰竭或肢体缺血，中心或外周静脉血可替代动脉血检测酸碱和通气状态。血流动力学稳定的患者，动脉pH（pH$_a$）平均高于中心静脉pH（pH$_{cv}$）0.03单位，而PaCO$_2$低于中心静脉二氧化碳（P$_{cv}$CO$_2$）5 mmHg[32]，并且彼此的变化关系密切[33]。回归分析显示pH$_a$=（1.027×pHcv）−1.156，而PaCO$_2$ =（0.754 × P$_{cv}$CO$_2$）+ 2.75。处于休克状态时，这种差异更为明显，二氧化碳增多可能是由于缓冲产生过多的乳酸为特征的酸碱症所引起。

必须明确指出，为准确评估氧合状态仍必需采集动脉血样本，以精确地测定PO$_2$和确定肺泡动脉氧分压差，不能以加热采血部位获取"动脉化"的静脉血来替代。一旦氧合和酸碱状态被确定，如患者病情稳定或改善，可以借助脉搏血氧饱和度随访SaO$_2$趋势，因为连续做ABG不仅昂贵，而且有重复穿刺损伤血管的风险。

无创检测气体交换的领域已经取得了某些进步，其中包括血氧饱和仪、经皮 PO$_2$ 和经皮 PCO$_2$（P$_{tc}$CO$_2$）检测、呼气末CO$_2$（end-tidal CO$_2$），以及留置血管内的电极系统。呼气末CO$_2$的测定，由于需要封闭的气体收集系统（呼吸机回路或无创呼吸机面罩），通常不具备条件。因此，已更加注重 P$_{tc}$CO$_2$ 的测定。这些系统需要加热元件来加热局部皮肤，以增加局部血流灌注。已有研究表明，经皮监测系统的效能已得到改善，只要PaCO$_2$<56 mmHg，经皮系统就足以准确测量重症患者的SpO$_2$和P$_{tc}$CO$_2$[34, 35]。

即时检测系统

如今应用即时检测（point-of-care testing，POCT）设备，血气分析已能常规在床旁进行。POCT的优点主要是方便和快捷，理论上提高了护理质量。数项研究已经证实，POCT所得的pH、PO$_2$和PCO$_2$结果和常规分析法高度相关[36, 37]。

◇ 参 ◇ 考 ◇ 文 ◇ 献 ◇

[1] Comoroe J, Botelho S: The unreliability of cyanosis in the recognition of arterial anoxemia. *Am J Med Sci* 214:1, 1947.

[2] Mithoefer J, Bossman O, Thibeault D, et al: The clinical estimation of alveolar ventilation. *Am Rev Respir Dis* 98:868, 1968.

[3] Weiss E, Faling L, Mintz S, et al: Acute respiratory failure in chronic obstructive pulmonary disease I. Pathophysiology. *Disease-a-Month* 1, October 1969.

[4] Raffin T: Indications for arterial blood gas analysis. *Ann Intern Med* 105:390, 1986.

[5] Cerveri I, Zoia M, Fanfulla F, et al: Reference values of arterial oxygen tension in the middle-aged and elderly. *Am J Respir Crit Care Med* 152:934, 1995.

[6] Felix WJ, Sigel B, Popky G: Doppler ultrasound in the diagnosis of peripheral vascular disease. *Semin Roentgenol* 4:315, 1975.

[7] Allen E: Thromboangiitis obliterans: methods of diagnosis of chronic occlusive arterial lesions distal to the wrist, with illustrative cases. *Am J Med Sci* 178:237, 1929.

[8] Bedford R: Radial arterial function following percutaneous cannulation with 18-and 20-gauge catheters. *Anesthesiology* 47:37, 1977.

[9] Macon WI, Futrell J: Median-nerve neuropathy after percutaneous puncture of the brachial artery in patients receiving anticoagulants. *N Engl J Med* 288:1396, 1973.

[10] Giner J, Casan P, Belda J, et al: Pain during arterial puncture. *Chest* 110:1143, 1996.

[11] Sasse S, Berry R, Nguyen T: Arterial blood gas changes during breath-holding from functional residual capacity. *Chest* 110:958, 1996.

[12] Janis K, Gletcher G: Oxygen tension measurements in small samples: sampling errors. *Am Rev Respir Dis* 106:914, 1972.

[13] Winkler J, Huntington C, Wells D, et al: Influence of syringe material on arterial blood gas determinations. *Chest* 66:518, 1974.

[14] Ansel G, Douce F: Effects of syringe material and needle size on the minimum plunger-displacement pressure of arterial blood gas syringes. *Respir Care* 27:147, 1982.

[15] Thelin O, Karanth S, Pourcyrous M, et al: Overestimation of neonatal Po_2 by collection of arterial blood gas values with the butterfly infusion set. *J Perinatol* 13:65, 1993.

[16] Adams A, Morgan-Hughes J, Sykes M: pH and blood gas analysis: methods of measurement and sources of error using electrode systems. *Anaesthesia* 22:575, 1967.

[17] Bloom S, Canzanello V, Strom J, et al: Spurious assessment of acid-base status due to dilutional effect of heparin. *Am J Med* 79:528, 1985.

[18] Hansen J, Simmons D: A systematic error in the determination of blood Pco_2. *Am Rev Respir Dis* 115:1061, 1977.

[19] Bloom S, Canzanello V, Strom J, et al: Spurious assessment of acid-base status due to dilutional effect of heparin. *Am J Med* 79:528, 1985.

[20] Eldridge F, Fretwell L: Change in oxygen tension of shed blood at various temperatures. *J Appl Physiol* 20:790, 1965.

[21] Schmidt C, Mullert-Plathe O: Stability of Po_2, Pco_2 and pH in heparinized whole blood samples: influence of storage temperature with regard to leukocyte count and syringe material. *Eur J Clin Chem Clin Biochem* 30:767, 1992.

[22] Criscuolo C, Nepper G, Buchalter S: Reflex sympathetic dystrophy following arterial blood gas sampling in the intensive care unit. *Chest* 108:578, 1995.

[23] Mathieu A, Dalton B, Fischer J, et al: Expanding aneurysm of the radial artery after frequent puncture. *Anesthesiology* 38:401, 1973.

[24] Burnett R, Covington A, Fogh-Anderson N: Approved IFCC recommendations on whole blood sampling, transport and storage for simultaneous determination of pH, blood gases and electrolytes. *Eur J Clin Chem Clin Biochem* 33:247, 1995.

[25] Lyon M, Bremner D, Laha T, et al: Specific heparin preparations interfere with the simultaneous measurement of ionized magnesium and ionized calcium. *Clin Biochem* 28:79, 1995.

[26] Toffaletti J, Thompson T: Effects of blended lithium-zinc heparin on ionized calcium and general clinical chemistry tests. *Clin Chem* 41:328, 1995.

[27] Curley F, Irwin R: Disorders of temperature control, I. hyperthermia. *J Intensive Care Med* 1:5, 1986.

[28] Kollmar R, Georgiadis D, Schwab S: Alpha-stat versus pH-stat guided ventilation in patients with large ischemic stroke treated by hypothermia. *Neurocrit Care* 10:173, 2009.

[29] Collinson PO, John CM, Gaze DC, et al: Changes in blood gas samples produced by a pneumatic tube system. *J Clin Pathol* 55(2):105, 2002.

[30] Astles JR, Lubarsky D, Loun B, et al: Pneumatic transport exacerbates interference of room air contamination in blood gas samples. *Arch Pathol Lab Med* 120(7):642, 1996.

[31] Lu JY, Kao JT, Chien TI, et al: Effects of air bubbles and tube transportation on blood oxygen tension in arterial blood gas analysis. *J Formos Med Assoc* 102(4):246, 2003.

[32] Adrogue H, Rashad M, Gorin A, et al: Assessing acid-base status in circulatory failure; differences between arterial and central venous blood. *N Engl J Med* 320:1312, 1989.

[33] Philips B, Peretz D: A comparison of central venous and arterial blood gas values in the critically ill. *Ann Intern Med* 70:745, 1969.

[34] Senn O, Clarenbach CF, Kaplan V, et al: Monitoring carbon dioxide tension and arterial oxygen saturation by a single earlobe sensor in patients with critical illness or sleep apnea. *Chest* 128:1291, 2005.

[35] Cuvelier A, Grigoriu B, Molano LC, et al: Limitations of transcutaneous carbon dioxide measurements for assessing long-term mechanical ventilation. *Chest* 127:1744, 2005.

[36] Sediame S, Zerah-Lancner F, d'Ortho MP, et al: Accuracy of the i-STAT bedside blood gas analyser. *Eur Respir J* 14(1):214, 1999.

[37] Kampelmacher MJ, van Kesteren RG, Winckers EK: Instrumental variability of respiratory blood gases among different blood gas analysers in different laboratories. *Eur Respir J* 10(6):1341, 1997.

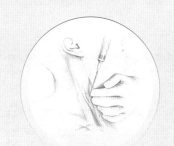

第 12 章

气管切开术

Tracheostomy

SCOTT E. KOPEC AND TIMOTHY A. EMHOFF　黄俊峰 译,诸杜明 审校

虽然气管切开术的记载可以追溯到公元前一世纪[1],但是直到1800年Trousseau和Bretonneau在白喉的治疗管理中,才将其作为常规操作开展。在20世纪初,气管切开术被用来治疗脊髓灰质炎引起的严重呼吸麻痹。随着插管器材的改进和临床护理的进步,气管插管已成为短期气道管理的治疗首选。

虽然直接气管切开有时会用于一些危重患者和因各种原因导致无法插管的外伤患者(例如:颈椎损伤、上呼吸道梗阻、喉损伤和解剖异常等),但现今气管切开术最常用于长期机械通气患者的后续治疗。随着过去30年重症医学的发展,更多患者从急性呼吸窘迫综合征、创伤和大手术的急性期中存活下来,因此需要更长时间的机械通气。现在常见的做法是尽快将这些患者从气管插管转为气管切开。气管切开术已经成为重症监护病房(ICU)中很常见的操作。ICU中患者气管切开术比例从8%上升至30%以上[2,3]。

本章中,我们将回顾气管切开术的适应证、禁忌证、并发症和气管切开相关技术。同时讨论气管插管转为气管切开的合理时间。

适 应 证

总的来说,气管切开的适应证可分为三类:① 绕过阻塞的上呼吸道;② 提供一个引流气道分泌物的通道,清除气道分泌物;③ 提供呼吸支持的通路。见表12.1[4-10]。

预计需要长时间呼吸支持,尤其是前期经口插管机械通气的患者,是在ICU中行气管切开最常见的适应证。在需要长时间呼吸机支持患者中,气管插管和气管切开各有优缺点,详见表12.2[11-13]。多数作者认为由熟练的手术团队行气管切开,虽然存在潜在风险,但患者获得的益处将超过气管插管。目前尚没有设计良好的临床试验来证实需要长期机械通气患者中,气管切开具有优势。在一项回顾性非随机对照研究中,选择呼吸衰竭机械通气超过1周的患者,接受气管切开或继续气管插管机械通气,结果得到了相矛盾的数据[2,3]。

禁 忌 证

气管切开术没有绝对的禁忌证。相对禁忌证包括未纠正的凝血功能障碍、参数[如高呼气末正压(positive end-expiratory pressure, PEEP)]设置极高的机械通气及上气道解剖异常。一项前瞻性队列研究表明,在肝脏疾病造成难治性凝血障碍的患者中,经皮气管切开术仍可以安全的进行[14]。无论是开放

表 12.1

气管切开适应证[4-10]

上气道梗阻
  喉功能异常：声带麻痹
  创伤：上气道梗阻（出血、水肿或挤压伤），不稳定的下颌骨折，喉损伤，颈椎损伤
  烧伤和腐蚀：热烟雾、腐蚀性气体、腐蚀性物质
  异物
  先天畸形：声门或声门下狭窄
  感染：喉炎、会咽炎、化脓性颌下炎、颈部蜂窝织炎
  肿瘤：喉癌
  术后：舌根和喉咽部的手术，下颌强直固定
  阻塞性睡眠呼吸暂停
气道引流
  无法清除分泌物：肌无力、神志改变、分泌物过多
  神经肌肉疾病
  辅助通气：长期或慢性

Kremer B, Botos-Kremer A, Eckel H, et al: Indications, complications, and surgical technique for pediatric tracheostomies. *J Pediatr Surg* 37:1556, 2002.

Bjure J: Tracheotomy: A satisfactory method in the treatment of acute epiglottis. A clinical and functional follow-up study. *Int J Pediatr Otorhinolaryngol* 3:37, 1981.

Hanline MH Jr: Tracheotomy in upper airway obstruction. *South Med J* 74:899, 1981.

Taicher S, Givol M, Peleg M, eta!: Changing indications for tracheostomy in maxillofacial trauma. *J Oral Maxillofac Surg* 54:292, 1996.

Guilleminault C, Simmons FB, Motta J, et al: Obstructive sleep apnea syndrome and tracheostomy. *Arch Intern Med* 141:985, 1981.

Burwell C, Robin E, Whaley R, et al: Extreme obesity associated with alveolar hypoventilation. *Am J Med* 141:985, 1981.

Yung MW, Snowdon SL: Respiratory resistance of tracheostomy tubes. *Arch Otolaryngol* 110:591, 1984.

表 12.2

气管插管和气管切开的优缺点[11-13]

气管插管	
优 点	缺 点
紧急气管插管时建立可靠气道 无气管切开手术并发症 费用低	气道细菌定植 导管脱出 咽喉损伤 气管狭窄 化脓性鼻窦炎（经鼻插管） 患者不适
气管切开	
优 点	缺 点
避免直接喉损伤 护理方便 促进患者早日活动 更安全的气道 患者舒适性好 可说话 心理优势 更快地脱离呼吸机 改善口腔卫生 减少医院获得性肺炎的发生	相关并发症（见表12.3） 气道细菌定植 费用高 手术瘢痕 气管狭窄

气管切开术[15]，还是经皮穿刺气管造口术[16]，对肥胖患者（BMI>30 kg/m²）均有较高的并发症风险。重型颅脑损伤的患者，经皮气管切开术可以安全地进行，而不会显著增加颅内压[17]。

麻醉和手术前要特别注意以下情况：对那些长期机械通气，由气管插管转为气管切开者，其气管切开手术应被视为择期或限期手术。因此，患者应尽可能处于病情稳定状态，努力纠正存在的凝血障碍，包括尿毒症。呼吸机设定应调整到安全水平，因为交换气管导管过程中气道会暂时失去正压支持。如果呼吸机PEEP设置未达到5 cmH₂O，可将患者取平卧位，并将PEEP临时设为5或7.5 cmH₂O，以此可以很好地测试患者是否可以耐受换管。有时虽然患者病情不稳定或存在凝血功能障碍，但如有原因明确的上呼吸道梗阻时仍需要行紧急气管切开术。

气管切开术的时机选择

气管插管的重症患者何时行气管切开，仍然存在诸多争议。由于认为留置气管插管对喉和声带黏膜损伤的风险[18]，早期有建议气管插管后3天即行气管切开术，并有报道气管插管21天内行气管切开术会伴有较高并发症发生率[19]。2003年，Heffner基于最新研究，对气管插管转为气管切开的时机加以权衡，其考虑了气管切开操作极低的死亡率，同时分析了气管插管和气管切开术各自的优缺点[11]。认为如果患者气管插管机械通气时间超过1周，则应考虑气管切开。是否行气管切开术取决于预期机械通气时间和个体化的患者能否从气管切开中获益。如果患者脱机不困难，7天内可能脱机并拔除气管插管，则应避免气管切开术。反之，则应积极行气管切开术。对于那些能否脱机拔管尚不明确的患者，需每日评估病情[11]。

前几年提倡早期行气管切开术，即机械通气后1周。荟萃分析[20]结果表明在气管插管机械通气的重症患者中，"早期气管切开"（<7天）较"晚期气管切开"（>7天）具有优势。这项荟萃分析入组5个前瞻性研究，共406例患者，结果表明早期行气管切开术，平均减少ICU住院时间和机械通气时间为15.3天和8.5天[20]。减少机械通气时间的可能原因包括易化脱机，气管切开后减少患者的死腔通气、减少了呼吸阻力，并且气管切开后减少了痰液阻塞气管。住院期间的死亡率和医院获得性肺炎无显著升高。但是这个荟萃分析也有明显的局限性，并与其他研究有相矛盾的结果。表12.3总结早期与晚期气管切开术的比较[20-28]。综上，目前还不清楚早期气管切

表12.3

早期（≤7天）VS晚期（>7天）行气管切开术的临床研究

研　究	人　数	研究类型	患者类型	结　果
Rodriquez et al. 1990	106	前瞻性，随机	Surg	早期气管切开，减少了ICU LOS和MV天数
Sugarman et al. 1997	127	前瞻性，随机	Surg，创伤	死亡率，VAP发生率和ICU LOS无差异
Brook et al. 2000	90	前瞻性，观察	Med，Surg	降低了MV天数和住院费用
Rumbak et al. 2004	120	前瞻性	Med	早期气管切开，降低了死亡率，VAP发生率，ICU LOS和MV天数
Griffiths et al. 2005		荟萃分析	Med，Surg	早期气管切开，降低了MV天数和ICU LOS，死亡率和VAP发生率没有差异
Scales et al. 2008	10 927	回顾性，队列	Med，Surg	早期气管切开，降低了死亡率，MV天数，ICU LOS
Blot et al. 2008	123	前瞻性，随机	Med，Surg	死亡率，VAP发生率和ICU LOS无差异
Durbin et al. 2010	641	荟萃分析	Med，Surg	死亡率，VAP发生率和MV天数无差异
Terragni et al. 2010	419	前瞻性，随机	Med，Surg	死亡率，VAP发生率和ICU LOS无差异，但减少了MV天数

LOS：住院时间；Med：内科患者；MV：机械通气；Surg：外科患者；VAP：呼吸机相关肺炎。

开对患者死亡率、住ICU时间、机械通气时间或呼吸机相关性肺炎有何影响。除非有更明确的研究数据出现，目前Heffner 2003年的建议[11]对绝大多数长期机械通气的内、外科患者最具有意义。

早期气管切开在一些特殊情况下对患者可能有益，如：钝性、多器官损伤的患者，伤后1周内行气管切开术，可以减少机械通气时间，降低医院获得性肺炎发生率[29]，并且显著减少住院费用[30]。类似益处也见于头部外伤伴格拉斯哥昏迷评分低者[31-33]、急性脊柱创伤[34,35]以及热损伤[36]的患者中。此外，面部受伤的患者可能也需要及早气管切开，以便于进行面部骨折手术，固定和制动。

操 作 方 法

紧急气管切开术

紧急气管切开术属中等难度的操作，操作者需要经过技能培训，具有一定操作经验，并在合适的助手配合下，尽管是紧急气管切开，仍需要一定时间的准备、良好的照明和适当的仪器设备。如果时间急迫，而患者无法配合、解剖结构异常或无法满足上述要求时，行气管切开术将非常危险。紧急气管切开术的主要危险在于气管附近的神经血管损伤，小儿气管细小难以确定，风险更大。虽然紧急气管切开术出现并发症的风险比择期要高出2～5倍[37,38]，但在一些特定情况下仍有紧急气管切开的指征[39]，包括气管横断伤、颈前部外伤伴喉碎裂[40]、严重面部外伤、急性喉梗阻或接近完全梗阻，小儿患者（<12岁）需要紧急外科气道手术时通常不建议行环甲膜切开。但紧急情况下，但如果时间或人员都没法做紧急气管切开术时，环甲膜切开是控制气道的有效且简便的方法。

环甲膜切开术

1921年Jackson[41]在高位气管切开手术的研究中提出，环甲膜切开术会伴有诸多并发症，尤其是声门下狭窄[42]。强调环状软骨对于喉和气管支撑的重要性。然而，一项包括655例支持环甲膜切开术的报告中，并发症发生率仅为6.1%，且没有发生声门下狭窄[43]，故认为需要重新评估环甲膜切开术在择期和紧急人工气道建立中的使用。报告进一步强调环甲膜切开术较气管切开术的优势，包括技术简单、操作时间短、并发症发生率低[43-47]、适宜床旁操作；可有效隔离气道与胸骨正中切口[46,48]、根治性颈淋巴结清扫[49]切口；操作时颈部不需要过分伸展，并且疤痕较小。此外，由于环甲膜切开术很少损伤纵膈，所以食管损伤机会小，几乎不引起气胸或气管动脉瘘[47]。尽管有这些优势，目前许多机构仍建议在高度选择的特定患者中，才将环甲膜切开作为长期的气道通路[41,43,49-51]，但在紧急情况下，特别是创伤患者管理中使用环甲膜切开术建议一致[52-54]。紧急的环甲膜切开术是安全有效的，只需要少量的器械，并且操作也比气管切开简易；在经口或鼻气管插管失败或存在禁忌时，环甲膜切开术可在紧急情况下迅速控制气道。

在颈部，环甲膜比气管环的位置高，更接近皮肤表面，也更容易定位。紧急情况下，气管插管失败多由于大量的口或鼻腔出血或胃内容物反流、上气道解剖畸形、肌肉痉挛牙关紧闭、气道异物等[52]。环甲膜切开术在创伤患者管理中非常有效，轴索或疑似颈椎损伤，单独或合并严重的面部外伤，以上情况行经口或鼻气管插管都很困难，并且危险。因此，环甲膜切开术在紧急气道管理中起着重要作用[53]。

使用和禁忌证

环甲膜切开术不应用于气管拔管后即刻出现的气道梗阻，因为阻塞可能位于喉部下方[41,43,53]。同样原因，环甲膜切开术在喉部外伤或疾病（如肿瘤或感染）所导致的下载情况下也不能使用。环甲膜切开术的禁忌证还包括婴儿和儿童（年龄小于10～12岁），因为可能造成该类患儿气管狭窄，甚至横断[53]。在该年龄组，经皮穿刺气管造口或许是一个可行方法，并可由此过渡到开放气管切开术。

解剖

环甲软骨间的垂直距离约7～9 mm,比多数气管切开导管外径(10 mm)小。环甲动脉横跨该空间上部的中线,并且环甲膜是垂直于中线。甲状软骨的前上缘是喉结,环甲膜位于喉结下方约2～3 cm处,通过紧贴甲状软骨下方的切记可以被识别。环甲膜的下缘是环状软骨[47,48,52,55]。环甲膜切开术的操作过程详见标准外科手术教材。

并发症

有报道环甲膜切开术短期和长期并发症率,从6.1%(择期,患者经过严格筛选)[43]到>50%(紧急情况或其他条件不理想)[53,56]。环甲膜切开术后声门下狭窄的发生率约为2%～3%[42,44],主要发生在气管切开或环甲膜切开部位,而非导管气囊部位[57]。环状软骨坏死可由医源性损伤或气切导管压迫引起[54]。环甲膜切开术比气管切开术更易造成声门下狭窄,其可能原因如下:喉是喉气管最狭窄的部分,尤其是儿童的声门下组织极易受损;并且操作分离环甲膜与环状软骨破坏了气道中唯一完整的软骨环[42]。此外,气管切开导管的尺寸是有限的,气管在这一水平周围解剖结构相对固定且质硬(环状和甲状软骨),气管切开导管的弧度使之可能会顶在气管膜部上,造成气道堵塞[58]。喉气管损伤并长期气管插管的患者,是行环甲膜切开术后发生声门下狭窄的主要危险因素[42,44]。

由于相关并发症,大多数医师考虑在环甲膜切开术后48～72 h内,转换为标准的气管切开术。通常是采用开放的外科手术完成气管切开(open surgical tracheostomy, OST),置管位于第二和第三气管软骨环间,而经皮扩张气管造口术(percutaneous dilational tracheostomy, PDT)通常位于环状软骨和第一气管软骨环或第一和第二气管软骨环间[58]。

ICU中气管切开操作过程

气管切开术是ICU最常见的外科操作之一,通常是用于患者逐渐脱离呼吸机或需要长期机械通气的气道保护。气管切开术有两种主要的方法:开放手术和经皮穿刺,不同外科气管切开技术在本章的参考文献[59-62]中有详细的描述。

开放手术气管切开技术

患者颈部伸长,手术野从下颌至锁骨下方几英寸。该区域消毒铺巾,并由外科医生决定是否预防性应用抗生素。垂直或水平切口均可;当然水平切口能有更好的美容效果。沿切口方向分开颈阔肌,颈前肌群要沿中线分离。然后,牵开甲状腺峡部,必要时可以切断便于暴露气管。在环状软骨位置较低的情况下,切开气管前壁有助于气管从纵隔中牵拉出来,同时使用环状拉钩提升气管以便暴露第二或第三气管软骨环。确认第二或第三气管软骨环,做一个垂直气管切口或用气管瓣(Bjork瓣),将气管黏膜缝合到手术切口的皮缘上,建立一个管状通道。

该技术有各种变化,包括保留缝线穿过气管侧壁,便于气管切开导管的插入和意外拔管时重新快速置入气切导管[61,63]。

经皮扩张气管造口技术

PDT分为几类,均依赖于放置导丝穿过气管前壁,随后顺着导丝进行扩张创建气管造口。操作过程中,监护患者血氧饱和度、心率和血压。在手术室中为第一时间确定气管造口成功,经由气管切开导管处行呼气末二氧化碳监测,而ICU中可通过采集呼气末二氧化碳波形持续监测[64]。1988年,Ciaglia等报道了原技术几种不同的改进方法[65]。

在ICU或手术室里,PDT和OST均可以开展。已经有几个荟萃分析比较PDT与OST,多数研究表明在病死率或严重并发症方面两者无显著差异。Freeman等[66]回顾了1991年至1999年间发表的多项前瞻性对照研究,共236例患者,发现两组病死率无差异,但PDT出血和造口相关感染均较少,并且操作时间短。Delancy等[67]的荟萃分析,纳入17个随机试验，共 1 212 例患者，也认为 PDT 和 OST 在死亡率和主要的并发症上没有显著差异。虽然 PDT 组气管造瘘口感染的减少，但两组出血并发症没有差异。Higgins、Punthakee[68]、Oliver 等[69] 也采用荟萃分析得到了相似的结论。然而，Dulguerov 等[70] 回顾 1960 年至 1996 年间 48 项研究共 3 512 例患者，认为 OST 较 PDT 更有优势。随后的评论指出这些研究均存在本质缺陷，患者人群异质性和荟萃分析中纳入了非随机研究[71-73]。随着经验和技术的积累和改进，两种方法在合适的患者中，均是安全和有效的（<1% 手术相关的病死率）[74]。

其他影响因素也纳入综合分析，诸如成本效率[75,76]、出血、感染、手术时间和从决定到成功完成气管切开的预计时间[74]。虽然以上因素都可以用来判明气管切开方法的优劣，但各医疗机构根据实际情况和操作者经验进行选择则更为重要，尤其是对于那些在 ICU 每日费用远远超过气管切开手术花费的特定人群[77]，其预期死亡率可高达 35%[78]。

因此，合理利用医疗机构已有资源，结合操作者的经验，为患者提供"最好的"气道支持显得更加重要。不同医疗机构的患者人群均不同（心脏、创伤、神经外科、内科 ICU 患者），这将影响到临床操作技术的选择。患者体形也在技术选择中起到重要作用：气管触摸困难、颈部粗短的患者，经皮穿刺气管造口不仅困难而且危险。这类患者最好在手术室中，在良好的镇静、肌松条件下（如果需要），并且放置合适的体位，便于直接暴露气管前壁，选择适当口径套管，必要时需自制气管切开导管。

尽管如此，PDT 仍具有以下特殊优势：① 置管时间短；② 降低手术室和人力使用；③ 成本低于 OST（即使也在 ICU 中进行）；④ 不需要转运危重患者到手术室；⑤ 具有美容效果；⑥ 可能减少创口感染、出血，并且由于气管造口与气管套管紧密贴合，降低了气管分泌物外溢。

我们建议以下患者考虑进行 OST 代替 PST：① 患者伴有严重的呼吸窘迫（FIO$_2$ > 0.60、PEEP > 10 cmH$_2$O、合并困难气管插管或无法扪及环状软骨或环状软骨距离胸骨切迹 < 3 cm[75]）；② 肥胖患者颈部大量的气管前皮下脂肪；③ 患者甲状腺肿大；④ 继发于先天或后天因素的气道异常；⑤ 需要其他医生辅助，持续监测呼吸或患者循环功能异常；⑥ 即使输注凝血因子也不能纠正的凝血异常[79]。

气切导管和套管

高质量气管切开导管的特性应包括：具有可适应不同的患者解剖结构的柔韧性，采用惰性材料，内径宽，表面光滑便于导管插入和拔出，并有足够长度可用于安全固定而不至于损伤隆突或气管的其他部位[80]。之前的气管切开导管和套管均由金属制成，直到 20 世纪 60 年代末，外科医生开始尝试使用有机硅和其他合成材料。现在几乎所有的气管切开导管均由合成材料制成。硅胶管较金属管的一个缺点是增加了管壁的厚度，造成外径的增大。硅胶导管可带或不带气囊。气囊可封闭管道周围的气道，以便进行正压通气，也有利于减少误吸。由于气道黏膜的缺血坏死和随后的气囊部位的瘢痕挛缩，既往气囊压迫可导致相当高的气道狭窄发生率[81,82]。高容量低压气囊减少了对气管壁的压力，从而最大限度地减少（但无法消除）局部压迫性气管黏膜坏死[83]。气囊压力应始终保持 <30 cmH$_2$O，过高的压力将损害气道黏膜毛细血管血流，导致气管壁发生缺血性损伤[84]。危重患者中，每日应使用压力计测量气囊压力。一旦患者成功脱机，就应将气囊内气体抽净或考虑使用无气囊的气切导管直到患者可以拔管。如果保留气管切开导管的唯一目的是为了维持气道（睡眠呼吸暂停综合征）或是用于吸引肺部分泌物，可以放置无气囊的气管切开导管。关于气管切开导管的详细综述可见有关文献[85]。

术 后 护 理

气管切开的术后护理很重要。在为气管切开患者进行护理时，以下情形所有重症监护的医护人员都应了解。

切口和换药

每日检查气管造口以确定气管切开部位感染或皮肤破损情况十分重要[86]。此外，也应保持伤口清洁、无出血和分泌物，特别是在刚行气管切开术后的一段时间里。更换污染敷料至少每天2次。一些作者建议用1∶1过氧化氢和无菌盐水混合液进行气管造口清洁[86]。当更换敷料和绑带时，应特别小心，避免意外拔出气管切开套管。用于固定的缝线，通常在术后1周窦道形成时尽快去除，以方便清洁造口区。有异味的气管造口"炎"会导致气管切开套管周围造口的扩大，应使用外用抗菌敷料治疗，例如0.25%达金溶液。

内套管

在ICU中，既往大多数气管切开套管，都使用内套管（现在使用的气管切开套管内衬有硅胶，不需要内套管）。其他气管切开套管，内套管可通过阻止气切套管内分泌物积聚，延长套管的使用时间。内套管可以方便地拔出，进行清洁或者换用一次性的无菌替代品。一次性内套管具有快速更换的优势，护理时间短，减少了交叉感染的风险，并确保无菌[87]。套管内芯应一直放在床边，以备需要重新置入气管切开套管。

气道湿化

上呼吸道的功能之一就是加温加湿吸入的气体。气管切开使得吸入的气体绕过上呼吸道，因此为气管切开患者吸入的气体提供温暖、湿润至关重要。湿化吸入气体可预防气管切开患者的相关并发症。吸入没有湿化的气体可使气道内形成痰痂阻塞气道，损害黏膜纤毛清除能力并削弱咳嗽反射[88]。

吸 痰

气管切开的患者多有气道分泌物增加，清除能力下降。有效清除呼吸道多余的分泌物对于降低气道堵塞和肺部感染风险至关重要[86]。无法咳嗽或无效咳嗽的患者需要频繁吸痰。吸痰时尽可能清除气道分泌物，同时避免损伤气道[89]，但不推荐定时吸痰[90]。在分泌物过多需要频繁吸痰的患者中，如一般情况良好，并无感染和气管炎表现，则气管切开套管本身就可能是分泌物增多的罪魁祸首。更换小号的气管切开套管，甚至短时拔除套管（在有监护情况下）都可能显著减少气道分泌物，并进而过渡到避免继续使用导管。

气切导管的更换

气管切开套管不需要定期更换。事实上，定期更换气切套管本身具有相当风险，耳鼻喉科认证培训计划的调查显示，气管切开术后7天内常规更换气管切开套管，特别是由缺乏经验的医师操作时[91]，风险更大。气道寻找困难与死亡发生有显著相关。在一般情况下，气管切开套管仅在以下情况需要更换：① 套管损坏，如气囊漏气；② 痰痂形成造成内腔狭窄；③ 更换新型的气管切开套管；④ 拔管前，更换小号气管切开套管。理想情况下，一个气管切开套管，在第一次放置后的7～10天内不应更换，等待气管造口处窦道成熟。在窦道未成熟前更换气管切开套管可能将导管插入颈部的软组织中。如果需要在窦道未成熟前更换气管切开导管，应通过导引更换，如吸痰管或换管器[92]。

气管造口术相关的经口进食和吞咽功能障碍

气管切开的患者经口进食应非常谨慎。许多研究表明，气管切开的患者误吸风险显著升高。

生理学上，气管切开的患者更容易误吸，因为气管切开套管干扰了喉部功能，阻碍其正常向上运动，影响了声门闭合且环咽肌松弛[93]。气管切开套管也通过压迫食道和干扰吞咽破坏了正常的吞咽功能[94]，减少声带持续闭合的时间[95]，并导致喉关闭的不协调[96]。另外，长期的经口气管插管可导致吞咽功能障碍，即使在气管插管转为气管切开术后仍然存在[97]。因此，65%气管切开患者吞咽时伴有误吸也不足为奇了[98,99]。有人认为77%的误吸没有临床症状[100,101]。

气管切开患者在尝试经口进食前，必须满足一些客观指标。很明显，患者需要完全清醒，可以适当地遵嘱完成复杂的命令。患者还应当有灵敏的咳嗽和吞咽反射，足够的口腔运动能力和呼吸储备[102]。患者的这些状况最好由经过认证的语言治疗师来评估。然而，床旁评估可能仅识别出34%高误吸风险的患者[103]。使用着色食物或测定气管分泌物的葡萄糖等评估，似乎并不增加发现误吸危险[104,105]。视频吞钡实验可明确50%～80%的气管切开患者，经口喂养是否存在误吸高危风险[101,103]。通过喉镜直接观察患者的吞咽动作，再加上视频吞钡实验，可能提高预测患者存在高误吸风险的敏感性[103]。核素研究可能是确定哪些患者存在误吸的最敏感方式[106]，并且较内镜容易进行。封堵气切套管开口处[106]或使用Passy-Muir阀[107]可以减少经口进食患者的误吸风险，但是研究结果并不一致[108]。

因为误吸风险高，并且评估哪些患者存在高误吸风险十分困难，我们在ICU中气管切开患者均不进行经口喂养。我们认为，经皮内镜下胃造瘘或鼻胃管喂养的风险比经口进食出现并发症（反复的肺炎、急性呼吸窘迫综合征、脱机困难）的风险小得多。

ICU气管切开患者转入普通病房

两项近期的研究关注脱离呼吸机的气管切开患者由ICU转入普通病房后的安全性问题[109,110]。Fernandez等的回顾性研究指出，带气管切开套管转出ICU的患者相比那些拔除气管切开套管后转出的患者，病死率更高，尤其是在总体预后较差的人群中[109]。Martinez等前瞻性研究发现，73例气管切开、无神经损伤，从ICU转到普通病房的患者[110]。与35例转出时拔除气管切开套管患者比较，结果发现拔管组的病死率显著降低。进一步分析未拔管组的危险因素发现，BMI>30 kg/m^{2}和气道黏稠分泌物较多与患者病死率增加相关。

气管切开患者转至普通病房仍需要特别注意。我们建议在普通病房，这类患者需要一个由医生、护士和呼吸治疗师组成的多学科团队，进行安全照顾。

并　发　症

无论是通过经皮穿刺扩张气管套管置入，还是开放外科手术方式，气管切开术都会引起多种并发症。依据气管切开套管放置后所发生的时间，可以分为近期、中期和晚期并发症。（表12.4）文献报道气管切开术并发症的发生率为4%～39%[28,111]，死亡率0.03%～0.6%[70,112]。随着医生操作经验的积累，并发症发生率也逐渐下降[113]。气管切开术后的并发症和死亡，常由医源性气管裂伤[114]、出血、气管切开导管脱出、感染或气道梗阻所致。与其他科相比，神经外科患者气管切开后并发症的发生率较高[115,116]。儿童行气管切开比成人更加危险，且幼龄儿童有特殊的风险，但并发症的发生常与手术医生的经验有关[117]。重症监护医师有必要对气管切开术早期、中期和晚期的并发症作全面了解。

表12.4

气管切开术的并发症[13]

即时并发症（0～24 h）
导管移位
心律失常
低血压
缺氧/高碳酸血症
气道失控
气胸
纵隔气肿
大出血
菌血症
食管损伤（少见）
心搏呼吸骤停（少见）
气管喉部损伤（少见）
扩张气管导致的气管破裂（少见）

（续 表）

中期并发症（从第1天到第7天）
　持续性出血
　导管移位
　气管阻塞（黏液、血）
　严重肺不张
　伤口感染及蜂窝组织炎
晚期并发症（>7天）
　气管无名动脉瘘
　气管软化
　气管狭窄
　气管软骨前部的坏死与缺失
　气管食管瘘
　严重误吸
　慢性言语和吞咽缺失
　气管皮肤瘘

Conlan AA, Kopec SE: Tracheostomy in the ICU. *J Intensive Care Med* 15 : 1, 2000.
Angel LF, Simpson CB: Comparison of surgical and percutaneous dilational tracheostomy. *Clin Chest Med* 24:423, 2003.
Epstein SK: Late complications of tracheostomy. *Respir Care* 50:542, 2005.
Durbin CG: Early complications of tracheostomy. *Respir Care* 50:511, 2005 .

气管套管堵塞

气管切开套管堵塞是一种潜在危及生命的并发症。套管可能被凝结的血块或浓缩的分泌物堵塞。在这种情况下，应立即拔出内套管，用吸引器吸出堵塞物。如果上述方法失败，必须把外套管拔掉，同时了解套管放置的原因和放置的时间。阻塞的原因也可能是由于套管末端与气管的前壁或后壁弯曲成角。未分离的甲状腺峡部可以把气管切开套管强行压向气管前壁，而造口皮肤上边缘过低可以把气管切开套管前端压向气管后壁。发生此种类型的阻塞时，可闻及呼气哮鸣音。切开甲状腺峡部，妥善处置横向皮肤切口，防止导管向前或向后成角弯曲，防止气切套管阻塞[118]。

套管移位或脱出

已经放置两周或更长时间的气管切开套管脱出，只需简单的重新置入即可。如果不能立即更换气管切开套管或者置入之后患者仍不能通气，提示导管不在气道内，应该立即经口气管插管。如果不能及时更换气切套管，又无法重新经口插管，气管切开术后即刻发生的套管移位则会致命。气管切开术后早期的气切套管移位常常是由于技术性的问题。

未分离甲状腺峡部可导致整个峡部骑跨在气管切开套管上[118]，从而使套管移位。过度伸展颈部或者过度牵拉气管，使胸段气管被牵拉到颈部，从而导致气管造口位置过低（如，在第二和第三气管软骨环以下）；而当正常解剖关系恢复后，气管缩回到胸骨上切迹以下，从而使气切套管从气管中脱出[118,119]。气管切开套管脱出是一个具有潜在致命性的并发症，可以通过以下措施使其风险减至最低：① 如有需要，术中横断甲状腺峡部；② 妥善处置皮肤切口；③ 避免颈部过伸和（或）气管过度牵引；④ 保持气管切开套管固定线有足够的紧张度；⑤ 颈部粗短的患者，将气切套管缝合到皮肤上。气管切开术后早期阶段，有些外科医师在气管上保留缝线以防套管意外脱出，其目的是将气管牵拉到皮肤切口处以便再次置管。做一个Bjork皮瓣需要将气管造口下部缝合至皮肤上，确保置入气切套管通路，但是Bjork皮瓣会干扰吞咽，导致误吸发生[120]。气管切开术后重新置管可以选用一个更小的、带斜面的气管导管，然后运用Seldinger技术把气切套管套入该气管导管，向下引导进入气管[121]。也有人使用鼻胃管进行导引[92]。

如果气管切开术后第7～10天发生气管切开套管滑脱，我们建议经口气管插管来建立安全气道。在不太紧急的情况下，可采用光导纤维引导重新置入气切套管。

皮下气肿

气管切开术后大约有5%的患者发生皮下气肿[121]。当周围软组织剥离过多和（或）伤口缝合过于紧密时，最容易发生皮下气肿。可以适当地局部缝合皮肤切口，但是皮下组织应该保持原状。一般气管切开术后皮下气肿在48 h内吸收，但是当伤口密闭缝合并且患者持续咳嗽或进行正压通气时，就可能会发生纵隔积气，心包积气和（或）张力性气胸[118]。

气胸和纵隔气肿

胸膜顶可以延伸到颈部，尤其是肺气肿患者，因此，气管切开术可能会损伤胸膜。这种并发症小儿比较常见，因为小儿胸膜顶更靠近头侧。气管切开术后气胸的发生率为0～5%[1,111,121]。许多外科医师常规通过术后胸片来确认是否发生气胸。

出 血

气管切开术后轻微出血的发生率高达37%[1]，可能是该手术最常见的并发症。术后咳嗽和牵拉可使血栓脱落或缝线脱落，导致静脉出血。抬高床头、加压包扎伤口或使用止血材料常常可以控制轻微的出血。气管切开术的大出血发生率高达5%，原因是甲状腺峡部出血、颈静脉结扎线脱落、损伤了横跨颈静脉切迹上方的颈横静脉[122]。持续的出血应让患者回到手术室进行处理。减少气管切开术后早期出血并发症的方法包括：① 使用垂直切口；② 仔细的沿中线分离，用器械谨慎地分离每一层组织，而非简单地把组织撕开；③ 尽量使用结扎而非电灼止血；④ 对甲状腺峡部进行仔细的分离和结扎缝合。气管切开术后期局部出血通常是由于肉芽组织的渗血或者其他相对易处理的原因，但是需要排除气管-无名动脉瘘。

气管-无名动脉瘘

曾经有报道称，发生在气管切开术48 h之后的出血50%是由于气管套管尖端或气囊导致无名动脉破裂，而无名动脉的破裂通常是致命性的并发症[121]。但是，随着低压气囊的出现，这种并发症的发生率已经大幅下降，目前已经低于1%[123]。

尽管有报道气管-无名动脉瘘发生在气切术后第7个月，但是85%发生在术后1个月内[124]。气管切开术后迟发性出血的其他部位包括：颈总动脉、甲状腺上动脉、甲状腺下动脉、主动脉弓和无名静脉[124]。气囊压力过高或者套管尖端与气管前壁成角，致使尖端穿过气管壁侵入动脉，导致动脉破裂形成气管-动脉瘘。感染和其他因素如营养不良和使用激素等因素[125]造成局部组织薄弱。无名动脉上升至气管前壁的第6软骨环水平，以及气管造口位置过低，也会缩短套管尖端或气囊与无名动脉间的距离。无名动脉解剖异常的发生率为1%～2%[124]，这种少见的情况导致致命性并发症的出现。气管切开套管的搏动常提示潜在的致命性套管位置异常[124]。气管-无名动脉瘘最初通常不是活动性出血，发现出血必须立即用纤支镜进行检查。如果判断发生气管-无名动脉瘘的可能性比较大（小气管炎、气管前壁搏动性的糜烂），应该将患者送进手术室进行评估，正确的处理方式是切除无名动脉[126]。即使进行紧急手术处理，此并发症的死亡率也接近100%[127]。对于突然发生的致命性出血，处理方式包括对气切套管气囊过度充气或者经气管造口内再次插入气管插管，把气囊放置于气管-无名动脉瘘的水平。颈部更低位置切开压迫出血动脉，可以起到一定作用[128]。如果怀疑发生气管-无名动脉瘘，应该把患者送入手术室进行评估，并且准备进行胸骨切开止血术。

套管异位

气管切开手术过程中或者在新鲜气管造口中重新置入套管，都可能发生套管异位。如果没有认识到套管异位的发生，患者可能会出现纵隔气肿、张力性气胸，同时伴有肺泡通气不足[119]。气管异位可能会损伤包括喉返神经在内的血管神经组织。对套管异位的患者，必须行经口气管插管或者重新置入气切套管。有些人建议在气管切开时保留气管缝线。气管切开术后，需要在患者床边准备气管切开的设备，以便于紧急重新置管。

气管造口感染

据报道，气管造口引起的蜂窝织炎或脓性渗出的发病率是8%～12%[1,121]，严重感染的发生率<0.5%[111]。我们建议重视对气管造口早期感染的处理，必要时可使用抗生素，但不推荐常规预防性使用抗生素[129]。

气管食管瘘

由于损伤患者气管后壁和颈部食管而形成气管食管瘘，发生率<1%，且多见于小儿。早期发生的气管食管瘘常由手术操作引起[121,128]。手术操作分离组织到达气管时，使用横切口由两个气管软骨环间（第2软骨环和第3软骨环）进入气管，可以避免切割气管软骨环，使气管食管瘘降至最低[118]。颈部过度屈曲或套囊过度充气可造成导管移位或成角，从而导致气管壁的坏死和迟发性气管食管瘘[119,121,128]。如果患者发生套囊漏气、腹胀、反复吸入性肺炎、切口位置的胃液反流，应该怀疑气管食管瘘，可以通过内镜检查和对比来证实。气管食管瘘需要手术修复，对于不能耐受大手术的患者，可以置入食管支架或气管支架[130-132]。

气道狭窄

40%～60%的气管切开患者有不同程度的气道狭窄[112,133]，但是在这些气道狭窄患者中，仅有3%～12%有显著的临床症状，需要进行干预治疗[134]。狭窄最常见于气管造口处或造口上方，但远离声带[127]。狭窄通常是由于气管前壁、侧壁的细菌感染或者软骨炎造成。通常先发生肉芽组织的增生，最终肉芽组织成熟变成纤维组织，表面覆盖上皮细胞。肉芽组织本身也可能导致其他并发症，如在造瘘口水平阻塞气道、更换气管套管困难、堵塞气管切开套管远端开口处。已明确造成气道狭窄的危险因素包括：脓毒症、吻合口感染、低血压、高龄、男性、使用皮质类固醇、气管切开套管移动过大、套管过粗、长时间放置、气囊压力过大和气管软骨过度切除等[127,135]。使用适当大小的气管切开套管，必要时才将气囊充气，并维持气囊压力小于15～20 mmHg，可能会降低气管狭窄的发生率[136]。选择经皮穿刺气管造口术，似乎可以减少气道狭窄及其他一些远期并发症[137-139]。

治疗肉芽组织增生的方法包括局部用药（如局部应用抗生素或类固醇激素、硝酸银和聚氨酯敷料）或外科手术（激光切除、电灼、手术切除）[127]。对于有症状的气管狭窄的治疗方法包括：使用硬质带导芯的支气管镜进行扩张、腔内激光切除，或者外科切除气管狭窄部位并行端端吻合[140]。

气管软化

气管软化是由于气管壁发生缺血性损伤，发生气管软骨炎、软骨破坏和软骨坏死，从而导致气管壁支撑作用减弱所致[127]。因此呼气过程中，软化气管塌陷引起气流受限，气体和呼吸道分泌物滞留，并最终使得患者不能脱离机械通气。气管软化的一个短期治疗方法就是置入较长的气管切开套管，以绕过软化区域。长期的治疗方案则包括置入支架、软化灶切除或气管成形术[127]。

吞咽困难和误吸

与气管切开术相关主要的吞咽障碍是发生误吸（请参见《经口进食和吞咽功能障碍》章节）。因为误吸的风险高，不推荐ICU气管切开患者经口进食。

气管皮肤瘘

尽管气管造口在拔管后通常迅速闭合，但是偶尔也会发生持续性气管皮肤瘘，尤其当气管切开套管留置时间较长时更容易发生。一旦发生，可以在局部麻醉下切除瘘道，缝合切口[141]。

总　　结

气管切开术是ICU中最常见的外科操作之一，特别适用于需要机械通气超过1～2周的患者。患者行气管切开的合适时机目前尚未完全明确，所以针对某一特定的患者，医生必须权衡气管切开术与经喉气管插管的风险与益处，同时评估患者机械通气的预计时间。施行气管切开术的医师需要评估每一位患者，选择最优化的气管切开技术（是选择在床旁经皮穿刺气管造口，还是选择在手术室常规手术气管切开）。在决定施行哪种类型的气管切开手术时，要全面综合考虑患者的病情、医生的经验以及医院的资源。

◇参◇考◇文◇献◇

[1] Goldstein SI, Breda SD, Schneider KL: Surgical complications of bedside tracheotomy in an otolaryngology residency program. *Laryngoscope* 97:1407, 1987.
[2] Clec'h C, Alberti C, Vincent F, et al: Tracheostomy does not improve the outcome of patients requiring mechanical ventilation: a propensity analysis. *Crit Care Med* 35:132, 2007.

[3] Combes A, Luyt CE, Nieszkowska A, et al: Is tracheostomy associated with better outcomes for patients requiring long-term mechanical ventilation? *Crit Care Med* 25:802, 2007.

[4] Kremer B, Botos-Kremer A, Eckel H, et al: Indications, complications, and surgical technique for pediatric tracheostomies. *J Pediatr Surg* 37:1556, 2002.

[5] Bjure J: Tracheotomy: A satisfactory method in the treatment of acute epiglottis. A clinical and functional follow-up study. *Int J Pediatr Otorhinolaryngol* 3:37, 1981.

[6] Hanline MH Jr: Tracheotomy in upper airway obstruction. *South Med J* 74:899, 1981.

[7] Taicher S, Givol M, Peleg M, et al: Changing indications for tracheostomy in maxillofacial trauma. *J Oral Maxillofac Surg* 54:292, 1996.

[8] Guilleminault C, Simmons FB, Motta J, et al: Obstructive sleep apnea syndrome and tracheostomy. *Arch Intern Med* 141:985, 1981.

[9] Burwell C, Robin E, Whaley R, et al: Extreme obesity associated with alveolar hypoventilation. *Am J Med* 141:985, 1981.

[10] Yung MW, Snowdon SL: Respiratory resistance of tracheostomy tubes. *Arch Otolaryngol* 110:591, 1984.

[11] Heffner JE: Tracheostomy application and timing. *Clin Chest Med* 24:389, 2003.

[12] Durbin CG: Indications for and timing of tracheostomy. *Respir Care* 50:483, 2005.

[13] Conlan AA, Kopec SE: Tracheostomy in the ICU. *J Intensive Care Med* 15:1, 2000.

[14] Auzinger G, O'Callaghan GP, Bernal W, et al: Percutaneous tracheostomy in patients with severe liver disease and a high incidence of refractory coagulopathy: a prospective trial. *Crit Care* 11：R110, 2007.

[15] El Solh AA, Jaafar W: A comparative study of the complications of surgical tracheostomy in morbidly obese critically ill patients. *Crit Care* 11：R3, 2007.

[16] Aldawood AS, Arabi YM, Haddad S: Safety of percutaneous tracheostomy in obese critically ill patients: a prospective cohort study. *Anaesth Intensive Care* 36:69, 2008.

[17] Milanchi S, Magner D, Wilson MT, et al: Percutaneous tracheostomy in neurosurgical patients with intracranial pressure monitoring is safe. *J Trauma Injury Infect Crit Care* 65:73, 2008.

[18] Colice GL: Resolution of laryngeal injury following translaryngeal intubation. *Am Rev Respir Dis* 142(2, Pt 1):361, 1992.

[19] Marsh HM, Gillespie DJ, Baumgartner AE: Timing of tracheostomy in the critically ill patient. *Chest* 96:190, 1989.

[20] Griffiths J, Barber VS, Morgan L, et al: Systematic review and meta-analysis of studies of the timing of tracheostomy in adult patients undergoing artificial ventilation. *BMJ* 330:1243, 2005.

[21] Rodriguez JL, Steinberg SM, Luchetti FA, et al: Early tracheostomy for primary airway management in the surgical critical care setting. *Surgery* 108:655, 1990.

[22] Sugerman HJ, Wolfe L, Pasquele MD, et al: Multicenter, randomized, prospective trial on early tracheostomy. *J Trauma* 43:741, 1997.

[23] Brook AD, Sherman G, Malen J, et al: Early versus late tracheostomy in patients who require prolonged mechanical ventilation. *Am J Crit Care* 9:352, 2000.

[24] Rumbak MJ, Newton M, Truncale T, et al: A prospective, randomized study comparing early percutaneous dilatational tracheostomy to prolonged translaryngeal intubation in critically ill medical patients. *Crit Care Med* 32:1689, 2004.

[25] Scales DC, Thiruchelvam D, Kiss A, et al: The effect of tracheostomy timing during critical illness on long-term survival. *Crit Care Med* 36:2547, 2008.

[26] Blot F, Similowski T, Trouillet JL, et al: Early tracheostomy versus prolonged endotracheal intubation in unselected severely ill ICU patients. *Intens Care Med* 34:1779, 2008.

[27] Durbin CG, Perkins MP, Moores LK: Should tracheostomy be performed as early as 72 hours in patients requiring prolonged mechanical ventilation? *Respir Care* 55:76, 2010.

[28] Terragni PP, Antonelli M, Fumagalli R, et al: Early vs late tracheostomy for prevention of pneumonia in mechanically ventilated adult ICU patients. *JAMA* 303:1483, 2010.

[29] Lesnik I, Rappaport W, Fulginiti J, et al: The role of early tracheostomy in blunt, multiple organ trauma. *Am Surg* 58:346, 1992.

[30] Armstrong PA, McCarthy MC, Peoples JB: Reduced use of resources by early tracheostomy in ventilator-dependent patients with blunt trauma. *Surgery* 124:763, 1998.

[31] Teoh WH, Goh KY, Chan C: The role of early tracheostomy in critically ill neurosurgical patients. *Ann Acad Med Singapore* 30:234, 2001.

[32] Koh WY, Lew TWK, Chin NM, et al: Tracheostomy in a neuro-intensive care setting: indications and timing. *Anaesth Intensive Care* 25:365, 1997.

[33] D'Amelio LF, Hammond JS, Spain DA, et al: Tracheostomy and percutaneous endoscopic gastrostomy in the management of the head-injured patient. *Am Surg* 60:180, 1994.

[34] Berney S, Opdam H, Bellomo R, et al: As assessment of early tracheostomy after anterior cervical stabilization in patients with acute cervical spine trauma. *J Trauma* 64:749, 2008.

[35] Romero J, Vari A, Gambarrutta C, et al: Tracheostomy timing in traumatic spinal cord injury. *Eur Spine J* 18:1452, 2009.

[36] Sellers BJ, Davis BL, Larkin PW, et al: Early predictors of prolonged ventilator dependence in thermally injured patients. *J Trauma* 43:899, 1997.

[37] Stock CM, Woodward CG, Shapiro BA, et al: Perioperative complications of elective tracheostomy in critically ill patients. *Crit Care Med* 14:861, 1986.

[38] Skaggs JA, Cogbill CL: Tracheostomy: management, mortality, complications. *Am Surg* 35:393, 1969.

[39] *American College of Surgeons Committee on Trauma: Advanced Trauma Life Support Course for Physicians, Instructor Manual.* Chicago,

American College of Surgeons, 1985, p 159.

[40] Kline SN: Maxillofacial trauma, in Kreis DJ, Gomez GA (eds):*Trauma Management*. Boston, Little, Brown, 1989.

[41] Jackson C: High tracheotomy and other errors: the chief causes of chronic laryngeal stenosis. *Surg Gynecol Obstet* 32:392, 1921.

[42] Esses BA, Jafek BW: Cricothyroidotomy: a decade of experience in Denver. *Ann Otol Rhinol Laryngol* 96:519, 1987.

[43] Brantigan CO, Grow JB: Cricothyroidotomy: elective use in respiratory problems requiring tracheotomy. *J Thorac Cardiovasc Surg* 71:72, 1976.

[44] Cole RR, Aguilar EA: Cricothyroidotomy versus tracheotomy: an otolaryn-gologist's perspective. *Laryngoscope* 98:131, 1988.

[45] Boyd AD, Romita MC, Conlan AA, et al: A clinical evaluation of cricothyroidotomy. *Surg Gynecol Obstet* 149:365, 1979.

[46] Sise MJ, Shacksord SR, Cruickshank JC, et al: Cricothyroidotomy for long term tracheal access. *Ann Surg* 200:13, 1984.

[47] O'Connor JV, Reddy K, Ergin MA, et al: Cricothyroidotomy for prolonged ventilatory support after cardiac operations. *Ann Thorac Surg* 39:353, 1985.

[48] Lewis GA, Hopkinson RB, Matthews HR: Minitracheotomy: a report of its use in intensive therapy. *Anesthesia* 41:931, 1986.

[49] Pierce WS, Tyers FO, Waldhausen JA: Effective isolation of a tracheostomy from a median sternotomy wound. *J Thorac Cardiovasc Surg* 66:841, 1973.

[50] Morain WD: Cricothyroidotomy in head and neck surgery. *Plast Reconstr Surg* 65:424, 1980.

[51] Kuriloff DB, Setzen M, Portnoy W, et al: Laryngotracheal injury following cricothyroidotomy. *Laryngoscope* 99:125, 1989.

[52] Hawkins ML, Shapiro MB, Cue JI, et al: Emergency cricothyrotomy: a reassessment. *Am Surg* 61:52, 1995.

[53] Mace SE: Cricothyrotomy. *J Emerg Med* 6:309, 1988.

[54] Robinson RJS, Mulder DS: Airway control, in Mattox KL, Feliciano DV, Moore EE (eds):*Trauma*. New York, McGraw-Hill, 2000, p 171.

[55] Cutler BS: Cricothyroidotomy for emergency airway, in Vander Salm TJ, Cutler BS, Wheeler HB (eds):*Atlas of Bedside Procedures*. Boston, Little, Brown, 1988, p 231.

[56] Erlandson MJ, Clinton JE, Ruiz E, et al: Cricothyrotomy in the emergency department revisited. *J Emerg Med* 7:115, 1989.

[57] Brantigan CO, Grow JB: Subglottic stenosis after cricothyroidotomy. *Surgery* 91:217, 1982.

[58] Epstein SK: Anatomy and physiology of tracheostomy. *Respir Care* 50:476, 2005.

[59] DeBoisblanc BP: Percutaneous dilational tracheostomy techniques. *Clin Chest Med* 24:399, 2003.

[60] Lams E, Ravalia A: Percutaneous and surgical tracheostomy. *Hosp Med* 64:36, 2003.

[61] Walts PA, Murthy SC, DeCamp MM: Techniques of surgical tracheostomy. *Clin Chest Med* 24:413, 2003.

[62] Kopec SE, McNamee CJ: Tracheostomy, in Irwin RS, Rippe JM (eds):*Intensive Care Medicine*. 6th ed. Lippincott, Williams, and Wilkins, Philadelphia, 2005, p 112.

[63] Durbin CG: Technique for performing tracheostomy. *Respir Care* 50:488, 2005.

[64] Mallick A, Venkatanath D, Elliot SC, et al: A prospective randomized controlled trial of capnography vs. bronchoscopy for Blue Rhino percutaneous tracheostomy. *Anaesthesia* 58:864, 2003.

[65] Ciaglia P, Firsching R, Syniec C: Elective percutaneous dilatational tracheostomy: a new simple beside procedure. Preliminary report. *Chest* 87:715, 1985.

[66] Freeman BD, Isabella K, Lin N, et al: A meta-analysis of prospective trials comparing percutaneous and surgical tracheostomy in critically ill patients. *Chest* 118:412, 2000.

[67] Delancy A, Bagshaw SM, Nalos M: Percutaneous dilatational tracheostomy versus surgical tracheostomy in critically ill patients: a systemic review and meta-analysis. *Crit Care* 10:R55, 2006.

[68] Higgins KM, Punthakee X: Meta-analysis comparison of open versus percutaneous tracheostomy. *Laryngoscope* 117:447, 2007.

[69] Oliver ER, Gist A, Gillespie MB: Percutaneous versus surgical tracheostomy: an updated meta-analysis. *Laryngoscope* 117:1570, 2007.

[70] Dulguerov P, Gysin C, Perneger TV, et al: Percutaneous or surgical tracheostomy: a meta-analysis. *Crit Care Med* 27:1617, 1999.

[71] Anderson JD, Rabinovici R, Frankel HL: Percutaneous dilational tracheostomy vs open tracheostomy. *Chest* 120:1423, 2001.

[72] Heffner JE: Percutaneous dilational vs standard tracheostomy: a meta-analysis but not the final analysis. *Chest* 118:1236, 2000.

[73] Susanto I: Comparing percutaneous tracheostomy with open surgical tracheostomy. *BMJ* 324:3, 2002.

[74] Angel LF, Simpson CB: Comparison of surgical and percutaneous dilational tracheostomy. *Clin Chest Med* 24:423, 2003.

[75] Massick DD, Yao S, Powell DM, et al: Bedside tracheostomy in the intensive care unit: a perspective randomized trial comparing surgical tracheostomy with endoscopically guided percutaneous dilational tracheotomy. *Laryngoscope* 111:494, 2001.

[76] McHenry CR, Raeburn CD, Lange RL, et al: Percutaneous tracheostomy: a cost-effective alternative to standard open tracheostomy. *Am Surg* 63:646, 1997.

[77] Garland A: Improving the ICU: part 1. *Chest* 127:2151, 2005.

[78] Combes A, Luyt CE, Trouillet JL, et al: Adverse effects on a referral intensive care unit's performance of accepting patients transferred from another intensive care unit. *Crit Care Med* 33:705, 2005.

[79] Stocchetti N, Parma A, Lamperti M, et al: Neurophysiologic consequences of three tracheostomy techniques: a randomized study in neurosurgical patients. *J Neurosurg Anesthesiol* 12:307, 2000.

[80] Lewis RJ: Tracheostomies: indications, timing, and complications. *Clin Chest Med* 13:137, 1992.

[81] Cooper JD, Grillo HC: The evolution of tracheal injury due to ventilatory assistance through cuffed tubes: a pathologic study. *Ann Surg* 169:334, 1969.

[82] Stool SE, Campbell JR, Johnson DG: Tracheostomy in children: the use of plastic tubes. *J Pediatr Surg* 3:402, 1968.

［83］ Grillo HZ, Cooper JD, Geffin B, et al: A low pressured cuff for tracheostomy tubes to minimize tracheal inner injury. *J Thorac Cardiovasc Surg* 62:898, 1971.

［84］ Seegobin RD, van Hasselt GL: Endotracheal cuff pressure and tracheal mucosal blood flow, endoscopic study of effects of four large volume cuffs. *BMJ* 288:965, 1984.

［85］ Hess DR: Tracheostomy tubes and related appliances. *Respir Care* 50:497, 2005.

［86］ Wright SE, van Dahn K: Long-term care of the tracheostomy patient. *Clin Chest Med* 24:473, 2003.

［87］ Crow S: Disposable tracheostomy inner cannula. *Infect Control* 7:285, 1986.

［88］ Forbes AR: Temperature, humidity and mucous flow in the intubated trachea. *Br J Anaesth* 46:29, 1974.

［89］ Shekelton M, Nield DM: Ineffective airway clearance related to artificial airway. *Nurs Clin North Am* 22:167, 1987.

［90］ Lewis RM: Airway clearance techniques for patients with artificial airways. *Respir Care* 47:808, 2002.

［91］ Tabaee A, Lando T, Rickert S, et al: Practice patterns, safety, and rationale for tracheostomy tube changes: a survey of otolaryngology training programs. *Laryngoscope* 117:573, 2007.

［92］ Young JS, Brady WJ, Kesser B, et al: A novel method for replacement of the dislodged tracheostomy tube: the nasogastric tube guidewire technique. *J Emerg Med* 14:205, 1996.

［93］ Bonanno PC: Swallowing dysfunction after tracheostomy. *Ann Surg* 174:29, 1971.

［94］ Betts RH: Posttracheostomy aspiration. *N Engl J Med* 273:155, 1965.

［95］ Shaker R, Dodds WJ, Dantas EO: Coordination of deglutitive glottic closure with oropharyngeal swallowing. *Gastroenterol* 98:1478, 1990.

［96］ Buckwater JA, Sasaki CT: Effect of tracheostomy on laryngeal function. *Otolaryngol Clin North Am* 21:701, 1988.

［97］ Devita MA, Spierer-Rundback MS: Swallowing disorders in patients with prolonged intubation or tracheostomy tubes. *Crit Care Med* 18:1328, 1990.

［98］ Cameron JL, Reynolds J, Zuidema GD: Aspiration in patients with tracheostomies. *Surg Gynecol Obstet* 136:68, 1973.

［99］ Bone DK, Davis JL, Zuidema GD, et al: Aspiration pneumonia. *Ann Thorac Surg* 18:30, 1974.

［100］ Panmunzio TG: Aspiration of oral feedings in patients with tracheostomies. AACN Clin Issues. *Adv Pract Acute Crit Care* 7:560, 1996.

［101］ Elpern EH, Scott MG, Petro L, et al: Pulmonary aspiration in mechanically ventilated patients with tracheostomies. *Chest* 105:563, 1994.

［102］ Godwin JE, Heffner JE: Special critical care considerations in tracheostomy management. *Clin Chest Med* 12:573, 1991.

［103］ Tolep K, Getch CL, Criner GJ: Swallowing dysfunction in patients receiving prolonged mechanical ventilation. *Chest* 109:167, 1996.

［104］ Metheny NA, Clouse RE: Bedside methods for detecting aspiration in tubefed patients. *Chest* 111:724, 1997.

［105］ Thompson-Henry S, Braddock B: The modified Evan's blue dye procedure fails to detect aspiration in the tracheostomized patient: five case reports. *Dysphagia* 10:172, 1995.

［106］ Muz J, Hamlet S, Mathog R, et al: Scintigraphic assessment of aspiration in head and neck cancer patients with tracheostomy. *Head Neck* 16:17, 1994.

［107］ Dettelbach MA, Gross RD, Mahlmann J, et al: Effect of the Passy-Muir valve on aspiration in patients with tracheostomy. *Head Neck* 17:297, 1995.

［108］ Leder SB, Tarro JM, Burell MI: Effect of occlusion of a tracheostomy tube on aspiration. *Dysphagia* 11:254, 1996.

［109］ Fernandez R, Bacelar N, Hernandez G, et al: Ward mortality in patients discharged from the ICU with tracheostomy may depend on patient's vulnerability. *Intens Care Med* 34:1878, 2008.

［110］ Martinez GH, Fernandez R, Casado MS, et al: Tracheostomy tube in place at intensive care unit discharge is associated with increased ward mortality. *Respir Care* 54:1644, 2009.

［111］ Goldenberg D, Ari EG, Golz A, et al: Tracheostomy complications: a retrospective study of 1130 cases. *Otolaryngol Head Neck Surg* 123:495, 2000.

［112］ Walz MK, Peitgen K, Thurauf N, et al: Percutaneous dilatational tracheostomy—early results and long-term outcome of 326 critically ill patients. *Intensive Care Med* 24:685, 1998.

［113］ Petros S, Engelmann L: Percutaneous dilatational tracheostomy in a medical ICU. *Intensive Care Med* 23:630, 1997.

［114］ Massard G, Rouge C, Dabbagh A, et al: Tracheobronchial lacerations after intubation and tracheostomy. *Ann Thorac Surg* 61:1483, 1996.

［115］ Dunham CM, LaMonica C: Prolonged tracheal intubation in the trauma patient. *J Trauma* 24:120, 1984.

［116］ Miller JD, Kapp JP: Complications of tracheostomies in neurosurgical patients. *Surg Neurol* 22:186, 1984.

［117］ Shinkwin CA, Gibbin KP: Tracheostomy in children. *J R Soc Med* 89:188, 1996.

［118］ Kirchner JA: Avoiding problems in tracheotomy. *Laryngoscope* 96:55, 1986.

［119］ Kenan PD: Complications associated with tracheotomy: prevention and treatment. *Otolaryngol Clin North Am* 12:807, 1979.

［120］ Malata CM, Foo IT, Simpson KH, et al: An audit of Bjork flap tracheostomies in head and neck plastic surgery. *Br J Oral Maxillofac Surg* 34:42, 1996.

［121］ Heffner JE, Miller KS, Sahn SA: Tracheostomy in the intensive care unit, 2: complications. *Chest* 90:430, 1986.

［122］ Muhammad JK, Major E, Wood A, et al: Percutaneous dilatational tracheostomy: hemorrhagic complications and the vascular anatomy of the anterior neck. *Int J Oral Maxillofac Surg* 29:217, 2000.

［123］ Schaefer OP, Irwin RS: Tracheoarterial fistula: an unusual complication of tracheostomy. *J Intensive Care Med* 10:64, 1995.

［124］ Mamikunian C: Prevention of delayed hemorrhage after tracheotomy. *Ear Nose Throat J* 67:881, 1988.

［125］ Oshinsky AE, Rubin JS, Gwozdz CS: The anatomical basis for post-tracheotomy innominate artery rupture. *Laryngoscope* 98:1061, 1988.

［126］ Keceligil HT, Erk MK, Kolbakir F, et al: Tracheoinnominate artery fistula following tracheostomy. *Cardiovasc Surg* 3:509, 1995.

［127］ Epstein SK: Late complications of tracheostomy. *Respir Care* 50:542, 2005.

［128］ Thomas AN: The diagnosis and treatment of tracheoesophageal fistula caused by cuffed tracheal tubes. *J Thorac Cardiovasc Surg* 65:612, 1973.

［129］ Myers EN, Carrau RL: Early complications of tracheostomy. Incidence and management. *Clin Chest Med* 12:589, 1991.

［130］ Dartevelle P, Macchiarini P: Management of acquired tracheoesophageal fistula. *Chest Surg Clin North Am* 6:819, 1996.

［131］ Albes JM, Prokop M, Gebel M, et al: Bifurcate tracheal stent with foam cuff for tracheo-esophageal fistula: utilization of reconstruction modes on spiral computer tomography. *Thorac Cardiovasc Surg* 42:367, 1994.

［132］ Wolf M, Yellin A, Talmi YP, et al: Acquired tracheoesophageal fistula in critically ill patients. *Ann Otol Rhinol Laryngol* 109(8, Pt 1):731, 2000.

［133］ Dollner R, Verch M, Schweiger P, et al: Laryngotracheoscopic findings in long-term follow-up after Griggs tracheostomy. *Chest* 122:206, 2002.

［134］ Streitz JM, Shapshay SM: Airway injury after tracheostomy and endotracheal intubation. *Surg Clin North Am* 71:1211, 1991.

［135］ Stauffer JL, Olsen DE, Petty TL: Complications and consequences of endotracheal intubation and tracheostomy: a prospective study of 150 critically ill adult patients. *Am J Med* 70:65, 1981.

［136］ Arola MK, Puhakka H, Makela P: Healing of lesions caused by cuffed tracheotomy tubes and their late sequelae: a follow-up study. *Acta Anaesthesiol Scand* 24:169, 1980.

［137］ Friedman Y, Franklin C: The technique of percutaneous tracheostomy: using serial dilation to secure an airway with minimal risk. *J Crit Illn* 8:289, 1993.

［138］ Crofts SL, Alzeer A, McGuire GP, et al: A comparison of percutaneous and operative tracheostomies in intensive care patients. *Can J Anaesth* 42:775, 1995.

［139］ Hill BB, Zweng TN, Manley RH, et al: Percutaneous dilational tracheostomy: report of 356 cases. *J Trauma* 41:38, 1996.

［140］ Zietek E, Matyja G, Kawczynski M: Stenosis of the larynx and trachea: diagnosis and treatment. *Otolaryngol Pol* 55:515, 2001.

［141］ Hughes M, Kirchner JA, Branson RJ: A skin-lined tube as a complication of tracheostomy. *Arch Otolaryngol* 94:568, 1971.

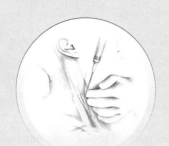

第 13 章

胃肠内镜

Gastrointestinal Endoscopy

ANUPAM SINGH, RANDALL S. PELLISH AND WAHID Y. WASSEF 李磊 译, 汤耀卿 审校

胃肠内镜检查已经发展成为重症患者的重要诊断和治疗手段, 在该领域的创新不断涌现。在本章节中, 系统回顾了该技术目前的适应证和禁忌证概况、技术方面的最新进展, 以及该领域的未来发展方向。

适 应 证

胃肠内镜检查在ICU应用的适应证总结于表13.1, 大体可分为: ① 对上消化道评估(包括食管、胃和十二指肠); ② 对胰胆管评估; ③ 对中段肠道评估(包括空肠和回肠); ④ 对下消化道评估(包括结肠和直肠)。

上消化道评估

在ICU中胃肠镜对上消化道评估的常见适应证包括: 上消化道出血(upper GI bleeding, UGIB)、摄入腐蚀性物质或异物, 以及肠内营养管放置, 但不限于这些。对存在无临床表现的消化道出血或慢性胃肠疾病的ICU患者, 其消化道评估一般应推迟到他们的内或外科疾病缓解后, 再行胃肠镜检查。如果患者正考虑接受抗凝或溶栓治疗, 则另当别论。

上消化道出血

急性上消化道出血是最常见的内科急症之一, 估计每年约有300 000例患者住院[1]。存在黑便血、呕血或鼻胃管引流出血性胃液均可定义为急性上消化道出血。有研究表明, 重症患者伴血流动力学不稳定, 或需要持续输血者, 行紧急内镜处理可改善预后[2,3]。急诊内镜评估上消化道出血, 能区分非静脉曲张破裂出血(消化性溃疡、食管炎、食管贲门黏膜

表 13.1

消化道内镜检查的适应证

> **上消化道内镜**
> 　上消化道出血(静脉曲张或非静脉曲张性出血)
> 　摄入腐蚀剂或异物
> 　放置肠内喂养管或引流管
> **内镜逆行胰胆管造影(ERCP)**
> 　重症胆石性胰腺炎
> 　重症胆管炎
> 　胆漏
> **下消化道内镜**
> 　下消化道出血
> 　非中毒性巨结肠或乙结肠扭转的减压
> 　免疫受损患者不明原因的腹泻(移植物抗宿主病和巨细胞病毒感染)

撕裂和血管发育不良)还是静脉曲张破裂出血(食管或胃底静脉曲张), 因此可促进目标治疗[4,5]。急诊内镜检查还可对出血的特征进行识别和分层, 以便能更加恰当地进行患者分拣和风险分层。最后, 急诊内镜检查评估可早期明确患者是否需要外科手术或放射介入治疗[6,7]。

摄入异物

摄入异物(foreign body ingestions, FBI)有两类: ① 食物嵌塞; ② 摄入腐蚀性物质。FBI大

多数是由食物嵌塞所致。虽然大部分能自然排出，但仍有约10%～20%的病例需依靠内镜取出，1%的患者最终需要手术治疗[8]。内镜评估对确定引起梗阻的基础原因（狭窄、环形缩窄和癌）至关重要。虽然腐蚀剂摄入仅占FBI的一小部分，但常可危及生命，尤其是成人故意服毒者更是危险，内镜检查应作为这类患者评价预后和病员分拣的依据[9]。

肠内营养管放置

肠内营养能改善胃肠道功能良好的重症患者愈后，并优于肠外营养[10]。虽然鼻-肠和口-肠营养管可用于短期肠内营养，但相比内镜下经皮置管，上述营养管存在较高的误吸、移位，以及鼻窦感染的风险。经皮内镜下胃造瘘术（percutaneous endoscopic gastrostomy, PEG）[11]适用于因可逆性疾病（如神经损伤、气管切开和上消化道肿瘤），而可能需要4周以上肠内营养的大多数ICU患者[12]。经PEG置入的空肠营养管和直接经皮内镜下置入的空肠造口术（PEJ），适合ICU中有高误吸风险的选择性患者。这主要包括严重的胃食管反流和轻度胃瘫患者。给坏死性胰腺炎患者，放置屈氏韧带以远的鼻空肠管或空肠造口管进行肠内营养，已经证明是有益的。内镜下行胃造口术或空肠造口术，有时可用于胃肠梗阻患者进行胃肠减压[13]。虽然这些操作在技术上简单，而且可在适度镇静下在床边进行操作，但对重症患者，此类操作的风险和利弊始终是应该认真权衡的问题[14]。

胰胆管评估

内镜逆行胰胆管造影（endoscopic retrograde cholangiopancreatography, ERCP）对重症患者胰胆管探查的适应证在第97章中有详细描述，这里仅作简要讨论。其适应证包括胆结石所致胆道梗阻[15-17]，胰管漏和胆管漏（通常为术后或创伤并发症）[18-20]。可选择ERCP括约肌切开术和（或）ERCP支架置入术进行治疗。如常规ERCP失败，新近报道的微型内镜技术（胆道镜和胰管镜）有助于治疗。已经证明使用该技术，可在内镜直视下进入胆胰管系统，结合其他先进技术，如电动液压碎石术（electrohydraulic lithotripsy, EHL）、激光碎石术（laser lithotripsy, EHL）、胶体灌注（glue）[21]而达成疗效。然而，很多临床

中心无法开展这项技术，合理应用也需要积累更多经验。

中段消化道（空肠和回肠）的评估

持续性、不明原因的消化道出血是中段消化道需要检查的最常见适应证。虽然以往这一段消化道的状况难以评估，但现在已不再困难。无线视频胶囊内镜（wireless video capsule endoscope, VCE），双气囊内镜（double-ballon endoscope, DBE）和螺旋内镜（spiral endoscope）的出现，使这段消化道的检查变得容易了。VCE通常是用来寻找空肠和回肠出血部位的首选检查方法（图13.1）。如果找到出血或病损部位，可用DBE（图13.2）或螺旋内镜（图13.3）实施治疗。

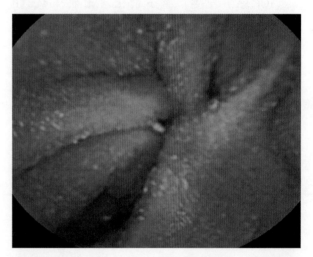

图13.1　胶囊内镜视频（video capsule endoscope, VCE）所见正常空肠截屏。

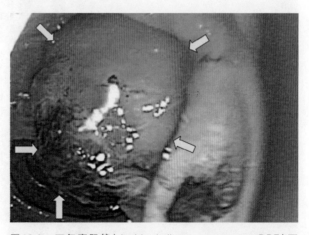

图13.2　双气囊肠镜（double-balloon enteroscopy, DBE）下所见的空肠近端的肿瘤（承蒙 David Cave, MD, Professor of Medicine, University of Massachusetts Medical School 提供图片）。

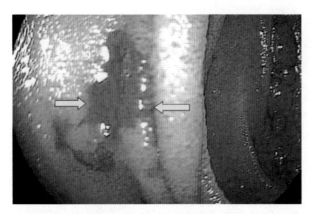

图13.3　螺旋内镜（spiral endoscopy）下所见的空肠出血灶（承蒙 David Cave, MD, Professor of Medicine, University of Massachusetts Medical School 提供图片）。

下消化道的评估

ICU患者发生严重下消化道出血（lower GI bleeding, LGIB）、急性结肠扩张，以及免疫功能低下患者疑似巨细胞病毒（CMV）及艰难梭菌感染时，为明确病原学诊断，应急诊行结肠镜检查[22,23]。

严重LGIB是老年人的常见病。LGIB被界定为，不足3天新发生的屈氏韧带以远的肠道出血[24]。常见的出血原因包括：憩室出血、缺血性结肠炎和动静脉血管畸形（arteriovenous malformations, AVM），但引起LGIB的原因不限于此。然而，约有11%的最初怀疑LGIB的病患，最终被诊断为UGIB[25]。因此，表现为LGIB，尤其是存在血流动力学不稳定的患者，一般首先要考虑出血来自上消化道。一旦排除UGIB，应结肠镜检查下消化道，寻找出血来源，制定适当的治疗方案。虽然内镜干预常可获得较好疗效，24～48 h内进行急诊结肠镜检查可能缩短患者住院时间[26]，但80%～85%的LGIB出血会自动停止[27]。如出血严重，或结肠镜无法明确出血部位，可考虑Tc[99m]红细胞扫描，或联合血管造影术加以明确[28]。

急性结肠扩张

急性结肠扩张系由急性结肠梗阻或急性结肠假性梗阻所致。急性结肠梗阻可由肿瘤、憩室病和肠扭转引起[29]。肠扭转（图13.4A 和 B）是一种"闭襻性肠梗阻"，这种情况不同于其他病因的结肠梗阻，病情可迅速恶化，导致肠缺血、穿孔，甚至死亡，故应急诊手术。然而，早确诊早治疗可以逆转病情恶化。急性假结肠梗阻是一种由非机械性梗阻的肠道弥漫性扩张所致的巨结肠综合征，系由结肠动力受损所致，多发生于伴有严重内或外科基础疾病的住院患者。高龄、盲肠直径、延迟减压及结肠功能状态显著影响死亡率；一旦发生肠缺血或穿孔，死亡率可达40%。在ICU评估结肠显著扩张时，需排除机械性梗阻以及其他原因导致的中毒性巨结肠，如艰难梭菌感染，并明确是否有缺血坏死和穿孔的征象。当盲肠直径>12 cm和肠扩张超过6天时，急性假性结肠梗阻的患者结肠穿孔的风险明显增加[30]。

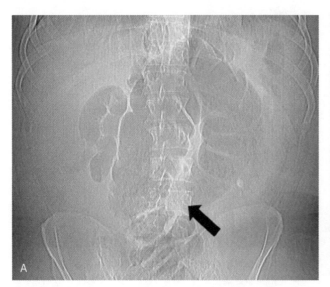
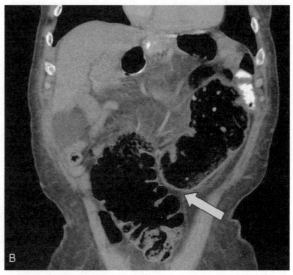

图13.4　A. X线平片显示盲肠扭转（承蒙Milliam Kataoka, MD, Radiology Fellow, UMass Memorial Medical Center 提供图片）。B. CT扫描显示盲肠扭转（承蒙Milliam, MD, Radiology Fellow, UMass Memorial Medical Center 提供图片）。

禁　忌　证

胃肠内镜检查的绝对和相对的禁忌证概述于表13.2。一般而言，血流动力学不稳定、疑似消化道穿孔、患者不能配合或无法取得患者同意，都是胃肠镜检查的禁忌证[31]。然而，这些规则也有例外，在这种情况下，进行内镜干预治疗应同时进行液体复苏。

表13.2

胃肠道内镜检查的禁忌证

绝对禁忌证	相对禁忌证
怀疑或即将发生肠穿孔 内镜检查风险大于获益	患者不能适当配合或者不能获得患者知情同意 血流动力学不稳定或心肌梗死 无充分气道保护或低氧血症 严重凝血功能障碍或血小板减少症 穿孔风险增加的炎症性疾病（如憩室炎或严重炎性肠病）

围手术期护理

内镜介入治疗术前准备的关键要素包括，适当的液体复苏和纠正凝血功能障碍[32]。部分患者仅需要轻度镇静[33]。然而，对于不能配合、意识不清或低氧血症的患者，需气管插管后深度镇静或全麻下进行操作。虽然气管插管并不能明显降低获得性肺炎和心血管事件的风险[33, 34]，但插管的确能使操作过程在可控的状况下进行，并避免大量误吸（尤其是对于静脉曲张破裂出血的患者）。有腹水和心内膜炎既往史的患者需要使用抗生素[35]。

上消化道内镜检查

上消化道出血

所有上消化道出血的患者均应保持为处于胃空虚的状态，这一点对于全面评估和明确出血病变至关重要。研究表明，通过正确的内镜诊断和处理，再出血的风险及转手术率均明显降低[36]。用鼻胃管洗胃或通过内镜的方法，可部分清除胃腔中的积血和血块。有时应用促胃肠动力药，如红霉素（内镜操作前20 min，将红霉素250 mg溶于50 mL生理盐水，静脉滴注）也可有一定疗效。事实上已有研究显示，该方法可提高内镜视野清晰度，改善效果，减少内镜"再次观察"的需要[37]。虽然甲氧氯普胺理论上可有类似效果，但缺乏广泛的研究。如果怀疑有食管静脉曲张破裂出血，结合既往病史或体格检查提示存在门静脉高压，在无禁忌证的情况下，应立刻开始辅助治疗。可静脉滴注生长抑素类似物（奥曲肽）或血管升压素及其拟似物，以降低门静脉压和防止再出血。最近的一项荟萃分析显示，在控制食管静脉曲张破裂出血方面，奥曲肽稍微优于特利加压素及血管升压素[38]。奥曲肽的用法为静脉注射负荷量50～100 μg，然后以25～50 μg/h静脉注射，维持3～5天。此外，对于活动性食管静脉曲张破裂出血的患者，应预防性给予抗生素以防止细菌感染[39]。静脉曲张破裂出血同非静脉曲张破裂出血不同，应谨慎实施液体复苏，因为理论上容量替代可能增加门静脉压。

如果发现出血源自消化性溃疡，干预措施应视内镜所见结果而定[7]。如内镜直视下见到活动性出血或溃疡边缘存在裸露血管，推荐使用内镜下止血。如果溃疡基底无活动性出血征象，则无需内镜干预。

内镜下止血现已开发了很多的方法,包括内镜下注射治疗、热烧灼治疗以及止血夹止血(表13.3)。内镜下注射联合热烧灼法止血效果优于单独使用两者的治疗[1,40]。没有证据表明内镜下注射哪种溶液更优,通常多采用肾上腺素生理盐溶液作出血点四周注射,随后应用热探针和多极电凝术可进一步巩固疗效。使用止血夹机械止血已成为另一种止血治疗新技术(图13.5 A 和 B),但很少有对照研究来比较止血夹和其他内镜下止血术对非静脉曲张破裂UGIB的疗效。新近的证据表明,止血夹技术治疗消化性溃疡出血的初次止血效果、再出血率、急诊手术率以及死亡率并不比其他内镜下止血方法好[41]。然而,其在重症患者和并发凝血功能障碍患者的治疗中可能特别有用[42]。氩离子凝固(Argon plasma coagulation, APC)是一种凭借电离氩气提供不接触组织的烧灼止血技术。这种方法最常用于AVMs的治疗。YAG激光仪由于不便携带且成本高,在高危患者的紧急处理中已失去临床青睐。

对于非静脉曲张破裂上消化道出血的患者,无论采取何种止血法,在内镜止血治疗后都需要应用质子泵抑制剂(proton pump inhibitor, PPI)进行抑酸治疗[2,40]。静脉用PPI达到抑制胃酸的效果较口服同一种PPI更为迅速。静脉给药后峰值抑酸时间发生在数小时,而口服用药达峰效应则在数天后。因为静脉用药可降低再出血风险和转手术率,所以用药途径至关重要[43,44]。目前美国批准可静脉使用的PPI制剂包括泮托拉唑、兰索拉唑和埃索美拉唑[45]。

如果发现出血是食管静脉曲张破裂所致,内

表 13.3

内镜下止血法

热止血法
加热探针
多极电凝术(双态电容器)
钕钇-铝-石榴石(neodymium yttrium-aluminium-garnet, YAG)激光
氩离子凝固
注射止血治疗
蒸馏水或生理盐水
肾上腺素
硬化剂(氰基丙烯酸盐粘合剂、聚多卡醇、乙醇、氨基乙醇亚油酸酯、十四烷基硫酸钠、鱼肝油酸钠)
凝血酶-纤维蛋白胶
机械法止血
止血夹
结扎止血
可拆卸圈套

镜下曲张静脉结扎术(endoscopic variceal ligation, EVL)已是可选的手术[46]。利用这种技术,可先将曲张静脉抽吸到内镜顶端的附加带状装置,然后在其基底部用一个橡胶圈套扎,以闭合曲张的静脉。与之不同,内镜下硬化剂治疗(endoscopic sclerotherapy, EST)是在出血的曲张静脉内或其周围注射硬化剂(如鱼肝油酸钠),从而使静脉闭塞,两者完全不同。由 Laine 和 Cook[47] 报道的一项荟萃分析表明,EVL的所有治疗结果(再出血、局部并发症如溃疡或狭窄、曲张静脉闭塞时间,以及存活率等)均优于EST。然而,EST对90%以上病例的活动性出血都有确切疗效,即使在活动性出血期间视野模糊的

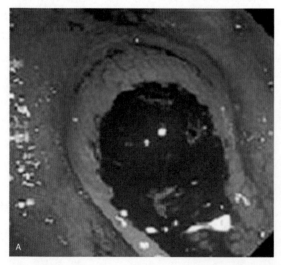
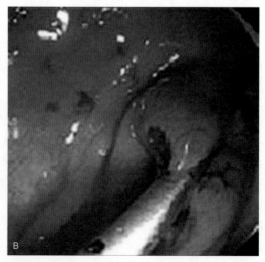

图13.5　A. 息肉切除术出血。B. 息肉切除术出血的止血夹止血。

状况下也能完成注射。

在一些小型研究,其大多数为非对照的研究报道中,内镜技术(EST、EVL和注射纤维蛋白凝胶注射)也被用来治疗胃静脉曲张破裂出血。然而,这些方法的再出血和死亡率风险均很高。胃底静脉曲张破裂出血的患者通常需要急诊进行经颈静脉肝内门体分流术(transjugular intrahepatic portosystemic shunt, TIPS)[48]。

肠内营养管放置

关于肠内营养管放置,请参阅第16章的详细介绍。

胰胆管内镜

小肠镜检查

该项技术同上消化道内镜检查技术基本相同。请参阅上消化道内镜检查一节的介绍。

下消化道内镜检查

下消化道内镜检查同前述的其他内镜检查不同,它是唯一一种需要作术前肠道准备的操作。在紧急情况下,肠道准备可通过快速净化技术完成。通常的做法是在2~3 h内口服4 L或更多的聚乙二醇为基础的溶液。约1/3的住院患者做这类术前准备需要NGT[49]。开始肠道准备前给予甲氧氯普胺(10 mg 静脉给药1次)可有助于控制恶心,并促进胃排空[25]。

下消化道出血

下消化道出血内镜治疗的选择同上消化道出血类似(见本章前述的内容),应根据检查确定的出血特征来决定。止血通常需联合注射治疗和止血夹或凝固治疗。

内镜减压

急性结肠扩张的患者应首先行水溶性对比剂灌肠或CT检查,以明确是否存在机械性肠梗阻。随后,应静脉输注液体(IV fluids, IVF)予以复苏、反复确定梗阻部位、放置胃管和肛管、纠正代谢紊乱,并停用减慢肠道运动的药物[50]。如保守治疗无效,采用结肠镜减压可缓解大部分结肠梗阻病例(81%),但应注意,在肠镜操作过程中尽可能少注入空气[51]。尽管结肠镜治疗后复发率高(23%~57%),但仍不失为非肠道缺血病例初始治疗的较好选择[52,53]。放置超越结肠脾曲的减压管可降低复发率[54]。给机械性肠梗阻患者放置自膨式金属支架(self-expanding metallic stents, SEMS)可起到良好的效果[55]。对于非机械性梗阻患者,可尝试给予拟副交感药物新斯的明。根据双盲、安慰剂对照随机试验结果,新斯的明可明显减轻结肠扩张,降低复发率,风险最小[56]。在使用该药前应注意排除禁忌证,用药期间需严密监护心肺功能,并且在床旁备好阿托品。如果上述治疗均无效,可行经皮盲肠造口术、内镜下或外科手术行盲肠造口术。

并　发　症

虽然内镜操作的并发症很少,但对于重症患者来说,由于存在多种合并症,对不良后果特别敏感。

并发症可分为两大类:一般并发症和特殊并发症(表13.4)。

表13.4

内镜检查并发症

一般并发症	特殊并发症
清醒镇静的并发症(心肺并发症、过敏、异常反应)	ERCP:胰腺炎、胆管炎、肠穿孔
出血(如治疗性损伤、括约肌切开术)	硬化剂治疗:溃疡形成、纵隔炎
穿孔(内镜直接损伤、内镜附件损伤或过度充气引起)	置入支架:支架移位
肺误吸	
心肌缺血	

未来发展方向

近年来,新技术的发展突飞猛进[57]。经自然腔道内镜手术(natural orifice transluminal endoscopic surgery, NOTES)就是一种新技术。NOTES是通过自然腔道(如胃、直肠、阴道或尿道)进入腹腔,行多种腹膜后操作的内镜手术,如肝活检、囊肿-胃引流术、阑尾切除术、胆囊切除术、肾切除术及输卵管结扎术等。目前正在对这类技术在ICU中临床应用的潜力进行评估: ① 疑似腹腔感染和腹腔器官缺血的床旁检查[58]; ② 经胃描绘膈肌,以及经皮置入膈肌电极,对脱机困难的ICU患者实施治疗性膈肌电刺激[59]; ③ 对无需外科手术的选择性患者直接行空肠管置入。不论将来NOTES手术在重症患者救治中的地位如何,如今它已经对我们解决胃肠道问题的路径产生影响,并将成为一种有发展前景的救治手段。

◇ 参 ◇ 考 ◇ 文 ◇ 献 ◇

[1] Wassef W: Upper gastrointestinal bleeding. *Curr Opin Gastroenterol* 20:538–545, 2004.

[2] Adler DG, Leighton JA, Davila RE, et al: ASGE guideline: the role of endoscopy in acute non-variceal upper-GI hemorrhage. *Gastrointest Endosc* 60:497–504, 2004.

[3] Chak A, Cooper GS, Lloyd LE, et al: Effectiveness of endoscopy in patients admitted to the intensive care unit with upper GI hemorrhage. *Gastrointest Endosc* 53:6–13, 2001.

[4] Kupfer Y, Cappell MS, Tessler S: Acute gastrointestinal bleeding in the intensive care unit. The intensivist's perspective. *Gastroenterol Clin North Am* 29:275–307, 2000.

[5] Beejay U, Wolfe MM: Acute gastrointestinal bleeding in the intensive care unit. The gastroenterologist's perspective. *Gastroenterol Clin North Am* 29:309–336, 2000.

[6] Laine L, Peterson WL: Bleeding peptic ulcer. *N Engl J Med* 331:717–727, 1994.

[7] Cheung FK, Lau JY: Management of massive peptic ulcer bleeding. *Gastroenterol Clin North Am* 38(2):231–243, 2009.

[8] Eisen GM, Baron TH, Dominitz JA, et al: Guideline for the management of ingested foreign bodies. *Gastrointest Endosc* 55:802–806, 2002.

[9] Poley JW, Steyerberg EW, Kuipers EJ, et al: Ingestion of acid and alkaline agents: outcome and prognostic value of early upper endoscopy. *Gastrointest Endosc* 60:372–377, 2004.

[10] Eisen GM, Baron TH, Dominitz JA, et al: Role of endoscopy in enteral feeding. *Gastrointest Endosc* 55:699–701, 2002.

[11] Fan AC, Baron TH, Rumalla A: Comparison of direct percutaneous endoscopic jejunostomy and PEG with jejunal extension. *Gastrointest Endosc* 56:890–894, 2002.

[12] DeLegge MH, McClave SA, DiSario JA, et al: Ethical and medicolegal aspects of PEG-tube placement and provision of artificial nutritional therapy. *Gastrointest Endosc* 62:952–959, 2005.

[13] Herman LL, Hoskins WJ, Shike M: Percutaneous endoscopic gastrostomy for decompression of the stomach and small bowel. *Gastrointest Endosc* 38:314–318, 1992.

[14] Hallenbeck J: Reevaluating PEG tube placement in advanced illnesses. *Gastrointest Endosc* 62:960–961, 2005.

[15] Sharma VK, Howden CW: Metaanalysis of randomized controlled trials of endoscopic retrograde cholangiography and endoscopic sphincterotomy for the treatment of acute biliary pancreatitis. *Am J Gastroenterol* 94:3211–3214, 1999.

[16] Adler DG, Baron TH, Davila RE, et al: ASGE guideline: the role of ERCP in diseases of the biliary tract and the pancreas. *Gastrointest Endosc* 62:1–8, 2005.

[17] Lai EC, Mok FP, Tan ES, et al: Endoscopic biliary drainage for severe acute cholangitis. *N Engl J Med* 326:1582–1586, 1992.

[18] Kaffes AJ, Hourigan L, De Luca N, et al: Impact of endoscopic intervention in 100 patients with suspected postcholecystectomy bile leak. *Gastrointest Endosc* 61:269–275, 2005.

[19] Sandha GS, Bourke MJ, Haber GB, et al: Endoscopic therapy of bile leak based on a new classification: results in 207 patients. *Gastrointest Endosc* 60:567–574, 2004.

[20] Lubezky N, Konikoff FM, Rosin D, et al: Endoscopic sphincterotomy and temporary internal stenting for bile leaks following complex hepatic trauma. *Br J Surg* 93:78–81, 2006.

[21] Judah JR, Draganov PV: Intraductal biliary and pancreatic endoscopy: an expanding scope of possibility. *World J Gastroenterol* 14(20):3129–3136, 2008.

[22] Southworth M, Taffet SL, Levien DH, et al: Colonoscopy in critically ill patients. What conditions call for it? *Postgrad Med* 88:159–163, 1990.

[23] Oomori S, Takagi S, Kikuchi T, et al: Significance of colonoscopy in patients with intestinal graft-versus-host disease after hematopoietic stem cell transplantation. *Endoscopy* 37:346–350, 2005.

[24] Davila RE, Rajan E, Adler DG, et al: ASGE guideline: the role of endoscopy in the patient with lower GI-bleeding. *Gastrointest Endosc* 62:656–660, 2005.

[25] Jensen DM, Machicado GA: Diagnosis and treatment of severe hematochezia. The role of urgent colonoscopy after purge. *Gastroenterology* 95:1569–1574, 1988.

[26] Strate LL, Syngal S: Timing of colonoscopy: impact on length of hospital stay in patients with acute lower GI bleeding. *Am J Gastroenterol* 98:317–322, 2003.

[27] Farrell JJ, Friedman LS: Review article: the management of lower gastrointestinal bleeding. *Aliment Pharmacol Ther* 21:1281–1298, 2005.

[28] Strate LL, Syngal S: Predictors of utilization of early colonoscopy vs. radiography for severe lower intestinal bleeding. *Gastrointest Endosc* 61:46–52, 2005.

[29] Frizelle FA, Wolff BG: Colonic volvulus. *Adv Surg* 29:131–139, 1996.

[30] Saunders MD, Kimmey MB: Colonic pseudo-obstruction: the dilated colon in the ICU. *Semin Gastrointest Dis* 14(1):20–27, 2003.

[31] American Society for Gastrointestinal Endoscopy: Appropriate use of gastrointestinal endoscopy. *Gastrointest Endosc* 52:831–837, 2000.

[32] ASGE Standards of Practice Committee: Levy MJ, Anderson MA, Baron TH, et al: Position statement on routine laboratory testing before endoscopic procedures. *Gastrointest Endosc* 68:827–832, 2008.

[33] ASGE Standards of Practice Committee: Lichenstein DR, Jagannath S, Baron TH, et al: Sedation and anesthesia in GI endoscopy. *Gastrointest Endosc* 68(5):815–826, 2008.

[34] Wassef W, Rullan R: Interventional endoscopy. *Curr Opin Gastroenterol* 21:644–652, 2005.

[35] ASGE Standards of Practice Committee: Bannerjee S, Shen B, Baron TH, et al: Antibiotic prophylaxis for GI endoscopy. *Gastrointest Endosc* 67:791–798, 2008.

[36] Kahi CJ, Jensen DM, Sung JJY, et al: Endoscopic therapy versus medical therapy for bleeding peptic ulcer with adherent clot: a metaanalysis. *Gastroenterology* 129:855–862, 2005.

[37] Frossard JL, Spahr L, Queneau PE, et al: Erythromycin intravenous bolus infusion in acute upper gastrointestinal bleeding: a randomized, controlled, double-blind trial. *Gastroenterology* 123:17–23, 2002.

[38] Corley DA, Cello JP, Akisson W, et al: Octreotide for acute esophageal variceal bleeding: a metaanalysis. *Gastroenterology* 120:946–954, 2001.

[39] Soares-Weiser K, Brezis M, Tur-Kaspa R, et al: Antibiotic prophylaxis for cirrhotic patients with gastrointestinal bleed. *Cochrane Database Syst Rev* CD002907, 2002.

[40] Barkun A, Bardou M, Marshall JK, et al: Consensus recommendations for managing patients with nonvariceal upper gastrointestinal bleeding. *Ann Intern Med* 139:843–857, 2003.

[41] Yuan Y, Wang C, Hunt RH: Endoscopic clipping for acute nonvariceal upper-GI bleeding: a meta-analysis and critical appraisal of randomized controlled trials. *Gastrointest Endosc* 68(2):339–351, 2008.

[42] Goto H, Ohta S, Yamaguchi Y, et al: Prospective evaluation of hemoclip application with injection of epinephrine in hypertonic saline solution for hemostasis in unstable patients with shock caused by upper GI bleeding. *Gastrointest Endosc* 56:78–82, 2002.

[43] Bardou M, Toubouti Y, Benhaberou-Brun D, et al: Meta analysis: protonpump inhibition in high-risk patients with acute peptic ulcer bleeding. *Aliment Pharmacol Ther* 21:677–686, 2005.

[44] Leontiadis GI, Sharma VK, Howden CW: Systematic review and metaanalysis of proton pump inhibitor therapy in peptic ulcer bleeding. *BMJ* 330:568–570, 2005.

[45] Baker DE: Intravenous proton pump inhibitors. *Rev Gastroenterol Disord* 6(1):22–34, 2006.

[46] Qureshi W, Adler DG, Davila R, et al: ASGE guideline: the role of endoscopy in the management of variceal hemorrhage, updated July 2005. *Gastrointest Endosc* 62:651–655, 2005.

[47] Laine L, Cook D: Endoscopic ligation compared with sclerotherapy for treatment of esophageal variceal bleeding: a metaanalysis. *Ann Intern Med* 123:280–287, 1995.

[48] Sharara AI, Rockey DC: Gastroesophageal variceal bleed. *N Engl J Med* 345:669–681, 2001.

[49] Elta GH: Technological review. Urgent colonoscopy for acute lower-GI bleeding. *Gastrointest Endosc* 59:402–408, 2004.

[50] Eisen GM, Baron TH, Dominitz JA, et al: Acute colonic pseudo-obstruction. *Gastrointest Endosc* 56:789–792, 2002.

[51] Grossmann EM, Longo WE, Stratton MD, et al: Sigmoid volvulus in Department of Veterans Affairs Medical Centers. *Dis Colon Rectum* 43:414–418, 2000.

[52] Martinez Ares D, Yanez Lopez J, Souto Ruzo J, et al: Indication and results of endoscopic management of sigmoid volvulus. *Rev Esp Enferm Dig* 95:544–548, 2003.

[53] Saunders MD, Kimmey MB: Systematic review: acute colonic pseudo-obstruction. *Aliment Pharmacol Ther* 22:917–925, 2005.

[54] Geller A, Petersen BT, Gostout CJ: Endoscopic decompression for acute colonic pseudo-obstruction. *Gastrointest Endosc* 44:144–150, 1996.

[55] Dronamraju SS, Ramamurthy S, Kelly SB, et al: Role of self-expanding metallic stents in the management of malignant obstruction of the proximal colon. *Dis Colon Rectum* 52(9):1657–1661, 2009.

[56] Ponec RJ, Saunders MD, Kimmey MB: Neostigmine for the treatment of acute colonic pseudo-obstruction. *N Engl J Med* 341:137–141, 1999.

[57] Mallery S, Van Dam J: Endoscopic practice at the start of the new millennium. *Gastroenterology* 118：S129–S147, 2000.

[58] Onders RP, McGee MF, Marks J, et al: Natural orifice transluminal endoscopic surgery (NOTES) as a diagnostic tool in the intensive care unit. *Surg Endosc* 21(4):681–683, 2007.

[59] Onders R, McGee MF, Marks J, et al: Diaphragm pacing with natural orifice transluminal endoscopic surgery: potential for difficult-to-wean intensive care unit patients. *Surg Endosc* 21(3):475–479, 2007.

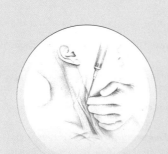

第 14 章

腹腔穿刺术及诊断性腹腔灌洗

Paracentesis and Diagnostic Peritoneal Lavage

LENA M. NAPOLITANO　钟鸣 译，瞿洪平 审校

腹 腔 穿 刺 术

适应证

　　腹腔穿刺是一项十分简易的操作，可以在ICU床旁方便地进行，对存在腹水的重症患者可提供重要的诊断信息，或达到治疗目的。作为一项诊断性操作，腹腔穿刺并留取20 mL液体即可帮助确定引起腹水的病因，明确疑似自发性细菌性腹膜炎患者是否存在感染。这一方法同样适用于腹水检测有助于明确诊断或指导治疗的任何临床情况。因此，对腹水的评估应当包括诊断性腹腔穿刺及对腹水的分析。

　　作为一项治疗性操作，腹腔穿刺术常用于引流大容量腹水，若腹水引流量常>5 L则称为大容量穿刺抽液术（large volume paracentesis, LVP）[2]。腹水是肝硬化失代偿期最常见的表现，预示着预后不良，2年生存率约为50%。腹水的一线治疗方案包括：限制钠摄入（每日2 g）、使用利尿剂和LVP。当出现张力性或顽固性腹水时，LVP是安全有效的，可以迅速缓解腹水及相关症状[3]。对经过积极药物治疗后仍有顽固性腹水的患者，作为姑息性治疗，LVP可以有效缓解腹部膨胀引起的腹痛，并通过改善膈肌运动以改善肺功能。由液体复苏导致的腹腔间隔室综合征在发生急性张力性腹水时，亦可行LVP以减压[4]。

　　10%的肝硬化患者可发生难治性腹水，与多种合并症相关，一旦发生，1年的生存率不到50%[5,6]。

对顽固性腹水患者来说，经颈静脉肝内门体静脉分流术（transjugular intrahepatic portosystemic shunt, TIPS）较LVP更有利于长期控制腹水，但其发生肝性脑病的风险更大，也不改善死亡率[7,8]。

穿刺技术

　　在腹腔穿刺开始前，应留置导尿管，并纠正任何潜在的凝血异常或血小板减少症。国际腹水学会的一项共识中指出，未有证据支持在治疗性腹腔穿刺前需使用血制品纠正轻度凝血异常，但当存在重度血小板减少时仍应谨慎[3]。美国肝病研究协会的操作指南指出，有经验的操作者在行穿刺前不需要常规纠正延长的凝血酶原时间或血小板减少[9]。这在一项包括628例患者的1 100次LVP的研究中得以证实[10]。但在危重患者中，可以安全实行腹腔穿刺的最佳血小板计数以及凝血酶原时间仍不明确。

　　腹腔穿刺前，应当使患者处于正确的体位。对于重症患者，可于仰卧位行操作，并将床头抬高至30°～45°。对于要行治疗性LVP的患者，如果临床情况稳定，可使其取坐位，略向前倾，以增加腹水引流量。

　　接下来是前腹壁穿刺部位的选择（图14.1）。下腹部腹直肌外侧脐孔下方是较好的选择。为了防止损伤腹壁下动静脉，应当在腹直肌外侧进行操作。在慢性肝硬化及海蜇头体征（扩张的前腹壁静脉）的患者中，需要避开这些可见的血管。由于可能存在

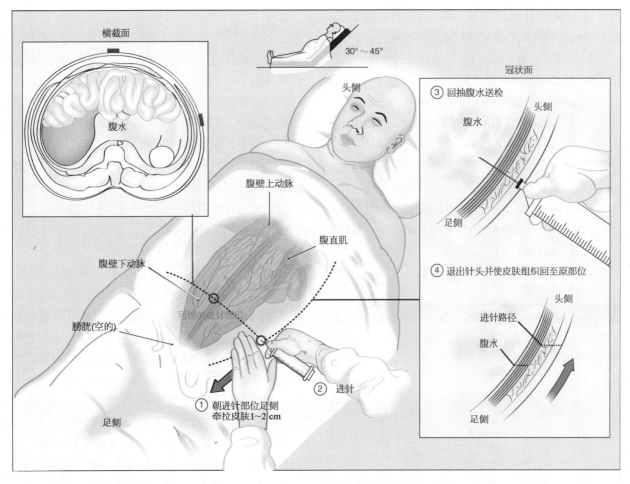

图14.1 建议穿刺部位

门静脉高压，损伤这些血管可能带来严重的出血，并可能导致血腹。左下腹穿刺优于右下腹，因为重症患者常常存在盲肠扩张。因此，理想的穿刺部位在左下腹、脐孔以下、锁骨中线上腹直肌旁处。确定左下腹作为穿刺首选部位的另一个原因是左下腹壁更薄，且腹水较脐下中线部位更深[11]。

如果患者既往腹部手术部位局限在下腹部，那么于下腹部行腹腔穿刺可能会有一定困难，这时可以选择上腹部作为穿刺点。进针位置仍然在锁骨中线腹直肌旁。如果考虑到由于既往腹部手术或腹膜炎导致腹水呈分隔状，则应当在超声指导下进行穿刺，以避免发生医源性并发症。

腹腔穿刺可以使用针刺技术、导管留置或在超声引导下操作。诊断性腹腔穿刺往往需要利用针刺技术抽取20～50 mL腹水。然而如果需要引流大量腹水，常常需要留置导管，因为其并发症发生率较低。LVP需常规使用导管留置技术。在用细针技术

行诊断性穿刺或用导管留置技术行LVP时，可利用超声引导进行定位。

细针穿刺

当确定操作体位和穿刺部位后，使用2%氯己定及无菌消毒技术消毒患者腹部。在必要情况下，为防止患者在操作过程中躁动，可给予静脉镇静（见第20章）。局部浸润麻醉使用1%或2%利多卡因局麻药物混合1∶200 000肾上腺素。先选择短的25或27号细针用局麻药物打一个皮丘。然后使用22号、1.5 in长的细针，垂直皮肤进针，将局麻药物浸润至皮下组织及前腹壁，期间针头垂直于腹壁。在前腹壁及腹膜被浸润前，皮肤应朝下方拉紧，使得腹腔穿刺入点与皮肤穿刺点的位置有所不同，以减少发生腹水渗漏的可能。这即是所谓的Z-路径技术。保持腹壁皮肤张力向下，针尖通过腹壁筋膜及腹膜，注射局麻药物。间断回抽以明确进入腹腔内，可见

腹水液体进入针筒。用左手固定细针,右手抽取 20～50 mL 腹水以行诊断性腹腔穿刺检查。

当抽取完足够的液体后,拔出针头及针筒,用无菌敷料覆盖穿刺部位。由于针头上很可能混有患者皮肤的定植细菌,所以要卸掉针筒上的细针。一小部分腹水需放于无菌试管中以进行革兰染色,另有 10 mL 应在床边立即注入血培养瓶,以行细菌培养及药敏。余下的液体进行适当的检验,包括细胞学检测、细胞计数及分类、蛋白、比重、淀粉酶、pH、乳酸脱氢酶、胆红素、三酰甘油、白蛋白。血清-腹水白蛋白梯度(serum to ascites albumin gradient, SAAG)>1.1 g/dL 提示门静脉高压及肝硬化(表14.1)[12]。如需鉴别结核性腹膜炎,腹水可以送做涂片及行抗酸杆菌培养。

表14.1

根据正常或病变腹膜以及血清腹水蛋白梯度(SAAG)分类的腹水病因

正常腹膜	
门静脉高压(SAAG>1.1 g/dL)	
肝淤血	充血性心力衰竭
	缩窄性心包炎
	三尖瓣关闭不全
	Budd-Chiari 综合征
肝脏疾病	肝硬化
	酒精性肝炎
	暴发性肝衰竭
	大量肝转移
低白蛋白血症(SAAG<1.1 g/dL)	肾病综合征
	蛋白丢失性肠病
	全身水肿性重度营养不良
混合性情况(SAAG<1.1 g/dL)	乳糜样腹水
	胰源性腹水
	胆源性腹水
	肾源性腹水
	泌尿性腹水
	卵巢疾病
病变腹膜感染(SAAG<1.1 g/dL)	细菌性腹膜炎
	结核性腹膜炎
	真菌性腹膜炎
	HIV 相关性腹膜炎
恶性情况	腹膜恶性肿瘤
	原发性间皮瘤
	腹膜假黏液瘤
	肝细胞癌
其他罕见情况	家族性地中海热
	血管炎
	肉芽肿性腹膜炎
	嗜酸性粒细胞性腹膜炎

置管技术

患者的体位、消毒及局麻技术与细针穿刺相同。在选择的部位,用22号、1.5 in长细针连接10 mL注射器,以明确可以顺利回抽腹水。之后将该针头从腹腔内退出,使用带套管的穿刺针以相同的方法进行腹腔穿刺。如果腹壁较薄,可以使用18或20号的血管穿刺套针作为套管针;如果腹壁较厚,如肥胖患者,使用长的套管针(5.25 in、18或20号),或使用经皮单腔或多腔深静脉穿刺导管(18或20号),通过 Seldinger 技术穿刺进入腹腔。

穿刺腹腔的技术如同细针穿刺。套管针使用 Z-路径技术垂直腹壁进针。一旦腹腔内液体流入针筒,导管即顺着针头送入腹腔内,退出针头,将导管连接于一个 20 mL 或 50 mL 的针筒。导管头即在腹腔内,并可留置直到足够的腹水得以引流。在行 LVP 时,应使用这种穿刺方法而非细针穿刺,因为腹腔内针头留置时间过长可引起并发症(如肠穿孔)。

对于前腹壁较厚的患者,在使用 Seldinger 技术进行穿刺时,首先用细针或套管针穿刺进入腹腔,然后将导丝经细针引入腹腔,再将18号或20号单腔或多腔深静脉导管经导丝置入腹腔。在穿刺过程中,为了防止腹水渗漏,选择Z路径方法非常重要,因为腹水渗漏常较难控制且容易诱发腹腔感染。

超声引导穿刺技术

有过腹部手术史或腹膜炎病史的患者容易发生腹腔粘连,难以获得好的通路进行诊断性或治疗性腹腔穿刺。在这些患者或是传统方法失败的患者中,超声引导可以提供准确的腹腔积液定位,并确定最佳的穿刺位置。正如本章前面所提到的,穿刺可以使用细针或是导管留置法,主要根据需要引流的腹水量来决定。腹腔积液经超声定位后,按照常规方式准备和消毒腹部。可以使用一个无菌套覆盖超声探头,以便在细针或导管穿刺进入腹腔时提供实时导引。如此,细针或导管被导引至引流区域,并抽取适当的积液量。如果需要持续引流一个分隔的积液区,可以由放射专科医师使用经皮导丝技术留置长期腹腔导管(见第22章)。

使用超声引导引流腹腔分隔的积液可以大大减少腹穿相关的医源性并发症的发生。如果放射专科医师在开始的超声评估中发现的不是分隔的腹腔积液，而是腹腔内大量游离腹水，其可以在腹部上留置难擦去的标记，以标明最佳的穿刺位置。临床医师可随后进行穿刺，并在必要时重复操作。在有便携式超声的ICU，该操作可在床旁进行。目前有相关的视频示范正确的腹腔穿刺过程[13]。

并发症

腹腔穿刺最常见的并发症是出血以及持续腹水渗漏。由于大多数存在腹水的患者均有某种程度的慢性肝病，可导致凝血异常及血小板减少，因此在操作前纠正潜在的凝血异常十分重要。同时需要在穿刺时选择无血管分布的腹壁区域。Z路径穿刺法对减少腹水漏出十分有用，应常规使用。另一个与腹腔穿刺相关的并发症是肠穿孔或膀胱穿孔，可导致腹膜炎及感染。肠道损伤在使用针穿刺时更容易发生。由于针头在腹腔内是游离的，当患者移动或腹压增高时（如咳嗽或做Valsalva动作时）容易发生医源性肠穿孔。膀胱损伤相对较少，主要是在未注意术前留置导尿排空膀胱的情况下发生。当采用耻骨上作为穿刺点时，这种情况较为常见，因此不推荐此径路。仔细按照穿刺技术流程进行操作，可大大减少并发症发生。

有大量慢性腹水的患者如继发于肝硬化或卵巢肿瘤，在LVP过程中可发生一过性低血压和穿刺诱导的循环障碍（paracentesis-induced circulatory dysfunction, PICD）。PICD主要特征为严重低血压、动脉扩张、低钠、氮质血症以及血浆肾素活性增高。有研究显示，PICD继发于多因素导致的小动脉扩张，包括穿刺导致的动力学变化（腹水抽出速度）、血管内皮细胞一氧化氮的释放以及腹腔减压导致的机械力变化[14]。

PICD的发生可增加病死率，扩充血浆容量有助防止PICD发生。对这样的患者建立可靠的外周或中心静脉通路十分重要，便于在操作中发生PICD时及时进行液体复苏。有一项研究将接受腹穿后的72例患者随机分两组，一组使用白蛋白，另一组使用生理盐水[15]。在生理盐水组，发生PICD的比例明显较白蛋白组更高（33%对11.4%，P=0.03）。然而，当患者腹水引流量<6 L时，两组之间未有显著差异（6.7% 对 5.6%，P=0.9）。在生理盐水组，腹穿后24 h及6天后的血浆肾素活性显著升高，而在白蛋白组未有改变。白蛋白较生理盐水可更有效预防PICD，但当引流液量<6 L时则不需要使用。因此在行LVP时（>6 L）建议静脉使用白蛋白（每引流1 L腹水，输注6～8 g白蛋白）。

关于在治疗性腹腔穿刺中应用血浆扩容剂的前瞻性随机对照研究有9项（n=806）。在最近的系统综述中，在治疗性穿刺中用或不用白蛋白进行扩容、选择非白蛋白血浆扩容剂或白蛋白应用对低钠血症、肾功能损害、脑病或死亡均无显著性差异。然而，这些研究并没有特异性检查PICD的预防作用（其定义为血浆肾素活性或醛固酮浓度升高），而一些其他研究显示白蛋白在预防PCID方面优于合成血浆扩容剂[15,16]。

有随机研究比较了特利加压素（一种血管收缩素）和白蛋白对存在PICD的肝硬化患者中的作用，发现两者均能预防腹穿引流导致的肾功能损害[17,18]。在肝硬化患者中，特利加压素预防PICD可能和静脉输注白蛋白同样有效。在肝硬化相关并发症——包括PICD的患者中，米多君和奥曲肽联用或单用对改善全身性及肾脏血流动力学和肾脏功能的结果不确定，需要更多研究予以证实[19]。

LVP只是暂时性的治疗措施，患者慢性疾病的基础会导致腹水再次生成。对有症状的恶性腹水患者，需要经常进行腹腔穿刺引流以缓解症状，可以考虑经皮留置隧道化的导管，这是一项安全有效的措施[20]。

诊断性腹腔灌洗

在1965年Root等[21]引入诊断性腹腔灌洗（diagnostic peritoneal lavage, DPL）之前，对受损腹腔的非手术评估仅有标准的四象限腹腔穿刺法。腹腔穿刺用以评估血腹情况具有较高的假阴性率。Giacobine和Siler[22]进行了一项血腹的动物实验证实这一临床猜想，在500 mL腹腔出血的情况下，腹穿的阳性率只有78%。Root等[21]人的初次研究显示,使用1 L的腹腔灌洗液来鉴别血腹,其准确性可以达到100%。许多后续的临床研究证实了这一发现,其中最大的研究来自1978年Fisher等[23]的报道。他们回顾了2 586例腹腔灌洗的患者,其假阳性率为0.2%,假阴性率为1.2%,总体准确率为98.5%。自1965年问世以来,DPL已经成为钝性或穿透性腹腔损伤中腹腔出血的诊断基石。然而,其对明确脏器损伤的类型或程度并无特异性。

目前的临床已经发展到使用超声[创伤超声评估,focused assessment with sonography in trauma (FAST);图14.2]和快速螺旋CT进行腹部损伤的急诊评估,这使得DPL在评估腹部创伤中的应用显著减少到不足1%[24-26]。经调查,在超过80%的北美医院中,FAST已经代替DPL成为严重腹腔损伤的初始筛查措施[27],同时也成为高级创伤生命支持课程的一部分[28]。东部创伤外科协会的指南中建议使用FAST作为排除腹腔出血的初筛检查[29]。在早期创伤的评估中,尤其是在初始FAST检查阴性或不明确而血流动力学不稳定的患者、腹部钝性创伤后潜在空腔脏器损害的评估中,DPL仍然是现代影像学技术以外重要的辅助检查[30]。无灌洗的诊断性的腹腔吸引也曾成功应用于这些情况[31]。

适应证

DPL的主要适应证是用以评估钝性腹部损伤并发低血压的患者。如果初始的FAST筛查提示为腹腔积血患者,则需要外科干预(剖腹手术)。如果FAST

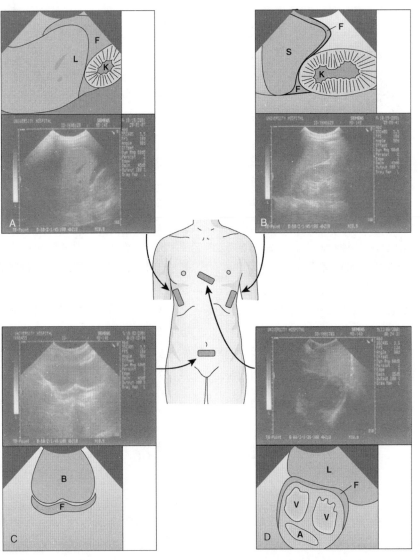

图14.2　FAST检查

筛查阴性或结果不明确，则应该考虑使用DPL。如果患者血流动力学稳定且可以耐受转运，可以选择腹部及盆腔CT扫描以明确诊断。如果患者血流动力学不稳定或需要紧急进行开颅、开胸或血管手术等外科干预，则必须确定是否同时存在腹腔内来源的出血，以优先处理危及生命的损伤。FAST及DPL均可用于诊断多系统损伤患者的腹腔内出血，为治疗相关的创伤，往往同时需要辅以全身麻醉。合并胸部或盆腔损伤的患者也需要明确有无腹腔创伤，在这些患者中可通过DPL加以明确。DPL还可以用于评估创伤性空腔脏器损伤，当细胞计数比例［腹腔灌洗液中白细胞（white blood cell, WBC）和红细胞（red blood cell, RBC）的计数比值除以外周血中白细胞和红细胞的计数比值］≤1时，其敏感性为97%，特异性为100%[32]。

DPL也可用以评估穿透性腹部损伤；然而其作用有别于钝性腹腔损伤[33]。在血流动力学不稳定的腹腔穿透伤患者中，无需进一步检查，应立即行剖腹探查。而在血流动力学稳定的腹腔穿透伤患者中，DPL的作用是确定有无腹腔内出血及空腔脏器或膈肌损伤。DPL亦被推荐用于病情稳定的合并腰背部穿透的患者的初筛检查，当RBC计数>1 000/µl时定义为测试阳性[34]。这一方法的使用将总剖腹探查率从100%降至24%，而治疗性剖腹探查率从15%上升至80%。

在无外伤证据但存在显著意识改变的患者中，DPL在评估对无腹膜炎或脏器破裂中有意义。在合并脓毒症的重症患者中，可以考虑采用DPL以确定腹腔感染是否为其潜在的感染源。当应用DPL来评估是否存在腹腔感染时，灌洗液中白细胞计数>500/µl可考虑为阳性。DPL也可以起到治疗作用。在严重低体温的患者中，DPL有较好的升温作用。在胰腺炎、粪质性腹膜炎、胆源性胰腺炎中也有潜在的治疗作用，但并无临床研究证实其效果。

在有明确征象的重大腹部损伤以及并发血流动力学不稳定的腹腔出血患者中，不宜使用DPL，而应该立即进行剖腹探查。妊娠是DPL的相对禁忌证，胀大的子宫使操作可能存在技术性困难，同时发生并发症的风险也较大。在怀孕的创伤患者中，床边超声评估对患者及胎儿的损伤最小。DPL的另一个相对禁忌证是有多次腹腔手术病史的患者。这些患者常存在多发的腹腔粘连，可能较难进入游离腹腔。

如果需要使用DPL，应使用开放技术进行操作，以避免如肠道损伤等医源性并发症。

方　法

DPL有三种操作方法：① 经皮闭合性技术；② 半闭合技术；③ 开放技术。经皮闭合性技术由Lazarus 和Nelson[35]在1979年提出，操作简单快速，并发症发生率低，且和开放技术一样有效，但不能应用于有腹部手术史或存在腹腔粘连病史的患者。开放技术是指在直视下将腹腔灌洗管置入腹腔，较闭合技术更耗时间。半闭合技术较开放技术的切口较小，可在金属探针的导引下将腹腔灌洗导管置入腹腔，由于临床医生逐渐熟悉和掌握了Lazarus-Nelson的闭合技术，半闭合技术的已少有应用。

在三种操作技术中，患者均是取仰卧位，术前留置导尿管及鼻胃管以预防医源性的膀胱或胃损伤。为更好地胃减压，应使鼻胃管处于持续吸引状态。使用2%氯己定消毒前腹壁皮肤并予以覆盖无菌巾，暴露脐周区域。标准的无菌技术应贯穿整个操作过程。使用1%或2%利多卡因混合1∶200 000肾上腺素进行局麻，并在整个操作过程中按需使用。一般在脐下区域操作；当临床怀疑盆腔骨折及后腹膜或盆腔血肿时，应选择脐上区域。

经皮闭合技术

经皮闭合技术需在脐部以下进行局部麻醉，并在脐下缘做5 mm切口。使用18号针头由此切口进针并进入腹腔，进针方向朝向盆腔并维持与皮肤呈45°。穿刺路径经过腹白线之后穿过腹膜可以感受到两次突破感。将J型头的导丝经细针穿入腹膜腔，依旧保持针头与皮肤呈45°，以使导丝进入盆腔。之后移除针头，将DPL导管顺着导丝送入腹腔，使用旋转手势并将其朝盆腔推送。然后移除导丝，将一个10 mL针筒连接导管进行抽吸。如果在针筒接上前，有活动性的血液从DPL导管中流出或大量血液回流入注射器，则可以确定存在腹腔内出血，移除导管，并将患者迅速转入手术室进行紧急剖腹术。如果经导管回抽无大量血液，则使用1 L预先加热的乳酸林格氏液或生理盐水进行腹腔灌洗，以防低体温的发生。液体经过留置的DPL导管进入腹腔，之后利用重力引流腹腔内液体，直至引流速度减慢。一个有代表意义的腹腔液体样本需要至少250 mL灌洗液[36]。样本需送实验室以检测红细胞计数、白细胞计数、淀粉酶浓度，明确是否存在胆汁、细菌或其他特异性的物质。灌洗结束后，去除导管，并在穿刺部位覆盖无菌敷料。在使用闭合技术行DPL时无需缝合皮肤。

半闭合技术

在预定切口部位行局麻浸润，并在脐下或脐上区域行2～3 cm的垂直切口。切口向下穿过皮下组织及腹白线，之后可以看见腹膜。镊子、止血钳或Allis钳均可以用来夹住腹白线边缘以提起筋膜边缘，防止损伤其下的腹腔脏器。将带金属探针的DPL灌洗导管与腹壁呈45°，方向朝盆腔，穿过闭合的腹膜进入腹腔。当带金属探针导管穿入腹腔后，将DPL导管推入盆腔，并移除探针。在导管上连接一个10 mL的注射器，如之前所述进行回抽。灌洗完毕后，筋膜必须对接缝合，关闭皮肤并敷上无菌敷料。

开放技术

在完成适当的局麻后，在中线做3～5 cm长的垂直切口。切口一般选在脐下部位，但在怀疑合并盆腔骨折或后腹膜血肿，或合并妊娠时，优先选择脐上部位。在直视下，切开皮肤、皮下组织及腹白线。使用镊子、止血钳或Allis钳抓住腹白线的两边，并提起筋膜以防止损伤其下腹腔结构。找到腹膜后，行小的垂直腹膜的切口进入腹腔。DPL导管在直视下置入腹腔内，之后向下推进入盆腔，其置入不需要探针或金属套管针。置入后连接10 mL注射器进行回抽。如果回抽为阴性（无大量血液回流），则进行腹腔灌洗，方法如本章前面所述。与半闭合技术一样，术后筋膜及皮肤必须行对接缝合，以防止伤口裂开或内脏脱出或两者同时发生。

一项前瞻性随机研究显示，操作Lazarus-Nelson式的闭合式DPL较开放式速度更快。闭合技术的操作时间为1～3 min，而开放技术则为5～24 min。经皮闭合技术的准确性与开放技术相仿，且伤口感染及并发症的发生率更低。因此，除了有腹部手术史或妊娠状态的患者外，所有患者均应首先考虑使用基于Seldinger技术的经皮闭合式技术。这一结论在一项为期75个月，包含了2 501例钝性或穿透性腹部创伤患者DPL操作的研究中

得到了证实[38]。大多数患者（2 409，占96%）使用经皮闭合技术，92例（4%）患者由于骨盆骨折、既往瘢痕或妊娠而使用了开放技术。开放DPL技术较闭合技术在钝性创伤患者中的敏感性较低（90%对95%），但在诊断穿透伤时敏感性稍高（100%对96%）。总体而言，在阳性阈值定义为钝性损伤患者红细胞计数100 000/μL及穿透伤患者红细胞计数10 000/μL时，其并发症数量很少（21例，占0.8%），且总体的敏感性、特异性、准确率分别为95%、99%、98%。一项荟萃分析显示，闭合性DPL技术与标准开放式DPL技术在准确性及主要并发症方面相仿，其优势在于操作时间较短，但该优势因技术难度及失败风险更高而被抵消[39]。

对DPL进行改进而使用膀胱镜导管进行灌洗和引流，可以更快地灌注和引流灌洗液体，可以使每位行DPL的患者节约19 min[40]。在危重患者中，这一技术可以应用于闭合式或开放式引流，节约操作时间。

结果解读

表14.2列出了目前指南对DPL阳性及阴性结果的解读。如果灌洗液倒入干净的塑料管中时，其透明度不能阅读报纸或是打印字体则可以认为此灌洗液是阳性。但是这种检测方法并不可靠，对于腹腔灌洗液标本必须行红细胞计数[41]。对于腹部非穿透伤患者，腹腔引流液红细胞计数>100 000/μL则认为是阳性，需要急诊剖腹探查；红细胞计数<50 000/μL则认为是阴性；50 000～100 000/μL为结果不确定。腹部穿透性损伤的指南较为模糊，临床研究将红细胞计数>1 000或10 000～100 000/μL作为胸部或腹部穿透性损伤患者DPL阳性的标准。阈值越低则检测的灵敏度越高，但无治疗作用的剖腹探查术比例也越高。

使用DPL明确空腔脏器损伤更为困难。如果灌洗液中白细胞计数>500/μL或淀粉酶>175 U/dL，则通常认为是阳性。这些研究并不如使用灌洗液红细胞计数诊断腹腔出血准确。在一项对腹部钝性损伤患者进行的研究中，腹腔灌洗液中白细胞计数的阳性预测值只有23%，作者认为其不应作为DPL阳性的指标[42]。还有一些研究分析了灌洗液中碱性磷酸酶水平对于空腔脏器损伤的诊断是否有帮助[43,44]，但结果差异很大。在一项前瞻性研

表14.2
诊断性腹腔灌洗结果解读

阳性

非穿透性腹部创伤

　　大量血液经导管迅速反流

　　肠内容物或食物颗粒迅速反流

　　经导管抽吸 10 mL 血

　　灌洗液经胸引管或导尿管回流

　　红细胞(RBC)计数 >100 000/μL

　　白细胞(WBC)计数 >500/μL

　　细胞计数比值(定义为灌洗液中白细胞和红细胞计数的比值除以外周血中两者的比值)≥1

　　淀粉酶 >175 U/100 mL

穿透性腹部创伤

　　大量血液经导管迅速流出

　　肠内容物或食物颗粒迅速流出

　　经导管抽吸 10 mL 血液

　　灌洗液经胸引管或 Foley 导管流出

　　红细胞(RBC)计数标准可变,从 >1 000/μL 到 >100 000/μL

　　白细胞(WBC)计数 >500/μL

　　淀粉酶 >175 U/100 mL

阴性

非穿透性腹部损伤

　　红细胞(RBC)计数 <50 000/μL

　　白细胞(WBC)计数 <100/μL

　　细胞计数比值(定义为灌洗液中白细胞和红细胞计数的比值除以外周血中两者的比值)<1

　　淀粉酶 <75 U/100 mL

穿透性腹部创伤

　　红细胞(RBC)计数可变,从 <1 000/μL 到 <50 000/μL

　　白细胞(WBC)计数 <100/μL

　　淀粉酶 <75 U/100 mL

究中,作者采用了一种诊断流程,先行腹部超声、之后行螺旋CT和DPL(如果CT提示钝性肠道或肠系膜损伤),通过DPL中细胞计数比值(腹腔灌洗液中WBC和RBC计数的比值除以外周血中WBC和RBC计数的比值)≥1来决定钝性腹部伤患者是否需要行剖腹手术[45]。这个推荐的流程具有较高的准确率(100%),尽管只有很少一部分患者(2%)需要行DPL。

必须强调,DPL对诊断后腹膜脏器损伤或膈肌损伤并不准确[46]。在创伤性膈肌破裂的患者中,DPL结果的假阴性率接近30%。另外,对于没有发生血腹的脾脏或肝脏包膜下血肿,DPL也不敏感。虽然DPL也被用于诊断非创伤性腹腔内病变,但这些情况下灌洗液阳性的标准并未建立。仍需进一步研究。

并发症

本章所述方法进行的DPL可能发生的并发症包括:导管位置错误、腹腔内脏器或血管损伤、医源性腹腔内出血、伤口感染或裂开、内脏脱出以及可能不必要的开腹手术。然而,DPL仍是一项十分有价值的技术,若操作小心,注意细节,可以使并发症最小化。至今发表的最大的研究中,进行了超过2 500例的DPL,其并发症发生率为0.8%[38]。伤口感染、切口裂开、内脏脱出在开放式技术中更为多见。因此对于没有禁忌证的患者应首选闭合式技术。然而医生应对所有技术均有了解,因为操作技术的具体选择因不同患者而异。

◇ 参 ◇ 考 ◇ 文 ◇ 献 ◇

[1] Wong CL, Holroyd-Leduc J, Thorpe KE, et al: Does this patient have bacterial peritonitis or portal hypertension? How do I perform a paracentesis and analyze the results? *JAMA* 299(10):1166–1178, 2008.

[2] Hou W, Sanyal AJ: Ascites: diagnosis and management. *Med Clin North Am* 93(4):801–817, 2009.

[3] Moore KP, Wong F, Gines P, et al: The management of ascites in cirrhosis: report on the consensus conference of the International Ascites Club. *Hepatology* 38(1):258, 2003.

[4] Parra MW, Al-Khayat H, Smith HG, et al: Paracentesis for resuscitation-induced abdominal compartment syndrome: an alternative to decompressive laparotomy in the burn patient. *J Trauma* 60(5):1119, 2006.

[5] Velamati PG, Herlong HF: Treatment of refractory ascites. *Curr Treat Options Gastroenterol* 9(6):530–537, 2006.

[6] Garcia-Tsao G, Lim JK, Members of Veterans Affairs Hepatitis C Resource Center Program. Management and treatment of patients with cirrhosis and portal hypertension: recommendations from the Department of Veterans Affairs Hepatitis C Resource Center Program and the National Hepatitis C Program. *Am J Gastroenterol* 104(7):1802–1829, 2009.

[7] Saab S, Nieto JM, Lewis SK, et al: TIPS versus paracentesis for cirrhotic patients with refractory ascites. *Cochrane Database Syst Rev* (4):

CD004889, 2006.

[8] Salerno F, Camma C, Enea M, et al: Transjugular intrahepatic portosystemic shunt for refractory ascites: a meta-analysis of individual patient data. *Gastroenterology* 133(3):825–834, 2007.

[9] Runyon BA: Management of adult patients with ascites caused by cirrhosis. *Hepatology* 39:841, 2004.

[10] Grabau CM, Crago SF, Hoff LK, et al: Performance standards for therapeutic abdominal paracentesis. *Hepatology* 40:484, 2004.

[11] Sakai H, Sheer TA, Mendler MH, et al: Choosing the location for non-image guided abdominal paracentesis. *Liver Int* 25(5):984, 2005.

[12] McGibbon A, Chen GI, Peltekian KM, et al: An evidence-based manual for abdominal paracentesis. *Dig Dis Sci* 52(12):3307–3315, 2007.

[13] Thomsen TW, Shaffer RW, White B, et al: Paracentesis. Videos in Clinical Medicine. *N Engl J Med* 355：e21, 2006. Available at: http：// content. nejm.org/cgi/video/355/19/e21/

[14] Sola-Vera J, Such J: Understanding the mechanisms of paracentesis-induced circulatory dysfunction. *Eur J Gastroenterol Hepatol* 16(3):295, 2004.

[15] Sola-Vera J, Minana J, Ricart E, et al: Randomized trial comparing albumin and saline in the prevention of paracentesis-induced circulatory dysfunction in cirrhotic patients with ascites. *Hepatology* 37(5):1147, 2003.

[16] Umgelter A, Reindl W, Wagner KS, et al: Effects of plasma expansion with albumin and paracentesis on haemodynamics and kidney function in critically ill cirrhotic patients with tense ascites and hepatorenal syndrome: a prospective uncontrolled trial. *Crit Care* 12(1)：R4, 2008.

[17] Singh V, Kumar R, Nain CK, et al: Terlipressin versus albumin in paracentesis-induced circulatory dysfunction in cirrhosis: a randomized study. *J Gastroenterol Hepatol* 21(1 Pt 2):303, 2006.

[18] Lata J, Marecek Z, Fejfar T, et al: The efficacy of terlipressin in comparison with albumin in the prevention of circulatory changes after the paracentesis of tense ascites. A randomized multicentric study. *Hepatogastroenterology* 54(79):1930–1933, 2007.

[19] Karwa R, Woodis CB: Midodrine and octreotide in treatment of cirrhosis-related hemodynamic complications. *Ann Pharmacother* 43(4):692–699, 2009.

[20] Rosenberg SM: Palliation of malignant ascites. *Gastroenterol Clin North Am* 35(1):189, xi, 2006.

[21] Root H, Hauser C, McKinley C, et al: Diagnostic peritoneal lavage. *Surgery* 57:633, 1965.

[22] Giacobine JW, Siler VE: Evaluation of diagnostic abdominal paracentesis with experimental and clinical studies. *Surg Gynecol Obstet* 110:676, 1960.

[23] Fischer R, Beverlin B, Engrav L, et al: Diagnostic peritoneal lavage 14 years and 2586 patients later. *Am J Surg* 136:701, 1978.

[24] Ollerton JE, Sugrue M, Balogh Z, et al: Prospective study to evaluate the influence of FAST on trauma patient management. *J Trauma* 60(4):785, 2006.

[25] Kirkpatrick AW, Sirois M, Laupland KB, et al: Prospective evaluation of hand-held focused abdominal sonography for trauma (FAST) in blunt abdominal trauma. *Can J Surg* 48(6):453, 2005.

[26] Fang JF, Wong YC, Lin BC, et al: Usefulness of multidetector computed tomography for the initial assessment of blunt abdominal trauma patients. *World J Surg* 30(2):176, 2006.

[27] Boulanger BR, Kearney PA, Brenneman FD, et al: FAST utilization in 1999: results of a survey of North American trauma centers. *Am Surg* 66:1049–1055, 2000.

[28] American College of Surgeons Committee on Trauma: *Advanced Trauma Life Support for Doctors*. 8th ed. Chicago, American College of Surgeons, 2008.

[29] Hoff WS, Holevar M, Nagy KK, et al: Practice management guidelines for the evaluation of blunt abdominal trauma: the EAST practice management guidelines work group. *J Trauma* 53:602–615, 2002.

[30] Cha JY, Kashuk JL, Sarin EL, et al: Diagnostic peritoneal lavage remains a valuable adjunct to modern imaging techniques. *J Trauma* 67(2):330–334, 2009; discussion 334–336.

[31] Kuncir EJ, Velmahos GC: Diagnostic peritoneal aspiration—the foster child of DPL: a prospective observational study. *Int J Surg* 5(3):167–171, 2007.

[32] Fang JF, Chen RJ, Lin BC: Cell count ratio: new criterion of diagnostic peritoneal lavage for detection of hollow organ perforation. *J Trauma* 45(3):540, 1998.

[33] Sriussadaporn S, Pak-art R, Pattaratiwanon M, et al: Clinical uses of diagnostic peritoneal lavage in stab wounds of the anterior abdomen: a prospective study. *Eur J Surg* 168(8–9):490, 2002.

[34] Pham TN, Heinberg E, Cuschieri J, et al: The evaluation of the diagnostic work-up for stab wounds to the back and flank. *Injury* 40(1):48–53, 2009.

[35] Lazarus HM, Nelson JA: A technique for peritoneal lavage without risk or complication. *Surg Gynecol Obstet* 149:889, 1979.

[36] Sweeney JF, Albrink MH, Bischof E, et al: Diagnostic peritoneal lavage: volume of lavage effluent needed for accurate determination of a negative lavage. *Injury* 25:659, 1994.

[37] Howdieshell TR, Osler RM, Demarest GB: Open versus closed peritoneal lavage with particular attention to time, accuracy and cost. *Am J Emerg Med* 7:367, 1989.

[38] Nagy KK, Roberts RR, Joseph KT, et al: Experience with over 2500 diagnostic peritoneal lavages. *Injury* 31:479, 2000.

[39] Hodgson NF, Stewart TC, Girotti MJ: Open or closed diagnostic peritoneal lavage for abdominal trauma? A metaanalysis. *J Trauma* 48(6):1091, 2000.

[40] Cotter CP, Hawkins ML, Kent RB, et al: Ultrarapid diagnostic peritoneal lavage. *J Trauma* 29:615, 1989.

［41］ Gow KW, Haley LP, Phang PT: Validity of visual inspection of diagnostic peritoneal lavage fluid. *Can J Surg* 39:114, 1996.

［42］ Soyka J, Martin M, Sloan E, et al: Diagnostic peritoneal lavage: is an isolated WBC count greater than or equal to 500/mm3 predictive of intra-abdominal trauma requiring celiotomy in blunt trauma patients? *J Trauma* 30:874, 1990.

［43］ Megison SM, Weigelt JA: The value of alkaline phosphatase in peritoneal lavage. *Ann Emerg Med* 19:5, 1990.

［44］ Jaffin JH, Ochsner G, Cole FJ, et al: Alkaline phosphatase levels in diagnostic peritoneal lavage as a predictor of hollow visceral injury. *J Trauma* 34:829, 1993.

［45］ Menegaux F, Tresallet C, Gosgnach M, et al: Diagnosis of bowel and mesenteric injuries in blunt abdominal trauma: a prospective study. *Am J Emerg Med* 24(1):19, 2006.

［46］ Fischer RP, Freeman T: The inadequacy of peritoneal lavage in diagnosing acute diaphragmatic rupture. *J Trauma* 16:538, 1976.

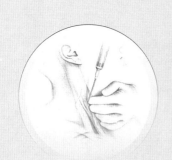

第 15 章

胃食管球囊压迫在急性静脉曲张破裂出血中的应用

Gastroesophageal Balloon Tamponade for Acute Variceal Hemorrhage

MARIE T. PAVINI AND JUAN CARLOS PUYANA　聂芳 译，皋源 审校

　　胃食管静脉曲张破裂出血是一项急性和凶险的并发症，门静脉压>12 mmHg 的患者中有 1/3 ～ 1/2 会发生[1]。由于近端胃和食管末端 5 cm 的曲张静脉位于浅表固有层，因此更容易出血，其对内镜下治疗反应较好[2]。曲张静脉大小、管壁厚度、门静脉压力是发生静脉曲张破裂的几个因素，我们可以通过 Child-Pugh 分级、提示上皮厚度的红色条状隆起和曲张静脉的大小来预测其发生[1]。尽管急诊内镜、硬化疗法及套扎术被认为是一线疗法，但在食管静脉曲张破裂出血的治疗中，球囊压迫仍是一项有效的干预措施。球囊压迫是使用一个长约 1 m，具有食管囊和胃囊的多腔导管，用充气气囊压迫食管的曲张静脉和胃黏膜下层的静脉，通过压迫止血。导管同时具有抽吸孔，用于消化道出血的诊断和治疗。

历 史 发 展

　　1930年，Westphal 描述使用食管探条作为控制静脉曲张破裂出血的方法。1947年，在 Miller-Abbot 管的末端附上一个充气乳胶袋，用球囊压迫成功控制出血。1949年，Patton 和 Johnson 使用双球囊管进行止血。1950年，Sengstaken 和 Blakemore 设计了具有胃和食管球囊以及胃抽吸口的三腔管。1955年，Linton 和 Nachlas 设计了能压迫贲门黏膜下静脉，减少食管静脉血流的具有大容积胃气囊的导管，且球囊上下端均有抽吸口。1968年发明的 Minnesota 管，又被称改良的 Sengstaken-Blakemore 三腔管，增加了食管的抽吸口，这在以后的章节中进一步阐述。几个关于各种导管使用综合经验的研究例如 Linton-Nachlas 管，已经发表；本文仅阐述 Minnesota 管和 Sengstaken-Blakemore 三腔管的使用。

球囊压迫在食管静脉曲张破裂出血治疗中的作用

　　对于门静脉高压导致曲张静脉破裂的预防治疗包括初级预防和二级预防。初级预防包括 β 受体阻断剂、套扎术和内镜监控，二级预防包括硝酸酯、经颈静脉肝内门体分流术（TIPS）和外科手术分流[3]。

　　急性静脉曲张破裂出血的治疗包括多种同步的和序贯的治疗模式。球囊压迫被认为是这些治疗模式中的临时过渡。自主扩张金属支架作为球囊压迫的替代方法正处于研究当中[4]。

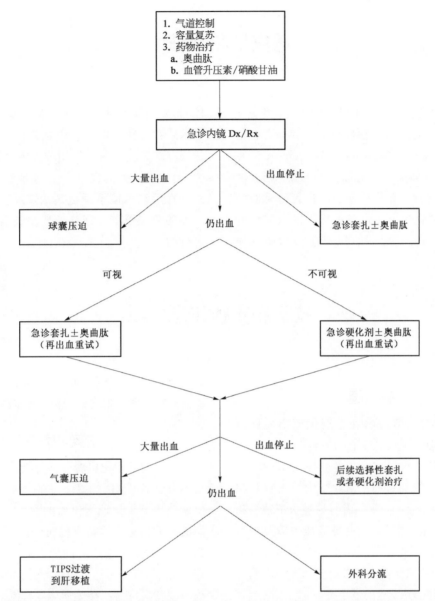

图15.1　食管静脉曲张破裂出血的治疗。Dx：诊断；Rx：治疗；TIPS：经颈静脉肝内门体分流术。

　　内脏血管收缩药如生长抑素、奥曲肽、特利加压素(唯一明确能够降低病死率的药物)或血管升压素(联合使用硝酸酯类药物可以减轻心脏不良反应)可以减低门脉血流量和压力,应尽早给予这些药物[5-7]。事实上,Pourriat等人[8]建议应在患者送到医院前由急救人员给予奥曲肽治疗。重组活化因子Ⅶ已被报道对于标准疗法无效的食管曲张静脉破裂出血,能够止血,也可考虑使用[9]。急诊内镜与药物联合治疗比单纯药物治疗更有效,也应尽快实施。如果内镜的可视性足以成功套扎曲张静脉,那么同硬化剂治疗相比,套扎术的再出血和并发症发生率更低,应该被优先使用[3,10]。内镜下组织黏合

剂如聚桂醇和氰基丙烯酸酯类的应用正在美国以外被使用和研究。

　　球囊压迫术被用于控制静脉曲张破裂大量出血,套扎术或者硬化剂治疗以及二级预防随后才有希望被应用(图15.1)。如果在采取这些措施后仍出血,可考虑TIPS[11]。如果患者存在TIPS禁忌证,可考虑用外科分流手术[12]。其他备选方案包括经皮肝栓塞、紧急食管下端横断与吻合术[13]、食管胃断流并食管横断术和脾切除术以及肝移植。如果存在胃底静脉曲张,治疗方案包括内镜下组织黏合剂氰基丙烯酸酯的应用、TIPS、经静脉逆行球囊闭塞[14]、内镜注射闭塞球囊[15]和脾切除阻断血供、分流术以及肝移植。

适应证和禁忌证

对于诊断为食管静脉曲张出血的患者,当套扎或者硬化治疗不能进行或治疗已经失败,则有指征使用 Minnesota 管或 Sengstaken-Blakemore 三腔管[16]。在置入任何球囊导管前,尽可能对患者做全面的解剖学诊断是十分重要的。食管静脉曲张导致的严重上消化道出血占各种病因导致慢性肝病患者的 40%。白色征阳性(以血小板为主的血栓)提示近期有曲张静脉出血。球囊管在近期食管手术或食管狭窄的患者中是禁忌的[17]。一些学者建议存在裂孔疝时不使用球囊压迫,但在这类患者中,有成功止血的报道[18]。如果没有其他选择,特别是在反复内镜下硬化剂治疗后食管穿孔风险会增加的情况下[19],或许调定最低有效球囊压力是可行的。

技术和实践注意事项

控制气道

气管内插管(见第 1 章)在上消化道出血伴血流动力学紊乱、脑病或两者兼有的患者中是必需的。吸入性肺炎的发病率与脑病或者受损的精神状态直接相关[20]。气管插管利于清除肺内分泌物和积聚在患者喉咽的积血。插管患者容易被给予镇静和镇痛,因为大多数患者难以耐受球囊压迫以及干呕和呕吐,可导致食管破裂[21],因此,这类患者常常也需要给予镇静和镇痛药物。当常规使用气管内插管时,可显著降低肺部并发症的发生率。

血容量不足、休克和凝血障碍

应通过大口径静脉导管建立足够的静脉通路,以便输入血制品以及使用晶体液和胶体液进行液体复苏。通常需要置入中心静脉导管或肺动脉导管监测充盈压,特别是在严重肝硬化、高龄和伴有心肺疾病的患者。这些患者往往会发生严重的再出血,应备有 4～6 U 浓缩红细胞。同时,应立即治疗凝血障碍、血小板减少症或者血小板功能异常。必要时应用奥曲肽和其他缩血管药物。

血凝块和胃减压

如果时间许可,应置入埃瓦尔德管进行积极的胃和十二指肠的灌洗和抽吸,以便于内镜检查、减少误吸风险和有利于控制非食管曲张静脉破裂引起的出血。在球囊压迫之前应拔除埃瓦尔德管。

感染和溃疡

出血的肝硬化患者合并感染将增加病死率。早期再出血率也会因为感染存在而增加[23]。预防性抗生素使用减少早期再出血的发生,提高生存率[24]。制酸剂的目标为维持胃的 pH 为 7,静脉输入质子泵抑制剂较 H2 受体拮抗药更有效。硬化剂治疗、套扎、球囊的直接压迫都可以导致溃疡形成。Shaheen 等[25]发现套扎后,接受质子泵抑制剂患者要比没有接受质子泵抑制剂患者的溃疡发生率少 50%。

球囊、端口和准备

冲洗所有的管腔以确保通畅,球囊充气后置入水中检查是否漏气。用两只干净的 100 mL 注射器(或更大)和 2～4 个带有胶皮套的止血钳来充气。为确保胃球囊装置不会放入食管,插入之前应行顺应性检测,根据最大推荐容量每次将 100 mL 空气注入胃充球囊端口,同时记录连接于胃充气端口压力计测得的相应压力。用这种方法,可以比较插入后的压力。便携手提式测压计可在患者运输和重新定位时提供简单的连续监测。可能的话,另外一个测压计应连接在食管囊端口,以便充气和连续监测。可以在食管囊端口的另一端放置一个塞子或止血钳以替代100 mL注射器,因为测压计也可被用来充气,以代替多余的注射器[26,27]。然后将两个球囊完全放气,用胶皮套止血钳或塞子夹闭,再涂抹润滑油。

Minnesota管(图15.2)有第四腔,可以进行食管囊上方吸引[18],而Sengstaken-Blakemore三腔管(图15.3)只有在距离食管囊上方几厘米另行置入F14~F18

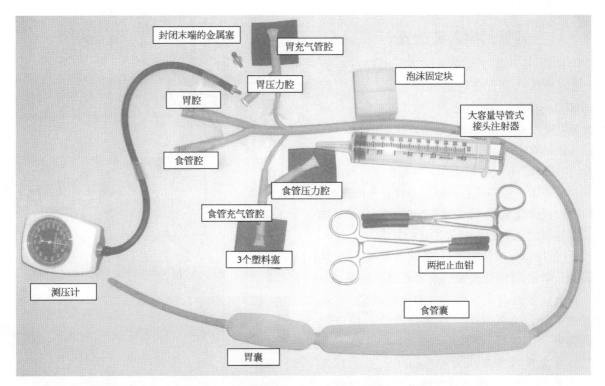

图15.2 Minnesota管。

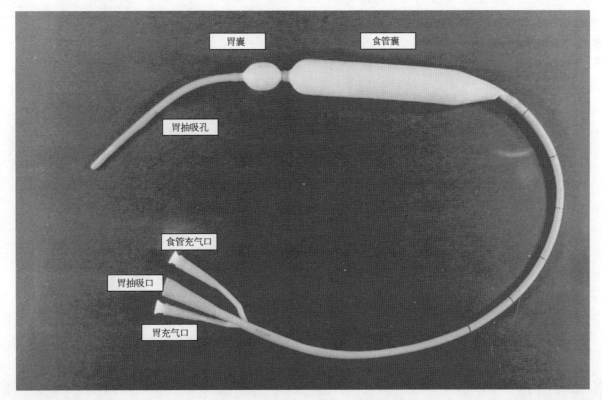

图15.3 Sengstaken-Blakemore三腔管。

号鼻胃管,用于减压。即使食管囊没有充气,也应该使用鼻胃管,因为胃囊充气膨胀也会引起食管分泌物聚积[28]。当患者在飞机上时(例如转运),应用水代替空气注入球囊[29]。

导管的插入和放置

应抬高床头以减少误吸风险。做好口腔吸引,预估导管达到胃部合适的深度(通常距门齿45～60 cm)。未气管插管患者采取左侧头低位可减少误吸风险[17]。使用Minnesota管时,应用利多卡因胶浆充分润滑导管,导管可经鼻或口插入,插管过程中食管抽吸口应保持持续吸引。有凝血障碍和血小板减少的患者不推荐经鼻入路。导管置入困难时,可以在内镜下放置[30]或借助于导丝[31]。Duarte描述了将导管放入纵裂埃瓦尔德管的技术[32]。注入空气通过胃腔时,听诊上腹部,确认导管的位置,但胃囊的位置必须经过放射线或者超声来确认[33],因为胃囊位置过高会导致充气时食管破裂,胃囊位置过低导致充气时十二指肠破裂[34]。测压计连接到胃压力端口,胃囊用不大于80 mL的空气充气。在此阶段如果压力>15 mmHg,提示球囊位置在食管[27,35]。便携式X线片摄片应包括上腹部和下胸部(图15.4 和图15.5)。当胃囊位置已确定在膈下,应每次注入100 mL空气,累计使容量达到250～ 300 mL。Minnesota管的胃囊能充气到450～500 mL。如果测压计压力变化超过插入前15 mmHg或者胃囊充气不足导致上移,应考虑胃囊误放在了食管。记录导管的插入深度(例如距门齿刻度)。注气后球囊入口应该用带胶皮套的止血钳夹闭。出血时常单独用胃囊充气来控制,不用牵引,但有大量出血的患者,有必要应用牵引(见下文)。如果持续出血,连接在食管压力端口的测压计可用来给食管囊充气,使压力达到45 mmHg左右。一些学者认为在插管后可立即给所有患者的食管囊充气。如果仍有出血,认为是胃底静脉曲张破裂,食管囊放气,用更大力量牵引,重新充气膨胀。应该监测压力并保持恒定。

固定和牵引技术

导管的固定和牵引取决于插入的路径。从鼻腔入路时,在鼻孔处使用包围导管的海绵胶套可以预防皮肤和软骨坏死。如果需要牵引,为保持最大

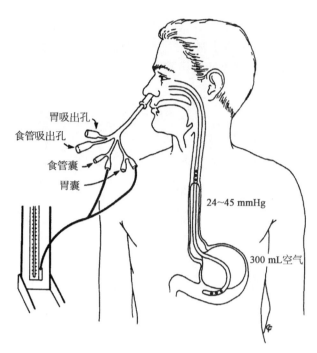

图15.4 Minnesota管的正确定位。

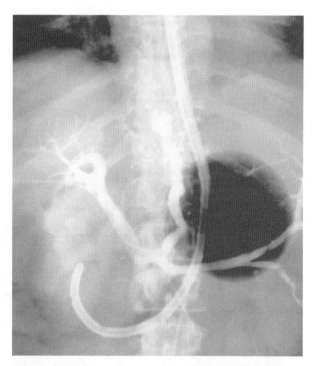

图15.5 X线片显示了管的正确位置;可以看到胃囊在膈下。注意胃囊上方与管子相邻的塞勒姆槽(图片由Ashley Davidff博士提供)。

的可移动性,导管应该与一条能够通过防护面罩的绳子相连[36],或者连接在床头带有矫形支架的滑轮上,当导管从鼻腔引出时需要保持一直线可以避免接触鼻翼。这套系统装置维持牵引的已知允许质量为500～1 500 g,可以用临时的静脉输液袋作为牵引

物[17]，也可以用永久性的块状物体。当导管经口腔插入，通过给患者安置一个球形头盔，并将导管附着在头盔的面罩上，给予类似的质量施加张力后再行牵引。如果头盔不合适或者使用过久，头部或者前额可能发生压疮。一些学者推荐经口或者经鼻插入时选择头顶架牵引[37]。

维护监测和护理

定期冲洗端口确保通畅。为减少脑病，应该从胃吸引端口彻底灌洗胃腔，随后给予间歇低负压吸引，其后可用于给药。食管端口可以根据出血和引流的量设为间歇或持续吸引[35]。拉紧度和充气程度应于置管后经常检查，首次检查最晚不超过置管后1 h，在呼吸和食管痉挛时允许高达30 mmHg的短暂性波动。如果大的压力波动依然存在，镇静或降低压力可能是必要的。如果需要重新置管，要保证食管囊被放气。应使用轻度约束，并抬高床头。导管保留胃球囊压迫至少24 h，至多持续48 h。食管囊

应每6 h放气5 min，防止黏膜缺血和食管坏死。应每隔24 h行X线检查确保位置正确，怀疑导管移位时也应行X线检查(图15.5)。注意颈部有无局部水肿，可能提示梗阻或者错位[38]。准备一副剪刀以备快速减压时使用，因为球囊移位可导致急性呼吸道梗阻或者食管破裂。建议不要用止血钳直接钳夹导管，钳夹时应夹端口的较厚部分，因为这有可能使管腔闭塞影响导管的使用[39]。

拔 管

一旦出血得以控制，应首先将食管囊放气。放气过程应根据需求逐渐进行。胃囊保留充气至24～48 h后，如果没有出血证据可放气，导管可以再继续保留24 h。如果再次出血，球囊需要重新充气。如果没有进一步出血，可以拔管。主要治疗和二级预防措施应继续，正如之前所述，因为球囊压迫是一个过渡的干预措施，有高达2/3的患者在未经治疗的3个月内发生再出血。

并 发 症

球囊放气后有再出血的危险。再出血的高危期是球囊放气后的最初几天。6周后，再出血的风险恢复到病前的水平。Lee等[40]认为，球囊压迫治疗患者死亡的独立危险因素包括输血量>10 U、凝血障碍、出现休克、格拉斯哥昏迷评分、硬化剂的总剂量(乙醇胺)。

吸入性肺炎是球囊压迫最常见的并发症。在气道管理比较差的患者中，其严重程度和死亡率与受损的精神状态和脑病相关。发病率范围从0～12%。急性喉梗阻和气管破裂在所有并发症中是最严重的，也是导管移位和错位的最坏后果。若胃囊在胃内适当定位后未经过正确充气扩张，在牵引力过大(>1.5 kg)时，将导致导管向头端的食管或者咽喉移位。胃食管交界处的黏膜易发溃疡，与牵引时间延长(>36 h)直接相关。有胃囊误放置入食管后引起食管穿孔的报道(图15.6)。所有并发症直接相关的死亡率是0～20%。

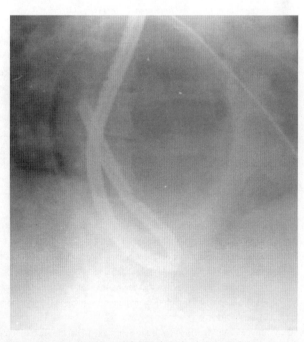

图15.6 胸片表示管子远端盘绕在胸腔，充气的胃囊仍在膈以上的食管里(图片由Ashley Davidff博士提供)。

致　谢

作者感谢克莱尔·拉弗斯（拉特兰地区医疗中心，拉特兰）收集参考资料。

◇ 参 ◇ 考 ◇ 文 ◇ 献 ◇

［ 1 ］ Rikkers LF: Surgical complications of cirrhosis and portal hypertension, in Townsend CM, Beauchamp RD, Evers BM, et al: (eds):*Sabiston's Textbook of Surgery*. 17th ed. Philadelphia, WB Saunders, 2004, p 1175.

［ 2 ］ Tsokos M, Turk EE: Esophageal variceal hemorrhage presenting as sudden death in outpatients.*Arch Pathol Lab Med* 126:1197, 2002.

［ 3 ］ Zaman A, Chalasani N: Bleeding caused by portal hypertension.*Gastroenterol Clin North Am* 34:623, 2005.

［ 4 ］ Zehetner J, Shamiyeh A, Wayand W, et al: Results of a new method to stop acute bleeding from esophageal varices; implantation of a self-expanding stent.*Surg Endosc* 22:2149–2152, 2008.

［ 5 ］ Sandford NL, Kerlin P: Current management of oesophageal varices.*Aust N Z J Med* 25:528, 1995.

［ 6 ］ Stein C, Korula J: Variceal bleeding: what are the options?*Postgrad Med* 98:143, 1995.

［ 7 ］ Erstad B: Octreotide for acute variceal bleeding.*Ann Pharmacother* 35:618, 2001.

［ 8 ］ Pourriat JL, Leyacher S, Letoumelin P, et al: Early administration of terlipressin plus glyceryl trinitrate to control active upper gastrointestinal bleeding in cirrhotic patients.*Lancet* 346:865, 1995.

［ 9 ］ Romero-Castro R, Jimenez-Saenz M, Pellicer-Bautista F, et al: Recombinant-activated factor VII as hemostatic therapy in eight cases of severe hemorrhage from esophageal varices.*Clin Gastroenterol Hepatol* 2:78, 2004.

［10］ Avgerinos A, Armonis A, Manolakpoulos S, et al: Endoscopic sclerotherapy versus variceal ligation in the long-term management of patients with cirrhosis after variceal bleeding: a prospective randomized study.*J Hepatol* 26:1034, 1997.

［11］ Banares R, Casado M, Rodriquez-Laiz JM, et al: Urgent transjugular intrahepatic portosystemic shunt for control of acute variceal bleeding.*Am J Gastroenterol* 93:75, 1998.

［12］ Lewis JJ, Basson MD, Modlin IM: Surgical therapy of acute esophageal variceal hemorrhage.*Dig Dis Sci* 10［Suppl 1］:46, 1992.

［13］ Mathur SK, Shah SR, Soonawala ZF, et al: Transabdominal extensive oesophagogastric devascularization with gastro-oesophageal stapling in the management of acute variceal bleeding.*Br J Surg* 84:413, 1997.

［14］ Kitamoto M, Imamura M, Kamada K, et al: Balloon-occluded retrograde transvenous obliteration of gastric fundal varices with hemorrhage.*AJR Am J Roentgenol* 178:1167, 2002.

［15］ Shiba M, Higuchi K, Nakamura K, et al: Efficacy and safety of balloon-occluded endoscopic injection sclerotherapy as a prophylactic treatment for high-risk gastric fundal varices: a prospective, randomized, comparative clinical trial.*Gastrointest Endosc* 56:522, 2002.

［16］ Burnett DA, Rikkers LF: Nonoperative emergency treatment of variceal hemorrhage.*Surg Clin North Am* 70:291, 1990.

［17］ McCormick PA, Burroughs AK, McIntyre N: How to insert a Sengstaken-Blakemore tube.*Br J Hosp Med* 43:274, 1990.

［18］ Minocha A, Richards RJ: Sengstaken-Blakemore tube for control of massive bleeding from gastric varices in hiatal hernia.*J Clin Gastroenterol* 14:36, 1992.

［19］ Chong CF: Esophageal rupture due to Sengstaken-Blakemore tube misplacement.*World J Gastroenterol* 11(41):6563–6565, 2005.

［20］ Pasquale MD, Cerra FB: Sengstaken-Blakemore tube placement.*Crit Care Clin* 8:743, 1992.

［21］ Zeid SS, Young PC, Reeves JT: Rupture of the esophagus after introduction of the Sengstaken-Blakemore tube.*Gastroenterology* 36:128–131, 1959.

［22］ Cello JP, Crass RA, Grendell JH, et al: Management of the patient with hemorrhaging esophageal varices.*JAMA* 256:1480, 1986.

［23］ Papatheodoridis GV, Patch D, Webster JM, et al: Infection and hemostasis in decompensated cirrhosis: a prospective study using thromboelastography.*Hepatology* 29:1085, 1999.

［24］ Pohl J, Pollmann K, Sauer P, et al: Antibiotic prophylaxis after variceal hemorrhage reduces incidence of early rebleeding.*Hepatogastroenterology* 51(56):541, 2004.

［25］ Shaheen NJ, Stuart E, Schmitz S, et al: Pantoprazole reduces the size of postbanding ulcers after variceal band ligation: a randomized control trial.*Hepatology* 41:588, 2005.

［26］ Greenwald B: Two devices that facilitate the use of the Minnesota tube.*Gastroenterol Nurs* 27:268–270, 2004.

［27］ Bard, Inc: Bard Minnesota four lumen esophagogastric tamponade tube for the control of bleeding from esophageal varices［package insert］, 1997.

［28］ Boyce HW: Modification of the Sengstaken-Blackmore balloon tube.*Nord Hyg Tidskr* 267:195, 1962.

［29］ Pinto-Marques P, Romaozinho J, Ferreira M, et al: Esophageal perforation-associated risk with balloon tamponade after endoscopic therapy. Myth or reality?*Hepatogastroenterology* 53:536–539, 2006.

［30］ Lin TC, Bilir BM, Powis ME: Endoscopic placement of Sengstaken-Blakemore tube.*J Clin Gastroenterol* 31(1):29–32, 2000.

［31］ Wilcox G, Marlow J: A special maneuver for passage of the Sengstaken-Blakemore tube.*Gastrointest Endosc* 30(6):377, 1984.

［32］ Duarte B: Technique for the placement of the Sengstaken-Blakemore tube.*Surg Gynecol Obstet* 168(5):449–450, 1989.

［33］ Lock G, Reng M, Messman H, et al: Inflation and positioning of the gastric balloon of a Sengstaken-Blakemore tube under ultrasonographic control.*Gastrointest Endosc* 45(6):538, 1997.

［34］ Kandel G, Gray R, Mackenzie RL, et al: Duodenal perforation by a Linton-Nachlas balloon tube.*Am J Gastroenterol* 83(4):442–444, 1988.

［35］ Isaacs K, Levinson S: Insertion of the Minnesota tube, in Drossman D (ed):*Manual of Gastroenterologic Procedures*. 3rd ed. New York, Raven Press, 1993, pp 27–35.

［36］ Kashiwagi H, Shikano S, Yamamoto O, et al: Technique for positioning the Sengstaken-Blakemore tube as comfortably as possible.*Surg Gynecol Obstet* 172(1):63, 1991.

［37］ Hunt PS, Korman MG, Hansky J, et al: An 8-year prospective experience with balloon tamponade in emergency control of bleeding esophageal varices.*Dig Dis Sci* 27:413, 1982.

［38］ Juffe A, Tellez G, Eguaras M, et al: Unusual complication of the Sengstaken-Blakemore tube.*Gastroenterology* 72(4, Pt 1):724–725, 1977.

［39］ Bhasin DK, Zargar SA, Mandal M, et al: Endoscopic removal of impacted Sengstaken-Blakemore tube.*Surg Endosc* 3(1):54–55, 1989.

［40］ Lee H, Hawker FH, Selby W, et al: Intensive care treatment of patients with bleeding esophageal varices: results, predictors of mortality, and predictors of the adult respiratory distress syndrome.*Crit Care Med* 20:1555, 1992.

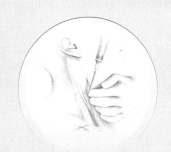

第16章
内镜下胃肠喂养管放置
Endoscopic Placement of Feeding Tubes

LENA M. NAPOLITANO 李磊 译, 汤耀卿 审校

肠内营养的适应证

营养支持是重症医学的重要组成部分。越来越多的证据表明,经由肠道途径的营养支持远优于全胃肠外营养[1-11]。重症医学会和美国肠外肠内营养学会关于重症成年患者营养支持治疗的提供与评估指南[1]、加拿大重症成年患者营养支持临床实践指南[2]、欧洲临床营养和代谢学会(the European Society for Clinical Nutrition and Metabolism,ESPEN)指南的重症监护中肠内营养支持[3]以及创伤患者营养支持的实用处理指南[4],都强烈建议优先使用肠内营养,而不是肠外营养。

通过肠道途径提供营养有助于预防胃肠道黏膜萎缩,从而维持胃肠黏膜屏障完整性。肠内营养的其他优点还有保护肠道免疫功能和正常肠道菌群,改善营养底物的利用,并降低费用。有研究表明,肠内营养比肠外营养更能改善临床疗效,并降低感染性并发症。

以证据为基础的重症急性胰腺炎患者治疗共识也建议,使用肠内营养优先于肠外营养[12]。一项系统回顾研究也得出结论,重症急性胰腺炎患者应早期开始肠内营养,因为早期肠内营养可通过调节应激反应,促使疾病得到较快控制,从而改善预后[13]。

虽然在上述情况下肠内营养时也有绝对或相对的禁忌证,但大多数重症患者胃肠道仍能按需求接受部分或全部营养。即使某些营养成分必须由静脉注射(IV)提供,部分采用肠内营养方式也是可取的。

随着技术发展,如喂养管放置新技术、较小口径的最低限度不良反应的喂养管已可用于临床,以及更多的肠内营养配方,使重症患者也能采用肠内营养支持。误吸风险增高的患者在胃幽门近端行肠内营养是绝对或相对禁忌,但在幽门以远进行肠内营养(尤其在屈氏韧带以下)能降低误吸的风险。其他肠内营养的绝对或相对禁忌证包括肠漏、肠梗阻、上消化道出血、严重的炎症性肠病或肠道缺血。严重吸收不良或严重短肠综合征病程的早期也不推荐肠内营养。

胃肠道营养的途径

在决定提供肠内营养后,临床医生必须根据患者的胃肠道功能、持续肠内营养所需的时间,以及发生肺误吸的风险来决定肠内营养制剂是输入胃、十二指肠还是空肠,并确定最佳置管方法。胃饲是提供肠内营养最正常的径路,但重症患者常因胃动力障碍排空延迟而不能耐受[14]。将肠内营养输入到十二指肠或空肠,由于有幽门括约肌的保护,可能可降低肺误吸的发生率;但是幽门远端喂养不能完全消除误吸风险[15-17]。空肠喂养的肺误吸风险最低,通过该部位喂养的优势在于在术后早期就能开始,因为术后肠麻痹主要影响结肠和胃,很少累及小肠。没有胃排空受损证据的成年重症患者,采用早期幽门后喂养较胃饲的临床效果并无显著优越性[18、19]。

技 术

肠内喂养管可经鼻、经口、经皮、经胃、经空肠径路放置。如果上述操作存在禁忌或不成功,可借助内镜和腹腔镜技术或剖腹手术放置[20]。

鼻肠径路

鼻肠管是向重症患者提供肠内营养支持的最常用手段。这一方法可作为暂时无法经口进食患者,需要中短期肠内营养支持的首选。配方肠内营养液经胃喂养可采用16F或18F的聚氯乙烯鼻胃管,然而,使用小口径硅或聚氨酯管患者会更加舒适。根据要求的喂养管端口放置部位,有各种管径(6~14F)和长度的鼻肠管可选:鼻胃管为30~36 in、鼻十二指肠管为43 in、鼻空肠管至少应有48 in。有些喂养管尖端有钨加重设计,可通过胃肠正常蠕动推动管路进入十二指肠;另有一些导管带有导丝,这些导管大多数不透射线。部分鼻肠管在输送配方营养液进入十二指肠的同时,可进行胃减压。

鼻肠喂养管应在患者半卧位或坐位下放置。导管顶端涂抹润滑剂后,将其放入患者鼻腔,再推送到后咽部。如果患者意识清醒能够配合,在喂养管缓慢向胃推进时,可要求其小口抿水吞咽。为避免喂养管意外置入气道,在管路插入30 cm后应确定其所在位置。确定喂养管位于食管内的可用方法包括拍摄胸片,或通过二氧化碳描记和比色法检测CO_2以证明管腔内无二氧化碳。如果管腔内检测到CO_2,说明喂养管误入了气道,则必须拔除。另外,现有使用电磁方法的商品化系统,可全程跟踪喂养管从食管到胃再到十二指肠的过程。在开始管饲营养前,必须借助胸部或上腹部摄片,确认喂养管最终是否处于胃内适当的位置。用以下方法评估导管最终位置是不可靠的,也不能用以评估导管误置入下呼吸道:向管内吹气在腹部左上象限听诊、测试胃引流物的pH、管路顺畅没有窒息和咳嗽[21、22]。用线将喂养管牢固地固定于鼻子、前额或脸颊,但要求没有张力。

现已证明,重症患者存在胃排空延迟,并可导致患者对胃饲不耐受。一项包括80例重症患者的随机对照研究确认,胃饲联合红霉素治疗组(以红霉素200 mg作为促进动力药,q8h,静脉注射)和通过经幽门喂养管营养组比较,两种方式能达到等量的目标热量需求[23]。在重症患者由于胃动力弛缓占优势,肠内喂养管常不能自动通过幽门管。在肠内喂养管末端添加钨和管内导丝和金属头,目的是为提高肠内喂养管自动通过幽门管的成功率。一旦确定导管位于胃内,各种床边技术,包括充气、pH辅助、磁力引导[24],以及用或不用促动力药辅助自发通过技术[25],都有助于导管通过幽门管。

静脉用甲氧氯普胺和红霉素已经被推荐为促胃动力药。但Cochrane数据库系统回顾得出结论,静脉注射剂量为10 mg或20 mg甲氧氯普胺对促进经幽门喂养管的放置无效[26]。无论运用何种技术进行肠内营养管放置,都需要技术熟练的人员按照规范的方法操作[27、28]。

如果初次置管未进入十二指肠,可以尝试内镜辅助或透视下,或电磁引导下置管,后者需要专门设备。通过内镜放置鼻肠喂养管在危重病一般可轻松完成,并且可借助便携式设备在床旁进行操作[29、33]。经鼻或经口内镜可用于重症患者鼻肠喂养管的放置[33]。患者适当镇静(参见第20章),并用利多卡因或苯佐卡因喷雾剂作后咽部局部麻醉。将一根内衬导丝的43~48 in长的喂养管经鼻置入胃腔,通过食管插入内镜至胃腔。内镜钳穿过内镜活检通道钳住肠道喂养管尖端。内镜带着肠道喂养管一起,尽可能推向远端进入十二指肠(图16.1)。

当内镜撤回胃腔时,内镜钳和喂养管则留在十二指肠远端。然后打开内镜钳,松开喂养管,小心取出内镜钳,将其撤回胃腔。喂养管插入的第一步常常位于十二指肠第2段。冗余在胃腔部的部分可

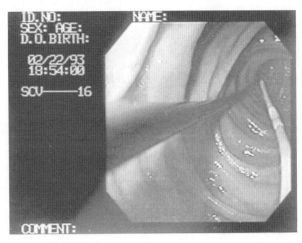

图16.1 内镜下放置鼻肠喂养管。胃镜和内镜钳在十二指肠钳住喂养管向前推进。

用内镜钳慢慢送入十二指肠远端，最终到达屈氏韧带（图16.2）。在置管操作完成后，要利用腹部X线来确认鼻肠喂养管远端的位置。通过内镜放置肠内营养管的成功率很高，不再需要去放射科透视下置管，消除了运送患者的风险；并在操作结束后可立刻启动肠内营养，迅速实现营养目标。

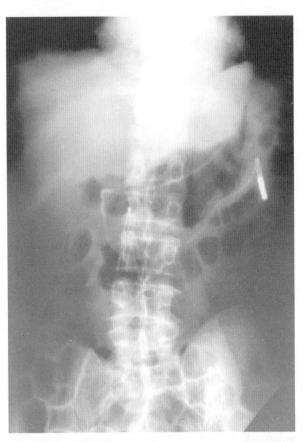

图16.2 腹部X线摄片证明内镜放置的鼻肠喂养管已通过屈氏韧带，到达最佳位置。

最新研发的超细内镜（外径仅5.1～5.9 mm，而标准胃镜为9.8 mm），允许鼻肠喂养管穿越导丝经鼻内镜放置，放置成功率达90%，放置过程约需13 min，比使用透视下操作快，而且不需要镇静辅助[34]。经鼻超细内镜在非镇静状态下放置喂养管或施行经皮内镜下胃造口术（PEG）[35]，适合那些无法接受经口内镜操作的患者，如那些牙关紧闭或张口不全的患者。

电磁导引技术需采用一根带有可发射电磁波导丝的喂养管。将1个载有3个接收器的盒子安放在患者的剑突，通过三点测量喂养管的位置。临床医生能够在显示器上"观察"喂养管远端插入食管，通过胃进入十二指肠的全过程。尽管制造商声称在放置完成后不需要使用X线确认位置，但许多医院在临床使用中还是会借助X线以确认导管尖端的位置。

经皮路径

由Ponsky等1990年提出的PEG管放置已经成为需要长期肠内营养支持患者的一种可选方法，并已迅速取代开腹胃造口术。有20～28F不同口径的PEG管可供选择。PEG与外科胃造口术不同，不需要全身麻醉和剖腹手术，并可免除长期放置鼻肠管带来的不适。对具有正常胃排空和误吸风险低的患者可考虑这种置管方法，其操作可在手术室、内镜室或在配备有便携式内镜的ICU床旁进行。

咽部或食管完全梗阻或几近梗阻的患者，存在凝血功能障碍或有任何不适合透视时，不可实施PEG操作。相对禁忌证包括腹水、胃癌以及胃溃疡。既往有腹部手术史不在禁忌证之列。PEG的原创方法为拖出（pull）法，新近改进为推入（push）法和插入（introducer）技术。

牵拉置管技术

牵拉置管技术（pull technique）实施时，患者取仰卧位。腹部常规消毒盖巾。用局部麻醉喷剂或溶液（例如苯佐卡因喷剂或黏性利多卡因）作后咽部麻醉，并静脉注射镇静剂（如咪达唑仑1～2 mg，见第20章）。在操作前注射预防性抗生素，通常是第1代头孢菌素。将纤维胃镜插入到胃腔，然后注入空气。调暗室内光线，助手用手指压迫左肋缘下方约2 cm处前腹壁，寻找最透亮的区域（光反应）。内镜技师应能清楚地辨认出助手压迫前腹壁在胃壁产生的压痕（指反应）；否则应另选穿刺部位。

确定正确的置管部位后,由助手作前腹壁局部麻醉。然后内镜医生经内镜送入息肉摘除术圈套器。在皮肤上作一小切口,由助手将大口径套管针装置置入胃腔,并穿越圈套器,然后圈套器围绕套管针装置收紧。移除套管针内芯,经套管将环形导丝送入胃腔。缓缓地撤回插管,以使圈套器夹住导丝。然后,将胃镜连同抓住导丝的圈套器一起从患者的口腔拉出,再将预先准备好的胃造口管系于经胃导丝的口腔端。于助手从腹壁牵拉导丝同时,内镜医生将润滑的胃造口管导入到后咽和食管。随着继续牵引,胃造口管被拉入胃腔,直至其被牵出前腹壁。重新将胃镜插入胃腔,以确认胃造口管紧靠胃黏膜所致位置恰当,并证明没有出血。PEG管的胃腔内部分应紧贴黏膜,但应避免将导管拉得过紧,因为这可能引起胃壁缺血坏死。用缝线将导管固定于前腹壁。在完成操作即刻或24 h后可启动喂养。

推入置管技术

推入置管法(push technique)类似于牵拉置管法。与牵拉法一样,插入胃镜并在前腹壁定位穿刺点。然而,推入法使用的不是带环的导丝,而是用圈套器钳住一根直的导丝,并且在撤出胃镜时被带出患者口腔。然后,将导丝逆向穿过带锥形端口的商品化胃造口管(Sachs-Vine),并将其并紧。钳住胃造口管,牵出剩余部分。重新掺入胃镜,检查导管的位置和松紧度。

导引器置管技术

导引器技术(introducer technique)最初是为放置心脏起搏导管和中央静脉导管而开发的技术,该技术采用一个可剥离的导引器。将胃镜插入胃腔并确定适当的导管置入部位。用局麻药浸润皮肤,将16～18G针头插入胃腔。通过针头置入"J"形头的导丝,然后撤出针头。通过旋转运动,将一个16F带有可剥离外鞘的导引器通过导丝插入到胃腔[37、38]。撤出导丝和导入器,留在原位的导引器可允许14F Foley导尿管通过。向球囊内注入10 mL生理盐水后,剥离导管鞘。一些人主张将这种技术作为头颈部癌症患者放置PEG的最优方法,研究提示此类患者采用该置管法相关的并发症发生率较低[39]。

经皮内镜下胃造口及空肠造口术

如果需要幽门后喂养(特别是误吸高危的患者)可行经皮内镜下胃及空肠造口术(percutaneous endoscopic gastrostomy/ jejunostom)。这种造口管可同时行胃减压和十二指肠或空肠喂养[40]。也可以通过胃造口插入一根较细的喂养管,将其送入胃腔,进而在内镜帮助下置入十二指肠或空肠。操作者可在PEG置入适当位置后,穿入一根导丝,并用内镜钳钳住导丝,尽可能地将内镜带着导丝送至十二指肠远端。然后通过导丝将空肠管插过PEG送至远端十二指肠,进一步插入空肠,最后撤回内镜。另一种方法通过内镜的活检通道使用内镜钳,钳住喂养管尖端或喂养管尖端的缝线,将其送入十二指肠。这样可省却胃镜进入十二指肠的步骤,从而避免撤回内镜导致的喂养管移位。

直接经皮内镜下空肠造口术

空肠造口管可在内镜下经皮胃造口放置空肠延伸管(PEG with jejunal extension, PEG–J),或采用直接经皮空肠造口术(PEJ)来完成[41,42]。由于PEG–J管的空肠延伸管远比PEJ导管细,有人建议对那些需要长期空肠喂养的患者使用PEJ,以提供较为稳定的空肠营养途径。但非常遗憾,一项最大系列的研究表明其成功率太低(68%),并且不良事件的发生率高(22.5%)[43]。

透视下置管技术

经皮胃造口术和经皮胃空肠造口术也可在透视下完成[44-46]。首先可通过鼻胃管向胃腔充气,如果存在近端梗阻也可用细的皮针充气。一当胃被扩张,需在透视下再次确认胃的位置,然后用18号针穿刺胃。通过穿刺针置入一根高强度导丝,用扩张器扩张针道至7F。然后将胃造口术管插入胃腔。通过胃造口管导入血管造影导管,操控该导管让其通过幽门。然后进一步扩张经皮通路,使胃空肠吻合术管尽可能插入远端。

并发症

经皮置入肠内喂养管后最常见的并发症是感染,尤其是出口部位皮肤及其周围组织的感染[47]。有关于胃肠道出血的报道,通常是由于导管张力过高,引起胃壁坏死所致。如果结肠位于前腹壁与胃之间,穿刺针进入时可发生胃结肠瘘,充分利用透视有助于避免这种并发症。可发生胃与前腹壁分离,此时开始肠内营养可导致腹膜炎，在大多数情况下，这种并发症是由于胃造口管张力过高引起。另一个潜在的并发症是气腹，通常继发于胃穿刺过程中逸出的空气，一般无重要临床意义。如果患者出现发热和腹部压痛，则需要通过泛影葡胺排除造影以排除胃漏。

本章所介绍的所有经皮胃造口和经皮空肠造口术都已被证明是安全有效的方法。选择何种方法应根据内镜医生的经验和培训状况，以及患者的营养需求来决定。

手术置管法

随着经皮内镜胃造口术的问世，手术放置肠内营养管通常只作为剖腹手术最后阶段进行的一项附带操作。偶尔，有需要永久管饲的患者因经皮置管失败或有经皮置管禁忌证，也会单独进行肠内喂养管放置手术。在这种情况下，应该考虑腹腔镜手术来建立肠内营养通路[48]。腹腔镜胃造口术出现于2000年，比PEG晚10年。有些患者并不适合PEG，如头颈部癌、食管梗阻、巨大食管裂孔疝、胃扭转、胃被肠或肝过度覆盖，应考虑腹腔镜胃造口术或空肠造口术。

胃造口术

胃造口术作为开腹手术的一部分是非常简单的操作。当预期术后需要长时间肠内营养支持时，应考虑胃造口。

外科手术放置胃造口后的并发症很常见。这可能反映接受这种手术的许多患者营养不良，并存在其他相关内科问题。潜在的并发症包括伤口感染、裂开、胃造口破裂、内漏或外漏、胃出血、造口管移位。

穿刺针-导管空肠造口术

穿刺针-导管空肠造口术是在剖腹手术中将一根纤细的聚乙烯导管(5F)插入小肠。包含有手术所需器械的套装已有现成商品供应。首先用套装中的穿刺针在空肠对系膜缘的浆膜与黏膜之间穿刺，建立一黏膜下隧道。再将套装中的空肠造口导管通过穿刺针插入肠腔，然后退出穿刺针。导管经前腹壁引出，用缝线将空肠穿刺点缝于前腹壁，固定造口管。手术结束后即刻，造口管就可开始使用。潜在的并发症与胃造口术类似，但患者腹泻的发生率较高。由于穿刺针-导管空肠造口管内腔小，导管堵塞十分常见，故需优先使用要素营养配方。

经胃空肠造口术

重症患者行剖腹探查术常需要胃肠减压，同时放置导管行肠内营养支持。对这类患者一般可分别放置胃造口管和空肠造口管，以达到长期胃肠减压和经空肠造口管早期开始肠内营养的目的。随着手术放置肠内营养管技术的进步，已经开发了经胃空肠造口管和经胃十二指肠造口管[49]，采用这两种造口管能同时实现胃肠减压，并通过远端管腔进行十二指肠或空肠营养。其优点是只需要作一个胃的手术切口，从而消除了开放式空肠造口置管可能出现的并发症。此外，只需要一根导管就能实现胃肠减压和空肠营养，消除放置的两根导管潜在的并发症。

经胃空肠造口管可采用胃造口管同样的手术方式置管，然后徒手将导管远端向前推送，使其通过幽门进入十二指肠，并尽可能将其末端留置于十二指肠远端或空肠(图16.3)。一般首选经胃空肠造口管，其次才是经胃十二指肠造口管，因为前者几乎不

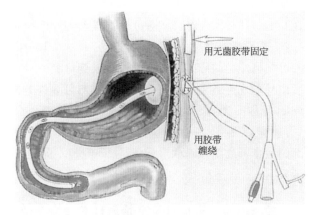

图16.3　经胃十二指肠营养管，允许同时行胃肠减压和十二指肠喂养，可经皮(内镜或X线透视辅助)或手术放置。

会发生营养液反流入胃,可降低肠内营养相关的吸入性肺炎的风险。对那些可能需要长时间胃肠减压和肠内营养的患者,推荐在开腹手术时放置经胃空肠造口管。

配方管饲营养的输送

肠内配方营养可通过定时推注、重力输注或连续泵入。定时推注法可让患者每4～6 h 接受300～400 mL配方营养液。定时推注通常借助与导管连接的大容量(60 mL)注射器将营养液提供给患者。定时推注的主要优点是操作简单,这种方法通常用于出院后仍需要长期提供肠内营养支持的患者。然而,定时推注喂养可发生严重的不良反应。大剂量的肠内营养液进入胃腔会引起腹胀、恶心、胃痉挛和误吸。定时推注的方法不适用于十二指肠或空肠喂养,因为一次推注大剂量配营养液可导致胀气、肠痉挛和腹泻。

重力输注系统允许配方营养液持续16～24 h 连续滴注或4～6次/天间歇滴注,每次滴注20～30 min。由于流速可能极不规律,故采用这种方法时需要持续看护。其主要优点是操作简单、成本低,并与模拟生理喂养方式接近。

连续泵入肠内营养是重症患者肠内营养的首选方法。蠕动泵可为配方肠内营养液连续输注提供精确的流量控制,减少腹胀和腹泻问题。采用连续泵入常可减少胃残留,降低肺吸入风险。连续式喂养用于成人烧伤和创伤患者,可减少大便次数并可在较短时间内实现营养目标[50,51]。

经肠内营养管给药

经肠内营养管喂药时,需确认药物间以及药物与肠内营养制剂间彼此兼容。一般来说,药物应该与营养液分开输注,不应混在一起推注。药物治疗在胃排空的状态下较易吸收,所以在给药前30～60 min应暂停肠内营养。

药物应尽可能采用可通过肠内喂养管输注的剂型,尽可能防止导管堵塞。肠内营养管在每次给药后务须用20 mL盐水冲管。如果要通过肠内营养管给予片剂,则需压碎药片并用水配成混悬液。然而,对某些药物这种方法并不适用,如舌下含服的药物、缓释药片或胶囊。

并　发　症

如果专业技术人员能严格遵循肠内置管的规程,并且密切关注操作细节,放置肠内喂养管则很少会发生置管相关并发症[52]。

鼻肺插管

肠内营养管通向气管支气管树极其常见,通常发生在反应迟钝、精神状态异常,或使用了气管内插管等其他原因而咳嗽反射或咽反射减弱的患者。对气管切开或气管内插管患者,要将肠内营养管置于适当的位置常无把握。所以新的喂养管开吸的有效方法,所有接受肠内营养的患者都应启用。始管饲之前,必须进行胸(或上腹部)摄片,以确保喂养管所处的位置正确。喂养管误入气管或肺内可并发气胸、胸腔积液、肺炎、肺出血、脓肿形成或死亡。在喂养管插入30 cm后需进行胸腔X线检查或者检测管路内二氧化碳,以防止小管径喂养管意外置入肺内。

误 吸

肺误吸是肠内营养支持的一种严重的潜在致命性并发症[53]。这种并发症的发生率因相关的人口医学研究差异而不同。有两种常用的检测管饲患者肺误吸床旁试验:一是在配方营养液中添加染料,并观察气管支气管分泌物中是否出现染料;二是用葡萄糖氧化酶试剂条,检测气管、支气管分泌物中是否含葡萄糖肠内配方营养液[54]。但还没有大宗前瞻性临床来验证这两种试验在床旁检测肺误吸的有效性和安全性,因此临床上不易采用。非卧姿势喂养是一项证据为基础的防止肺误吸的有效方法,可用于所有接受肠内营养的患者。

肺误吸的主要风险因素包括反应迟钝或者精神状态异常、无咳嗽反射或咽反射、胃排空延迟、胃食管反流以及平卧位喂养。当肠内营养管通过屈氏韧带位于空肠时,肺误吸的风险可降至最低。

胃肠不耐受

胃排空延迟有时可通过促动力药甲氧氯普胺(10～20 mg, IV)或者红霉素(200 mg, IV)治疗得到改善。倾倒综合征(即腹泻、腹胀或腹部绞痛)可使肠内营养的应用受到限制,其发生可能是由于高渗营养液输入小肠所致。

重症患者的腹泻,在排除其他原因的腹泻以前,不应贸然归咎于肠内营养不耐受。其他可引起腹泻的原因包括药物(如含镁抗酸剂和奎尼丁)、由于长期使用抗生素引起的肠道菌群改变、抗生素相关的结肠炎、缺血性结肠炎、病毒性或细菌性肠道感染、电解质异常和胆汁酸盐过度进入结肠。呕吐也可能是由于消化酶分泌不足或者肠绒毛萎缩所致的小肠吸收不良的表现[55]。

如果腹泻是由肠内喂养引起,通过建立连续输注方案(如果是定时推注肠内营养所致)、降低输注速率、改变喂养配方、在配方营养中添加膳食纤维,或者添加止泻剂(如阿片酊),有接近50%的病例可得到控制。

代谢并发症

用高渗透营养液喂养的患者可发生肾前性氮质血症和高钠血症。摄入自由水可以避免这种情况,可在配方营养液中加入水或单独给予自由水,以补充必然会丢失的水量。长期使用含最小量脂肪的肠内营养液进行肠内营养支持,可能会发生必需脂肪酸和脂溶性维生素缺乏。定期通过肠内补充亚油酸或者静脉补充乳化脂肪可以防止这种情况发生[56]。预防临床脂肪酸缺乏需要补充亚油酸的量据估算为2.5～20.0 g/d。

细菌污染

肠内营养液细菌污染常会在打开包装袋与其他营养物质混合过程中发生,而且相比之下,发生在医院配方和需要配置的粉剂营养比市售罐装营养配方更加常见。污染的风险也因喂养时间的长短而有不同。配方营养污染也是造成患者腹泻的重要因素。

喂养管堵塞

某些蛋白质暴露于pH酸性环境下会沉淀析出,这可能是导致配方营养凝结的重要因素。大部分预混合的整蛋白配方制剂会在pH<5.0的时候凝结。为防止喂养管堵塞,在检查残留营养液前后都应该用盐水冲刷管路。如果使用小管径鼻肠喂养管,即使通过连续输注方式喂养,也应该每4～6 h用20 mL盐水冲洗管路,以防管路堵塞。

管饲药物是造成管路堵塞的常见原因。当向肠内输送药物时,应尽可能采用液体酊剂,因为即使是碾碎的片剂,其微小颗粒也可能会堵塞小管径喂养管的端孔。如果只能用片剂,非常重要的一点是需要在操作之前把它们碾成细粉末,并溶在液体中。此外,在用任何药物前后都应该用盐水冲洗管路。

有几种方法有助于清理堵塞的喂养管。可以用温盐水、含碳酸的溶液、蔓越莓汁或胰酶溶液(如胰脂酶Viokase)冲洗管路。通常可把溶于碳酸氢钠溶液的一种脂肪酶、淀粉酶、蛋白酶混合物(即激活的胰酶)注射入导管,夹管约30 min,待导管内的配方营养液沉淀被酶降解,然后用盐水用力冲洗导管。如导管堵塞的原因可能为配方营养液凝结所致,在使用可乐或水冲洗无效的情况下,用胰酶溶液,有96%的病例能成功恢复管路通畅[60,61]。因此,用冲洗和使用胰酶预防管路堵塞是维护长时间使用的肠内喂养管的首选方法。

◇ 参 ◇ 考 ◇ 文 ◇ 献 ◇

[1] Martindale RG, McClave SA, Vanek VW, et al: American College of Critical Care Medicine; ASPEN Board of Directors. Guidelines for the provision and assessment of nutrition support therapy in the adult critically ill patient: Society of Critical Care Medicine and American Society for Parenteral and Enteral Nutrition. *Crit Care Med* 37(5):1757−1761, 2009.

[2] Heyland DK, Dhaliwal R, Drover JW, et al: Canadian clinical practice guide-lines for nutrition support in mechanically ventilated, critically ill adult patients. *JPEN J Parenter Enteral Nutr* 27(5):355, 2003.

[3] Kreymann KG, Berger MM, Duetz NEP, et al: ESPEN guidelines on enteral nutrition: intensive care. *Clin Nutr* 25(2):210, 2006.

[4] Jacobs DG, Jacobs DO, Kudsk KA, et al: Practice management guidelines for nutritional support of the trauma patient. *J Trauma* 57:660, 2004.

[5] Gramlich L, Kichian K, Pinlla J, et al: Does enteral nutrition compared to parenteral nutrition result in better outcomes in critically ill adult patients? A systematic review of the literature. *Nutrition* 20(10):843, 2004.

[6] Heyland DK, Dhaliwal R, Day A, et al: Validation of the Canadian clinical practice guidelines for nutrition support in mechanically ventilated, critically ill adult patients: results of a prospective observational study. *Crit Care Med* 32(11):2260, 2004.

[7] Dhaliwal R, Jurewitch B, Harrietha D, et al: Combination enteral and parenteral nutrition in critically ill patients: harmful or beneficial? A systematic review of the evidence. *Intensive Care Med* 30(8):1666, 2004.

[8] Mackenzie SL, Zygun DA, Whitmore BL, et al: Implementation of a nutrition support protocol increases the proportion of mechanically ventilated patients reaching enteral nutrition targets in the adult intensive care unit. *JPEN J Parenter Enteral Nutr* 29(2):74, 2005.

[9] Napolitano LM, Bochicchio G: Enteral feeding in the critically ill. *Curr Opin Crit Care* 6:1, 2000.

[10] Marik PE, Zaloga GP: Early enteral nutrition in acutely ill patients: a systematic review. *Crit Care Med* 29(12):2264, 2001.

[11] Zaloga GP: Parenteral and enteral nutrition in adult inpatients with functioning gastrointestinal tracts: assessment of outcomes. *Lancet* 367(9516):1101, 2006.

[12] Nathens AB, Curtis JR, Beale RJ, et al: Management of the critically ill patient with severe acute pancreatitis. *Crit Care Med* 32:2524, 2004.

[13] McClave SA, Chang WK, Dhaliwal R, et al: Nutrition support in acute pancreatitis: a systematic review of the literature. *JPEN J Parenter Enteral Nutr* 30(2):143, 2006.

[14] Ritz MA, Fraser R, Edwards N, et al: Delayed gastric emptying in ventilated critically ill patients: measurement by 13 C-octanoic acid breath test. *Crit Care Med* 29:1744, 2001.

[15] McClave SA, DeMeo MT, DeLegge MH, et al: North American Summit on aspiration in the critically ill patient: consensus statement. *JPEN J Parenter Enteral Nutr* 26[6 Suppl]: S80, 2002.

[16] Esparza J, Boivin MA, Hartshorne MF, et al: Equal aspiration rates in gastrically and transpylorically fed critically ill patients. *Intensive Care Med* 27:660, 2001.

[17] Marik PE, Zaloga GP: Gastric versus post-pyloric feeding: a systematic review. *Crit Care* 7(3): R46, 2003.

[18] Ho KM, Dobb GJ, Webb SA: A comparison of early gastric and post-pyloric feeding in critically ill patients: a meta-analysis. *Intensive Care Med* 32(5):639−649, 2006.

[19] White H, Sosnowski K, Tran K, et al: A randomized controlled comparison of early post-pyloric versus early gastric feeding to meet nutritional targets in ventilated intensive care patients. *Crit Care* 13(6): R187, 2009.

[20] Haslam D, Fang J: Enteral access for nutrition in the intensive care unit. *Curr Opin Clin Nutr Metab Care* 9(2):155, 2006.

[21] Burns SM, Carpenter R, Blevins C, et al: Detection of inadvertent airway intubation during gastric tube insertion: capnography versus a colorimetric carbon dioxide detector. *Am J Crit Care* 15:1, 2006.

[22] Araujo-Preza CE, Melhado ME, Gutierrez PJ, et al: Use of capnography to verify feeding tube placement. *Crit Care Med* 30:2255, 2002.

[23] Boivin MA, Levy H: Gastric feeding with erythromycin is equivalent to transpyloric feeding in the critically ill. *Crit Care Med* 29:1916, 2001.

[24] Boivin M, Levy H, Hayes J: A multicenter, prospective study of the placement of transpyloric feeding tubes with assistance of a magnetic device. The Magnet-Guided Enteral Feeding Tube Study Group. *JPEN J Parenter Enteral Nutr* 24:304, 2000.

[25] Levy H, Hayes J, Boivin M, et al: Transpyloric feeding tube placement in critically ill patients using electromyogram and erythromycin infusion. *Chest* 125(2):587−591, 2004.

[26] Silva CC, Saconato H, Atallah AN: Metoclopramide for migration of nasoenteral rube. *Cochrane Database Syst Rev* 4: CD003353, 2002.

[27] Phipps LM, Weber MD, Ginder BR, et al: A randomized controlled trial comparing three different techniques of nasojejunal feeding tube placement in critically ill children. *JPEN J Parenter Enteral Nutr* 29(6):420, 2005.

[28] Lee AJ, Eve R, Bennett MJ: Evaluation of a technique for blind placement of post-pyloric feeding tubes in intensive care: application in patients with gastric ileus. *Intensive Care Med* 32(4):553, 2006.

[29] Foote JA, Kemmeter PR, Prichard PA, et al: A randomized trial of endoscopic and fluoroscopic placement of postpyloric feeding tubes in critically ill patients. *JPEN J Parenter Enteral Nutr* 28(3):154, 2004.

[30] Freeman C, Delegge MH: Small bowel endoscopic enteral access. *Curr Opin Gastroenterol* 25(2):155−159, 2009.

[31] Dranoff JA, Angood PJ, Topazian M: Transnasal endoscopy for enteral feeding tube placement in critically ill patients. *Am J Gastroenterol* 94(10):2902, 1999.

[32] Napolitano LM, Wagel M, Heard SO: Endoscopic placement of nasoenteric feeding tubes in critically ill patients: a reliable alternative. *J*

Laparoendosc Adv Surg Tech A 8:395, 1998.

[33] Kulling D, Bauerfeind P, Fried M: Transnasal versus transoral endoscopy for the placement of nasoenteral feeding tubes in critically ill patients. *Gastrointest Endosc* 52:506, 2000.

[34] Fang JC, Hilden K, Holubkov R, et al: Transnasal endoscopy vs. fluoroscopy for the placement of nasoenteric feeding tubes in critically ill patients. *Gastrointest Endosc* 62(5):661, 2005.

[35] Vitale MA, Villotti G, D'Alba L, et al: Unsedated transnasal percutaneous endoscopic gastrostomy placement in selected patients. *Endoscopy* 37(1):48, 2005.

[36] Ponsky JL, Gauderer MWL, Stellato TA, et al: Percutaneous approaches to enteral alimentation. *Am J Surg* 149:102, 1985.

[37] Dormann AJ, Glosemeyer R, Leistner U, et al: Modified percutaneous endoscopic gastrostomy (PEG) with gastropexy—early experience with a new introducer technique. *Z Gastroenterol* 38:933, 2000.

[38] Maetani I, Tada T, Ukita T, et al: PEG with introducer or pull method: A prospective randomized comparison. *Gastrointest Endosc* 57(7):837, 2003.

[39] Foster J, Filocarno P, Nava H, et al: The introducer technique is the optimal method for placing percutaneous endoscopic gastrostomy tubes in head and neck cancer patients. *Surg Endosc* 21(6):897–901, 2007.

[40] Melvin W, Fernandez JD: Percutaneous endoscopic transgastric jejunostomy: a new approach. *Am Surg* 71(3):216, 2005.

[41] Fan AC, Baron TH, Rumalla A, et al: Comparison of direct percutaneous endoscopic jejunostomy and PEG with jejunal extension. *Gastrointest Endosc* 56(6):890, 2002.

[42] Shetzline MA, Suhocki PV, Workman MJ: Direct percutaneous endoscopic jejunostomy with small bowel enteroscopy and fluoroscopy. *Gastrointest Endosc* 53(6):633, 2001.

[43] Maple JT, Petersen BT, Baron TH, et al: Direct percutaneous endoscopic jejunostomy: outcomes in 307 consecutive attempts. *Am J Gastroenterol* 100(12):2681, 2005.

[44] Ho SG, Marchinkow LO, Legiehn GM, et al: Radiological percutaneous gastrostomy. *Clin Radiol* 56:902, 2001.

[45] Giuliano AW, Yoon HC, Lomis NN, et al: Fluoroscopically guided percutaneous placement of large-bore gastrostomy and gastrojejunostomy tubes: review of 109 cases. *J Vasc Interv Radiol* 11:239, 2001.

[46] Galaski A, Peng WW, Ellis M, et al: Gastrostomy tube placement by radiological versus endoscopic methods in an acute care setting: a retrospective review of frequency, indications, complications and outcomes. *Can J Gastroenterol* 23(2):109–114, 2009.

[47] Schrag SP, Sharma R, Jaik NP, et al: Complications related to percutaneous endoscopic gastrostomy (PEG) tubes. A comprehensive clinical review. *J Gastrointestin Liver Dis* 16(4):407–418, 2007.

[48] Edelman DS: Laparoendoscopic approaches to enteral access. *Semin Laparosc Surg* 8:195, 2001.

[49] Shapiro T, Minard G, Kudsk KA: Transgastric jejunal feeding tubes in criti-cally ill patients. *Nutr Clin Pract* 12:164, 1997.

[50] Hiebert J, Brown A, Anderson R, et al: Comparison of continuous vs intermittent tube feedings in adult burn patients. *JPEN J Parenter Enteral Nutr* 5:73, 1981.

[51] Steevens EC, Lipscomb AF, Poole GV, et al: Comparison of continuous vs. intermittent nasogastric enteral feeding in trauma patients: perceptions and practice. *Nutr Clin Pract* 17(2):118, 2002.

[52] Baskin WN: Acute complications associated with bedside placement of feeding tubes. *Nutr Clin Pract* 21(1):40–55, 2006.

[53] Rassias AJ, Ball PA, Corwin HL: A prospective study of tracheopulmonary complications associated with the placement of narrow-bore enteral feeding tubes. *Crit Care* 2:25, 1998.

[54] Maloney JP, Ryan TA: Detection of aspiration in enterally fed patients: A requiem for bedside monitors of aspiration. *JPEN J Parenter Enteral Nutr* 26[6, Suppl]: S34, 2002.

[55] Trabal J, Leyes P, Hervas S, et al: Factors associated with nosocomial diarrhea in patients with enteral tube feeding. *Nutr Hosp* 23(5):500–504, 2008.

[56] Dodge JA, Yassa JG: Essential fatty acid deficiency after prolonged treatment with elemental diet. *Lancet* 2(8206):1256–1257, 1980.

[57] McKinlay J, Wildgoose A, Wood W, et al: The effect of system design on bacterial contamination of enteral tube feeds. *J Hosp Infect* 47:138, 2001.

[58] Okuma T, Nakamura M, Totake H, et al: Microbial contamination of enteral feeding formulas and diarrhea. *Nutrition* 16:719, 2000.

[59] Lucia Rocha Carvalho M, Beninga Morais T, Ferraz Amaral D, et al: Hazard analysis and critical control point system approach in the evaluation of environmental and procedural sources of contamination of enteral feedings in three hospitals. *JPEN J Parenter Enteral Nutr* 24(50):296, 2000.

[60] Williams TA, Leslie GD: A review of the nursing care of enteral feeding tubes in critically ill adults. *Intensive Crit Care Nurs* 21(1):5, 2005.

[61] Bourgalt AM, Heyland DK, Drover JW, et al: Prophylactic pancreatic enzymes to reduce feeding tube occlusions. *Nutr Clin Pract* 18(5):398–401, 2003.

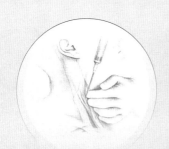

第 17 章
脑脊液引流
Cerebrospinal Fluid Aspiration

JOHN P. WEAVER 赵贤元 译,皋源 审校

本章介绍适合于急诊及重症医师的安全实施脑脊液(CSF)引流术的指南,并阐述相关的适应证、技术及潜在的并发症。

在上级医师的指导下,住院医师可以常规安全实施CSF引流术,必要的设备和消毒材料应时刻准备。大部分的CSF穿刺仅实施局部麻醉,并不给予患者镇静药物。因为该操作可能引起疼痛及焦虑,对于不配合的患者及儿童患者可能需要适当镇静[1,2]。当体表解剖标志无法提供安全的进针位置或者由于外伤、手术瘢痕、先天性缺陷或退行性改变导致的解剖变异使得在体表标志提供的进针位置进针失败时,需要影像学辅助(透视检查或超声)。复合的腰椎穿刺、C1~C2穿刺以及脊髓造影术需要透视检查。CT或MRI应用于心室导管的立体定位穿刺。临床医师应该掌握特殊设备的应用及在特定场合使用的方法。

常见脑脊液异常

诊断目标

CSF检查是很多疾病的主要诊断工具。最常见的CSF采样适应证为怀疑中枢神经系统(CNS)感染。在蛛网膜下腔出血(SAH)、脱髓鞘疾病、肿瘤转移CNS以及神经系统退化性改变时,需要CSF检查帮助诊断。对于需要注射造影剂的神经系统诊断,CSF操作也是必需的,例如脊髓造影术、脑池造影术以及开放性设备的研究(导管研究)。脑脊液压力的记录对于正常压力脑积水、良性颅内压增高以及颅脑外伤的诊断也很重要。

CSF为血浆滤液,正常情况下澄清无色,环绕于大脑及脊髓束。病理情况下,CSF中的细胞、蛋白、含铁血黄素或胆红素的变化,可以通过CSF的颜色及澄清度的改变来反映。送检的CSF所需进行的诊断性检查,应基于患者的年龄、病史以及鉴别诊断。常规检查包括葡萄糖、蛋白、细胞计数、革兰染色以及需氧和厌氧的培养。CSF的葡萄糖含量取决于血糖水平,通常是血清葡萄糖的2/3的水平。婴儿CSF葡萄糖含量会稍高些。葡萄糖由载体通过扩散作用转运到CSF,在蛛网膜下腔中葡萄糖的浓度改变要晚于血糖浓度改变2 h。CSF中葡萄糖的升高是非特异性的,通常反映高血糖症。CSF中葡萄糖的降低通常由炎症或脑膜肿瘤导致,反映神经组织及白细胞对于糖分的高摄取,并且抑制了转运机制。细菌以及真菌性脑膜炎导致的无氧酵解使乳酸水平升高,通常伴随葡萄糖的降低。

血脑屏障完整的情况下,CSF的蛋白含量通常比血浆低0.5%。CSF蛋白由75%的白蛋白组成,免疫球蛋白G(IgG)是主要的球蛋白。血脑屏障受损时IgG可自由通过。虽然非特异性,但CSF蛋白升高往往提示CNS有病理变化。CSF蛋白含量存在梯度,腰部蛛网膜下腔含量最高,浓度为20~50 mg/dL,小脑延髓池为15~25 mg/dL,脑室段为6~12 mg/dL。由椎管内肿瘤或脊髓受压导致的蛛网膜下腔的阻塞、脑膜炎或血性CSF将导致蛋白值达到500 mg/dL[3]。较低的蛋白水平往往常见于<2岁的儿童、假脑瘤、急性水中毒以及白血病患者。

正常 CSF 中应没有红细胞，并且白细胞不超过 5 个 /mL。儿童常常白细胞计数较高（10 个 /mL，大部分为淋巴细胞）。病理改变下，白细胞升高往往是由于感染、白血病、吉兰-巴雷综合征、出血、脑炎以及多发性硬化（MS）。

出血

成人非创伤性的 SAH 可能是动脉瘤破裂导致。虽然动脉瘤破裂的典型症状为剧烈头痛，但也可出现非典型的偏头痛症状。Beck 等[4] 报道 17.3% 的 SAH 患者中，在明确诊断 SAH 4 周前曾出现被忽视的警示性头痛。

Leblanc[5] 报道，近 50% 的患者在内科医师评估后被遗漏头痛诊断，55% 的患者有警示性头痛而 CT 表现正常，但所有患者腰椎穿刺术都有阳性发现。腰椎穿刺术的指征包括：有警示性头痛但是 CT 正常的患者，以及有动脉瘤破裂的病史及典型临床症状的患者。

如果患者有先天神经缺陷，实施腰椎穿刺术前必须行 CT 检查。神经系统异常提示可能存在颅内缺损，腰椎穿刺术会增加小脑幕疝的可能性。同时 SAH 引起的脑室扩张或是阻断了 CSF 在蛛网膜颗粒的再吸收，会导致阻塞性脑积水的发生。CT 证实的脑室扩大的最好治疗方式为留置脑室导管进行 CSF 改道或转流。

腰穿穿刺损伤会带来诊断较难，尤其是合并可疑 SAH 时。鉴别诊断的要点包括腰穿过程中连续几管样本中红细胞数量的减少、样本中出现纤维凝血块斑块以及典型的红细胞和白细胞比值——每 700 个红细胞有 1 个白细胞。黄变现象更提示 SAH，可通过离心新鲜 CSF 样本，并比较上层清液与水的颜色区别来快速评估。此项检查，分光度计比仅靠视力检查更敏感。脑脊液加速红细胞溶血，血红蛋白产物在出血 2 h 内释放，形成黄变。伴随表现如葡萄糖的轻微升高、蛋白升高以及颅内压升高也提示 SAH 的存在。

感染

脑脊液评估是最重要的脑膜炎实验室诊断。脑脊液检查一般包括革兰染色、血细胞计数（白细胞分化）、蛋白和葡萄糖水平以及需氧菌厌氧菌培养和药敏试验。若怀疑为结核性或真菌性脑膜炎，脑脊液需进行抗酸染色、墨汁染色、隐球菌抗原检测以及在合适培养基中培养。在免疫功能缺陷的患者中可能需要更为广泛的培养检测。

免疫共沉淀检测可明确肺炎链球菌、乙型链球菌、流感嗜血杆菌以及脑膜炎奈瑟菌的细菌抗原，利用该检测能够快速诊断并进行早期特异性治疗。PCR 检测能够快速确定脑脊液中的一些病毒，特别是那些在获得性免疫缺陷综合征的中枢神经感染患者中常见的病毒。PCR 检测能够明确疱疹病毒、带状疱疹病毒、巨细胞病毒以及 EB 病毒，还有弓形虫病及结核病。若临床高度怀疑脑膜炎，应在收集脑脊液后，立即开始进行广谱抗生素治疗。

分流故障

脑室腹腔分流术是最常见的脑脊液分流置入系统。这个系统由连接储液囊的一根脑室导管、颅骨上的阀门系统，以及经过颈部和前胸壁皮下软组织、通向腹膜的另一根导管组成。末端导管可以选择性的插入到颈静脉、胸膜或者是膀胱。近端脑室导管分流失败的原因可能为脉络丛阻塞或者是脑脊液感染带来的细胞碎片阻塞造成。细胞碎片也可能造成阀门系统或者末端导管的阻塞，同时也有可能为未能成功连接、脑脊液吸收差或者是腹腔内假囊肿形成。

分流阻塞可有多种临床表现。可以是缓慢进展或者是快速进入昏迷状态。可以立即进行 CT 扫描以明确脑室大小。巨脑室是分流故障的可靠征象；但是 CT 扫描应该与之前的检查进行对比，因为装有分流系统的患者脑室系统常有先天或者慢性异常。

可以通过分流系统的储液囊或者阀门系统中抽吸 CSF，明确诊断感染。穿刺抽吸阀门最好由神经外科医师来判断和进行。从分流系统中抽取 CSF 是一项侵入性操作，有皮肤菌群感染分流系统的风险，感染可能导致分流管外置、抗生素治疗，甚至置换所有硬件等结果，从而导致住院时间的延长。因此，通过穿刺抽吸分流器收集脑脊液需有选择地进行，且在评估了其他所有潜在感染可能性的情况下进行。如果分流失败是由末端阻塞引起，在外科手术修复前进行脑脊液吸引，可能缓解神经系统损伤甚至拯救生命。

正常颅压脑积水

通过腰部蛛网膜下腔置管进行连续腰椎穿刺或持续脑脊液引流,可作为有创的诊断检查,以选择能够从脑脊液分流中获益的患者。若患者的步态有所改善,则结果有积极的预后价值。腰部脑脊液通路也可被用于输液实验以及脑脊液生成率、压力容积指数和流出或吸收阻力的测定。部分研究指出,这些检测均有治疗性脑脊液分流的预后价值。

良性颅内压增高 (假性脑瘤)

良性颅内压增高可发生于年轻人中,经常为肥胖的年轻女性,并非由于局灶性缺失、脑室扩大或者颅内肿块病灶引起的颅内压(ICP)升高。这种疾病可造成失明,大部分患者可表现出某种程度的视力丧失。幼年期表现的病因包括慢性中耳感染、静脉窦血栓栓塞、颅脑损伤、过量摄入维生素A、四环素暴露、颈内静脉血栓栓塞以及一些特发性原因。基于对推测存在的脑脊液循环障碍的潜在病理生理机制的理解,一些作者已经提出一个更为广泛的"假性脑瘤综合征"的概念。

腰穿可表现为ICP的升高(可达40 cmH_2O),脑脊液动力学表现为流出阻力的升高。连续每日穿刺可以为治疗性的,进行脑脊液外引,直到闭合压力在正常范围内(< 20 cmH_2O)。在一些患者中,这可以重建脑脊液生成与吸收间的平衡;其他患者则需要进一步的治疗,如减轻体重、服用乙酰唑胺、利尿剂以及甘油。若所有这些治疗干预均无效,则可能有必要放置永久性的脑脊液分流系统。

肿瘤

蛛网膜下腔能够被多种原发或继发性肿瘤浸润,导致脑膜刺激症的发生。脑脊液细胞学检查能帮助明确是否存在肿瘤细胞。系统性肿瘤,如黑色素瘤或乳腺癌,比原发性中枢神经系统肿瘤具有更高的向脑脊液转移倾向,甚至可能以脑膜癌转移为初发表现起病。室管膜瘤、成神经管细胞瘤或者是原始神经外胚层肿瘤、胚细胞瘤和高级别胶质瘤是最常见的播散性原发肿瘤。造血细胞肿瘤如白血病和淋巴瘤也常浸润蛛网膜下腔,伴有较少或不伴有实质细胞参与。对于神经系统完整,但存在中枢神经系统高复发风险的浸润肿瘤的患者,脑脊液检

测作为初始诊断和筛选手段是非常有价值的。原发性中枢神经系统淋巴瘤中,可以表现为增高的肿瘤细胞数目以及脑脊液细胞增多症,基本可细胞学确诊。一份量较大的脑脊液标本或者是多份脑脊液标本是诊断所需要的,若腰部脑脊液无诊断意义,脑池穿刺可帮助诊断。倾向于侵犯中枢神经系统的急性白血病包括急性淋巴细胞性白血病、急性非淋巴细胞性白血病、急性髓细胞性白血病以及急性未分化细胞性白血病。

脊髓造影

腰椎穿刺是建立腰椎和颈椎脊髓造影通路的最常见方法,因为造影剂的密度要高于脑脊液,能够通过重力作用导向所需检查的部位。C1~C2穿刺已经成为颈椎脊髓造影的常用通路,但目前常用于那些由于广泛蛛网膜炎、硬膜外肿瘤、严重椎管狭窄或脑脊液阻滞而导致不能成功完成腰穿的患者。

其他神经系统疾病

大量文献报道在脱髓鞘疾病中脑脊液的变化,包括多发性硬化症。腰部穿刺典型表现是正常的ICP、正常的葡萄糖水平、单核细胞增多以及内皮通透性增高导致的蛋白水平升高。免疫电泳显示升高的IgG以及提示中枢神经系统有炎症的单克隆条带,可能是多发性硬化症的征象。

其他疾病脑脊液改变包括:阿尔兹海默病中升高的tau蛋白和降低的β–淀粉样前体蛋白,以及在吉兰–巴雷综合征中出现的抗GM1抗体和蛋白细胞分离。

治疗干预

脑脊液漏

脑脊液漏的发生有许多非创伤和创伤性因素。直立性头痛是脑脊液漏的特异性症状,可能有明显的鼻液漏。医源性的术后脑脊液漏,可能继发于颅底手术后硬脑膜或骨的缺失。颅中窝或是桥小脑角手术后的脑脊液漏并不是经常发生,脑脊液常由咽鼓管向鼻咽部渗漏。枕骨下颅骨切除术后颅后窝硬脑膜的关闭常较为困难,并且是非亲水性的。在这个区域的漏管常造成假性脑膜膨出,临床表现为在切口处的皮下肿胀。腰部手术后的脑脊液漏并不常见,但可能发生在近期脊髓造影、硬脑膜撕裂或是

不充分的硬脑膜关闭之后。在儿科患者中,脑膜膨出或是其他脊柱裂等缺陷的修复,更易因硬脑膜或者筋膜的缺陷而出现脑脊液漏。

脑脊液漏最常见于创伤后。贯穿筛骨和额窦的颅底骨折可造成鼻液漏。沿着颞骨长轴的骨折则常累及中耳,若鼓膜破裂则造成检查中发现鼓室积血和脑脊液耳漏。大多数脑脊液漏发生于48 h内,但迟发性漏也多见,因为瘘管可能由于粘连、血肿或是疝出的脑组织而闭塞,从而暂时填塞了瘘口。

通过临床检查诊断漏较为容易,但"引流液"的性质不能确定,所以实验室检查是必需的。因为鼻分泌物是葡萄糖阳性的,所以蘸取液体进行葡萄糖检测会被误导。氯化物水平高于外周血,而β_2转铁蛋白的鉴定具有最为准确的脑脊液诊断价值。这个蛋白由脑中的神经氨酸苷酶产生,特异性出现在脊髓液和外周淋巴液中。

抬高患者头部是脑脊液漏的最基本治疗。若保守治疗失败,应放置腰部引流导管或每日进行腰穿。持续性腰部导管引流的使用一定程度上是有争议的,因为若ICP降低,就会有窦颅内感染的风险。为帮助预防这样的并发症,腰部引流液收集器位置不能低于患者肩膀水平,且引流持续时间不能超过5天。

颅内压增高

颅内压增高可造成显著的神经系统并发症甚至死亡。建立通向颅内脑脊液腔的通路有利于诊断与治疗。脑室切开引流术是常被用于ICP监测以及通过脑脊液引流治疗颅内压增高的方法。创伤性颅脑损伤后,在格拉斯哥昏迷评分<8分、运动功能评分<6分(非失语症)以及在初次CT检查中发现弥散性脑水肿、颅内血肿、大脑皮质挫伤或是基底池缺失或压缩的患者,应当放置ICP测定装置。ICP监测也能够用于脑血管疾病中,包括动脉瘤SAH、自发性脑血肿、缺血或缺氧性脑损伤以及颅内出血。梗阻性脑积水也是放置脑室导管用以引流与监测的主要指征。ICP可由于脑水肿而升高,脑水肿则可由肿瘤、颅内血肿、卒中、脑挫伤或是术后或脑部放疗引起。弥散的脑部肿胀也可发生于炎性和感染性疾病,如雷尔氏综合征或脑膜炎,高热、二氧化碳潴留或血管狭窄所致。

药物治疗

脑脊液可以成为使用药物(如化疗药物和抗生素)治疗的一条通路。淋巴瘤和白血病的治疗常常涉及鞘内注射多种药物,这些药物可能通过腰部的通路或者经置入的药物泵进行脑室内注射。脑膜肿瘤扩散能够通过鞘内化疗进行治疗(如甲氨蝶呤)。小剂量连续注射能够使神经毒性达到最小化,而脑室药物泵的使用则能较多次腰穿减少创伤。脑膜炎和脑室炎的治疗除系统治疗外,可能还包括鞘内抗生素使用。推荐谨慎对待药物剂量及使用方法,特别是使用脑室通路,因为很多抗生素鞘内注射会导致癫痫或炎症性脑室炎。

获取脑脊液的常用技术

获取CSF的方法较多。所有操作均需无菌操作(包括无菌的手套及口罩)、皮肤必须杀菌剂消毒、无菌巾铺巾。

腰椎穿刺

腰椎穿刺(腰穿)是项常规操作,可在腰椎穿刺托盘准备的情况下由全科医师在床旁、任何医院或是门诊完成。脊椎退化、有腰椎手术史以及先天缺陷的患者可在透视或超声辅助下完成穿刺针定位。

腰穿的禁忌证为:进针点的皮肤感染、抗凝剂使用、恶液质、幕上肿块导致视神经水肿、后颅窝损害、已知的蛛网膜下腔阻塞或脊髓内动静脉畸形。

成人穿刺取CSF无需麻醉前给药,但需要1%利多卡因充分局麻。儿科患者往往需要镇静以及吸入辅助。焦虑、谵妄以及对抗的成人患者也可使用同样方法镇静。

在监测设备完善的条件下,可由富有经验的医师给予年龄较小的儿童口服或直肠水合氯醛,成人及儿童静脉给予咪达唑仑和芬太尼或右美托嘧啶达到中等度镇静,可提高成功率。在注射之前,使用EMLA凝胶(2.5%利多卡因以及2.5%丙胺卡因)实施表面麻醉也是有效的。相反,一项临床对照实验表明,新生儿腰椎穿刺注射局麻药物并非必须,且不降低疼痛及不适感[22]。

图17.1和图17.2描述了腰穿的部分步骤。患者选择胸膝侧卧位或者床旁背身坐位。肥胖患者更适用于坐位,脂肪组织导致正中标志模糊难以定位。老年患者有明显的腰椎退化也适用于坐位。一切准备(患者选择、定位以及器械准备)之后,使用25号或27号计量针筒皮下注射局麻。然后使用1.5 in针插入皮肤组织下,沿正中线做局麻,给予棘间韧带及肌肉麻醉。小剂量麻醉已足够,然而在椎间盘附近各个部位给予额外的注射,可实现更广泛的区域阻滞[23]。

皮肤进针点在正中线的髂嵴上水平,一般在L3～L4棘突水平。相对于成人,儿童的脊髓圆锥更低,为避免损伤脊髓圆锥,儿童及新生儿进针位在L4～L5或L5～S1。为保证进针通畅并避免医源性椎管表皮样瘤,进针时应放置内芯或管芯。针的斜面需平行于硬膜纵纤维以及脊柱。针需30°入皮,针尖朝脐。进针后经过以下结构进入蛛网膜下腔:皮肤、皮下脂肪、棘上韧带、棘间韧带、黄韧带、硬膜外的疏松结缔组织以及脊椎丛、蛛网膜(图17.3)。对非常年轻患者,进针只需1 in,对肥胖患者可能需要4 in。有经验的医师在通过韧带至硬膜外腔会有明显的突破感。进入硬膜内,针面改至头侧以改善CSF流动。压力监测的脊髓穿刺针不应小于22号。开放压测量时,患者需处于腿部放松状态并且从膝胸位延展。儿童患者的压力测量较难,可通过CSF流速估计[24]。

一旦完成脑脊液收集,在穿刺针推出前需要测量闭合压。在退出蛛网膜下腔前,最好是将针芯重新插入穿刺针内。若操作是在坐位进行,测量脑脊液压力将会不准确,这是由于穿刺点上方脑脊液的静水压或者是大量脑脊液在针芯退出时丢失所造成。如有必要,可以在保证进入到脑脊液腔之后,患者取侧卧位后测量压力。

虽然腰穿是安全的,但仍有一些潜在的并发症与风险。出血并不常见,但在出凝血障碍或抗凝治疗的情况下仍有出现。已有报道在这些情况下的脊

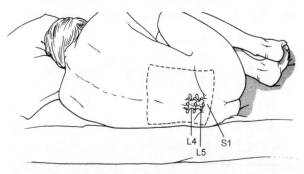

图17.1 患者侧卧位于床沿,膝、臀、颈部屈曲[引自Davidson RI: Lumbar puncture, in VanderSalm TJ (ed): *Atlas of Bedside Procedures*. 2nd ed. Boston, Little, Brown, 1988, 已获授权]。

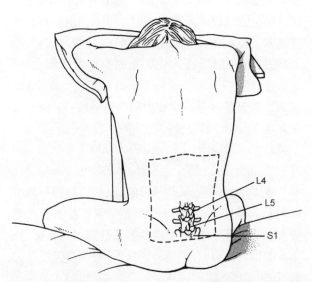

图17.2 患者坐在床边靠在床架上[引自Davidson RI: Lumbar puncture, in VanderSalm TJ (ed): *Atlas of Bedside Procedures*. 2nd ed. Boston, Little, Brown, 1988, 已获授权]。

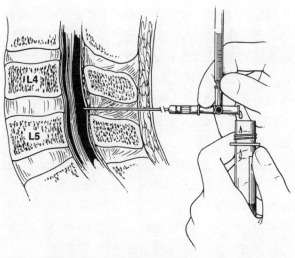

图17.3 脊髓穿刺针先进入脊髓蛛网膜下腔,脑脊液在测压后收集[引自Davidson RI: Lumbar puncture, in VanderSalm TJ (ed): *Atlas of Bedside Procedures*. 2nd ed. Boston, Little, Brown, 1988, 已获授权]。

髓 SAH 将导致脑脊液回流障碍、伴随背部疼痛、括约肌功能障碍甚至下肢轻瘫。脊髓硬膜下血肿也少见，但有一定的需要快速外科介入的发生率。由患者皮肤菌群或是手术者口鼻菌群侵入蛛网膜下腔所造成的脑膜炎也并不常见，在使用无菌技术（包括口罩）的条件下是可以预防的。感染的风险可在连续操作或放置腰部导管以治疗脑脊液漏时增加。

体位性头痛是腰穿后最常见的并发症，据报道发生率为 1%～70%，被认为是由于脑脊液渗漏入棘突旁间隙过多造成。导致伸展时产生颅低压以及痛觉敏感的颅内静脉膨胀。MRI 已经显示腰穿后脑脊液量减少，但无显著的脑移位，并与头痛无相关性。心理学因素与头痛病史似乎能够显著影响患者的体位性头痛风险，以及对头痛的忍耐力。较小的穿刺针、平行穿过硬脑膜纤维、旁中线入路以及在穿刺针推出前重新插入针芯，这些方法能减少腰穿后头痛发生的风险。

穿刺针的选择也有争议。目前有多种针尖设计可供选择，包括传统的具有斜切面针尖的 Quincke 针、有铅笔尖和侧孔的 Sprotte 针以及与 Sprotte 针相似但侧孔更小的 Whitacre 针。无创穿刺针适合于诊断性腰穿，并与较低的穿刺后头痛风险相关。

硬脊膜穿刺后头痛常发生于 72 h 内，并持续 3～5 天。保守治疗包括卧床休息、水化及镇痛药治疗。若头痛伴有恶心，可使用非吩噻嗪类止吐剂。若症状更为严重，可予以甲基黄嘌呤（咖啡因或茶碱）口服或肠道外给药，药物治愈率达 85%。也有文献探讨过其他一些药物，但似乎都没有咖啡因有效。若头痛症状持续或不能被干预，则推荐硬膜外血液注射，因为这是在这种条件下最有效的治疗方法。硬膜外注射其他药物，例如生理盐水、右旋糖苷或是促肾上腺皮质激素，都已有报道，并在一定条件下有治疗价值（例如败血症或者是获得性免疫缺陷综合征）。

另一项腰穿或持续性脑脊液引流的少见后遗症为听力丧失。引流会降低 ICP，这会经耳蜗导水管传递至外淋巴，造成听力损伤。这种并发症的发生率报道为 0.4%，但有可能更高，因为其未被认知并似乎是可逆的。也有不可逆听力损伤的病例报道。

短暂性第六脑神经麻痹也有报道，这可能是继发于显著脑脊液减少后的神经牵拉。神经血管损伤并不常见，可发生于蛛网膜下腔阻滞的情况下，由脊髓肿瘤引起。在这一情况下，脑脊液引流会造成显著的牵拉以及脊髓锥旋，继发神经损伤。

侧颈部（C1～C2）穿刺

C1～C2 或是侧颈部穿刺原本是为脊髓切开术而创。它能够用于在腰部通路无法建立的情况下进行脊髓造影或是脑脊液抽取。它能够在透视引导下安全实施，患者取仰卧位、头颈固定、侧颈部无菌巾覆盖。皮肤穿刺点为乳突尖向尾侧 1 cm、向背侧 1 cm。穿刺点局部浸润麻醉，腰穿针穿刺，朝向骨管中、后 1/3 连接处，以避免可能位于前半管的异常脊椎或后下侧脑动脉。内芯需要迅速拔出，以检查脑脊液的流出情况。当在透视下进行操作时，穿刺针能够被看到是垂直于颈部的，并紧贴于 C1 的后环之下。在穿过硬脑膜时可以感觉到与腰穿时相同的感觉，然后相似的，将针的斜面朝向头部。侧颈部穿刺的并发症包括脊髓或脊柱血管损伤与神经根激惹而造成局部疼痛和头痛。

脑池穿刺

脑池穿刺能够在其他通路均不能建立的情况下，提供经小脑延髓池的脑脊液通路。术前应进行侧颅 X 线拍摄，以明确是否正常解剖。患者坐位，头部稍伸展。枕骨区域备皮铺巾，利多卡因浸润麻醉。穿刺点为枕外粗隆间中线与 C2 棘突上缘或是两侧外耳道的连线的交叉点。穿刺针稍稍朝向头部，并常触碰到枕骨。然后重新逐步向尾侧调整方向，直到针穿过寰枕膜和硬脑膜，产生"突破"感。小脑延髓池常在皮肤下 4～6 cm 深；则穿刺针不应刺入皮下超过 7.0～7.5 cm 深，以防止损伤脊髓或椎动脉。这个操作在一名配合的患者上进行是相对安全的，因为小脑延髓池是一个较大的脑脊液腔；但由于潜在并发症发生率较高，很少使用。

分流及储液

置入性的储液囊以及分流系统需经神经外科医师同意才能使用，尽管操作简单。创伤性的置入系统本身存在风险包括：感染将导致住院时间延长、抗生素的延长使用、分流器外科操作、器械移除以及置入新的分流系统。

脑室及脑室腹膜的皮下储液分流系统定位于近端单向经皮获得。储液囊往往为按钮状、直径近

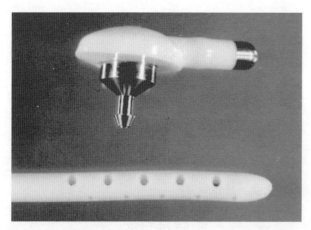

图 17.4　颅盖下储液囊的特写，漏斗基直接连接脑室导管近端、末端如图。

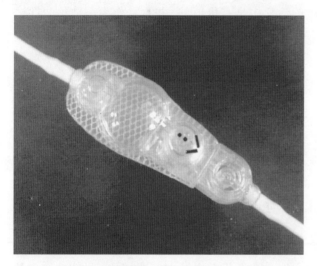

图 17.5　分流器的圆形储液囊。大的圆头为针入点靠近单向阀。

7～10 mm、高度 2 mm。通过钻孔放置，直接与脑室导管连接（图 17.4），或者作为完整的阀门系统（图 17.5）。储液囊放置指征之前已讨论。

　　医院内或门诊都可以操作。需准备手套、口罩、消毒剂、刀、无菌巾、23 或 25 号针（短针或蝴蝶针）、结核菌素注射器以及无菌收集器。患者可处于方便操作者触及储液囊的任何舒适体位。除了幼儿需镇静，其他患者无需镇静。头颅透视对于定位有帮助。先触及储液囊，使用推剪移除头发，皮肤需消毒。无需局麻，但是可以考虑表面麻醉剂。针垂直于皮肤进入，到达储液囊深度 3～5 mm。将测压器接在针或是蝶形管道上以测压。有 CSF 流出可收集 CSF 并实施药物注射。"无液体"考虑可能为放置错误或是管道阻塞。有时老化的储液囊会收缩至钻孔内，导致无法触及或是钙化导致针无法穿入，一些老的分流系统甚至无储液囊。分流系统的风险及并发症包

括：不合适的置入、皮肤区域的污染、分流系统内血液导入、剧烈抽吸导致脉络丛出血。

腰池腹腔分流术

　　腰池腹腔分流器是通过皮下插入一根腰部蛛网膜下腔导管，或通过一个皮肤小切口放置。它们通过皮下隧道经患者的侧面进入腹部，末端导管经过一个独立的腹部切口进入腹腔。储液囊或阀门或是两者同时使用放置在侧方。在非肥胖的患者中，两个切口间仔细的触诊常能显示导管路径，以及储液囊的放置。患者取侧卧位，在腰侧下放置枕头会有所助益。按描述过的脑室分流术同样的技术进行操作。液体抽取应该特别地轻柔，否则会引起神经根激惹症状。

脑室储液囊

　　脑室储液囊作为一个盲端系统的一部分被插入，这个系统还包括一根位于脑脊液腔（一般位于侧脑室，没有末端径流）的导管。这样的系统仅是为建立脑脊液通路这一目的，例如滴注抗生素或化疗药物，或是为治疗和监测而进行的脑脊液抽吸。Ommaya 储液囊是圆顶状结构，直径 1～2 cm，在其侧面或基地部有一个连接端口（图 17.6）。它们一般放置在皮下，连接一根脑室蛛网膜下腔导管（图 17.7）。抽吸技术与分流系统储液囊相同；但 Ommaya 储液囊常常更大，形状也不同。它一般通过一根 25 号的穿刺针

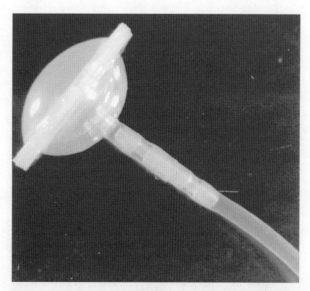

图 17.6　Ommaya 双圆头脑室储液囊特写，尾部设计适用于钻孔置入。

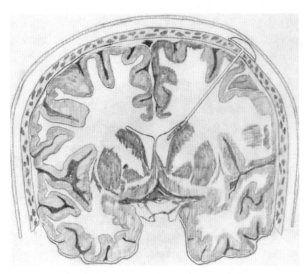

图 17.7 大脑前额角的冠状切面，储液囊位于帽状腱膜下，末端靠近位于脑室内的导管。

或是蝶形阀。若有可能，CSF 可随重力流出；流出量应与输入量相同，保留 CSF 以进行分析或重新输注。注射抗生素或化疗药物；1 mL 脑脊液或无菌生理盐水可用来冲洗进入脑室的药物，或是储液囊轻微鼓泡也能达到相同目的。风险和并发症与分流系统抽吸相同（如感染、出血以及不恰当的插入），还可能发生化学性的脑室炎或是蛛网膜炎。

脑室造瘘术

脑室造瘘术是将导管放置在侧脑室，以进行脑脊液引流或是 ICP 监测与治疗。该操作由神经外科医生在手术室完成，或是在 ICU、急诊室床旁完成，常是经过非主要脑半球进入侧脑室前角。另一种方法是将导管经位于枕骨隆突上方 6 cm、中线旁 4 cm 的枕骨穿刺孔插入到后角或三角区。除非患者异常焦虑烦躁，并不需要预先用药。只有是定向性操作，否则一般也不需要放射引导。若脑室由于弥散性的脑肿胀或是狭缝脑室综合征变得非常小，则需要 CT 或是 MRI 进行立体定位。脑室造瘘术的并发症包括脑膜炎或脑室炎、头皮伤口感染、颅内血肿或是皮质损伤以及脑室置管失败。

腰椎引流

经腰部蛛网膜下腔导管持续引流在脑脊液漏的治疗中是有价值的，并且可作为一种预测性试验，显示分流在多种原因引起的正常压力的脑积水或巨脑室中可能产生的作用。商品化腰椎引流套装是封闭灭菌系统将引流液引至一个可置换的收集袋中。导管放置仅在腰穿中进行；但需使用一个大孔径的 Tuohy 针，一旦脑脊液流出确认，可通过它插入导管。针的朝向和腰穿时的要求一样，在使用这种大规格针时甚至需更为严格。虽然导管更硬更细，硬膜外导管套装也可以使用。并发症包括硬膜外或蛛网膜下腔出血、感染、脑脊液抽吸障碍、脑脊液漏、神经根激惹，最为严重的是继发于过度引流的幕上硬膜下血肿，该并发症更容易在老年人中发生。过度引流可能性较高是因为导管的直径较大，引流量也与患者的配合度和护士的护理相关。

总 结

在这些可供选择的获取脑脊液的方法中，腰穿对一般医师来说是最为常见和安全的操作。其他技术则需要放射科医师、神经科医师、麻醉师或神经外科医师的协助才能完成。

◇ 参 ◇ 考 ◇ 文 ◇ 献 ◇

[1] Hollman GA, Schultz MM, Eickhoff JC, et al: Propofol-fentanyl versus propofol alone for lumbar puncture sedation in children with acute hematologic malignancies: propofol dosing and adverse events. *Pediatr Crit Care Med* 9:616, 2007.

[2] Dilli D, Dallar Y, Sorguc N: Comparison of ketamine plus midazolam versus ketamine for sedation in children during lumbar puncture. *Clin J Pain* 25:349, 2009.

［ 3 ］ Wood J: Cerebrospinal fluid: techniques of access and analytical interpretation, in Wilkins R, Rengachary S (eds):*Neurosurgery*. 2nd ed. New York, McGraw-Hill, 1996, p 165.

［ 4 ］ Beck J, Raabe A, Szelenyi, et al: Sentinel headache and the risk of rebleeding after aneurysmal subarachnoid hemorrhage. *Stroke* 27:2733, 2006.

［ 5 ］ Leblanc R: The minor leak preceding subarachnoid hemorrhage. *J Neurosurg* 66:35, 1981.

［ 6 ］ D'Arminio-Monteforte A, Cinque P, Vago L, et al: A comparison of brain biopsy and CSF PCR in the diagnosis of CNS lesions in AIDS patients. *J Neurol* 244:35, 1997.

［ 7 ］ Fitch M, van de Beek D: Emergency diagnosis and treatment of adult meningitis. *Lancet Infect Dis* 7:191, 2007.

［ 8 ］ Albeck MJ, Borgesen SE, Gjerris F, et al: Intracranial pressure and cerebrospinal fluid outflow conductance I healthy subjects. *J Neurosurg* 74:597, 1991.

［ 9 ］ Lundar T, Nornes H: Determination of ventricular fluid outflow resistance in patients with ventriculomegaly. *J Neurol Neurosurg Psychiatry* 53:896, 1990.

［ 10 ］ Walchenback R, Geiger E, Thomeer R, et al: The value of temporary external lumbar CSF drainage in predicting the outcome of shunting on normal pressure hydrocephalus. *J Neurol Neurosurg Psychiatry* 72:503, 2002.

［ 11 ］ Ball AK, Clarke CE: Idiopathic intracranial hypertension. *Lancet Neurol* 5:433, 2006.

［ 12 ］ Johnston I, Hawke S, Halmagyi J, et al: The pseudotumor syndrome: disorders of cerebrospinal fluid circulation causing intracranial hypertension without ventriculomegaly. *Arch Neurol* 48:740, 1991.

［ 13 ］ Fischer L, Jahnke K, Martus P, et al: The diagnostic value of cerebrospinal fluid pleocytosis and protein in the detection of lymphomatous meningitis in primary central nervous system lymphomas. *Haematologica* 91:429, 2006.

［ 14 ］ Bigner SH, Johnston WWW: The cytopathology of cerebrospinal fluid, I. Non-neoplastic condition, lymphoma and leukemia. *Acta Cytol* 25:335, 1981.

［ 15 ］ Fishman RA: *Cerebrospinal Fluid in Diseases of the Nervous System*. 2nd ed. Philadelphia, WB Saunders, 1992.

［ 16 ］ Link H, Huang Y: Oligoclonal bands in multiple sclerosis cerebrospinal fluid: an update on methodology and clinical usefulness. *J Neuroimmunol* 180:17, 2006.

［ 17 ］ Fagan AM, Roe CM, Xiong C, et al: Cerebrospinal fluid tau/β-amyloid 42 ratio as a prediction of cognitive decline in nondemented older adults. *Arch Neurol* 64:343, 2007.

［ 18 ］ Agrillo U, Simonetti G, Martino V: Postoperative CSF problems after spinal and lumbar surgery: general review. *J Neurosurg Sci* 35:93, 1991.

［ 19 ］ Nandapalan V, Watson ID, Swift AC: β2-Transferrin and CSF rhinorrhea. *Clin Otolaryngol* 21:259, 1996.

［ 20 ］ Lyons MK, Meyer FB: Cerebrospinal fluid physiology and the management of increased intracranial pressure. *Mayo Clin Proc* 65:684, 1990.

［ 21 ］ American Association of Neurological Surgeons, Congress of Neurological Surgeons, Joint Section on Neurotrauma and Critical Care: guidelines for the management of severe traumatic brain injury. 3rd edition. *J Neurotrauma* 24：S1, 2007.

［ 22 ］ Porter FL, Miller JP, Cole FS, et al: A controlled clinical trial of local anesthesia for lumbar punctures in newborns ［ see comments ］. *Pediatrics* 88:663, 1991.

［ 23 ］ Wilkinson HA: Technical note: anesthesia for lumbar puncture. *JAMA* 249:2177, 1983.

［ 24 ］ Ellis RW III, Strauss LC, Wiley JM, et al: A simple method of estimating cerebrospinal fluid pressure during lumbar puncture. *Pediatrics* 89:895, 1992.

［ 25 ］ Scott EW, Cazenave CR, Virapongse C: Spinal subarachnoid hematoma complicating lumbar puncture: diagnosis and management. *Neurosurgery* 25:287, 1989.

［ 26 ］ Strupp M, Brandt T: Should one reinsert the stylet during lumbar puncture? *N Engl J Med* 336:1190, 1997.

［ 27 ］ Grant F, Condon B, Hart I, et al: Changes in intracranial CSF volume after lumbar puncture and their relationship to post-LP headache. *J Neurol Neurosurg Psychiatry* 54:440, 1991.

［ 28 ］ Lee T, Maynard N, Anslow P, et al: Post-myelogram headache: physiological or psychological? *Neuroradiology* 33:155, 1991.

［ 29 ］ Peterman S: Post myelography headache: a review. *Radiology* 200:765, 1996.

［ 30 ］ Lavi R, Rowe JM, Avivi I: Traumatic vs. atraumatic 22G needle for therapeutic and diagnostic lumbar puncture in the hematologic patient: a prospective clinical trial. *Haematologica* 92:1007, 2007.

［ 31 ］ Torbati S, Katz D, Silka P, et al: Comparison of blunt versus sharp spinal needles used in the emergency department in rates of post-lumbar puncture headache. *Ann Emerg Med* 54：S73, 2009.

［ 32 ］ Ahmed SV, Jayawarna C, Jude E: Post lumbar puncture headache: diagnosis and management. *Postgrad Med J* 82:713, 2006.

［ 33 ］ van Kooten F, Oedit R, Bakker S, et al: Epidural blood patch in post dural puncture headache: a randomized, observer-blind, controlled clinical trial. *J Neurol Neurosurg Psychiatry* 79:553, 2007.

［ 34 ］ Choi A, Laurito CE, Cunningham FE: Pharmacologic management of post-dural headache. *Ann Pharmacother* 30:831, 1996.

［ 35 ］ Walsted A, Salomon G, Thomsen J: Hearing decrease after loss of cerebrospinal fluid: a new hydrops model? *Acta Otolaryngol* 111:468, 1991.

［ 36 ］ Michel O, Brusis T: Hearing loss as a sequel of lumbar puncture. *Ann Otol Rhinol Laryngol* 101:390, 1992.

［ 37 ］ Wong MC, Krol G, Rosenblum MK: Occult epidural chloroma complicated by acute paraplegia following lumbar puncture. *Ann Neurol* 31:110, 1992.

［ 38 ］ Mutoh S, Aikou I, Ueda S: Spinal coning after lumbar puncture in prostate cancer with asymptomatic vertebral metastasis: a case report. *J Urol* 145:834, 1991.

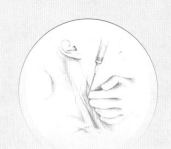

第18章
经皮耻骨上膀胱造瘘术
Percutaneous Suprapubic Cystostomy

SATYA ALLAPARTHI, K.C. BALAJI AND PHILIP J. AYVAZIAN　周书琴 译，张翔宇 审校

经皮耻骨上膀胱穿刺术的操作要点于4个世纪前已为人所知。Garson 和 Peterson 于1888年首次证实了该操作的安全性。于1951发明的Campbell套管针装置是现代首次应用于经皮耻骨上膀胱穿刺术的装置[1]。经皮耻骨上膀胱穿刺术适用于标准导尿术不可实施或效果不理想时的情况下[2]。在紧急情况下，大多数患者为有尿道狭窄或复杂前列腺疾病的男性或有尿道断裂创伤的患者。骨盆骨折相关的完全性尿道横断者为紧急耻骨上膀胱穿刺术的绝对适应证。在局麻下，小直径导管的置入可快速、安全及较为轻松地在床边完成。本章节将先后探讨导尿术及经皮穿刺方法。

导 尿 术

导尿术是尿液引流的主要方法。应明确留置导尿的适应证，这将决定所使用的导尿管的类型及大小的选择[3]。对患者泌尿生殖系统的专科病史询问及体格检查是十分重要的。在很多男性病例中导尿可能存在困难，表现为下泌尿道症状（如尿急、尿频、夜尿、尿细、排尿踌躇）的患者很可能患有良性前列腺增生。这些患者需要更大口径的导管，如20F或22F。而对于尿道狭窄的患者，应选择较小口径的导管，如12F或14F。有前列腺手术史（如经尿道前列腺切除术、开放性前列腺切除术、根治性前列腺切除术等）的患者可能由于膀胱颈在手术后挛缩存在形态不规则，使用带弯曲头的coudé-tip导管，可能针对前列腺手术后此解剖学改变有所帮助。骑跨伤后前列腺或尿道口出血提示可能存在尿道损伤。在这种情况下，必须先进行逆行性尿道造影证明尿道的完整性才可实施导尿术。

对于出现肉眼血尿的患者，大口径的导管（如22F或24F）有利于冲洗及清除血块；或者可使用三腔导尿管进行持续膀胱冲洗，以防导尿管堵塞。然而，长时间使用大口径导尿管可能不利于尿道分泌物的排泄，导致尿道炎或附睾炎。

技术要点

对于男性患者，在患者准备及铺巾后，注射2%盐酸利多卡因凝胶10 mL逆行进入尿道，并使用阴茎夹或术者的手闭塞患者尿道口以防凝胶流出。5～10 min后尿道黏膜可得到充分麻醉[4]。测试导管气囊，并将导管头部涂上水溶性润滑剂。向上牵拉阴茎使之垂直于患者身体，再将导管插入尿道口，一直推进到底直至膀胱。见尿液流出导尿管口，确认导尿管已进入膀胱才可往气囊内注水固定。用生理盐水冲洗导尿管可以验证导管的位置。尿道膜部的尿道括约肌自主收缩时可阻碍导尿管的插入。若已排除此因素，则提示可能为其他部位的狭窄，需要泌尿科会诊。对于有前列腺手术史的患者，可以让助手将手指伸入直肠提高尿道水平，使导尿管顺利进入膀胱。

女性患者更适合短、直的导尿管，且通常局部麻醉剂量更小。导尿管置入困难常发生于有尿道手术史、外阴切除术史、阴道萎缩或病理性肥胖的患者。在这些情况下，尿道口缩回到耻骨联合下无法暴露。可以尝试用手指在阴道内触诊找到尿道口，进行盲插。

申请到泌尿科会诊可以利用其他技术协助导尿。软性膀胱镜可以帮助找到导尿管置入困难的原因,并插入导丝。导尿管可以用Seldinger技术随着导丝置入。线形探条和跟随器可以用于尿道狭窄患者的导尿。

适应证

有时尽管运用了适当的技术(如前面所述),但导尿仍可能不成功。这时便需要经皮耻骨上膀胱穿刺术。经皮耻骨上膀胱穿刺术通常应用于急性尿潴留的男性患者。表18.1列举了重症监护病房中经皮耻骨上膀胱穿刺术的其他适应证。

表18.1

经皮耻骨上膀胱穿刺术常见适应证

急性尿潴留患者导尿不成功
前列腺手术史
存在或怀疑尿道损伤
尿道狭窄
严重的尿道下裂
尿道周围脓肿
严重尿道、附睾、前列腺感染

禁忌证

表18.2列举了经皮耻骨上膀胱穿刺术的禁忌证。无法触及膀胱或既往手术或创伤造成的盆腔解

表18.2

经皮耻骨上膀胱穿刺术相对禁忌证

膀胱无法触及
下腹部手术史
凝血功能障碍
已知膀胱肿瘤
滞留血块

剖结构改变增加了经皮进入膀胱的困难,加大了穿透腹膜腔的风险。其中,膀胱无法触及主要发生于处于少尿期及无尿期肾功能衰竭患者、神经源性膀胱收缩的患者或尿失禁的患者。当膀胱无法触及时,可用逆行注入盐水的方式使膀胱扩张。男性患者使用14F的导尿管插至尿道口舟状窝,气囊内填充2～3 mL无菌水以固定。导尿管中缓慢注入生理盐水直至膀胱可被触及,便可置入耻骨上导尿管。对于神经源性膀胱收缩的患者,通过这一方法使膀胱充盈的效果可能并不理想。这些患者的膀胱需要使用超声定位,并插入22号脊椎穿刺针头。通过针头注入生理盐水使膀胱充盈后置入耻骨上导尿管(图18.1)。

对于有下腹部手术史的患者,膀胱穿刺术前使用超声引导,可保证其安全性。既往的下腹部手术可能会导致导尿管插入区域内的小肠粘连。其他相对禁忌证包括凝血功能障碍、膀胱肿瘤、活动性血尿或滞留血块。对于膀胱肿瘤患者,经皮膀胱径路的

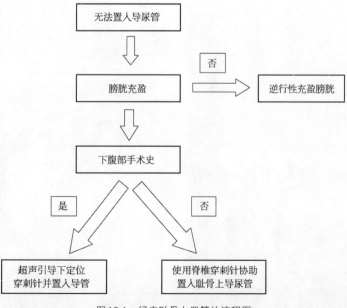

图18.1 经皮耻骨上置管的流程图

穿刺应尽量避免，因为肿瘤细胞可沿皮道种植。对于严重血尿或血凝块堵塞的患者，小口径耻骨上膀胱穿刺管并不能有效地发挥功能，必须通过开放性手术放置大口径导管协助导尿。

技术要点

经皮膀胱穿刺术管尺寸从8F至14F不等[5,6]，一般有两种类型。第一种装有一个预装导管的阻塞器。例如Stamey导管（Cook Urological, Spencer, IN）和Bonanno导管（Beckton Dickinson and Co, Franklin Lakes, NJ）[7]。Stamey装置是一根带有鲁尔锁连接器及配套空心针阻塞器的聚乙烯Malecot管。当鲁尔锁连接器与阻塞器相接合时，Malecot凸缘被拉向内（关闭），装置呈可使用状态。Bonanno导管则为套在1个空心18号阻塞器外的软性14F聚四氟乙烯管（图18.2B）。阻塞器可由连接器锁定，并露出导管头。当阻塞器被抽出，尾纤可留在膀胱内。Stamey导管的一个优点是凸缘增加了装置的安全稳定性。Bonanno导管一般较少引起膀胱痉挛，拥有更好的耐受性。

第二种由套管针和保护套组成，可用于穿透腹壁和膀胱[8,9]。Lawrence耻骨上导尿管（Rusch, Duluth, GA）为这一种类最常用的装置之一。在此装置的套管针抽出后，可放置一根标准Foley导尿管

（图18.2C）。

患者置于仰卧位；臀部下放置巾卷以伸展骨盆。头低脚高位使膀胱与其他腹腔内容物分离。触诊膀胱以确保其呈充盈状态。耻骨上区用2%洗必泰及10%聚维酮碘溶液做术前准备，并铺消毒巾。插入部位为耻骨联合中线上方数厘米，以避开上腹部血管。肥胖患者由于巨大可折叠数层的腹部脂肪垫，针应于耻骨上切迹置入，此处脂肪厚度最小。用1%利多卡因麻醉皮肤、皮下组织、腹直肌筋膜及耻骨后区。22号脊椎穿刺针与5 mL注射器连接，垂直进针，直至尿液可被吸出。若患者膀胱偏小或既往有盆腔手术史，进针方向应与足端呈60°。膀胱穿刺术管置入的前提是膀胱穿刺的可行性以及脊椎穿刺针插入的角度及深度正确（图18.3）。

用11号手术刀在膀胱穿刺的部位做一个2 mm的小切口。安装好闭塞器及导管插入切口。两手控制装置用力穿过腹壁，一只手可放在闭塞器上标识膀胱深度的位点。将注射器连接闭塞器的末端，吸取尿液并固定闭塞器位置。膀胱壁穿透后，再进入2～3 cm，可以防止导管头部在膀胱减压后退入耻骨后区。解锁闭塞器和导管，闭塞器导引导管进入膀

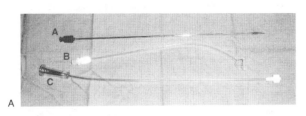

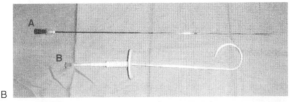

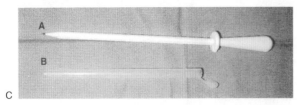

图18.2 A. Stamey耻骨上膀胱穿刺术套管针装置（A为阻塞器，B为Malecot导管，C为引流管）。B. Bonanno导管装置（A为阻塞器，B为导管）。C. Lawrence耻骨上导管（A为套管针，B为护套）。

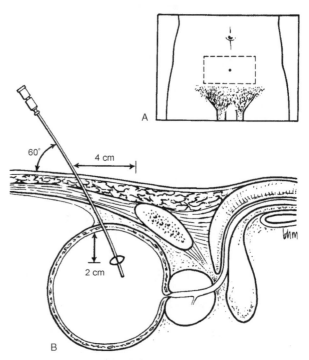

图18.3 耻骨上套管针置入技术。A. 套管针置入前备皮、准备及铺单。B. Stamey套管针在膀胱中的位置。确认导管与耻骨的角度及距离、相对于膀胱壁的位置。

脱。使用Stamey导管时,可以轻轻抽出导管,当产生阻力时则提示Malecot凸缘碰到膀胱前壁。此时再将Stamey导管再进入膀胱2 cm使之可移动。这个动作可避免导管在膀胱三角区,有助于减少膀胱痉挛的发生。

置入Lawrence耻骨上导尿管装置的常规方法与之类似。穿透膀胱壁后,尿液从耻骨导管导引器(套管针加护套)的连接器中流出。抽去套管针,插入Foley导尿管。充盈Foley导尿管的气囊并确保其在膀胱内。拉住已撕开的保护套顶部的标签,使保护套的剩余部分从导尿管中移去。

膀胱减压后进行膀胱冲洗,以评估导尿管的通畅性。导尿管可以用一般的尼龙缝合线和无菌敷料固定。Bonanno导尿管设有缝合片。Lawrence耻骨上导尿管不需要额外的固定,因为在Foley导尿管上的气囊确保了其位置的固定。

影像学引导的经皮耻骨上膀胱穿刺术

超声波对评估和确认膀胱充盈度很敏感[10],医生在超声波引导下行耻骨弓上膀胱穿刺术的成功率可提高2倍。超声无需特殊准备,可直接在床边操作,且操作对于患者无额外风险[11,12]。医生一般容易掌握完整膀胱的超声影像,且良好的膀胱图像已有明确定义(图18.4)。膀胱位于下腹部中线位置的肌肉深层,女性膀胱位于子宫前部。由于耻骨上的腹部区域内腹直肌中线呈均匀低回声,全膀胱较易可见。膀胱在充盈情况下最容易被探测到,可用3.5、5.0或7.5 MHz传感器横向或纵向探测。超声波可判断膀胱内部和周围是否存在液体,同时也可显示膀胱自身的大小及深度。穿刺针抵达膀胱壁,但未穿透时,通过超声可见膀胱壁隆起。在膀胱穿刺管置入时,可探测到导管进入膀胱里。

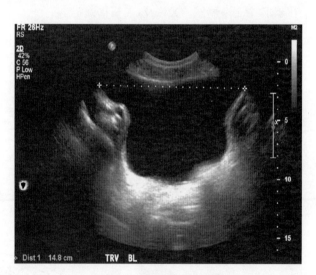

图18.4 完整膀胱的超声影像。

耻骨上膀胱造瘘管的护理

耻骨上导管置入后常会出现膀胱痉挛。当使用Stamey导管或Foley导管时,回抽膀胱中的导管至抵到膀胱壁再进入约2 cm,可预防膀胱痉挛。持续性膀胱痉挛可使用抗胆碱药物治疗(如奥昔布宁和莨菪碱)。在拔出导尿管前,应先停用此类药物以免发生尿潴留。耻骨上的导尿管不通畅的原因通常为导管的扭结或导管头移位至耻骨后间隙。如有必要,可用其他装置(可使用Stamey导管)替代或扩张导管。导管移除后需及时闭合经皮膀胱径路。长期使用耻骨上导尿管会形成窦道,需要数天才可闭合。若窦道仍然开放,则需使用导尿管进行膀胱减压。

并 发 症

耻骨上膀胱导管置入操作通常是安全的，并发症较为罕见。表18.3列举了一些可能的并发症[13]。造瘘过程中可能发生严重的肠道并发症，但十分少见。腹腔穿透或肠道穿孔导致腹膜或肠道的症状和体征。穿刺采用耻骨上4 cm以内正中通路或由影像学引导确保膀胱充盈，可避免这一并发症发生。对于既往有下腹部或盆腔手术史的患者，超声引导可确保导管位置放置的正确并排除肠嵌入（图18.5）。有下腹部症状和体征的患者需要全面评估耻骨上导管（使用膀胱影像）及膀胱穿刺术路径的位置。可使用肾脏-尿道-膀胱的X片及CT扫描确定。

血尿是耻骨上导尿管置入最常见的并发症。在少数情况下，需要开放的膀胱穿刺术以放置更大口径的导管利于冲洗。血尿常继发于血管破裂或慢性扩张的膀胱迅速解压，因此缓慢减压膀胱可降低血尿的风险。慢性扩张的膀胱减压可产生的另一风险为梗阻后利尿。

与导管相关的并发症包括遗留部分导管在膀胱内、导管的钙化及膀胱结石的形成。避免长时间导管的置入可避免这些并发症的发生。凡超过4周，即

表18.3
经皮耻骨上膀胱穿刺术的并发症
腹膜或肠道穿孔 血尿 导管遗留或钙化 膀胱结石 梗阻后利尿 低血压 膀胱穿孔或耻骨后间隙感染

应评估、置换或拔出导管。

当对慢性扩张膀胱的患者进行减压时，患者将有梗阻后利尿的风险[15]。尤其是氮质血症、周围性水肿、充血性心力衰竭和精神状态改变的患者风险最大。梗阻后利尿（尿量 > 200 mL/h）的患者需要时刻监测生命体征及静脉补液。

低血压在耻骨上置管的患者中很少发生。它通常可能为迷走神经反射或出血所引起，并可经液体补充后缓解。还有可能因完全的膀胱贯穿引起，但比较罕见，可以用膀胱减压保守治疗。

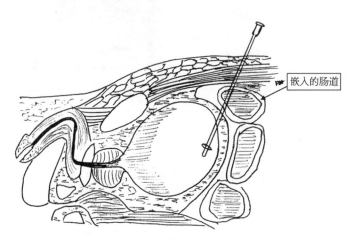

图18.5 耻骨上管的置入可穿透嵌入的肠道。

◇ 参 ◇ 考 ◇ 文 ◇ 献 ◇

[1] Hodgkinson CP, Hodari AA: Trocar suprapubic cystostomy for postoperative bladder drainage in the female. *Am J Obstet Gynecol* 96(6):773-783, 1966.

[2] Wein AJ, Kavoussi LR, Novick AC, et al: *Campbell-Walsh Urology Ninth Edition Review*. Philadelphia, PA, Saunders/Elsevier, 2007.

[3] Brosnahan J, Jull A, Tracy C: Types of urethral catheters for management of short-term voiding problems in hospitalised adults. *Cochrane*

Database Syst Rev (1)：Cd004013, 2004.

［ 4 ］ Siderias J, Guadio F, Singer AJ: Comparison of topical anesthetics and lubricants prior to urethral catheterization in males: a randomized controlled trial. *Acad Emerg Med* 11(6):703-706, 2004.

［ 5 ］ Irby Iii P, Stoller M: Percutaneous suprapubic cystostomy. *J Endourol* 7(2):125-130, 1993.

［ 6 ］ Lawrentschuk N, Lee D, Marriott P, et al: Suprapubic stab cystostomy: a safer technique. *Urology* 62(5):932-934, 2003.

［ 7 ］ Bonanno PJ, Landers DE, Rock DE: Bladder drainage with the suprapubic catheter needle. *Obstet Gynecol* 35(5):807-812, 1970.

［ 8 ］ O'brien WM, Pahira JJ: Percutaneous placement of suprapubic tube using peel-away sheath introducer. *Urology* 31(6):524-525, 1988.

［ 9 ］ Chiou RK, Morton JJ, Engelsgjerd JS, et al: Placement of large suprapubic tube using peel-away introducer. *J Urol* 153(4):1179-1181, 1995.

［ 10 ］ Munir V, Barnett P, South M: Does the use of volumetric bladder ultrasound improve the success rate of suprapubic aspiration of urine? *Pediatr Emerg Care* 18(5):346, 2002.

［ 11 ］ Aguilera PA, Choi T, Durham BA: Ultrasound-guided suprapubic cystostomy catheter placement in the emergency department. *J Emerg Med* 26(3):319-321, 2004.

［ 12 ］ Lee MJ, Papanicolaou N, Nocks BN, et al: Fluoroscopically guided percutaneous suprapubic cystostomy for long-term bladder drainage: an alternative to surgical cystostomy. *Radiology* 188(3):787-789, 1993.

［ 13 ］ Dogra P, Goel R: Complication of percutaneous suprapubic cystostomy. *Int Urol Nephrol* 36(3):343-344, 2004.

［ 14 ］ Liau S, Shabeer U: Laparoscopic management of cecal injury from a misplaced percutaneous suprapubic cystostomy. *Surg Laparosc Endosc Percutan Tech* 15(6):378, 2005.

［ 15 ］ Nyman MA, Schwenk NM, Silverstein MD: Management of urinary retention: rapid versus gradual decompression and risk of complications. *Mayo Clin Proc* 72(10):951-956, 1997.

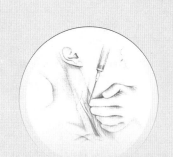

第19章
膝关节滑膜液引流及关节液分析

Aspiration of the Knee and Synovial Fluid Analysis

BONNIE J. BIDINGER AND ERIC W. JACOBSON　　姜维 译,张翔宇 审校

关节腔穿刺术是指以穿刺针穿入关节腔内、抽取滑膜液的一种操作,是一种相对安全且简单的操作,对鉴别不明原因关节炎的病因具有重要意义,特别是用于排除感染性关节炎。

1953年,Ropes和Bauer[4]首次将滑膜液分为炎症性和非炎症性两种。1961年,Hollander[5]、Gatter、McCarty[6]等提出了滑膜液分析这一在关节炎鉴别诊断中起重要作用的检测方法。通过关节滑膜液分析可鉴别化脓性关节炎与非化脓性关节炎。这两种疾病在临床上可能有着类似的症状,但其治疗方案则截然不同,因此需要通过滑膜液分析在早期予以鉴别。

适 应 证

关节腔穿刺是一种兼具诊断与治疗的操作。其主要的适应证是用于鉴别诊断不同原因的关节炎。在重症监护室中,其主要被用于化脓性关节炎的排除性诊断。由于许多炎症性关节炎与化脓性关节炎在临床上表现相似,因此,关节腔滑膜液分析在鉴别各种原因导致的关节炎方面起着重要的作用[4,7](表19.1)。因此,急性单一细菌性关节炎及少关节炎(类风湿性关节炎的一种)的患者应在治疗开始前行关节穿刺术,并行滑膜液分析,以明确病因。

关节腔穿刺同样具有治疗的作用。在化脓性关节炎治疗过程中,必须清除受累关节腔中的脓性或炎性液体。通过关节腔穿刺术可以使脓液得到充分引流,并通过进一步的滑膜液分析,如测定滑膜液的白细胞计数、革兰染色结果以及培养结果等,评估疗效。炎性滑膜液中含有大量的水解酶,能破坏骨与软骨组织,而清除这些炎性滑膜液可有效改善骨关节的破坏[8,9]。此外,经关节腔穿刺予以关节腔内注射长效糖皮质激素亦是治疗各种类型的骨关节炎的有效方法[10]。

临床上,诸如滑囊炎、肌腱炎、蜂窝组织炎等关节周围炎症与关节炎有着类似的临床表现,因此,在进行关节腔穿刺术前,必须认真地进行体格检查,排除关节周围炎症,明确关节炎症及积液的诊断。在膝关节的体格检查过程中,首先要对膝关节肿胀程度进行评估。炎症性积液会造成髌周间隙和髌上囊的肿胀[11],其肿胀的组织被局限于关节腔内。膝关节腔少量积液时,可通过膝关节肿胀试验确诊[12]。关节腔积液受到挤压后,由关节中线向上流向髌上囊,然后从髌上囊沿关节腔侧方间隙向下流动。如果观察到关节中线液体膨出,则提示有少量膝关节积液(图19.1)。当膝关节大量积液时,可以行浮髌试验。将左手在髌上囊施加压力,同时右手将髌骨纵沿垂直方向挤向股骨,如果髌骨有浮球感,则提示存在关节腔积液[13]。同时双侧膝关节的对比也有助于诊断。此外,还有许多教材也对膝关节的检查方法进行描述[11-13]。

表19.1

炎症性与非炎症性关节炎的常见病因

非炎症性关节炎	炎症性关节炎
骨关节炎	类风湿性关节炎
外伤/骨质退行性变	脊柱关节病
缺血性坏死	银屑病关节炎
出血性关节炎	Reiter综合征/反应性关节炎
恶性肿瘤	强直性脊柱炎
良性肿瘤	溃疡性结肠炎/局灶性肠炎
骨软骨瘤	结晶相关关节炎
色素绒毛结节性滑膜炎	痛风
	假性痛风
	感染性关节炎
	细菌性
	真菌性
	结核分枝杆菌性
	结缔组织病
	系统性红斑狼疮
	血管炎
	硬皮病
	多肌炎
	过敏性疾病
	血浆性疾病

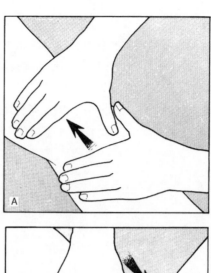

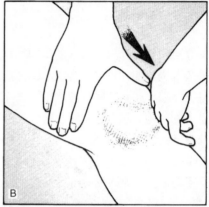

图19.1　肿胀试验。A. 自髌上囊进入关节的液体。B. 手沿关节线侧方向下滑动，观察关节中线的肿胀。

禁 忌 证

膝关节穿刺的绝对禁忌证包括穿刺部位皮肤及关节周围的感染和严重的凝血障碍[1-3,10]。如果怀疑有化脓性关节炎合并凝血障碍时，应在行关节腔穿刺前输注新鲜冰冻血浆或凝血因子等，尽量纠正凝血障碍。治疗目的的抗凝药物使用不是穿刺的绝对禁忌证，但在这种状态下应避免穿刺过程中进一步损伤其他组织。已有的败血症是穿刺的相对禁忌证，因为在穿刺针穿刺进入关节腔的过程中，局部毛细血管破裂出血可能使感染向关节腔内播散[14]。然而，如果高度怀疑有化脓性关节炎时，则仍应予以行膝关节穿刺术。此外，关节不稳（如严重的关节破坏等）也是膝关节穿刺的相对禁忌证。

并 发 症

膝关节穿刺术的并发症发生率较少，主要是医源性的出血及感染[1]。据估计，关节穿刺术后感染的发生率为1/10 000[15]。据Hollander[16]报道，在400 000例的穿刺术中，术后感染的发生率<0.005%。严格的无菌操作可减少术后感染的发生。严重出血也十分罕见，在术前积极纠正凝血障碍可有效降低

出血的发生率。

因穿刺针导致的关节软骨损伤是膝关节穿刺术的潜在并发症。这种损伤无法量化，但随着时间的延长，这种损伤往往与关节的退行性变相关。为避免这一并发症的发生，在穿刺过程中，穿刺针进入的深度应以穿刺抽得滑膜液即可，并且尽可能避免穿刺过深。

其他穿刺相关的并发症包括：因穿刺导致的不适、皮肤准备及局麻导致的过敏反应、因关节腔内糖皮质激素注射导致的关节不适及局部软组织萎缩等[17]。

操 作

膝关节穿刺是一种简单易学的操作。穿刺前因掌握膝关节及周围组织的解剖学知识，包括相关的骨和软组织标志。穿刺过程中应严格遵循无菌操作以减少感染的风险，同时应嘱患者尽量放松关节周围的肌肉，避免穿刺针进入困难。

由于膝关节腔较大，且较体表，大多数ICU医生都会膝关节穿刺术。其他部位关节（如髋关节、骶髂关节、颞下颌关节等）的穿刺则需要由专科医师（如骨科医师、风湿科医师等）进行。因为这些关节的盲穿较为困难，往往需在透视、CT等辅助手段下进行。很多其他教材将对这些关节的穿刺技术进行讲解[3, 16-18]。膝关节穿刺的操作过程为：

1. 向患者告知穿刺的过程及相关风险，并予以书面知情同意签字。

2. 准备穿刺所需的所有物品（表19.2）。

3. 患者仰卧位，膝关节伸直，对膝关节进行认真查体，确认膝关节腔积液的诊断。

4. 确认进针的入路。膝关节穿刺点可以由膝关节的内侧或外侧进针，但通常经内侧穿刺更常用，特别适用于膝关节少量积液的时候。穿刺前因先确认髌骨的上下界，穿刺针应在髌骨中线水平，绕过髌骨，在其下方进入关节腔（图19.2）。穿刺点的位置应用笔清楚地标记于体表。

5. 用含2%氯己定的酒精消毒液对穿刺部位及其周围皮肤进行消毒，并待其干燥。常规的防护措施包括：在接触任何体液时都应穿戴手套、不能随意触碰已消毒的无菌区域。

6. 局部麻醉。用注射器（25号、1.5 in）抽取1%利多卡因在穿刺点进行皮下注射，待表皮麻醉成功后逐层深入进行关节囊的局部麻醉。有些医师可能

表19.2

膝关节穿刺所需物品

穿刺过程	所需物品
皮肤准备及局部麻醉	含2%氯己定的75%乙醇 氯乙烷喷雾 局部麻醉1%利多卡因 25号、1.5 in的针头，22号、1.5 in的针头，5 mL注射器 无菌敷料
关节穿刺	手套 20～60 mL注射器（根据积液量决定） 18～22号、1.5 in的针头 无菌敷料 无菌止血钳 无菌绷带
标本采集	15 mL抗凝管（肝素钠或EDTA） 常规培养用无菌管 载玻片与盖玻片

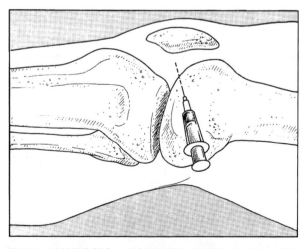

图19.2　膝关节穿刺术。穿刺针于髌骨上下缘的中点进入，指向髌骨的下方。

会用氯乙烷作为局部麻醉药,但氯乙烷只能作为表皮麻醉剂。在使用时,应使用氯乙烷喷雾在穿刺部位皮肤表面进行麻醉,一旦出现皮肤表面结晶就必须停止使用,以减少对皮肤损伤。

7. 用20～60 mL的注射器(18～22号、1.5 in)进行穿刺。但当怀疑为化脓性关节炎时,滑膜液可能为脓性液体,较为黏稠,这时可使用大一号的注射器进行穿刺。穿刺时应迅速将穿刺针经皮肤及关节囊进入关节腔。穿刺针因避免触及骨膜,引起剧烈疼痛,同时也应避免触及软骨,导致软骨损伤。穿刺入关节腔后抽取滑膜液,如果滑膜液呈脓性或血性,说明滑膜液中的炎性介质将损伤关节,这时应抽尽关节腔内的滑膜液。当关节腔内液体较多时,可用血管钳夹持并固定穿刺针,随即更换无菌注射器继续抽取滑膜液。

8. 有时候,滑膜液抽取非常困难,其原因有:① 滑膜液黏稠度高;② 关节腔中存在纤维组织等阻塞穿刺针头;③ 关节积液为包裹性积液;④ 使用过细的穿刺针。此外,也有可能是由于选择了不适当的穿刺入路,引起抽液困难[19]。同时,在退出穿刺针的过程中,用持续负压抽吸也可以抽得少量关节

腔液,用以做进一步的革兰染色、培养,必要时可进行晶体分析[17]。

9. 留取标本后,迅速地拔出穿刺针,用无菌纱布覆盖穿刺点,并局部加压止血。待穿刺点无渗血后,去除纱布,以酒精局部消毒穿刺点及周围皮肤,以绷带包扎。如果患者合并有凝血功能障碍或有出血体质,则应持续加压包扎。

10. 在记录所抽得的滑膜液量的同时,对滑膜液进行大体检查,观察其颜色及透明度,并进行床边的黏稠度检测(见后续章节)。将标本送检做进一步的细胞计数及分类计数、革兰染色、常规培养、特殊培养(针对淋球菌、结核杆菌以及真菌)。如果条件允许,可进一步行偏振光显微镜检查做晶体分析。其他诸如葡萄糖测定等生化检查,通常没有太大的意义。需注意的一点是,标本必须留取在抗凝试管中,抗凝剂通常使用肝素钠和EDTA。肝素锂和草酸钙不能加入留有标本的试管中,因为它们可能在标本中形成沉淀结晶,造成晶体分析的假阳性结果[6,20]。用于行革兰染色及培养的标本应留取在带有红帽的无菌试管或注射器内。

滑膜液分析

滑膜液分析适用于所有的关节,从床边采集开始对滑膜液进行评估。首先,颜色、透明度以及黏滞度的观察是具有特征性的分析。其次,根据滑膜液中有核细胞的数量,可以将滑膜液分为炎症性和非炎症性两大类。当白细胞计数≤2 000/μL时,为非炎症性滑膜液;白细胞计数>2 000/μL时,为炎症性滑膜液。表19.3说明了如何根据外观及细胞计数对滑膜液进行分类。

表19.3

各种滑膜液的特点

特　点	正　常	非炎症性	炎症性	脓　性
颜色	清亮	黄色	黄色或乳糜样	不确定,可能为脓性
透明度	透明	透明	半透明	不透明
黏滞度	非常高	高	低	很低
黏蛋白凝块	稳定	稳定	易碎	易碎
白细胞计数(/μL)	200	200～2 000	2 000～100 000	>50 000,通常>100 000
多核白细胞(%)	<25	<25	>50	>75
培养	阴性	阴性	阴性	通常阳性

大 体 检 查

颜 色

在检查关节液的颜色和透明度时,不能使用半透明塑料管注射器,而应使用透明的玻璃管,否则会影响检查结果的准确性[1]。正常的滑膜液是无色的,而非炎症性或炎症性的滑膜液为黄色或淡黄色。脓性滑膜液则通常表现为脓性或偏白色,其颜色取决于液体中白细胞的数量。在化脓的关节中就可以穿刺抽得脓性滑膜液。血性积液表现为红色或棕色。然而,有时候血性滑膜液可能是因为穿刺针刺破静脉血管所致,这时,如果移动穿刺针,抽得的滑膜液仍为血性,那就可以排除因损伤血管导致的假性血性滑膜液了。此外,如果怀疑为刺破静脉血管,可将穿刺液的红细胞比积与外周血的红细胞比积相比较,血性滑膜液的红细胞比积应明显低于外周血的红细胞比积。但如果是穿刺损伤的话,穿刺液的红细胞比积与外周血的红细胞比积相似。血性滑膜液的常见病因参见表19.4。

表19.4

血性滑膜液的病因

创伤(伴或不伴骨折)
血友病及其他凝血功能障碍
抗凝治疗
肿瘤(原发性或转移性)
血管瘤
色素绒毛结节性滑膜炎
Ehleis-Danlos 综合征
坏血病

透明度

滑膜液的透明度取决于滑膜液中细胞及其他有形成分的种类和数量。我们可以将一个透明玻璃管装满滑膜液,并隔着玻璃管阅读白纸上的黑字,以来检测滑膜液的透明度。如果能够清晰地看到字体,说明滑膜液的透明的,是典型的正常或非炎性滑膜液。如果透过玻璃管能辨别白纸上的黑字,但看不清每一个字,说明滑膜液是半透明的,考虑为炎症性滑膜液。但如果透过玻璃管什么也看不清,则说明滑膜液的不透明的,常见于严重感染的、脓性的或血性的滑膜液。

黏滞度

滑膜液的黏滞度是用于检测滑膜液中透明质酸的含量。在炎症状态下,透明质酸酶等具有降解功能的酶释放后会降解透明质酸及其他蛋白类物质,从而导致滑膜液稀薄,黏滞度下降。同时,黏滞度高的滑膜液则见于黏液性水肿或甲状腺功能减退的患者中。黏滞度可以在床边进行检测[1]。将一滴滑膜液滴在注射器针头上,使其沿注射器针头滴下形成拉丝状,估计拉丝的长度。正常的滑膜液所形成的拉丝长度不应短于6 cm。炎性滑膜液无法形成连续的拉丝,而是像水从水龙头流出那样直接从针头或注射器直接滴落。

黏蛋白凝块是另一种检测滑膜液黏滞度并估计未降解的透明质酸及透明质酸-黏蛋白交联产物的方法。在5%醋酸中加入数滴滑膜液,搅拌均匀。正常或非炎症性滑膜液将会形成理想的黏蛋白凝块,而炎症性滑膜液形成的凝块则不理想,滑膜液将会在醋酸中弥散开。

细胞计数与分类

关节穿刺抽得滑膜液后应立即进行滑膜液细胞计数,否则将会人为造成白细胞数量减少[21]。非炎症性滑膜液和炎症性滑膜液的白细胞总数是不同的。一般而言,白细胞总数越高,炎症性滑膜液的可能性越大,但这并不是绝对的。例如,白细胞总数>100 000/μL 也可见于非感染性滑膜液中,而白细胞总数为 50 000/μL 的滑膜液也可能为感染、晶状体蛋白病或系统性炎症性关节病变所致[28]。滑膜液的细胞计数方法与外周血的细胞计数方法一致。将滑膜液用生理盐水稀释后进行计数。黏滞度高的滑膜液在使用仪器进行计数时可能损坏仪器，并导致过高的计数结果，这时使用人工计数方法将使结果更为准确。

滑膜液中白细胞分类计数的方法与外周血白细胞分类计数方法也一样，通常使用 Wright 染色后在镜下直视下进行分类计数。滑膜液细胞分类计数不仅包括与外周血中相同的细胞，如多核白细胞、单核细胞及淋巴细胞，也包括了关节腔中的特定细胞。一般而言，白细胞总数和多核白细胞的数量会因炎症及感染而增加。脓性滑膜液的多核白细胞数应占75% 以上（参见表 19.3）。

除了区分多核白细胞、单核细胞以及淋巴细胞外，Wright 染色法还可以确定其他具有诊断价值的细胞。例如，含铁的软骨细胞见于血色素沉着症，而脂肪滴及骨髓细胞则提示为创伤或关节内骨折[19]。

晶 体 分 析

所有的关节穿刺液均应行晶体检测，与细胞计数一样，晶体检测也应在关节穿刺抽得滑膜液后立即进行，否则同样会引起结晶数量减少。检测方法为：在载玻片上滴一滴滑膜液，盖上盖玻片，用偏光显微镜观察滑膜液中结晶进行分析。如观察到细胞内谷氨酸钠尿酸盐（MSU），则可诊断为痛风；如观察到钙焦磷酸二羧化物（CPPD）则可诊断为软骨钙质沉着病（假性痛风）。谷氨酸钠尿酸盐结晶在镜下表现为长针状，可刺破白细胞，且无双折射性，产生黄色的干涉色（减法）时，晶体的长轴平行取向的一阶相位差板的慢轴。钙焦磷酸二羧化物（CPPD）则表现为小菱形体，具有微弱的双折射性，表现出蓝色的干涉色。但如将偏光显微镜的载物台旋转90°，它们就改变了颜色，谷氨酸钠尿酸盐（MSU）结晶呈蓝色，而钙焦磷酸二羧化物（CPPD）结晶则表现为黄色（高尿酸血症的分类及其与钙焦磷酸二羧化物的相关因素参见表 19.5 和表 19.6）。

除了谷氨酸钠尿酸盐结晶与钙焦磷酸二羧化物结晶外，在炎症性关节病变中还能观察到其他少见的结晶：以钙为基础的结晶（如羟磷灰石等）和草酸盐结晶。与谷氨酸钠尿酸盐结晶导致痛风一样，羟磷灰

表 19.5

高尿酸血症的分类

原发性高尿酸血症
特发性
酶缺陷（如次黄嘌呤鸟嘌呤磷酸核糖转移酶缺陷）
继发性高尿酸血症
尿素产生增多
体内嘌呤合成增多
食物摄入嘌呤过多
核酸更新加快（如骨髓增生性或淋巴增生性疾病、银屑病、溶血性贫血、乙醇过量）
肾脏对尿酸的清除减少
药物因素
利尿剂
低剂量水杨酸盐
吡嗪酰胺
乙胺丁醇
环孢菌素A
慢性肾功能衰竭
酸血症（乳酸酸中毒、酮症酸中毒、饥饿、乙醇过量）
铅中毒性肾病

表 19.6

与钙焦磷酸二羧化物沉积相关的因素

遗传因素
特发性
年龄因素
代谢性疾病
甲状旁腺功能亢进
甲状旁腺功能减退
低磷酸盐血症
低镁血症
血色素沉着症
淀粉样变
创伤

石结晶可引起关节及关节周围的急性炎症。而化脓性关节炎与蜂窝组织炎在临床上往往很难鉴别[22]。然而,在光镜下,羟磷灰石结晶表现为非折光小体,茜素红S染色表现为橘红色[22,23]。因此,尽管茜素红S染色并非为晶体分析的常规染色方法,但如怀疑为羟磷灰石结晶,就必须做茜素红S染色。草酸钙结晶也可提示炎症性关节炎的可能,常见于长期血液透析的患者[24-26],但也可见于年轻的草酸盐沉积症患者[22]。滑膜液分析通常提示为特征性的双锥形的结晶及多种形态[22]。

对沉淀物的观察有利于提高结晶的检出率。如果滑膜液不能立即送检,则需冷藏保存。需指出的是,即使观察到结晶,也不能排除感染,因为结晶可伴发于化脓性关节炎。

其他结晶包括:见于多发性骨髓瘤患者的冷球蛋白结晶[27]、慢性炎症性关节炎患者(如类风湿关节炎)中出现的胆固醇结晶等。胆固醇结晶为盘状,中央有切迹,是一种非特异性的表现。

革兰染色与培养

滑膜液的革兰染色方法与其他体液相同。在关节穿刺抽取滑膜液后应立即送检以找到细菌。据报道,对于非淋球菌感染,滑膜液革兰染色的敏感性为50%～75%,对于淋球菌感染,敏感性不到10%[28],但特异性较高。这说明即使培养阴性,但如果革兰染色阳性,也是提示感染的证据。事实上,单纯依据革兰染色阳性来确诊感染是常见的[28],但革兰染色阴性并不能完全排除感染的可能。

滑膜液培养应常规行需氧及厌氧培养,如培养结果阳性,则可确诊化脓性关节炎。在某些情况下(如慢性单关节炎),需对滑膜液进行分枝杆菌、真菌以及螺旋体的培养。如果怀疑为播散性淋病,则需特殊说明,因为滑膜液应直接接种在巧克力培养基上。比如淋球菌感染患者的滑膜液革兰染色结果通常是阴性的,培养结果也是如此。淋球菌感染患者的滑膜液培养阳性率大约为10%～50%,而非淋球菌感染患者的滑膜液培养阳性率大约为75%～95%[28]。然而,对于泌尿生殖系统及黏膜的淋球菌感染培养阳性率则接近80%[29]。因此,当高度怀疑淋球菌感染性关节炎时(如年轻体健的处于性活跃期的个体,同时伴有关节炎-皮炎综合征),如需确诊要有泌尿道、宫颈、直肠或咽部细菌培养阳性的结果。

除了确定诊断及病原体外,滑膜液培养还可以进行药敏试验,指导进一步的治疗。此外连续的滑膜液培养可动态评估治疗效果。例如,反复的滑膜液培养阴性以及滑膜液多核白细胞计数下降就强烈提示治疗有效。

滑膜液的其他化验(如葡萄糖、蛋白、乳酸脱氢酶、补体、免疫复合物)对诊断通常没有太大的价值。Shmerling等人报道,滑膜液葡萄糖及蛋白含量测定的结果往往很不准确。凭滑膜液葡萄糖及蛋白含量来区分是否为炎症性滑膜液的准确度仅为50%。相反,滑膜液的白细胞计数和分类结果则更为准确而且具有互补性。白细胞计数的敏感性及特异性均为84%,细胞分类的敏感性和特异性分别为75%和92%[30]。虽然滑膜液中乳酸脱氢酶检测结果是准确的,但与滑膜液细胞计数及分类相比,它无法提供更有价值的信息。有关滑膜液分析的诊断价值评价由Swan等人[31]在2002年完成。通过对文献详细的查阅,作者明确了可疑感染或疑似有晶体引起的急性关节炎行滑膜液分析的诊断价值,也明确了滑膜液分析对于间歇性痛风的诊断价值。但文献尚不支持其他滑膜液检查的有用性。

此外,一些特殊的滑膜液染色也有助于临床疾病的诊断。例如,对于淀粉样关节病变,经刚果红染色的滑膜液在偏光显微镜下呈苹果绿[32];滑膜液经普鲁士蓝染色后有铁质沉积则提示为血色素沉积症[19]。然而,这些染色方法并不应作为常规的滑膜液分析手段。

◇ 参 ◇ 考 ◇ 文 ◇ 献 ◇

［ 1 ］　Gatter RA: *A Practical Handbook of Joint Fluid Analysis*. Philadelphia, Lea & Febiger, 1984.

［ 2 ］　Stein R: *Manual of Rheumatology and Outpatient Orthopedic Disorders*. Boston, Little, Brown, 1981.

［ 3 ］　Krey PR, Lazaro DM: *Analysis of Synovial Fluid*. Summit, NJ, CIBA-GEIGY, 1992.

［ 4 ］　Ropes MW, Bauer W: *Synovial Fluid Changes in Joint Disease*. Cambridge, MA, Harvard University Press, 1953.

［ 5 ］　Hollander JL, Jessar RA, McCarty DJ: Synovianalysis: an aid in arthritis diagnosis. *Bull Rheum Dis* 12:263, 1961.

［ 6 ］　Gatter RA, McCarty DJ: Synovianalysis: a rapid clinical diagnostic procedure. *Rheumatism* 20:2, 1964.

［ 7 ］　Schumacher HR: Synovial fluid analysis. *Orthop Rev* 13:85, 1984.

［ 8 ］　Greenwald RA: Oxygen radicals, inflammation, and arthritis: pathophysio-logical considerations and implications for treatment. *Semin Arthritis Rheum* 20:219, 1991.

［ 9 ］　Robinson DR, Tashjian AH, Levine L: Prostaglandin E2 induced bone resorption by rheumatoid synovia: a model for bone destruction in RA. *J Clin Invest* 56:1181, 1975.

［ 10 ］　Gray RG, Tenenbaum J, Gottlieb NL: Local corticosteroid injection treatment in rheumatic disorders. *Semin Arthritis Rheum* 10:231, 1981.

［ 11 ］　Polley HF, Hunder GG: *Rheumatologic Interviewing and Physical Examination of the Joints*. 2nd ed. Philadelphia, WB Saunders, 1978.

［ 12 ］　Doherty M, Hazelman BL, Hutton CW, et al: *Rheumatology Examination and Injection Techniques.* London, WB Saunders, 1992.

［ 13 ］　Moder KG, Hunder GG: History and physical examination of the muscu-loskeletal system, in Harris ED Jr, Budd RC, Firestein GS, et al: (eds):*Kelley's Textbook of Rheumatology*. 7th ed. Philadelphia, Elsevier Saunders, 2005, p 483.

［ 14 ］　McCarty DJ Jr: A basic guide to arthrocentesis. *Hosp Med* 4:77, 1968.

［ 15 ］　Gottlieb NL, Riskin WG: Complications of local corticosteroid injections. *JAMA* 243:1547, 1980.

［ 16 ］　Hollander JL: Intrasynovial steroid injections, in Hollander JL, McCarty DL Jr (eds):*Arthritis and Allied Conditions*. 8th ed. Philadelphia, Lea & Febiger, 1972, p 517.

［ 17 ］　Wise C: Arthrocentesis and injection of joints and soft tissues, in Harris ED Jr, Budd RC, Firestein GS, et al: (eds):*Kelley's Textbook of Rheumatology*. 7th ed. Philadelphia, Elsevier Saunders, 2005, p 692.

［ 18 ］　Canoso JJ: Aspiration and injection of joints and periarticular tissues, in Hochberg MC, Silman AJ, Smolen JS, et al: (eds):*Rheumatology*. 3rd ed. London, Philadelphia, Elsevier, 2003, p 233.

［ 19 ］　Schumacher HR Jr: Synovial fluid analysis, in Katz WA (ed):*Diagnosis and Management of Rheumatic Diseases*. 2nd ed. Philadelphia, JB Lippincott, 1988, pp 248–255.

［ 20 ］　Tanphaichitr K, Spilberg I, Hahn B: Lithium heparin crystals simulating calcium pyrophosphate dihydrate crystals in synovial fluid ［ letter ］. *Arthritis Rheum* 9:966, 1976.

［ 21 ］　Kerolus G, Clayburne G, Schumacher HR Jr: Is it mandatory to examine synovial fluids promptly after arthrocentesis? *Arthritis Rheum* 32:271, 1989.

［ 22 ］　Reginato AJ, Schumacher HR Jr: Crystal-associated arthropathies. *Clin Geriatr Med* 4(2):295, 1988.

［ 23 ］　Paul H, Reginato AJ, Schumacher HR: Alizarin red S staining as a screening test to detect calcium compounds in synovial fluid. *Arthritis Rheum* 26:191, 1983.

［ 24 ］　Hoffman G, Schumacher HR, Paul H, et al: Calcium oxalate microcrystalline associated arthritis in end stage renal disease. *Ann Intern Med* 97:36, 1982.

［ 25 ］　Reginato AJ, Feweiro JL, Barbazan AC, et al: Arthropathy and cutaneous calcinosis in hemodialysis oxalosis. *Arthritis Rheum* 29:1387, 1986.

［ 26 ］　Schumacher HR, Reginato AJ, Pullman S: Synovial fluid oxalate deposition complicating rheumatoid arthritis with amyloidosis and renal failure. Demonstration of intracellular oxalate crystals. *J Rheumatol* 14:361, 1987.

［ 27 ］　Dornan TL, Blundell JW, Morgan AG: Widespread crystallization of para-protein in myelomatosis. *QJM* 57:659, 1985.

［ 28 ］　Shmerling RH: Synovial fluid analysis. A critical reappraisal. *Rheum Dis Clin North Am* 20(2):503, 1994.

［ 29 ］　Mahowald ML: Gonococcal arthritis, in Hochberg MC, Silman AJ, Smolen JS, et al: (eds):*Rheumatology*. 3rd ed. London, Mosby, 2003, p 1067.

［ 30 ］　Shmerling RH, Delbanco TL, Tosteson ANA, et al: Synovial fluid tests. What should be ordered? *JAMA* 264:1009, 1990.

［ 31 ］　Swan A, Amer H, Dieppe P: The value of synovial fluid assays in the diagnosis of joint disease: a literature survey. *Ann Rheum Dis* 61(6):493, 2002.

［ 32 ］　Lakhanpal S, Li CY, Gertz MA, et al: Synovial fluid analysis for diagnosis of amyloid arthropathy. *Arthritis Rheum* 30(4):419, 1987.

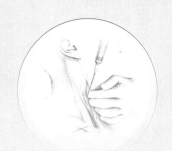

第 20 章
床旁操作的麻醉
Anesthesia for Bedside Procedures

MARK DERSHWITZ   丁佳 译，阜源 审校

当ICU患者需要进行床旁操作时，通常是由ICU主治医师，而非麻醉会诊医师来指导给予必要的镇静、镇痛和（或）肌松药物。此外，不同于手术室，ICU通常不具备给予气态（如一氧化氮）或挥发性（如异氟醚）麻醉药物的设备。因此ICU中床旁操作的麻醉是通过全凭静脉麻醉来完成（total intravenow anesthesia，TIVA）。

ICU患者常见的疼痛管理问题

药物剂量

因为难于评估疼痛缓解的效果、重症患者与其他患者药代动力学（PK）具有差异，以及年龄增长相关的生理正常改变的原因，如何选择适当的麻醉药物剂量是个问题。

评估疼痛缓解的效果

重症患者由于谵妄、意识不清或者气管插管常常无法交流他们的感受。由于评估疼痛程度的指标（如心动过速、高血压和出汗）是重症患者通常都会有的表现，这使得评估患者的疼痛非常困难。

药代动力学的考虑

ICU中使用的缩血管药物和扩血管药物，大部分是通过静脉（IV）持续输注给药，其药代动力学特征较为简单：它们是水溶性药物，与血浆蛋白结合率低。相反，用于全凭静脉麻醉时的镇静药和阿片类药物具有高脂溶性，大部分与血浆蛋白结合，导致药代动力学特征更为复杂。图20.1示芬太尼和硝普钠在单次快速注射后的衰减曲线。芬太尼的曲线可分为三个时相：① 快速分布相（半衰期0.82 min）持续大约10 min，期间血浆浓度自峰值下降至90%；② 缓慢分布相（半衰期17 min）持续

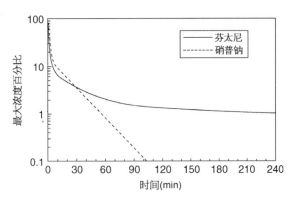

图20.1　芬太尼[1]和硝普钠[2]在单次快速注射后的血药浓度时间曲线，半对数比例尺。纵坐标浓度为血浆峰浓度的百分比。芬太尼曲线有3个时相，半衰期分别为0.82、17和465 min。硝普钠曲线有两个时相，半衰期为0.89和14 min。

10 min至1 h；③ 终末消除相（半衰期465 min）在注射后1 h开始，期间药物浓度降低非常缓慢。芬太尼单次快速注射后，终末消除相开始时，血浆浓度已低于其产生药理效应的最低浓度。但在多次注射或者持续输注的情况下，终末消除相的血浆浓度可达到治疗药物浓度水平。因此，芬太尼在单次注射后药理学特征类似于短效药物，但在持续输注大于1 h后，类似于长效药物（如芬太尼累积）。因此，以半衰期描述芬太尼的药代学特征半期是不尽合理的。

硝普钠的衰减曲线分为两个时相：① 快速分

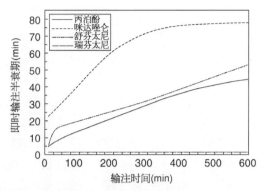

图20.2 丙泊酚[4]、咪达唑仑[5]、舒芬太尼[6]和瑞芬太尼[7]持续输注后的即时输注半衰期。

布相(半衰期0.89 min)持续大约10 min,期间血浆浓度从峰值下降至85%,② 终末消除相(半衰期14 min)。与芬太尼相比,虽然硝普钠在刚开始的10 min内血浆浓度下降稍慢,但持续输注不会导致药物累积。

脂溶性镇静药和镇痛药的药代动力学特征可以用即时输注半衰期(CSHT)描述。这个概念可以定义为:当某一药物在单次快速静脉注射后,为维持恒定的血药浓度,需再给予连续静脉输注,在停止连续静脉输注后血药浓度下降50%所需要的时间即为CSHT[3]。图20.2描述了ICU中全凭静脉麻醉时常用药物的CSHT曲线。

重症患者的药代动力学特征与普通患者是不同的,这是由于以下几个原因:ICU患者经常有肾脏和(或)肝脏损害,影响药物清除;重症疾病常伴发低蛋白血症,使药物与血浆蛋白结合率下降,增加了血浆中游离的药物浓度[8]。因为游离药物是组织受体唯一可用来源,对于某个给定的血药浓度,蛋白结合率下降会导致药效增加。所以在ICU患者中全凭静脉麻醉的药物剂量更加重要,对于每个个体的患者药物剂量均需要个体化。

与年龄相关的生理改变

65岁及以上的老年人在人口组成中是增长最快的,并已成为ICU患者的主要群体。年龄的增长导致① 身体总含水量及去脂体重减少;② 身体脂肪增加,因此脂溶性药物分布容积增加;③ 由于肝脏质量、肝酶活性、肝血流的减少及肾脏排泄功能降低,导致药物清除率降低。老年的患者与年轻人接受相同剂量阿片类药物,前者疼痛缓解和脑电图抑制更显著,具有年龄相关性。给予相同剂量的苯二氮䓬类药物,老年患者中枢神经系统(CNS)抑制更明显。

药物的选择

ICU的操作(表20.1)导致患者不适程度是不同的,可从轻度不适(如经食管胃镜检查)至极度痛苦(如整形操作、伤口清创和气管切开)。根据技术难度不同,操作时间可能持续数分钟至数小时。为了提供恰当的麻醉,应根据操作的性质以及患者对于手术刺激的反应来选择药物。此外,为麻醉安全和效果的最大化还需考虑患者自身的疾病。

颅脑创伤

颅脑损伤患者需要既提供有效但又短暂的麻醉技术,以便影响评估患者神经功能状态的时间不能太长。另外,麻醉不能影响脑灌注压。如果麻醉

表20.1

床旁操作和其不适程度

轻至中度不适
食管超声心动图[a]
吸痰
胸腔穿刺术[a]
穿刺抽液术[a]
中至重度不适
气管内插管[a]
纤维支气管镜检查[a]
胸廓造口术[a]
骨髓活检
结肠镜检查
腹膜透析导管插入[a]
腹腔灌洗[a]
经皮胃造口术[a]
主动脉球囊反搏[a]
极度痛苦
硬质支气管镜技术
开放伤口的清创术
换药
整形操作
气管切开[a]
心包穿刺术[a]
开胸肺活检
脑室引流[a]

[a] 使用局部麻醉可使不适程度显著减轻的操作。

药物的作用消失太快，可能发生患者烦躁和颅内压（ICP）增高，这将危害脑灌注。相反，如果麻醉药物持续时间过长，会造成操作后神经系统充分评估的困难。

冠状动脉疾病

心脏手术和非心脏手术后发生心肌缺血强烈提示预后不良[9]。因此，在侵入性操作中和操作后，应提供充分的镇痛以降低血浆儿茶酚胺及应激激素水平。

肾脏和（或）肝脏衰竭

氮质血症患者药物不良反应的风险较肾功能正常患者高出至少3倍。尿毒症状态诱发的循环中过多游离药物或药物代谢产物，以及靶组织中药物的改变会放大这种风险。

肝衰竭时，两种主要的血浆结合蛋白（白蛋白与α_1酸性糖蛋白）合成减少，改变了许多药物的分布容积。此外，肝血流与肝酶活性的降低使药物的清除速率下降。

床旁麻醉药物的特性

镇静药

表20.2列举了镇静药物的特性，药物的推荐剂量归纳在表20.3中。如果需要患者快速苏醒，丙泊酚与依托咪酯是很好的选择。当需要长时间麻醉时，氯胺酮是不错的选择。咪达唑仑很少作为镇静药单独使用；但是它的良好的抗焦虑及顺行性遗忘优点使得它常与其他药物一起使用。

丙泊酚

描述：丙泊酚是一种有欣快感及轻微宿醉感的催眠药。丙泊酚已经取代硫喷妥钠用于麻醉诱导，特别是门诊患者。丙泊酚使用非常普遍，因为与咪达唑仑相比，丙泊酚易于滴定、起效更快及作用消除更快。总之，丙泊酚比咪达唑仑更快的麻醉苏醒特性使得丙泊酚成为镇静和催眠的首选，特别是那些需要判断意识水平的患者。

表20.2

静脉使用的镇静药物特性[a]

	丙泊酚	依托咪酯	氯胺酮	咪达唑仑	磷丙泊酚钠
起效	快速	快速	快速	**中等**	**中等**
持续时间	短	短	中等	中等	短
心血管作用	↓	无	↑	较少	↓
呼吸作用	↓	↓	**较少**	较少	↓
镇痛	无	无	**较强**	无	无
遗忘	较轻	较轻	**较强**	较强	较轻

[a]表中所列剂量对于老年人使用时需减量50%。表中与其他药不同之处以粗体显示。

丙泊酚输注1 h的CSHT为10 min，在最初几个小时中，每增加1 h，CSHT增加约5 min，如图20.2所示。因此，输注3 h后CSHT约为20 min。输注时间大于1天，CHST上升缓慢；一个患者（并非意识不清）使用丙泊酚镇静2周，停药后在3 h内恢复意识[10]。苏醒快使得丙泊酚成为ICU患者镇静的良好药物，特别是

表20.3

静脉麻醉剂连续输注的常用剂量[a]

	丙泊酚	依托咪酯	氯胺酮	咪达唑仑	舒芬太尼	瑞芬太尼
单次剂量（mg/kg）	1～2	0.2～0.3	1～2	0.05～0.15	0.5～1.5	0.5～1.5
输注速度［µg/（kg·min）］	100～200	NR[b]	25～100	0.25～1.5	0.01～0.03	0.05～0.5

[a]常用剂量是指患者无明显的心血管疾病及没有已经存在耐受的患者。若患者已存在耐受，剂量可能更大，在老年患者及心血管功能减退的患者中需降低剂量。像文章中提及的那样，需要不断评估疗效。
[b]由于肾上腺抑制不建议使用。

那些需要药物镇静来耐受机械通气的颅脑创伤患者。

虽然持续输注停药后丙泊酚比咪达唑仑苏醒更快,但对照试验显示两种药物对于ICU患者过晚镇静的效果大致相同[11]。然而,对于长时间镇静(例如超过1天),丙泊酚镇静的患者苏醒明显更快。

使用丙泊酚镇静的自主呼吸的患者,呼吸频率似乎是比血流动力学改变更合适的预测足够镇静深度的体征。持续输注丙泊酚时,二氧化碳重吸入时呼吸反应与其他镇静药相同(丙泊酚显著降低二氧化碳反应曲线)。不过,自主呼吸患者在小手术时使用丙泊酚麻醉,能够保持正常的呼气末二氧化碳值。

丙泊酚单次注射剂量为 $1\sim2$ mg/kg,使意识丧失时间是 30 s。年轻患者持续输注的速度是 $100\sim200$ μg/(kg·min),老年人剂量需要降低 $20\%\sim50\%$。

不良反应

心血管系统:丙泊酚抑制心室收缩功能并降低后负荷,但对舒张功能没有影响[12,13]。血管舒张是钙通道阻滞所致。接受冠状动脉搭桥手术的患者,丙泊酚(2 mg/kg 单次 IV)导致平均动脉压下降23%,心率增快20%,以及每搏量下降26%。丙泊酚导致猪的剂量依赖性窦房结及希氏束浦肯野氏系统抑制,但对于房室结功能或心房心室传导功能没有影响。在有冠脉疾病的患者中,丙泊酚输注可降低冠脉灌注压,并增加心肌乳酸产生[14]。

神经系统:丙泊酚通过降低脑代谢改善神经系统预后并减少神经元损害。在动物和人体,丙泊酚与硫喷妥钠、依托咪酯一样,能同等程度地降低脑氧耗、脑血流及脑葡萄糖利用[15]。丙泊酚通过外周血管注射时经常引起疼痛。在手臂近端注射或者中心静脉导管注射会减轻注射痛。

代谢:丙泊酚使用乳剂作为载体,其包含豆油和卵磷脂,容易引起细菌生长;医源性污染可能导致感染性休克。当前丙泊酚制剂含有乙二胺四乙酸(EDTA)、焦亚硫酸钠或苯甲醇作为抑菌剂。因为EDTA螯合微量金属,尤其是锌,所以在连续注入异丙酚时应每日测量血清锌水平。婴儿和儿童易发生高血脂。因此,在这些患者如果连续输注丙泊酚>24 h,需每日监测三酰甘油水平。

磷丙泊酚钠

磷丙泊酚钠是丙泊酚的水溶性前体。磷丙泊酚钠经碱性磷酸酶代谢成为丙泊酚。镇静作用的峰值在单次注射 10 min 后发生。活性代谢产物丙泊酚相比脂肪乳剂的丙泊酚动态分布不同,前者更慢,其原因还不清楚[16,17]。与丙泊酚乳剂相比,磷丙泊酚钠的优势在于其水溶性可使细菌污染的风险降低,长时间输注不会导致脂质负荷增加产生器官损害。虽然磷丙泊酚钠通常不会导致注射部位疼痛,但会导致注射部位远处皮肤具有烧灼感,特别是会阴区和臀部。虽然目前仅批准用于操作时的镇静,但也许在将来会在ICU镇静和麻醉中找到一席之地。

由于磷丙泊酚钠的相对分子质量比丙泊酚大,其使用剂量也相应较大。不幸的是,磷丙泊酚钠包装上的剂量用容积来做单位,而ICU中使用的其他药物均用单位体重的输注速度来表示,故本文的剂量也这样表示。市场销售制剂含3.5%磷丙泊酚钠(35 mg/mL)。生产商推荐单次推注剂量为6.5 mg/kg,之后每 4 min 再次推注 1.6 mg/kg;也可以在首次剂量后持续输注,速度为 400 μg/(kg·min)。此外,生产商推荐65岁以上老年人或者有严重疾病患者,使用剂量需降低25%。推荐剂量是用于操作时的镇静而非全身麻醉。为了诱导并维持全身麻醉,丙泊酚剂量需高出 $2\sim3$ 倍,但磷丙泊酚钠在人体的相关研究尚无报道。

依托咪酯

描述:依托咪酯的PK特点与丙泊酚类似,且没有心血管抑制作用,甚至患有心肌病的患者也能使用[18]。这是由于依托咪酯对于心肌收缩力没有影响,不影响压力感受器,保持交感系统活性。依托咪酯剂量依赖性地降低脑氧耗和脑血流,不改变颅内容量-压力关系。

依托咪酯在以下情况中具有优势(与硫喷妥钠或丙泊酚相比):低血容量;多发性创伤合并闭合性脑损伤;心排血量低的患者,如严重的主动脉瓣狭窄、左主冠状动脉病变;或者严重的脑血管疾病。依托咪酯的禁忌证是感染性休克患者,因为这些患者肾上腺皮质功能低下(见后述)。

不良反应

代谢方面:依托咪酯导致血浆皮质醇浓度降低,持续输注可能增加死亡率[19]。在准备进行选择性外科手术的正常患者中,单次注射依托咪酯可导致肾上腺皮质功能抑制长达24 h或更长[20]。如果剂量增加或者持续输注用来镇静,这些作用会更明显。依托咪酯导致的肾上腺皮质功能抑制是由于阻断了11β-羟化酶,从而阻碍了皮质醇的合成。此外,值得注意的是,依托咪酯是导致术后恶心呕吐发生率最高的静脉麻醉药。

Jackson于2005年警示不要在感染性休克患者中使用依托咪酯[21]。自那时起,数个研究试图证实重症患者使用依托咪酯的安全性,包括那些伴有脓毒症的患者。不幸的是有些研究证实了依托咪酯使用的危险性[22-25],但有些支持它可在脓毒症患者中使用[26-30]。

氯胺酮

描述:氯胺酮可以产生镇静、遗忘和很好的镇痛作用,患者会产生强烈的从周围环境分离的感觉。它是一种独特的镇静药物,可以通过肌肉注射使患者无知觉。氯胺酮通过肝脏快速地代谢为去甲氯胺酮,后者具有药理学活性。与丙泊酚或依托咪酯静脉注射相比,氯胺酮起效和消退都比较慢。

许多临床医师认为氯胺酮是有哮喘病史患者合理的镇痛剂选择。其常规剂量可以降低气道阻力,因为它可以阻止去甲肾上腺素的摄取,并可作用于气道的β肾上腺素受体。与其他使支气管扩张的β激动剂相比,接受氨茶碱治疗哮喘的患者使用氯胺酮后不会导致心律失常。

对于未插管的患者,使用氯胺酮较其他镇静药或阿片类药物安全,因为其抑制气道反射和抑制呼吸程度较小。特别适用于在气道附近的手术操作,因为这些操作可能会影响气道的保护功能(如脸部的枪伤)。由于氯胺酮会使唾液和气道分泌物增加,在给药前应先给予抗胆碱能药(如0.2 mg格隆溴铵)。对于低氧的患者,氯胺酮不会抑制低氧性肺血管收缩。

氯胺酮与其他绝大多数静脉使用的麻醉药的一个显著区别是,它可以兴奋心血管系统(如增加心率和血压)。其作用机制似乎是直接刺激中枢神经系统,兴奋交感神经和阻滞肾上腺素能神经对去甲肾上腺的再摄取。

由于急性呼吸窘迫综合征(ARDS)可能导致肺动脉高压,应该避免使用增加右心室负荷的药物。只要维持恒定的通气,无论肺血管阻力增高或正常,氯胺酮不会影响婴儿的肺血管阻力,同样的发现也

在成人中证实。

氯胺酮注射后进入脑循环不会引起脑血流改变。在进行机械通气的颅内压增高猪模型中,当颅压位于顺应性曲线的肩部时,静脉推注0.5～2 mg/kg氯胺酮不会增加ICP;同样,机械通气的早产儿,静脉推注2 mg/kg氯胺酮不会增加间接反映ICP的前囟门压力[31,32]。但与丙泊酚和依托咪酯不同,氯胺酮不会降低脑代谢率。ICP增高或近期颅脑损伤的患者是氯胺酮的相对禁忌证。

不良反应

心理:氯胺酮麻醉后会出现飘浮的感觉、生动的梦境(愉快或不愉快的)、幻觉和谵妄。在以下情况中更常见:16岁以上患者;女性短小手术过程后;大剂量(> 2 mg/kg)、快速输注(> 40 mg/min)氯胺酮。提前使用苯二氮䓬类或异丙酚通常可以减少或防止这些现象[33]。

心血管系统:因为氯胺酮增加心肌氧耗,如果单独使用可能诱发冠脉疾病患者心肌缺血。但氯胺酮加安定、氯胺酮加咪达唑仑或氯胺酮加舒芬太尼等,这些组合可以使冠脉搭桥的患者很好耐受。重复注射往往会导致心动过速,通常可以通过持续输注来避免。

氯胺酮在离体动物心脏中会产生心肌抑制。有报道称在有慢性儿茶酚胺耗竭合并血流动力学不稳定的患者中使用氯胺酮会导致低血压。

神经系统:氯胺酮并不降低电击老鼠后癫痫发作阈值,但与氨茶碱一起输注时,观察到癫痫发作阈值明显降低。

咪达唑仑

描述:虽然大剂量咪达唑仑可以用来麻醉诱导,但常使用咪达唑仑作为镇静用药。咪达唑仑除镇静效果外,还具有抗焦虑、遗忘及骨骼肌松弛的作用。

咪达唑仑(5 mg)静脉推注后2～5 min达到峰值,产生顺行性遗忘作用,持续20～40 min。因为咪达唑仑具有高度(95%)蛋白结合率(白蛋白),药物效应在ICU患者可能被放大了。在肥胖和老年患者中,由于药物蓄积,咪达唑仑持续输注可能会导致苏醒延迟。尽管氟马西尼可用于拮抗咪达唑仑的过深的镇静作用及呼吸抑制,但它的作用时间仅有15～20 min。此外,氟马西尼可加重急性焦虑或癫痫,尤其是接受慢性苯二氮䓬类药物治疗的患者。

咪达唑仑剂量依赖性减少脑代谢和脑血流,由此推断其对于脑缺血的患者有益。因为镇静、抗焦虑和顺行性遗忘的优点,咪达唑仑非常适用于短程无痛的操作(如内镜检查)和长时间的镇静(如机械通气)。

不良反应

呼吸系统:咪达唑仑(0.15 mg/kg,静脉注射)使二氧化碳反应曲线斜率降低,增加死腔—潮气量比率和动脉PCO_2。在慢性阻塞性肺病(COPD)患者更容易导致呼吸抑制,且持续时间长。同样,咪达唑仑使低氧时通气反应下降。

心血管系统:给予咪达唑仑后,常观察到引起心率轻微增快(<10%)和外周血管阻力轻微下降。咪达唑仑对于冠脉血管阻力和自主调节无明显影响。

神经系统:由于咪达唑仑所导致的认知和精神运动机能恢复延迟最长可至24 h,因此如果患者需要快速恢复意识状态和精神运动机能,不推荐咪达唑仑作为单独应用的镇静药。

阿片类药物

吗啡

描述:吗啡及其替代物相对选择性的缓解疼痛,而其他感觉(触觉、振动觉、视觉和听觉)不会受抑制。吗啡通过以下方式缓解疼痛① 阻滞痛觉传输至脊髓后角;② 激活脑干下行抑制通路,减少痛觉传递;③ 通过刺激脑干边缘系统,改变对于痛觉的情绪反应。

在中枢神经系统中发现了多种类型的阿片类受体(由希腊字母表示)。吗啡的经典药理作用如镇痛、呼吸抑制均是由μ受体介导。其他μ受体介导的作用包括镇静、欣快感、药物耐受、生理依赖性、抑制胃肠道蠕动、胆绞痛以及缩瞳。κ受体与μ受体的许多作用相同,例如镇痛、镇静、呼吸抑制。δ受体主要介导一部分内源性阿片肽的镇痛作用,尤其是在脊髓中的镇痛作用。在临床常用的阿片类药物中,常用剂量很少激活δ受体。

吗啡是p-糖蛋白的底物,p-糖蛋白是一种负责将许多分子转运出细胞的蛋白质。吗啡的中枢起效慢,是由于其脂溶性较低所致的渗透慢和快速的外排共同作用。静脉注射吗啡后其镇痛作用达到高峰不会超过1 h,因此,吗啡的血浆浓度与其临床效果并不平行[34]。

吗啡是唯一的静脉注射后立即引起组胺释放的阿片类药物。急性肺水肿的患者给予吗啡,血流动力学变化相关的临床益处要远超过其镇痛镇静作用。

不良反应

胃肠道:吗啡注射后常见不良反应为便秘、恶心和(或)呕吐。由于中枢(迷走神经)或外周(位于肠道的阿片受体)的原因,常导致胃排空、肠蠕动能力减弱(包括小肠和大肠)和麻痹性肠梗阻。

心血管系统:吗啡导致低血压并不少见,尤其在快速静推时(如5～10 mg/min)。预先给予H1和H2受体拮抗剂,吗啡诱发低血压的反应明显减弱,但会导致血浆组胺浓度的增加。这些证据有力证明了组胺是这些反应的重要介导物质。

呼吸系统:吗啡注射后会剂量依赖性地使脑干呼吸系统对于二氧化碳的反应性下降。一个特征性变化是,通气量与二氧化碳分压的曲线斜率下降,高碳酸血症导致分钟通气量右移,使呼气末二氧化碳增加,窒息的阈值增加。持续时间往往超过镇痛时间。此外,吗啡使缺氧时呼吸驱动减弱。肾功能衰竭的患者注射吗啡会使呼吸抑制时间延长,这是由于它的活性代谢产物吗啡-6-葡糖苷酸的作用。

注射小剂量纳洛酮(40 μg)来拮抗吗啡的呼吸抑制作用会带来一些不良反应。有报道称即使是在健康的手术患者中也会发生呕吐、谵妄、心律失常、肺水肿、心脏骤停,甚至突然死亡。此外,纳洛酮的作用时间比任何阿片类药物要短(除了瑞芬太尼)。因此,自主呼吸的患者可能再次发生呼吸抑制,是潜在发病率的来源。

纳布啡或者布托啡诺是一种混合的阿片受体激动剂-拮抗剂,比纳洛酮安全。混合的阿片受体激动剂-拮抗剂根据注射剂量不同,导致阿片类效果增加或降低。

在ICU床旁操作时,使用短效的阿片类药物可以避免这些问题。

神经系统:吗啡对脑代谢或脑血流的影响不大。吗啡可能因降低平均动脉压,减少脑灌注压。

芬太尼及其类似物

描述:芬太尼、舒芬太尼及瑞芬太尼进出中枢系统较吗啡快得多,因此注射后起效较快。这些药物的唯一不同之处在于PK特征不同。

芬太尼间断单次给药（50～100 μg）可达到满意效果，但持续输注可导致药物蓄积[36]。因为在ICU患者的全凭静脉麻醉中药物起效快是需要的，故理想的用于持续输注的药物选择是舒芬太尼或瑞芬太尼。当操作后伴有术后痛时，舒芬太尼是首选。图20.2显示了连续输注10 h，舒芬太尼的CSHT与丙泊酚相似。当操作后术后痛较轻时（如支气管镜检），推荐瑞芬太尼。无论输注时间长短，瑞芬太尼的CSHT是4 min。

瑞芬太尼的其半衰期非常短[37]，其是通过组织酯酶迅速代谢，特别是骨骼肌中的组织酯酶。在严重肝[38]肾[39]功能不全的患者中其PK特征不变。

全凭静脉麻醉时舒芬太尼先单次静推0.5～1.5 μg/kg的剂量，然后以0.01～0.03 μg/(kg·min)的速度维持。如果与丙泊酚联合输注，两者需减量，如表20.2所示。

瑞芬太尼使用方法为单次静推剂量为0.5～1.5 μg/kg，然后以0.05～0.5 μg/(kg·min)的速度维持。瑞芬太尼需使用至操作结束，因为瑞芬太尼半衰期短，如果患者发生术后疼痛，需加用其他阿片类药物。

不良反应

心血管系统：尽管芬太尼、舒芬太尼和瑞芬太尼不会影响血浆组胺浓度，但是单次注射仍可能导致低血压，特别是快速静推时（如<1 min）。该作用可能与抑制脊髓血管舒缩中枢和兴奋迷走神经有关。

神经系统：有报道称芬太尼和舒芬太尼会导致机械通气的颅脑外伤患者ICP升高。二者可能通过降低平均动脉压，从而对脑灌注压产生不利影响。所有芬太尼及其衍生物大剂量快速静推后均可导致胸壁强直。发生这种情况时可以使用肌松药（NMB）或者镇静药物来治疗。

神经肌肉阻断剂

NMB可分为两类（见第25章），去极化（琥珀酰胆碱）与非去极化（万可松和顺式阿曲库铵）。琥珀酰胆碱激动神经肌肉接头处乙酰胆碱受体。琥珀酰胆碱注射后先强烈刺激骨骼肌，表现为肌束震颤，接着因持续去极化使肌肉松弛。非去极化肌松药竞争拮抗神经肌肉接头处的乙酰胆碱，阻止运动神经冲动释放的乙酰胆碱与乙酰胆碱受体结合，从而不能启动肌肉收缩。非去极化肌松药之间的区别在于它们的PK特征和心血管作用的不同。

因为骨骼肌松弛的作用，NMB用于辅助气管插管和改善手术的条件。插管前使用NMB会导致声带麻痹，更容易插入气管导管并减少声带损伤的风险。在手术中使用肌松药使术野暴露更好（如腹部手术），降低腹腔镜手术时气腹的压力，并使骨科手术时关节操作更容易。肌松剂不能用来阻止患者躯体运动，患者躯体运动是麻醉深度不够的表现。需通过监测诱发肌肉抽搐反应来决定肌松剂的剂量，对于大多数外科手术4个成串刺激中T2和T3消失是合适的，且易于恢复。

TIVA的注意事项

选择在ICU而不是手术室来实施普通操作（如气管切开和经皮胃造口术），意味着巨大的潜在成本节约。该策略不仅不占用宝贵的手术室时间成本及其支持系统，也避免了在走廊与电梯中可能发生的意外。与传统手术操作相比，平均总成本下降50%，甚至更多[40]。TIVA是成本效益最好的方式。

在大多数患者中，安全有效的全身静脉麻醉方法是输注丙泊酚加舒芬太尼或者丙泊酚加瑞芬太尼。术前使用咪达唑仑可减少丙泊酚的剂量，并减少术中知晓事件。血流动力学不稳定的患者不宜单次静推常规剂量,老年人使用时需减量。必要时可给予神经肌肉阻滞剂。

虽然对于重症患者疼痛与交感反应鉴别诊断是困难的,但应以患者镇痛不足的体征最小来调整阿片类药物的输注速度(如心动过速、呼吸急促、高血压、出汗、瞳孔放大)。以患者意识丧失为目标来调整丙泊酚的速度;通过监测脑电图波形[双频指数(BIS)、患者状态指数(PSI)和熵]更准确地评估麻醉深度。给予肌松药前应先使患者意识丧失。患者可能会在手术过程中清醒,而没有交感兴奋或者血流动力学变化[41,42]。因此,单用阿片类药物来消除钝性疼痛而不使用镇静药物使意识丧失,是不恰当的。

要点回顾:

1. 导致遗忘的效果丙泊酚没有咪达唑仑有效。使用丙泊酚时,如果不同时使用苯二氮䓬类药物,为可靠地防止术中知晓,需确保患者意识丧失。及时处理患者的反应是非常重要的(活动、心动过速以及高血压)。

2. 经TIVA输注的药物应予以稀释,输注速度应达到至少每小时50 mL的速度。这不仅能够帮助药物进入循环,同时在静脉通路不畅通时能及时报警。静脉通路不畅通超过几分钟就会导致患者苏醒。

3. 利用知晓TIVA药物的CSHT优势,为了在最佳时间停止药物的输注,与外科医生在手术时交流是很重要的。舒芬太尼和丙泊酚在手术结束前停止,而瑞芬太尼需使用至手术结束。

4. 为保持血中丙泊酚和舒芬太尼的浓度恒定,持续输注的速度需降低,因为保持同一速度输注会导致血浆浓度增高。大约以每30 min下降10%的输注速度。

5. 无菌操作很重要,尤其在使用丙泊酚的时候。

◇ 参 ◇ 考 ◇ 文 ◇ 献 ◇

[1] Shafer SL, Varvel JR, Aziz N, et al: Pharmacokinetics of fentanyl administered by computer-controlled infusion pump. *Anesthesiology* 73:1091, 1990.

[2] Vesey CJ, Sweeney B, Cole PV: Decay of nitroprusside. II: in vivo. *Br J Anaesth* 64:704, 1990.

[3] Hughes MA, Glass PS, Jacobs JR: Context-sensitive half-time in multicom-partment pharmacokinetic models for intravenous anesthetic drugs. *Anes-thesiology* 76:334, 1992.

[4] Shafer A, Doze VA, Shafer SL: Pharmacokinetics and pharmacodynamics of propofol infusions during general anesthesia. *Anesthesiology* 69:348, 1988.

[5] Persson P, Nilsson A, Hartvig P, et al: Pharmacokinetics of midazolam in total i.v. anaesthesia. *Br J Anaesth* 59:548, 1987.

[6] Hudson RJ, Bergstrom RG, Thomson IR, et al: Pharmacokinetics of sufentanil in patients undergoing abdominal aortic surgery. *Anesthesiology* 70:426, 1989.

[7] Egan TD, Lemmens HJ, Fiset P, et al: The pharmacokinetics of the new short acting opioid remifentanil (GI87084B) in healthy adult male volunteers. *Anesthesiology* 79:881, 1993.

[8] Koch-Weser J, Sellers EM: Binding of drugs to serum albumin. *N Engl J Med* 294:311, 1976.

[9] Mangano DT, Browner WS, Hollenberg M: Association of perioperative myocardial ischemia with cardiac morbidity and mortality in men undergoing noncardiac surgery. *N Engl J Med* 323:1781, 1990.

[10] Barr J, Egan TD, Sandoval NF, et al: Propofol dosing regimens for ICU sedation based upon an integrated pharmacokinetic-pharmacodynamic model. *Anesthesiology* 95:324, 2001.

[11] Ronan KP, Gallagher TH, Hamby BG: Comparison of propofol and midazolam for sedation in intensive care unit patients. *Crit Care Med* 23:286, 1995.

[12] Pagel PS, Warltier DC: Negative inotropic effects of propofol as evaluated by the regional preload recruitable stroke work relationship in chronically instrumented dogs. *Anesthesiology* 78:100, 1993.

[13] Pagel PS, Schmeling WT, Kampine JP, et al: Alteration of canine left ventricular diastolic function by intravenous anesthetics in vivo: ketamine and propofol. *Anesthesiology* 76:419, 1992.

[14] Mayer N, Legat K, Weinstabl C, et al: Effects of propofol on the function of normal, collateral-dependent, and ischemic myocardium. *Anesth Analg* 76:33, 1993.

[15] Van Hemelrijck J, Fitch W, Mattheussen M, et al: Effect of propofol on cerebral circulation and autoregulation in baboons. *Anesth Analg* 71:49, 1990.

[16] Gibiansky E, Struys MM, Gibiansky L, et al: Aquavan ® injection, a water-soluble prodrug of propofol, as a bolus injection: a phase I dose-escalation comparison with Diprivan ® (Part 1). *Anesthesiology* 103:718, 2005.

[17] Struys MM, Vanluchene AL, Gibiansky E, et al: Aquavan ® injection, a water-soluble prodrug of propofol, as a bolus injection: a phase I dose-escalation comparison with Diprivan ® (Part 2). *Anesthesiology* 103:730, 2005.

[18] Goading JM, Wang JT, Smith RA, et al: Cardiovascular and pulmonary responses following etomidate induction of anesthesia in patients with demon-strated cardiac disease. *Anesth Analg* 58:40, 1979.

[19] Ledingham IM, Finlay WEI, Watt I, et al: Etomidate and adrenocortical function. *Lancet* 1:1434, 1983.

[20] Fragen RJ, Shanks CA, Molteni A, et al: Effects of etomidate on hormonal responses to surgical stress. *Anesthesiology* 61:652, 1984.

[21] Jackson WJ: Should we use etomidate as an induction agent for endotracheal intubation in patients with septic shock? A critical appraisal. *Chest* 127:1031, 2005.

[22] Mohammad Z, Afessa B, Finkielman JD: The incidence of relative adrenal insufficiency in patients with septic shock after the administration of etomidate. *Crit Care* 10：R105, 2006.

[23] Cotton BA, Guillamondegui OD, Fleming SB, et al: Increased risk of adrenal insufficiency following etomidate exposure in critically injured patients. *Arch Surg* 143:62, 2008.

[24] Tekwani KL, Watts HF, Chan CW, et al: The effect of single-bolus etomidate on septic patient mortality: a retrospective review. *West J Emerg Med* 9:195, 2008.

[25] Cuthbertson BH, Sprung CL, Annane D, et al: The effects of etomidate on adrenal responsiveness and mortality in patients with septic shock. *Intensive Care Med* 35:1868, 2009.

[26] Ray DC, McKeown DW: Effect of induction agent on vasopressor and steroid use, and outcome in patients with septic shock. *Crit Care* 11：R56, 2007.

[27] de Jong MF, Beishuizen A, Spijkstra JJ, et al: Predicting a low cortisol response to adrenocorticotrophic hormone in the critically ill: a retrospective cohort study. *Crit Care* 11：R61, 2007.

[28] Richeé FC, Boutron CM, Valleur P, et al: Adrenal response in patients with septic shock of abdominal origin: relationship to survival. *Intensive Care Med* 33:1761, 2007.

[29] Tekwani KL, Watts HF, Rzechula KH, et al: A prospective observational study of the effect of etomidate on septic patient mortality and length of stay. *Acad Emerg Med* 16:11, 2009.

[30] Jabre P, Combes X, Lapostolle F, et al: Etomidate versus ketamine for rapid sequence intubation in acutely ill patients: a multicentre randomised controlled trial. *Lancet* 374:293, 2009.

[31] Pfenninger E, Dick W, Ahnefeld FW: The influence of ketamine on both normal and raised intracranial pressure of artificially ventilated animals. *Eur J Anaesthesiol* 2:297, 1985.

[32] Friesen RH, Thieme RE, Honda AT, et al: Changes in anterior fontanel pressure in preterm neonates receiving isoflurane, halothane, fentanyl, or ketamine. *Anesth Analg* 66:431, 1987.

[33] White PF: Pharmacologic interactions of midazolam and ketamine in surgical patients. *Clin Pharmacol Ther* 31:280, 1982.

[34] Dershwitz M, Walsh JL, Morishige RJ, et al: Pharmacokinetics and pharma-codynamics of inhaled versus intravenous morphine in healthy volunteers. *Anesthesiology* 93:619, 2000.

[35] Aitkenhead AR, Vater M, Achola K, et al: Pharmacokinetics of single-dose intravenous morphine in normal volunteers and patients with end-stage renal failure. *Br J Anaesth* 56:813, 1984.

[36] Shafer SL, Varvel JR: Pharmacokinetics, pharmacodynamics, and rational opioid selection. *Anesthesiology* 74:53, 1991.

[37] Dershwitz M, Rosow CE: Remifentanil: an opioid metabolized by esterases. *Exp Opin Invest Drugs* 5:1361, 1996.

[38] Dershwitz M, Hoke JF, Rosow CE, et al: Pharmacokinetics and pharma-codynamics of remifentanil in volunteer subjects with severe liver disease. *Anesthesiology* 84:812, 1996.

[39] Hoke JF, Shlugman D, Dershwitz M, et al: Pharmacokinetics and pharma-codynamics of remifentanil in subjects with renal failure compared to healthy volunteers. *Anesthesiology* 87:533, 1997.

[40] Barba CA, Angood PB, Kauder DR, et al: Bronchoscopic guidance makes percutaneous tracheostomy a safe, cost effective, and easy to teach procedure. *Surgery* 118:879, 1995.

[41] Ausems ME, Hug CC Jr, Stanski DR, et al: Plasma concentrations of alfentanil required to supplement nitrous oxide anesthesia for general surgery. *Anesthesiology* 65:362, 1986.

[42] Philbin DM, Rosow CE, Schneider RC, et al: Fentanyl and sufentanil anesthesia revisited: How much is enough? *Anesthesiology* 73:5, 1990.

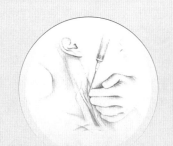

第21章
介入超声
Interventional Ultrasound

GISELA I. BANAUCH AND PAUL H. MAYO　武钧 译，汤耀卿 审校

引　言

超声检查在重症医学领域具有广泛的应用前景。超声检查如果由负责患者临床处理的重症医生在床边实施，则可即时、快速做出诊断及治疗决策。由重症医生进行床旁超声检查不同于标准的影像科或心脏科的超声检查，获取图像和图像解读均由重症医生完成，并立即将检查用于临床。避免了影像科或心脏科超声检查基于会诊形式的时间延迟和潜在的临床脱节。

重症超声的临床应用范围囊括了本学科重症患者诊断和处理的方方面面。这一领域所需的重要技能已在最近的共识意见中进行了总结[1]。超声检查在重症监护治疗中的用途主要有两大类，即：① 指导诊断和处理；② 为导引临床操作。两者常有关联，例如超声检查可用于胸腔积液的诊断，随后用作胸腔穿刺术导引，并有助于胸腔积液原因的识别和后续处理。本章阐述超声在ICU引导各类操作中的作用。想要了解重症超声的详尽评述，读者可参考超声科的综合性教科书[2,3]。

重症医师有一项重要职责，即安全地进行各种侵入性操作。操作者有一个具体目标，譬如血管或体腔（胸膜腔、腹腔或心包腔），并要确保准确置入穿刺针准确置入的同时避免损害相邻的组织结构。穿刺针置入不准确可损伤相邻结构，导致潜在的严重并发症甚或危及生命的并发症，还可导致超声诊断和血管或体腔置管穿刺失败。

本章假定读者接受过操作的技能培训（如适当的无菌技术、穿刺针操控、导丝置入及扩张等），并在此基础上进行讨论，至于每一项具体操作则在相关章节中阐述。对具有完全操作技能的术者，超声可增加操作的安全性和成功率。

超声导引操作实际是基于一个简单的工作原理，即能依靠显像提高穿刺的安全性和成功率；识别并据此避开邻近组织结构；如有必要，还可在实时导引下进针。另一种方法是依靠离线标准超声图像分析和（或）体表标记技术。直观地讲，超声导引目前已广泛用于重症监护病房，是一种较传统穿刺法有吸引力的替代技术。本章详述通常由重症医师执行的各种超声导引操作。

一 般 原 则

1. 为了最大限度地发挥超声检查的效用，操作者应掌握超声物理、仪器调节、探头操纵、图像采集、超声解剖、图像方位及图像判读的基本知识。此外，重症医生必须全面掌握超声仪的操作步骤。

2. 细心安放超声仪于适当位置，以使操作者不必费力地转动头部就可看清屏幕及操作部位；为此通常需对 ICU 中摆放凌乱的床旁设备进行重整。应用实时超声影像导引穿刺时，超声仪的位置对发挥人体工学效率尤为重要。应调整房间的灯光及超声仪屏幕的角度，以尽可能减少屏幕眩光。在操作开始之前，应当仔细调节增益、深度，以获取最佳显像和定位图像。许多新型的超声仪设计，已能将位于屏幕中央的感兴趣结构优化，达到最佳显示效果。有些超声仪带有自动图像优化软件，操作者无需调整控制按钮，仅需轻按控制键即可完成图像优化。但事实上，最后的成像并非最佳，常需进一步调节。

3. 在需要实时导引（如建立血管通路）或需要扫描同时保持该区域无菌时，操作者在超声导引全过程需要使用专门设计的无菌探头保护套，其不但成本低，且配有无菌超声耦合剂。强烈反对用无菌手套或无菌静脉注射敷贴改制成探头保护套。不建议使用无菌手套或无菌静脉穿刺皮肤保护贴作为探头保护套，当操作者注意力集中在超声图像或进针方向和插入部位时，常无法保持无菌操作。而精心设计的无菌探头保护套不仅价格低廉，且随带无菌超声耦合剂。

4. 按照标准化约定，在进行胸腔、腹腔及血管穿刺导引时，要求将屏幕方向标示置于屏幕左侧；而在施行与心脏有关操作的导引时（如心包穿刺或经静脉起搏器置入术）要将屏幕方向标示置于屏幕右侧。这样的约定纯粹与操作的常用方式有关。正如探测颈内静脉径路那样，在扫描患者头部时，操作者需决定如何定位探头在屏幕的标示。我们建议将方位标示置于屏幕左侧，探头相应的标示总是指向受检者左侧（只有进行血管长轴扫描时，才将探头标示指向头侧）。理解和规范定向和探头标示的位置非常重要，以便操作者在实时导引穿刺时，以可预见方式控制穿刺针方向。

5. 每当规划进行超声导引操作方案时，操作者在患者皮肤准备和铺巾前需扫描目标结构，便于选取最佳穿刺点。如果操作的目的是放置血管内导管（如中心静脉或动脉置管），应评估双侧的目标结构，除非一侧存在穿刺的绝对禁忌（如上肢存在动-静脉瘘会妨碍该侧桡动脉插管），否则应对双侧目标结构进行评估。多项研究表明，目标静脉和动脉的血管管腔、解剖位置及其毗邻的组织结构都可能有明显的解剖变异[4-9]。

6. 血管结构的超声首先应采集横截面成像，因为这是区分动脉和静脉的最佳方式。血管的可压缩性、搏动及管径随用力呼吸和（或）呼吸动作而变化，有助于动脉和静脉血管的鉴别。横截面超声显像通常需显示静脉及其伴行的动脉分支，以便与对血管受动态的外力压迫和 Valsalva 动作影响而发生的改变进行比较。但检测血管搏动性至少需要维持稳定的成像面数秒钟。血管有时可因低血压而搏动消失，此时要区分动脉和静脉极具挑战性，特别是在需用体外心室辅助装置（叶轮装置）维持患者灌注时。在这种情况下，由于动脉管壁较厚而可压缩性较小，同时用力呼吸及呼吸动作时管径变异度缺如，这是超声检查提供动脉区别于静脉的最可靠特征。在解剖结构显示不清的情况下或锁骨下区域，有时需要彩色频谱多普勒分析来鉴别动脉和静脉。

7. 对于胸腔或腹腔穿刺置管，开始应毫无例外地获取纵截面图像。利用纵截面超声显像上膈肌位置变化是鉴别重症患者胸、腹腔积液的最简单方法。

8. 只要有可能，操作者应记录下操作过程中相关的影像资料，这像捕捉冻结的视频图像一样简单，并可把图像放入操作记录中。根据操作系统的性能，可抓取视频剪辑并离线存储。图像资料对于质量审核和收费记账都非常重要。然而，并不是所有情况下都可以实施，特别是在紧急复苏抢救时。

9. 所有操作的超声导引都需要专门训练。对该领域要有所认识非常容易，可通过书籍、视听资料、有关教程或网络课程的学习轻松达成，但图像解读和采集技能非得在熟练的临床教师指导下进行扫描练习方可掌握。实时导引穿刺是一项复杂的需要实践的技能。不幸的是，此项技能通常需要体验才能掌握；也就是说，缺乏经验的操作者的第1次操作会在真实患者身上完成。为了避免此类事件，我们强烈建议在超声模拟人身上进行实时超声导引穿刺训练。设计精良的可供超声导引下血管穿刺的模拟人目前已经上市[11]。受训人员可在第1次临床操作尝试前，反复进行超声下穿刺针操控及目标血管穿刺的练习。这对于患者安全性、舒适性及操作者的自信心都是非常必要的。

建立血管通路的超声导引

建立血管通路是重症专科医生的一项重要工作。多种不同规格和功能的导管置入术需要中心静脉穿刺，准确动脉压测量及波形监测需要置入动脉导管,而外周静脉(peripheral venous, PV)穿刺只适用日常医疗护理需求。肥胖、特殊体态(如脊柱后侧凸或遗传性疾病)及凝血病等因素可能引起特别风险。肥胖、静脉注射毒品或接受化疗患者的外周静脉穿刺可发生困难。超声是导引各类血管穿刺唯一有用的手段。

超声导引建立血管通路的一大好处是,让操作者有可能识别体检无法发现的血管穿刺禁忌证,如容量耗竭患者用力吸气时可使颈内静脉和锁骨下静脉完全陷闭。这种间歇性静脉管腔陷闭使穿刺难以成功,而且除超声检查外无法确定。超声检查很容易识别易被体格检查漏诊的股静脉血栓,从而提醒操作者避开该禁忌穿刺的部位,重新定位穿刺并发症风险低的部位。

具 体 操 作

颈内静脉通路的建立

一些研究报告表明,超声导引的颈内静脉通路(internal jugular venous access, IJV access)建立具有成功率高和并发症低等优点[12],优于体表标志定位穿刺技术。其原因显而易见,体形纤瘦患者体表定位标志也许非常容易,而肥胖患者定位体表标示的成功机会则少许多。正常人群颈内静脉管径不对称,并与颈内动脉的相对位置变异度高达30%,然而通过体表检查很难发现[13,14]。国家质控机构指出,超声导引的颈内静脉穿刺是为确保患者安全所需要的措施[15]。住院医生资质审定委员会强烈建议,在重症监护培训期间设立此项技能培训,并有可能成为一项强制性培训内容。

为使超声在颈内静脉穿刺导引时能发挥最大效用,应如下步骤有条不紊地进行:

1. 血管穿刺通常需选用7.5 MHz的线性超声探头。这种探头对近体表的组织结构可获得足够的分辨率。低频探头以牺牲分辨率为代价,穿透较深组织,不适于血管穿刺的导引。为使静脉尽可能充分地扩张,患者应取头低仰卧位。

2. 在皮肤消毒铺巾前,操作者应对双侧颈部进行初步扫描,以识别异常解剖和(或)血栓,并确定最佳穿刺位点、进针角度和深度。前颈部扫描时,IJV通常位于颈动脉的外侧,其特点为管径粗大、管壁薄、无典型搏动、受压易变形、管径大小随呼吸或吸气动作可变,并存在纤薄的可活动静脉瓣,据此可与颈动脉相鉴别。可用彩色多普勒予以确认,但通常并不需要。探查静脉通常从二维超声检查开始,以弄清血管解剖及发现可见回声的血栓。随后进行血管挤压性检查,以排除二维超声无法发现的等回声血栓。可被完全压瘪的IJV表明检查部位静脉内不存在血栓。为确保中心静脉导管走行段血管通畅,沿该血管段的各个点均应进行超声检查和挤压试验。血栓存在的同侧是导管置入的禁忌证,而对侧是否存在血栓应尤为关注,因为置入颈内静脉导管易并发血栓形成,导致双侧颈内静脉血栓形成,这是不可取的。

3. 为了排除术前存在的气胸,操作前检查应包括肺前部位的检查(仰卧位患者),将超声探头垂直置于胸壁以检查前上胸肋间隙。于肋骨声影之间确认胸膜线。肺滑动征、肺搏动征及B线的存在可非常确定地排除气胸[16]。肺超检查可用低频腹部探头、心脏探头或供血管穿刺导引的高频血管探头,均可达到类似的检查效果。术后,操作者应采用相同的步骤检查前胸以排除气胸。术后发现术前不存在的气胸,是穿刺意外的有力证据。术前胸部检查应当包括双侧肺部,以排除患者术前存在对侧气胸,当然这是非常罕见的临床情况。

4. 在建立无菌区之前,应将超声仪放置于最利于操作者的手-眼协调操作的位置。由于操作者通常会站立于需要穿刺的IJV一侧,紧邻患者头部并面向患者的下肢,故超声仪器放置的最佳位置应在患者的操作侧,紧邻患者的下胸或上腹部。超声屏幕放置不当,不利于操作者进行高效的手眼协调操作。因为超声屏幕放置不当时,操作者需要频繁转动头部来比对穿刺针深度和角度变化所致的超声影像改变;若超声屏幕放置得当,操作者头部只需上下移动就能方便地比对进针角度和深度变化时超声影像的改变。转动头部所致的超声成像平面意外改变（因此失却了超声影像实时导引的基本条件）的概率远远大于简单的上下移动头部所致的意外。

5. 在初步扫描并恰当放置超声仪后，应用标准无菌技术对患者进行消毒。超声探头套上专门设计的无菌探头保护套。操作者穿刺时可选择助手持超声探头，或者操作者一手持探头而另一手持针进行穿刺。后者为首选的技术，在按顺序操控探头和穿刺针的能力极具优势。有一种变异的超声导引血管穿刺技术，称为"标记和定向"，术者用超声识别血管并标示恰当的导管置入部位，穿刺时不用超声影像实时导引。虽然这种方法较传统的体表标示法有较高的穿刺成功率，但不如实时导引穿刺法[12]，所以这里就不作进一步讨论。

6. 术者需决定是使用横向扫描截面还是纵向扫描截面进行实时穿刺导引。这将取决于操作者个人喜好和培训背景。一些熟练的操作者更习惯于纵向扫描下穿刺导引，因为长轴上的针更易被识别，从而易被导入血管。也有许多操作者倾向于横向扫描截面下导引。不管哪种导引方法，保持整个操作过程中清晰识别针尖才是最大安全的保障[17]。

7. 在横向扫描截面实时导引有两种常用方法，第1种方法从概念上看似较为简单，穿刺针紧贴探头进针，角度向下指向血管，其目的是在针进入扫描平面和血管时能识别针尖。此技术导致穿刺针以很锐的角度进入血管，故而有时导丝置入会发生困难。另外一种方法是穿刺针距离目标血管一段距离进针，探头沿穿刺针向前移动直到看到针尖，然后将针尖调整至合适的角度，然后和探头同步向前。用此方法，在针尖向前移动的整个过程都在操作者视线中。此外，穿刺针进入血管的角度没那么尖锐，导丝较易置入。用探头以纵向扫描法获取目标血管的长轴图像。沿探头的长轴中线进针，并在显像完整的条件下将针推向血管壁。长轴显像导引穿刺血管的锐角度往往最小，即便是在血管距皮肤表面较远情况下，如肥胖患者，也极易将导丝置入血管内。

8. IJV穿刺的一个棘手问题是血管受压。在超声导引下，推进的穿刺针可压迫IJV前壁，甚至可使血管腔消失。当穿刺针进一步向前推进时，针头可

突破血管后壁。通常情况下，需缓慢地回撤穿刺针，血管管腔可随之开放，血液进入穿刺针和注射器，导丝才可顺利通过。尚不确定细针穿破血管后壁是否有任何临床意义，但采用针尖斜面朝下、同时细心调整进针的角度及采用垂头仰卧位，针头穿破后壁是可以避免的。过度旋转头部或头部过伸和喉罩通气，均可减少IJV内径并可使静脉位移到颈动脉前方，从而增加意外误穿颈动脉的风险[18-20]。

9. 在导丝插入后和血管扩张之前，应证明导丝位于静脉血管内。这在血管长轴截面上最方便做到。假如发现导丝位于动脉内（属偶然事件，但对缺乏经验的操作者尤应注意），立即拔出导丝则不会给患者造成严重后果，如因疏忽而扩张颈动脉可导致非常惨重的后果。确认导丝在静脉内的步骤仅稍许延长操作时间，但可避免罕见的危险并发症。

10. 一般来说，评估静脉导管位置是否恰当可采用术后胸片，超声可作为一种替代评估方法[21]。超声检查可在无菌区进行，用以确认导管位置是否达最佳标准，并及时将其调整至适当位置，而延迟的胸片检查就不具备此优点。然而，用超声确认导管位置需要增加数分钟的操作时间，且需要高水平的超声培训。

11. 按照程序，为排除操作相关气胸，操作者需检查前胸腔。由于肺滑动征、肺搏动征及B线的存在可排除气胸，更彰显出操作前后进行超声检查的重要性。操作前即刻存在的肺滑动征、肺搏动征及B线，在IJV穿刺后这些征象消失，是操作相关气胸的有力证据。在诊断气胸方面，超声较常规平卧位胸片更为准确，其准确性与胸部CT相当[22]。

锁骨下静脉通路的建立

超声可用来指导锁骨下静脉（subclavian venous, SCV）通路的建立[23,24]。超声导引下建立SCV通路对于解剖正常的患者可能不增加安全性或成功率。然而，对于解剖异常或凝血障碍的患者确实有其实用性。操作起来比IJV或FV通路的建立需要有更高的技能水平，故操作者必须具备高水准实时超声导引穿刺的能力。SCV靠近胸膜表面，务须准确识别解剖结构，并精确操控针尖以避免发生气胸。以上描述的关于IJV穿刺的许多原则适用于SCV导引穿刺。以下仅针对SCV穿刺的特殊问题作简要阐述：

1. SCV定位比IJV更困难。有一种策略可有助

于准确定位,即超声探头扫描上胸部首先在长轴平面上找到锁骨,一旦定位锁骨,可沿锁骨横向移动探头扫描,直至发现锁骨下血管。进一步横向移动探头可将SCV图像与锁骨分开。在此点上将探头旋转90°,以获取静脉的长轴图像。此为实时导引穿刺的恰当位置。锁骨下动脉直接与静脉毗邻,绝大多数人的锁骨下动脉位于SCV的深面。不幸的是,由于解剖的限制外力无法挤压SCV,所以要区分动脉和静脉是有挑战性的难题。观察呼吸时相变化、静脉瓣及应用彩色脉冲多普勒是做出鉴别的最重要手段。由于无法进行挤压试验,要在超声图像上看SCV血栓非常困难。缺少呼吸时相变化和(或)挤压同对侧手臂时,彩色多普勒血流信号无增强反应,则提示血栓形成可能。

2. 为减少操作者在穿刺过程中头部运动,超声仪器应放置于穿刺部位对侧,并紧靠患者的腋下(如进行左侧SCV穿刺,超声仪应紧邻患者右侧腋下)。

3. SCV穿刺置管的超声导引应当在长轴静脉成像下进行,以便整个实时穿刺过程中自始至终都能清晰地看到穿刺针的全长及针尖。针尖运行的任何偏差可误伤胸膜或误穿动脉的风险。对于依赖体表标志进行穿刺的有经验的操作者,超声导引血管穿刺会有心理障碍,因为他们习惯于依赖锁骨作为穿刺的确定性结构导向,很难做到完全忽略锁骨标志在其外侧进行超声导引穿刺。然而从解剖上看,较外侧的穿刺点骨到动脉和胸膜的风险较低,而血管内径仅减少25%[25]。

4. 超声导引的SCV穿刺点较体表标志为导向的穿刺点靠外侧得多,当置入的导管较短时其尖端可能达不到上腔静脉。当进行左侧SCV穿刺建立静脉通路时更是如此。

5. 为安全起见,操作者应采用与IJV穿刺置管相同的防范措施,即在操作前后筛查气胸,并在扩张静脉前确认导丝是否位于静脉血管内。行IJV和FV穿刺时,识别导丝非常容易,但识别SCV内的导丝可能非常困难,因为有锁骨遮挡使识别变得不易。有一项技术有助于识别,即在超声图像上显示同侧的IJV,沿着IJV向下至锁骨上内区域,向下旋转探头以显露IJV与SCV的汇合点,从而可识别导丝。

股静脉通路的建立

超声也用来指导股静脉(femoral venous, FV)通路建立[26],其原理与导引IJV穿刺相同。它可减少并发症发生率,并提高成功率。其特别有用之处是紧急情况下即刻建立起静脉通路。受过训练的操作者使用超声导引可安全快速建立起FV通路。前述的IJV穿刺置管的基本原则同样适用于FV穿刺。以下是该部位穿刺需特别关注的要点:

1. FV置管的安全穿刺点位于股总静脉(common femoral vein, CFV)水平。FV在腹股沟皱褶下方旋转至股动脉的后方(然后变成股浅静脉)。试图在该部位穿刺有损伤动脉的风险。最坏的情况是,穿刺针穿过股动脉进入静脉,经过扩张,导管穿越动脉进入静脉,在动脉内有支撑作用,在静脉内被当作功能齐全的静脉导管。由于操作者认为它是放置到位的静脉导管,在拔出导管时毫无防备措施,会发生动脉大出血。利用超声可在腹股沟韧带内侧识别CFV,这是穿刺的适当进针点。如下肢外旋,该部位有相当长的一段静脉与动脉并行(类似于体表标志为导向穿刺置管技术的最佳定位[27])。

2. 基于IJV穿刺置管描述的方法可非常容易地识别股动静脉。应在横截面成像血管,在实时超声下将针导入静脉血管内。在扩张前应证明导丝位于静脉内。

外周静脉通路的建立

超声导引可提高外周静脉(peripheral venous, PV)通路建立的成功率,并减少并发症[28]。超声导引PV置管需特别注意的事项如下:

操作者应掌握复杂的上肢静脉解剖。可利用横向扫描和纵向扫描技术建立PV通路。后者的优点是穿刺针的全长均可在操作者视线之下,以便可准确地将针导入小静脉。

动脉穿刺置管

超声导引动脉穿刺置管(arterial access)的原则与超声导引静脉穿刺一样。各部位动脉穿刺置管的具体要点如下。

桡动脉

超声导引桡动脉穿刺置管(radial artery)可明显增加首次穿刺的成功率[29],对于低血压和严重水肿患者特别有价值。在没有水肿的患者,桡动脉位于手腕的非常浅表的部位。彩色多普勒血流显像有助于桡动脉的识别。该动脉有两条特别易于塌陷的静脉伴行。手腕伸展超过60°可使血管内径减小，导致置管更加困难[8]。

股动脉

已经证明超声导引股动脉（femoral artery）穿刺置管对肥胖和低血压患者有一定价值[30]，对凝血功能障碍患者同样可以从中获益。此外，超声能识别血管壁是否有动脉粥样硬化改变，有助于血管穿刺部位的选择，可及时发现置管并发症，如假性动脉瘤、血肿及动静脉瘘[31,32]。

超声导引胸腔穿刺置管

胸腔积液在危重患者是经常遇见的问题。超声导引胸腔穿刺可减少气胸的风险[33]，保证机械通气支持患者的胸腔穿刺安全进行[34,35]。超声导引胸腔穿刺置管应当遵循以下几点：

1. 在建立无菌操作区以前，应全面扫描穿刺侧胸部，其目的是确定安全的穿刺点、进针角度和深度。尤为重要的是操作者应首先分清腹膜、后腹膜和胸膜结构。为此，需要明确辨认横膈膜。横膈膜在气管插管、镇静患者往往比清醒的站立的患者更靠向头端。审慎的操作者首先应在长轴截面确认肾脏及其毗邻的肝脏或脾脏，然后向头侧扫描，识别出具有特征性呼吸运动的曲线样膈肌。明确膈肌的位置可避免穿刺针意外穿入膈下而造成潜在的致命性后果。胸腔积液，除非包裹性积液，应当假设为在胸腔内呈体位依赖性分布。平卧位患者，胸腔积液位于背侧。胸腔积液在超声影像上呈现为低回声腔隙，并有明确的解剖边界（在胸壁和膈肌内），并伴有典型的动态改变（肺扑动、膈肌运动、液体内浮游生物征和移动成分，如分隔）。复杂性积液如脓胸或血胸，对于经验不足的超声检查者很难做出鉴别。在着手胸穿前，操作者对于胸腔内液体的识别必须充满信心。

2. 超声定位和实际穿刺置管时患者须保持相同体位，这一点非常重要。假如定位和实际操作时患者体位有变动，游离的液体可向胸腔的其他区域重新分布。大量胸腔积液在腋中线位置很容易定位。但在仰卧位少量胸腔积液的患者，由于床垫会妨碍超声探头的适当放置，要确定安全的穿刺点可能比较困难。这种情况下，操作者需要重新调整患者的

体位以获得较好的穿刺定位。

3. 确定一个安全的穿刺点和角度时，操作者应从三维度方向探测积液的范围。这需要采集两个正交截面的图像（通常为一个长轴截面和一个冠状面图像）。中等量积液延伸至叶间裂时，长轴成像可表现出范围很大，脏层与壁层胸膜之间的间距很宽，然而从其正交扫描的冠状面来看，可很快发现积液的横向范围很小。当决定穿刺部位时，操作者不但需要审慎考虑理想的胸壁穿刺点，还需根据超声提供的最大积液区的图像考虑进针角度。然后，必需把探头的理想角度采集的图像再现一遍，而穿刺置管时勿需持续超声导引。再现最佳成像角度可确保穿刺置管到达液体聚积范围最大的区域。按此方法，脏层和壁层胸膜表面间距>15 mm时，可安全置管[34]。

4. 壁层和脏层胸膜之间的低回声区通常可推定为积液，然而偶尔胶状内容物也可呈现类似的超声影像[36]。如在穿刺过程中使用无菌探头保护套，当无法回抽到液体时，操作者可在超声图像上观察导管的位置，从而确保导管到达目标区域。如穿刺前在低回声区域内发现彩色多普勒信号，更加表明是液体而不是胶状内容物[37]。

倘若胸腔置管是为进行胸膜粘连术，1～2天后可用胸部超声评估胸膜粘连的程度，对于持续存在的含液体的小腔隙可在超声导引下反复进行局部胸膜粘连术[38]。

超声导引心包穿刺术

重症医师可在超声导引下安全进行以诊断为目的的心包穿刺术（pericardiocentesis）[39]。假如患者存在心脏压塞，心包穿刺术则是拯救生命的措施。超声导引心包穿刺术的技术要求类似于胸腔穿刺术和腹腔穿刺术。操作者应当确认安全的穿刺点、进针角度及深度，以避免损伤积液周围的组织。这就要求操作者从胸骨旁、心尖及剑突下等多个窗口检查心脏。操作者应利用超声确定最大积液区，可在心尖四腔截面或胸骨旁截面予以明确。肝脏遮挡是剑突下穿刺途径最常见的禁忌证，超声很容易识别其解剖特征。使用透视导引心包穿刺通常仅限于剑突下穿刺途径，但在透视下肝脏不易被识别，所以肝脏裂伤是透视导引不易发现的风险。此外，心尖和胸骨旁窗口比剑突

下更易发现最大积液区。心包穿刺需特别关注的具体问题如下：

1. 心肌或冠状动脉撕裂伤是心包穿刺特有的潜在致命性并发症。穿刺点要选择有足够积液量允许安全进针的部位。心脏周期活动可受呼吸时相影响并在积液中摆动，故在做决定时，操作者必须仔细观察。安全进针需要最小10 mm的积液量以保证进针安全。大量积液允许操作者可选择远离心脏结构的区域进行穿刺。如有肝脏阻挡，剑突下径路穿刺肯定没有可能。超声波穿透可被充气的肺阻挡，所以心脏超声的显像，可排除充气的肺被穿刺损伤的可能，而实变肺具有特征性的超声影像表现，在超声规划的进针径路上不可能有实变肺阻挡。同时存在的胸腔积液可位于心包积液和穿刺点之间。故在心包穿刺之前应引流胸腔积液。

2. 一旦选中穿刺点，应在皮肤上作标记，标记时切忌牵拉皮肤，以免松开牵拉不经意间引起标记点移位。穿刺的深度是非常重要的测量数据。探头压迫所致肥胖或水肿患者的压迫伪像可引起穿刺深度被低估。故估计穿刺深度时应将此因素考虑进去；否则，操作者将无法穿刺到心包积液，并可被误解成进针偏离目标区太远。进针角度的选择取决于积液的部位。只要有可能，进针应当与体表垂直，这是针和注射器套装最容易重复的角度。

3. 建立无菌区时要用无菌超声保护套完全覆盖探头，这非常重要，与胸腔穿刺和腹腔穿刺不同。在重症医师进针前应准备重新扫描穿刺目标区，以确认穿刺针的角度准确无误，如果因探头压迫伪像导致初次穿刺失败，应当重新测评进针深度，导管置入后即刻检查导管的位置是否恰当。

4. 安全进行心包穿刺没有必要应用实时超声导引，这一点和胸穿引流术一样，但需要在进针前即时进行最后的确认扫描，并按探头指示的角度徒手持针穿刺。抽出液体后置入导丝并运用Seldinger技术置入导管。可以通过注射振荡过的生理盐水确认导管位置是否适当。

超声导引腹腔穿刺术

腹腔积液在重症患者常可发生。超声导引可改善腹腔穿刺（paracentesis）的安全性，特别是对于腹腔内有粘连或困难解剖（如病态肥胖和严重皮下水肿[40]）的患者。超声导引胸腔穿刺的许多原则适用于超声导引的腹腔穿刺置管。具体而言，首先应进行全面的腹腔超声扫描以明确腹腔积液量最多的区域，并且在实际操作时患者的体位应与超声定位时完全相同，避免腹腔积液重分布。操作者应从两个正交截面来估计积液的范围。此外，进行超声导引腹腔穿刺的操作者应铭记以下要点：

1. 在床边确定最佳穿刺点、进针角度和深度。针头注射器套装的角度必须与超声探头指示的最佳角度完全一样。通常情况下，左侧髂前上棘前内侧区的游离腹腔积液是在左结肠旁沟内（这与体表标志技术确定的部位一致）。因为乙状结肠在此向后腹膜移行，该处穿刺损伤大肠的风险较小，而对侧腹腔有盲肠。肝周和脾周积液在腹腔积液的患者中也可发生，但上述部位穿刺损伤实质性器官的风险较高，如拟行膈下穿刺应由具备实践经验的操作者实施。

2. 水肿患者的皮下组织受压迫，会导致穿刺针进入腹腔前需要贯穿的软组织厚度被低估（称为压缩性伪像）。因此，超声测量体表至腹腔距离时，探头应以最小的压力接触皮肤。

其他超声导引的操作

除了血管通路建立、胸腔穿刺、腹腔穿刺引流及心包穿刺外，超声还可用来指导重症医师感兴趣的下述临床操作：

1. 实质性病变和充填液体病变的抽吸和活检。重症医师可借助超声确认充填液体的病变，如脓肿[41]。通过了解周围解剖结构，可确定安全的穿刺点、穿刺置管的角度和深度。同样，可确定实质性病变抽吸和活检的径路[42]。

2. 气道管理。超声可用于气管导管位置的评估及意外主支气管插管的诊断[43]。在进行经皮气管切开时，超声可用来评估危险的血管变异和导引气管穿刺。

3. 经静脉起搏器置入。超声可用于导引经静脉起搏器置入。剑突下探查窗可显示IVC、右心房和右心室。在实时导引下操控起搏器电极，将其置入到适当的位置。

4. 腰穿。超声可用作腰穿导引[44]，主要用于困难解剖的患者。

小　结

超声在多种重症监护日常操作的导引中是非常有用的技术。这些技术包括血管通路的建立、胸腔穿刺、腹腔穿刺和心包穿刺的导引。超声导引对重症医生是有用的技能，它可改善这些日常操作的安全性、舒适性及效果。

◇参◇考◇文◇献◇

［1］ Mayo PH, Beaulieu Y, Doelken P, et al: American College of Chest Physicians/La Societe de Reanimation de Langue Francaise statement on competence in critical care ultrasonography. *Chest* 135:1050−1060, 2009.

［2］ Levitov A, Mayo PH, Slonim AD (eds):*Critical Care Ultrasonography.*1st ed. New York, McGraw-Hill, 2009.

［3］ Lichtenstein DA: *General Ultrasound in the Critically Ill.*1st ed. Berlin, Springer, 2002.

［4］ Sibai AN, Loutfi E, Itani M, et al: Ultrasound evaluation of the anatomical characteristics of the internal jugular vein and carotid artery—facilitation of internal jugular vein cannulation. *Middle East J Anesthesiol* 19:1305−1320, 2008.

［5］ Turba UC, Uflacker R, Hannegan C, et al: Anatomic relationship of the internal jugular vein and the common carotid artery applied to percutaneous transjugular procedures. *Cardiovasc Intervent Radiol* 28:303−306, 2005.

［6］ Fortune JB, Feustel P: Effect of patient position on size and location of the subclavian vein for percutaneous puncture. *Arch Surg* 138:996−1000, 2003.

［7］ Kitagawa N, Oda M, Totoki T, et al: Proper shoulder position for subclavian venipuncture: a prospective randomized clinical trial and anatomical perspectives using multislice computed tomography. *Anaesthesiology* 101:1306−1312, 2004.

［8］ Mizukoshi K, Shibasaki M, Amaya F, et al: Ultrasound evidence of the optimal wrist position for radial artery cannulation. *Can J Anaesth* 56:427−431, 2009.

［9］ Rodriguez-Niedenfuhr M, Vazquez T, Nearn L, et al: Variations of the arterial pattern in the upper limb revisited: a morphological and statistical study, with a review of the literature. *J Anat* 199:547−566, 2001.

［10］ Kumar A, Chuan A: Ultrasound guided vascular access: efficacy and safety. *Best Pract Res Clin Anaesthesiol* 23:299−311, 2009.

［11］ Barsuk JH, McGaghie WC, Cohen ER, et al: Use of simulation-based mastery learning to improve the quality of central venous catheter placement in a medical intensive care unit. *J Hosp Med* 4:397−403, 2009.

［12］ Milling TJ Jr, Rose J, Briggs WM, et al: Randomized, controlled clinical trial of point-of-care limited ultrasonography assistance of central venous cannulation: the Third Sonography Outcomes Assessment Program (SOAP−3) Trial. *Crit Care Med* 33:1764−1769, 2005.

［13］ Gordon AC, Saliken JC, Johns D, et al: US-guided puncture of the internal jugular vein: complications and anatomic considerations. *J Vasc Interv Radiol* 9:333−338, 1998.

［14］ Karakitsos D, Labropoulos N, De Groot E, et al: Real-time ultrasound-guided catheterisation of the internal jugular vein: a prospective comparison with the landmark technique in critical care patients. *Crit Care* 10(6)：R162, 2006.

［15］ Rothschild JM. Ultrasound guidance of central vein catheterization. In: On making health care safer: a critical analysis of patient safety practices. Rockville, MD: AHRQ Publications, Chapter 21:245−255, 2001.

［16］ Lichtenstein DA, Mezière GA: Relevance of lung ultrasound in the diagnosis of acute respiratory failure: the BLUE protocol. *Chest* 134:117−125, 2008.

［17］ Chapman GA, Johnson D, Bodenham AR: Visualisation of needle position using ultrasonography. *Anesthesia* 61:148−158, 2006.

［18］ Maecken T, Grau T: Ultrasound imaging in vascular access. *Crit Care Med* 35：S178−S185, 2007.

［19］ Feller-Kopman D: Ultrasound-guided internal jugular access: a proposed standardized approach and implications for training and practice. *Chest* 132:302−309, 2007.

［20］ Troianos CA, Kuwik RJ, Pasqual JR, et al: Internal jugular vein and carotid artery anatomic relation as determined by ultrasonography. *Anesthesiology* 85:43−48, 1996.

［21］ Vezzani A, Brusasco C, Palermo S, et al: Ultrasound localization of central vein catheter and detection of postprocedural pneumothorax: an alternative to chest radiography. *Crit Care Med* 38:533−538, 2010.

［22］ Lichtenstein DA, Mezière G, Lascols N, et al: Ultrasound diagnosis of occult pneumothorax. *Crit Care Med* 33:1231−1238, 2005.

［23］ Orihashi K, Imai K, Sato K, et al: Extrathoracic subclavian venipuncture under ultrasound guidance. *Circ J* 69:1111−1115, 2005.

［24］ Brooks AJ, Alfredson M, Pettigrew B, et al: Ultrasound-guided insertion of subclavian venous access ports. *Ann R Coll Surg Engl* 87:25−27, 2005.

［25］ Galloway S, Bodenham A: Ultrasound imaging of the axillary vein—anatomical basis for central venous access. *Br J Anaesth* 90:589−595, 2003.

［26］ Prabhu MV, Juneja D, Gopal PB, et al: Ultrasound-guided femoral dialysis access placement: a single-center randomized trial. *Clin J Am Soc Nephrol* 5:235−239, 2010.

［27］ Werner SL, Jones RA, Emerman CL: Effect of hip abduction and external rotation on femoral vein exposure for possible cannulation. *J Emerg Med* 35:73−75, 2008.

［28］ Gregg SC, Murthi SB, Sisley AC, et al: Ultrasound-guided peripheral intravenous access in the intensive care unit. *J Crit Care* 2009. Available at:10.1016/j.jcrc.2009.09.003.

［29］ Shiloh AL, Eisen LA: Ultrasound-guided arterial catheterization: a narrative review. *Intensive Care Med* 36:214−221, 2010.

［30］ Dudeck O, Teichgraeber U, Podrabsky P, et al: A randomized trial assessing the value of ultrasound-guided puncture of the femoral artery for interventional investigations. *Int J Cardiovasc Imaging* 20:363−368, 2004.

［31］ Gabriel M, Pawlaczyk K, Waliszewski K, et al: Location of femoral artery puncture site and the risk of postcatheterization pseudoaneurysm formation. *Int J Cardiol* 120:167−171, 2007.

［32］ Kreuger K, Zaehringer M, Strohe D, et al: Postcatheterization pseudoaneurysm: results of US-guided percutaneous thrombin injection in 240 patients. *Radiology* 236:1104−1110, 2005.

［33］ Gordon CE, Feller-Kopman D, Balk EM, et al: Pneumothorax following thoracentesis: a systematic review and meta-analysis. *Arch Intern Med* 170(4):332−339, 2010.

［34］ Lichtenstein D, Hulot J, Rabiller A, et al: Feasibility and safety of ultrasound-aided thoracentesis in mechanically ventilated patients. *Intensive Care Med* 25:955−958, 1999.

［35］ Mayo PH, Goltz HR, Tafreshi M, et al: Safety of ultrasound-guided thoracentesis in patients receiving mechanical ventilation. *Chest* 125:1059−1062, 2004.

［36］ Tu CY, Hsu WH, Hsia TC, et al: Pleural effusions in febrile medical ICU patients: chest ultrasound study. *Chest* 126:1274−1280, 2004.

［37］ Wu R, Yang P, Kuo S, Luh K: "Fluid color" sign: a useful indicator for discrimination between pleural thickening and pleural effusion. *J Ultrasound Med* 14:767−769, 1995.

［38］ Sartori S, Tombesi P, Tassinari D, et al: Sonographically guided small-bore chest tubes and sonographic monitoring for rapid sclerotherapy of recurrent malignant pleural effusions. *J Ultrasound Med* 23:1171−1176, 2004.

［39］ Silvestry FE, Kerber RE, Brook MM, et al: Echocardiography-guided inter-ventions. *J Am Soc Echocardiogr* 22:213−231, 2009.

［40］ Nazeer SR, Dewbre H, Miller AH: Ultrasound-assisted paracentesis performed by emergency physicians vs the traditional technique: a prospective, randomized study. *Am J Emerg Med* 23:363−367, 2005.

［41］ Chen HJ, Yu YH, Tu CY, et al: Ultrasound in peripheral pulmonary air-fluid lesions. Color Doppler imaging as an aid in differentiating empyema and abscess. *Chest* 135:1426−1432, 2009.

［42］ Pang JA, Tsang V, Hom BL, et al: Ultrasound-guided tissue-core biopsy of thoracic lesions with Trucut and Surecut needles. *Chest* 91:823−828, 1987.

［43］ Lichtenstein DA, Lascols N, Prin S, et al: The "lung pulse": an early sign of complete atelectasis. *Intensive Care Med* 29:2187−2192, 2003.

［44］ Nomura JT, Leech SJ, Shenbagamurthi S, et al: A randomized controlled trial of ultrasound-assisted lumbar puncture. *J Ultrasound Med* 26:1341−1348, 2007.

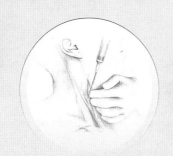

第 22 章
介入放射学：经皮引流技术

Interventional Radiology: Percutaneous Drainage Techniques

BRIAN T. CALLAHAN, SALOMAO FAINTUCH AND FELIPE B. COLLARES　邱毓祯 译，瞿洪平 审校

近十年以来，在症状性积液的一线治疗方案中，影像学指导下经皮穿刺引流已成为除外科之外的另一种安全有效的治疗手段。超声或CT引导可为积液的引流提供精确的定位、改进引流技术、促进患者恢复。快速影像学定位及经皮穿刺治疗，在降低外科探查相关并发症的发生率和死亡率中起重要作用[1-4]。

总 体 目 标

介入放射科医师的目标是发现并定位症状性积液，确定是否需要其他影像学或实验室检查，决定是否需要介入治疗。完成上述目标要求介入放射科医师及重症医护人员密切沟通。影像指导下的抽液或引流可以缓解因占位效应或炎症产生的不适，为实验室检查提供标本，以及减轻脓毒症症状[5]。表22.1所列为适合进行影像学引导穿刺的积液。

表22.1

经皮穿刺引流治疗成功的积液

无菌性积液		非无菌性积液	
腹水	术后皮下积液	肠间隙脓肿	输卵管-卵巢脓肿
血肿	尿性囊肿	肺脓肿和脓胸	胆囊炎
淋巴囊肿	多浆膜腔积液	穿孔阑尾炎	
胰腺假性囊肿		胰腺脓肿	

影 像 诊 断

CT及超声是影像学引导经皮穿刺引流的两种主要方法。核磁共振成像（MRI）导引的引流目前主要受限于无机器、成本高及缺乏MRI相容性设备，而只存在于某些学术机构。选择CT还是超声引导取决于多种因素，主要是操作者的经验、机器的配备及积液的性质（如大小、位置、是否存在分隔）。超声的优点在于便携、无辐射、价廉，以及实时观察到穿刺针的位置。超声也能与透视技术相结合。超声的缺点则在于对于组织深部邻近骨骼、肠道、外科敷料的积液显示不清，而CT能够清晰显示积液及其与周围组织关系,从而提供最安全的经皮穿刺路径。对于位于盆腔或腹膜后间隙等深部积液,CT可以很好地显示毗邻关系[6]。如果使用皮肤网格协助穿刺针的定位,CT引导下穿刺技术的学习用时更短。CT的主要不足在于辐射性、成本较高、无法实时观察到穿刺针位置。随着CT透视技术的发明,使得操作者在获得穿刺针快速连续图像的同时不需要离开患者,从而解决了一部分技术问题[5]。表22.2总结了CT与超声优缺点的比较[7]。

表22.2

CT与超声的优缺点

	优　点	缺　点
CT	2-D和3-D(包括重建)空间分辨率高 图像不被覆盖的组织遮挡	辐射 缺乏实时图像导引 操作时间长 成本高
超声	无辐射,实时显示组织解剖结构及穿刺针位置 允许床边操作 成本低	周围组织可能遮挡目标组织(如肠道气体,骨骼) 难以掌握 需要患者配合

适 应 证

影像学导引下积液穿刺引流的适应证包括但不限于以下几方面:采集液体样本以判断其性质为感染性抑或无菌性,通过引流感染性物质而降低微生物负荷,缓解由于液体过度积聚产生的压迫症状。对于重症患者,置管引流可以暂时稳定病情,为之后进行外科手术创造时机[8,9]。对于是否需要经皮穿刺引流脓肿取决于其大小,当脓肿直径<4 cm时,可通过应用广谱抗生素联合水化、肠道休息等进行保守治疗[10],如果少量积液对初始抗生素治疗无反应,则应考虑进行引流。对于脓肿直径>4 cm的患者,研究显示经皮置管术较外科手术更有利,且创伤更小[10]。需要注意的是,影像学导引的积液穿刺引流并不局限于上述适应证。

禁 忌 证

禁忌证主要包括绝对和相对禁忌证。绝对禁忌证包括无安全穿刺路径以及无法纠正的凝血性疾病。患者不配合或不愿意也会导致操作的终止。为保证操作安全,有时需对患者进行全身麻醉或深镇静。在进行穿刺时必须避开大血管、胸膜、胰腺及脾脏等,此外还应尽量缩短无菌性积液的引流时间以避免继发感染[11]。当患者存在相对禁忌证时,需制定更细致的穿刺计划,往往也能达到治疗效果,例如以往认为不可能的经小肠入路的细针穿刺抽取积液也是可行的[12]。如果没有直接的入路,经肝、肾、胃的细针穿刺或置管也是安全的。现代技术的进步使得经臀肌、经阴道及经直肠操作成为可能,为原本引流困难部位的积液提供更多选择[13-15]。

风险、获益及备选方案

报道称经皮穿刺引流的总体并发症发生率<15%[16]，主要是重要器官损伤、出血、感染等。病死率为1%～6%，通常继发于脓毒症及脏器功能不全，而并非操作本身所致。基于感染或无菌性积聚的位置、性状，经皮引流的治愈率在75%～90%[6,16,17]。约

10%的患者通过经皮穿刺引流可延迟手术，甚至只需一次手术治疗[10]。当患者的引流液含粪质或存在瘘管交通，经皮穿刺引流治疗效果较差，通常需要外科干预。外科干预的指征包括：内脏穿孔、腹膜炎、无法控制的脓毒症、内科治疗后临床症状无改善的情况[18]。

操 作 前 准 备

对于所有需要进行穿刺引流的患者都应有基本规范。除了相关的风险、收益及备选方案外，应向患者或健康委托人取得知情同意。放射科医生需要与相关内科医生共同回顾病例，决定是否有必要进行穿刺，是否有其他治疗方案可供选择。要了解患者的病情及体格检查，包括既往及目前的关于评估体液积聚大小、位置及复杂性的影像学检查。而决定用何种影像检查来评估积液则取决于积液的位置及操作者的偏好。一旦积液位置确定，就要确定穿刺路径。外科穿刺的基本原则是寻找最短、创伤最小的途径，同时避开肺、胸膜、肠道及其他重要器官。在操作前，患者必须停用所有抗凝药物，权衡操作所带来的利益及患者发生栓塞的风险。举例来说，氯吡格雷（波立维）这种抗血小板药物，应在操作前7～10 d停药[19]。对于服用维生素K拮抗剂（华法林）的患者，指南推荐以治疗剂量皮下注射低分子肝素或静脉用普通肝素序贯[19,20]，目标是使国际标准化比值（INR）<1.5。通常认为，在操作结束6～8 h后重新应用抗凝药物是安全的。在操作前数天要监测凝血指标并纠正至正常范围。在非急诊操作的情况下，凝血酶原时间（PT）应<15 s，部分凝血酶原时

间<35 s，血小板计数>75 000/mL，INR<1.5。在紧急情况下，当PT延长时应输注新鲜冰冻血浆。输注血小板仅适用于操作前提高血小板计数。

操作前4～6 h，患者应禁食以减少镇静过程中发生误吸的风险。可通过预防性抗生素的使用来预防穿刺引流感染性积液过程中发生的一过性菌血症。初始的抗生素治疗应选用广谱抗生素，在得到积液的革兰染色和培养结果后可选用窄谱抗生素。如果需通过静脉造影进行积液显像，需评估患者肾功能[包括尿素氮(blood urea nitrogen, BUN)和血肌酐]。如果血肌酐升高>1.5 mg/dL，患者需预先进行水化和碳酸氢钠碱化治疗，口服或静脉应用N-乙酰半胱氨酸[21]。应用低渗性造影剂可减少造影剂肾病的风险。如果患者有"造影剂过敏"的病史，则要判断相关症状是否为真正的过敏反应。在确诊为造影剂过敏的患者，要向患者及其主管医生告知操作的风险和收益，权衡利弊。一旦决定使用静脉造影剂，这类患者应预先联合使用激素及抗组胺药物。实施CT检查前给予口服造影剂可以更好地显示肠襻。将未显影小肠误认为脓肿积聚的情况报道并不少见。

设 备

随着便携式、高分辨率超声机器的发明，目前诊 断及治疗性操作已可能在床边进行。在我们的医疗

机构内，当患者情况不稳定、不适宜搬运时，腹水引流、胸腔穿刺及胆囊造瘘管的放置均可在床边进行。但所有的操作必须在无菌条件下完成，要有经验的护士在旁对患者进行监测和麻醉。大多数的操作都可用一次性套装，其中包括铺巾、皮肤消毒、利多卡因、刀片、锐器盒及其他与操作相关的器具。放射科医生操作过程中，需配备有不同大小、结构的穿刺针、导引钢丝及套管。

患者知情同意及操作前核对

向患者解释清楚操作的风险、收益及备选方案后，患者或委托人需签署知情同意[22]。

操作前需要进行细致核对，包括患者信息、操作部位、过敏药物及即将进行何种操作。

麻　醉　及　监　测

大多数影像学导引的引流操作可在局麻或联合中度镇静下完成。一般局麻时选用含1%～2%利多卡因的25号针头进行皮下浸润。我们发现利多卡因内加入碳酸氢钠（75 mg/mL 按1∶10比例混合）可减轻皮内注射的疼痛刺激[23]。长效药物如丁卡因或布比卡因（持续4～8 h）可用于持续几小时的操作。如需要镇静，常静脉联合使用芬太尼和咪达唑仑。放射科医生需要熟悉这些药物及其不良反应，评估患者意识。若操作中需要进行球囊扩张，而患者无法长时间保持静止，则要考虑全身麻醉。这时患者应该予以充分补液，操作过程中及之后的复苏期间，要严密监测生命体征。在实施操作的地方应配备有基本的监测设备，包括氧饱和仪、血压计和心电图机。应对突发情况如心肺复苏，还需备有除颤仪、复苏板、抢救车等进行高级生命支持。

无　菌　技　术

不管是否会有已知的那些并发症发生，首先要做好接触防护，包括戴无菌手套、穿隔离衣、带有防护罩的面罩，术前用抗菌剂刷手。所有的器具应放置在触手可及的无菌区内，比如床边的小桌。患者的皮肤应使用具有抗菌作用的消毒剂进行清洁以减少微生物负荷。常用的抗菌剂包括70%乙醇、10%聚维酮碘或含氯己定制品[24]。备皮应保持皮肤的完整性，剃除毛发已经不再推荐，因为会增加皮肤破损机会，使细菌繁殖。皮肤消毒范围应尽可能大，允许操作时延长切口及留置相关引流装置。在切口周围铺放大的手术无菌单也可避免意外触碰。

操 作 规 程

总 则

原则上包裹良好的单腔积液最适合经皮穿刺引流。经CT或超声定位后，患者应摆放成使得穿刺引流路径最短最安全的体位。对于多腔或稠厚半固体的积液，可能需要多次引流。而引流管应该放置在最大的腔隙。

诊断或治疗性穿刺

CT、超声或联合透视辅助可用于积液定位。患者摆放合适体位，选择皮肤穿刺点，局部以1%利多卡因麻醉，11号手术刀作一个小切口，22或20号穿刺针进行定位穿刺。如穿刺物为血肿或黏液性积聚，则要换用16或18号大孔径穿刺针[2,25]。抽出的积液可送检培养、革兰染色涂片、细胞学检查等。另外也可根据病情增加其他生化检查，如胰周积液可查淀粉酶，疑似尿囊肿可查肌酐。穿刺针可配合放置导引钢丝及引流管。

导管的选择

市场上有多种型号的引流管，有不同尺寸、形状和材质可供选择。引流管的选择取决于积液的大小、位置及性状。引流管可分为两大类，含空腔的和不含空腔的。含空腔的引流管适用于脓肿，大小有8～14F。引流管内小的空腔可使冲洗液或空气进入，较大的空腔用于引流，其侧孔可防堵[26]。小孔不含空腔的引流管更软，可以用以引流较难穿刺到的积液。缺点则是引流管侧孔和内孔孔径较小，对于脓液或血肿的引流效果较差。最大口径的引流管可以安全、舒适地放置到位，常用于引流黏稠的积液，且可防止被脱落的组织碎片堵塞。

治疗性导管引流

引流管一般可通过两种方式放置，套管和Seldinger技术。套管系统就是一根8～16号的螺旋套管内置一根金属的探针作为引导。在影像导引下，套管系统可直接穿刺液体积聚，当套管到达预定位置，可直接抽出探针，并抽吸确保套管位置，再向内送管，使

尖端呈螺旋形。多数CT引导下穿刺使用此套管，优点在于所有操作只需一次穿刺，且成功率高。适用于体积大、易于穿刺的积液，可在床边超声引导下快速、安全操作。由于套管较硬，不适用于体积小、难以穿刺的积液。

另一种放置方式为Seldinger技术（图22.1）。Seldinger技术分为两步：先在影像学导引下，向积液内置入一个18～20号的套管针，吸引确保针的尖端在腔内，继而退出针芯，顺套管向腔内置入一根导引钢丝[27]。拔出套管，扩皮，顺导丝置入8～12F的引流管。这项操作最好在连续影像导引下（如透视）完成，尤其对新手而言，导丝容易进入其他部位。一旦发生这种情况，积液减压后导引钢丝更难进入腔内，因此在确定导管位置在腔内之前，不建议排空积液。

导管的固定

目前市面不同的导管带有各种不同的自固定装置。最常见的自固定装置为一根细线连接导管前端，拉紧后，导管前端形成螺旋形，再固定此线可保证导管前端不会意外滑脱。另一种固定装置是蕈状导管，当脓腔太小，螺旋导管不能很好引流时，可用此导管。引流时引流袋与管路中间装有三通，可利于冲洗。另外，可用胶带、缝线或商业化的外固定装置将引流管固定于皮肤表面加强固定，一般这类外固定装置不需额外用缝线固定。

导管的护理

带有经皮穿刺引流导管的患者需要常规监护。放射科医师与重症医护人员应经常交流，保证患者导管的正常引流。日常查房时需确保导管无弯折或滑脱。另外，应记录及评估皮肤穿刺点情况、引流管长度、引流量及患者体温。记录引流管长度可迅速评估导管是否滑脱。多数引流管接袋引流时，可观察引流量及引流性状。引流脓腔时，每日可用10～20 mL生理盐水轻轻冲洗，保持引流通畅，但应避免冲洗过用力，因为脓腔的扩张可导致一过性菌血症[28]。穿刺点外敷料需每日更换。对于即将带管出院的患者，家属应知晓导管护理事宜，或定期有护士上门随访。患

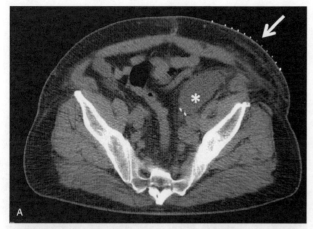

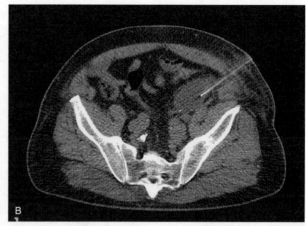

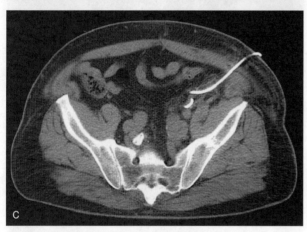

图22.1 65岁男性，根治性前列腺切除后左侧盆腔淋巴水肿。A. 仰卧位CT图像显示皮肤表面网格（箭头）可在经皮细针穿刺时用于精确定位积液（星号）。B. CT图像示穿刺针的尖端位于积液中心。C. CT图像示通过Seldinger技术放置的引流管。

者及其家属应知道怎样辨别导管引流不畅的情况。如果出现腹痛、穿刺点渗液、发热、寒战等情况，应及时回到医院。患者长期留置引流管，引流管应每3个月更换，防止结垢或脱落组织堵管。

患者的治疗反应

当脓腔内脓性物质排空后，患者临床情况应在几小时至几天内改善[3,12]，主要指标是体温下降、疼痛减轻、白细胞水平下降。如果2～3天内症状无明显改善，应怀疑积液未被引流、导管引流不畅或窦道形成。这种情况下应复查CT、超声或透视下造影。有分隔的脓肿较单腔脓肿更难引流。此时，可以放置多根引流管，或者应用导引钢丝或纤溶物质（如尿激酶）来打破分隔[29]。稠厚和半固体积聚如坏死的肿瘤、感染的血肿、胰腺脓肿，引流效果差，可能需要外科清创。

导管的拔除

过早拔除引流管是操作后发生并发症和死亡的

常见原因之一。因此，放射科医生应熟知拔管指征。拔管前患者的临床状态是最重要的考虑因素。在拔管后24～48 h内，患者的情况应有明显改善[3,6,10]。经皮穿刺引流管应留置到影像学已经无法检测到腔隙的存在，或连续两天引流量<10 mL。每日查房应仔细评估患者的体温是否下降，白细胞水平是否升高，其他临床症状是否改善。如果患者对治疗无反应，应检查引流管是否通畅、有无弯折。持续大量引流（>50 mL/d）应拍片排除是否与肠道、胰腺或胆道有瘘管形成[8,30]。拔除引流管时应松开或割断外固定装置。

简单的液体积聚不需要后续影像评估；但肠道或复杂的液体积聚则需CT或造影，评估脓肿大小或吸收情况。

临床预后及并发症

影像学导引的经皮穿刺引流的成功率为70%～90%，取决于感染或无菌液体积聚的位置及内部结构。总体并发症的发生率<15%[1-4]，多数

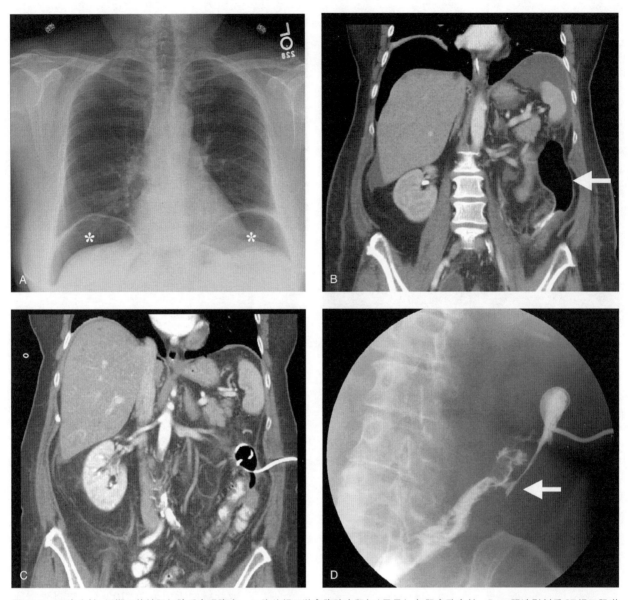

图22.2　63岁女性，近期乙状结肠切除后出现腹痛。A. 胸片提示游离腹腔内积气（星号），与肠穿孔有关。B. 口服造影剂后CT提示肠道吻合口处有气体、液体积聚（箭头所指）。C. CT示引流管置入积聚后位置。D. 由于每日引流量较大（>50 mL/d），消化道造影显示降结肠处有瘘管（箭头）。

症状轻微。发生率较高的并发症（约5%～7%）为感染、出血、败血症、邻近器官损伤（如肠道）和死亡。意外的污染可能导致无菌性液体引流的置管时间延长[11]。如有肠道损伤，通过延迟拔管等保守治疗可以等待窦道形成。发生率较低的并发症（约3%～5%）包括疼痛、穿刺点感染、一过性菌血症、管路折叠所致引流不畅、滑脱、碎屑堵管（如血块）。如有疼痛可用止痛药控制。操作者对导管的日常评估可减少管路引流不畅的发生。患者死亡常与脓毒症或器官衰竭相关，外科文献中报道的死亡率为10%～20%[31]。脓肿的复发率在5%～10%。复发可能与过早拔管，有分隔的积液、肠瘘、胰瘘、胆瘘不能彻底引流有关。如果每日引流量>50 mL或引流液中含有粪质，则应怀疑瘘的存在。当患者对现有治疗无反应，或脓毒症持续不缓解，则应复查CT或超声明确病因。对这些腔隙重复穿刺引流在50%的患者中可减少近一半的手术率[3,32]。

　　总的来说，影像学导引的经皮穿刺引流已经成为腹腔或盆腔中无菌或感染性积液的一线治疗方案。对操作优缺点的熟知及综合化管理使得放射科医生与重症医护人员能够更好地进行诊疗，改善患者的临床预后。

◇ 参 ◇ 考 ◇ 文 ◇ 献 ◇

[1] Bufalari A, Giustozzi G, Moggi L: Postoperative intraabdominal abscesses: percutaneous versus surgical treatment. *Acta Chir Belg* 96:197, 1996.

[2] vanSonnenberg E, Ferrucci JT, Mueller PR, et al: Percutaneous drainage of abscesses and fluid collections: technique, results and applications. *Radiology* 142:1, 1982.

[3] Nakamoto DA, Haaga JR: Percutaneous drainage of postoperative intraabdominal abscesses and collections, in Cope C (ed): *Current Techniques in Interventional Radiology*. Philadelphia, PA, Current Medicine, 1995.

[4] vanWaes P, Feldberg M, Mali W, et al: Management of loculated abscesses that are difficult to drain: a new approach. *Radiology* 147:57, 1983.

[5] Krebs TL, Daly B, Wong JJ, et al: Abdominal and pelvis therapeutic procedures using CT-fluoroscopic guidance. *Semin Intervent Radiol* 16:191, 1999.

[6] Harisinghani MG, Gervais DA, Hahn PF, et al: CT-guided transgluteal drainage of deep pelvic abscesses: indications, technique, procedure-related complications, and clinical outcome. *RadioGraphics* 22:1353, 2002.

[7] Yeung E: Percutaneous abdominal biopsy, in Allison DJ, Adam A (eds): *Balliere's Clinical Gastroenterology*. London, Balliere Tindall, 1992, p 219.

[8] vanSonnenberg E, Wing VW, Casola G, et al: Temporizing effect of percutaneous drainage of complicated abscesses in critically ill patients. *AJR Am J Roentgenol* 142:821, 1984.

[9] Bernini A, Spencer MP,Wong WD, et al: Computed tomography-guided percutaneous abscess drainage in intestinal disease. *Dis Colon Rectum* 40:1009, 1997.

[10] Siewert B, Tye G, Kruskal J, et al: Impact of CT-guided drainage in the treatment of diverticular abscesses: size matters. *Am J Roentgenol* 186:680, 2006.

[11] Walser EM, Nealon WH, Marroquin S, et al: Sterile fluid collections in pancreatitis: catheter drainage versus simple aspiration. *Cardiovasc Intervent Radiol* 29:102, 2006.

[12] vanSonnenberg E, Gerhard R, Wittich MD, et al: Percutaneous abscess drainage: update. *World J Surg* 25:362, 2001.

[13] Walser E, Raza S, Hernandez A, et al: Sonographically guided transgluteal drainage of pelvic abscesses. *Am J Roentgenol* 181:498, 2003.

[14] Kuligowska E, Keller E, Ferrucci JT: Treatment of pelvic abscesses: value of one-step sonographically guided transrectal needle aspiration and lavage. *Am J Roentgenol* 164:201, 1995.

[15] Sudakoff GS, Lundeen SJ, Otterson MF: Transrectal and transvaginal sonographic intervention of infected pelvic fluid collections: a complete approach. *Ultrasound Q* 21:175, 2005.

[16] vanSonnenberg E, Mueller PR, Ferrucci JT Jr: Percutaneous drainage of 250 abdominal abscesses and fluid collections. Part I. Results, failures, and complications. *Radiology* 151:337, 1984.

[17] Lambiase RE, Deyoe L, Cronan JJ, et al: Percutaneous drainage of 335 consecutive abscesses: results of primary drainage with 1-year follow-up. *Radiology* 184:167, 1992.

[18] Jacobs D: Diverticulitis. *N Engl J Med* 357:2057, 2007.

[19] Kearon C, Hirsh MD: Management of Anticoagulation before and elective surgery. *N Engl J Med* 336(21):1506, 1997.

[20] Douketis JD, Berger PB, Dunn AS, et al: The perioperative management of antithrombic therapy. *Chest* 133:299S, 2008.

[21] Pannu N, Wiebe N, Tonelli M, et al: Prophylaxis strategies for contrastinduced neuropathy. *JAMA* 295(23):2765, 2006.

[22] Appelbaum PS, Grisso T: Assessing patients' capacities to consent to treatment. *N Engl J Med* 319(25):1635, 1988.

[23] Palmon SC, Lloyd AT, Kirsch JR: The effect of needle gauge and lidocaine pH on pain during intradermal injection. *Anesth Analg* 86:379, 1998.

[24] Peterson AF, Rosenberg A, Alatary SD: Comparative evaluation of surgical scrub preparations. *Surg Gynecol Obstet* 146(1):163, 1978.

[25] vanSonnenberg E, Mueller PR, Ferrucci JT, Jr: Percutaneous drainage of 250 abdominal abscesses and fluid collections. Part II Current procedural concepts. *Radiology* 151:343, 1984.

[26] vanSonnenberg E, Mueller P, Ferrucci JT, et al. Sump pump catheter for percutaneous abscess and fluid drainage by trocar or seldinger technique. *Am J Roentgenol* 139:613, 1982.

[27] Harisinghani MG, Gervais DA, Maher MM, et al: Transgluteal approach for percutaneous drainage of deep pelvic abscesses: 154 cases. *Radiology* 228:701, 2003.

[28] Hassinger SM, Harding G, Wongworawat D: High pressure pulsatile lavage propagates bacteria into soft tissue. *Clin Orthop Relat Res* 439:27, 2005.

[29] Lahorra JM, Haaga JR, Stellato T, et al: Safety of intracavity urokinase with percutaneous abscess drainage. *Am J Roentgenol* 160:171, 1993.

[30] Hui GC, Amaral J, Stephens D, et al: Gas distribution in intraabdominal and pelvic abscesses on CT is associated with drainability. *Am J Roentgenol* 184:915, 2005.

[31] Deveney CW, Lurie K, Deveney KE: Improved treatment of intra-abdominal abscess: a result of improved localization, drainage, and patient care, not technique. *Arch Surg* 123:1126, 1988.

[32] Gervais DA, Ho CH, O'Neill MJ, et al: Recurrent abdominal and pelvic abscesses: incidence, results of repeated percutaneous drainage, and underlying causes in 956 drainages. *Am J Roentgenol* 182:463, 2004.

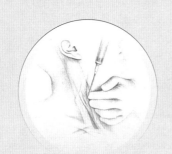

第 23 章
心肺复苏术

Cardiopulmonary Resuscitation

BRUCE GREENBERG AND JOHN A. PARASKOS　韩朋　郭新坤 译，王瑞兰 审校

历　史

自从心肺复苏（cardiopulmonary resuscitation, CPR）应用以来，我们不得不反思生命与死亡的定义。虽然自远古以来就有尝试复苏的零星记载，但对公元前6世纪Lbycus的"人死无药可救，人死不能复生"的诗歌片段，至今仍然没能合理的反驳[1]。直到1960年，成功的复苏大多受限于人工通气，主要适用于溺水、烟雾吸入及误吸等原因所致的呼吸停止。这样的尝试如果在组织缺氧和酸中毒导致心脏骤停之前执行，很可能取得成功。极少情况下采取紧急开胸行"开放式心脏按压"，只有在确定性治疗一应俱全的情况下偶尔可获成功[2]。1956年Zoll等[3]描述了应用外部电击行心室颤动（简称室颤, ventricular fibrillation, VF）的电复律。这种不开胸逆转致命性心律失常的能力，向医学界发出挑战，要求开发一种方法，维持足够长时间的有效通气和循环，以便患者能等到电除颤器的帮助。直到1958年，随着 Safar等[4]和Elam 等[5]所描述的口对口技术的发展，充分的人工通气救援才有了可能。1960年Kouwenhoven等人[6]描述了"胸外心脏按压"，

从此开创了现代CPR。这项技术非常简单, 所有的需要就是两只手, 并已广泛传播。这项技术以胸骨按压与口对口人工呼吸交互作用为基本CPR。1966年由美国国家科学院主办召开了首届CPR全国会议[7]。随后通过基本生命支持（basic life support, BLA）和高级生命支持（advanced cardiac life support, ACLS）的社区项目对专业人士和公众进行了CPR培训。1973年, 建立了 BLS 和 ACLS 的标准[8], 并且定期进行更新。

心肺和神经功能有足够储备的呼吸和心脏收缩停止的患者, 如能迅速得到CPR和确定性处理, 也许是可逆转的。在生命体征丧失的短时间内是可逆转的, 通常被称为"临床死亡"。如果在重要组织器官不可逆转的损伤发生前, 通气和循环功能未恢复, 接着不可逆死亡便会发生。这被称为"生物学死亡"。在判断困难的情况下, 对于器官功能相互协调的人体, 终极死亡的最佳标准是实行医学和法律单一标准, 即脑死亡[9,10]。按照这一标准, 我们可做出是否继续进行"生命支持"的决定。

有　效　性

标准CPR的价值仍在进行相当详细的审查。不幸的是，似乎它的有效性非常有限（表23.1）。快速启动CPR的好处已被许多研究证明[11-14]，在可给予确定性治疗前，CPR似乎并没有超越其维持短期

生存的能力。这是Kouwenhoven等[6]所阐明的既定目标。西雅图院前急救系统的数据显示，如果在VF发生4 min内应用CPR（BLS），并在8 min内除颤（ACLS），43%的患者可得救出院。如果延迟启动

表23.1

心肺复苏的实验和可选技术

研　究　者	技　　术	注　　释
Taylor et al.[15]	长按压	建议使用更长时间按压,达到按压－放松周期的40%～50%
Chandra et al.[14,16]	同时进行胸部按压和肺充气	使用60～110 mmHg的气道压力,以增加颈动脉的流量,由于需要插管和机械通气,故不适应普遍使用
Harris et al.[17]	腹部束带绑扎	在CPR期间腹部束带绑扎,由于血流重分布进入胸腔,而增加胸内压。在犬复苏的研究中证实,对冠状动脉灌注和脑氧合有不利影响
Redding[18]		
Koehler et al.[19]		
Chandra et al.[20]		
Ralston et al.[21]	插入式腹部按压	当胸骨下压时,释放腹部按压。报告显示插入式腹部按压有较高的氧输送以及脑心血液灌注。一项研究表明这项技术能改善生存率和神经系统结果
Barranco et al.[22]	胸腹同时按压	人体试验中同时按压胸腹部能提供较高胸内压
Maier et al.[23]	高脉冲CPR	在犬的实验研究中,按压频率达到150次/min(适当的力量和短暂的持续时间)的CPR,冠状动脉血流能维持在心脏骤停前的75%,从而增加心排血量。但是高按压力和高按压频率容易使救援者疲劳也容易增加损伤
Cohen et al.[24]	主动按压	利用一种活塞样装置强大的回弹力获得血流动力学改善。但是临床结果尚不能确定
Halperin et al.[25]	充气背心	在犬试验中,可充气背心的环胸腔压能够改善血流动力学和动物的存活率

CPR或者10 min后才除颤,患者心跳停止或由细颤转为心跳停止的概率越大。如果没有自主循环恢复(return of spontaneous circulation, ROSC),生存率则随着时间流逝而下降。

即使患者在医院内发生心搏骤停,能预期在4 min和8 min的时间内接受CPR和确定性治疗,院内心脏骤停的结局仍然很差(表23.1)。

认识早期除颤的重要性,当务之急是配备除颤能力的急救医疗人员和除颤装备,以及训练应急人员使用自动或半自动除颤仪,使所有的第一响应系统能提供除颤[26]。价格便宜、小而轻、容易使用且有语音提示的除颤仪的开发,使除颤能在紧急医疗服务(emergency medical services, EMS)到达前早期实施。只要以上这些都可以,第一个施救者又接受过除颤仪使用培训,生存率则显著提高[27]。

尽管当前的方法成功地应用于室颤(VF),CPR技术仍然没有充分利用,仍需进一步改善。在传统CPR的过程中测量的排血量,发现其输出量不高于正常情况的25%[28]。在动物模型中,测得的心肌灌注及冠状动脉血流只有正常的1%～5%[29]。估计CPR开始的即刻脑血流仅为正常的3%～15%[30],而随着CPR的继续,脑血流逐渐减少[31],并伴随颅内压升高。尽管这些结果令人绝望,然而已有报告显示,甚至在经过长时间CPR处理的患者神经功能完全恢复[32]。

研究人员还在继续对新方法和新技术进行评价,期盼CPR的临床应用得到进一步改进。虽说改进CPR技术和设备的研究应予鼓励,然而还应强调这个领域研究的困难一面。动物模型不同于人类,动物实验的数据应用到人类可能无效。理想地说,在新的CPR技术被采纳之前,必须证实其能提高人的生存率和改善神经功能。

复苏期间血液流动机制

CPR技术上任何有意义的进展,均有赖于人们对CPR期间血流形成机制的理解。然而,这一领域的研究人员对此并未达成一致。饶有兴趣的是,重大进展似乎是由对CPR期间血液流动基本机制持截然不同观点研究团队的研究结果。事实上，可能是几种机制在起作用，其中哪一种机制更重要，可因患者年龄和胸部构型而有所不同。

心脏挤压理论

1960年，Kouwenhoven等[6]报道了胸外心脏按压的有效性，那时大多数研究者接受这样的理论，即挤压位于胸廓与脊柱之间的陷入绝境的心脏，驱动血液流动。根据这一理论，按压胸骨时心室内压升高，预期会比按压胸廓其他部位更明显。随着每次胸骨下压，半月瓣会预期开放，而房室瓣（AV）关闭。当放松按压而胸骨复位时，心室内压力会预期降低，房室瓣开放，允许肺和体静脉血充盈心脏。事实上，在人类的食管超声心动图研究的确也支持这一理论[33]。如果心脏挤压机制起作用，人工通气最好插在两次按压胸骨之间进行，以免干扰心脏按压。此外，假定心室能适当充盈，胸廓按压的速度越快，血流量会越高。1962年，心脏挤压理论首次受到了质疑，疑问因当时由于Weale与Rothwell-

Jcakson[34]证明的现象而起，即按压胸廓时，静脉压的上升程度几乎与动脉压上升相等。次年，Wilder等[35]的研究表明，人工通气与胸廓按压同步比两者交替产生的动脉压更高。然而，经过10多年，才有较多的数据证明这些初步研究的结果。

胸泵理论

1976年，Criley等[36]报道了心搏骤停时，重复有力咳嗽可产生相当于正常心脏收缩活动的收缩压。这一发现强烈提示，高胸腔内压是按压胸骨维持血液流动之外的另一种驱动力。接着，Niemann等[37,39]提出按压胸骨产生血流驱动力的机制与胸内压升高所致相同。采用压力测量[13]和血管造影[39]的研究，与大多数超声心动图研究一致[40]，都支持这一假说。根据这一理论，心脏在CPR期间仅起导水管作用，依靠胸廓内、外血管之间的压力梯度产生前向血流。血液凭借着功能性静脉瓣的作用和胸廓出口处的静脉比动脉有更大的可压缩性，优先流向动脉侧。胸泵理论为提高胸内压以增加前向血流的试验尝试提供了理论依据。

心肺复苏的实验和可选技术

表23.2[14,19-25]介绍了心肺复苏术的几项实验和可选技术。

插入式腹部加压心肺复苏

插入式腹部加压CPR是由Ralston等[21]和Babbs等[41]提出的。这项技术包含了松开胸廓按压时，由另外的救助者人工按压腹部（图23.1），加压部位在中腹部剑突和脐连线的中点，按压力约100 mmHg，相当于扪及正常人体主动脉搏动所需的压力。两项随机临床试验已经证明，插入式腹部按压CPR能改善院内发生的心脏骤停结果，并具有统计学显著性意义[42,43]，但在院外心脏骤停事件中未能见到改善[44]。基于上述研究结果，推荐插入式腹部加压CPR，在现场接受过该技术培训人员充足的条件下，可作为院内心脏骤停的选择。然而，必须强调，尚无研究，对插入式腹部加压CPR在近期腹部手

术、妊娠或主动脉瘤患者中应用的安全性和有效性进行评价。

开胸心肺复苏

首次成功的心肺复苏（CPR）形式之一是开胸CPR。开胸CPR主要用于手术室发生的心脏骤停，在确定性治疗迅速可用的情况下被证实是有效的，生存率约16%～37%[2]。很显然，开胸CPR在心脏按压的机制方面不涉及胸腔压力梯度的作用。Weale与Rothwell-Jcakson[34]提示，开胸比胸外心脏按压的静脉压要低，而动脉压较高。相当多的证据表明，开胸CPR的心排血量及脑和心肌保护作用，比胸外CPR更有效。一项研究显示开胸CPR可提高ROSC[45]。显而易见，某些胸壁穿透伤患者不太可能适用胸廓按压，是开胸CPR的适应证。几项研究表明这些患者能从开胸术中受益[46]。如果是需要开胸CPR，那么

表 23.2

婴儿、儿童及成人基础生命支持 ABCD 操作步骤概要（不包括新生儿）

操作步骤	成 人	儿 童	婴幼儿
	非专业救助者：8 岁 HCP：青少年和成人	非专业救助者：1～8 岁 HCP：1 岁至青少年	<1 周岁
开放气道	仰头抬颏法（HCP：怀疑损伤，用托颌法）		
人工呼吸：初期	2 次呼吸，1 s/次	2 次有效呼吸，1 s/次	
HCP：无胸外按压时的人工呼吸	约 10～12 次/min	约 12～20 次/min	
HCP：建立高级气道 CPR 时的人工呼吸		约 8～10 次/min	
异物堵塞气道	意识清醒：腹部冲击法		婴儿有意识：拍背法和胸部冲击法
	无意识：CPR		婴儿无意识：CPR
循环 HCP：脉搏检查（≤10 s）	颈动脉		肱动脉或者股动脉
按压定位标志	胸骨下 1/2，两乳头之间		两乳头连线下方 （胸骨下 1/2）
按压方法： 用力快速推压 允许胸廓完全回弹	一只手的掌根压在 另一只的手背上	一只手掌根或同成人	用 2 个或 3 个手指 HCP（2 个救助者）双手拇指环绕
按压深度	1.5～2 in		约 1/3～1/2 胸廓深度
按压频率	约 100 次/min		
按压通气比	30：2（单人或双人）	30：2（单人） HCP：15：2（双人）	
除颤：AED	使用成人电极板 勿用儿童电极板	5 个 CPR 循环后使用 AED（院外） 如可得到，1～8 岁应使用儿科系统 HCP：无论院外突然猝死倒地还是 院内心脏骤停，均应尽快使用 AED	尚无 1 岁以下婴儿的推荐意见

注：只适合卫生保健人员（health care providers）的操作步骤标注为 "HCP"。AED 系指自动体外除颤仪。
改编自 ECC Committee, Subcommittees and Task Forces of the American Heart Association: 2005 American Heart Association Guidelines for Cardiopulmonary Resuscitation and Emergency Cardiovascular Care. *Circulation* 112(24, Suppl): IV1–203, 2005.

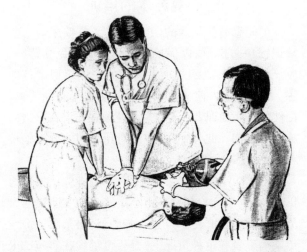

图 23.1　插入式腹部按压心肺复苏。在患者左右两侧分别进行插入胸部和腹部按压更方便［引自 Guidelines 2000 for cardiopulmonary resuscitation and emergency cardiovascular care. *Circulation* 102 (Suppl 8): I–1, 2000, with permission. Copyright 2000, American Heart Association］。

按顺序应该早用。钝性胸外伤和腹外伤的心脏骤停患者也是开胸 CPR 适应证。但这种技术不应贸然尝试，除非有适当的设施和训练有素的人员在场。

无反应心脏骤停的体外循环

体外循环肯定不是常规生命支持形式，然而它已被看作是一种合理的辅助人工循环。体外循环是心脏手术不可缺少的辅助措施，更多是为防范侵入性操作时心脏突然事件而备用。已经在犬试验中得到证明，体外循环能提供给末梢器官接近正常水平的血流量，提高复苏成功率并改善神经功能状态[47]。紧急体外循环可通过股动脉和股静脉建立通路，无需开胸[48]。但人类心脏骤停的体外循环尚缺研究，故在推荐其广泛应用之前，能否及时获取及费用都是需要考虑的问题。

传染病与心肺复苏

由人类免疫性缺陷病毒（HIV）传播引起的心理恐惧，可能会导致救治陌生人时谨慎过度。这种恐惧对CPR的影响是非常严重的，故必须予以详细阐述[49]。

公众的担心只能通过不断教育和强调事实来化解。医护人员有更多的接触HIV机会，因此他们的担忧必须得到充分解决[50]。

唾液与HIV传播无关，即使被咬伤、经皮接种或者被HIV感染者的唾液污染了开放性伤口后[51,52]。将乙肝病毒阳性患者的唾液涂抹于口腔黏膜，或者与乙肝病毒阳性携带者共用乐器及CPR训练模型，也未发现唾液具有传染性。然而，如在口腔黏膜或口唇存在开放性损伤时施行口对口人工呼吸，患者与施救者之间的血液发生交换也不是不可能。在口对口人工呼吸过程中，类似肺结核、疱疹与呼吸道病毒感染等疾病均可能发生传播。现已认识到，可通过CPR传播的病原菌有幽门螺杆菌、结核分枝杆菌、脑膜炎双球菌、单纯疱疹、志贺菌属、链球菌、沙门菌和淋病奈瑟菌。尚未有HIV、乙型肝炎病毒、丙型肝炎病毒和巨细胞病毒传播的报道。这些事实对非专业人士和专业医护人员的影响是不同的，对那些感染携带者以及具有感染风险人群的影响也各不相同[53]。

对已知或者可能潜在感染的施救者的建议

已知或高度怀疑自己患有严重病原微生物感染，而其他救助者不太可能感染，或者有条件直接进行有效人工通气（如使用机械通气装置）时，施救者不应实施口对口人工呼吸。

对卫生保健专业人员的建议

尽管施救者在CPR过程中感染HIV的可能性非常小，但所有医护人员在行医过程中需要实施CPR的时候，都应尽可能使用机械通气装置。球囊活瓣面罩（bag-valve-mask）可作为初期的通气设备；如果可能，鼓励早期应用气管内插管。带单向阀面罩和带过滤孔的塑料口鼻罩的应用可防止口腔分泌物和气溶胶传播，提供一定保护作用。"S"形通气道、不带单向阀的面罩和手帕都很难有屏障保护作用，不推荐常规使用。卫生保健专业人员需牢记这些指南，提醒自己在一种特殊的伦理道德和某些情况下有法定义务提供CPR，尤其在值班期间。

对心肺复苏中应用模拟人培训的建议

美国心脏协会（AHA）指南指出，学生或教师在以下情况不应该参与应用人体模特的CPR训练，如他们的手部、口或口周皮肤有病损；被确诊患有肝炎或HIV；或有理由相信他们处于感染过程的活动期。在日常人工呼吸培训中，指导者不应该让受训人员依次进行没有屏障保护的口对口人工呼吸，以免发生唾液交换。使用特殊的塑料接嘴和专业人体模型可防止这种情况的唾液污染。

对患有慢性传染病者的心肺复苏术的培训

可能患有传染病的CPR受训者，需要采取一些常识性预防措施，以保护其他受训人员免受感染。应该给慢性传染病受训者独用的人体模型进行训练，并在其他人使用该人体模型前进行充分消毒。慢性传染病受训者需要充分知晓前述的潜在感染的施救者指南。此外，不容忽视对免疫功能低下施救者潜在的感染风险。

把成功完成CPR课程培训作为就业先决条件的机构，必须对无论何种理由不能完成CPR课程的雇员是否录用做出决定。这样的机构还必须决定慢性传染病患者在这种情况下，是否可继续在实施CPR作为职责的岗位上工作。

标准步骤和团队协作

ICU的独特功能是作为集中医护专家意见、生命支持技术来治疗复杂的多器官功能紊乱患者的场所。从历史上看,是急性心肌梗死时致命性快速心律失常的有效治疗推动了医学界建立了ICU[54]。医务人员的快速反应,得益于持之以恒的专业训练和复苏指南的广泛传播。专业团队里的每一个成员都能够按照指南迅速做出相应反应。

通过早期干预能避免CPR和高级生命支持(ACLS),是快速反应小组(rapid response teams, RRT)的目标。RRT又称作医疗评估团队(medical evaluation teams, MET),文献一致证明其可以降低医院内紧急呼叫的频率(hospital code rate)[55]。一些研究发现随着RRT的使用医院死亡率下降,尽管不是所有研究都能证明这一点。如何最佳地组织和实施RRT,以及哪些医院受益最大,尚无定论[56]。

充分掌握心搏或呼吸骤停期间以及和ACLS平稳衔接所必需的技能,仅阅读课程和教材是学不到的。所以CPR课程教学,应根据美国心脏协会(AHA)指南,要在模拟真实抢救环境中去体验以及模拟紧急情况下测试动作技能。所有参与患者护理的人员都应接受基础生命支持(BLS)培训。那些有更进一步执业需求的人员还应接受高级生命支持(ACLS)的训练。由于这些技术都会因不常用而生疏,需要不断再学习并进行知识更新。值得注意的是,BLS和ACLS技术尚无"认证"。发放的"卡片"既不是执行这些技术操作的许可证,也不代表操作技能的水平,仅是承认持卡人参加了专门课程的培训并通过了规定的测试。如果企业或政府部门需要这样的卫生工作者卡片,那么一定是他们自己的要求。

接下来讨论的BLS和ACLS技术均遵循AHA制定的指南和推荐,见于循环杂志112卷增刊[57]。基础生命支持和高级生命支持技术标准是由AHA制定的,文中有补充描述[57]。

气道畅通的成人基本生命支持

基本生命支持(basic life support, BLS)指的是为心脏骤停或呼吸停止的人提供循环和呼吸支持。在识别心肺骤停和确定需要循环和呼吸支持后,应刻不容缓地发出求助并开始CPR。

呼吸停止

呼吸停止可由气道阻塞、溺水、卒中、烟雾吸入、服药过量、触电或者物理损伤等引起。在ICU中,肺淤血、呼吸窘迫综合征和分泌物堵塞是导致原发性呼吸停止的最常见原因。在呼吸停止的最初几分钟,心脏还能维持血液循环,残留在肺和血液中的氧还能维持脑组织存活。早期开放气道并提供人工通气可防止心搏骤停,有助于恢复自主呼吸。在气管插管的患者,需吸净气道分泌物和注意呼吸机设置。

心搏骤停

心搏骤停必然导致生命器官中氧气迅速耗尽,6 min后就可出现脑损伤,除非是有低温保护(如在冷水中溺水)。因此,早期目击者的CPR(4 min之内)和迅速的高级心脏复苏术(ACLS)中尝试除颤(8 min之内)对提高存活率和神经功能恢复率至关重要[58]。

CPR的顺序可以总结概括为ABC:开放气道(airway)、人工呼吸(breathing)和胸外按压(circulation)。这种助记方法在公众教学中非常有用,但是必须注意,在每一步操作之前都需要评估其进行干预是否必要:在开放气道前,需要确定被救者无意识反应;在人工呼吸前,需要确定被救者无呼吸;在胸外按压之前,需要确定被救者无脉搏(表22.2)。

无反应性的评估和确认
以及紧急医疗服务的警示

心搏骤停的人被发现时可能已处于无意识状态（无目击者），或可能突然意识丧失倒下而被发现（有目击者）。不管是哪种情况，施救者都必须迅速作出反应，通过呼唤和拍打或者轻柔地摇晃来唤醒患者或试图和患者交流，以评估他的反应性。施救者必须马上向周边求救。如果暂时没有其他人帮助，施救者应拨打急救电话。

在ICU中，几乎所有的心搏骤停事件都应有目击者。电子设备和视频监测有助于心搏和呼吸骤停的早期识别。不幸的是，电子监测的可靠性差异很大，很可能在发出大量电子信号时，其患者已经死亡。在珍贵的前几分钟时间里，心脏的无脉电活动（pulseless electric activity, PEA）依然传出较正常电信号，而这时候大脑却遭受着缺氧性损害。因电极松动和其他人工伪像引起的频繁误报警，可降低医护人员对报警的警惕性，从而延缓整个ICU团队的反应时间，这是非常危险的。监测设备的总体效能，高度依赖一丝不苟的皮肤准备，以及电极、传感器和增压电缆的保养。

突然出现明显的意识丧失，偶可伴抽搐，可能是心搏骤停的第一信号，需要迅速做出反应。在确定没有意识反应后，即需评估有无脉搏。如果颈动脉在5～10 s内不能扪及搏动，周边又没有除颤器，可考虑重击心前区，即用拳头从约8 in高处（或伸展手指的一只手跨度）重击胸骨的下三分之一。然而，这种做法缺乏证据支持。基础生命支持（BLS）施救者不应使用拳击复律，AHA不建议也不反对它的使用[57]。如果脉搏没有恢复，仍没有除颤仪可

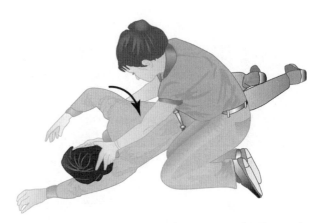

图23.2 患者须仰卧在表面坚实平坦的地方［经许可引自 Guidelines for cardiopulmonary resuscitation and emergency cardiac care. Emergency Cardiac Care Committee and Subcommittees, American Heart Association. *JAMA* 268:2171, 1992.Copyright 1992, American Medical Association］。

用，施救者应着手建立人工气道（见下节）。

开放气道和确定呼吸暂停

在确定没有意识反应后，施救者需垫起他（她）的后背（图23.2），下一个步是开放气道和检查自主呼吸（见第1章）。如在监测中发现，心脏停止是因心室颤动（VF）或心动过速，这一步应在除颤之后实施。密切注意人工气道的建立，并提供适当的机械通气是作进一步复苏努力必不可少的。团队领导者必须仔细监控，以保证适当的人工通气，并指导复苏。领导者最好担任指挥角色，不要直接执行操作。

仰头抬颏法（图23.3和图23.4）通常能够成功地开放气道。用一只手按压前额使头部后仰。另一只手的手指放在下颌骨下面，向上抬起下颏，使上下牙齿几乎靠近，但不允许闭嘴。由于这种方法颈椎过伸程度大，故颈椎损伤或怀疑颈椎损伤的患者应避

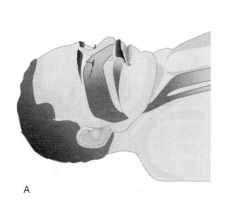

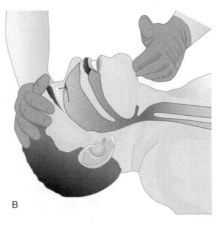

图23.3 开放气道。A. 舌头和会厌导致的呼吸道阻塞。B. 用仰头抬颏法开放气道［经许可引自*BLS for Healthcare Providers*, American Heart Association, 2006. Copyright 2006, American Heart Association］。

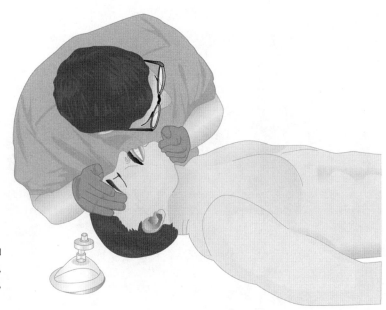

图23.4 确定呼吸停止。开放气道并"视、听和感觉"[经许可引自*BLS for Healthcare Providers*, American Heart Association, 2006. Copyright 2006, American Heart Association]。

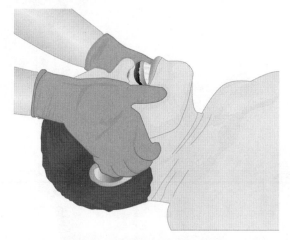

图23.5 托颌法：最小限度伸展颈椎的开放气道[经许可引自*BLS for Healthcare Providers*, American Heart Association, 2006. Copyright 2006,American Heart Association]。

免使用。托颌法（图23.5）是最安全的初始开放气道方法，适用于颈椎损伤患者，该方法能在最低限度地伸展颈椎的情况下较好地开放气道。其方法为双手握住下颌角，并向上托起，使头轻微后仰。

开放气道后，施救者必须用3～5 s来判断患者是否存在自主呼吸。可通过视、听和感觉来完成，即观察患者的胸腹起伏，同时用一只耳朵贴近患者口鼻处听并感受（"视""听""感觉"；见图23.4）。如果施救者未能看见胸腹起伏、没有听见呼吸声，或耳和脸颊没有感到气流，应立即开始人工呼吸。

人工呼吸

如果患者无自主呼吸，必须立即用带气囊的面罩装置（airway–mask–bag）开始人工呼吸（见第1章）。如果有完好的设备可用，施救者又经过培训，一开始就应气管插管行辅助通气。每次人工呼吸送气时间须持续1 s，并且在2次人工呼吸之间允许患者的肺回缩呼出气体。其次，人工呼吸的频率需保持在10～12次/min，潮气量约700 mL。送气时间持续1 s可以防止过快的送气导致胃充气扩张。Melker等[59]证明，给患者用呼吸机快速呼吸时，气道压远远超过开放食管下端括约肌所需的压力。如果患者戴假牙，最好让其在原位保留，以保证上下牙对合严密。

如果空气不能传送到患者的肺，应尝试另一种方法开放气道。此时可能需要采用托颌法。如果接下来的尝试还未成功，应考虑患者存在气道梗阻，应尝试清除可能存在的异物。

脉搏消失的确定

在成人，尽管在罕见情况下，因局部阻塞可能摸不到颈动脉搏动，但判断中心脉搏消失的最好方法还是触摸颈动脉搏动（图23.6）。如果仔细检查10 s后仍然感觉不到脉搏，应开始胸外按压，除非室性心律失常可用电击复律或心搏停止可用人工起搏（artificial pacing for asystole）。尽管已不再要求非专业施救者检查脉搏，但AHA仍主张专业卫生保健人员应进行脉搏检查训练，并施行脉搏检查。由于非专业施救者以检查颈动脉搏动来判断循环是否存在的方法不准确，因此在确定患者无意

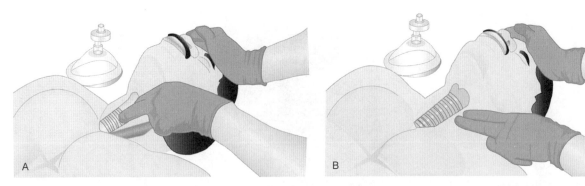

图23.6　无脉搏的确定。A. 触摸喉头软骨。B. 手指滑到气管和胸锁乳突肌的凹槽寻找颈动脉搏动［经许可引自 *BLS for Healthcare Providers*, American Heart Association, 2006. Copyright 2006, American Heart Association］。

识（无反应性）、无运动、无呼吸后，施救者应立即开始CPR[60]。

胸外按压

　　人工循环的建立依赖于按压胸骨来充分按压胸部。最新CPR指南推荐"以100次/min的频率用力按压，允许胸廓充分回弹，并尽量减少中断按压的时间"[60]。按压胸骨的最安全方法是施救者一只手的掌根压在两乳头的连线，手指不碰触肋骨（图23.7）。通常掌根与胸骨轴线平行，一只手的掌根叠加上另一只手的掌根可进行最为有效的按压。如果施救者的手在胸骨放得过高或过低，或者手指平放在肋骨上，可能会导致肋骨骨折或器官损伤。尽管每次按压后允许胸骨回弹至正常位置非常重要，但手掌离开胸壁或移位是不可取的。

　　施救者的双臂应伸直，肘部不能弯曲，双肩位于患者的胸骨正上方（图23.7）。这样的姿势能让施救者上半身提供垂直向下按压胸骨的力量。按压频率为100次/min，每次按压胸骨下陷的幅度为1.5～2.0 in（4～5 cm）。在体形较大的患者，每次按压的深度需要稍大一点才能扪及颈动脉或股动脉搏动。每次按压后，应释放压力，允许胸骨回弹到正常位置。每次按压时间和释放时间应该相等，动作轻柔连贯，要避免猛压猛放。一些紧急医疗服务（EMS）人员，以及急诊室和ICU人员可使用手动或自动的胸骨按压器以减轻按压的疲劳。不管是使用铰链式手动按压器还是压缩气动式活塞，施救者必须时刻注意胸骨按压的位置是否得当以及按压是否充分。使用活塞样抽吸的实验装置可促进胸骨的回弹和胸部血管充盈，增加血流量；这种方法被认为主动按压–解压式CPR（active compression-decompression CPR）。

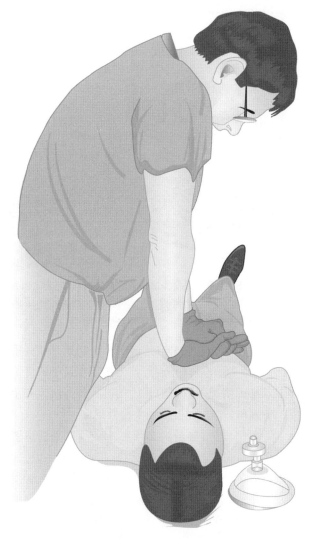

图23.7　胸外按压。施救者的正确姿势：将一只手的掌根置于胸骨的乳头连线水平，锁定肘关节使双手臂保持笔直，双肩垂直于患者的胸骨正上方施压［经许可引自 *BLS for Healthcare Providers*, American Heart Association, 2006. Copyright 2006, American Heart Association］。

除特殊情况外，不应中断人工呼吸和胸外按压。必要的间断包括执行ACLS操作（如气管插管和中心静脉置管）和必需搬动患者。即使在这些有限的情况下，CPR的中断时间也应尽量减少。在一项回顾性研究中发现，中断CPR会降低室颤转复的可能性[61]。

新数据表明，在院外抢救时仅进行胸外按压的CPR和标准CPR（胸外按压和人工呼吸）具有同样的效果[62,63]。一项研究的亚组分析表明，如果心脏骤停起源于心脏或心律紊乱，仅进行胸外按压的CPR，患者的出院存活率有增加趋势[62]。仅进行胸外按压是否可替代标准治疗还需要进一步研究。

双救助者心肺复苏术

有两位施救者联合施行人工呼吸和建立人工循环可提供更有效治疗并减轻疲劳。一位施救者在患者一侧执行胸外按压，另一位在患者头侧维持气道开放和实施人工呼吸。所有随时准备CPR的卫生保健人员都要掌握这项技术，而非专业施救者不常规开设这项技能的教学，有利于熟记基本技术。双施救者CPR的按压频率与单人CPR一样，约100次/min。最新指南推荐的按压-通气比为30:2。在心搏骤停的动物模型中，按压-通气比为30:2时，自发循环恢复（ROSC）所需的时间显著缩短[64]。这项建议的唯一例外是，由两位卫生保健人员对儿童或者婴儿（除了新生儿）提供心肺复苏，此时按压-通气比为15:2[60]。当进行按压的施救者疲劳时，两名施救者应在最短的时间内完成互换。

基础生命支持（BLS）的并发症

正确实施CPR应能最大限度地减少并发症，但发生严重并发症的风险是BLS操作本身固有的，并在心搏骤停的抢救中是可以被接受的。施救者要能够想到这些可能出现的并发症，这一点对心脏骤停患者的复苏后治疗非常重要。

胃扩张及反流是无气管插管患者人工通气中常见的并发症。这种并发症的出现是由于通气压大于食管下端括约肌开放所需的压力所致。为此，在面罩通气中，送气持续时间应达到1 s。尽管使用封堵食管的通气管可减少腹胀和反流的风险，但在去除通气管的即时反流风险增加。为了避免这种风险，在食管套囊放气和拔除封堵食管的装置前，应该气管插管并充盈气囊予以保护。

胸外按压和手动辅助按压器的并发症包括肋骨骨折和胸骨骨折、肋-软骨分离、连枷胸、气胸、血胸、心包积血、皮下气肿、纵隔气肿、肺挫伤、骨髓栓塞和脂肪栓塞，以及食管、胃、下腔静脉、肝或脾挫裂伤[65]。尽管肋骨骨折在CPR中很常见，特别是在老年人身上，但很可能没有严重后遗症，除非出现张力性气胸而没有被及时发现。如果在CPR过程中能保持正确的手势，并避免按压深度过深，不大可能发生较严重的并发症。为解除气道堵塞而过于积极或反复推挤胸腹部更有可能导致骨折或撕裂伤。因此，不推荐1岁以下婴儿推挤腹部。

基本生命支持有效性的监测

施行人工呼吸的施救者需注意观察胸部的起伏运动和呼出气，定时评估抢救的有效性。未意识到的过度换气在CPR中很常见，实际临床调查的观察表明，患者的人工呼吸频率常常在18～30次/min，远比指南推荐的快。循环复苏有效性的评估是通过在胸骨按压时是否能触及颈动脉搏动来界定的。

动物和临床研究表明，评估正在进行的CPR有效性的最好指标是主动脉舒张压和心肌灌注压（主动脉舒张压减去右心房舒张压）[66-68]。监测患者的动脉血压（包括或不包括中心静脉压）是可行的，故应试图在CPR中努力改善心肌灌注压。

如果瞳孔反应存在，则是判定脑循环的良好指标。然而，瞳孔固定和放大不应看作是不可逆或生物死亡的证据。眼病，如白内障和药物（如阿托品和神经阻滞药物）都会干扰瞳孔对光反应。是否停止BLS必须由负责抢救的医师做决定；除非是患者的心血管系统对充分ACLS（包括电击和药物的高干预）没有任何自主循环恢复的迹象，否则不能轻易做出这样的决定。一些可治的临床情况，如气道堵塞、严重血容量减少和心脏压塞，应在执行ACLS过程中通过认真仔细观察予以合理排除。已发布的指南指出，凡存在以下所有情况时，可以停止BLS：意外事件的发生不是由紧急医疗服务人员目睹的，未用过自动体外除颤器（AED），院前没有自主循环恢复（ROSC）[57]。

儿童心肺复苏术

大多婴幼儿和儿童需要复苏的原因是原发的呼吸停止,心脏骤停系继发于呼吸停止后的低氧血症和酸中毒。因此,儿科复苏的重点是维持呼吸道畅通和人工通气。心搏骤停的患儿进行CPR的预后一般很差,因为心脏活动停止通常是长时间缺氧的表现,常发生脑损伤。在心脏活动停止之前及时救治,呼吸停止的预后会好得多[69]。正是出于这个原因,指南推荐,在电话呼叫紧急救助前,先对婴幼儿和儿童提供CPR初始操作。CPR的 第1分钟内要完成开放气道并开始人工通气。如果发现有气道堵塞,应分秒必争尝试清除异物。有心脏病或心律失常病史的儿童,或者有目击者见到以前健康的儿童突然跌倒,更有可能是原发性心律失常事件,立即呼救紧急医疗服务系统更有利。

人工通气和胸外按压技术的技巧因儿童年龄而异。婴幼儿技术适用于小于1岁的幼儿。儿童技术适用于平均年龄在1～8岁的患儿。成人技术适用于8岁以上儿童。

一旦发现儿童呼吸停止,应将其放于仰卧位并且应用仰额抬颏法开放气道(图23.8)。颈部的过度伸展是不必要的,应尽量避免。有些人认为孩子颈部易于弯曲,过度伸展可阻塞气道,然而并没有数据支持这一观点。如果仰额抬颏法不能充分开放气道或者怀疑伴颈部损伤,应使用双手托颏法。

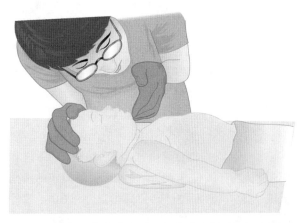

图23.8 婴幼儿仰头抬颏法:开放气道[经许可引自*BLS for Healthcare Providers*, American Heart Association,2006. Copyright 2006, American Heart Association]。

给婴幼儿做人工呼吸要求施救者的口能盖住婴儿的口鼻,能有效地封闭呼吸道。如果儿童的脸部太大,不能同时包住口鼻,可像成人一样只包住口部。

儿童患者的肺容量非常小,气囊面罩通气(airway–mask–bag)装置稍微一吹气就足以使双肺膨胀。然而,儿童的气管支气管树直径小,任何可导致呼吸停止的肺部疾病常均使气流阻力明显增加。因此,可能需要令人吃惊的吸气压,才能使足够的空气进入肺部,这种情况在呼吸道水肿的患儿特别明显。因此,是否有足够的通气必须监测,可通过观察胸部起伏以及感觉和侦听患儿口鼻的呼出气流。但通气量过大可超过食管开启压力而引起胃扩张。

在气管插管和气囊充气前胃减压是很危险的,为防止误吸,气道保护前应避免胃减压。如果胃扩张严重以致影响通气,可将孩子向一边侧身,再按压腹部。如有可能选择胃管负压吸引则更好。

婴幼儿的人工通气频率约为20次/min(每3 s一次),而儿童的人工通气频率为12～20次/min(每3～5 s一次),青少年的人工通气频率和成人一样,为10～12次/min(每5 s一次)。如果不需要人工循环,也可适当提高通气频率。

如未能触及脉搏即应建立人工循环。在较大的儿童,可如成人一样易于扪及颈动脉搏动。然而,婴幼儿的脖子太短且胖,难以可靠地判断颈动脉搏动。心前区触诊也并不可靠,因为有些婴幼儿尽管有足够的心排血量,却不能扪及心前区搏动。因此,建议通过肘和肩之间的肱动脉触诊来判断婴儿的动脉搏动。

对婴幼儿进行胸外按压时,施救者的食指置于双乳房连线下沿的胸骨上,中指和无名指按压的正确区域在胸骨下段两乳头连线下方一指宽处(图23.9)。可使用2～3个手指按压胸骨,使其深陷约1/3～1/2的胸腔。如果有两个施救者,也可用双手拇指环抱法(two thumb–encircling hands)对婴幼儿进行胸外按压(图23.10)。婴幼儿和儿童的按压频率均为100次/min。另外,单人复苏时,婴幼儿和儿童的按压–人工呼吸比为30∶2[60]。

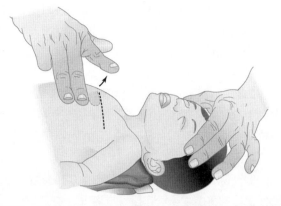

图23.9 利用双乳头假想的连线,决定婴幼儿胸骨按压时手指的定位[经许可引自Standards and guidelines for cardiopulmonary resuscitation (CPR) and emergency cardiac care (ECC). *JAMA* 255:2843, 1986.Copyright 1986, American Medical Association]。

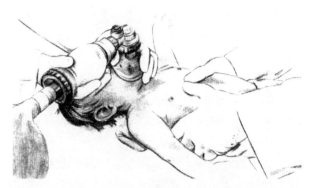

图23.10 应用双手拇指环抱技术对婴幼儿胸外按压(需要2名施救者)[经许可引自Guidelines 2000 for cardiopulmonary resuscitation and emergency cardiovascular care. *Circulation* 102(Suppl 8):I-1, 2000.Copyright 2000, American Heart Association]。

气 道 堵 塞

　　失去意识的患者可因舌坠落至咽腔而导致气道梗阻。另外,如咽部肌肉松弛,会厌也可能会阻塞气道。在使用镇静剂或状况不佳的患者中,胃内容物反流到咽腔是导致呼吸骤停的常见原因。来自头部和颌面部损伤的血凝块是咽部和上呼吸道阻塞的另一原因。即使是健康人,也可因未充分嚼碎的食物、大块口香糖等异物堵塞气道。饮酒或大笑时吞咽未嚼碎的食物尤易导致气道堵塞。儿童的气道管径小,较容易被小坚果或糖果等堵塞。容易导致儿童气道梗阻的常见原因还有放入口腔的玩具或弹珠、珠子等异物。

　　发生不完全性气道阻塞时,由于尚可有相当一部分气体交换,应鼓励患者持续呼吸并尝试咳嗽。但对于气道阻塞严重,致气体交换明显受损(紫绀伴随意识丧失)的患者应按照完全性气道梗阻处理。

　　完全性气道阻塞的患者有可能仍存在意识,但他们通常无法咳嗽或发声。在膈下快速冲击腹部可迫使足够量的肺部气体排出,从而驱除气道异物[70]。

　　倘若患者还能站立,施救者应站在患者身后,用手臂环抱他(她)的腰部。其中一只手握成拳,将大拇指侧放在患者腹部中线,肚脐的稍上方,远低于剑突的位置(图23.11)。用另一只手拽住此拳头,迅速

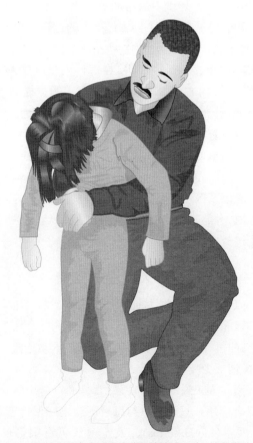

图23.11 能站立的有意识患者腹部快速冲击法:施救者站在气道异物梗阻患者身后[经许可引自*BLS for Healthcare Providers*, American Heart Association, 2006. Copyright 2006, American Heart Association]。

地向内上方的推动。要清除气道异物可能需要重复推动6～10次。每一次推动应有一定的间隔时间。

如果患者倒地，但对刺激有反应，应帮助他（她）仰卧，脸朝上。施救者应跪在患者一旁或骑跨在患者股间，用一只手的掌根部顶住患者腹部，肚脐稍上方，远离剑突的部位。另一只手放在此手上，快速有力地向内上方冲击。如果患者对刺激没有反应，应立即开始CPR。

如果给呼吸停止的患者进行人工呼吸时，施救时发现气流无法进入到肺，就应推测患者存在气道阻塞。这可能只是由于舌根或会厌后坠所致，不是异物。如重新改变头部位置后，气道仍然封闭，则须采用其他手法开放气道，包括双手托颌法和抬高舌下颌。在晚期妊娠、严重腹水患者或明显肥胖患者的治疗，可以胸部冲击法替代腹部冲击。对于还能站立的存在意识的患者，救援者可把拳头放在患者胸骨中部。对于仰卧的患者，拳头应该放在患者胸骨较低的位置，跟体外心脏按压的位置一样。每一次推动应慢而确实。

如清除异物或解除气道梗阻的尝试失败，在直接可视法祛除异物、气管插管或者气管切开完成前，有必要采取特殊的先进手段来供氧。

成人高级心脏生命支持

高级生命支持（advanced cardiac life support, ACLS）通常指应用辅助设备、更专业化的技术，以及药物和电击手段救治心肺骤停患者的过程。在AHA的ACLS教程中，已考虑到这些技术，以及他们与BLS和EMS的衔接。研究表明，在医疗人员接受ACLS训练后，院内心搏骤停救治的生存率明显提高[71]。AHA出版的ACLS教程对此有更为深入的讨论。

以下着重介绍复苏初期使用的技术和药物。这些治疗与ICU中较常用的治疗通常没有明确的界限；客观上，预期能进行的治疗，常因院前急救人员的经验以及医生的对救治的监管程度不同而异。一般来说，大部分ACLS措施，应由社区、转运和医院中接受过专门培训的EMS人员来实施。

气道和人工通气支持

氧合和理想的机械通气是成功复苏的先决条件（见第1章）。一旦有条件，应尽快辅助供氧，从吸入100%的氧气开始。在复苏后期，可根据动脉血氧分压，酌情减少吸入氧流量。

紧急人工通气开始时，通常是面罩与口腔导气管联合应用。只要面罩与患者的脸之间保持密封，口-面罩（mouth-to-mask）人工通气可有很好的效果。大多数面罩顶端的口较宽，其塑型可舒适地盖住鼻梁。然后，将底部边缘充气的面罩紧扣于脸颊部，当面罩反弹时，便被塑成患者脸颊的形状。此时，需施加一定的压力以维持面罩密闭性。带有单向阀的面罩还可起到隔离患者唾液和呼吸气溶胶的作用。气囊活瓣面罩（bag-valve-mask）通气需要大的握力和一个自动充气囊。气囊须与氧气储气罐连接，使供氧浓度接近100%。这种通气方法的成功与否取决于气道通畅开放，同时面罩和脸之间密闭性好，这一点无论怎么强调都不嫌过分。同样重要的是，适当挤压气囊以满足患者潮气量的需求。我们建议每位操作者在人体模型上练习这一方法的人员能够记录下通气量，从而评估他（她）手的挤压力。许多人会发现他们的手不够强大有力，不足以挤出700 mL的气体。有些人可能需要将气囊夹在肘部和胸壁之间去挤压气囊，以提供足够的通气量。如果双人进行人工通气操作，则可一人扣紧面罩，另一人用双手操控气囊。

面罩的设计应包括下列功能特征：

1. 使用透明材料，以便施救者能评估患者的口唇颜色，并观察呕吐物、黏液或者其他可阻碍患者气道的物质。

2. 环面罩边缘加一层衬垫，使面罩能贴合患者的脸颊，增加面罩和脸颊之间的密闭性。

3. 备有15～22 mm的标准连接口，供附加气道装置使用。

4. 适合施救者的手，使其操作时感觉舒适。

5. 一个供氧入口，供口对面罩通气时补充氧气。

6. 一个单向阀,可在口对面罩通气时,提供施救者适当的保护作用。

7. 提供适当大小和形状的面罩,以适用于各种不同大小和脸型的施救者。绝大多数成人适用的标准为中等大小(4号)的椭圆形面罩。

通气囊的设计需包括以下功能特征:

1. 应是一个自我充气气囊,允许不依赖新鲜气源进行操作。

2. 备有新鲜空气入口,允许空气或辅助供氧气通过进气阀进入储气囊。

3. 一个氧气管接口,位于进气阀附近。

4. 一个氧气储气囊。

5. 备不同尺寸的通气囊,可供儿童和成年人使用。

6. 一个非重复呼吸阀,允许吸气期气流通往患者,呼气期气流直接排入大气。这个阀的保护鞘必须是透明的,可对其功能进行观察。为防止气道内高压,单向通常都有安全阀功能;然而,安全阀排气功能应该是可调的,因为肺阻力显著增高的情况下,有时需要高水平气道压来进行通气,这种情况在儿童尤其多见。

7. 储气囊连接管可连接新鲜空气进气阀,在储气囊反复自动充气过程中可不断蓄积氧以充满气囊。这样的储气囊可提供接近100%的氧气,如缺少这个连接管,自动充气囊只能提供40%～50%的氧。

氧气驱动的人工呼吸器,允许压缩氧气罐的压力可达50 psi,用以驱使肺充气。为便于人工通气,它们通常是由手动控制按钮触发,并通过面罩或管路给氧。这些装置的给氧流量为100 L/min,允许气道压为60 cmH$_2$O。然而,当它使用面罩和非保护性导气管(食管没有被充气囊隔开)时,很有可能引起胃扩张和通气不良。这种呼吸器不如口对面罩或阀门气囊面罩通气可靠。如用于成人,流量必须重新校正,通常流速不超过40 L/min,以避免食管下端括约肌开放。为此,这种呼吸机有一个安全阀,在气道压超过60 cmH$_2$O时能够自动打开,将过剩的气体排入大气。此外,在压力超过安全阀限制时还有声音警报。这个警报声可提醒施救者注意,患者可能存在通气不足,需要更高的吸气压。但高吸气压用于婴幼儿和儿童容易发生气压伤。儿童常会出现高气道阻力,应用这类人工呼吸器通气比较困难,一般情况下婴幼儿应避免使用。

如果患者不能迅速被复苏或者自主呼吸不能

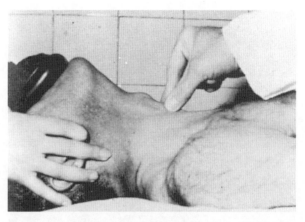

图23.12 环状软骨压迫法:保持颈部过伸向下压迫环状软骨[经许可引自Sellick BA: Cricoid pressure to control regurgitation of stomach contents during induction of anaesthesia. *Lancet* 2:404, 1961]。

迅速恢复,就需要气管插管。有经验的人员应尝试气管插管。每次尝试插管时,中断复苏的时间不得>30 s。如有可能,气管插管应让另一个施救者压迫环状软骨,以避免胃内容物反流。甲状软骨下方的突起是环状软骨。可用拇指和食指往下压(图23.12)直到气管导管的气囊充气为止。

一旦插管成功,便可防止食道反流,才有可能应用较快的吸气流速。但应该避免过度通气。动脉血气分析有助于设置恰当的分钟通气量。贸然增加呼吸频率可能是有害的[72]。

喉罩(laryngeal mask airway, LAM) 自1988年以来,一直用于麻醉,能有效维持气道通畅,它作为CPR期间气道管理和通气的辅助设备已被广泛接受。LMA比气囊面罩通气(bag–mask ventilation)能提供更为稳定和持久的通气[73]。当前的研究表明,尽管LAM不能完全避免误吸,但反流的发生比气囊面罩通气少,但临床上很少将其作为一线气道管理设备[73,74]。多项研究已经表明,LMA的优点是,便于各类施救者(护士、医学生、呼吸治疗师以及EMS人员)掌握使用,并易于插入,甚至其他没有使用经验的救助者也一样方便易用。研究表明,没有经验的救助者首次尝试插管的成功率为80%～94%,而在第二次尝试成人和小儿插管的成功率分别为98%和94%。与气管内插管对照比较,LMA能够提供充分有效的通气[75]。此外,成功插管很少需要辅助设备和训练。当患者气道梗阻、不稳定性颈部损伤或无法获得气管插管要求的体位时,LAM可能比气管内插管更有优势。即使在专科医生气管插管失败的

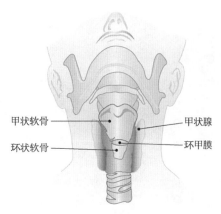

甲状软骨 —— 甲状腺
环状软骨 —— 环甲膜

图23.13　经气管内导管通气或环甲膜切开的环甲膜定位标志［经许可引自 *Textbook of Advanced Cardiac Life Support*. Chicago, American Heart Association, 1987. Copyright American Heart Association］。

情况下，已有LMA插入成功的先例[75]。不仅如此，还可通过已插入的LMA在光导纤维导引下插入气管内导管。

　　LMA使用的相对禁忌证，包括吸入性肺炎易患风险增加的患者，如病态肥胖、妊娠、摄入食物不久、胃肠道梗阻和食管裂孔疝等。尽管要考虑到此类问题，但在心搏骤停时的首要任务是改善氧供和通气，如果LMA是最快速和有效的开放气道的方法，LMA还是应该被采用。

　　如果解除呼吸道梗阻的尝试失败，在气管插管和气管切开前，有几种先进的技术可供选用。如气管内导管通气，导管可通过环甲膜穿刺细针置入（图23.13）。拔除细针后，便可开始间歇喷射通气（见第1章）。环甲膜切开法可使用小刀在环甲膜作切口（见第12章）。如仍有必要，可行气管造口术，但手术最好在上述气道保护措施后，由经验丰富的外科医生在手术室进行。

循环支持

　　建立辅助措施操作时，不应随意中断胸外按压。协调复苏的施救者必须保证按压器能产生适当强度的搏动。应每隔几分钟评估一次颈动脉或股动脉搏动。

　　在经验丰富的施救者手中，机械胸外按压器似乎十分有效。其关键在于精确地校正按压器，使其提供1.5～2.0 in深度的按压，并经常检查其在胸骨上的按压部位，以保证按压充分有效，同时损伤减至最小。按压器可以是手动铰链式装置或气动装置

（通常为100%的压缩氧气）。活塞安装在背板上，并与时间-压力周期的呼吸机相连。这种装置使用下压时间占按压周期50%的胸外按压提供CPR。这类装置使用时，要把患者固定在背板上，使活塞的位置固定。如使用方法正确，且认真细致监测患者位置，转运时用这种装置进行CPR操作也非常便利。通常在按压器操作过程中也可记录心电图（ECG）和完成除颤，而不延误CPR。

　　复苏期间心电监测对于指导电击和适当的药物治疗是非常必要的。在心电监测能确诊心律前，应假定患者为室颤（参见"心室颤动和无脉性室性心动过速"）。

　　目前大多数市售除颤器的电极板或衬垫中都带有内置的心电监测（供快速阅读）。在使用除颤器电极板监测时，患者的ECG就会显示在监视屏上。这对适当的初始治疗非常有用。连续监测超过数分钟的，应使用标准的心电监护仪。

　　绝不能只靠ECG监测，而不结合患者的脉搏和临床情况。在监护屏上显示的看似室颤或心脏停搏，除非患者无法触及脉搏才需要处理。反之，监护屏上显示满意的心电节律，必定要伴有清晰的脉搏和适当的血压。

除　颤

　　电除颤是大多数心脏骤停的确定性治疗措施。电除颤的实施应尽早进行，并在室颤或无脉性室速终止前可反复实施。

　　电除颤是让电流穿过心脏，引起心脏肌原纤维同步去极化。当肌原纤维复极化时，有机会出现有序的心脏起搏活动。

　　正确使用除颤器需要特别注意以下几个方面：

　　1. 选择适当水平的电能（参见"临床设置"一节），以减轻心肌损伤和不必要的高能量引起的心律失常。双相波除颤器，能量设定宜选120～200 J。单相波除颤器，能量设定宜选360 J[57]。

　　2. 正确应用非同步除颤模式。如果心律为心室颤动，必须正确选择模式。即必须关闭同步开关，否则除颤仪会忠实地等待那始终不会出现的R波。对于快速无脉室速（约150～200次/min），最好不要尝试R波同步的除颤，因为这样很可能会增加电脉冲落在T波上的风险。如果电脉冲正好落在T波上导致了室颤，可在确认患者无脉后，立即给予一次非同

步电复律。

3. 除颤电极板或电极片安放位置须正确,只有这样才能使电除颤释放的大部分电能穿越心肌。前-侧放置法,要求一个除颤电极板或电极片安放于胸骨上段右侧,恰及锁骨下的部位,另外一个电极板置于左腋中线至左乳头外侧。前-后位放置法,要求一个除颤电极板或电极片放在仰卧患者的左侧肩胛骨下方,另一电极板置于胸骨下段左侧。

4. 电极板或电极片与皮肤之间的接触要紧密。应使用足够的导电糊,确保布满电极板表面,但不溢出到周围皮肤。施救者用力压(约25磅①),使电极板固定于皮肤,施加的压力通过前臂传递,应避免手臂斜向倚靠电极板,以防施救人员滑倒。使用除颤器电极板,应按照制造商说明书指示,仔细地为患者做好皮肤准备。

5. 除患者外,其他任何人不可接触电极板。施救者不要站在潮湿的地面,必须双脚站稳,保持平衡。没有他人接触患者时,中断CPR。除颤操作者有责任来核查患者的周围环境,确保所有参与施救者的安全,大声宣布“准备除颤”,然后再按下除颤按钮。自动或半自动除颤器不应该降低对操作者高度关注安全的要求。

6. 如除颤时没有出现骨骼肌抽搐或痉挛,应重新检查除颤仪、电极板接触,以及用于复律模式选择的同步开关。

双向波除颤能量传递明显优于单相波置入式除颤器(见第6章),但尚无证据表明,在自主循环恢复(ROSC)及出院存活率方面,一种波形的除颤器优于另一种波形。目前已有市售双相波体外除颤器。

心脏起搏器

起搏器治疗需要经静脉或经胸廓放置电极,不仅耗费时间,而且技术要求高,通常还会干扰CPR的执行。体外起搏设备常会产生心肌夺获相关的不适感或骨骼肌收缩[76]。上述缺点在心室静止或缓慢心律失常的心脏骤停时显然并不重要。不幸的是,大多数心脏骤停的情况下,置入起搏器并不能产生有灌注的心脏节律。对紧急起搏有反应的,通常是那些严重心动过缓或传导阻滞而心肌功能保持完好的患者[77]。

---

① 1磅(1 b)=0.453 6千克(kg)(译者注)。

静脉通路

复苏过程中为了必要的药物和液体治疗,必须尽早建立可靠的静脉通路。然而,不应该为了建立静脉通路而延误初始的除颤和CPR。经肘前的外周静脉通路通常更为方便,因其对其他抢救措施的干扰较少。然而,由于静脉塌陷或收缩,这类静脉插管可能有较大的困难。CPR期间静脉穿刺针容易脱落,故应使用大口径导管来建立静脉通路,采用长导管可进入中心静脉。为帮助药物进入中心循环,可用20 mL液体冲洗管路,或将肢体抬高10～20 s[78]。应尽量避免使用下肢外周静脉,因为CPR时药物能否从下肢外周静脉进入中心循环,目前对此尚存疑虑[79]。

如果初始复苏未能成功,即应尝试建立更为安全有效的中心静脉给药通路。CPR期间,股静脉插管显然难以成功,并且药物进入胸腔的速度比上半身静脉通路慢。假如股静脉插管成功,应将用长的导管,将其放至腔静脉膈肌以上平面。颈内静脉或锁骨下通路是更合意的选择,但进行这些部位的中心静脉置管时,不允许延误除颤或干扰CPR。所以,中心静脉置管应由有经验的操作者来实施。

尽管接受溶栓治疗的患者置入中心静脉导管的并发症可能会增加,但这并不是使用中心静脉导管的绝对禁忌证。

婴儿及儿童与成年人一样,骨髓通路(the intraosseous, IO)易于建立并且是非常有效的静脉通路。目前已有适合成人骨髓内注射的专用器具包可供使用。

如果静脉通路未能及时建立,肾上腺素、阿托品和利多卡因等药物可通过气管导管给药。然而,经气管给药需要较高剂量才能达到静脉给药同等的血药浓度[38]。如果自主循环已恢复,药物的作用还将维持一段时间(贮库效应)[38]。气管内给药的建议剂量为静脉途径给药的2.0～2.5倍。可将药物稀释在10 mL的生理盐水或注射用水中,经由尖端已放入气管内的导管注入气管,这样可促使药物更快释放至血液循环。给药期间停止胸外按压,迅速将药物注入气管内导管,在再次开始胸外按压之前,给几次快速通气。应避免心内注射肾上腺素。

纠正缺氧

在CPR期间，应尽可能给患者吸入最高浓度的氧，尽早纠正缺氧。灌注不足，肺血流量减少，肺水肿，肺不张和通气-灌注比例失调均可导致组织氧合难以维持。组织氧合不足的结果是无氧代谢、乳酸生成及代谢性酸中毒。

纠正酸中毒

当心肺骤停持续超过几分钟后，必须考虑纠正酸中毒。代谢性酸中毒的产生是由组织缺氧和转为无氧代谢引起的。呼吸性酸中毒是由于呼吸停止或通气不足伴肺内通气-灌注比失调异常导致的。此外，即使在较好实施CPR的情况下也会发生肺血流量显著下降，而参与呼吸性酸中毒发生。

碳酸氢钠缓冲代谢性酸中毒的作用是通过与氢离子反应，生成碳酸，然后分解为二氧化碳和水来实现的。每50 mEq碳酸氢钠生成260～280 mmHg二氧化碳，通过呼出排出体外是其唯一的清除途径。由于CPR时呼出二氧化碳减少，由碳酸氢钠产生的碳酸不能被有效清除。很可能导致反常性细胞内酸中毒，此时动脉血气不能正确地反映组织酸中毒状态。由于碳酸氢盐的钠含量和渗透压负荷很高，过多地输入会导致高渗血症（hyperosmolarity），高钠血症（hypernatremia），加重细胞酸中毒。出于上述考虑，美国心脏病协会（AHA）指南建议，在复苏成功重建有血流灌注的心律前，应避免使用碳酸氢钠[80]。在复苏后状态，酸中毒的程度，可通过血气分析得到较好评估，并可采用过度通气或输注碳酸氢钠予以纠正。心脏骤停期间，碳酸氢钠在纠正代谢性酸中毒方面的价值仍有争议；认为其有助于心室除颤或改善心脏骤停存活率的观点尚未得到证明。心脏骤停时，无论如何都不应使用碳酸氢钠，除非骤停事件发生至少已10 min、已行气管插管，并对初始除颤和药物干预没有反应。但有一个例外，即已知存在高钾血症的患者，则推荐应用碳酸氢盐。此外，已知先前存在碳酸氢钠有效的酸中毒或三环类抗抑郁药过量，或药物过量时为碱化尿液，应用碳酸氢钠也可能有其价值。碳酸氢钠初始剂量为1 mEq/kg。可能的话，进一步治疗应在计算碱剩余的指导下进行。为避免引起医源性的碱中毒，不应完全纠正计算所得的碱剩余。

容量补充

CPR期间，特别在初次除颤失败时，常需要补充中心循环血容量。无脉性电活动（PEA），在急性严重的低血容量（如失血）或者某些心血管疾病过程中（如心脏压塞、肺动脉栓塞、感染性休克）特别容易发生，扩容可能是一种挽救生命的姑息措施。常见的低血容量临床体征，如有颈静脉和外周静脉塌陷以及周围血管收缩，在心脏骤停期间往往缺如，黏膜干燥和正常分泌（眼泪和唾液）缺乏也不可靠。心脏骤停期间，心脏压塞、肺栓塞和感染性休克的大多数阳性体征也都缺如。因此，CPR期间处理容量问题须以适当的临床病史为指导，并放宽输液指征。

单用晶体液如5%的葡萄糖液（D5W），快速扩增循环血容量是不适合的。为达到令人满意的扩容，需要输注等张晶体液（0.9%生理盐水和林格氏乳酸）、胶体或血制品。晶体易于得到、输注方便，而且比胶体便宜。晶体没有过敏反应或引起感染的风险，而胶体溶液对维持血管内容量和胶体渗透压更胜一筹。

如果患者的脉搏较为微弱，简单地抬高下肢就可促进静脉血回流到中心循环。按需给予容量复苏应持续至脉搏和血压恢复，或者有证据表明容量负荷过重为止。

药 物 治 疗

拟交感神经药物和血管升压药

拟交感神经药物直接作用于肾上腺素能受体或间接通过神经末梢释放儿茶酚胺发挥作用。在心脏急诊事件中，最有效的药物是肾上腺素能药物，这些药物包括内源性生物胺肾上腺素、去甲肾上腺素和多巴胺，以及异丙肾上腺素及其衍生物多巴酚丁胺等合成制剂[57]。值得注意的是，没有一种拟交感神经药物可和碱性药物能在一条输液通路中输注。任何具有α肾上腺素能活性的药物外渗可导致组织坏死,应尽可能通过中心静脉导管输入。一旦发生外渗,可将5～10 mg酚妥拉明用生理盐水稀释至10～15 mL,尽快作外渗部位浸润。

肾上腺素

肾上腺素是一种天然存在的儿茶酚胺类药物,兼具α和β活性。虽然肾上腺素是CPR期间很常用的升压药,但仍无证据说明其能改善人类心肺复苏的预后。

应用肾上腺素的适应证包括各种形式的心脏骤停,因为它的α血管收缩作用对提高心脑灌注压非常重要。一些研究已经特别注意到α肾上腺素能活性在复苏过程中的重要性[83],而给予纯β受体激动剂(如异丙肾上腺素或多巴酚丁胺)无效[84]。理论上,在心室停止及严重缓慢心律失常时,肾上腺素的β活性作用对增加心率是有益的。β受体效应也被用于心室停搏转为室颤和"细颤"转为"粗颤"。"粗颤"或振幅大的室颤波比"细颤"或振幅小的室颤更容易转为有灌注的节律。其根本原因可能是由于患者在心脏骤停短时间内仍表现为大波幅的室颤,而不是小波幅的室颤。

肾上腺素最好静脉注射给药。在成人心脏骤停,心室除颤失败(或者不适合除颤)后应尽快给予1/10 000肾上腺素10 mL(即肾上腺素1 mg)。经由上肢的外周静脉或中心静脉推注(参见前述的"静脉通路"一节),并且每5 min可重复给药。如果使用外周静脉途径,应快速给药,随后再静推液体20 mL,同时抬高肢体。该药不能在输注碱性药物的静脉通路内给药。如果静脉通路尚未建立,可利用气管内导管给药,但应避免心内注射,因为该途径给药很容易发生严重并发症,如药物注入心肌内、冠状动脉撕裂和气胸等。也可以1～10 μg/min的速度静脉输注,用来增加心肌收缩力和维持升压作用。但两个多中心试验均未能证明心脏骤停期间使用大剂量肾上腺素能够提高患者生存率或改善神经系统结果[85,86]。

使用肾上腺素等α受体激动剂的风险,包括药物外渗引起的组织坏死,以及和碳酸氢盐混合引起的相互作用。

去甲肾上腺素

去甲肾上腺素是一种兼具β活性的强α受体激活剂。它在CPR时发挥的α作用类似于肾上腺素[87],但是没有数据支持它在心脏骤停中的作用优于肾上腺素。

去甲肾上腺素主要作用于血管。其初始的冠状动脉收缩作用常不及冠状动脉扩张,这可能是心肌代谢活动增加的缘故,但在冠脉储备受损的心脏,可能会导致更加严重的心肌缺血。在心脏骤停期间,去甲肾上腺素的有效作用类似于肾上腺素,很可能是通过收缩周围血管,增加心脏灌注压。对于自主循环尚存的心源性休克患者(此时外周血管收缩通常已达极限),去甲肾上腺素的作用难以预测。去甲肾上腺素也可导致肾脏和肠系膜血管显著收缩,如同时缓慢输注低剂量多巴胺对这些血管床有扩张作用。

虽然心脏停搏期间没有任何理由倾向于使用肾上腺素,但此时去甲肾上腺素的使用指证与肾上腺素类似。去甲肾上腺素在外周血管阻力不适当下降引起的休克,如感染性休克和神经源性休克的治疗中,似乎是极其有效的药物。可经由静脉给药,滴定至满意的灌注压。使用时,应将去甲肾上腺素酒石酸盐4～8 mg(碱基2～4 mg)稀释于D_5W或5%葡萄糖溶液生理盐水500 mL中。经典的初始输液速率为0.5 μg/min,而大多数成人对2～12 μg/min可出现效应,但也有些情况要求输注速率高达30 μg/min。突然中断输液(如转运过程中可发生)会导致突然的严重低血压。

使用去甲肾上腺素的注意事项,包括低血容量休克和已存在重度血管收缩患者的不当使用。应用去甲肾上腺素时,强烈建议动脉内压力监测,因为重度血管收缩的患者间接血压测量常常出错。心肌缺血或心肌梗死患者,所有儿茶酚胺类药物均可引起心肌氧需增加,尤其是去甲肾上腺素,因其显著增加心脏后负荷,而使心肌氧需增加更加显著。除非其增加灌注压引起的氧供增加超过后负荷增加导致的心肌需氧增加,否则去甲肾上腺素很可能起有害作用。心肌缺血或心肌梗死患者使用去甲肾上腺素,必须密切监测心率、心律、心电图的缺血征象、有创动脉压和肺动脉压、尿量和心排血量。

异丙肾上腺素

这种合成的儿茶酚胺几乎只具有β肾上腺素能活性，其对心脏的作用包括强有力的正性肌力和变时性作用，而这两者都将增加心肌的氧需求。除了支气管扩张作用外，异丙肾上腺素还可舒张骨骼肌、肾脏和胃肠道动脉血管床，从而导致体循环血管阻力显著下降。因此，异丙肾上腺素有望明显增加心排血量，除非心肌需氧量增加引起心肌严重缺血。由于心排血量的增加，收缩压通常维持在正常水平，但舒张压和平均压往往降低。其结果是，在心肌氧需求增加的同时冠状动脉灌注压恰恰下降。可以预期，这种联合效应对缺血性心脏疾病患者，尤其在心脏骤停期间，具有有害作用。异丙肾上腺素的主要临床用途是激发心脏起搏。

异丙肾上腺素的适应证主要是阿托品抵抗、血流动力学显著异常的缓慢性心律失常，包括严重的窦性心动过缓和交界性心动过缓，以及各种形式的高度房室传导阻滞。但它只作为经皮置入起搏或经静脉起搏器有效起搏前的一种临时措施。如果主动脉舒张压已经很低，使用肾上腺素继发心脏起搏可能有更好的耐受性。心脏骤停期间，任何情况下均不宜使用异丙肾上腺素。

异丙肾上腺素应通过静脉滴定给药。可将 1 mg 异丙肾上腺素稀释于 5% 葡萄糖溶液 250 mL（4 mg/mL）或 5% 葡萄糖溶液 500 mL（2 mg/mL）中。为能激发心脏产生有充分灌注的心率，输液速度应足够快速 [2～20 μg/min，或 0.05～0.5 μg/(kg·min)]。根据心脏储备是否充足，目标心率至少应维持在 50～55 次/min。偶尔会需要更快的心室率。

使用异丙肾上腺素的注意事项，很大程度上是由于该药可引起心肌需氧量增加，有引发心肌缺血的风险。这种效应再加上其可能会降低冠状动脉灌注压，使冠心病患者使用异丙肾上腺素成为一种危险的选择。该药的显著变时效应，可能导致心动过速并可引起严重室性心律失常，包括室颤。如已存在心动过速，特别是继发于洋地黄中毒的心律失常，禁用异丙肾上腺素。如果使用过程中出现明显低血压，可与另一种兼具α活性的β受体激动剂合用。然而，通常优先考虑换用多巴胺或肾上腺素，更好的方法是使用起搏来控制心率。

多巴胺

多巴胺为天然存在的去甲肾上腺素前体，具有 α、β 和多巴胺受体活性。低剂量多巴胺 [1～2 μg/(kg·min)] 兴奋多巴胺受体，可使肾动脉和肠系膜动脉血管床扩张。在 2～10 μg/(kg·min) 给药时，β肾上腺素能活性作用更为突出，而 >10 μg/(kg·min) 给药时，α肾上腺素能活性占优势，但这种剂量范围的临床相关性尚未得到证明。使用多巴胺的适应证主要是显著低血压和心源性休克。

静脉滴注多巴胺的剂量为 2～20 μg/(kg·min)，很少有患者用量需要超过 20 μg/(kg·min)。使用时可将 200 mg 多巴胺稀释在 250 或 500 mL 5% 的葡萄糖液或 5% 葡萄糖生理盐水中，使其浓度达到 400 mg/mL 或 800 mg/mL。多巴胺治疗的目标如同所有儿茶酚胺类药物一样，应使用获得满意灌注压的最低输注速率。

多巴胺使用的注意事项类似于其他儿茶酚胺。当出现心动过速或室性心律失常时，应减少剂量或中止给药。当使用多巴胺能或β活性剂量，由于扩血管作用引起显著低血压时，可加用小剂量α活性药物。多巴胺也会加重心肌缺血。

多巴酚丁胺

多巴酚丁胺是一种强效的合成β肾上腺素制剂，与异丙肾上腺素不同，很少有心动过速的问题。应用多巴酚丁胺，除非意外发生心肌缺血，将增加心排血量、肾脏和肠系膜血流量。

多巴酚丁胺的主要适应证是短期内增强心衰患者的心室收缩。它可用于稳定复苏后患者的病情或用于其他药物难以纠正的心力衰竭。可以联合硝普钠静脉输注，以降低外周血管阻力，从而降低左室后负荷。尽管硝普钠可降低外周血管阻力，但多巴酚丁胺通过增加心排血量可维持灌注压。

多巴酚丁胺需缓慢静脉滴注给药。业已证明，低剂量多巴酚丁胺，即 0.5 μg/(kg·min) 开始生效，但通常剂量范围为 2.5～10.0 μg/(kg·min)。先将 250 mg 的小瓶多巴酚丁胺溶解于 10 mL 无菌注射用水中，然后加入到 250 mL 或 500 mL 的 5% 的葡萄糖注射液中，其浓度为 1.0 μg/mL 或 0.5 μg/mL。

多巴酚丁胺使用的注意事项同其他β受体激动剂类似。多巴酚丁胺可引起心动过速，室性心律失常,心肌缺血以及可使心肌梗死面积扩大,故冠心病患者慎用多巴酚丁胺。

血管升压素

血管升压素不是儿茶酚胺类药物,而是一种天然存在的抗利尿激素。大剂量血管升压素具有强大的平滑肌收缩作用,已有研究试图把它作为心脏骤停的辅助治疗,目的是提高灌注压和增加器官血流。即使在严重酸中毒时,血管升压素仍具有缩血管作用[88],尤其适用于长时间心搏骤停。所以血管升压素可替代肾上腺素,作为心脏骤停的一线药物,或者在首剂肾上腺素未能恢复搏动时使用。其剂量为40 U静脉注射或骨髓内输注。

抗心律失常药物

在复苏过程的许多情况下,抗心律失常药物对稳定心律起重要作用,然而支持其价值的数据寥寥无几。虽已证明,利多卡因、溴苄胺和普鲁卡因胺在对抗室性心律失常方面倾向于确实有效,但对无脉性室速(VT)和心室颤动(VF)的疗效缺乏令人信服的证据。基于近期的研究,胺碘酮用于难治性室速和室颤的急救治疗已得到广泛认可。

胺碘酮

胺碘酮是一种苯并呋喃衍生物,其结构类似于甲状腺素,并含有一定量的碘。其胃肠道吸收缓慢,因此口服给药时起效延迟。胺碘酮可缓慢地在脂肪组织中蓄积,平均的半衰期为64天(24～160天),静脉注射给药可快速起效,24 h给药600 mg就可达到治疗血浓度。

胺碘酮不仅能降低心肌收缩力,而且还可引起血管舒张,从而抵消心肌收缩力降低所造成的影响。一般情况下,心肌功能不全的患者也对其具有良好的耐受性。

静脉注射胺碘酮能成功终止各种折返和其他类型室上性和室性心律失常。在一项室性心律失常难治性休克引起的院外心脏骤停的大型研究中,患者分别用胺碘酮(246例)或安慰剂(258例)进行初始治疗,给予胺碘酮治疗的患者有较高的心动过缓(41%对25%)和低血压(59%对48%)发生率,然而住院存活率也较高(44%对34%)[89]。这项研究未能证明出院存活或神经功能改善。基于这项

研究,对于心脏骤停期间难治性室性心律失常,胺碘酮可作为电除颤和肾上腺素治疗之后的一种选择。胺碘酮还可作为左心室功能受损伴快速房性心律失常患者,在洋地黄无效时控制心室率的一种选择。胺碘酮的其他可选用途包括血流动力学稳定的室速、多形性室速、预激房性心律失常及来源不确定的宽QRS心动过速。胺碘酮还可能是房颤复律的有效药物,或可作为难治性阵发性室上性心动过速(paroxysmal supraventricular tachycardia, PSVT)、房颤或房扑电复律的有效辅助治疗。

胺碘酮用于心脏骤停(无脉性室速或室颤)时,可将该药300 mg稀释于20～30 mL生理盐水5%葡萄糖注射液中,快速静脉注射。用于复发性或难治性室速或室颤时,可再追加150 mg静脉注射。

有脉心律失常的用法通常为,胺碘酮150 mg于10 min静脉注射完毕,之后6 h以1 mg/min静脉滴注,接着再以0.5 mg/min维持。对复发性或耐药的心律失常,可追加150 mg静脉注射,允许24 h最大总量为2g。

利多卡因

利多卡因主要适用于室性心律失常,如室性早搏和室性心动过速。室性早搏在看似健康人群中并不少见,大多数是良性的。在患有慢性心脏病的患者中,室性早搏和非持续性室性心动过速通常没有症状,这种情况下是否需要治疗一直存在争议。但心肌缺血或近期心肌梗死患者的情况明显不同,室性早搏极有可能会转变为持续性室性心动过速或室颤。有研究证明急性心肌梗死患者预防性使用利多卡因可有效减少原发性室颤,但据其毒性和疗效比,还不利于批准利多卡因常规用于疑似急性心肌梗死的患者[90]。

利多卡因给药需先静脉推注一个负荷量,其起效迅速,但作用时间短,持续输注可延长作用时间。静脉输注利多卡因应配置成浓度为2%的溶液(20 mg/mL),并预充注射器以备静脉推注负荷量(配置方法参见"心室颤动和无脉性室性心动过速"当前推荐的剂量)。如急性心肌梗死患者已并发室性心律失常,应持续输注利多卡因数小时至数天,然后逐渐减量。如心律失常的诱因已被纠正,可迅速递减输注减量。

应注意采取措施防止利多卡因过度蓄积。对低

心排血量、充血性心力衰竭、肝功能衰竭和年龄>70岁的老年患者应减少剂量，因为上述情况使肝脏对该药的代谢率降低。利多卡因中毒的临床表现通常为神经系统症状，表现形式迥异，可为言语不清、耳鸣、嗜睡、烦躁不安乃至局灶性神经系统症状。伴或不伴上述神经系统症状的Frank癫痫发作，可被短效巴比妥酸盐或苯二氮䓬予以控制。应向神志清醒的患者讲解可能出现的神经毒性症状，并要求他们一旦出现症状应立即告知医生。争取患者的配合也可消除其对意想不到神经系统症状的恐惧。利多卡因血中浓度过高可显著抑制心肌收缩力。

普鲁卡因酰胺

盐酸普鲁卡因胺是一种具有奎尼丁样活性的抗心律失常药。像奎尼丁一样，它能有效地拮抗心律失常的折返和异位起搏机制，从而有效抑制各种室性和室上性心律失常。普鲁卡因酰胺对迷走神经阻滞作用略小于奎尼丁，并且不会引起地高辛血浓度升高。在ICU有时用它来治疗胺碘酮或利多卡因无效的室性心律失常，或不宜用胺碘酮和利多卡因治疗的室性心律失常。普鲁卡因酰胺也适用于室上性心律失常引起血流动力学障碍和心肌缺血加重的患者。

普鲁卡因酰胺可口服或静脉注射给药。对于ICU的严重心律失常，最好静脉注射给药。起始输注剂量为20 mg/min[0.3 mg/(kg·min)]，负荷剂量可增至17 mg/kg（70kg的患者可达1.2g）或直到心律失常被控制、出现低血压，或QRS宽度增加50%。然后以1～4 mg/min的剂量维持，但肾功能衰竭患者应酌情减少剂量。肾功能衰竭患者或接受3 mg/min治疗超过24 h的患者，应监测普鲁卡因酰胺血药浓度及其代谢产物N乙酰普鲁卡因酰胺浓度。肾功能不全的患者可能需要把输注剂量降低为1.4 mg/(kg·h)。

使用普鲁卡因酰胺的注意事项包括发生低血压、房室传导紊乱及心室收缩力下降。静脉输注普鲁卡因酰胺时，应频繁测量血压和心电图PR间期、QRS时限、QT间期。低血压通常在减慢输注速率后可得以改善。如果QRS间期增宽超过了初始宽度的50%，应停止普鲁卡因酰胺输注。QRS波增宽提示普鲁卡因酰胺血药浓度已达中毒水平，并预示可能会出现严重房室传导阻滞和心搏骤停，这对洋地黄中毒和先前存在房室传导异常的患者尤其需要注意。

QT间期明显增高使患者易于发生尖端扭转型室性心动过速。尖端扭转型室性心律失常或心动过缓伴室性心律失常的患者应禁用普鲁卡因酰胺。

腺苷

腺苷是一种内源性嘌呤核苷，可抑制房室结的传导及窦房结活动。由于腺苷使房室结传导延迟，可有效地终止房室结折返环路所致心律失常（如阵发性室上性心动过速）[91]。在室上性心动过速，如房扑、房颤，或不依赖房室结折返回路的房性心动过速，使用腺苷阻断房室结传导有助于诊断[92,93]。然而，不主张将腺苷用于起源不明的宽QRS波心动过速，以鉴别室速或是室上性心动过速伴差异传导。腺苷的半衰期<5 s，其代谢迅速。

腺苷的用法为，在1～3 s内静脉注射6 mg负荷量，紧接其后注入20 mL生理盐水，以冲洗静脉管路。如果1～2 min内未见效，可追加12 mg。服用茶碱的患者可能需要更高剂量。

腺苷引起的不良反应很短暂，主要是颜面潮红、呼吸困难和心绞痛样胸痛（即使无冠状动脉疾病的患者也可发生）。在腺苷终止阵发性室上性心动过速后，常可发生窦性心动过缓和室性异位心律，但都非常短暂，并无重要临床意义。折返性心动过速终止后，随着腺苷作用消失，心动过速可复发，可能需要再次应用腺苷或其他长效药物，如维拉帕米或地尔硫䓬。

茶碱和其他甲基黄嘌呤药物，如可可碱和咖啡因，可阻断调控腺苷电生理效应的受体，因此，与这些药物合用时，可需要较高剂量的腺苷。另一方面，双嘧达莫和卡马西平可增强并延长腺苷的作用，此时应用其他形式的治疗可能是明智的选择。

维拉帕米和地尔硫䓬

维拉帕米和地尔硫䓬与其他钙通道阻断剂不同，可延长房室结不应期而显著减慢传导。正由于其对房室结折返环路的作用，这两种药物可终止折返性心动过速（PSVT）。甚至对房扑或房颤患者，以及多源性房性心动过速患者，这些药物也能减慢心室率。但他们仅适用于室上性起源的心动过速。

维拉帕米要在2 min内静脉推注负荷量2.5～5.0 mg。若无疗效，间隔15～30 min可再给予5～10 mg，最多不超过20 mg。最大累积剂量为

20 mg。地尔硫草的初始剂量可为0.25 mg/kg,如果需要的话,后续剂量可给予0.35 mg/kg。用于控制房颤的心室率时,可持续以5～15 mg/h的静脉输注。

维拉帕米和地尔硫草应当用于明确为室上性起源的,并排除预激的心律失常。这两种药物均能降低心肌收缩力而加重充血性心力衰竭,甚至可使严重左心功能不全的患者诱发心源性休克。因此,已知心力衰竭的或怀疑心脏功能储备下降者以及老年人应该慎用。如果在使用这些药物后,出现心力衰竭加重或低血压,应给予钙剂,详见本章"其他药物"小节。

镁

心律失常甚至心脏性猝死可与镁缺乏有关[91]。低镁血症可降低细胞内钾的摄取,诱发室性心动过速或室颤,但不推荐心脏骤停或心肌梗死后常规使用镁剂。对于尖端扭转型室速的患者,甚至在没有低镁血症时,使用镁剂是有价值的。

镁需要静脉给药。对于怀疑或证实低镁血症的室性心动过速或室颤应快速给药,可将镁剂1～2 g稀释于100 mL 5%的葡萄糖注射液中,于1～2 min内静脉推注。如为新发生的心肌梗死证实有低镁血症的患者,镁剂可采用24 h持续静脉输注。负荷剂量为1～2 g,用5%的葡萄糖液稀释至100 mL,于5 min～1 h内缓慢静脉给药,随后以0.5～1 g/h静脉滴注,维持24 h。快速给药可发生低血压甚至心脏停止,应根据临床情况及血镁水平决定输注速率和持续时间。

其他药物

在复苏期间或复苏后短时间内,偶尔有必要应用其他药物。这些药物包括阿托品、钙剂、硝普钠和硝酸甘油,以下将对这些药物分别进行讨论。在特定情况下,还可能需要应用许多其他药物,将在其他章节予以讨论。据不完全统计,包括β受体阻滞剂、伊布利特、普罗帕酮、氟卡尼、索他洛尔、地高辛、抗生素、硫胺素、甲状腺素、吗啡、纳洛酮、肾上腺皮质类固醇、纤维蛋白溶解药、抗凝血剂、抗血小板药物和右旋糖等。

硫酸阿托品

阿托品是一种抗胆碱能药物,它能兴奋起搏点提高心率,并可抑制过度兴奋的迷走神经张力,从而促进房室传导。

阿托品的主要适应证为心动过缓引起血流动力学难以维持和心动过缓相关的室性心律失常(图23.17)。阿托品也可用于窦房结水平的房室传导阻滞。它还可用于心脏骤停和极度缓慢的心律失常,期望通过降低迷走神经张力,允许有效起搏出现[57]。

阿托品需通过静脉注射给药。在心脏骤停和极度缓慢的心律失常时,需要快速并充分阻滞迷走神经作用,应立即静脉注射阿托品1 mg。如果无效,可在3～5 min后再追加1 mg,直至最高剂量3 mg(0.04 mg/kg)。对于有脉搏的心动过缓,初始剂量应为0.5 mg,可每5 min重复给药一次,直到获得预期效果或达到最大剂量3 mg(0.04 mg/kg)。阿托品也可通过气管内途径给药,剂量应为静脉注射剂量的2.5倍。

阿托品使用的注意事项包括杜绝产生过快心率。如果心率太快,缺血性心脏病患者有可能发生缺血加重或出现室性心律失常。患者偶尔可出现与阿托品作用矛盾的心率减慢,此种情况系由中枢迷走效应所致,较常见于首次给药剂量较小时。该效应可被追加阿托品迅速消除。所以在这种情况下,应立即再次给予阿托品。如果追加阿托品不解决问题,需要明智地使用异丙肾上腺素或起搏器治疗。

钙

钙剂应用于心脏骤停是由于它的正性肌力作用。心肌的收缩状态部分取决于钙离子的细胞内浓度。跨膜钙离子流对心肌的主动收缩和舒张起重要调节作用。钙在心脏骤停期间的使用是基于Kay和Blalock的一项早期报告[94],其中有几例小儿心脏手术患者的复苏成功,显然与钙剂的辅助治疗有关。然而,有些领域的研究未能证明与安慰剂相比,钙剂可提高生存率或改善神经系统预后[95]。此外,在心脏骤停期间给予标准剂量的钙剂后,很多患者有很高的血钙浓度[96]。这是由于心脏骤停时机体的离子分布容积明显减小所致。理论上钙剂不利于缺氧后组织损伤,尤其是脑和心脏。给予钙剂后还可加重洋地黄中毒。

钙剂仅适用于以下几种已被证明是有益的情况[57]:钙通道阻滞剂中毒、严重高钾血症、严重低钙血症、多次接受含柠檬酸盐血液后发生的心脏停搏、氟化物中毒以及灌注停搏液后心肺旁路脱落。

可供使用的钙剂有氯化钙、葡庚糖酸钙及葡萄糖酸钙。葡萄糖酸钙不稳定，故较少使用。氯化钙可最直接地提供钙离子，起效最快。葡庚糖酸钙和葡萄糖酸钙需要经肝降解后才能释放出游离的钙离子。因此，氯化钙是最好的选择，但氯化钙对组织有强烈的刺激作用，必须经大静脉注射，以避免外渗。目前市售的氯化钙为10%的溶液，初始剂量250～500 mg，可于数分钟内缓慢静脉注射。如果有强烈的指征存在，间隔10 min可重复给药。

钙剂使用的注意事项包括：需要缓慢注射，并确保没有外渗；如果同一静脉通路输注过碳酸氢钠，在输注钙剂之前必须将碳酸氢钠冲洗干净；如果患者有心脏搏动，快速注射钙可导致心动过缓；接受洋地黄治疗的患者，应该慎用钙剂。

硝普钠

硝普钠是一种作用快的动、静脉血管扩张剂。体循环动脉扩张可降低左心室流出道阻力（降低后负荷），减少左室射血阻力，提高心排血量。与此同时，扩张的静脉通过贮存从而降低前负荷，并降低左心室充盈压和左心室舒张末容积。由于心室壁张力下降，心肌耗氧量下降，心内膜下血流量增加。此外，左室充盈压降低可使肺毛细血管压降低，肺淤血减轻。虽然血管扩张剂在CCU很常用，但急诊室只是偶有需要，用于严重左心功能障碍的复苏患者。

硝普钠的适应证主要有心排血量严重降低而导致的心源性休克伴体循环阻力增加，或左室充盈压升高引起的肺淤血。硝普钠对主动脉瓣或二尖瓣关闭不全或室间隔破裂引起左向右分流患者的治疗效果尤佳。硝普钠也是高血压危象患者的首选治疗。

硝普钠需要通过静脉注射给药，因其起效迅速，故剂量变化的效应几分钟内就可显现。对于严重左心衰竭的患者，起始剂量为10 μg/min，然后每隔5 min可增加5～10 μg/min。虽然偶有患者需要很高剂量的硝普钠，但多数患者对50～100 μg/min的剂量可显现疗效。高血压危象患者的初始剂量为50 μg/min，有可能需要将剂量增至400～1 000 μg/min。硝普钠系每瓶50 mg的二羟化物制剂，使用时应将其溶于5 mL 5%葡萄糖液中，然后稀释于5%葡萄糖液250～1 000 mL中。由于配置好的硝普钠溶液极不稳定，建议于4 h内用完。因硝普钠见光会加速分解，输液瓶应该用不透光的材料包裹。

硝普钠使用的注意事项主要有低血压，通常继发于剂量过大。尽管大多数低血压患者不能耐受硝普钠，但有些患者在补足容量后还是可接受硝普钠治疗。硝普钠在血液中转化为氰化物，并进一步在肝脏代谢为硫氰酸盐。硫氰酸盐被肾脏清除，当肾功能衰竭时可出现蓄积。硫氰酸中毒的症状和体征（在肝衰竭时更有可能发生）包括恶心、耳鸣、视力模糊、谵妄；氰化物中毒的征象包括上腔静脉或混合静脉血氧饱和度增高和乳酸性酸中毒。当观察到后两种征象时，应停用硝普钠。

硝酸甘油

硝酸甘油类似于硝普钠，也是一种可用于复苏后患者急诊处理的有效的血管扩张剂。根据患者具体情况和所需的剂量，可选择舌下给药、经皮或静脉注射给药。与硝普钠不同的是，硝酸甘油对静脉容量血管的扩张比对小动脉的扩张作用更强。因此，其降低前负荷的作用比降低后负荷更明显。由于该药可扩张冠状动脉，故更适用于冠状动脉痉挛和急性心肌缺血的患者。硝酸甘油可通过扩张冠状动脉、降低前负荷和心肌耗氧，逆转心肌缺血。

硝酸甘油舌下含服或透皮剂型经皮给药适用于心绞痛发作，且首选舌下途径给药。对于其他给药途径不能缓解的频繁发作的心肌缺血，静脉滴注硝酸甘油常可奏效。当疑似冠状动脉痉挛时可选用硝酸甘油。静脉输注硝酸甘油还可用于左心衰竭患者，以有效降低前负荷。还可与硝普钠联合使用，尤其在单独应用硝普钠，其血流动力学效应未能逆转心肌缺血时。

硝酸甘油可通过舌下含片或喷雾（0.3～0.4 mg），或通过透皮贴剂或软膏给药。为快速起效，应首选舌下途径给药。如果疼痛未缓解或ST段偏移没有回复，可每隔3～5 min重复给药。如果心肌缺血持续存在，应开始静脉滴注给药，以达到预期的效果。在开始静滴之前可给予硝酸甘油负荷量50 mg。将2小瓶20 mg的硝酸甘油稀释于5%葡萄糖250 mL中，配制成浓度为160 μg/mL的静脉输液。输注时起始剂量为10～20 μg/min（译者注：原文误写为10～20 mg/min），之后每5～10 min增加5～10 μg，直至达到预期效果（如左心室压力下降至15～18 mmHg、胸痛缓解或ST

段回复至基线）。

虽然大多数患者对 50～200 μg/min 硝酸甘油会有效应，但偶有患者需要 500 μg/min 或更大剂量；然而，维持血浆高浓度硝酸甘油可诱发耐受。故只要有可能，推荐间歇应用硝酸甘油，并采用最低有效剂量。

硝酸甘油使用的注意事项包括低血压、晕厥，尤其在急性心肌梗死患者容量耗竭时；具有限制左室充盈（如心包缩窄或心脏压塞、肥厚型心肌病、二尖瓣狭窄、肺动脉瓣狭窄、肺动脉高压）或左心室流出道梗阻（如主动脉瓣狭窄、肺动脉瓣狭窄或肥厚型梗阻性心肌病）时更易发生。左心衰竭患者快速静脉滴注硝酸甘油时，需要仔细监测血流动力学，以确保治疗的有效性和安全性。低血压患者可取头低脚高位并给予一定的容量治疗。极少数情况下，严重阻塞性冠心病患者使用硝酸甘油可因冠状动脉窃血机制而出现心肌缺血加重。如硝酸甘油用至最大耐受量心肌缺血仍持续存在的话，应尝试降低剂量并考虑更换治疗方式，包括肝素或心导管，以便进行早期血运重建。

临 床 情 况

因心血管或呼吸系统衰竭而进行复苏的过程包括早期识别、CPR 的建立到除颤、药品、心脏起搏器的应用、转运、复苏后评估以及监护等一系列连续干预措施（图 23.14～23.17）。下面将集中介绍适合心搏骤停各种临床情况的药物、电干预治疗。

心室颤动和无脉性室性心动过速

电除颤是这两种心律失常最重要的干预措施（见第 6 章）。电除颤越早，成功的可能性就越大。如果目击者见到成人心脏骤停而现场无除颤器时，有人建议捶击心前区[97]；但最近的美国心脏协会（AHA）指南对心前区捶击的应用未作赞成或反对的推荐[57]。在急诊室目击的心脏骤停，其中许多是在接受监护的患者；施救者无论如何不能只靠监测信号，而必须通过体检确定患者无脉搏，才能确认 CPR 的必要性。再借助除颤器的电击板示波功能确认室性心动过速或室颤的诊断，并尝试电除颤（双相波除颤能量为 120～200 J，单相波除颤能量为 360 J）。除颤后应立即恢复 CPR，而不是重新检查心律或脉搏。在恢复 CPR 2 min 或约 5 个 CPR 周期后再检查脉搏。如果室性心动过速或室颤仍然存在，则采用相等的能量再次除颤，紧接着仍然立刻恢复 CPR。此时，如有静脉通路可用，可给予血管活性药（肾上腺素 1 mg，IV 或 IO，每 3～5 min 可重复一次；或血管升压素 40U，IV/IO）。继续做 5 个周期 CPR 后，再次检查心律。如果室性心动过速或室颤仍然存在可再次给予电除颤。

在第二次电除颤后，如果患者仍为室性心动过速或室颤，应考虑给予抗心律失常药治疗：胺碘酮（300 mg，IV/IO，如有必要可再追加 150 mg，IV/IO）或利多卡因（1.0～1.5 mg/kg，IV/IO，随后追加 0.5～0.75 mg/kg，必要时总剂量可达 3 mg/kg）。

如有条件，应通过动脉血气分析评估患者的人工通气是否适当。碳酸氢钠在心脏骤停期间的使用仍存疑虑，但在明确停搏前存在高血钾的患者，应当给予碳酸氢钠。

心搏停止

心搏停止显然是任何无脉搏心律的最终结果。当心搏停止时呈现的节律往往是未经治疗的室颤。在院前，很多患者心搏停止的发生都与 BLS 或 ACLS 的延迟启动有关。与副交感神经张力增高相关的原发性心搏停止，虽然较为少见，但确也有发生。不论心搏停止为原发性还是继发于室性心动过速或室颤，其预后都非常差。可被成功转复到有灌注节律的患者不足 1%～2%，这样的患者能恢复完整神经系统功能出院或有意义的长期生存者更加罕见。成功救治的最大希望在于早期发现，以及早期治疗引起心血管事件的可逆原因，如低血容量。偶尔，心搏停止是由于迷走神经张力过高所致，这种情况可见

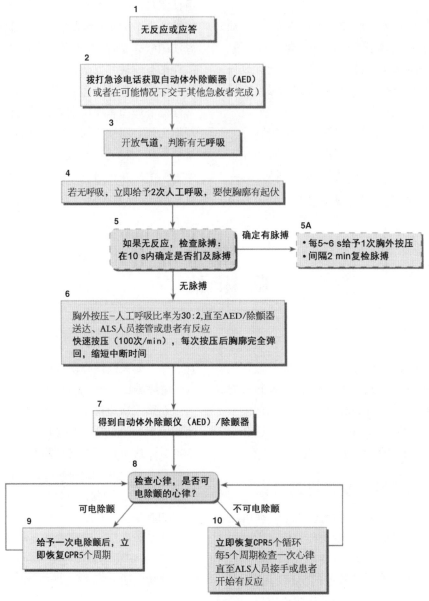

图 23.14　成人基础生命支持专业人员处理流程成人基础生命支持操作流程［经许可引自 Circulation 112 (Suppl 24): IV-19-34, 2005. Copyright 2005, American Heart Association guidelines for cardiopulmonary resuscitation and emergency cardiovascular care］。

于麻醉诱导，外科手术过程中刺激颈动脉体、膀胱、胆道或胃肠道时。不幸的是，大多数心搏停止的患者罹患严重冠状动脉疾病，不太可能拯救成功。

对具有明显心搏停止征象的患者，应尽快地启动 CPR，并建立静脉注射通路（图 23.15）。给予肾上腺素（1 mg, IV/IO，并且每 3～5 min 重复给药）或血管升压素（40U, IV/IO，用来替代首剂或第 2 剂肾上腺素）。也可考虑使用阿托品 1 mg, IV/IO。经过 5 个周期 CPR 后，重新检查心律，如果仍为心搏停止，继续按前述程序重复处理。

已经证实，室颤在若干导联可显示为假的心搏停止，每次可持续数分钟[98]。因此，至少得检查 90°向量上两个不同导联的 ECG，来确认心搏停止的诊断非常重要。不管怎样，最好不要在心搏停止时常规进行电除颤，因为电除颤有增加副交感神经张力的可能性，进而降低恢复自主节律的概率。业已证明，对可疑心搏停止电除颤不能提高生存率[99]。

如同其他形式的心脏骤停一样，碳酸氢钠和钙剂都没有好处；这些制剂只有在特定情况下才考虑使用（见本章前面的讨论）。

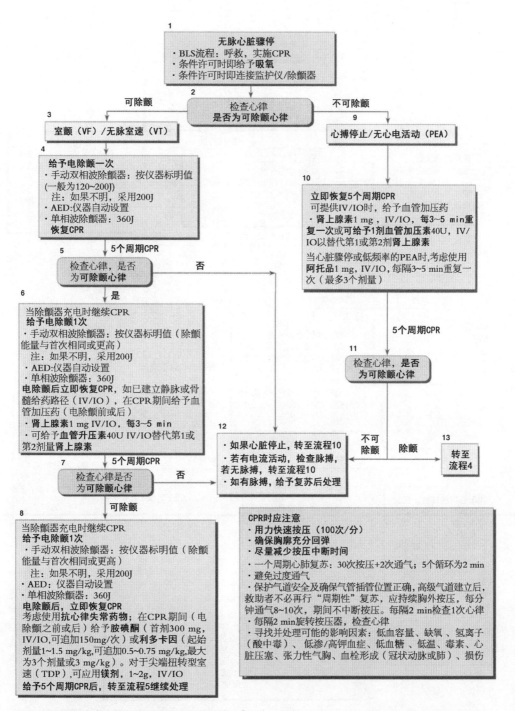

图23.15 高级生命支持无脉心脏骤停的处理流程 [经许可引自 *Circulation* 112 (Suppl24): IV–58–66, 2005. Copyright 2005, American Heart Association guidelines for cardiopulmonary resuscitation and emergency cardiovascular care]。

临时人工起搏对原发性和电复律后心搏停止可能没有帮助。这些患者接受心内起搏、经皮经胸或体外经皮电极起搏后,能长期生存者少得可怜。

应用异丙肾上腺素刺激心脏起搏的有效性尚未得到证实,而它的外周β受体激动作用的确可导致动脉阻力和灌注压下降,故可能是有害的,相反α受体激动似可增加心肌和脑灌注。

无脉心电活动

当心脏骤停患者的ECG上出现有序的心室复合波群(QRS波)但不能触及脉搏时,即为无脉电活动(PEA)(图23.15)。无脉室速不应视为PEA的一种形

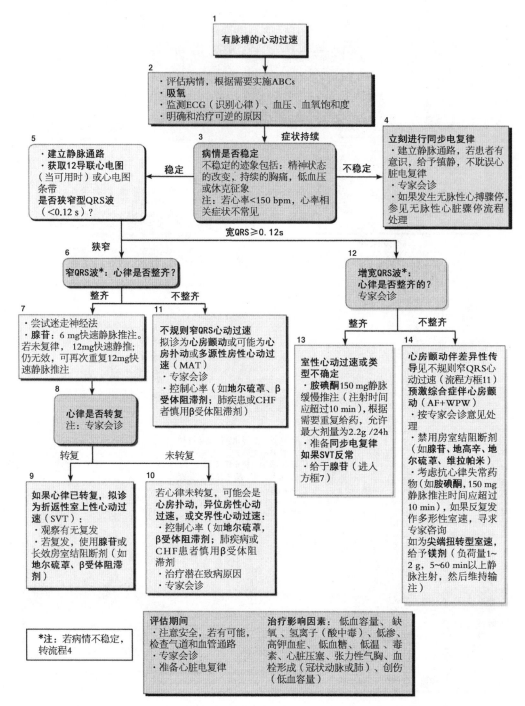

图23.16 高级生命支持心动过速处理流程［经许可引自 *Circulation* 112 (Suppl24): IV-67-77, 2005. Copyright 2005, American Heart Association guidelines for cardiopulmonary resuscitation and emergency cardiovascular care］。

式。电机械分离的QRS波不伴有任何心室收缩的证据，故而称之为无脉性电活动，但紧急处置的方法与前者相同。缓慢节律无收缩和极度增宽QRS波群心动过缓可与无脉电活动同样看待。这一些心律失常可能和某些特殊的临床状况有关，如这些原因被早期逆转，脉搏有可能会恢复。因此，最好把它们与相

关临床情况综合起来加以考虑。当出现无脉性电活动时，应想到可能存在严重血容量不足、缺氧血症、酸中毒、高钾或低钾血症、低血糖、体温过低、药物过量、心脏压塞、大面积肺栓塞、张力性气胸和严重心肌收缩功能障碍。

PEA一经诊断，应立即启动CPR，并尽快静脉输

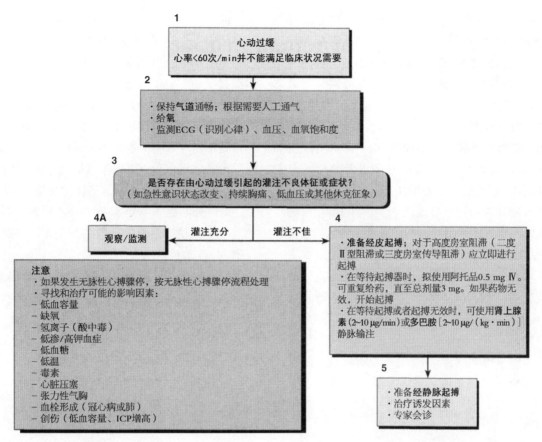

图23.17　心动过缓的治疗流程［经许可引自circulation 112（Suppl 24）：I–V–67–77, 2005. Copyright 2005, American Heart Association guidelines for cardiopulmonary resuscitation and emergency cardiovascular care］。

注晶体或胶体溶液以扩充血容量。如PEA确系血容量不足所致，快速补充容量可使脉搏恢复。如"心搏停止"一节所述，如果脉搏未恢复，每3～5 min应给予一次血管活性药。在缓慢心律PEA，如同在心搏停止那样给予阿托品。碳酸氢盐仅用于预先存在高钾血症的患者，还可用于预先存在碳酸氢盐治疗有反应的酸中毒、三环类药物过量、由于其他药物过量需要碱化尿液，以及气管插管后通气良好的停搏时间过长的患者。

对于有心包积液高危因素的PEA患者（如已知患有恶性肿瘤、严重肾功能衰竭、近期心肌梗死，和近期行心脏导管检查的住院患者），假如对容量治疗和α激动剂无反应，应在CPR过程中应尽早进行心包穿刺。虽然院前发生的心搏停止很少有心脏压塞，但当患者对容量治疗和α激动剂没有反应时，尝试心包穿刺是非常必要的。如果有条件行超声心动图检查的话，几乎总能明确或排除心脏压塞的可能，而且超声心动图对评价容量状态和心室功能方面均有帮助。

特殊情况

冷水淹溺者在长时间浸没水中之后仍可恢复正常。显然，低温和潜水反射性心动过缓可能有助于防止器官功能损伤[100]。已经有相当长时间溺水后复苏成功的报道[100]。对于目击者和施救者来说，估计溺水时间常很困难，故大多数情况下在现场立即开始CPR很有必要，除非存在不可逆死亡的客观证据，如腐烂或受压部位依赖性发红。

体温过低可发生在冷水淹溺外，还可发生在环境暴露下。在饮酒、使用镇静药、抗抑郁药、神经系统疾患，以及高龄等情况下，机体维持体温的能力降低，伴随有心动过缓和氧耗降低的相关效应，故机体在低体温时可耐受较长时间的心脏骤停，并有完全恢复的可能。体温过低时，由于极度缓慢的心率和缓慢的呼吸频率，要确认呼吸停止和脉搏消失可能需要花费较长时间。所有复苏的努力，在重新恢复正常体温前，不应放弃。

触电和雷击均能导致呼吸肌强直痉挛或发生惊

厥，从而造成呼吸暂停。触电本身或长时间呼吸暂停后，伤者可发生室颤或心搏停止。施救者在进行评估和开始CPR之前，必须确定遭电击者是否仍与电源接触，以及危险区附近有无带电的导线。如果伤者仍在电线杆的顶部，那么最好先将其救至地面，然后在开始CPR[101]。

胸部贯通伤导致心脏骤停时，应尽早进行开胸CPR（见前述讨论）。由训练有素的术者为这类患者行开胸术，以有效解除心脏压塞及控制活动性出血。设备精良的创伤中心应设立多学科团队，以便早期提供确定性手术治疗。对于那些常规ACLS技术（包括除颤和药物）没有反应的患者是否能从胸廓切开术和开胸CPR中受益，尚无肯定的结论。动物实验表明，如能在心脏骤停后15 min内进行开胸CPR，其生存率可能会高于胸外心脏按压[102]。如开胸CPR推迟至20 min或更长时间之后再进行，尽管血流动力学可得到改善，但生存率没有提高。院外

发生的心脏骤停，经过30 min传统CPR之后再尝试开胸CPR者，其生存率没有提高[103]。

开胸CPR也适用于钝性损伤伴心脏骤停，以及体温过低、肺栓塞、心脏压塞或腹腔内出血所致的心脏骤停，经常规治疗和胸外心脏按压无效者。在上述情况下，做出开胸CPR决定的先决条件是开胸可得到快速有效的确定性手术干预。腹部穿透伤患者出现病情恶化和心脏骤停是早期剖腹探查的适应证，这种情况下钳闭主动脉可暂时控制腹腔内出血。

对院外心脏骤停VF幸存的昏迷患者，实行持续12～24 h的诱导治疗性低温（32～34℃）可提高生存率，并改善神经系统功能[104, 105]。院内心脏骤停患者同样也可从低温治疗中获益。但低体温患者更容易出现低心排指数并有低血糖频发的倾向。同时须防止颤抖以降低代谢率。关于诱导治疗性低体温的深度的讨论，请参见 *Irwin & Rippe's Intensive Care Medicine*, 7th edition第64章"低体温"。

◇ 参 ◇ 考 ◇ 文 ◇ 献 ◇

[1] Ibycus: "Chrysippus," quoted, in Strauss MB (ed): *Familiar Medical Quotations*. Boston, Little, Brown and Company, 1968.

[2] Stephenson HE Jr: *Cardiac Arrest and Resuscitation*. St. Louis, Mosby, 1958.

[3] Zoll PM, Linenthal AJ, Gibson W, et al: Termination of ventricular fibrillation in man by externally applied electrical countershock. *N Engl J Med* 254:727, 1956.

[4] Safar P, Escarraga L, Elam JO: A comparison of the mouth to mouth and mouth to airway methods of artificial respiration with the chest pressure arm-lift method. *N Engl J Med* 258:671, 1958.

[5] Elam JO, Green DG, Brown ES, et al: Oxygen and carbon dioxide exchange and energy cost of expired air resuscitation. *JAMA* 167:328, 1958.

[6] Kouwenhoven WB, Jude JR, Knickerbocker GG: Closed chest cardiac massage. *JAMA* 173:1064, 1960.

[7] Cardiopulmonary resuscitation: statement by the Ad Hoc Committee on Cardiopulmonary Resuscitation of the Division of Medical Sciences, National Academy of Sciences—National Research Council. *JAMA* 198:372, 1966.

[8] Standards for cardiopulmonary resuscitation (CPR) and emergency cardiac care (ECC). *JAMA* 227[Suppl]:833, 1974.

[9] Guidelines for the determination of death: report of the medical consultants on the diagnosis of death to the President's Commission for the Study of Ethical Problems in Medicine and Biomedical and Behavioral Research. *JAMA* 246:2184, 1981.

[10] Wijdicks EFM: The diagnosis of brain death. *N Engl J Med* 344:1215, 2001.

[11] Copley DP, Mantle JA, Roger WJ, et al: Improved outcome for prehospital cardiopulmonary collapse with resuscitation by bystanders. *Circulation* 56:902, 1977.

[12] Holmberg M, Holmberg S, Herlitz J: Effect of bystander cardiopulmonary resuscitation in out-of-hospital cardiac arrest patients in Sweden. *Resuscitation* 47:59, 2000.

[13] Rudikoff MT, Maughan WL, Effron M, et al: Mechanisms of blood flow during cardiopulmonary resuscitation. *Circulation* 61:345, 1980.

[14] Chandra N, Weisfeldt ML, Tsitlik J, et al: Augmentation of carotid flow during cardiopulmonary resuscitation by ventilation at high airway pressure simultaneous with chest compression. *Am J Cardiol* 48:1053, 1981.

[15] Taylor GJ, Tucker WM, Greene HL, et al: Importance of prolonged compression during cardiopulmonary resuscitation in man. *N Engl J Med* 296:1515, 1977.

[16] Chandra N, Rudikoff M, Weisfeldt ML: Simultaneous chest compression and ventilation at high airway pressure during cardiopulmonary resuscitation. *Lancet* 1:175, 1980.

[17] Harris LC Jr, Kirimli B, Safar P: Augmentation of artificial circulation during cardiopulmonary resuscitation. *Anesthesiology* 28:730, 1967.

[18] Redding JS: Abdominal compression in cardiopulmonary resuscitation. *Anesth Analg* 50:668, 1971.

［19］ Koehler RC, Chandra N, Guerci AD, et al: Augmentation of cerebral perfusion by simultaneous chest compression and lung inflation with abdominal binding after cardiac arrest in dogs. *Circulation* 67:266, 1983.

［20］ Chandra N, Snyder LD, Weisfeldt ML: Abdominal binding during cardiopulmonary resuscitation in man. *JAMA* 246:351, 1981.

［21］ Ralston SH, Babbs CF, Niebauer MJ: Cardiopulmonary resuscitation with interposed abdominal compression in dogs. *Anesth Analg* 61:645, 1982.

［22］ Barranco F, Lesmes A, Irles JA, et al: Cardiopulmonary resuscitation with simultaneous chest and abdominal compression: comparative study in humans. *Resuscitation* 20:67, 1990.

［23］ MaierGW, Tyson GS Jr, Olsen CO, et al: The physiology of external cardiac massage: high-impulse cardiopulmonary resuscitation. *Circulation* 70:86, 1984.

［24］ Cohen TV, Goldner BG, Maccaro PC, et al: A comparison of active compression–decompression cardiopulmonary resuscitation for cardiac arrest occurring in the hospital. *N Engl J Med* 329:1918, 1993.

［25］ Halperin HR, Guerci AD, Chandra N, et al: Vest inflation without simultaneous ventilation during cardiac arrest in dogs: improved survival from prolonged cardiopulmonary resuscitation. *Circulation* 74:1407, 1986.

［26］ Emergency Cardiac Care Committee: Automatic external defibrillators and advanced cardiac life support: a new initiative from the American Heart Association. *Am J Emerg Med* 9:91, 1991.

［27］ Valenzuela TD, Roe DJ, Nichol G, et al: Outcomes of rapid defibrillation by security officers after cardiac arrest in casinos. *N Engl J Med* 343:1206, 2000.

［28］ Del Guercio LR, Feins NR, Cohn JD, et al: Comparison of blood flow during external and internal cardiac massage in man. *Circulation* 31［Suppl 1］:171, 1965.

［29］ Luce JM, Ross BK, O' Quin RJ, et al: Regional blood flow during cardiopulmonary resuscitation in dogs using simultaneous and non-simultaneous compression and ventilation. *Circulation* 67:258, 1983.

［30］ Jackson RE, Joyce K, Danosi SF, et al: Blood flow in the cerebral cortex during cardiac resuscitation in dogs. *Ann Emerg Med* 13:657, 1984.

［31］ Sharff JA, Pantley G, Noel E: Effect of time on regional organ perfusion during two methods of cardiopulmonary resuscitation. *Ann Emerg Med* 13:649, 1984.

［32］ Krug JJ: Cardiac arrest secondary to Addison's disease. *Ann Emerg Med* 15:735, 1986.

［33］ Pell AC, Guly UM, Sutherland GR, et al: Mechanism of closed chest cardiopulmonary resuscitation investigated by transesophageal echocardiography. *J Accid Emerg Med* 11:139, 1994.

［34］ Weale FE, Rothwell-Jackson RL: The efficiency of cardiac massage. *Lancet* 1:990, 1962.

［35］ Wilder RJ,Weir D, Rush BF, et al: Methods of coordinating ventilation and closed chest cardiac massage in the dog. *Surgery* 53:186, 1963.

［36］ Criley JM, Blaufuss AJ, Kissel GL: Cough-induced cardiac compression. *JAMA* 236:1246, 1976.

［37］ Niemann JT, Rosborough JP, Brown D, et al: Cough-CPR: documentation of systemic perfusion in man and in an experimental model—a "window" to the mechanism of blood flow in external CPR. *Crit Care Med* 8:141, 1980.

［38］ Haehnel J, Lindner KH, Ahnefeld FW: Endobronchial administration of emergency drugs. *Resuscitation* 17:261, 1989.

［39］ Niemann JT, Rosborough JP, Hausknecht M, et al: Pressure-synchronized cineangiography during experimental cardiopulmonary resuscitation. *Circulation* 64:985, 1981.

［40］ Werner JA, Greene HL, Janko CL, et al: Visualization of cardiac valve motion in man during external chest compression using two-dimensional echocardiography: implications regarding the mechanism of blood flow. *Circulation* 63:1417, 1981.

［41］ Babbs CF, Ralston SH, Geddes LA: Theoretical advantages of abdominal counterpulsation in CPR as demonstrated in a simple electrical model of the circulation. *Ann Emerg Med* 13:660, 1984.

［42］ Sack JB, Kesselbrenner MB, Bregman D: Survival from in-hospital cardiac arrest with interposed abdominal counterpulsation during cardiopulmonary resuscitation. *JAMA* 267:379, 1992.

［43］ Ward KR, Sullivan RJ, Zelenak RR, et al: A comparison of interposed abdominal compression CPR and standard CPR by monitoring end-tidal PCO_2. *Ann Emerg Med* 18:831, 1989.

［44］ Mateer JR, Steuven HA, Thompson BM, et al: Pre-hospital IAC-CPR versus standard CPR: paramedic resuscitation of cardiac arrests. *Am J Emerg Med* 3:143, 1985.

［45］ Takino M, Okada Y: The optimum timing of resuscitative thoracotomy for non-traumatic out-of-hospital cardiac arrest. *Resuscitation* 26:69, 1993.

［46］ Bodai BI, Smith JP, Ward RE, et al: Emergency thoracotomy in the management of trauma—a review. *JAMA* 249:1891, 1983.

［47］ Levine R, Gorayeb M, Safar P, et al: Emergency cardiopulmonary bypass after cardiac arrest and prolonged closed-chest CPR in dogs. *Ann Emerg Med* 16:620, 1987.

［48］ Hartz R, LoCicero J III, Sanders JH Jr, et al: Clinical experience with portable cardiopulmonary bypass in cardiac arrest patients. *Ann Thorac Surg* 50:437, 1990.

［49］ Ornato JP, Hallagan LF, McMahon SB, et al: Attitudes of BCLS instructors about mouth-to-mouth resuscitation during the AIDS epidemic. *Ann Emerg Med* 19:151, 1990.

［50］ Block AJ: The physician's responsibility for the care of AIDS patients: an opinion. *Chest* 94:1283, 1988.

［51］ Fox PC,Wolff A, Yeh CK, et al: Saliva inhibits HIV-1 infectivity. *J Am Dent Assoc* 116:635, 1988.

［52］ Sande MH: Transmission of AIDS: the case against casual contagion. *N Engl J Med* 314:380, 1986.

［53］ Risk of infection during CPR training and rescue: supplemental guidelines. *JAMA* 262:2714, 1989.

［54］ Adgey AAJ, Geddes JS, Webb SW, et al: Acute phase of myocardial infarction. *Lancet* 2:501, 1971.

［55］ Konrad D, Jaderling G, Bell M, et al: Reducing in-hospital cardiac arrests and hospital mortality by introducing a medical emergency team. *Intensive Care Med* 36:100–106, 2010.

［56］ Winters BD, Pham JC, Hunt EA, et al: Rapid responses systems: a systematic review. *Crit Care Med* 35:1238–1243, 2007.

［57］ ECC Committee, Subcommittees and Task Forces of the American Heart Association: 2005 American Heart Association Guidelines for Cardiopulmonary Resuscitation and Emergency Cardiovascular Care. *Circulation* 112［24 Suppl］:IV1–203, 2005.

［58］ Thompson RG, Hallstrom AP, Cobb LA: Bystander-initiated cardiopulmonary resuscitation in the management of ventricular fibrillation. *Ann Intern Med* 90:737, 1979.

［59］ Melker R, Cavallaro D, Krischer J: One-rescuer CPR—a reappraisal of present recommendations for ventilation. *Crit Care Med* 9:423, 1981.

［60］ 2005 American Heart Association guidelines for cardiopulmonary resuscitation and emergency cardiovascular care. *Circulation* 112:III–5–III–16, 2005.

［61］ Eftestol T, Sunde K, Steen PA: Effects of interrupting precordial compressions on the calculated probability of defibrillation success during out-ofhospital cardiac arrest. *Circulation* 105:2270, 2002.

［62］ Rea TD, Fahrenbruch C, Culley L, et al: CPR with chest compression alone or with rescue breathing. *N Engl J Med* 363:423–433, 2010.

［63］ Svensson L, Bohm K, Castren M, et al: Compression-only CPR or standard CPR in out-of-hospital arrest. *N Engl J Med* 363:434–442, 2010.

［64］ Dorph E, Wik L, Stromme TA, et al: Oxygen delivery and return of spontaneous circulation with ventilation: compression ratio 2:30 versus chest compressions only CPR in pigs. *Resuscitation* 60:309, 2004.

［65］ Powner DJ, Holcombe PA, Mello LA: Cardiopulmonary resuscitationrelated injuries. *Crit Care Med* 12:54, 1984.

［66］ Sanders AB, Ewy GA, Taft TV: Prognosis and therapeutic importance of the aortic diastolic pressure in resuscitation from cardiac arrest. *Crit Care Med* 12:871, 1984.

［67］ Michael JR, Guerci AD, Koehler RC, et al: Mechanisms by which epinephrine augments cerebral and myocardial perfusion during cardiopulmonary resuscitation in dogs. *Circulation* 69:822, 1984.

［68］ Paradis NA, Martin GB, Rivers EP, et al: Coronary perfusion pressure and the return of spontaneous circulation in cardiopulmonary resuscitation in humans. *JAMA* 263:1106, 1990.

［69］ Ludwig S, Kettrick RG, Parker M: Pediatric cardiopulmonary resuscitation. *Clin Pediatr* 23:71, 1984.

［70］ Heimlich HJ, Uhtley MH: The Heimlich maneuver. *Clin Symp* 31:22, 1979.

［71］ Lowenstein SR, Sabyan EM, Lassen CF, et al: Benefits of training physicians in advanced cardiac life support. *Chest* 89:512, 1986.

［72］ Aufderheide TP, Lurie KG: Death by hyperventilation: a common and lifethreatening problem during cardiopulmonary resuscitation. *Crit Care Med* 32［Suppl］:S345, 2004.

［73］ Stone BJ, Chantler PJ, Baskett PJ: The Incidence of regurgitation during: cardiopulmonary resuscitation: a comparison between the bag valve mask and laryngeal mask airway. *Resuscitation* 38:3–6, 1998.

［74］ Kokkinis K: The use of the Laryngeal Mask Airway in CPR. *Resuscitation* 27:9, 1994.

［75］ Samarkandi AH, Seraj MA, Dawlatly A, et al: The role of laryngeal mask airway in cardiopulmonary resuscitation. *Resuscitation* 28:103, 1994.

［76］ Zoll PM, Zoll RH, Falk RH, et al: External noninvasive temporary cardiac pacing: clinical trials. *Circulation* 71:937, 1985.

［77］ Clinton JE, Zoll PM, Zoll R, et al: Emergency noninvasive external pacing. *J Emerg Med* 2:155, 1985.

［78］ Emerman CL, Pinchak AC, Hancock D, et al: Effect of injection site on circulation times during cardiac arrest. *Crit Care Med* 16:1138, 1988.

［79］ Kuhn GJ, White BC, Swetnam RE, et al: Peripheral vs central circulation times during CPR: a pilot study. *Ann Emerg Med* 10:417, 1981.

［80］ Jaffe A: Cardiovascular pharmacology I. *Circulation* 74［Suppl］:IV–70, 1986.

［81］ Guerci AD, Chandra N, Johnson E, et al: Failure of sodium bicarbonate to improve resuscitation from ventricular fibrillation in dogs. *Circulation* 74［Suppl］:IV–75, 1986.

［82］ Dybrik T, Strand T, Steen PA: Buffer therapy during out-of-hospital cardiopulmonary resuscitation. *Resuscitation* 29:89, 1995.

［83］ Otto CW, Yakaitis RW, Redding JS, et al: Comparison of dopamine, dobutamine, and epinephrine in CPR. *Crit Care Med* 9:640, 1981.

［84］ Niemann JT, Haynes KS, Garner D, et al: Postcountershock pulseless rhythms: response to CPR, artificial cardiac pacing, and adrenergic agonists. *Ann Emerg Med* 15:112, 1986.

［85］ Stiell IG, Hebert PC, Weitzman BN, et al: High-dose epinephrine in adult cardiac arrest. *N Engl J Med* 327:1045, 1992.

［86］ Brown CG, Martin DR, Pepe PE, et al: A comparison of standard-dose and high-dose epinephrine in cardiac arrest outside the hospital. *N Engl J Med* 327:1051, 1992.

［87］ Robinson LA, Brown CG, Jenkins J, et al: The effect of norepinephrine versus epinephrine on myocardial hemodynamics during CPR. *Ann Emerg Med* 18:336, 1989.

［88］ Lindner KH, Prengel AW, Brinkmann A, et al: Vasopressin administration in refractory cardiac arrest. *Ann Intern Med* 124:1061, 1996.

［89］ Kudenchuk PJ, Cobb LA, Copass M, et al: Amiodarone for resuscitation after out-of-hospital cardiac arrest due to ventricular fibrillation. *N Engl J Med* 341:871, 1999.

［90］ MacMahon S, Collins R, Peto R, et al: Effects of prophylactic lidocaine in suspected acute myocardial infarction: an overview of results from the randomized controlled trials. *JAMA* 260:1910, 1988.

[91] Teo KK, Yusuf S, Collins R, et al: Effects of intravenous magnesium in suspected acute myocardial infarction: overview of randomised trials. *BMJ* 303:1499, 1991.

[92] DiMarco JP, Sellers TD, Berne RM, et al: Adenosine: electrophysiologic effects and therapeutic use for terminating paroxysmal supraventricular tachycardia. *Circulation* 68:1254, 1983.

[93] DiMarco JP, Sellers TD, Lerman BB, et al: Diagnostic and therapeutic use of adenosine in patients with supraventricular tachyarrhythmias. *J Am Coll Cardiol* 6:417, 1985.

[94] Kay JH, Blalock A: The use of calcium chloride in the treatment of cardiac arrest in patients. *Surg Gynecol Obstet* 93:97, 1951.

[95] Stueven HA, Thompson BM, Aprahamian C, et al: Use of calcium in prehospital cardiac arrest. *Ann Emerg Med* 12:136, 1983.

[96] Dembo DH: Calcium in advanced life support. *Crit Care Med* 9:358, 1981.

[97] Caldwell G, Millar G, Quinn E, et al: Simple mechanical methods of cardioversion: a defense of the precordial thump and cough version. *BMJ* 291:627, 1985.

[98] Ewy GA, Dahl CF, Zimmerman M, et al: Ventricular fibrillation masquerading as ventricular standstill. *Crit Care Med* 9:841, 1981.

[99] Thompson BM, Brooks RC, Pionkowski RS, et al: Immediate countershock treatment of asystole. *Ann Emerg Med* 13:827, 1984.

[100] Southwick FS, Dalgish PH: Recovery after prolonged asystolic cardiac arrest in profound hypothermia. A case report and literature review. *JAMA* 243:1250, 1980.

[101] Gordon AS, Ridolpho PF, Cole JE: *Definitive Studies on Pole-Top Resuscitation.* Camarillo, CA, Research Resuscitation Laboratories, Electric Power Research Institute, 1983.

[102] Safar P, Abramson NS, Angelos M, et al: Emergency cardiopulmonary bypass for resuscitation from prolonged cardiac arrest. *Am J Emerg Med* 8:55, 1990.

[103] Geehr EC, Lewis FR, Auerbach PS: Failure of open-heart massage to improve survival after prehospital non-traumatic cardiac arrest [letter]. *N Engl J Med* 314:1189, 1986.

[104] The Hypothermia After Cardiac Arrest Study Group: Mild therapeutic hypothermia to improve the neurologic outcome after cardiac arrest. *N Engl J Med* 346:549, 2000.

[105] Benard SA, Gray TW, Buist MD, et al: Treatment of comatose survivors of out-of-hospital cardiac arrest with induced hypothermia. *N Engl J Med* 346:557, 2000.

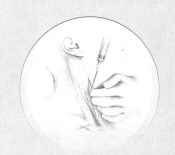

第24章
重症患者的疼痛管理
Management of Pain in the Critically ILL Patient

ARMAGAN DAGAL, MARIO DE PINTO AND W. THOMAS EDWARDS   刘雯珺 译，诸杜明 审校

重症患者的疼痛应该得到及时发现和常规评估,对这类患者的镇痛干预应个体化和目标导向化。

内外科急性和慢性疾病都可能导致疼痛;机械通气、留置导管和导尿管、胸引管、颅内压监测、翻身、吸痰等操作都可以是疼痛的原因[1,2];严重的疼痛会造成负面的心理和生理结果,有效的疼痛管理还有助于维护患者的自尊[3-5]。

尽管在过去二十年来疼痛管理措施有了巨大的进步,但是疼痛依然十分常见,并且经常未得到妥善处理。约有70%的患者在重症监护室(ICU)入住期间经历了中等程度的医疗操作相关的疼痛或术后疼痛[6-9]。疼痛未被妥善处理的原因通常是临床医师担心自主呼吸抑制、阿片类药品依赖、诱发心血管功能不稳定等。另外,很多临床医师对疼痛评估方法、合适的疼痛管理技术和有效疼痛管理带来的益处认识不足。最先进的疼痛管理意味着不仅是减轻疼痛强度,而且要减少镇痛药的不良反应,促进患者康复并且可能缩短ICU和普通病房的住院时间[10-12]。最近的研究也提示,有效的急性疼痛管理还有助于减少慢性疼痛的形成[13]。

2005年,美国疼痛协会(APS)发布了改进急性疼痛和癌痛管理质量的指南[14]:

1. 迅速地识别、确定和治疗疼痛。

2. 让患者和家属参与疼痛管理计划。

3. 改进治疗模式。

4. 根据需要,重新评估和调整疼痛管理计划。

5. 监控疼痛管理的过程和结果。

这种有组织的疼痛管理方法的首要目标是,通过定期使用镇痛药物或在进行可能导致疼痛的操作前,使用镇痛药物来预防疼痛。

对120例心脏手术后的患者使用APS的指南进行为期3个月的疼痛管理,结果提示95%的患者在术后的6天内都得到ICU工作人员有效的镇痛治疗[15],并发症极大减少和住院天数减少。在内科ICU实施类似的疼痛管理方案也减少了机械通气天数(从10.3天降至8.9天),并且显著降低了平均医疗花费。

ICU疼痛管理策略也包括局部麻醉技术(神经阻滞)的使用。适当使用局部麻醉可以减少阿片类药物的用量,在妥善镇痛的同时减少了潜在的不良反应。

疼痛的评估

在ICU进行疼痛评估十分困难,系统的疼痛评估有利于患者的康复。

疼痛评估工具对于监测疼痛随时间的加重或减轻、指导采用合适的镇痛治疗措施是十分有用的[5,16]。

一些新的ICU疼痛评估方法得到推荐,这些方法可用于有能力和医护沟通的患者,从而提供对静息性疼痛(休息时)和运动性疼痛(运动或深呼吸、咳嗽时影响到特定部位)的评估。

疼痛评估应该包括疼痛原因、种类、强度、时间、位置和对治疗的反应等。疼痛分为躯体性疼痛、内脏性疼痛、神经性疼痛、特定部位的牵涉痛，比如病灶性骨痛可表现为对侧的触摸痛或弥漫性肠胀气，这对寻找最有效的干预方式有重要意义。

总之，适当的疼痛评估可以提高疼痛管理的整体质量。

主观疼痛评估方法

视觉模拟量表（VAS）是一条10 cm的水平直线，直线两端均有文字或图片描述，左端表示"没有疼痛"（评分为0分），右端表示"剧烈疼痛"（评分为10分）。

数字评价量表（NRS）是一条有0到10的刻度的水平直线，患者需要选择一个数字来表示自己的疼痛强度，0代表没有疼痛，10代表剧烈疼痛。NRS也可以用口头方式或视觉方式实施。

面部疼痛表情量表（FPS）最先由Wong和Baker提出，推荐用于3岁及以上的患者。告知患者每幅图都是人感受到不同程度的疼痛时的面部表情，患者从六幅面部表情图中选择一幅来代表自己的感觉。

研究表明，数字评价量表结果的分歧最小，可作为最常用的疼痛评估工具。机械通气患者和镇静患者无法使用视觉模拟量表或其他自诉评估工具。镇静中止时，部分患者的意识状态达到可以使用视觉模拟量表的程度，因此对于这类患者，视觉模拟量表是一个可以尝试的选择。如果此时患者的精神运动能力受损，可能更适合使用数字评价量表或面部疼痛表情量表。

客观疼痛评估方法

当患者疾病严重、处于镇静状态、和（或）机械通气时，疼痛程度只能通过观察其行为状态和生理反应进行评估。

疼痛行为评分（BPS）：是出现最早、使用最广泛的对于镇静患者的疼痛评估方法。疼痛行为评分由Payen等人提出。它有三个组成部分：面部表情、上肢运动和机械通气的依从性。每个部分分值为1～4分，总分为3（没有疼痛）～12分（剧烈疼痛）[17]。

重症监护疼痛观察工具（CPOT）：由Gelinas等人设计，有四个组成部分：面部表情、躯体运动、肌肉张力和机械通气依从性。每个部分分值为0～2分，总分为0（没有疼痛）～8分（剧烈疼痛）。

非语言疼痛量表（NVPS）：由Odhner等人设计，它由三个行为部分和两个生理部分组成。行为部分是表情、活动和保护性姿势，第一个生理部分是生命体征，第二个生理部分包括了其他的生理指标，如皮肤颜色、皮肤温度、出汗、瞳孔变化等。每个部分的分值为0～2分，总分为0（没有疼痛）～10分（剧烈疼痛）。

上述工具均不能作为疼痛评估的金标准，都需要进一步的研究和评价，从而探讨其对于临床实际进行疼痛管理的作用和影响。尽管如此，它们提供了一个可能改善ICU疼痛管理的系统性方法。

如果重症患者可能有疼痛，那么试验性镇痛是另一个可行的评估方法。通过使用小剂量镇痛剂后，观察患者疼痛相关反应，进行疼痛评估[5,18]。

制定治疗计划

为了建立最有效的治疗方案，了解疼痛的生理反应过程特征十分重要。

特征和位置

疼痛可分类如下：

伤害性疼痛：它是对有害刺激的一种反应，当有害刺激持续存在时疼痛也会持续存在。它通过无髓鞘的C感觉纤维和小的有髓鞘的A纤维，经由背根神经节和脊髓中的脊髓丘脑束传导至丘脑，中脑导水管周围灰质和大脑中的其他中心[19]。伤害性疼痛常表现为钝痛、酸痛、刺痛或触痛。

躯体痛：它是由肌肉骨骼系统的伤害性信号引

起的疼痛。

内脏痛：它是由疾病本身、内部器官功能异常或内脏周围组织（壁层胸膜、心包膜、腹膜）功能异常引起的。内脏痛通常伴随恶心、呕吐、大汗、心率血压改变等症状。

炎症性疼痛是因为组织损伤和炎症反应。为了帮助受伤组织痊愈，感觉神经系统发生了一系列的变化，通常无害的刺激也会产生疼痛，而有害刺激导致的疼痛则更加剧烈和持续[20]。这是继发的伤害感受器和中枢疼痛信号通路的适应性[21,22]。消除一些特定的伤害感受神经元，例如在抗河豚毒素的钠通道中表达的Nav1.8，消除了炎症性疼痛，但是保留了神经性疼痛，提示这些疼痛是由不同的神经通路传导的[23,24]。

神经性疼痛：它可以表现为烧灼感、麻木刺痛感、电击感等。患有神经性疼痛的患者可有阳性的或阴性的神经症。阳性神经症包括自发疼痛（无刺激）和诱发痛（对刺激的过度反应）。阴性神经症包括触觉减退或温觉减退。神经性疼痛是由中枢或周围神经系统（CNS或PNS）的原发性损害或功能障碍引起。

中枢神经性疼痛最常见的原因是脊髓损伤、中风或多发性硬化[25]。

周围神经性疼痛常因以下原因引起[26]：

1. 外伤[例如复杂性局部疼痛综合征（CRPS）和慢性术后疼痛]。

2. 感染（例如带状疱疹后神经痛和HIV诱导的神经病）。

3. 缺血（例如糖尿病神经病变和中风后疼痛）。

4. 肿瘤（例如侵犯和压迫周围神经结构）。

5. 化学因素（例如化疗后神经病变）。

在痛觉传导通路中，对PNS或CNS的神经损伤会引发适应性不良反应，导致自发性疼痛和感觉过敏。这种适应性不良反应会导致永久性变化，因此需要被单独视作神经系统的一种疾病状态，独立于诱发这种状态的致病因素。研究表明，外周和中枢致敏机制也参与其中，在PNS中，它们包括导致异位活动的基因表达改变以及离子通道变化。在CNS中，许多基因的调控也产生了变化。此外，突触易化和多层次神经轴的抑制缺失导致中枢的信号放大。持续改变的有害和无害信号的传入过程的结构基础是神经细胞死亡和异常的突触连接。由神经损伤导致的高度有序的神经免疫相互作用，在持续神经性疼痛的发展过程中发挥重要的作用。基因决定的易感性也可能和神经性疼痛的风险相关[24]。

痛觉过敏（痛觉阈值降低和对有害刺激反应的增高），痛觉超敏（无害刺激诱发疼痛），感觉过度（在感觉阈增加的区域，当刺激超过阈值时诱发的爆发性疼痛），触物感痛（自发或被诱发的异常不适感），感觉异常（自发或被诱发的异常感觉）都是典型的神经性疼痛。

治　疗

ICU中不充分的镇静镇痛会导致极度疼痛和焦虑、躁动、自行拔出导管和留置管、对护理人员的暴力、心肌缺血、人机对抗、血氧下降和疼痛相关的免疫抑制等。与此相反，过多过久的镇静会导致皮肤破损、神经受压、谵妄、机械通气时间延长，并且与呼吸机相关肺炎（VAP）、创伤后应激障碍（PTSD）等有关。在ICU疼痛管理中，适度的治疗方案包括非药物性和药物性治疗，这两者都十分重要[27,28]。镇静镇痛质量的提高可以缩短机械通气时间和ICU入住时间。

非药物治疗

非药物干预易于实施、安全、经济。它包括关注患者的适当体位从而避免压迫、对骨折的固定、消除令人不适的物理刺激等（比如避免牵拉气管内导管）。

多种机制可以解释对外周有害刺激上行传输的抑制与调解，或大脑对下行传输刺激的抑制[29]。

这些机制包括：

1. 闸门控制学说。

2. 热线效应。

3. 中央脑水管周围灰质、网状激活系统和脊髓门产生的内源性阿片类物质。

4. 激活丘脑、下丘脑和脑干的单胺能神经元。

5. 激活背角的二级神经元，选择性抑制背角中异常的超敏神经元，增加脊髓神经元释放γ氨基丁酸（GABA）。

6. 脊髓以上中心通过顶盖前区域和后柱的下行抑制。

刺激镇痛疗法（SPA）是一种非侵入性或微创侵入性技术，如针刺、电针（EA）、经皮电神经刺激（TENS）、指压和脊髓刺激（SCS）、外周神经刺激（PNS）、深部脑刺激、运动皮层刺激等。有证据表明这些方法可以作为唯一的或辅助的镇痛疗法用于急、慢性疼痛[29]。

外周热敷可导致局部血管扩张，加速消除局部致痛因子，而冷敷会减少疼痛诱导化学因子的释放[30]。

ICU环境的改变，例如使用单间、减少噪音、提供音乐、可以反映正常昼夜节律的光照等[31]，可能会帮助患者获得正常的睡眠模式，同时改善疼痛控制。对于认知未受损的ICU患者，提供感知觉和程序性的信号可能会提升其应对不适感的能力。

药物治疗

理想镇痛药的药理学特性应包括易滴定、起效失效快速、不易蓄积、无不良反应等。

非甾体消炎药

所有细胞中都有环氧化酶（COX），它参与花生四烯酸代谢生成前列腺素 H_2。若干其他酶类进一步修饰该产物，生成生物活性脂类（前列腺素类），例如前列环素、血栓素 A_2、前列腺素 D_2、E_2、F_2 等。环氧化酶有三种亚型，COX-1、COX-2和COX-3。COX-1是一种普遍存在于组织中的要素酶；COX-2存在于炎症区域或炎症细胞；COX-3是剪接变异体，分布在中枢，对乙酰氨基酚通过抑制它而产生止痛作用[32]。

目前我们认为COX-2是剪切压力刺激普通内皮细胞表达的，它的抑制剂和抑制前列环素合成有关。COX-2的抑制剂导致内皮表面的凝血倾向和增加水钠潴留，产生水肿、心衰急性加重和高血压急性加重。在心肌缺血和梗死的情况下，COX-2保护作

用的缺失会引起更大的梗死范围、梗死区域更严重的左心室壁薄弱、更高的心肌破裂倾向[33,34]。

使用非甾体抗炎药（NSAID）阻断炎症介质可以降低炎症反应和随后的疼痛。其作用是直接抑制前列腺素生成，达到抗炎、镇痛、退热的效果。在以阿片类药物为基础的患者自控镇痛方案（patient-controlled, analgesia, PCA）中静脉添加NSAIDs药物，可以将阿片类药物使用降低30%～50%，从而大幅降低患者恶心、呕吐、镇静的发生率[35]。

另一方面，非特异性的COX抑制剂会抑制COX-1的生理作用，造成严重的肾功能衰竭，并发生消化器官溃疡、上消化道出血、支气管痉挛、血小板功能异常。一项2002年发布的荟萃分析显示，上消化道出血的风险与患者及药物因素相关，而与NSAID的种类无关。吸烟、有上消化道出血病史、处于抗凝状态的患者风险增高[36]。

目前的证据提示，选择性COX-2抑制剂有严重的心血管不良反应，包括心肌梗死、中风、心力衰竭、高血压等风险增加。发生上述不良反应的风险对于有心血管疾病史或高心血管疾病风险的患者而言可能会增加。对于这类患者，用于镇痛的COX-2抑制剂只应在没有其他选择的情况下使用，并且只能使用最低有效剂量和最短时间[37]。目前，塞来昔布可在全球范围内用于临床，而帕瑞昔布只能在美国以外的国家使用。

NSAIDs可减少阿片类的使用，其特性还没有在重症患者中展开研究，因此潜在的利益是否大于潜在的风险——例如上消化道出血和肾功能不全——还尚无定论。所以在有更多这类药物的证据出现之前，临床工作者必须谨慎地评估其获益和风险。

对乙酰氨基酚

对乙酰氨基酚是一种解热镇痛药，它可能也有抗炎的属性。对乙酰氨基酚的作用机制至今尚不明确，COX-3含量高的细胞对于对乙酰氨基酚更加敏感，因此对乙酰氨基酚的作用靶点常被认为是COX-3。最近的研究显示，对乙酰氨基酚抑制前列腺素在细胞内的合成，体现为更低的合成率和更低水平的过氧化物。当花生四烯酸的水平较低时，对乙酰氨基酚呈现出COX-2选择性抑制剂的特性。大脑比外周炎症区域的过氧化物和花生四烯酸水平低，因此对乙酰氨基酚对中枢神经系统有

显著的影响[38]。此类药物有口服制剂、直肠栓剂和注射剂，注射制剂正在等待美国食品药品监督局（FDA）审批，因此暂时不能在美国使用。对乙酰氨基酚是一种有效的辅助类镇痛药，联合使用阿片类药物和对乙酰氨基酚口服制剂或栓剂时，可以减少20%～30%的阿片类药物使用量。

1 g对乙酰氨基酚能显著降低手术6 h后的吗啡用量，有报道称剂量>1 g比低剂量效果更佳。静脉注射对乙酰氨基酚可以降低脊柱手术[39]和全髋关节置换术后的患者PCA的吗啡用量。

其不良反应可与安慰剂等同[40]，罕见过敏反应。对于对乙酰氨基酚的主要担忧在于潜在的肝毒性，但依照治疗剂量使用时极其罕见[41]。对于严重肝脏疾病的患者，对乙酰氨基酚的半衰期会延长。此时推荐减少每日给药次数和给药剂量，并且缩短用药时间。有前瞻性研究表明，对于酗酒患者，没有发现对乙酰氨基酚增加肝损伤的证据[42]。最近的队列研究发现，使用治疗剂量对乙酰氨基酚的ICU患者出现了非过敏性低血压。该作者指出脑损伤和脓毒症可能是这类低血压反应的潜在危险因素[43]。

阿片类药物

对于重症患者，阿片类药物依然是药物镇痛的主要方式。虽然它们有广泛的不良反应，但目前没有其他可替代的疗法（表24.1）。

阿片制剂是指非人工合成吗啡类似物，而阿片类范围更加宽泛、包括所有可以产生吗啡类似物的物质。阿片类药物可被大致分为四类：

1. 自然产生的、内生的阿片类多肽（例如强啡肽和甲硫脑啡肽）。

2. 罂粟碱，例如从罂粟（*Papaver somniferum*）纯化的吗啡。

3. 半合成的阿片类（修改天然吗啡的结构），例如二乙酰吗啡（海洛因）、氢吗啡酮、羟考酮、羟吗啡酮等。

4. 与吗啡结构无关的合成衍生物，包括苯基哌啶类（例如哌替啶和芬太尼）、美沙酮类（例如美沙酮和右丙氧酚）、苯基吗啡类（例如喷他佐辛）、半合成二甲基吗啡衍生物（例如埃托啡和丁丙诺啡）。

表 24.1

静脉镇痛负荷剂量指南

药　　物	总负荷剂量	增加剂量	注意事项
吗啡	0.08～0.12 mg/kg	0.03 mg/kg, q 10 min	心动过缓、血压过低（组胺） 恶心、呕吐 胆绞痛 急、慢性肾功能衰竭 老年人 支气管痉挛
美沙酮	0.08～0.12 mg/kg	0.03 mg/kg, q 15 min	药物蓄积、镇静 老年人
氢吗啡酮	0.02 mg/kg	25～50 μg/kg, q 10 min	与吗啡相同 剂量错误
芬太尼	1～3 μg/kg	0.5～2.00 μg/(kg·h)	药物蓄积、镇静 高龄人群骨骼肌强直
瑞芬太尼	0.25～1.00 μg/kg	0.05～2.00 μg/(kg·min)	心动过缓、血压过低 停药后疼痛 骨骼肌强直
氯胺酮	0.2～0.5 mg/kg	0.5～2.0 mg/(kg·h)	谵妄 ICP升高 心肌氧耗增加 血压过高 心排血量下降

CO：心排血量；ICP：颅内压；q：每次。

Snyder等在1973年报道了阿片类的特异性结合位点,提供了阿片类受体第一个明确的证据。阿片类受体有诸多种类,它们以效价、选择性拮抗、阿片类药物作用特异性等作为分类指标。阿片类受体的亚型有μ(MOP)、κ(KOP)和δ(DOP)、伤害感受/孤啡肽(N/OFQ)受体(NOP)。

阿片类作用于中枢神经系统和外周组织的受体。μ1受体介导镇痛,μ2受体会引起呼吸抑制、恶心、呕吐、便秘、欣快等。κ受体激活会引起镇静、瞳孔缩小和脊髓麻醉。除镇痛之外,阿片类受体可以介导轻到中度抗焦虑作用。阿片类没有确切的遗忘效应。阿片类的实施管理应考虑其与剂量相关、介导中枢性呼吸抑制等特性。它会使呼吸频率下降、而潮气量与之前相同。会消除缺氧导致的通气反应,并且使二氧化碳曲线右移。阿片类可以通过抑制咳嗽反应,提高患者对呼吸机的依从性。对于等容量患者有轻微的心血管效应,可能通过降低交感紧张而降低血压,从而降低重症患者的心率和体循环阻力。另外,阿片类会扩张静脉血管,导致静脉回流减少。低血容量患者更容易发生低血压。

在重症患者中阿片类药物可诱发肠梗阻。

吗　啡

吗啡的脂溶性差,起效相对缓慢(5~10 min)。标准静脉剂量是5~10 mg,半衰期约3 h,但在重复给药或连续注入时,其半衰期并不可靠。吗啡在肝脏共轭形成代谢产物吗啡-6-葡糖苷酸,其活性仅是吗啡的1/20。吗啡和吗啡-6-葡糖苷酸都能通过肾脏消除,因此,肾功能不全患者的作用时间会延长。

吗啡会通过血管舒张引起低血压(组胺释放)。

芬太尼

芬太尼脂溶性强,起效快(1 min),并且能快速进入外周组织,单剂半衰期较短(0.5~1.0 h)。由于从大脑再分配到其他组织,小剂量(50~100 μg)使用芬太尼的作用时间较短。大剂量或重复给药,包括持续输注时,其半衰期发生改变,造成药物蓄积和作用时间延长。芬太尼在肝脏代谢生成无活性代谢产物,并经肾脏排出体外,对于肾功能不全的患者是较好的选择。芬太尼对血流动力学影响较小且与剂量无关。

氢吗啡酮

氢吗啡酮是一种半合成阿片类药物,其效力是吗啡的5~10倍,但作用时间相似。它的血流动力学效应最小,由于缺乏临床重要的活性代谢物,引起较少的组胺释放甚至没有组胺释放[44]。最近发表的数据提示,患者接受静脉注射氢吗啡酮比吗啡有更好的镇痛效果[45]。

美沙酮

美沙酮是一种与吗啡特性相似的合成阿片类药物。它可以经肠道内和肠道外给药。因为美沙酮的半衰期长,花费较低,所以是阿片类镇痛药中很有吸引力的选择。它会造成天冬氨酸(NMDA)拮抗,对于神经性疼痛效果理想。虽然美沙酮不作为病程变化快速的急性疾病患者的药物,但它对于阿片类耐受或长期机械通气患者是一个很好的选择。它可能有助于减少阿片类药物输注[46,47]。美沙酮在肝脏代谢,40%的药物通过肾脏消除,无活性代谢产物。肾衰竭患者不会引起药物蓄积。

羟考酮

羟考酮对于术后疼痛管理有效。它比口服吗啡有更高的生物利用度并且半衰期稍长。注射吗啡的患者改为口服羟考酮时,剂量应基于1:1.5的比例(例如,1 mg静脉注射吗啡=0.5~0.7 mg口服羟考酮)。不同患者的变异性和不完全交叉耐受需要谨慎的滴定[48]。

当需要长期的持续镇痛时,缓释羟考酮(奥施康定)可用于控制中到重度疼痛。奥施康定胶囊释放羟考酮呈双相,初始37 min是迅速吸收相,之后的缓慢吸收相超过6.2 h。奥施康定对于疼痛缓解的峰值开始于1 h左右,并持续12 h,其血浆浓度的峰值在用药后2~3 h。

瑞芬太尼

瑞芬太尼(芬太尼的衍生物)是一种超短效的强效镇痛药。它被非特异性酯酶代谢成瑞芬太尼酸,其活性与瑞芬太尼相比可以忽略不计。它的代谢与肝肾功能无关。瑞芬太尼的半衰期非常短(3.2 min),即使经过72 h的长时间输注后,半衰期依然很短[49]。

与芬太尼相比，瑞芬太尼的安全性、有效性、起效和失效的速度都更有优势[50]。基于吗啡的镇痛镇静疗法与基于瑞芬太尼的疗法相比，瑞芬太尼组的平均机械通气时间和拔管时间显著缩短[51]。对于需要机械通气长达10天的重症患者，Breen等[52]对比了瑞芬太尼和咪达唑仑的镇静镇痛疗法，后者加用芬太尼或吗啡辅助镇痛，瑞芬太尼组可缩短2天及以上的机械通气时间。

Rozendaal等人报道了对于预期短时间机械通气的患者，瑞芬太尼-丙泊酚的镇痛镇静方案比传统镇静方案有更好的镇静和抗焦虑效果，并且缩短脱机时间。另外，瑞芬太尼-丙泊酚组的患者在前3天内拔管和转出ICU的人数是传统方案组的近2倍[53]。

此外，瑞芬太尼对于ICU肾功能不全或慢性肝病患者不会造成明显的药效延长[49]。基于这些研究可以得出以下结论：瑞芬太尼可为重症患者提供镇痛和镇静，即使是多器官功能衰竭仍可使用，但为了更好地指导临床用药，瑞芬太尼还需进一步研究。

阿片类的副作用

阿片类药物相关的副作用在ICU很常见[54]。

阿片类引起的呼吸抑制基本上是剂量相关的，对于需保持自主呼吸的ICU患者危害最大。ICU内由阿片类引起的恶心和呕吐的发生率较低。高剂量芬太尼可能引起肌强直。阿片引起的低血压在血流动力学不稳定、低血容量、交感兴奋性高的患者中最常见。吗啡可导致组胺释放，故可能发生低血压、荨麻疹、瘙痒、面红、支气管痉挛等。可疑吗啡过敏的患者可安全使用芬太尼。阿片类的延长作用时间最常见于持续输注患者，尤其是使用芬太尼或吗啡的终末期肾脏疾病患者。如果在前5天的治疗后没有减少用量，或同时使用人类细胞色素P450抑制剂，那么美沙酮可能导致过度镇静。高剂量美沙酮有导致QT间期延长和尖端扭转型室速的危险，尤其是使用了含有氯丁醇的静脉制剂，因为美沙酮会影响hERG通道。阿片类可能引起幻觉、躁动、欣快、睡眠障碍、谵妄等[55]。美沙酮可能是最不会引起谵妄的阿片类药物，因为它对NMDA受体有拮抗活性[56]。阿片类药物对脑外伤患者颅内压的影响暂不明确。对使用阿片类药物的重症患者，胃潴留和肠麻痹很常见，因而肠内营养患者需要促胃肠动力治疗和（或）建立幽门后营养通道。预防性使用刺激性泻药可减少便秘的发生率。作为一种作用于外周受体的特异性阿片拮抗剂，甲基纳曲酮可用于处理由阿片类药物引起的、不能用常规泻药治疗的便秘[57]。长期使用阿片类药物的成年患者，其药物成瘾的可能性极低。

阿片类的使用方法

无论是连续输注还是滴定，阿片类镇痛药都有较好的疼痛控制效果，药物不良反应较少。当药物持续输注时，定期中断镇静的治疗方式，能以更低的阿片使用总量达到更有效的镇痛效果。每日唤醒可能也和更短的机械通气时间、ICU入住时间相关。对于恢复期和机械通气时间较长的患者，适合使用长效药物（例如美沙酮）作为基础药物控制基本疼痛，合并短效阿片药控制突发剧烈疼痛。

传统的用药方法
（口服、肌内注射、皮下注射）

因为存在肝脏首过效应，所以口服药物需要更大的剂量。迅速释放的口服阿片类药物（例如吗啡、羟考酮、氢吗啡酮等）可作为首选，因为其镇痛起效时间为45～60 min。确保适当缓解中重度疼痛的"按需使用"方案中，固定时间间隔给药（例如每4 h

给药）是更好的选择。

在ICU中经直肠给药很少使用。药物经直肠下段吸收进入门静脉，也存在肝脏首过效应。具有栓剂剂型的药物有吗啡、羟考酮、氢吗啡酮和羟吗啡酮等。

如果操作人员并未接受过静脉注射培训，或建立静脉通路困难时，肌内注射阿片类药物也有效。肌内注射吗啡的起效时间为30～60 min。肌内注射吗啡的吸收效果因人而异，主要与注射位置有关，尤其对于重症患者。

通过手臂或大腿外上部分皮下组织的留置导管的皮下注射也是一种有效的给药途径。皮下注射吗啡的吸收率和肌内注射吗啡相似，二者的滴定指南也相同（图24.1）。

五分全球量表	无
	微痛＝1
	稍痛＝2
	很痛＝3
	剧痛＝4
语言定量表	0·········5·········10
	不痛·············剧痛
视觉模拟量表	不痛·············剧痛
	在线上标记

图24.1 一些有助于患者在治疗前后进行自述性疼痛评估的量表（引自 stevens DS, Edwards WT: Management of pain in the critically ill [J]. Intensive Care Med 5: 258,1990,原作者授权）。

进阶的用药方法

静脉使用是首选的用药方法，因为静脉注射后血药水平的变异度较小，因此更容易滴定达药物的有效镇痛浓度。

静脉注射是一种常用的方法，衡定速度的阿片类输注需要5个半衰期的时间来达到98%稳定的血药浓度。因此，如果要快速达到充分的镇痛效果，就需要在静脉输注前给予一个负荷剂量。如果疼痛突然加重，在增加输液速度前需要静脉推注较大剂量的药液，以重建镇痛作用。

PCA允许患者在锁定期限内自我管理预先设定的阿片类剂量。这能减少血药浓度的可变性，从而达到药物滴定效果[58]。

硬膜外和蛛网膜下腔给药的镇痛起效更加迅速，因为药物直接作用于中枢神经系统。

硬膜外镇痛泵（PCEA）可以达到更好的药效滴定。总而言之，椎管内使用阿片类药物镇痛效果比注射阿片类药物的效果更好，即使是小剂量的硬膜外或蛛网膜下腔用药，其镇痛效果也更好（例如，蛛网膜下腔使用0.1 mg吗啡＝硬膜外使用1 mg吗啡＝静脉使用10 mg吗啡）。椎管内用药应该使用不含防腐剂的阿片类溶剂配方，以避免潜在的神经毒性。

脂溶性高的阿片类（例如芬太尼和叔丁啡）可制成透皮贴剂，可以直接经皮给药，尤其适用于慢性和姑息性治疗的严重疼痛处理。不推荐芬太尼贴剂用于急性疼痛，因为其峰值会延迟12～24 h，移除贴片后，其失效也有相似的滞后时间。但是，对于入院前已经在使用透皮贴剂的重症患者，可以继续这种用药方法。

使用离子电泳技术改进了透皮贴剂的效果，它可以处理急性术后疼痛和急性外伤性疼痛。它是一种压缩的、独立的、自动黏附的系统，贴附于患者上臂或胸前。它有预先设定的程序，应用极其微弱的电场在10 min输送40 μg的芬太尼，在这段时间内它对追加剂量的请求是无反应的。患者可启动每小时6剂，共24 h或最大到80剂的系统。大量试验已经证明，芬太尼离子导入经皮系统（ITS）比安慰剂和标准的静脉吗啡镇痛泵疗效更好，其药代动力学和静脉注射芬太尼相似[59,60]，但它能否广泛推广还需要未来进一步的临床试验。

其 他 药 物

辅助药物是一类有不良反应或效价较低的化合物，但是与阿片类合用时，可以在控制疼痛同时减少阿片类的用量。

氯胺酮

氯胺酮是一种分离麻醉剂，也被用于镇静，它拥有强大的镇痛性能。它能非竞争性抑制NMDA通道的 苯环己哌啶受体，从而抑制谷氨酸激活，同时作用于中枢和外周。一氧化氮(NO)合成类抑制剂可增加其效果。

水溶性和脂溶性的特性使盐酸氯胺酮可通过静脉、肌内、皮下、硬膜外、口服、直肠和经鼻给药。它起效迅速，作用时间短[61]。经肝脏代谢后产生去甲氯胺酮，它的作用比氯胺酮明显降低（约为前者的20%～30%）。

氯胺酮在低剂量下（0.1～0.5 mg/kg静注）显示出显著的镇痛效应，并且不伴有重大药物不良反应。有证据显示，低剂量氯胺酮在与阿片类药物、局部麻醉或其他镇痛药物合用时对术后疼痛管理有重要意义[62-64]。常规使用苯二氮䓬类药物可以降低其致幻的不良反应。

静脉输注亚催眠剂量的氯胺酮曾被用于对阿片类和苯二氮䓬类镇静无效的重症患者。因为氯胺酮的潜在不良反应，它并不被推荐用于重症患者的常规镇静和镇痛，但可用于更复杂的情况和（或）进行短期的引起剧烈疼痛的手术操作，如胸管放置、更换敷料、和（或）烧伤患者清创术等。

α₂ 肾上腺素能激动剂

α₂肾上腺素能激活代表一种中枢神经系统水平的内在镇痛机制。α₂肾上腺素能受体大量存在于人类脊髓背角胶质中，激动剂可以激动其受体，产生镇痛效果。

可乐定

可乐定在全身用药、硬膜外用药和蛛网膜下腔用药时都能产生镇痛效果。单剂使用后作用时间短，可能产生镇静、降低心率和降低血压的效果。可乐定能改善阿片类镇痛作用并增强局部麻醉的效果[65,66]。

右美托咪定

右美托咪定是作用于中枢的α₂激动剂，它具有

镇静和镇痛的效果。它对α₂受体的亲和力比可乐定更强，其镇静作用受到中枢神经系统中蓝斑的促进。镇痛作用通过激动α₂受体和增强阿片类作用而起效[67]。即使与阿片类合用，右美托咪定也不会显著影响呼吸系统活动。右美托咪定对于心血管系统有双相作用，药物注射后，首先引起血管收缩，造成心动过缓和高血压；之后持续输注会引起中枢性抗交感反应，从而造成继发于血管扩张的低血压。对于术后ICU患者的研究显示，右美托咪定可以提供成功的短期镇静和镇痛[68]。一些研究探讨了在长期机械通气的重症患者身上使用也获得了令人鼓舞的结果[69]。推荐的药物剂量是在以1 μg/kg的负荷剂量输注10 min后，以0.2～0.7 μg(kg·h)的速率持续输注。

抗痉挛药（解痉药）

加巴喷丁和普瑞巴林被用于治疗神经性疼痛。

尽管加巴喷丁的结构与GABA相似，但它不会与GABA受体结合。它对压力依赖性钙通道的α₂/δ亚基有较高亲和力，从而抑制突触后钙流入，减少突触前兴奋性神经递质的释放[70]。在麻醉诱导时使用加巴喷丁可以显著降低术后阿片类使用量[71]。一些使用不同疼痛模型的随机对照实验(RCTs)显示，加巴喷丁类似物对患者术后疼痛有明显的效果。单剂使用加巴喷丁多达1 200 mg时，可以在经腹和阴式子宫切除术、下肢关节置换术、腹腔镜胆囊切除术后降低疼痛评分和（或）降低吗啡使用量。不同的荟萃分析证实了这些结论，其效果可在手术后持续24 h[72]。这类药物的不良反应通常有头晕和嗜睡，但它们不应该因此被限制在危重患者身上使用，加巴喷丁的药物相互作用极小。

普瑞巴林和加巴喷丁有同样的作用机制，因为它的药动学呈线性，所以有更高的效能。另外，由于普瑞巴林的分布容积更小，起效更快。

围手术期使用加巴喷丁类似物（加巴喷丁或普瑞巴林）能减轻术后疼痛、阿片类需求量和阿片相关不良反应的发生率，但是会增加镇静的风险。

局部镇痛技术

近期的研究表明，围手术期的麻醉和镇痛技术进步可以提高疼痛缓解程度、患者舒适度和改善手术外伤患者的临床结局。椎管内麻醉和外周神经阻滞能降低或消除对手术和外伤的生理应激反应、降

低手术并发症发生率、改善临床结局等。

单独使用或与其他治疗方法合用时，局部镇痛技术对于重症患者的疼痛相关问题解决是有价值的，但必须正确制定其适应证。ICU患者具有多种并发症的风险，使用不适当的局部镇痛技术会导致患者临床状况恶化，并且影响临床结局。

这一部分的目的在于探讨重症患者疼痛控制时使用椎管内麻醉和周围神经阻滞的优势和风险。

总　论

在局部麻醉时使用超声技术（US）可以便捷且更可靠地定位神经结构、使用更少的局麻药剂量，进行安全的局部麻醉，即使对于深度镇静的ICU患者也能进行神经导管置入。超声引导技术（UCG）可以减少临床操作的失误和失败率。有效识别针头位置可以减少药物使用量，这对重症患者、儿童和需要一处以上神经阻滞的患者非常重要，尤其是需要进行多部位手术或多发性外伤的患者[73]。

局部镇痛技术也可以有效阻断交感神经的反应。很多研究指出，在使用局部麻醉和镇痛技术后手术相关的应激下降，尤其是使用椎管内麻醉技术。有报道称椎管内镇痛也能降低术后心肌梗死的概率、缩短术后和创伤后肠梗阻的时间、改善临床结局、缩短ICU住院天数[74]。

这些技术的使用也可以降低接受手术操作的患者发生慢性疼痛的概率，例如截肢和剖胸手术，这两个手术特别容易引起慢性持续性的术后痛[75]。

胸壁和腹壁的神经阻滞

肋间神经阻滞

单次的和连续的肋间神经阻滞用于为胸部损伤和肋骨骨折的患者提供镇痛治疗，同时还能治疗术后疼痛。肋间神经阻滞有良好的缓解疼痛效果和改善肺功能效果[76]。

肋间神经阻滞具有气胸和全身性局麻药毒副作用的风险。在进行操作之前，必须评估患者的出凝血功能，从而预防肋间血管撕裂引起的出血和血肿形成的风险。

与全身性使用阿片类药物相比，剖胸手术后使用胸膜外导管的持续肋间神经阻滞具有更好的疼痛缓解效果，并且有助于维持患者肺功能，与硬膜外麻醉的镇痛效果几乎一致。良好镇痛效果和较低的并发症发生率，提示临床工作者应该更多地使用这项技术。其他的肋间神经阻滞方法效果相对较差。对于胸部手术后的镇痛，包括肋间神经阻滞在内的多层面镇痛途径用于术后短期镇痛是有益的，它也可以降低慢性疼痛的发生率。

进行肺切除术时，如果采用小切口和胸膜内肋间神经阻滞，可以减少术后疼痛并且改善患者临床结局。但是近期有研究显示，对于胸廓切开术的患者进行肋间神经阻滞和硬膜外镇痛，镇痛效果没有统计学差异[77]。

虽然肋间神经阻滞并不常用，但它对于ICU患者十分有益，尤其是在有痛操作时（例如放置胸管）进行单次注射，或在患者的血流动力学状况不允许使用胸部硬膜外镇痛（TEA）时进行持续输注。

椎旁神经阻滞

椎旁神经阻滞（PVBs）可为胸部和上腹部疼痛提供镇痛。椎旁神经阻滞可通过单剂注射或持续导管技术执行[78]。向脊椎旁导管内注射造影剂可显示染料从外侧流入肋间隙，同时在同侧的椎旁间隙内起落，导致局麻药物在多个神经节段水平扩散。

PVBs的优势与肋间神经阻滞技术相似，因为只实施了单侧的交感神经阻滞，所以在获得镇痛效果的同时，不会有广泛的心血管反应。

注射位置在肩胛骨内侧，因此它比肋间神经阻滞更容易阻滞较高的胸部水平。与常规的肋间阻滞相反，椎旁神经阻滞技术中肋间神经起始处的主要分支也被包括在内，从而对脊柱后部肌肉和肋椎韧带提供镇痛作用。

成人PVB失败率为6.1%～10.7%，与其他局部镇痛相比具有优势。在一项纳入319例成年患者的前瞻性研究中，胸部或腰部PVB后的并发症发生率报道如下：低血压5%、刺破血管3.8%、刺入胸腔0.9%、气胸0.3%[79,80]。

胸膜间镇痛

胸膜间镇痛是一项把局部麻醉剂注射到胸廓的脏层和壁层胸膜之间，从而达到同侧胸部多个皮区镇痛的技术。可单次给药也可间歇性多次给药，或通过留置胸膜间导管进行持续滴注。在胆囊切除术、开胸术、肾脏手术、乳房手术和一些肾脏及肝胆系统的侵入性放射治疗之后，使用胸膜间镇痛被证明是一项安全、高效的镇痛技术。它也被成功用于多发性肋骨骨折、带状疱疹、复杂性区域疼痛综合征、胸腹部肿瘤和胰腺炎的镇痛治疗[80]。

操作时有多种方法可以检测胸膜腔的进针位置，包括检测胸膜腔的"负压"[81]。如果后路进针困难，可以选择从前路进针。亦可在术中直视下将导管放入胸膜腔内。

气胸的风险是2%，全身性的局麻药不良反应风险是1.3%，患有胸膜炎会增加不良反应的风险。胸膜间阻滞对于呼吸肌功能没有临床显著的不良反应，它可能对疼痛状况下的肺功能减退者有益。

胸膜间镇痛技术通过局部麻醉制剂的向外扩散，可以阻滞多条肋间神经，头部、颈部和上肢的交感神经链、臂丛神经，内脏神经，膈神经，腹腔神经丛和神经节。随着注射的局部麻醉剂扩散进入两层胸膜，直接形成对膈肌、肺、心包的局部麻醉效应，而对腹膜可能也有部分镇痛效应[81]。

腹横肌神经丛阻滞

切口疼痛是在腹部手术后发生的显著疼痛。腹壁由三层肌肉构成：腹外斜肌、腹内斜肌、腹横肌，它们都有相应的筋膜鞘。皮肤、肌肉和前腹壁的壁层腹膜都受到下六个肋间神经和第一腰神经的支配。这些脊神经的前支离开相应椎间孔并延续到椎骨横突，然后进入侧腹壁的肌肉组织并经过一个位于腹内斜肌和腹横肌之间的神经筋膜平面。

局麻药沉积在腋中线背侧，阻滞外侧皮支和外侧皮肤传入神经，因此能促进整个前腹壁的阻滞。腹横肌平面（TAP）因此提供了一个局部麻醉剂储存的空间，到达皮肤肌肉感觉阻滞的效果。

这种局部麻醉技术可以为多种涉及腹壁的操作提供良好的术后镇痛[82]。细针、钝头、短斜形针和超声引导的使用可以降低可能的并发症发生率（腹腔内注射并发肠损伤及血肿、肝破裂、一过性骨神经麻痹、意外的血管内注射、感染、导管断裂等）。另外，在超声引导下，可以有倾向地进行上腹部或下腹部的腹壁神经阻滞[83]。

上肢的周围神经阻滞

在急性受伤的ICU患者中，肩部和手臂经常遭受严重创伤。这些创伤可能和需要机械通气的胸肺部钝性挫伤一起发生，患者经常承受剧烈的疼痛，尤

其是在复位的过程中[84]。如果这些骨科损伤是合并有闭合性颅脑损伤的复杂创伤的一部分，而颅脑损伤导致精神状态改变时，以阿片为基础的镇痛方案会掩盖其基线神经功能状态，而臂丛神经阻滞可以提供合适的镇痛治疗。

持续的臂丛神经阻滞可以连续不断地提供优良的镇痛效果，并且不良反应极小，它可以促进患者早期出院，同时可能会改善大手术后的康复状况[85]。

外周神经损伤是上肢局部麻醉的一个罕见并发症。一项法国的大规模研究报道了外周神经阻滞后共出现0.04%的严重不良事件[86]。多项回顾性研究显示其发生率为0.5%～1.0%，但一些前瞻性研究却发现了更高的发生率，为10%～15%[87]。

目前的证据表明，外周神经阻滞不应在大多数成人患者进行全身麻醉（GA）或深度镇静时作为常规手段，尤其是肌间沟入路的臂丛阻滞。但是，在上述情况下实施外周神经阻滞对比使用大剂量阿片类药物，达到充分镇痛效果的风险，其风险-效益比在选择ICU患者时值得考虑[88]。

此外，超声引导技术的出现，结合注射压力监测和电神经刺激，可能有助于显著降低深度镇静患者的严重并发症发生率，并能提高成功率和潜在的效益。

下肢的周围神经阻滞

在ICU的重症患者中，下肢严重损伤也很常见。

Reid等人近期进行了一项研究，对比急诊室里超声引导下股神经阻滞（FNBs）和筋膜注射（FP）的准确率、成功率及并发症。研究结果表明超声引导下的股神经阻滞更有优势。Marhofer等人进行了一个相似的研究，其结果明确表明在实施三合一的神经阻滞时，使用超声更优于外周神经刺激器。

股神经阻滞是膝部损伤后的首选镇痛方式。与硬膜外镇痛相比，它有更好的临床效果，允许患者早期活动，并且无需留置导尿。另外，在超声引导下，它比硬膜外阻滞更加简便易行[89]。股神经阻滞和导尿管能帮助股骨骨折患者的急性疼痛管理和术后固定[90]。

在坐骨神经分为腓总神经和胫神经之前，对坐骨神经近端到腘窝的可视化超声引导，使坐骨神经外侧入路成为一条理想的镇痛途径，对于继发于远端胫骨、脚踝和足部的骨折疼痛效果较好[91]。此种阻滞方法可在仰卧位时方便地实施，并且放置导管时有更高的成功率。

硬膜外镇痛

硬膜外镇痛是ICU中最常使用的局部麻醉技术[92]，有报道称其镇痛效果比注射阿片类效果更佳[93]。但是文献数据对于硬膜外镇痛能否降低死亡率提出了争议，一项最大的荟萃分析（CORTRA）[74]分析了医疗保险索赔数据库[94]，表明围手术期椎管内麻醉能降低患者围手术期死亡率。然而，一些特定的荟萃分析和RCT研究并没有发现硬膜外镇痛和麻醉可以降低死亡率。必须指出的是，这些荟萃分析和个别的RCT因为总体死亡率相对较低（0.2%～5%），所以缺乏足够的样本量[95]。

一项超过5 000例手术患者的荟萃分析[96]显示，术后的硬膜外镇痛可以缩短气管导管拔管时间、ICU住院天数、减少肾衰竭的发生率、第一个24 h的吗啡用量、降低最高血糖浓度和皮质醇的血液浓度并且增加用力肺活量。这些优势很多都与ICU患者相关，心脏术后患者[97]、胸部损伤患者[98]和急性重症胰腺炎患者[99]都能由此获益。

对于脓毒症，无论血培养是否为阳性，都应该是硬膜外镇痛的绝对禁忌证的观点，至今尚有争议[100]。对于缺血性心脏病患者，高位胸段硬膜外镇痛（HTEA）被证实能够提高收缩期和舒张期的心功能[101]。此外，Ferguson等人在近期发表的一篇前瞻性随机试验中指出，硬膜外镇痛泵（PCEA）可以在妇科剖腹手术后提供比传统静脉镇痛泵更好的术后疼痛控制[102]。

胸段硬膜外麻醉对心血管系统会产生显著影响。它可以减少除术后房颤以外的围手术期心律失常发生率。对于心脏手术患者，因为能改善左心室功能，其左心室整体和局部室壁活动都能更好地保存。胸段硬膜外麻醉能在增加冠脉狭窄段直径，不降低冠脉灌注压的情况下，降低心肌耗氧量。因此，它可以降低心肌梗死的发生率。胸段硬膜外麻醉通过抑制血管收缩的交感反应，产生功能性血容量减少。不仅如此，它会干扰

肾素血管紧张素系统的完整性，但能增加血管升压素的血浆浓度。尽管会引起低血压，但胸段硬膜外麻醉对于失血性休克患者的临床结局有益[103]。

在特定条件下，对于凝血障碍、感染的问题可以轻松解决，而疼痛处理成了多发创伤或其他导致极端疼痛疾病处理的主要问题（例如急性胰腺炎）。

一份在瑞典发表的文献报道了硬膜外血肿发生的风险是每100 000人中1.3到2.7人[104]。应遵循美国局部麻醉协会的临床指南实施操作[105]。

将硬膜外导管安全地置入正确位置，并作用于特定的感觉区域，在重症患者、镇静和麻醉患者中是十分困难的。清醒并且合作的患者通常更易放置硬膜外导管，并发症的发生率也低。目前的指南指出，在全麻或深度镇静下可能不会发生显而易见的全身性局麻不良反应，这不能当作实施椎管内阻滞的禁忌。然而，对全麻或深度镇静下感觉中枢受损的患者尽量不使用椎管内麻醉[88]。临床医师应该对椎管内麻醉的整体风险和预期收益作出谨慎评估。

对患者进行操作定位的难度取决于患者的潜在损伤及其数量，以及各种导管、留置管和外固定装置的位置，操作过程中应保持严格无菌。

注射长效局部麻醉剂，例如布比卡因和罗哌卡因，每天早晨中止持续输注有助于对神经和感觉功能的评估。

胸段硬膜外阻滞最常见的不良反应是因交感阻滞引起的心动过缓和低血压，这对于间断注射药物于低血容量和休克患者时，十分容易发生。持续低速的局麻药和（或）阿片类（吗啡）输注可以在这些特殊的临床状况下安全使用。

目前，脓毒症和菌血症被认为是椎管内阻滞的禁忌证。仅有发热和白细胞数增加，而没有阳性血培养结果者，其菌血症的诊断并不可靠。高水平的血清C反应蛋白、降钙素原和白细胞素-6和8是高敏感性、高特异性的细菌性败血症指标，可以作为决定是否放置硬膜外导管的参考因素[106]。

疼痛管理对并发症、临床结局、住院天数和慢性疼痛的影响

疼痛会导致分解代谢增加、免疫抑制和长时间

的交感反应，组织损伤和疼痛会引起发病率和死亡

率增加。这些影响可被分类如下。

对心血管系统的影响

1. 心率加快。
2. 血压升高。
3. 心排血量增加。
4. 心肌需氧量升高,导致心肌缺血。

对呼吸系统的影响

1. 刺激呼吸系统导致最初的低碳酸血症和呼吸性碱中毒。
2. 膈肌僵硬和通气不足、肺不张、低氧和高碳酸。
3. 呼吸道感染。

对内分泌系统的影响

1. 分解代谢增加和合成代谢减少。
2. 胰岛素分泌减少。
3. 睾酮水平降低。
4. 水潴留。

对代谢的影响

血糖水平升高。

对消化系统的影响

1. 胃排空延迟。
2. 恶心。
3. 胃肠动力下降和肠梗阻。

对凝血系统的影响

1. 静止不动。
2. 血黏度增加。
3. 高凝状态和深静脉血栓(DVT)。

一项2000年发表的荟萃分析指出,硬膜外镇痛可以预防术后主要并发症,并可能降低术后死亡率[74]。其他研究报道了硬膜外麻醉可能可以选择性地预防呼吸系统和心血管系统的并发症[107-109]。

最近的纳入大量患者的前瞻性实验指出,硬膜外镇痛对于较大的腹部或骨科手术术后并发症发生率和死亡率并没有明显优势。这种差异被认为是术后医疗护理的改善造成的。例如,之前报道的硬膜外镇痛可以降低50%DVT发生率现在已不再有效,DVT发生率降低可能是因为预防性使用低分子肝素(LMWH),降低了的DVT风险达80%以上。同理,预防性抗生素使用和积极的理疗显著减少了术后肺部并发症,因此硬膜外镇痛预防肺部感染的作用就不再像之前那样重要。

因此,没有重要的证据证明硬膜外镇痛对于预防并发症更有优势,但作为多模式疼痛管理的一部分,它可以促进患者术后恢复。硬膜外镇痛合并静脉注射镇痛可以提供优质的镇痛效果,并且确实对早期活动、肠道功能恢复和早期进食具有积极影响,从而显著提升患者术后的生活质量[110]。在骨科手术中,局部麻醉有益于患者肢体功能恢复,使患者能够更好地参与物理治疗,缩短其恢复期。

Hebl等人[111]发现,与传统的术后静脉阿片类镇痛(PCA)相比,重大骨科手术后外周神经阻滞可以改善围手术期患者预后,包括缩短住院时间、早期活动、改善关节活动范围、降低围手术期疼痛评分、减少术后恶心呕吐。这些患者比对照组的阿片需求量明显要低,并且尿潴留和术后肠梗阻也明显减少[111]。

尽管术后慢性疼痛的危险因素难以确定,但剧烈疼痛的患者,尤其是术后持续疼痛超过预期天数,更可能发展为慢性疼痛。

术后慢性疼痛的定义是,手术后持续且没有反复、没有无痛间期、持续2个月的疼痛。慢性疼痛综合征多见于乳房手术、腹股沟疝修补术、胆囊切除术、胸外科手术、心脏手术、肢体或内脏切除术等,发病率最高可达60%[112]。提供完善的术后和创伤后疼痛控制,对预防慢性疼痛综合征的发生显得尤其重要。

结 语

重症患者的疼痛控制是非常重要的。合适水平的创伤后和术后镇痛可以降低患者应激反应,改善并发症和降低死亡率。

个人和急性疼痛管理团队应该对认知功能障碍的患者采用疼痛评估技术。

缺乏专业知识、害怕可能的不良反应和不适当地用药，可导致重症患者镇痛治疗失败。具有疼痛管理专科知识的专家和麻醉医师可对患者进行复杂状况下的镇痛。

选择最适合患者临床情况的治疗方案。如果选择使用不合适的镇痛方式，即使估计预后较好的患者，临床结局也可能会改变。

合理的多模式综合方法包括非药物、药物和局部麻醉技术，将这些技术持续使用至术后可以缩短恢复时间，加快出院速度。

经常评估和监测镇痛效果和患者临床状况，并在必要时改变治疗方法。

局部麻醉技术（硬膜外和外周神经阻滞）虽然被证明是安全有效的，但在重症患者的疼痛管理中使用较少。它们可以降低阿片类使用总量，并且降低潜在的危险不良反应风险。掌握正确的指征和用药时机可以使患者获益更多。

新技术（例如超声检查）的出现，提高了上肢和下肢外周神经阻滞的质量和安全性，即使对于深度镇静的ICU患者也仍然有效。

◇ 参 ◇ 考 ◇ 文 ◇ 献 ◇

[1] Sessler CN, Wilhelm W: Analgesia and sedation in the intensive care unit: an overview of the issues. *Crit Care* 12 [Suppl 3]:S1, 2008.

[2] Sessler CN, Grap MJ, Brophy GM: Multidisciplinary management of sedation and analgesia in critical care. *Semin Respir Crit Care Med* 22(2):211–226, 2001.

[3] Blakely WP, Page GG: Pathophysiology of pain in critically ill patients. *Crit Care Nurs Clin North Am* 13(2):167–179, 2001.

[4] Summer GJ, Puntillo KA: Management of surgical and procedural pain in a critical care setting. *Crit Care Nurs Clin North Am* 13(2):233–242, 2001.

[5] Herr K, Coyne PJ, Key T, et al: Pain assessment in the nonverbal patient: position statement with clinical practice recommendations. *Pain Manag Nurs* 7(2):44–52, 2006.

[6] Dolin SJ, Cashman JN, Bland JM: Effectiveness of acute postoperative pain management: I. Evidence from published data. *Br J Anaesth* 89(3):409–423, 2002.

[7] Apfelbaum JL, Chen C, Mehta SS, et al: Postoperative pain experience: results from a national survey suggest postoperative pain continues to be undermanaged. *Anesth Analg* 97(2):534–540, table of contents, 2003.

[8] Puntillo KA, White C, Morris AB, et al: Patients' perceptions and responses to procedural pain: results from Thunder Project II. *Am J Crit Care* 10(4):238–251, 2001.

[9] Gelinas C, Johnston C: Pain assessment in the critically ill ventilated adult: validation of the Critical-Care Pain Observation Tool and physiologic indicators. *Clin J Pain* 23(6):497–505, 2007.

[10] Bonnet F, Marret E: Postoperative pain management and outcome after surgery. *Best Pract Res Clin Anaesthesiol* 21(1):99–107, 2007.

[11] Basse L, Hjort Jakobsen D, Billesbolle P, et al: A clinical pathway to accelerate recovery after colonic resection. *Ann Surg* 232(1):51–57, 2000.

[12] Kehlet H, Jensen TS, Woolf CJ: Persistent postsurgical pain: risk factors and prevention. *Lancet* 367(9522):1618–1625, 2006.

[13] Kehlet H, Wilmore DW: Multimodal strategies to improve surgical outcome. *Am J Surg* 183(6):630–641, 2002.

[14] Gordon DB, Dahl JL, Miaskowski C, et al: American Pain Society recommendations for improving the quality of acute and cancer pain management: American Pain Society Quality of Care Task Force. *Arch Intern Med* 165(14):1574–1580, 2005.

[15] Reimer-Kent J: From theory to practice: preventing pain after cardiac surgery. *Am J Crit Care* 12(2):136–143, 2003.

[16] Gelinas C, Fortier M, Viens C, et al: Pain assessment and management in critically ill intubated patients: a retrospective study. *Am J Crit Care* 13(2):126–135, 2004.

[17] Payen JF, Bru O, Bosson JL, et al: Assessing pain in critically ill sedated patients by using a behavioral pain scale. *Crit Care Med* 29(12):2258–2263, 2001.

[18] Herr K: Pain assessment in cognitively impaired older adults. *Am J Nurs* 102(12):65–67, 2002.

[19] De Pinto M, Dunbar PJ, Edwards WT: Pain management. *Anesthesiol Clin* 24(1):19–37, vii, 2006.

[20] Juhl GI, Jensen TS, Norholt SE, et al: Central sensitization phenomena after third molar surgery: a quantitative sensory testing study. *Eur J Pain* 12(1):116–127, 2008.

[21] Huang J, Zhang X, McNaughton PA: Inflammatory pain: the cellular basis of heat hyperalgesia. *Curr Neuropharmacol* 4(3):197–206, 2006.

[22] Hucho T, Levine JD: Signaling pathways in sensitization: toward a nociceptor cell biology. *Neuron* 55(3):365–376, 2007.

[23] Abrahamsen B, Zhao J, Asante CO, et al: The cell and molecular basis of mechanical, cold, and inflammatory pain. *Science* 321(5889):702−705, 2008.

[24] Costigan M, Scholz J,Woolf CJ: Neuropathic pain: a maladaptive response of the nervous system to damage. *Annu Rev Neurosci* 32:1−32, 2009.

[25] Ducreux D, Attal N, Parker F, et al: Mechanisms of central neuropathic pain: a combined psychophysical and fMRI study in syringomyelia. *Brain* 129[Pt 4]:963−976, 2006.

[26] Dworkin RH, Backonja M, Rowbotham MC, et al: Advances in neuropathic pain: diagnosis, mechanisms, and treatment recommendations. *Arch Neurol* 60(11):1524−1534, 2003.

[27] Brush DR, Kress JP: Sedation and analgesia for the mechanically ventilated patient. *Clin Chest Med* 30(1):131−141, ix, 2009.

[28] Sessler CN, Pedram S: Protocolized and target-based sedation and analgesia in the ICU. *Crit Care Clin* 25(3):489−513, viii, 2009.

[29] Kotz'e A, Simpson KH: Stimulation-produced analgesia: acupuncture, TENS and related techniques. *Anaesth Intensive Care Med* 9(1):29−32, 2008.

[30] French SD, Cameron M, Walker BF, et al: Superficial heat or cold for low back pain. *Cochrane Database Syst Rev* (1):CD004750, 2006.

[31] Cepeda MS, Carr DB, Lau J, et al: Music for pain relief. *Cochrane Database Syst Rev* (2):CD004843, 2006.

[32] Hebbes C, Lambert D: Non-opioid analgesic drugs. *Anaesth Intensive Care Med* 9(2):79−83, 2008.

[33] Timmers L, Sluijter JP, Verlaan CW, et al: Cyclooxygenase−2 inhibition increases mortality, enhances left ventricular remodeling, and impairs systolic function after myocardial infarction in the pig. *Circulation* 115(3):326−332, 2007.

[34] Jugdutt BI: Cyclooxygenase inhibition and adverse remodeling during healing after myocardial infarction. *Circulation* 115(3):288−291, 2007.

[35] Marret E, Kurdi O, Zufferey P, et al: Effects of nonsteroidal antiinflammatory drugs on patient-controlled analgesia morphine side effects: metaanalysis of randomized controlled trials. *Anesthesiology* 102(6):1249−1260, 2005.

[36] Lewis SC, Langman MJ, Laporte JR, et al: Dose-response relationships between individual nonaspirin nonsteroidal anti-inflammatory drugs (NANSAIDs) and serious upper gastrointestinal bleeding: a meta-analysis based on individual patient data. *Br J Clin Pharmacol* 54(3):320−326, 2002.

[37] Antman EM, Bennett JS, Daugherty A, et al: Use of nonsteroidal antiinflammatory drugs: an update for clinicians: a scientific statement from the American Heart Association. *Circulation* 115(12):1634−1642, 2007.

[38] Kam P, So A: COX−3: Uncertainties and controversies. *Curr Anaesth Crit Care* 20(1):50−53, 2009.

[39] Hernandez-Palazon J, Tortosa JA, Martinez-Lage JF, et al: Intravenous administration of propacetamol reduces morphine consumption after spinal fusion surgery. *Anesth Analg* 92(6):1473−1476, 2001.

[40] Barden J, Edwards J, Moore A, et al: Single dose oral paracetamol (acetaminophen) for postoperative pain. *Cochrane Database Syst Rev* (1):CD004602, 2004.

[41] Benson GD, Koff RS, Tolman KG: The therapeutic use of acetaminophen in patients with liver disease. *Am J Ther* 12(2):133−141, 2005.

[42] Kuffner EK, Green JL, Bogdan GM, et al: The effect of acetaminophen (four grams a day for three consecutive days) on hepatic tests in alcoholic patients—a multicenter randomized study. *BMC Med* 5:13, 2007.

[43] Mrozek S, Constantin JM, Futier E, et al: Acetaminophene-induced hypotension in intensive care unit: a prospective study. *Ann Fr Anesth Reanim* 28(5):448−453, 2009.

[44] Jacobi J, Fraser GL, Coursin DB, et al: Clinical practice guidelines for the sustained use of sedatives and analgesics in the critically ill adult. *Crit Care Med* 30(1):119−141, 2002.

[45] Chang AK, Bijur PE, Meyer RH, et al: Safety and efficacy of hydromorphone as an analgesic alternative to morphine in acute pain: a randomized clinical trial. *Ann Emerg Med* 48(2):164−172, 2006.

[46] Fredheim OM, Moksnes K, Borchgrevink PC, et al: Clinical pharmacology of methadone for pain. *Acta Anaesthesiol Scand* 52(7):879−889, 2008.

[47] Lugo RA, MacLaren R, Cash J, et al: Enteral methadone to expedite fentanyl discontinuation and prevent opioid abstinence syndrome in the PICU. *Pharmacotherapy* 21(12):1566−1573, 2001.

[48] Blumenthal S, Min K, Marquardt M, et al: Postoperative intravenous morphine consumption, pain scores, and side effects with perioperative oral controlled-release oxycodone after lumbar discectomy. *Anesth Analg* 105(1):233−237, 2007.

[49] Breen D, Wilmer A, Bodenham A, et al: Offset of pharmacodynamic effects and safety of remifentanil in intensive care unit patients with various degrees of renal impairment. *Crit Care* 8(1):R21−R30, 2004.

[50] Muellejans B, Lopez A, Cross MH, et al: Remifentanil versus fentanyl for analgesia based sedation to provide patient comfort in the intensive care unit: a randomized, double-blind controlled trial[ISRCTN43755713]. *Crit Care* 8(1):R1−R11, 2004.

[51] Dahaba AA, Grabner T, Rehak PH, et al: Remifentanil versus morphine analgesia and sedation for mechanically ventilated critically ill patients: a randomized double blind study. *Anesthesiology* 101(3):640−646, 2004.

[52] Breen D, Karabinis A, Malbrain M, et al: Decreased duration of mechanical ventilation when comparing analgesia-based sedation using remifentanil with standard hypnotic-based sedation for up to 10 days in intensive care unit patients: a randomised trial [ISRCTN47583497]. *Crit Care* 9(3):R200−R210, 2005.

[53] Rozendaal FW, Spronk PE, Snellen FF, et al: Remifentanil-propofol analgosedation shortens duration of ventilation and length of ICU stay compared to a conventional regimen: a centre randomised, cross-over, open-label study in the Netherlands. *Intensive Care Med* 35(2):291−298, 2009.

［54］ Riker RR, Fraser GL: Adverse events associated with sedatives, analgesics, and other drugs that provide patient comfort in the intensive care unit. *Pharmacotherapy* 25［5 Pt 2］:8S−18S, 2005.

［55］ Gaudreau JD, Gagnon P, Roy MA, et al: Opioid medications and longitudinal risk of delirium in hospitalized cancer patients. *Cancer* 109(11):2365−2373, 2007.

［56］ Benitez-Rosario MA, Feria M, Salinas-Martin A, et al: Opioid switching from transdermal fentanyl to oral methadone in patients with cancer pain. *Cancer* 101(12):2866−2873, 2004.

［57］ Thomas J, Karver S, Cooney GA, et al: Methylnaltrexone for opioidinduced constipation in advanced illness. *N Engl J Med* 358(22):2332−2343, 2008.

［58］ Hudcova J, McNicol E, Quah C, et al: Patient controlled opioid analgesia versus conventional opioid analgesia for postoperative pain. *Cochrane Database Syst Rev* (4):CD003348, 2006.

［59］ Power I: Fentanyl HCl iontophoretic transdermal system (ITS): clinical application of iontophoretic technology in the management of acute postoperative pain. *Br J Anaesth* 98(1):4−11, 2007.

［60］ Grond S, Hall J, Spacek A, et al: Iontophoretic transdermal system using fentanyl compared with patient-controlled intravenous analgesia using morphine for postoperative pain management. *Br J Anaesth* 98(6):806−815, 2007.

［61］ Liu LL, Gropper MA: Postoperative analgesia and sedation in the adult intensive care unit: a guide to drug selection. *Drugs* 63(8):755−767, 2003.

［62］ Subramaniam K, Subramaniam B, Steinbrook RA: Ketamine as adjuvant analgesic to opioids: a quantitative and qualitative systematic review. *Anesth Analg* 99(2):482−495, table of contents, 2004.

［63］ Zakine J, Samarcq D, Lorne E, et al: Postoperative ketamine administration decreases morphine consumption in major abdominal surgery: a prospective, randomized, double-blind, controlled study. *Anesth Analg* 106(6):1856−1861, 2008.

［64］ Elia N, Tramer MR: Ketamine and postoperative pain—a quantitative systematic review of randomised trials. *Pain* 113(1−2):61−70, 2005.

［65］ Farmery AD, Wilson-MacDonald J: The analgesic effect of epidural clonidine after spinal surgery: a randomized placebo-controlled trial. *Anesth Analg* 108(2):631−634, 2009.

［66］ Andrieu G, Roth B, Ousmane L, et al: The efficacy of intrathecal morphine with or without clonidine for postoperative analgesia after radical prostatectomy. *Anesth Analg* 108(6):1954−1957, 2009.

［67］ Szumita PM, Baroletti SA, Anger KE, et al: Sedation and analgesia in the intensive care unit: evaluating the role of dexmedetomidine. *Am J Health Syst Pharm* 64(1):37−44, 2007.

［68］ Martin E, Ramsay G, Mantz J, et al: The role of the alpha2−adrenoceptor agonist dexmedetomidine in postsurgical sedation in the intensive care unit. *J Intensive Care Med* 18(1):29−41, 2003.

［69］ Venn M, Newman J, Grounds M: A phase II study to evaluate the efficacy of dexmedetomidine for sedation in the medical intensive care unit. *Intensive Care Med* 29(2):201−207, 2003.

［70］ Bian F, Li Z, Offord J, et al: Calcium channel alpha2−delta type 1 subunit is the major binding protein for pregabalin in neocortex, hippocampus, amygdala, and spinal cord: an ex vivo autoradiographic study in alpha2−delta type 1 genetically modified mice. *Brain Res* 1075(1):68−80, 2006.

［71］ Hurley RW, Cohen SP, Williams KA, et al: The analgesic effects of perioperative gabapentin on postoperative pain: a meta-analysis. *Reg Anesth Pain Med* 31(3):237−247, 2006.

［72］ Seib RK, Paul JE: Preoperative gabapentin for postoperative analgesia: a meta-analysis. *Can J Anaesth* 53(5):461−469, 2006.

［73］ Wiebalck A, Grau T: Ultrasound imaging techniques for regional blocks in intensive care patients. *Crit Care Med* 35［5 Suppl］:S268−S274, 2007.

［74］ Rodgers A, Walker N, Schug S, et al: Reduction of postoperative mortality and morbidity with epidural or spinal anaesthesia: results from overview of randomised trials. *BMJ* 321(7275):1493, 2000.

［75］ Jenewein J, Moergeli H, Wittmann L, et al: Development of chronic pain following severe accidental injury. Results of a 3-year follow-up study. *J Psychosom Res* 66(2):119−126, 2009.

［76］ Osinowo OA, Zahrani M, Softah A: Effect of intercostal nerve block with 0.5% bupivacaine on peak expiratory flow rate and arterial oxygen saturation in rib fractures. *J Trauma* 56(2):345−347, 2004.

［77］ Allen MS, Halgren L, Nichols FC, III, et al: A randomized controlled trial of bupivacaine through intracostal catheters for pain management after thoracotomy. *Ann Thorac Surg* 88(3):903−910, 2009.

［78］ Eid HE: Paravertebral block: an overview. *Curr Anaesth Crit Care* 20(2): 65−70, 2009.

［79］ Lonnqvist PA, MacKenzie J, Soni AK, et al: Paravertebral blockade. Failure rate and complications. *Anaesthesia* 50(9):813−815, 1995.

［80］ Dravid RM, Paul RE: Interpleural block—part 2. *Anaesthesia* 62(11):1143−1153, 2007.

［81］ Dravid RM, Paul RE: Interpleural block—part 1. *Anaesthesia* 62(10):1039−1049, 2007.

［82］ Belavy D, Cowlishaw PJ, Howes M, et al: Ultrasound-guided transversus abdominis plane block for analgesia after Caesarean delivery. *Br J Anaesth* 103(5):726−730, 2009.

［83］ Hebbard P: Subcostal transversus abdominis plane block under ultrasound guidance. *Anesth Analg* 106(2):674−675, 2008; author reply 5.

［84］ Schulz-Stübner S, Boezaart A, Hata JS: Regional analgesia in the critically ill. *Crit Care Med* 33(6):1400−1407, 2005.

［85］ Capdevila X, Ponrouch M, Choquet O: Continuous peripheral nerve blocks in clinical practice. *Curr Opin Anaesthesiol* 21(5):619−623, 2008.

［86］ Auroy Y, Benhamou D, Bargues L, et al: Major complications of regional anesthesia in France: The SOS Regional Anesthesia Hotline

Service. *Anesthesiology* 97(5):1274–1280, 2002.

[87] Sorenson EJ: Neurological injuries associated with regional anesthesia. *Reg Anesth Pain Med* 33(5):442–448, 2008.

[88] Neal JM, Bernards CM, Hadzic A, et al: ASRA Practice Advisory on Neurologic Complications in Regional Anesthesia and Pain Medicine. *Reg Anesth Pain Med* 33(5):404–415, 2008.

[89] Davies AF, Segar EP, Murdoch J, et al: Epidural infusion or combined femoral and sciatic nerve blocks as perioperative analgesia for knee arthroplasty. *Br J Anaesth* 93(3):368–374, 2004.

[90] Chalmouki G, Lekka N, Lappas T, et al: Perioperative pain management in femoral shaft fractures. Continuous femoral nerve block vs systemic pain therapy. *Reg Anesth Pain Med* 33(5):e77, 2008.

[91] Gray AT, Huczko EL, Schafhalter-Zoppoth I: Lateral popliteal nerve block with ultrasound guidance. *Reg Anesth Pain Med* 29(5):507–509, 2004.

[92] Schulz-Stübner S: The critically ill patient and regional anesthesia. *Curr Opin Anaesthesiol* 19(5):538–544, 2006.

[93] Werawatganon T, Charuluxanun S: Patient controlled intravenous opioid analgesia versus continuous epidural analgesia for pain after intraabdominal surgery. *Cochrane Database Syst Rev* (1):CD004088, 2005.

[94] Wu CL, Hurley RW, Anderson GF, et al: Effect of postoperative epidural analgesia on morbidity and mortality following surgery in medicare patients. *Reg Anesth Pain Med* 29(6):525–533, 2004; discussion 15–19.

[95] Liu SS, Wu CL: Effect of postoperative analgesia on major postoperative complications: a systematic update of the evidence. *Anesth Analg* 104(3):689–702, 2007.

[96] Guay J: The benefits of adding epidural analgesia to general anesthesia: a metaanalysis. *J Anesth* 20(4):335–340, 2006.

[97] Liu SS, Block BM, Wu CL: Effects of perioperative central neuraxial analgesia on outcome after coronary artery bypass surgery: a meta-analysis. *Anesthesiology* 101(1):153–161, 2004.

[98] Bulger EM, Edwards T, Klotz P, et al: Epidural analgesia improves outcome after multiple rib fractures. *Surgery* 136(2):426–430, 2004.

[99] Bernhardt A, Kortgen A, Niesel H, et al: Using epidural anesthesia in patients with acute pancreatitis—prospective study of 121 patients. *Anaesthesiol Reanim* 27(1):16–22, 2002.

[100] Low JH: Survey of epidural analgesia management in general intensive care units in England. *Acta Anaesthesiol Scand* 46(7):799–805, 2002.

[101] Jakobsen CJ, Nygaard E, Norrild K, et al: High thoracic epidural analgesia improves left ventricular function in patients with ischemic heart. *Acta Anaesthesiol Scand* 53(5):559–564, 2009.

[102] Ferguson SE, Malhotra T, Seshan VE, et al: A prospective randomized trial comparing patient-controlled epidural analgesia to patient-controlled intravenous analgesia on postoperative pain control and recovery after major open gynecologic cancer surgery. *Gynecol Oncol* 114(1):111–116, 2009.

[103] Clemente A, Carli F: The physiological effects of thoracic epidural anesthesia and analgesia on the cardiovascular, respiratory and gastrointestinal systems. *Minerva Anestesiol* 74(10):549–563, 2008.

[104] Moen V, Dahlgren N, Irestedt L: Severe neurological complications after central neuraxial blockades in Sweden 1990–1999. *Anesthesiology* 101(4):950–959, 2004.

[105] Horlocker TT, Wedel DJ, Rowlingson JC, et al: Regional anesthesia in the patient receiving antithrombotic or thrombolytic therapy: American Society of Regional Anesthesia and Pain Medicine Evidence-Based Guidelines (Third Edition). *Reg Anesth Pain Med* 35(1):64–101, 2010.

[106] Luzzani A, Polati E, Dorizzi R, et al: Comparison of procalcitonin and C-reactive protein as markers of sepsis. *Crit Care Med* 31(6):1737–1741, 2003.

[107] Ballantyne JC, Carr DB, deFerranti S, et al: The comparative effects of postoperative analgesic therapies on pulmonary outcome: cumulative metaanalyses of randomized, controlled trials. *Anesth Analg* 86(3):598–612, 1998.

[108] Beattie WS, Badner NH, Choi P: Epidural analgesia reduces postoperative myocardial infarction: a meta-analysis. *Anesth Analg* 93(4):853–858, 2001.

[109] Meissner A, Rolf N, Van Aken H: Thoracic epidural anesthesia and the patient with heart disease: benefits, risks, and controversies. *Anesth Analg* 85(3):517–528, 1997.

[110] Carli F, Mayo N, Klubien K, et al: Epidural analgesia enhances functional exercise capacity and health-related quality of life after colonic surgery: results of a randomized trial. *Anesthesiology* 97(3):540–549, 2002.

[111] Hebl JR, Dilger JA, Byer DE, et al: A pre-emptive multimodal pathway featuring peripheral nerve block improves perioperative outcomes after major orthopedic surgery. *Reg Anesth Pain Med* 33(6):510–517, 2008.

[112] Perttunen K, Tasmuth T, Kalso E: Chronic pain after thoracic surgery: a follow-up study. *Acta Anaesthesiol Scand* 43(5):563–567, 1999.

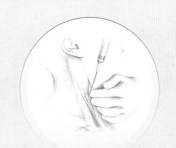

第 25 章
治疗性肌松
Therapeutic Paralysis

KHALDOUN FARIS　黄俊峰 译, 诸杜明 审校

神经肌肉阻滞药(neuromuscular blocking agents, NMBA)在ICU主要用于紧急插管, 改善患者通气顺应性, 控制颅内压升高, 降低氧耗以及治疗与破伤风相关的肌肉痉挛。根据美国重症医学会的临床实践指南, 只有当其他治疗方法效果都不佳后, 才将肌松药持续用于成人重症患者。提出该建议主要是考虑到在疾病严重时期使用肌松药可能会使患者的预后变得更差, 尤其是当患者同时使用类固醇类药物时[1]。最近的一项多中心研究显示, 约13%机械通气患者至少使用过1天的肌松药, 延长了机械通气时间、苏醒时间和ICU住院时间, 并增加了患者死亡率[2]。

除了常用药物的药理学, 本章中我们还将简要回顾神经肌肉接头(NMJ)生物学特性及其在重症疾病进展中的变化, 使用去极化和非去极化肌松药对其产生的影响, ICU患者使用肌松药的依据。

肌松药的药理学

NMJ包括运动神经末梢、乙酰胆碱(ACh)以及运动终板。当受到神经冲动刺激时, 乙酰胆碱从突触前膜释放到突触间隙。突触前膜及突触终板都含有特殊的N型乙酰胆碱受体(nAChR)。当受体结合2个ACh分子后, 肌肉细胞膜即会发生钠离子、钙离子内流及钾离子外流, 并产生动作电位。这种去极化的动作电位传播即会导致一次肌肉收缩。未获结合的ACh在突触内被酶迅速水解成乙酸和胆碱, 随即运动终板和肌纤维发生复极化。

N型乙酰胆碱受体

N型乙酰胆碱受体(nAChR)包含五种亚型蛋白, 共同组成离子通道。该离子通道参与NMJ处的神经传递, 自主神经、脊髓和大脑的调节。在早期阶段, 随着NMJ的变化与成熟, 以及nAChR的转换, 非成熟的nAChR将逐渐消失, 而新的、功能多样的、成熟的nAChR逐渐增多。

这些成熟的nAChR由突触肌膜上的2个α、β、ε和δ亚基组成, 其与非成熟型nAChR结构上的差别仅在于γ亚基转换成了ε亚基, 而功能、药理学和新陈代谢特点却大不相同。成熟的nAChR产生作用的时间短暂, 对Na^+、K^+、Ca^{2+}的传导快, 新陈代谢稳定半衰期约2周。2个α-、β-、δ-和ε-/γ-亚基相互作用形成通道或在细胞外形成ACh和其他介质的结合位点。另外, 当AChRs上的αδ-、αε-亚基同时结合两个ACh分子时会使离子通道打开, 形成阳离子流, 从而降低膜两侧的电化学梯度。当缺少ACh或其他介质时,离子通道将处于稳定的关闭状态(主要由于ε/γ亚基的作用)[3]。

成熟的骨骼肌兼有合成成熟型的和非成熟型的nAChR的能力。非成熟型nAChR的合成会被神经元传导改变所触发,例如神经功能缺失、长时间制动或者存在某些疾病状态。成熟型与非成熟型nAChR的区别在于,非成熟型的nAChR在整个突触膜的表面移动,而成熟型的则固定在运动终板上。另外,非

成熟型nAChR的半衰期更短,离子通道开放时间延长将会增加离子活动,使得更多的K⁺外流,其对去极化肌松药的敏感性更强,例如琥珀胆碱,而对非去极化肌松药则相对耐受。

去极化和非去极化NMBA功能的区别在于他们与AChR间的相互作用。去极化NMBA的结构类似ACh,可结合并激活AChR。非去极化NMBA则是竞争性拮抗剂。

去极化肌松药

琥珀胆碱是临床上唯一应用的去极化肌松药,仅用于紧急情况时快速序贯插管。琥珀胆碱与ACh结构相似,可以与AChR结合并产生肌肉纤维的持续去极化,当琥珀胆碱在运动终板弥散开并被血清中的胆碱酯酶分解后,肌肉的持续收缩才能被抑制[4]。临床应用琥珀胆碱通常会有一个兴奋期,在神经肌肉阻滞和迟缓性麻痹发生前通常会发生肌颤。琥珀胆碱的静脉用量为 $1 \sim 1.5$ mg/kg,起效时间为 $60 \sim 90$ s,是肌松药中起效最快的药物。在静脉用药剂量为1 mg/kg后 $9 \sim 13$ min即可恢复90%的肌力。对于发生喉痉挛而无法建立静脉通道的小儿患者,琥珀胆

碱也可肌肉注射,但也有许多限制,首先肌肉注射时用药剂量增大(4 mg/kg),发挥最大的肌松作用的时间也会延长(约为4 min)。另外,琥珀胆碱通过肌肉注射的作用时间也将延长。

琥珀胆碱潜在的不良反应主要有:高血压、心律不齐、颅内压增高、眼内压增高、高血钾、医源性恶性高热、肌痛和长时间的肌肉麻痹。由于同工酶的基因多样性,肌松作用也可持续数小时[5]。琥珀胆碱的禁忌证包括大面积烧伤、严重的撞击伤、脊髓横断伤、恶性高热和上下运动神经元病变。相对禁忌证包括眼球破裂伤、肾衰竭、严重感染和溺水者[6]。

非去极化肌松药

非去极化肌松药竞争性拮抗和抑制ACh与突触后膜上nAChR的结合,根据其化学结构分为苄异喹啉类和甾类。在每一类中,治疗性的肌松药又可进一步分为短效、中效和长效。苄异喹啉类通常用于紧急情况,主要有阿曲库铵、顺阿曲库铵、多库氯铵。甾类包括罗库溴铵、潘库溴铵、和哌库溴铵。

非去极化肌松药通过静脉给药,在成人体内的分布容积为 $0.2 \sim 0.3$ L/kg。

肌松作用发挥时间和肌松药的剂量、药物分布、AChR敏感性有一定关系,最主要的影响因素为药物在体内的分布容积。肝硬化、慢性肾衰竭会导致水

溶性药物的分布容积增加和血药浓度降低。依赖于肝脏或肾脏排泄的药物其清除时间延长。因此,这类疾病的患者推荐使用较大的起始剂量和较小的维持剂量。

合适的药物分布容积可以使肌松药的血清药物浓度和肌松作用时间达到最佳。常用肌松药的药代动力学和药效动力学原理见表25.1。

阿曲库铵

阿曲库铵是一种中长效的肌松药。给予首剂后,肌松作用起效时间通常为 $3 \sim 5$ min,持续

表25.1

非去极化神经肌肉阻滞剂的药代动力学及药效学原理[a]

	苄基异喹啉类		
	顺阿屈库铵（Nimbex）	阿曲库铵（Tracrium）	多库氯铵（Nuromax）
发现于（年）	1996	1983	1991
95% 有效浓度（mg/kg）	0.05	0.25	0.025～0.030
初始剂量（mg/kg）	0.1～0.2	0.4～0.5	最大至0.1
起效时间（min）	2～3	3～5	5～10
持续时间（min）	45～60	25～35	120～150
半衰期（min）	22～31	20	70～100
输液剂量[μg/（kg·min）]	2.5～3.0	4～12	0.3～0.5
恢复时间（min）	90	40～60	120～180
肾脏排泄（%）	霍夫曼消除	5～10（霍夫曼消除）	70
肾脏衰竭者	无改变	无改变	增效
胆汁排泄（%）	霍夫曼消除	最少	不清楚
肝脏衰竭者	最少至无改变	最少至无改变	？
活性代谢产物	无，但有劳丹碱	无，但有劳丹碱	？
组胺低血压	无	剂量依赖	无
迷走神经阻滞心动过速	无	无	无
神经节阻滞低血压	无	极低至无	无
延长阻滞报道	极少	极少	有

	氨基甾体类			
	泮库溴铵（Pavulon）	维库溴铵（Norcuron）	哌库溴铵（Arduan）	罗库溴铵（Zemuron）
发现于（年）	1972	1984	1991	1994
95% 有效浓度（mg/kg）	0.07	0.05	0.05	0.30
初始剂量（mg/kg）	0.1	0.1	0.085～0.100	0.6～1.0
起效时间（min）	2～3	3～4	5	1～2
持续时间（min）	90～100	35～45	90～100	30
半衰期（min）	120	30～80	100	—
输液剂量[μg/（kg·min）]	1～2	1～2	0.5～2	10～12
恢复时间（min）	120～180	45～60	55～160	20～30
肾脏排泄（%）	45～70	50	50+	33
肾脏衰竭	增效	增效	延长持续时间	最少
胆汁排泄（%）	10～15	35～50	最少	<75
肝脏衰竭	轻微增效	轻微增效	最少	中等
活性代谢产物	3–OH,17–OH泮库溴铵	3–去乙酰维库溴铵	无	无
组胺低血压	无	无	无	无
迷走神经阻滞心动过速	轻微或可见	无	无	大剂量时
神经节阻滞低血压	无	无	无	无
延长ICU滞留	有	有	无	无

[a] 引自：Grenvik A, Ayres SM, Holbrook PR, et al: *Textbook of Critical Care*. 4th ed. Philadelphia, WB Saunders, 2000; Watling SM, Daste JF: Prolonged paralysis in intensive care unit patients after the use of neuromuscular blocking agents: a review of the literature. *Crit Care Med* 22(5): 884, 1994.

25～35 min。阿曲库铵经酯酶水解并通过霍夫曼降解，即在生理性pH和体温下发生的自发的非酶性化学降解，因此肝肾功能受损也不影响药物肌松作用持续时间。其代谢产物N–甲基四氢罂粟有一定兴奋性，经肾排出，该产物会诱发动物癫痫，长期使用阿曲库铵也可能对肾衰患者产生中枢神经系统兴奋，快速静注阿曲库铵可能引起组胺释放。

顺式阿曲库铵

顺式阿曲库铵与阿曲库铵一样为中长效肌松药。0.2 mg/kg的剂量通常1.5～2.5 min起效，持续 45～60 min。与阿曲库铵相比，顺式阿曲库铵的效能为前者的3倍，且不良反应较少，例如较少引起组胺释放，对心血管影响轻微以及对自主神经影响小。它也通过酯酶代谢和霍夫曼降解，而顺式阿曲库铵产生的N-甲基四氢罂粟碱较阿曲库铵减少80%～90%[7,8]。

罗库溴铵

罗库溴铵是起效最快的非去极化肌松药。0.6 mg/kg 的剂量肌松作用起效时间为60～90 s，可以替代琥珀胆碱作为快速贯序插管的药物（0.8～1.2 mg/kg），但即使是使用较大剂量，其起效时间仍较琥珀胆碱慢[9]。罗库溴铵主要通过肝脏和胆汁清除，肝或肾功能不全将减缓药物的清除和延长肌松恢复时间。

维库溴铵

初始静脉使用大剂量维库溴铵（0.1 mg/kg）通常3～4 min 内产生肌松，并可持续35～45 min。维库溴铵缺乏迷走神经松弛作用，不引起心动过速及高血压，可产生轻微的组胺释放。经肝脏代谢产生三种具有活性的代谢产物，其中最重要的是3-去乙酰维库溴铵，具有本体50%～70%的活性。维库溴铵及其活性代谢产物通过肾脏排出，为肾功能受损患者通过持续注射获得长效肌松提供了可能[10]。

泮库溴铵

泮库溴铵是一种长效非去极化肌松药，结构与维库溴铵相似。泮库溴铵的特殊之处在于其具有迷走神经松弛和拟交感神经作用，具有产生心动过速，高血压的可能，可增加心排出量。泮库溴铵最初以原型（60%～70%）分泌入尿液及胆汁，剩下的30%～40%在肝内完成羟基化，形成3-羟基泮库溴铵。它具有本体50%活性，通过肾脏排出。肾功能不全可导致泮库溴铵及其代谢产物的蓄积[11]。

多撒库铵

多撒库铵是目前最有效的非去极化肌松剂，但起效最慢（需要10 min），无组胺释放，迷走神经松弛或拟交感作用。多撒库铵发极少经肝代谢，尿液和胆汁排泄恒定，肾功能不全患者药物清除显著延长，肝疾病影响较小[12,13]。

哌库溴铵

哌库溴铵结构上与泮库溴铵相似，有效作用时间为90～100 min，是目前最长效的神经肌肉阻滞剂。在肝脏中代谢生成3-去乙酰哌库溴铵，原型及代谢产物均通过肾脏排泄。与泮库溴铵相比，哌库溴铵有更长的作用时间，更小的组胺释放作用，以及最小的心血管影响[14]。

拮 抗 剂

非去极化NMBA的临床作用可被乙酰胆碱酯酶抑制剂（抗胆碱酯酶）拮抗。该抑制剂可以阻断突触间ACh降解，并竞争性替代来自运动终板、突触后nAChR的非去极化NMBA，从而增加突触间ACh浓度。由于抗乙酰胆碱酯酶药物（如新斯的明、腾喜龙、吡啶斯的明）也可抑制毒蕈碱受体位点的乙酰胆碱酯酶，故可与抗毒蕈碱药物（如阿托品、格隆溴铵）合用，最大限度减少其毒蕈碱样作用（如心动过速、分泌物增多、支气管痉挛），同时将烟碱效果最大化。经典组合包括新斯的明与胃长宁（较缓起效），依酚氯铵（腾喜龙）与阿托品（较快起效）。神经肌肉阻滞程度决定了其活性恢复的速度[15,16]。Sugammadex是一种新型改良γ-环糊精，可通过选择性结合和包裹NMBA，从而拮抗罗库溴铵及其他氨基甾体类NMBA的作用[16]。Sugammadex有一个特点，其可逆转大剂量罗库溴铵产生的复杂神经肌肉阻滞作用[17,18]。使得罗库溴胺作用时间与琥珀酰胆碱的自动恢复相当。因此，罗库溴铵/Sugammadex组合有希望在插管条件差或有使用琥珀酰胆碱禁忌证时，有效而安全地替代琥珀酰胆碱。Sugammadex具有及时逆转的优势，可在深度阻滞时作为有效的拮抗剂[18]。在欧洲Sugammadex已经通过审核，但美国食品药品管理局（FDA）基于对其过敏反应的考虑，仍未审核通过 Sugammadex。然而一项最近发表的 Cochrane 系统综述提示，Sugammadex 不仅有效，而且与安慰剂及新斯的明同样安全[19]。

药物间相互作用

临床实践中常见的多种药物治疗，可能与 NMBA 间会产生相互作用和影响。这些相互作用常通过增强或拮抗神经肌肉阻滞，从而影响肌松药效果和持续时间。此节讨论 NMBA 与临床相关的药物间相互作用，详见见表25.2。

氨基糖苷类及其他抗生素（如四环素、克林霉素、万古霉素）可通过抑制突触前膜 ACh 释放、减少突触后膜受体对于 ACh 的敏感性、阻滞 ACh 受体、修复离子通道等机制，增强神经肌肉阻滞并延长非去极化动作电位。青霉素和头孢类抗生素不与 NMBA 相作用，因此对于神经肌肉阻滞程度无影响。

局部麻醉药物、吸入麻醉药物和静脉麻醉药物及镇静剂可增强神经肌肉阻滞。局部麻醉药物减少 ACh 释放并通过直接细胞膜作用减少肌肉收缩，但是吸入麻醉药物降低突触后膜敏感性并可抑制肌肉收缩。

心血管药物，例如呋塞米、普鲁卡因酰胺、奎尼丁、倍他洛克及钙通道阻滞剂可增强神经肌肉阻滞效果。钙离子在 ACh 从小泡中释放入突触的过程中的作用已经被完全证实，但钙离子通道阻滞剂和 NMBA 之间准确相互作用的机制尚待阐明。维拉帕米作为钙通道阻滞剂，具有局部麻醉作用和直接的骨骼肌作用，但其与 NMBA 的相互作用仍有待研究。

慢性抗癫痫药物，尤其是苯妥英钠及卡马西平，可增加对神经肌肉阻滞的抵抗作用，但苯妥英钠的快速起效可增强神经肌肉的阻滞作用。慢性苯妥英钠疗法可诱导 ACh 受体结合能力下调，导致突触后敏感性降低。卡马西平与泮库溴铵或维库溴铵合用，可诱导肌松药拮抗并缩短肌松恢复时间，这可能是由于 NMJ 处对受体的竞争造成[4,20]。

表25.2

与神经肌肉阻滞剂相互作用的药物[a]

药　　物	可能相互作用
抗生素	
氨基糖苷类抗生素	潜在阻断作用；减少乙酰胆碱的释放
克林霉素、林可霉素	潜在阻断作用
四环素类药物	潜在阻断作用
万古霉素	潜在阻断作用
镇静/麻醉药	潜在阻断作用
心血管药物	
呋塞米	低剂量的：潜在阻断
	高剂量：拮抗阻断
β 受体阻滞剂	潜在阻断作用
普鲁卡因胺	潜在阻断作用
奎尼丁	潜在阻断作用
钙通道阻滞剂	潜在阻断作用
甲基黄嘌呤	拮抗阻断作用
抗癫痫药物	急性：潜在阻断作用
	慢性：抵抗阻断作用
苯妥英钠	
卡马西平	抵抗阻断作用
雷尼替丁	拮抗阻断作用
锂盐	拮抗阻断作用
免疫抑制剂	
硫唑嘌呤	轻度拮抗作用；抑制磷酸二酯酶
环孢菌素	潜在阻断作用
糖皮质激素	致类固醇肌病
局部麻醉药	潜在阻断作用

[a] 引自 Buck ML, Reed MD: Use of nondepolarizing neuromuscular blocking agents in mechanically ventilated patients. Clin Pharm 10(1): 32, 1991.

神经肌肉阻滞剂的监测

当前指南建议对于重病患者使用神经肌肉阻滞剂应常规监测其阻滞深度[1]。重要的是 NMBA 无麻醉或镇静作用，在使用 NMBA 的同时对患者进行密切监测十分重要，应注意观察有无镇静或镇痛不足的情况,如心动过速、高血压、唾液分泌、泪液分泌等。建议使用如脑电双频指数(bispectral index)或患者状态指数(patient state index)监测,以免使用肌松药时发生镇静镇痛深度不足,但仍需要更多的研究来判断这些监测手段是否可信,其在重症监护中的成本效率以及是否可改善临床结果[21-23]。现阶段监测非去极化神经肌肉阻滞剂选择TOF(4个成串刺激)监控。阻滞深度的判断需要每0.5 s(2 Hz)对外周神经进行四个成串刺激(理想情况下,评估刺激尺神经诱发外展肌的反应)。在成串刺激肌肉收缩过程中,反应的逐渐"消失"提供评估基础。第4反应的振幅除以第1反应获得TOF比值。在注射非去极化肌松药之前,"正常"情况下四个反应是相同的,TOF比值为1∶1。在部分非去极化肌松的时候,这一比值减少(消失),并与阻滞程度成反比[24]。

在重症监护病房,日常使用TOF监测是否将增加成本效益,并且降低ICU肌病的发病率,已有三个前瞻性临床试验开展研究。TOF监测维库溴铵似乎提高了疗效并且减少了治疗费用。然而,这些结果不能用于2-苄异喹啉类肌松药、阿曲库铵和顺阿曲库铵[25-27]。

在危重患者中使用去极化和非去极化NMBA的副作用

最近研究中在危重疾病进展过程中,对ACh受体的调节和分布变化已有更为深入的认识。大多数在重症监护病房的住院患者,由于制动,上和(或)下运动神经元病变和(或)药物去神经支配作用(如NMBA和氨基糖苷类抗生素),将会发生nAChR的突触后上调。如前所述,不成熟的受体并非NMJ特有,而是在骨骼肌细胞膜的整个表面都可以发现(图25.1)。这将增强对去极化NMBA的敏感性,降低非去极化NMBA的敏感性。此外,在受体分布和生理学方面的变化,使危重患者因使用琥珀胆碱引起高钾血症的危险性增加。这是由于不成熟的(胎儿的)α7nAChR与较成熟的(成人的)nAChR相比,是低电导通道,其开放时间延长,并伴有较高的钾离子外流进入血液中。此外与ACh相比,琥珀胆碱代谢更慢,从而延长不成熟的受体"开放"状态。

已有报道在疾病过程中的肢体制动早期6～12 h内,就发生受体上调。因此,对于固定和(或)失神经支配超过48～72 h的危重患者,避免使用琥珀胆碱似乎是明智的。相反,突触数量的减少会导致去极化阻抗的增加,增加去极化肌肉阻滞剂的敏感性。这种情况与乙酰胆碱受体上调可能相关,详见表25.3。

表25.3

与烟碱型乙酰胆碱受体上调可能相关的情况

严重感染与全身炎症反应综合征 与长时间不活动有关的肌肉萎缩 热损伤 上和(或)下运动神经元缺陷 长期药物治疗或化学去神经支配 (例如神经肌肉阻断剂、镁、氨基糖苷类抗生素与梭菌毒素)

ICU获得性肌无力

ICU获得性肌无力(ICUAW)是一个相对新的名词,是指发生在危重患者疾病早期,且排除了所有可鉴别的诱因之后所发生的肌无力。ICUAW进一步分为三类:危重病性多发性神经病(critical illness polyneuropathy, CIP)、危重病肌病(critical illness myopathy, CIM)、危重病性神经肌病(critical illness neuromyopathy, CINM)[28,29](见第180章)。以上情况出现在50%～70%的下述患者中:符合全身性炎症综合征的诊断标准、制动并机械通气超过1周[30]。通常表现为肢体无力和脱机困难。已有

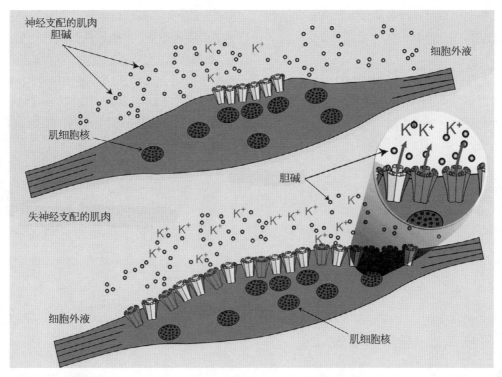

图25.1 神经支配(顶部)和失神经支配(底部)的肌肉中琥珀酰胆碱(SCh)诱发的钾离子释放示意图。在神经支配的肌肉中,全身给药的SCh到达所有的肌膜表面,但只导致(α1、β1、δ、ε)连接性受体的去极化,这是因为AChRs仅位于这个区域。失神经支配中,肌肉(核)不仅在肌膜上表达额外的连接性(α1、β1、δ、γ)AChRs,而且还表达 α7AChRs 与ACh局部作用相比,全身SCh给药可以使所有上调的AChRs去极化,导致细胞内大量钾离子流出进入体循环,导致高钾血症。SCh的代谢产物,胆碱和可能的琥珀酰单胆碱可能通过 α7AChRs 保持这种去极化,增加了钾的释放和维持持续高钾血症(经许可引自Martyn JA, Richtsfeld M. Succinylcholineinduced hyperkalemia in acquired pathologic states: etiologic factors and molecular mechanisms. Anesthesiology 104:158, 2006)。

报道显示两类非去极化肌松药即甾体类和2-苄异喹啉类与神经肌肉障碍的发生相关[31];然而,诱因是多方面的,包括在脓毒症、全身炎症反应综合征中使用糖皮质激素,造成微循环血流改变[30]。有证据表明,高剂量糖皮质激素对肌纤维有直接的生理学作用,导致典型粗丝蛋白丢失相关的肌病。萎缩和衰弱主要表现在躯干和四肢肌肉,并且NMBA与糖皮质激素联合使用导致的肌肉功能性去神经化,有增加肌病的风险[31]。此外,甲基强的松龙和氢化可的松都可拮抗nAChR活性,可能增强NMBA的效果[32]。ICU患者肌无力鉴别诊断详见表25.4。

危重病多发性神经病(CIP)

CIP的电生理研究结果主要与轴突变性相符合,导致复合肌肉动作电位和感觉神经动作电位幅度的减少。尽管有一些病例报告认为NMBA是导致上述紊乱的原因,但前瞻性研究还未证实NMBA、类固醇激素和CIP间的关系。然而,NMBA引起重症患者的神经和肌肉损伤是有依据的。在没有更多

表25.4

ICU 患者的衰弱:病因和综合征[a]

应用神经肌肉阻断剂后恢复时间延长(继发于母体药物,药物代谢产物,或药物相互作用)
重症肌无力
伊顿-兰伯特综合征
肌营养不良症
吉兰-巴雷综合征
中枢神经系统损伤或病变
脊髓损伤
类固醇肌病
线粒体肌病
人类免疫缺陷病毒相关肌病
危重病性肌病
废用性萎缩
危重病性多发性神经病
严重的电解质的毒性(例如,高镁血症)
严重的电解质缺乏(例如,低磷血症)

[a] 经许可可引自Murray MJ, Cowen J, DeBlock H, et al: Clinical practice guidelines for sustained neuromuscular blockade in the adult critically ill patient. *Crit Care Med* 30(1): 142, 2002.

前瞻性研究能明确该类药物对危重患者的安全性之前,应尽可能避免使用NMBA[34](见第180章)。

危重病肌病(CIM)

CIM可以作为合并症出现,也可以独立发生;包含如下几种危重病肌病的情形如今被认为是同一综合征的部分表现;如急性四肢瘫痪性肌病、危重症肌病、急性皮质类固醇肌病、急性氢化可的松肌病、重症哮喘肌病、急性皮质类固醇肌病和泮库溴铵相关性肌病[35]。该综合征的主要特点是肌肉的弥漫性松弛,包括所有肢体肌肉和颈屈肌,常累及面部肌肉和膈肌。CIP会导致脱机困难。这种综合征相比CIP,更难以明确诊断,诊断评估该综合征包括电生理检查、肌肉活检、实验室检查(血浆肌酸激酶水平)。没有确切的证据表明其病因是使用NMBA,而通常认为是使用NMBA是多因素病因的一部分。不过ICU里CIP和CIM较高的发生率与NMBA在ICU内频繁使用有关[36]。

最近Latronico等人研究了CIP和CIM是否增加住院死亡率的问题[37]。有限的数据表明,CIP增加了ICU和住院危重患者的死亡率,并且CIP和CIM似乎在急诊入院患者中发病率更高[37]。

总 结 和 建 议

虽然目前没有足够的证据来明确使用NMBA和危重患者的死亡率之间的关系,在ICU中使用这类药物前,需要谨慎评估风险和效益。最近一项前瞻性研究表明,在对急性呼吸窘迫综合征早期的患者应用顺阿曲库铵可以提高患者生存率,并不增加ICUAW发生率[38]。然而,还需要更多的前瞻性数据来明确ICU中,NMBA的适应证,药物的选择和使用剂量。临床和门诊医生应警惕,联合使用CIM样类固醇药物和氨基糖苷类抗生素会增加CIP和CIM的风险。上下运动神经元病变或烧伤的患者,琥珀酸胆碱增加高钾血症的风险,在ICU中应尽可能避免使用。对于ICU患者的NMBA使用建议,详见表25.5。

表25.5
对应用神经肌肉阻滞剂的ICU患者的管理建议

1. 研究、实践、并记录用于管理和检测神经肌肉阻滞剂NMBA的标准方法
2. 应在优化呼吸机设置和镇静镇痛处理的基础上使用神经肌肉阻滞剂
3. 建立神经肌肉阻滞的适应证及临床目标,并进行评估,至少每天1次
4. 在患者特性的基础上选择最适合的神经肌肉阻滞剂
    A. 使用泮库溴铵、多杀氯胺或其他适合的药物进行间歇性神经肌肉组织治疗已达到临床目标
    B. 如果需要持续用药,并且存在肝肾功能障碍时,选择阿曲库铵或顺式阿曲库铵,避免使用维库溴铵
5. 在最短时间内(可能的话<48 h)使用最低有效剂量,特别是在联合使用糖皮质激素的情况下
6. 在进行神经肌肉组织期间应用足够的镇痛和(或)镇静药物,并作临床监测,可能的话,可使用双频阵列EEG
7. 系统地预测和预防并发症,包括眼部护理、精确定位、物理治疗和预防DVT形成
8. 避免使用影响神经肌肉阻滞剂作用的药物。及时识别和管理影响神经肌肉阻滞剂作用的因素
9. 根据临床目标来调整神经肌肉阻滞剂的用量(如,患者-呼吸机同步、呼吸暂停或完全瘫痪状态)
10. 周期性地(即至少每天1～2次)进行神经肌肉阻滞剂的减量,如果临床条件允许,最好是暂停用药(药物假期),以确定是否还需进行神经肌肉阻滞,并行物理和神经系统检查
11. 在神经肌肉阻滞剂稳定维持和(或)减量期间,应定期对自主呼吸、肢体运动和(或)DTR的存在进行临床评估和记录
12. 对于接受维库溴铵和(或)深度神经肌肉阻滞(呼吸抑制或完全阻滞)的患者,应定期(即每4～8 h)进行TOF测试(四个成串刺激)并作记录,同时调整剂量达到对1次以上的刺激出现反应。应对所有患者进行TOF监测

DTR: 深肌腱反射; DVT: 深静脉血栓; EEG: 脑电图; TOF: 四个成串刺激。经许可改编自Gehr LC, Sessler CN: Neuromuscular blockade in the intensive care unit. *Semin Respir Crit Care Med* 22:175, 2001.

◇ 参 ◇ 考 ◇ 文 ◇ 献 ◇

[1] Murray MJ, Cowen J, DeBlock H, et al: Clinical practice guidelines for sustained neuromuscular blockade in the adult critically ill patient. *Crit Care Med* 30(1):142–156, 2002.

[2] Arroliga A, Frutos-Vivar F, Hall J, et al: Use of sedatives and neuromuscular blockers in a cohort of patients receiving mechanical ventilation. *Chest* 128(2):496–506, 2005.

[3] Naguib M, Flood P, McArdle JJ, et al: Advances in neurobiology of the neuromuscular junction: implications for the anesthesiologist. *Anesthesiology* 96:202, 2002.

[4] Taylor P: *Agents Acting at the Neuromuscular Junction and Autonomic Ganglia*. 10th ed. New York, McGraw-Hill, 2001.

[5] Pantuck EJ: Plasma cholinesterase: gene and variations. *Anesth Analg* 77(2):380–386, 1993.

[6] Wadbrook PS: Advances in airway pharmacology. Emerging trends and evolving controversy. *Emerg Med Clin North Am* 18(4):767–788, 2000.

[7] Eastwood NB, Boyd AH, Parker CJ, et al: Pharmacokinetics of 1R-cis 1'R*cis* atracurium besylate (51W89) and plasma laudanosine concentrations in health and chronic renal failure. *Br J Anaesth* 75(4):431–435, 1995.

[8] Newman PJ, Quinn AC, Grounds RM, et al: A comparison of cisatracurium (51W89) and atracurium by infusion in critically ill patients. *Crit Care Med* 25(7):1139–1142, 1997.

[9] Wright PM, Caldwell JE, Miller RD: Onset and duration of rocuronium and succinylcholine at the adductor pollicis and laryngeal adductor muscles in anesthetized humans. *Anesthesiology* 81(5):1110–1115, 1994.

[10] Conway EE, Jr: Persistent paralysis after vecuronium administration.*NEngl J Med* 327(26):1882, 1992.

[11] Reeves ST, Turcasso NM: Nondepolarizing neuromuscular blocking drugs in the intensive care unit: a clinical review. *South Med J* 90(8):769–774, 1997.

[12] Basta SJ, Savarese JJ, Ali HH, et al: Clinical pharmacology of doxacurium chloride. A new long-acting nondepolarizing muscle relaxant. *Anesthesiology* 69(4):478–486, 1988.

[13] Fisher DM, Reynolds KS, Schmith VD, et al: The influence of renal function on the pharmacokinetics and pharmacodynamics and simulated time course of doxacurium. *Anesth Analg* 89(3):786–795, 1999.

[14] Atherton DP, Hunter JM: Clinical pharmacokinetics of the newer neuromuscular blocking drugs. *Clin Pharmacokinet* 36(3):169–189, 1999.

[15] McManus MC: Neuromuscular blockers in surgery and intensive care, Part 2. *Am J Health Syst Pharm* 58(24):2381–2395, 2001.

[16] Naguib M: Sugammadex: another milestone in clinical neuromuscular pharmacology. *Anesth Analg* 104(3):575–581, 2007.

[17] Lee C, Jahr JS, Candiotti KA, et al: Reversal of profound neuromuscular block by sugammadex administered three minutes after rocuronium: a comparison with spontaneous recovery from succinylcholine. *Anesthesiology* 110(5):1020–1025, 2009.

[18] Rex C,Wagner S, Spies C, et al: Reversal of neuromuscular blockade by sugammadex after continuous infusion of rocuronium in patients randomized to sevoflurane or propofol maintenance anesthesia. *Anesthesiology* 111(1):30–35, 2009.

[19] Abrishami A, Ho J, Wong J, et al: Sugammadex, a selective reversal medication for preventing postoperative residual neuromuscular blockade. *Cochrane Database Syst Rev* (4):CD007362, 2009.

[20] Booij LH: Neuromuscular transmission and its pharmacological blockade. Part 2: Pharmacology of neuromuscular blocking agents. *Pharm World Sci* 19(1):13–34, 1997.

[21] Nasraway SS Jr, Wu EC, Kelleher RM, et al: How reliable is the Bispectral Index in critically ill patients? A prospective, comparative, single-blinded observer study. *Crit Care Med* 30(7):1483–1487, 2002.

[22] Schneider G, Heglmeier S, Schneider J, et al: Patient State Index (PSI) measures depth of sedation in intensive care patients. *Intensive Care Med* 30(2):213–216, 2004.

[23] Vivien B, Di Maria S, Ouattara A, et al: Overestimation of Bispectral Index in sedated intensive care unit patients revealed by administration of muscle relaxant. *Anesthesiology* 99(1):9–17, 2003.

[24] Naguib M, Lien CA: Pharmacology of muscle relaxants and their antagonists, in Miller RD (ed): *Miller's Anesthesia*. 6th ed. New York, Churchill Livingstone, 2005.

[25] Baumann MH, McAlpin BW, Brown K, et al: A prospective randomized comparison of train-of-four monitoring and clinical assessment during continuous ICU cisatracurium paralysis. *Chest* 126(4):1267–1273, 2004.

[26] Rudis MI, Sikora CA, Angus E, et al: A prospective, randomized, controlled evaluation of peripheral nerve stimulation versus standard clinical dosing of neuromuscular blocking agents in critically ill patients. *Crit Care Med* 25(4):575–583, 1997.

[27] Strange C, Vaughan L, Franklin C, et al: Comparison of train-of-four and best clinical assessment during continuous paralysis. *Am J Respir Crit Care Med* 156(5):1556–1561, 1997.

[28] Stevens RD, Marshall SA, Cornblath DR, et al: A framework for diagnosing and classifying intensive care unit–acquired weakness. *Crit Care Med* 37[10 Suppl]:S299–S308, 2009.

[29] Vincent JL, Norrenberg M: Intensive care unit–acquired weakness: framing the topic. *Crit Care Med* 37[10 Suppl]:S296–S298, 2009.

[30] Bolton CF: Neuromuscular manifestations of critical illness. *Muscle Nerve* 32(2):140–163, 2005.

[31] Larsson L, Li X, Edstrom L, et al: Acute quadriplegia and loss of muscle myosin in patients treated with nondepolarizing neuromuscular blocking agents and corticosteroids: mechanisms at the cellular and molecular levels. *Crit Care Med* 28(1):34–45, 2000.

[32] Kindler CH, Verotta D, Gray AT, et al: Additive inhibition of nicotinic acetylcholine receptors by corticosteroids and the neuromuscular

blocking drug vecuronium. *Anesthesiology* 92(3):821-832, 2000.

[33] Berek K, Margreiter J, Willeit J, et al: Polyneuropathies in critically ill patients: a prospective evaluation. *Intensive Care Med* 22(9):849-855, 1996.

[34] Latronico N, Fenzi F, Recupero D, et al: Critical illness myopathy and neuropathy. *Lancet* 347(9015):1579-1582, 1996.

[35] Lacomis D, Zochodne DW, Bird SJ: Critical illness myopathy. *Muscle Nerve* 23(12):1785-1788, 2000.

[36] Lacomis D, Petrella JT, Giuliani MJ: Causes of neuromuscular weakness in the intensive care unit: a study of ninety-two patients. *Muscle Nerve* 21(5):610-617, 1998.

[37] Latronico N, Shehu I, Seghelini E: Neuromuscular sequelae of critical illness. *Curr Opin Crit Care* 11(4):381-390, 2005.

[38] Papazian L, Forel J-M, Gacouin A, et al: Neuromuscular blockers in early acute respiratory distress syndrome.*NEngl J Med* 363(12):1107-1116, 2010.

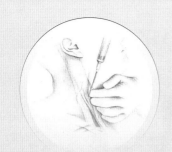

第 26 章
ICU 的肾替代治疗
Renal Replacement Therapy in the Intensive Care Unit

GLENN KERSHAW, MATTHEW J. TRAINOR AND PANG-YEN FAN　张慧芳 译，王瑞兰 审校

简　介

急重病患者常常会出现肾脏功能的快速恶化，造成严重后果。在监护室病房（ICU）患者中急性肾损伤（AKI）的发生率高达70%，而发生AKI的患者病死率是其他ICU患者的2倍。普通治疗不能解决AKI并发的代谢紊乱和容量过负荷情况，这时肾替代治疗（RRT）至关重要。此外，肾脏病末期（ESRD）的患者住院率高，尤其是因心血管疾病和感染而住院的患者，通常需要包括RRT在内的ICU监护治疗。

为AKI的ICU患者提供透析治疗已有近50年的历史。尽管在技术上有了很大进步，但是透析患者的死亡率仍然居高不下（40%～60%），这在很大程度上与病情严重程度及非肾源性的器官功能障碍有关，而多器官系统衰竭（MOSF）是目前AKI患者死亡的主要原因。越来越多的证据表明，急性肾损伤会对远处的器官造成损害，而RRT则可以阻止MOSF的发生[1]。

目前RRT治疗的目标已不仅是纠正代谢紊乱和容量过负荷，还包括易化营养支持及药物治疗、优化容量状况，甚至促进其他脏器功能的恢复。治疗策略也从被动变为主动，形成早期开始透析的趋势。例如，随着容量过负荷会增加死亡率而容量控制可以改善预后的观点越来越被认可[2-4]，RRT在预防容量过负荷上的应用也愈加广泛。肾脏支持治疗的一个重要原理是肾功能的"供需失衡"。危重病患者对肾脏功能的"需求"增加，患者的高分解代谢状态和强化的营养支持产生更多的溶质，而在接受药物、血制品、肠内外营养以及容量复苏时，又摄入了大量的液体。高溶质和容量负荷带来的压力足以击垮即使轻微受损的肾脏。此外，受AKI影响的肾脏在功能"供给"上本已受限，微弱的血流动力学和内、外源性压力因素又会进一步降低肾功能，拉大"供需失衡"。RRT能够提高受损肾脏的功能，使其可以满足机体在高溶质容量状态下的需求，从而维持肾功能的供需平衡[5]。

透析技术清除溶质和容量的原理

透析治疗中，溶质和血浆中的水分需要穿过分隔血液和透析液的半透膜。在间歇性血透（IHD）和持续肾替代治疗（CRRT）时，溶质和水分的移除在一个称为血滤器或血透器的盒子中进行，如图26.1所示。腹膜透析（PD）时，腹膜等同于一个半透膜，将腹腔中的透析液和肠系膜血管中的血液分隔开。半透膜的属性（例如厚度和孔径大小）决定了血液和透析液之间转移分子的大小及转运速率。

RRT可通过弥散作用或对流作用清除溶质及水。弥散作用指溶质顺浓度梯度转运，即从高浓度区转移

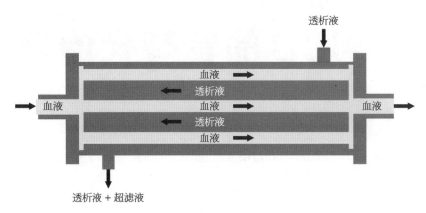

图26.1 图为中空纤维透析器示意图。血液进入血滤器,通过中空纤维,经另一端排出。透析液从侧孔进入,沿血流的反方向围绕充满血液的纤维流动,结合超滤液后,从靠近血流入口端的侧孔排出。

到低浓度区;相反地,水会从低渗区转移至高渗区。溶质分子具有动能可以在溶液中运动,它们之间的相互碰撞及与水分子碰撞形成溶质在溶液中的均匀分布。透析就是经半透膜的弥散作用。当运动中的溶质分子遇到足够大的半透膜小孔时,就会穿过半透膜到达对面的区域。在膜孔大小都合适的情况下,运动速度快的小分子较大分子更容易被清除。溶质浓度高的区域中,溶质分子和半透膜碰撞的概率大,穿过的概率也大。水分子也容易穿过半透膜到达高渗区。大量水分子转运将携带溶质穿过半透膜,这种现象被称作容积牵拉作用。静态体系中,当相邻区域的溶质浓度达到平衡时,净转运(透析)速率为零。在RRT过程中,血液和透析液持续地补充进血滤器以维持高浓度梯度,从而最大化地转移溶质和水。

对流作用指溶质分子由于静水压梯度的驱动而经半透膜转移。这些小分子溶质通过溶剂牵拉作用和水分子一起穿过小孔。半透膜就像一个筛子,阻止超过孔径的分子穿过。所有小于孔径的溶质分子均与其浓度成比例地移除。这种液体的对流移除,称为血液滤过,也称超滤。由于水分和溶质成比例去除,因此这种技术不改变血浆中小分子溶质的浓度[血尿素氮(BUN)、肌酐、电解质、葡萄糖]。相比之下,血液中的大分子物质(白蛋白)和有形成分(血细胞比容)不能通过半透膜的小孔,因此浓度会增加。所以,除了缺乏大分子物质例如白蛋白,滤过液(通常称作超滤液)的化学成分几乎与血浆相同。对流原理的RRT对中等及大分子的清除能力较弥散原理的RRT强。

透析模式概述

不同透析模式基本特点见表26.1。

间歇性血液透析

在美国,间歇性血液透析(IHD)是大多数稳定性末期肾脏病(ESRD)患者的标准RRT形式。IHD时,血液经过透析机和血透器循环后返还到患者体内。通过弥散(主要用于溶质清除)和对流(主要用于超滤)作用高效快速地清除溶质和溶液,但需要专业的设备及经过培训的员工。血液和透析液均高流量地泵入血透器。透析液流向和血流方向相反,以维持整个透析过程中最大浓度梯度(图26.1)。溶质通过纤维的弥散是双向的。尿素、肌酐和钾从血液中转移到透析液中,而透析液中的碳酸氢盐和钙弥散到血液中(图26.2)。

标准透析机也可单独进行超滤,可移除溶液,但对血浆中的化学成分影响不大。在超滤过程中,血透机的滤过器中仅泵入血液,不泵入透析液。这使滤过膜两侧形成一定的静水压梯度,因此也经过

表26.1

透析模式

技 术	透 析 器	物理原理
血液透析		
IHD	血液透析器	弥散作用（溶质清除）和对流作用（溶液清除）同时发生
UF	血液透析器	对流作用（溶液清除，有限的溶质清除）
CRRT		
SCUF	血液滤过器	对流作用（溶液清除，有限的溶质清除）
CAVH	血液滤过器	对流作用（溶液清除和溶质清除）
CAVHD	血液滤过器	弥散作用为主，伴有部分对流作用
CAVHDF	血液滤过器	弥散作用和对流作用同时作用
CVVH	血液滤过器	对流作用（溶质清除和溶液清除）
CVVHD	血液滤过器	弥散作用为主，伴有部分对流作用
CVVHDF	血液滤过器	弥散作用和对流作用同时作用
腹膜透析		
CAPD	无	弥散作用为主，伴有部分对流作用
CCPD	无	弥散作用为主，伴有部分对流作用

CAPD：持续非卧床腹膜透析；CAVH：持续动脉静脉血液滤过；CAVHD：持续动脉静脉血液透析；CAVHDF：持续动脉静脉血液透析滤过；CCPD：持续循环腹膜透析；CRRT：持续肾替代治疗；CVVH：持续静脉静脉血液滤过；CVVHD：持续静脉静脉血液透析；CVVHDF：持续静脉静脉血液透析滤过；IHD：间歇性血液透析；SCUF：缓慢持续性超滤；UF：超滤。

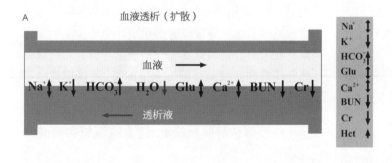

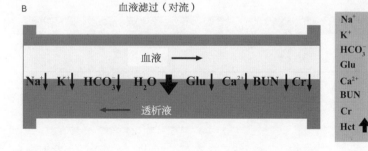

图26.2 血透和血滤中溶质和水分的跨膜转移。血清化学成分及血细胞比容的净效应见右侧框格。A. 血透中溶质的大量转移和相对少量的水转移。透析后，血液中的化学成分发生显著改变，而血细胞比容轻度升高。B. 血滤中水大量清除和伴随的溶质清除。由于溶质的清除与血浆浓度成比例，因此滤过后血浆的化学成分不变，而因滤过分数高，血细胞比容明显升高。详见正文。

对流作用去除液体。但是，没有透析液也就没有弥散作用清除溶质。当容量过负荷是患者的唯一问题时，常单独使用超滤。

溶质的清除可以通过改变血透器的尺寸和半透膜、血液和透析液流量以及透析时间进行调整。

溶液的清除可以通过改变血滤器中血液和透析液间的静水压的梯度进行调整，这一过程由透析机自动完成。尽管这项技术在ICU中普遍使用，但是溶质和溶液的快速移除会造成血流动力学不稳定，因此对危重患者或许并不适用。标准的IHD治疗为每周3～4次，每次数小时。而由于人力和资源的需求量大，受医院职工和开销的限制，此技术无法广泛地开展。

腹膜透析

腹膜透析（PD）是美国约5%～10%的ESRD患者的主要RRT形式。PD时，透析液缓慢注入腹腔，通过弥散作用，溶质和溶液进入透析液，并定期引流和更换新的透析液。通过改变透析液容量或留腹时间（透析液更换的间隔）调整溶质的清除。在保证透析液注入和引流之间有足够的时间实现经腹膜弥散的情况下，频繁更换透析液可增强溶质的清除。以高浓度的葡萄糖保持透析液的高渗性，实现容量清除。渗透梯度使血液中的水进入腹腔，并通过溶剂牵拉作用实现部分溶质的清除。液体的清除则可以通过改变透析液葡萄糖含量来进行调整。

PD在白天可经一系列手动更换透析液完成（慢性非卧床腹膜透析或CAPD），或者在夜间使用腹透机（循环机）自动更换透析液（持续循环腹膜透析或CCPD）。对CAPD而言，每4～6 h更换一次透析液，夜间留腹时间则更长。对CCPD而言，夜间通常2～3 h更换一次透析液，白天腹腔通常是空的或仅留一小部分透析液（有时称作"缓冲垫"）。

PD的效率较IHD差很多，但是由于溶质和溶液逐步转移，因此血流动力学耐受性较好。在ICU中，PD通常用于已经以此方式维持的ESRD患者。而AKI的患者通常不予PD治疗，因为建立透析通路的技术困难（后文详述），而且溶质清除效率低。此外，对于氧合功能受损的患者，尤其在伴有腹胀和肠梗阻的情况下，向腹腔内注入1～2 L透析液也会影响患者的通气功能。

持续性肾替代治疗

持续性肾脏替代治疗（CRRT）围绕着不同的透析模式展开，这些透析模式在溶质清除和治疗时间上存在差异，但共同特点是在一段较长的时间里缓慢地清除溶质和容量，而不能像IHD在3～4 h内实现快速清除。尽管效率不如IHD高，但是CRRT清除率较PD高出很多。与PD类似，CRRT较IHD血流动力学耐受性好，因为溶质和容量的清除是逐步进行的。这些透析模式需要密切监护并在ICU病房中进行，在危重病领域得到广泛应用。CRRT可通过许多方式操作，具体在后文阐述。各种CRRT系统的运行参数见表26.2，回路设计图示见图26.3。

持续动静脉血液滤过、血液透析和血液透析滤过

CRRT应用之初使用动静脉（AV）系统，动静脉系统依靠动静脉循环的压力差驱动跨滤过膜的超滤作用。但是，由于动脉压的波动，使溶质清除速率及滤过速率不能保持在稳定的水平。此外，AV系统还需要在股动脉长期留置大口径动脉导管。随着双腔静脉导管和高级泵驱静脉系统的发展，该模式已不再受推崇。

持续静脉静脉血液滤过、血液透析和血液滤过透析

在CRRT中，溶质清除可通过对流、弥散或者两

表26.2

不同RRT模式比较

	IHD	SLED	SCUF	CVVH[a]	CVVHD[a]	CVVHDF[a]
血流速度（mL/min）	250～400	100～200	<100	200～400	100～200	100～200
透析液速度（mL/min）	500～800	100	0	0	17～34	17～34
滤、过液（L/d）	0～4	0～4	0～4	48～96	0	24～48
置换液（L/d）	0	0	0	46～94	0	23～44
流出饱和度（%）	15～40	60～70	100	100	85～100	85～100
溶质清除方式	扩散	扩散	对流	对流	扩散	扩散和对流
持续时间（h）	3～5	8～12	可变	>24	>24	>24

[a] 在没有血液泵的情况下，动静脉回路可用于提供持续治疗（CAVH, CAVHD, CAVHDF）。
IHD：间歇性血液透析；CVVH：持续静脉静脉血液滤过；CVVHD：持续静脉静脉血液透析；CVVHDF：持续静脉静脉血液透析滤过；RRT：肾替代治疗；SCUF：缓慢持续超滤；SLED：持续低效透析。

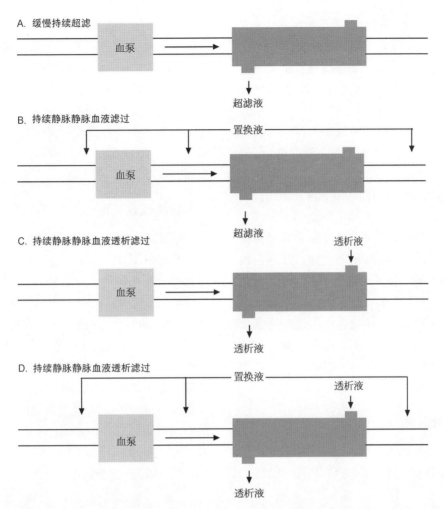

图26.3　不同CRRT结构示意图。A. SCUF（缓慢持续超滤）。血液泵产生跨膜压梯度生成超滤液。B. CVVH（持续静脉静脉血液滤过）。生成大容量超滤液，置换液在血液泵之前、血滤前或血滤后输入。C. CVVHD（持续静脉静脉血液滤过）。透析液泵入后经血滤器产生弥漫性溶质清除。D. CVVHD（持续静脉静脉血液透析滤过）。此系统同时使用了输入置换液的高滤过作用和血液透析作用。

者的结合实现。持续静脉静脉血液滤过（CVVH）仅使用对流原理，通过泵系统驱动血液通过血滤器，生成超滤液的速率为1～4 L/h。和IHD相比，CVVH的血流速度通常较慢，而且不使用透析液。溶质的清除是用不含该溶质（如尿素和钾）的置换液代替大量超滤液，输入患者体内而实现的。溶质和溶液的清除可通过改变超滤速度和置换液（RF）注入速度来调整。注入置换液可在保持体液平衡的同时，经稀释作用降低血浆中该溶质的浓度。透析器回路中，置换液可在滤过前或滤过后注入（图26.3）。

基于弥散原理的技术，例如持续静脉静脉血液透析（CVVHD），包括双重泵系统，分别驱动血液和透析液经过血滤器。透析液和血液流速较IHD慢很多。由于透析液的注入降低了血滤器的跨膜压力梯度，因此CVVHD较CVVH产生的超滤液少（2～5 L/d）。

与IHD类似，CVVHD中溶质的跨膜弥散是双向的（图26.2）。CVVHD不使用任何置换液。在CVVHD中，透析液经滤过器的流向和血液方向相反，而透析液的流速（1～2 L/h=17～34 mL/min）要比血液速度（100～200 mL/min）慢很多。这种差异使血浆中的尿素可以在膜两侧充分实现平衡，使透析液达到饱和。

对所有模式的CRRT而言，流出容量（Q_{ef}）和溶质清除直接相关，也是确保剂量充足的治疗目标。流出容量是滤过的产物，包含CVVH中的超滤液，CVVHD中的"用过的"（即达到滤过平衡的）透析液，以及持续静脉静脉血液透析滤过（CVVHDF）中超滤液和透析液的结合。在CVVH中，由于尿素自由滤过，因此在超滤液和血浆浓度相等。因此，48 L超滤液（流出液）代表48 L血浆中的尿素被完全清除。与此类似，在CVVHD中，流出液（即用过的透析液)中尿素达到饱和。每流出1升透析液就代表着有1升血浆中的尿素被完全清除。在弥散系统中,当透析液流速慢时(1~2 L/h),血液流速对溶质清除率的影响较小,但是当透析液流速增加时,血液流速对溶质清除率的影响也会上升。

CVVHDF技术将弥散和对流融入同一个操作中。透析液以1~2 L/h的速度注入透析机,促进高滤过速度(1~2 L/h)下的对流清除,同时输入置换液用来抵消高速滤过的体液流失。历史上,CVVHDF技术的发展是为了克服老式CRRT仪器对于清除率的限制。老式CRRT技术既限制透析器中血液流速,也限制透析液流速;而现在的CRRT设备输送血液的速度可达400 mL/min,输送透析液的速度可达10 L/h。大口径(13 F)的导管越来越多地被用来支持高流量系统。这些进步使得相对简易的CVVH或CVVHD系统也能产生高容量的超滤液,同时也就给CVVHDF的价值打上了问号。

缓慢持续性超滤

在缓慢持续性超滤(SCUF)中,泵系统将流经血滤器的血流速度维持在较低水平(通常≤100 mL/min),也将超滤液的生成速度维持在较低水平(通常100~300 mL/h)。由于这种模式中水分和溶质成比例清除,因此仅提供了容量清除而不改变血浆中的化学成分。和其他模式的CRRT相比,SCUF是一种低强度的护理操作,一般用于严重的容量过负荷但血浆化学成分水平仍在可接受范围内的情况下。SCUF通常作为IHD的辅助治疗措施,用于血流动力学稳定而容量过负荷的患者。

持续低效透析

杂合式肾替代治疗采用CRRT的理念,在一段时间内长期但不持续地进行血液透析,通过延长时间增加小分子的清除。持续低效透析(SLED)较IHD血流动力学耐受好,不仅可以在标准血透机上操作,也可在CRRT机器上操作。SLED利用较低的血流速度(100~200 mL/min)和透析液速度(100 mL/min),在8~12 h内实现充足的溶质弥散清除和容量对流清除。在标准血透机上操作SLED可扩展这些设备的临床用途,通常需要受过培训的透析护士,但ICU的护士也可以在CRRT机上操作SLED。目前还没有研究比较SLED与IHD,以及SLED与CRRT在对患者预后影响的差异。

肾替代治疗技术的注意事项

抗 凝

血液滤过。由于液体经超滤清除液体后透析机远端血液浓缩,因此血滤机的纤维束容易形成血栓。当滤过分数(FF,即被滤过的血浆比例)增加时,形成纤维束血栓的风险也增加。FF可由以下公式计算得:

$$FF = 超滤速率 / 血浆流量$$
$$= 超滤速率 / [血液流量 \times (100-Hct)]$$

因此,超滤速率越高,尤其是伴随低血液流速时,容易形成滤器血栓。当FF>20%时,血滤效果差,滤器血栓形成的风险急剧增加。血流速度越快,液体清除率越高,因为血液通过血滤器时间短,血液浓缩程度受限制。

血液透析通常可以不用抗凝,较快的血流速度保证了充分的溶质清除和超滤液生成,同时透析器内血栓形成风险也小[6]。但是,不用抗凝剂的IHD则需要频繁使用生理盐水冲洗血透器,以保持纤维管通畅,因此也较标准的IHD更耗费人力。此外,浓缩红细胞的输注不能经透析环路的动脉端进行,如果这样会导致血透器中血细胞比容增加,引起透析器凝血。

然而,CRRT时血流速度普遍偏慢,超滤率很高,尤其是CVVH,因此滤过器血栓是重要问题。"前稀释血滤"的方法指在CRRT环路的滤过器前注入置换液,通过稀释降低血细胞比容,因此可以在不影响滤过器使用寿命的情况下实现更高的超滤率。但是,滤过前注入置换液也稀释了血液中的溶质浓度,降低了清除效率。在这个方法中,目的流出量需增加25%来抵消稀释效应对清除效率的影响。CRRT的其他参数如血流量和超滤速率也必须相应地调整,以代偿清除效率的下降。

抗凝通常使用普通肝素,在CRRT中对保持血滤器的通畅十分重要,尤其是对于应用对流原理的CVVH。应用普通肝素时,先使用1 000～2 000 U的初始剂量,再以约10 U/(kg·h)的速度持续输注,保持血液环路静脉端的部分凝血活酶时间为正常值的1.5～2倍。然而,输注肝素确实会造成某些系统性抗凝,禁用于存在活动性出血以及肝素诱导的血小板减少症(HIT)患者。

尽管低分子肝素在理论上有优势,但是RRT中并没有发现其与普通肝素相比在有效性和安全性方面的显著优势[7]。此外,低分子肝素费用更高,而且更难监测其抗凝效应。

对于存在活动性出血的患者,可以选择CRRT中局部抗凝。柠檬酸盐局部抗凝被广泛应用,而且已成为许多医学中心的主要抗凝方式。柠檬酸盐经CRRT环路的动脉支注入,通过螯合凝血瀑布中的关键成分钙离子,从而预防滤器血栓形成。从环路的静脉支补充氯化钙可以恢复人体正常的钙离子水平。这一方法减少了出血的风险,保持了血滤器的通畅[8]。此外,柠檬酸盐也可用于HIT的患者。

在上述治疗中,必须密切监测患者血清钙和离子钙水平,尤其是对于严重肝功能异常的患者,应同时合理调整钙的输入。柠檬酸盐经肝脏代谢为碳酸氢盐,会引起代谢性碱中毒。肝衰竭时,柠檬酸盐堆积造成血清钙浓度升高,而离子钙水平降低,表明循环中与柠檬酸盐结合的钙增多。常用于此种抗凝的柠檬酸钠溶液也可能造成高钠血症。

其他局部抗凝方法,如前列环素或用鱼精蛋白拮抗肝素,成功率均不高。前列环素是花生四烯酸代谢物,半衰期仅3～5 min,可抑制血小板聚集。但是它会引起血管舒张,同时和低血压相关,且费用高昂。鱼精蛋白可结合并中和肝素,但是输注技术复杂,而且可能和反弹性出血有关。

腹膜透析则无需抗凝,但是腹腔内纤维蛋白会堵塞透析导管。如果在透析液中观察到纤维蛋白凝块,则应连续数天在每袋腹透置换液中加入肝素(1 000 U)。肝素在腹腔内不吸收,不会造成全身抗凝。

血流速度

标准透析器中最大的尿素清除率要求通过血滤器的血流速度达到大约400 mL/min。然而,终末期肾病患者开始血液透析时,血流量从200～250 mL/min开始,经过几次透析逐步增加。低血流量限制了透析的效率,但也防止因溶质和水分快速转移造成的并发症,包括谵妄、癫痫发作以及呼吸困难,统称为失衡综合征。对于AKI的患者,可以立即使用高血流量(400 mL/min)透析,除非尿素氮长期显著升高(如超过3 d >100 mg/mL)。CRRT的血流速度100～400 mL/min不等,由于CRRT溶质和容量的清除效率比IHD低很多,所以失衡综合征并不常见。对基于弥散作用的CRRT方式,如CVVHD,透析液流速慢,使血液和透析液中溶质的浓度能充分达到平衡。因此,增加血流速度并不能引起此RRT模式下溶质清除率的显著增长。

透析液流速

透析液流速在大部分血透机上的设置是固定的或者调整范围有限(500～800 mL/min)。在IHD中,透析液的流速通常足够大,因此其改变对IHD清除率的影响相对很小。然而,CRRT中透析液流速要慢很多,故增加透析液流速可以显著增强溶质清除。因此在CRRT中透析液流速是实现足够清除率的重要可调控因素。在PD时,可通过增加透析液总量来提高清除率,而透析液总量的增加可以通过增加每次置换所用透析液量,或者增加置换频率实现。每次置换的最大容量受到腹部不适及对呼吸影响的限制,而且置换液量过大时会造成透析液经腹透导管通道漏出。因为留腹时间短限制了腹膜弥散过程,所以超过每2 h一次的置换频率并不继续增加溶质清除率。

透析膜

大多数血透机和血滤器都设计成包含有中空纤维的圆柱体,而这些纤维由半透膜组成(图26.1)。膜的表面积大小取决于这些纤维的数量和长度。膜的表面积影响溶质的清除和超滤。半透膜的大小或表面积随血透机或血滤机的模型不同而异。体形大的或需要高溶质清除率的患者会使用更大的透析设备。儿童通常需要特殊的小型血滤器。

血滤器膜可由无机材料、人工合成材料（如聚砜类、聚丙烯硝酸）或纤维素材料（如纤维素膜）组成。在体外，血液接触纤维素膜导致补体激活和白细胞黏附，这些膜被归类为非生物相容性膜。人工合成膜则是惰性的，归类为生物相容性膜。一项具有重大影响的随机试验指出，透析中使用生物相容性膜的AKI患者，其生存率和恢复速度更高[9]。这一结论在后续试验和meta分析中受到质疑[10]。目前的纤维素膜都声称具有生物相容性，参与活化补体的部分（羟基）被深埋在膜中。但尽管如此，我们推荐AKI患者使用专门合成的生物相容的透析器。费用方面，合成膜和纤维素膜之间的差别很小。

孔隙的尺寸决定了跨膜分子通量的大小。低通量（小孔隙）膜可以清除小分子物质（尿素、钾和肌酐），但对于分子量较大的有毒性的"中等分子"则不能清除。高通量膜（大孔隙）膜可以清除中等分子，如β_2微球蛋白和由AKI及MOSF产生的炎性细胞因子。高通量膜的理论优势在水质差的情况下会被抵消，大孔径膜会允许内毒素片段和其他水源性有害分子如重金属反向流入（从透析液到血液）患者体内。在高水质系统的前提下（美国通常可以实现），我们推荐使用高通量、大表面积、生物相容性的透析膜。

透析液成分

透析液由特定浓度的钠、钾、碳酸氢盐、钙、氯、葡萄糖和镁等构成。IHD和PD中透析液的标准浓度和调节范围参照表26.3。IHD中，氯、葡萄糖和镁浓度一般是固定的。一般透析液钠浓度为140 mEq/L，但在IHD的早期为了预防低血压，透析液中使用的钠浓度更高些（148～150 mEq/L）。透析液中的高钠浓度（148～150 mEq/L）使钠离子扩散到血浆中，在血浆尿素和其他小分子溶质被快速跨膜清除时保持了渗透压稳定，防止水分急性胞内转移引起的血浆容量骤然下降。而在之后的透析过程中，当尿素的转移进行较慢时，透析液（血清）中钠浓度可调回正常水平（140 mEq/L），防止患者出现高钠血症。这种钠制式（或可调钠）原理是IHD过程中预防AKI患者发生低血压的主要措施之一。现在的透析机包含有多种钠调节模式。而在CRRT中，由于溶质和容量清除缓慢，因此不需要应用钠调节技术。

表26.3

血液透析和腹膜透析的透析液成

溶　质	范围（一般浓度）
间歇性血液透析	
Na^+	138～145 mEq/L（140）
K^+	0～4 mEq/L（2）
Cl^-	100～110 mEq/L（106）
HCO_3^-	35～45 mEq/L（35）
Ca^{2+}	1.0～3.5 mEq/L（2.5）
Mg^{2+}	1.5 mEq/L（1.5）
葡萄糖	0～200 mg/dL（200）
腹膜透析	
Na^+	132 mEq/L
K^+	0
Cl^-	96 mEq/L
乳酸	35 mEq/L
Ca^{2+}	2.5 或 3.5 mEq/L
Mg^{2+}	0.5 或 1.5 mEq/L
葡萄糖	1.5%，2.5% 或 4.25% g/dL

透析液钾浓度范围通常在2.0～4.0 mEq/L，保证血钾浓度在透析后平衡期以及之后的24 h内维持在正常范围。血钾浓度快速上升的患者最好每日接受IHD或者CRRT治疗，而不是隔日使用低钾透析液（1.0 mEq/L）的IHD，因为存在透析中低钾血症导致心律失常的风险。低钾的透析液常用于威胁生命的高钾血症，这种情况下需每小时检测血钾浓度，一旦浓度降低到警戒范围以下（<6～6.5 mEq/L）就应马上提高透析液钾浓度。透析液的钾浓度取决于患者透析前的血清钾浓度：

血清 K^+	<4.0	透析液 K^+	4.0
血清 K^+	4.0～5.5	透析液 K^+	3.0～3.5
血清 K^+	5.6～7.5	透析液 K^+	2.0
血清 K^+	>7.5	透析液 K^+	1.0

透析中使用的缓冲液现在统一使用碳酸氢盐。透析液中碳酸氢盐的浓度范围为33～35 mEq/L。更高浓度（40 mEq/L）的碳酸氢盐透析液一般用于严重酸中毒的患者，或接受低潮气量机械通气而产生允许性高碳酸血症的患者。

血透时的透析液中钙浓度为2.5 mEq/L。由于钙总量的50%与蛋白相结合，所以当总血清钙浓度为10 mg/dL时，血浆中可弥散钙或离子钙浓度接近2.5 mEq/L（10 mg/dL总钙=5 mg/dL离子钙=2.5 mEq/L离子钙）。由于AKI患者常见低钙血症，而纠正酸中毒可能进一步降低钙离子，因此有些专家推荐给AKI患者用高钙透析液（3.0～3.5 mEq/L）。高钙透析液可以用来纠正低钙血症，但应谨慎使用。在脓毒症动物模型中，钙超载会增加死亡率[11]。

　　CRRT有多种透析液和置换液可供使用，可以由医院药房或地方药房配制，或者作为商业备用溶液购买。CVVHD中使用的透析液成分可能和CVVH中使用的置换液成分一致。钾和钙的浓度按需选择。基础成分可以是碳酸氢盐、乳酸或者柠檬酸盐。后两者缓冲液可代谢为碳酸氢盐，可有效纠正绝大多数肝功能正常患者的酸中毒。

　　10年前，商业储备的乳酸盐缓冲液因其稳定性好、存放时间长而被广泛使用；而碳酸氢盐缓冲液不稳定，只能现配现用。现在，有很多商业储备的碳酸氢盐缓冲溶液可供选择，通过分隔输液袋中的碳酸氢盐和其他溶液，其保存时间延长。使用前将隔断打破将两者混匀即可。碳酸氢盐的血流动力学稳定性较乳酸盐好，同时也是肝衰竭患者可使用的缓冲液。此外，以柠檬酸盐为基础的置换液也被成功用于CVVH系统。

　　和IHD相比，腹膜透析液的成分相对固定。商业生产的溶液包装分为2 L和5 L，仅在葡萄糖成分上有区别（1.5%、2.5%以及4.25%的浓度）。艾考糊精是一种较葡萄糖吸收慢的多聚葡萄糖，已用于超滤差的患者[12]。必要时，可以在透析液中加入钾、胰岛素、甚至是一些特定的抗生素。

透析通路

　　建立和维持透析通路对于操作各种RRT是至关重要的。通路主要分两种：ESRD患者的永久性通路和AKI患者的暂时性通路。

动静脉内瘘和动静脉移植

　　对于行IHD的ESRD患者来说，永久性的透析通路的选择包括动静脉内瘘（AVF）、动静脉移植（AVG），或是较少使用的隧道式中心静脉导管（这将在本章后面提及）。AVF通常建立在上肢，直接将一条动脉与静脉相连。AVF必须"成熟化"，或者说是"动脉化"，即在高速血流作用下，动静脉内瘘吻合口的近端静脉逐渐扩张并增厚的过程。一旦成熟，在进行IHD时此AVF就可在1周内重复多次粗针置管。作为血液透析的最佳通路，AVF提供了高血流量（>500 mL/min）、耐用的长期血管通路、相对较低的血栓形成率和低感染风险。但是AVF需要很长的成熟时间（通常几个月），对AKI患者来说并不适用。另外，AVF无法承受长时间的置管，限制了其在CRRT中的使用。

　　AVG是一个合成移植物，通常由聚四氯乙烯组成，被用来连接动脉和静脉。当患者自身的静脉大小或质量不合格，且又无法成熟化为功能性AVF时，就需要用到AVG。虽然AVG的成熟时间只需几周，但也不能用于AKI，因为移植材料会在多次插管后受损，所以AVG的耐用性不如AVF。另外，AVG有更高的血栓形成率和感染率，因此也不能用于CRRT。

　　为保持AVF和AVG的通畅，接有透析通路的肢体应避免血压测量、静脉穿刺、收缩性敷料或止血带等操作。急性血栓形成也可能发生在低血压或低循环容量状态，而这两种情况在危重患者中是比较常见的。

腹膜透析导管

　　和IHD及CRRT不同，PD患者不需要建立血管通路，而是经PD导管注入和引流腹膜腔内的腹透液。针对ESRD的患者，有几种不同的腹透导管可供选择，但没有哪一种导管是优于其他的。大多数导管由硅树脂制成并有两个合成涤纶套，一个置于皮下，一个置于腹部筋膜下，这样可以防止导管的移位和感染。每个厂家生产的连接导管和透析液袋的接口都不同，因此需要使用适配器来帮助连接。这些导管在放置后的1～2周内通常不使用，目的是为了保证导管置入部位及导管隧道的愈合。过早使用会增加透析液渗漏和感染的风险。紧急情况下，可在低容量液体交换及患者处于仰卧位的时尝试早期使用永久性置管。

　　当AKI的患者需要建立通路时，可以在床旁放置无涤纶套导管并立刻投入使用。但这一操作很少用到，只有在特殊情况下使用，且必须由经验丰富的操作人员进行，因为存在肠穿孔或器官刺破的风险。急性导管只能使用3天，3天之后腹膜炎的发生率急剧上升。发生腹膜炎时必须移除导管，并重新在不同的部位进行新的置管。

导管

　　大多数AKI患者是通过放置临时中心静脉导管

完成透析的。这些导管分为两类，临时无涤纶套非隧道式导管和长期带涤纶套隧道式导管，但都是大管径（12～15 French）以及双腔设计。临时导管通常由聚氨酯制成，它在室温下相对坚硬，而在人体温度下较柔软。对需要紧急透析的患者，临时置管可以快速建立通路进行IHD和CRRT，通常在床边置入颈内静脉或股静脉。锁骨下静脉一般不用于放置相对坚硬的临时透析导管，因为会有静脉狭窄的风险。锁骨下静脉狭窄会因限制血流而影响之后同侧手臂AVF的建立或AVG移植物的置入。其他置管的并发症比如感染、血栓、血管穿孔等将在下文讨论。

当预期透析治疗时间超过2周时可使用带涤纶套、隧道式导管。这些导管由柔软的材料如硅树脂等制成，且通常在透视引导下置入颈内静脉、颈外静脉、锁骨下静脉或者股静脉，并由皮下隧道引出。这些导管有不同的构造，且有单腔和双腔之分。为了更好地发挥作用，导管的尖端可以伸入右心房，产生更大的血流量。和较为坚硬的临时无涤纶套透析管不同，柔软的带涤纶套导管没有明显的穿孔风险。皮下涤纶套和隧道可以锚定导管，同时也能抑制感染，使导管可以放置数月或更长时间。考虑到使用的时间的问题，此类导管不能用于菌血症患者。并发症方面与无涤纶套导管的并发症相似，也将在下文讨论。

肾替代治疗开始的时间和适应证

显然，AKI患者开始RRT的绝对适应证尚未达成共识。透析治疗的适应证缺乏严格定量的临床或生化指标，导致其在临床实践中有较大的差异，甚至连药物及利尿治疗的限制也是模棱两可。AKI患者肾脏替代治疗的传统适应证如下：

1. 利尿剂治疗下难治性容量过负荷或容量控制不佳。

2. 药物治疗下难治性高钾血症和代谢性酸中毒。

3. 存在可经透析清除的药物或毒物中毒。

4. 明显的尿毒症症状或体征。

（1）脑病。

（2）心包炎。

（3）尿毒症出血倾向。

5. 进行性重度无症状氮质血症。

为满足上述标准之一的患者进行RRT，对AKI的高死亡率几乎没有影响，特别是当存在MOSF的情况下。对于AKI患者，仅预防尿毒症并发症的治疗策略建立在旧的对AKI理解之上：AKI患者死亡时虽然存在肾功能不全，但并非死于肾功能不全。现成已经认识到，AKI是造成患者死亡的独立风险因素[13-15]，且积极实施RRT能改善其预后并降低死亡率[16-18]。然而，RRT的最佳开始时间还没有共识指南。氮质血症的程度，或少尿的持续时间上也没

有明确RRT的适应证。

早期和晚期开始RRT的对比

AKI患者早期开始RRT的证据见表26.4。在1999年之前，所有的研究均使用IHD。因为RRT的开始时间和强度均不一致，所以结果经常自相矛盾并难以解释。3篇从20世纪60年代到70年代的回顾性研究报道了早期透析的生存优势[19-21]。值得注意的是，那时定义"早期透析"的BUN值（<93～150 mg/dL和>160～200 mg/dL）按现在的标准来说相当高。根据一项越南战争期间在美国海军医护舰上进行的小型前瞻性试验报道，早期开始透析患者有更好的生存率[22]。早期透析组同时也接受了更高强度的透析。10年后，同样的研究员前瞻性地研究了非创伤性AKI的早期和强化透析[23]。早期/强化组的BUN目标值为60 mg/dL，而晚期/非强化组的BUN目标值为100 mg/dL。结果早期/强化组并没有观察到生存优势。这项小型研究引起这样一个普遍认识：若患者没有出现危及生命的并发症或尿毒症症状，BUN>100 mg/dL时才有必要开始血液透析（HD）。

在过去十年中，早期透析的研究主要围绕CRRT展开。根据一项对100例创伤后AKI患者的回顾性调查[24]，CRRT"早期开始组"（BUN<60 mg/dL）比

表26.4

评估肾替代治疗开始时间的相关研究汇总

研究	RRT模式	研究设计	患者人数	早期RRT标准	晚期RRT标准	早期RRT生存率(%)	晚期RRT生存率(%)	备注
Parsons et al.[19]	IHD	回顾性	33	BUN 120~150	BUN >200	75	12	历史性对照
Fischer et al.[20]	IHD	回顾性	162	BUN 70~150	BUN >200	43	26	历史性对照
Kleinknecht et al.[21]	IHD	回顾性	500	BUN <93	BUN >163	73	58	历史性对照
Conger[22]	IHD	RCT	18	BUN <70或 Creat <5	BUN 0~150 Creat 0~10	64	20	创伤后患者,海军船 测试透析强度和时间
Gillum et al.[23]	IHD	RCT	34	Creat 8 治疗目标: BUN<60,Creat <5	BUN 0~100 或 Creat 0~9	41	53	透析强度和时间研究 生存率差异不显著
Gettings et al.[24]	CRRT	回顾性	100	BUN <60	BUN >60	39	20	晚期透析组MOSF和脓毒症发生更多
Bouman et al.[25]	CRRT	RCT	106	达到AKI标准的12 h内; UOP <30 mL/h Ccreat <20 mL/min	标准: BUN>112K>6.5 肺水肿	LV:69 HV:74	LV:75	低死亡率(27%) 低可信度
Demirkilic?et al.[26]	CRRT	回顾性	61	使用呋塞米后 UOP <100 mL/8 h	Creat >5 或 K >6.5	77	45	心脏手术后 TTI分别为0.9天和2.6天
Elahi et al.[27]	CRRT	回顾性	64	使用呋塞米后 UOP <100 mL/8 h	BUN >84, K >6.0	78	57	心脏手术后 TTI分别为0.8天和2.6天
Liu et al.[28]	CRRT	回顾性	80	收入ICU后12h以内	传统标准	55	28	脓毒症+少尿 历史性对照
Seabra et al.[29]	IHD和CRRT	观察性	243	BUN <76	BUN >76	65	59	高BUN组调整后RR(死亡)1.85 早期治疗降低风险
Palevsky[30]	IHD和CRRT	荟萃分析,RCT,队列研究	2 378	变量	变量			队列:28%RR,RCTs:36%RR

BUN:血尿素氮;Ccreat:肌酐清除率;CRRT:持续肾替代治疗;HV:高容量血液滤过;IHD:间歇性血液透析;LV:低容量血液滤过;MOSF:多器官系统衰竭;RCT:随机对照试验;TTI:开始时间;UOP:尿量。

"晚期开始组"（BUN>60 mg/dL）有明显的生存优势（39%和20%）。早期组在住院第10天开始CRRT，BUN平均值为43 mg/dL；晚期组在住院第19天开始CRRT，平均BUN为93 mg/dL，而且晚期组有更多患者出现MOSF。这种现象的一种解释是早期开始CRRT可预防MOSF的发生，从而提高生存率。

一篇现代的有关早期开始RRT的前瞻性随机对照试验[25]已经发表。荷兰的研究人员将106名少尿患者随机分成3组，分别进行早期高流量CVVHD、早期低流量CVVHD、晚期低流量CVVHD。早期的标准是优化血流动力学后少尿>6 h或者3 h内肌酐清除率<20 mL/min。晚期开始CVVHD的患者标准为BUN>112 mL/min、K$^+$>6.5 mmol/L或者出现肺水肿。这3组患者的28天存活率没有差别。在解释这个阴性研究时我们建议谨慎对待，它在解释主要的结局（死亡）方面可能缺乏说服力，因为研究中患者的总体死亡率（27%）比需要CRRT治疗的典型AKI患者死亡率（>60%）低很多。

两项关于心脏手术术后AKI的回顾性研究报道了早期CRRT的生存优势[26,27]。两项研究都指出，如果将CRRT的适应证从传统的实验室指标改为利尿剂抵抗性少尿（尿量<100 mL/8 h），患者的生存率更高。研究中，早期组于术后24 h内开始CRRT，而晚期组则于术后2.5天开始。

最近一项大规模（n=243）多中心、观察性研究报道了早期开始透析有生存优势[28]。早期组的定义是BUN<76 mg/dL（低氮质血症），晚期组的定义是BUN>76 mg/dL（高氮质血症）。在对共患病变量及启动透析的倾向性进行校正后，高氮质血症组的60天相关死亡风险高了将近2倍。

最近一项关于RRT开始时间的荟萃分析[29]分析了18个（回顾性）队列研究，涉及超过2 000例患者，发现早期透析组的死亡率降低了28%。但是，发表性偏差、引用文献中跨度50年的技术差异以及早晚期治疗定义上的差别，使我们无法得出肯定结论。

所有观察性研究的主要方法学局限是在分析时排除了从未接受RRT治疗的患者。满足RIFLE标准（肌酐值升高3倍）的患者中只有不足15%的患者在住院期间接受了RRT治疗。有些AKI的患者肾功能恢复并存活，而另外一些患者在RRT开始前就死亡。但是，这两种情况都没有整合进回顾性分析。

在接受RRT治疗的AKI患者中，注定会恢复和存活的患者可能被纳入了早期治疗组，而长期入住ICU注定会死于MOSF的患者可能过多地被纳入晚期治疗组。今后对比早期RRT和晚期RRT的研究，不论是前瞻性还是观察性，都应该在设计中加入"未行RRT"组[30]。

提供RRT定量样本指南的最佳尝试是2008年的急性肾脏损伤网络（AKIN）[31]。该专家组参考主要研究结论，提出了开始RRT治疗的特异性指标，并总结在表26.5中。

表26.5

急性肾损伤患者肾替代治疗的适应证

适应证	特征	绝对/相对
代谢异常	BUN>76 mg/dL	相对
	BUN>100 mg/dL	绝对
	高钾血症>6 mEq/L	相对
	高钾血症>6 mEq/L伴心电图改变	绝对
	低钠血症或者高钠血症	相对
酸中毒	pH>7.15	相对
	pH<7.15	绝对
	二甲双胍应用相关的乳酸酸中毒	绝对
无尿/少尿	<0.5 mL/(kg·h)×6 h	相对
	<0.5 mL/(kg·h)×12 h	相对
	<0.3 mL/(kg·h)×24 h或无尿×12 h	相对
液体过负荷	利尿剂敏感	相对
	利尿剂耐药	绝对

强调以下几点：

RRT的适应证以及开始时间视患者的总体临床状况决定。适应证可以是绝对的或者相对的。绝对适应证指必须行RRT治疗的独立的临床状况。相对适应证的定义需要一个伴随状况，患者符合相对适应证但没有伴随状况时，RRT非必须但推荐进行。病情相对稳定、单器官功能不全、具有少尿表现的AKI患者，和同样有少尿表现、发生MOSF的危重病患者，在适应证（即少尿）的把握上应予区别对待。

疾病的变化趋势较绝对的指标更为重要。RRT适应证的强度取决于患者的临床状况是在改善、恶化还是不变。

合并症严重程度评分被讨论过但从未列入指南。

AKIN专家组强调，越来越多的证据显示AKI患者容量过负荷会带来高的发病率及病死率[2]。通过CRRT早期及精细地控制容量可以改善预后，尤其对于心脏手术后出现AKI的儿童患者[3,4]。

专家组没有对脓毒症相关的AKI进行特别说明。对流CRRT可清除脓毒症休克患者体内细胞因子的新概念尚未得到证实[32-34]。通常在脓毒症病程早期，代谢异常或少尿的程度就已经达到了启动了CRRT治疗的阈值。我们建议对存在少尿和低血压的脓毒症患者，即使特定的代谢指标还没有达到适应证，也应早期行CRRT治疗。

透析剂量

用于治疗AKI的RRT没有标准剂量或强度。在这种情况下，许多专家建议IHD至少应达到ESRD患者的推荐尿素清除率，虽然还没有数据支持这种做法。尿素清除率可通过Kt/V或者尿素减少比（URR）来量化。Kt/V是透析剂量的无量纲参数，K是指透析机的尿素清除率，t是透析持续时间，V是尿素分布容积；Kt/V被认为用来衡量平均时间内的尿素清除率，可通过将透析前和透析后尿素及容量数据带入公式计算得到。假定单室尿素动力学，任一IHD的Kt/V都应超过1.2。或者也可以把URR目标值设定为大于65%或70%。URR通过以下公式计算得：

$$URR=（透析前BUN-透析后BUN）/透析前BUN$$

最终，RRT便可简易地使用，维持BUN在目标水平以下，如80~100 mg/dL以下。

增加尿素清除率的方法包括：保持高透析血流速度、使用大口径的导管和大尺寸针头、使用较大的透析机以及延长透析时间和增加透析频率。需要指出的是，足够的尿素清除率并不能保证可以满足滤过需求，有时候可能需要行额外的RRT来清除容量负荷。

AKI患者治疗中涉及PD剂量或强度的资料非常少。稳定的ESRD患者采用这种RRT模式，即使是常用的技术如CCPD，在指南上也还没有被完全确认有效。在ICU中也通常是继续患者在门诊时的维持治疗方案。然而，在有临床适应证时，一些调整措施可以用于加强溶质和容量的清除，如增加透析液更换的频率、改变透析液葡萄糖浓度以及较少使用的增加透析液容量等。

关于AKI危重症患者的肾脏支持强度指南，特别是CRRT强度的指南，主要是基于2008年发布的急性肾衰临床试验监测网（ATN试验）的内容[35]。

在此之前，也有一些单中心研究指出多透析患者预后更好。一项比较每日IHD与隔天IHD的研究指出，每日透析组的病死率更低（28%和46%），AKI持续时间更短（9天和16天）[36]。需要注意的是，隔日行IHD组的透析剂量很低（Kt/Vurea，0.94）。此外，该研究已经被批评某些方法学上的不规范。Ronco等人开创性研究报道了高容量CVVH能提高生存率[37]。共有425例患者被随机分到CVVH超滤率不同的3个组，分别为20 mL/(kg·h)、35 mL/(kg·h)和45 mL/(kg·h)，对应的生存率分别是41%、57%和58%。对于接受CRRT的AKI患者，该研究将超滤率最低标准设定为35 mL/(kg·h)。之后的一项前瞻性研究通过对比以25 mL/(kg·h)速度滤过的CVVH粗和增强透析剂量的CVVHDF组，巩固了上述治疗标准。后组中，在2 mL/(kg·h)超滤量基础上再增加18 mL/(kg·h)透析量时，28天生存率由39%提高到了59%[38]。

美国一项大型多中心的试验，即ATN试验，试图验证对危重病患者加强RRT治疗可以降低死亡率并促进肾功能恢复的假设。来自27个中心的1 124例患者被随机分到为强化治疗组（IT）和非强化治疗组（LIT），两组均采用综合的治疗策略。血流动力学稳定的患者给予IHD治疗，而血流动力学不稳定的患者予CVVHD或SLED。当患者的血流动力学改变时，可以相应地改变治疗方案。在IT组中，IHD和SLED每周行6次，CVVHDF提供35 mL/(kg·h)的流出量。在LIT组中，IHD和SLED每周行3次，CVVHDF提供20 mL/(kg·h)的流出量。两组60天病死率没有明显差别（IT组53.6%，LIT组51.5%）。两组患者在RRT持续时间、肾功能恢复速度、肾外器官衰竭恢复上未见明显差别。另一项在澳大利亚和新西兰实施的多中心随机试验比较了两种强度下CRRT的效果[39]。高强度治疗组的90 d病死率并未降低。

ATN试验的结果并不表示RRT剂量在治疗AKI时不重要。LIT组的患者较临床实践中常规透析治疗组的患者接受了更好的透析治疗。LIT组患者在透析治疗（IHD, SLED）时平均单室Kt/Vurea为1.30，相当于透析前平均BUN为70 mg/dL。在接受CVVHDF的患者中，治疗的中位时间为21 h/d，显然比临床实践的时间长。我们赞同ATN研究者的推荐剂量：

1. IHD 或者 SLED：

（1）每周 3 次血液透析（隔天一次）。

（2）监测血液透析剂量以确保单池 Kt/Vurea 在 1.20 或以上。

2. CRRT：

（1）采用大口径导管，同时应用抗凝系统以最大

化延长透析器的使用寿命。

（2）确保流出量（血液滤过量 + 透析液流量）在 20 mL/（kg·h）或以上。

（3）在使用置换液的对流系统中，如果使用滤器前置换液，则需要将上述流出量增加 25%（置换液量）来抵消其稀释作用。

治疗模式的选择

在美国，血流动力学稳定的 AKI 患者通常使用 IHD。这一技术能够快速清除溶质并减少容量负荷，但是在低血压患者中使用受限。血流动力学不稳定的患者通常还是应用 CRRT 治疗。当患者的血流动力学状态改变时，治疗方式也随之改变。透析至少每周进行 3 次。当需要达到特定的容量或代谢目标时，可以增加透析频率。ICU 中 AKI 患者平均每天液体入量为 3.5 L。仅仅 3 次 IHD 就调动这么大的液体量（24 升/周），即便可能，难度也很大。需要 IHD 联合额外的超滤作用来满足容量需求。

主要的 RRT 方案有 IHD 和 CRRT。尽管在发展中国家 PD 仍是重要的 ICU 治疗方式，但在过去的 30 年中，PD 在 AKI 的应用已大幅减少。从资源角度考虑，SLED 只在少数情况下使用。

IHD 和 CRRT 的比较

AKI 的治疗方案多变，但似乎变得更倾向于 CRRT。十年前，大部分美国患者接受的是 IHD 治疗，然而，最近 VA 和美国学术医疗中心的调查[40] 报道了一种 IHD 和 CRRT 的联合治疗方案。在英国和澳大利亚，CRRT 是绝大多数 AKI 患者的初始支持治疗[41]。这种从 IHD 向 CRRT 的转变是基于 CRRT 许多重要的实践优势和理论优势：

1. CRRT 较少引起低血压，对于血流动力学不稳定的患者耐受性更好。

2. CRRT 在移除大量容量时不会导致或加重低血压。

3. 由于 CRRT 较少引起低血压，可能会促进 AKI 患者的肾功能恢复。

4. CRRT 和隔天 IHD 相比，溶质清除率更大。

5. 由于 CRRT 较少引起低血压和液体失衡，因此对于急性脑损伤和肝衰竭的患者可以更好地提供脑灌注。

6. 应用对流原理的 CRRT，尤其是 CVVH，可以清除脓毒症中有害的免疫调节物质。

比较 IHD 和 CRRT 的主要试验总结见表 26.6。自 20 世纪 90 年代以来的回顾性研究表明，对于 AKI 患者没有哪种治疗方案有明显的生存优势[49,50]。CRRT 治疗的患者未校正病死率更高，但是在校正病情严重程度后这种差异便不复存在。一项多中心的观察性系列研究[48] 表明，即使在校正研究地点、患者年龄、肝衰竭和脓毒症等因素后，应用 CRRT 治疗的患者死亡率仍然是增加的。对疾病严重程度的不充分校正可能扰乱了结果的产生。虽然如此，但是作者提出一种可能：CRRT 相关的治疗因素（抗凝、医疗过失、营养物质或药物的清除）可能对患者造成了损害。

然而，一些前瞻性随机研究比较了 AKI 患者在不同模式治疗后的效果（表 26.6）。一项针对脓毒症 AKI 患者的小型（n=30）研究表明，CVVH 较 IHD 在开始的 24 h 内血流动力学更稳定，但是两者的长期 ICU 死亡率均为 70%[51]。一项包括 80 例患者的单中心研究[46] 表明，CVVHD 较少引起低血压，而且容量控制更好，但是这些因素没有改善生存率、尿量或者肾功能恢复情况。在试图调整不同模式的透析剂量过程中，CVVHD 可能会失去其潜在优势。IHD 患者平均透析时间是 5～6 h。CVVHD 的患者中透析液流量通常被降至 1 L/h 以下。据美国一项多中心研究[42] 报道，被随机分到 CRRT 组的患者死亡率更高，但是随机的过程有缺陷。CRRT 组中的患者较 IHD 组中的患者中肝衰竭更多、APACHE 评分更高、器官

表26.6

比较IHD和CRRT的主要研究

研究	设计	N	死亡率（IHD）	死亡率（CRRT）	IHD中死亡的比率（95%CI）	ªCRRT和IHD的RR	备 注
Mehta et al.[42]	RCT	166	48	66	0.63（0.30～1.10）	35% vs. 33%	CRRT组中肝衰竭和MOSF更多
Augustine et al.[43]	RCT	80	70	68	1.12（0.40～3.20）	无差异	CRRT组中液体清除多，低血压发生少
Uehlinger et al.[4]	RCT	125	51	47	1.05（0.60～1.7）	50% vs. 42%	
Vinsonneau et al.[45]	RCT	359	68	67		90% vs. 93%	5～6小时的IHD每周4次，严格的IHD方案
Uchino et al.[46]	观察性研究	1 218	48	64		85% vs. 66%	CRRT可预测透析依赖的脱离
Bell et al.[47]	观察性研究	2 202	46	51		92% vs. 83%	瑞士32个ICU，90天透析依赖比例分别为8%和16%
Cho et al.[48]	多中心观察性研究	398	42	55	CRRT死亡的RR值1.82（1.26～2.62）	未报道	在纠正脓毒症或肝衰竭后，CRRT的死亡风险持续存在

ª脱离透析依赖

CI：可信区间；CRRT：持续肾替代治疗；ICU：重症监护治疗病房；IHD：间歇性血液透析；RCT：随机对照研究；RR：肾脏恢复。

系统衰竭更多。在调整协变量后，RRT模式对病死率没有影响。

到目前为止，法国完成了最大最严谨的前瞻性多中心研究[45]。在Hemodiafe研究中，来自21个医学中心的359例患者被随机分成IHD组或CVVHDF组，两组患者的疾病严重程度相仿。血管加压支持（IHD86%和CVVHD89%）和脓毒症（69%和56%）在两组中同样常见。从IHD组到CVVHDF组的转换很少（3.3%）而且两组患者使用相同的透析膜。两组患者的60天存活率和肾功能恢复程度相同。和其他前瞻性研究不同的是，Hemodiafe研究报道称两组的低血压发生率相似。通过常规使用冷透析液（35℃）、极高钠浓度的透析液（150 mmol）、预冲后连接管路、连续超滤以及延长透析时间（>5 h），接受IHD治疗的患者血流动力学稳定性可受到精细的调控。这项研究证明，不管血流动力学情况如何，所有患者均可以接受IHD治疗。

3项最近的荟萃分析和系统性回顾也得出结论：AKI患者肾脏支持治疗模式中，没有某一特定模式有生存优势[52-54]。相似地，这些荟萃分析都未指出CRRT在保护肾功能方面有优势。然而，荟萃分析中被排除的两项观察性研究显示，IHD和CRRT中存在一些差别。在一项对1 281例AKI患者的分析

中，CRRT治疗组中更多出院患者可以脱离透析治疗（85%和66%），但是CRRT治疗组患者的存活率更低（36%和52%）[46]。多变量校正显示CRRT是脱离透析治疗的预测性因素，但不是存活的预测性因素。第二项对来自瑞士32个ICU的2 200例患者的分析指出，IHD组中90天存活的AKI患者透析依赖的比例是CRRT组的2倍（16%和8%）[47]。然而，CRRT组的死亡率更高（50.6%和45.7%）。

总而言之，没有证据显示某一特定的AKI支持模式存在明显的生存优势。一些前瞻性的试验表明CRRT能改善血流动力学稳定性，一些回顾性研究提示CRRT可帮助肾脏功能恢复。在很多情况下，肾替代治疗模式的选择取决于医护经验以及现有的医疗设备和护理支持。两种方式都可以开展时，需要根据患者的临床状况进行个体化选择。大多数美国三级医院倾向给血流动力学不稳定的患者做CRRT。法国的经验是在通过增加透析频率和延长透析时间以减少超滤率的情况下，IHD可以成功用于血流动力学不稳定的患者。高频率透析（5～6次/周）和（或）延长透析时间（>5 h）可能会因为人员不足而不能用于急性血液透析。同样也是因为人员限制，许多美国机构放松了CRRT的适应证，将其用于血流动力学稳定但存在严重液体过负荷和必需液体摄入量

大的患者。

建 议

我们支持大部分美国中心的临床实践,推荐对AKI患者在以下临床情况下使用CRRT而不是IHD:

1. 低血压,需要升压药支持。

2. 严重容量过负荷伴高必需液体摄入量。

3. 高分解代谢的患者在3次IHD后未能将BUN降至80 mg/dL以下。

4. 严重肝功能衰竭的AKI患者。

技术建议:

5. 我们推荐泵驱动的静脉-静脉系统,而不是动脉-静脉系统。

6. 我们应用CVVH是因为其简易性,而且理论上对清除中等分子和有害的免疫调节因子有优势。没有证据表明CVVH比 CVVHD或CVVHDF结局更好。

7. 不管何种方式的CRRT,流出液流量应该在20～25 mL/(kg·h)。

8. 当RF在预稀释模式下加入时,需要将目标流量提高25%。

终止治疗

肾功能恢复的传统定义是少尿缓解和血清肌酐值逐渐下降。尿量增加在非少尿患者中可能不明显。如果患者接受强化的CRRT治疗,其血清肌酐值可能是正常的,因此无法检测到自发的下降。我们根据ATN研究中使用的标准对肾功能恢复定义如下:

1. 尿量超过30 mL/h(720 mL/d)。

2. 收集6 h尿液计算肌酐清除率:

$$C_{creat}=U_{creat} \times volume/P_{creat} \div 360$$

<12 mL/min	继续CRRT治疗;
12～20 mL/min	将正在进行的CRRT治疗个体化;
20 mL/min	终止CRRT治疗。

RRT的并发症

RRT并发症的全面讨论不在本章范围内。例如中心静脉置管的并发症在第2章中讨论。我们将选择ICU病房中透析治疗的常见并发症进行回顾。

感 染

感染是所有RRT模式的常见并发症。对于IHD和CRRT而言,感染通常和血液透析导管的使用有关,并可能造成RRT的中断和死亡率的升高。早期研究表明,股静脉置管的感染率比锁骨下静脉和颈内静脉置管高[55,56]。然而,最大的前瞻性随机研究比较了颈内静脉置管和股静脉置管5天后的感染风险,两者未见差异[57]。这项研究将750例患者随机分配到颈内静脉置管组和股静脉置管组。导管相关性脓毒症的发病率两组相同(股静脉置管患者1.5/1 000置管日,颈内静脉置管患者2.3/1 000置管日)。颈内静脉置管的患者出现血肿的情况比股静脉置管的患者更常见(3.6%和1.1%)。

腹膜炎是PD常见的感染性并发症,也是造成拔管和透析模式转换的主要原因。腹膜炎通常是在更换腹透液时由于细菌污染或者细菌沿导管隧道迁移引起的。症状和体征包括发热、腹痛、压痛和引流腹透液浑浊。当腹腔液中血白细胞计数>100/mL,且中性粒细胞≥50%时,提示细菌感染;然而当细胞计数中以淋巴细胞为主时,提示伴有真菌或分枝杆菌感染。当怀疑腹膜炎时,应在抗生素治疗前进行微生物培养。金黄色葡萄球菌和表皮葡萄球菌引起的感染不足50%,然而ICU患者还应考虑多菌混合感染以及真菌感染。怀疑腹膜炎的患者在培养结果出来之前,应进行同时覆盖革兰阳性和革兰阴性细菌的经验性抗生素治疗。

电解质和酸碱紊乱

所有形式的RRT都可以引起多种电解质和酸碱失衡。这在CVVH中最常见,当大量血浆经对流丢失而没有仔细调整置换液及溶质的补充量时,就容易造成低钙、低镁、低磷酸盐及低钾血症和代谢性酸中毒。血清电解质至少应该每天检测一次，有些临床状况下可能需要更频繁的检测。IHD和CVVHD中代谢紊乱较少见，因为透析液的成分经过调整从而避免钾丢失过多，并在补充碳酸氢盐时保持钙和镁的水平。间歇性和持续性透析模式下低磷血症不常见，因为和基于对流原理的RRT相比，基于扩散原理的RRT磷清除率要低很多。

通路血栓形成

血管通路血栓是RRT的常见并发症。对于留置导管的血液透析患者，血栓可以在导管周围形成。临床上，患者往往会出现同侧肢体的明显水肿。有些情况下，血栓形成的唯一表现是通过导管的血流受影响。静脉多普勒或静脉造影可帮助诊断，但后者需要接受造影剂暴露。如果导管功能仍保持完好，通常可以经过抗凝治疗并保留导管，继续用于透析治疗。

透析导管外表面形成的薄层血栓，也称纤维鞘，同样会影响血流。在这种情况下，可能需要影像学评估和操作来恢复导管功能，如使用导丝（导管剥离）移除血栓或者局部注入溶栓剂。在严重情况下，必须更换导管。

对于ESRD患者，AVF或AVG血栓多形成于低血压或严重容量不足时，尤其是通路近端的静脉系统有狭窄时，AVG较AVF更易形成血栓。诊断通常是明确的，因为通路的可触震颤和杂音会消失。

对于不完全性血栓或即将发生的血栓，通路置管可以发现血凝块的存在。少数情况下需要多普勒检查来证实血栓的形成。如果可能，应通过手术取栓，或者机械、化学方法溶栓以重建通路。选择哪种方法取决于患者的临床状况和现有的专业技术和设备。

低血压

低血压往往并发于IHD容量清除时。透析过程中严重的血压降低会限制超滤液的产生，并永久损伤肾脏，减少重要器官的血液灌注。透析中低血压的病理生理学涉及左心室（LV）低充盈以及容量减少时代偿反应（加压素）的不足。超滤速度、细胞内外液体转移量和血浆补充率（组织间液进入血浆）共同决定了左室充盈压。低血压风险可通过以下几种方式降低：

1. 通过延长治疗时间降低超滤率。
2. 通过增加治疗频率降低超滤率。
3. 通过使用钠制式最小化液体向胞内转移。
4. 通过将透析液温度降至35℃增加血管收缩张力。

较少使用的有效措施有：

1. 通过输注白蛋白增加血浆补充率。
2. 使用高钙的透析液增加血管收缩张力。
3. 透析前口服米多君增加血管收缩张力。
4. 输注去甲肾上腺素或者血管升压素，增加血管收缩张力。

可使用非侵袭性检测方法将容量清除调整到特定的目标，包括生物阻抗分析、脉搏波形分析和超声心动图。这些技术在预防透析中低血压的作用还未得到证实。

◇参◇考◇文◇献◇

[1] Scheel PJ, Liu M, Rabb H: Uremic lung: new insights into a forgotten condition. *Kidney Int* 74:849–851, 2008.

[2] Foland JA, Fortenberry JD, Warshaw BL, et al: Fluid overload before continuous hemofiltration and survival in critically ill children: a retrospective analysis. *Crit Care Med* 32:1771–1776, 2004.

[3] Goldstein SL, Currier H, Graf Cd, et al: Outcome in children receiving continuous venovenous hemofiltration. *Pediatrics* 107:1309–1312, 2001.

[4] Bent P, Tan HK, Bellomo R, et al: Early and intensive continuous hemofiltration for severe renal failure after cardiac surgery. *Ann Thorac Surg* 71:832–837, 2001.

[5] Mehta RL: Indications for dialysis in the ICU: renal replacement vs. renal support. *Blood Purif* 19:227–232, 2001.

[6] Schwab SJ, Onorato JJ, Sharar LR, et al: Hemodialysis without anticoagulation. One-year prospective trial in hospitalized patients at risk for bleeding. *Am J Med* 83:405–410, 1987.

[7] LimW, Cook DJ, Crowther MA: Safety and efficacy of low molecular weight heparins for hemodialysis in patients with end-stage renal failure: a metaanalysis of randomized trials. *J Am Soc Nephrol* 15:3192–3206, 2004.

[8] Kutsogiannis DJ, Gibney RT, Stollery D, et al: Regional citrate versus systemic heparin anticoagulation for continuous renal replacement in

critically ill patients. *Kidney Int* 67:2361-2367, 2005.

[9] Hakim RM,Wingard RL, Parker RA: Effect of the dialysis membrane in the treatment of patients with acute renal failure. *N Engl J Med* 331(20):1338-1342, 1994.

[10] Jorres A, Gahl GM, Dobis C, et al: Haemodialysis-membrane biocompatibility and mortality of patients with dialysis-dependent acute renal failure: a prospective randomised multicentre trial. International Multicentre Study Group. *Lancet* 354(9187):1337-1341, 1999.

[11] Malcolm DS, Zaloga GP, Holaday JW: Calcium administration increases the mortality of endotoxic shock in rats. *Crit Care Med.* 17(9):900-903, 1989.

[12] Moberly JB, Mujais S, Gehr T, et al: Review of clinical trial experience with icodextrin. *Kidney Int* 62［Suppl 81］:S46, 2002.

[13] Levy EM, Viscoli CM, Horwitz RI: The effect of acute renal failure on mortality. A cohort analysis. *JAMA* 275:1489-1494, 1996.

[14] Chertow GM, Levy EM, Hammermeister KE, et al: Independent association between acute renal failure and mortality following cardiac surgery. *Am J Med* 104:343-348, 1998.

[15] Metnitz PG, Krenn CG, Steltzer H, et al: Effect of acute renal failure requiring renal replacement therapy on outcome in critically ill patients. *Crit Care Med* 30:2051-2058, 2002.

[16] Liano F, Junco E, Pascual J, et al: The spectrum of acute renal failure in the intensive care unit compared with that seen in other settings. The Madrid Acute Renal Failure Study Group. *Kidney Int* 66［Suppl］:S16-S24, 1998.

[17] Liano F, Pascual J: Epidemiology of acute renal failure: a prospective, multicenter, community-based study. Madrid Acute Renal Failure Study Group. *Kidney Int* 50:811-818, 1996.

[18] Uchino S, Kellum JA, Bellomo R, et al: Acute renal failure in critically ill patients: a multinational, multicenter study. *JAMA* 294:813-818, 2005.

[19] Parsons FM, Hobson SM, Blagg CR, et al: Optimum time for dialysis in acute reversible renal failure. Description and value of an improved dialyser with large surface area. *Lancet* 1:129-134, 1961.

[20] Fischer RP, Griffen WO Jr, Reiser M, et al: Early dialysis in the treatment of acute renal failure. *Surg Gynecol Obstet* 123:1019-1023, 1966.

[21] Kleinknecht D, Jungers P, Chanard J, et al: Uremic and non-uremic complications in acute renal failure: evaluation of early and frequent dialysis on prognosis. *Kidney Int* 1:190-196, 1972.

[22] Conger JD: A controlled evaluation of prophylactic dialysis in post-traumatic acute renal failure. *J Trauma* 15:1056-1063, 1975.

[23] Gillum DM, Dixon BS, Yanover MJ, et al: The role of intensive dialysis in acute renal failure. *Clin Nephrol* 25:249-255, 1986.

[24] Gettings LG, Reynolds HN, Scalea T: Outcome in post-traumatic acute renal failure when continuous renal replacement therapy is applied early vs. late. *Intensive Care Med* 25:805-813, 1999.

[25] Bouman CS, Oudemans-Van Straaten HM, Tijssen JG, et al: Effects of early high-volume continuous venovenous hemofiltration on survival and recovery of renal function in intensive care patients with acute renal failure: a prospective, randomized trial. *Crit Care Med* 30:2205-2211, 2002.

[26] Demirkiliç U, Kuralay E, Yenicesu M, et al: Timing of replacement therapy for acute renal failure after cardiac surgery. *J Card Surg* 19:17-20, 2004.

[27] Elahi MM, Lim MY, Joseph RN, et al: Early hemofiltration improves survival in postcardiotomy patients with acute renal failure. *Eur J Cardiothorac Surg* 26:1027-1031, 2004.

[28] Liu KD, Himmelfarb J, Paganini E, et al: Timing of initiation of dialysis in critically ill patients with acute kidney injury. *Clin J Am Soc Nephrol* 1:915-919, 2006.

[29] Seabra VF, Balk EM, Liangos O, et al: Timing of renal replacement therapy initiation in acute renal failure: a meta-analysis. *Am J Kidney Dis* 52:272-284, 2008.

[30] Palevsky PM: Indications and timing of renal replacement therapy in acute kidney injury. *Crit Care Med* 36［Suppl 4］:S224-S228, 2008.

[31] Gibney N, Hoste E, Burdmann EA, et al: Timing of initiation and discontinuation of renal replacement therapy in AKI: unanswered key questions. *Clin J Am Soc Nephrol* 3:876-880, 2008.

[32] Piccinni P, Dan M, Barbacini S, et al: Early isovolemic haemofiltration in oliguric patients with septic shock. *Intensive Care Med* 32:80-86, 2006.

[33] Schetz M: Evidence-based analysis of the role of hemofiltration in sepsis and multiorgan dysfunction syndrome. *Curr Opin Crit Care* 3:434-441, 1997.

[34] Cole L, Bellomo R, Hart G, et al: A phase II randomized, controlled trial of continuous hemofiltration in sepsis. *Crit Care Med* 30:100-106, 2002.

[35] Palevsky PM, Zhang JH, O'Connor TZ, et al: Intensity of renal support in critically ill patients with acute kidney injury. *N Engl J Med* 359:7-20, 2008.

[36] Schiffl H, Lang SM, Fischer R: Daily hemodialysis and the outcome of acute renal failure. *N Engl J Med* 346:305-310, 2002.

[37] Ronco C, Bellomo R, Homel P, et al: Effects of different doses in continuous veno-venous haemofiltration on outcomes of acute renal failure: a prospective randomised trial. *Lancet* 356:26-30, 2000.

[38] Saudan P, Niederberger M, De Seigneux S, et al: Adding a dialysis dose to continuous hemofiltration increases survival in patients with acute renal failure. *Kidney Int* 70:1312-1317, 2006.

[39] Bellomo R, Cass A, Cole L, et al: Intensity of continuous renal-replacement therapy in critically ill patients. *N Engl J Med* 361:1627-1638, 2009.

［40］Overberger P, Pesacreta M, Palevsky PM: Management of renal replacement therapy in acute kidney injury: a survey of practitioner prescribing practices. *Clin J Am Soc Nephrol* 2:623–630, 2007.

［41］Gatward JJ, Gibbons GJ, Wrathall G, et al: Renal replacement therapy for acute renal failure: a survey of practice in adult ICUs in the United Kingdom. *Anaesthesia* 63:959–966, 2008.

［42］Mehta RL, McDonald B, Gabbai FB, et al: A randomized clinical trial of continuous versus intermittent dialysis for acute renal failure. *Kidney Int* 60:1154–1163, 2001.

［43］Augustine JJ, Sandy D, Seifert TH, et al: A randomized controlled trial comparing intermittent with continuous dialysis in patients with ARF. *Am J Kidney Dis* 44:1000–1007, 2004.

［44］Uehlinger DE, Jakob SM, Ferrari P, et al: Comparison of continuous and intermittent renal replacement therapy for acute renal failure. *Nephrol Dial Transplant* 20:1630–1637, 2005.

［45］Vinsonneau C, Camus C, Combes A, et al: Continuous venovenous haemodiafiltration versus intermittent haemodialysis for acute renal failure in patients with multiple-organ dysfunction syndrome: a multicentre randomized trial. *Lancet* 368:379–385, 2006.

［46］Uchino S, Bellomo R, Kellum JA, et al: Patient and kidney survival by dialysis modality in critically ill patients with acute kidney injury. *Int J Artif Organs* 30:281–292, 2007.

［47］Bell M, Granath F, Schon S, et al: Continuous renal replacement therapy is associated with less chronic renal failure than intermittent haemodialysis after acute renal failure. *Intensive Care Med* 33:773–780, 2007.

［48］Cho KC, Himmelfarb J, Paganini E, et al: Survival by dialysis modality in critically ill patients with acute kidney injury. *J Am Soc Nephrol* 17:3132–3138, 2006.

［49］Swartz RD, Messana JM, Orzol S, et al: Comparing continuous hemofiltration with hemodialysis in patients with severe acute renal failure. *Am J Kidney Dis* 34:424, 1999.

［50］Guerin C, Girard R, Selli JM, et al: Intermittent versus continuous renal replacement therapy for acute renal failure in intensive care units: results from a multicenter epidemiological survey. *Intensive Care Med* 28:1411, 2002.

［51］John S, Griesbach D, Baumgartel M, et al: Effects of continuous haemofiltration vs intermittent haemodialysis on systemic haemodynamics and splanchnic regional perfusion in septic shock patients: a prospective, randomized clinical trial. *Nephrol Dial Transplant* 16:320–327, 2001.

［52］Rabindranath K, Adams J, Macleod AM, et al: Intermittent versus continuous renal replacement therapy for acute renal failure in adults. *Cochrane Database Syst Rev* (3):CD003773, 2007.

［53］Pannu N, Klarenbach S,Wiebe N, et al: Renal replacement therapy in patients with acute renal failure: a systematic review. *JAMA* 299:793–805, 2008.

［54］Bagshaw SM, Berthiaume LR, Delaney A, et al: Continuous versus intermittent renal replacement therapy for critically ill patients with acute kidney injury: a meta-analysis. *Crit Care Med* 36:610–617, 2008.

［55］Kairaitis LK, Gottlieb T: Outcome and complications of temporary haemodialysis catheters. *Nephrol Dial Transplant* 14(7):1710–1714, 1999.

［56］Oliver MJ, Callery SM, Thorpe KE, et al: Risk of bacteremia from temporary hemodialysis catheters by site of insertion and duration of use: a prospective study. *Kidney Int* 58(6):2543–2545, 2000.

［57］Parienti JJ, Thirion M, Megarbane B, et al: Femoral vs. jugular venous catheterization and risk of nosocomial events in adults requiring acute renal replacement therapy: a randomized controlled trial. *JAMA* 299(20):2413–2422, 2008.

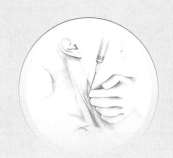

第 27 章

治疗性血浆置换：在重症监护应用中的技术问题和适应证

Therapeutic Apheresis: Technical Considerations and Indications in Critical Care

THERESA A. NESTER AND MICHAEL LINENBERGER　赵立娜 译，王瑞兰 校审

基本技术原理和仪器设备

　　血浆置换（apheresis）是指去除全血的一部分，即将全血分为各种组成成分，然后选择性移除其中一种成分，而将其他组分回输患者体内。通过置换一倍或更多的血浆容量，患者体内的大量的相关致病因子或细胞被移除，同时保持患者血容量的相对恒定。在置换过程中为了补充丢失的血浆和红细胞，会回输相应的置换液和血液。为保证管路中血流通畅，在置换过程中需要抗凝处理。

　　离心式血浆分离器连续或间断地把血液抽到特定离心槽内，在离心力的作用下，各种血液成分由于比重不同而分层沉淀。连续性离心分离是将血液持续地泵入体外循环中，在离心槽内血液被分离成各种组成成分，其中不需要的血液组分被收集到废液袋中，其余部分回输患者体内（图27.1）。整个分离过程中需留置两条血管通路。间断性离心分离，是指单次采血、分离、回血三个步骤同连续性分离一样依次进行，但第二次采血于前次回血完成之后进行，即采血、分离、回血——采血、分离、回血交替进行。此法所需时间长于连续性离心分离，但只需开放一条静脉通路[1]。

　　众多血浆分离设备中，目前在亚洲和欧洲占主导地位的是膜式血浆分离器。膜式血浆分离器的膜有平板型和空心纤维型两种。膜式分离通过控制分离膜孔径的大小来实现分离。在分离器中被分离出的血浆用

于治疗或丢弃，而其余的血液成分则回输患者体内[2]。

　　随着血浆置换的日益发展，各种技术被用于高选择性地清除血液中特异性致病因子[3-8]。高胆固醇血症的治疗便是其中一个例子。对于药物治疗不敏感的家族性高胆固醇血症患者，目前有两种选择性较高的方法：肝素介导体外低密度脂蛋白（low-density lipoprotein, LDL）沉淀系统［heparin-induced extracorporeal low-density lipoprotein precipitation (HELP) system］和LA-15脂质吸附器系统。二者现用于选择性地分离血浆中的LDL[4]。美国之外很多其他方法和设备也处于测试过程中[5]。如硫酸葡聚糖能有效地清除抗ds-DNA抗体和抗磷脂抗体等，而多黏菌素B或其他的吸附剂被用来清除炎性细胞因子和炎症介质[6-8]。还有一种特殊方法称为体外光分离置换法（extracorporeal photopheresis, ECP），它是将已经过光敏物质补骨脂素处理的外周血白细胞经过白细胞单采术分离提取出来，经过长波紫外线照射处理后重新回输回患者体内[9]。目前，光分离置换设备已经通过了美国FDA的批准认证，用于治疗表皮T细胞淋巴瘤、造血干细胞移植后的移植物抗宿主病、硬皮病以及实体器官移植后的同种异体免疫排斥反应等。尽管ECP是一种高选择性的治疗方法，但对危重病患者，仍然可作为治疗策略的选择之一。

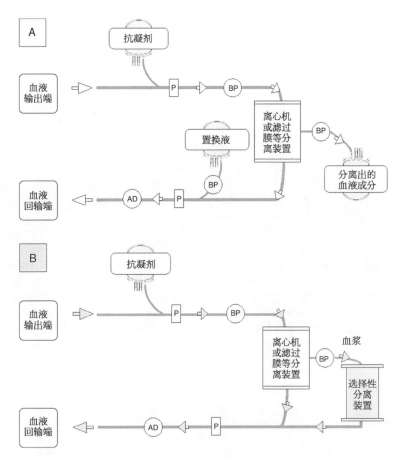

图27.1 A. 血浆置换中基本的管路和仪器组件。将抗凝剂加入到引出血液和泵入分离装置的管路中，分离出的组分收集到废液袋，剩余的血液成分加上补充的置换液回输患者体内。B. 选择性清除血浆致病因子的仪器设备。血液经过抗凝处理后泵入分离装置中，分离出的血浆又引入到选择性分离装置中进行选择性滤过，最后经过净化的血浆和血细胞成分一起回输回患者体内。AD：空气监测装置；BP：血液泵；P：压力监测器（经许可引自 Linenberger ML, Price TH: Use of cellular and plasma apheresis in the critically ill patient: part 1: technical and physiological considerations. *J Intensive Care Med* 20:18–27, 2005）。

生 理 学 原 理

影响血浆溶质清除的因素主要有以下两个方面：① 血浆溶质在血管内外的分布情况；② 血浆溶质的再生速度[10]。对于能够在血管内外自由扩散的溶质，血浆置换48 h后其在血管内外的容量分布会再次达到平衡。循环中的血细胞由于附壁作用和（或）脾脏的吞噬作用，都会影响最终的治疗效果。

血液内致病因子和血液组分的再生速度取决于其合成速度以及衰减的速度。因为血浆置换清除大分子的速度远远超过了其天然合成速率，因此选用单室模型来预测血浆溶质的清除速度。单室模型假设是用不含目的溶质的置换液替代被清除的

血浆，置换液与存留在血管内的血浆完全混合[10]。图27.2描述了治疗性血浆置换（therapeutic plasma exchange, TPE）后血浆内IgG和IgM清除和再生的动力学表现[11]。在血浆容量增加（如副蛋白血症，分子合成速度过快），以及IgG含量反应性增高（如预存抗体引起的实体器官体液免疫排斥）的情况下，应用单室模型预测血浆溶质清除率的可靠性则会有所降低。

与血浆置换中的溶质清除率相比，细胞净化移除的细胞量是较难估算的，其原因主要包括：细胞再生速度过快（如某些未经治疗的急性白血病），脾

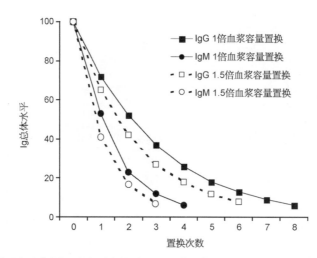

图27.2 血浆置换过程中免疫球蛋白的清除率。根据单室模型预测，单次1倍血浆容量的血浆置换大概可以清除60%的血浆溶质，1.5倍血浆容量可以清除约80%。由于约50%的IgG分布在血管外间隙，在连续的血浆置换过程中，IgG会在血管内外重新分布，所以可能需要进行6～7次1倍血浆容量的血浆置换，机体内的IgG会减少至治疗前的10%以下。与此相比，IgM主要分布在血管内，所以只需3～4次1倍血浆容量的血浆置换后，体内的IgM即可降至治疗前的10%以下。如果使用1.5倍血浆容量血浆置换，达到上述相同治疗目标，清除等量的IgM需要进行3次置换，而清除等量的IgG则需要5次（经许可引自Linenberger ML, Price TH: Use of cellular and plasma apheresis in the critically ill patient: part 1: technical and physiological considerations. *J Intensive Care Med* 20: 18–27, 2005）。

脏对于异常血细胞及血小板的吞噬作用，以及对患者血浆容量的错误判断等。一般来说，1.5到2倍血浆容量的细胞净化大约可以清除35%～85%的目标细胞[12]。

抗凝剂和置换液

枸橼酸盐是血浆置换和细胞净化中最常用的抗凝剂。肝素常用于ECP、离心式和膜式血浆分离中。目前的血浆置换设备由于人体总血浆容量的不同，限制了抗凝剂（枸橼酸盐和肝素）的使用和回血的速度。操作者需要根据置换血浆量决定抗凝剂剂量。

枸橼酸葡萄糖（acid-citrate-dextrose, ACD）能与血浆中游离的钙离子结合，从而在血浆置换系统中起到抗凝作用。血浆置换过程中人体内游离血钙浓度的减少量是无法精确预估的，它取决于血液的稀释、机体的新陈代谢、细胞内外钙离子的再分布以及枸橼酸盐的代谢速度等[13]。用新鲜冰冻血浆（fresh frozen plasma, FFP）或白蛋白作为置换液可能会进一步消耗游离钙离子，因为FFP中含有一定量的枸橼酸盐，而白蛋白则是能够与钙离子直接结合。据统计，单次血浆置换后，患者体内游离钙离子减少了约23%～33%[14]。

枸橼酸盐在人体内没有抗凝作用。肝肾功能正常的患者体内，枸橼酸盐的半衰期大约为30 min。肝功能严重受损的患者，枸橼酸盐的代谢会受到影响，操作者须减少ACD的剂量或输注速度。对需要行血浆置换的危重症患者，应密切监测血中钙离子浓度，同时注意静脉补充钙离子。在所有TPE过程中，都需要给患者静脉注射葡萄糖酸钙或氯化钙[15]。

血浆置换过程中，体外肝素的连续输注会影响患者的凝血功能。不过这种抗凝作用的效果是可以估测的，在血浆置换结束后约60～120 min，肝素会完全被代谢。对于已经接受肝素治疗的患者，在置换过程中肝素通常需要减量或不用。危重病患者行血浆置换治疗之前，特别是在血浆置换过程中需要使用肝素时，床位医生应与血浆置换团队就系统抗凝、凝血功能障碍、抗凝禁忌证等问题进行沟通。这对于已经存在或可能存在肝素诱导性血小板减少症的患者尤为重要。

血浆置换过程中使用的置换液包括FFP、白蛋白和电解质溶液。置换液的种类取决于：① 患者的凝血功能指标，特别是纤维蛋白原；② 置换的频率和预期置换量；③ 原发病的治疗情况。对于患有神经系统疾病的患者，比如急性吉兰-巴雷综合征的患者，一般每隔一天进行一次血浆置换，每次置换1～1.5倍血浆容量，置换液中应该包含5%白蛋白。这种安排可以使纤维蛋白原浓度在两次置换间隙得以恢复。如果需每日行血浆置换，那么就应补充一定量的FFP作为置换液以保证纤维蛋白原含量能够维持在保证凝血功能的水平。在血栓性血小板减少性紫癜等疾病的治疗过程中，血浆成分是置换液的重要组成部分，FFP至少要占置换液总量的一半[16]。只有在这种情况下，纤维蛋白原及其他凝血因子才不会被耗竭。

离心式血浆置换仪将浓缩红细胞抽吸到特定的分离槽中，以维持有效选择性离心分离所需的细胞/血浆密度梯度。由于患者红细胞压积、管路规格和仪器技术参数的不同，用于维持密度梯度的体外血液循环量（The extracorporeal blood volume, ECV）也是不同的。根据前美国血库协会（formerly American Association of Blood Banks, AABB）的推荐，血浆置换过程中ECV不超过患者体内总血浆容量的15%[17]。下面的例子进行了很好的解释。一个红细胞压积为40%、体重为60 kg的成年人，体内总的血容量是：60 kg × 70 mL/kg（按照成年男性标准）=4 200 mL；红细胞的容量是4 200 mL × 40%=1 680 mL；如果仪器要求200 mL体外红细胞循环量，那么ECV就是200/1 680=0.12，或者是12%的总红细胞容量。但是对于同一个患者，如果红细胞压积只有20%，红细胞容量是4 200 mL × 20/100=840 mL；要求的ECV就是200/840=0.24，也就是总红细胞容量的24%，超过了AABB规定的安全限制（15%）。当ECV>15%时，则需要另外补充少浆血，一种方法是在置换之前静脉补充少浆血以提高置换前的红细胞容量，另一种方法是在置换前向置换管路中"填充"少浆血，并将其作为置换液的一部分回输回患者体内。

血 管 通 路

治疗性血浆置换的血管通路的选择取决于患者外周血管的状态、原发病的治疗以及治疗计划。作为血浆置换通路的血管和导管必须能够承受每分钟抽吸30～150 mL血流的负压，同时在回血时能够承受流速达150 mL/min的血流冲击。对于只需一次血浆置换的患者，可选择肘前静脉或前臂静脉作为血管通路。穿刺前需要准备16～18号的聚乙烯或硅胶树脂包被的导丝、血浆置换分离装置及血液透析置管穿刺针等物品。血浆置换过程中患者最好能够用同侧手紧握球状物体。

对于ICU的患者，特别是每天都需要血浆置换的患者，需要留置中心静脉导管[18,19]。对于一个体重40 kg的成年人，不论临时还是长期留置导管，都需要留置至少型号为10F的导管（表27.1）。更小的导管或临时导管适用于体形较小的患者或是儿科患者。

那些用于血流动力学监测的柔软性中心静脉导管不适用于血浆置换，因为它会在高负压的抽吸作用下出现塌陷，但是这些导管或是外周静脉可以用作回血的通路。

表27.1

根据患者体重推荐的导管种类

患者体重	导管名称	制造商	尺寸/规格
适用于短期血浆置换的经皮穿刺导管（无隧道式）			
35～70 kg	Quinton Mahurkar	Kendall	10～11.5 Fr
			12 Fr（三腔）
>70 kg	Duo-Flow XTP	Medcomp	9 Fr
	Quinton Mahurkar	Kendall	10～11.5 Fr
			12 Fr（三腔）
	Hemo-Cath	Medcomp	11.5 Fr
适用于长期血浆置换的隧道式导管			
35～70 kg	Quinton Permcath	Kendall	10 Fr
	Hickman TriFusion	BARD	12 Fr（三腔）
	VasCath	BARD	
	Ash Split Cath	Medcomp	13 Fr
	Mahurkar Cuffed	Kendall	14 Fr
	TAL PALINDROME	Kendall	13.5 Fr
			14.5 Fr

Fr：French。

经外周置入中心静脉导管（Peripherally inserted central venous catheter，PICC）和标准的隧道式导管也不适合用作血浆置换的血管通路。带皮下储存腔的隧道式导管可以调节某些单采操作所需的血流速度，通常适用于慢性红细胞交换而非血浆置换。最近，一种FDA曾批准的隧道式穿刺针被禁止使用。使用未被批准的穿刺针引起的安全问题越来越受到重视[20]。用于血液透析的动静脉瘘管可以用于血浆置换。在留置血浆置换的血管通路之前ICU医生应该与血液透析医生仔细沟通。

局限性和潜在的不良反应

治疗性的血浆置换存在两方面的局限性。第一，血浆置换不同于血液透析，它不允许有超过200～400 mL的液体负平衡，因为这种负平衡中胶体所占的比例大于晶体，从而容易造成低血压。安全的液体平衡范围是±10%～15%的血浆容量。另外不推荐在血浆置换过程输注少浆血（在血浆置换之初用于"填充"管路的少浆血除外），因为这会破坏分离槽中的细胞/血浆界面和细胞分离梯度。第二，通常情况下血浆置换仅是一种辅助性治疗，并不是起决定性作用的治疗手段，它往往需要联合其他治疗方法。所以当危重患者需要行血浆置换时必须考虑到一些潜在风险，例如血流动力学不稳定、血液系统的异常、血管通路的留置以及与其他紧急治疗的优先性等。

关于治疗性血浆置换的潜在并发症见表27.2。主要的并发症包括有创操作相关的并发症、感染和出血等（第2章）。枸橼酸盐不良反应的发生率在整个血浆置换过程中大约占0.8%～1.2%。更大的风险来自血浆置换量的增加、置换时间的延长、病理性出血、严重贫血、生命体征不稳、肝功能衰竭、过度通气引起的碱中毒，以及使用经枸橼酸盐处理的血液成分置换液等[17,22]。低钙血症的临床表现包括口腔金属味、肌肉和胃肠道的痉挛、口唇麻木、远端肢体感觉异常以及胸闷等。在镇静或昏迷的患者中，严重的枸橼酸盐中毒表现为手足抽搐、肌肉痉挛（包括喉头痉挛）、QT间期延长和心肌收缩力的降低等[23]。当肾脏为了增加枸橼酸盐的代谢而增加阳离子的排泄时，容易引起低镁血症和低钾血症。血浆置换时发生恶性心律失常虽然少见，但仍有可能发生。为了避免这些并发症的发生，如上文所述，血浆置换过程中需注意监测血浆游离钙离子浓度，同时注意静脉补充钙离子或使用含钙的置换液。

表27.2

血浆置换的并发症

中心静脉导管相关并发症
低钙血症和低镁血症
与血管迷走神经兴奋和容量波动相关的低血压
输血反应
凝血功能异常
在血浆置换过程中因血管紧张素酶受到抑制，缓激肽系统激活而产生的一系列反应
因高频率的血浆置换清除部分蛋白结合率较高的药物和免疫球蛋白而导致的不良反应

低血压和血管迷走神经反射在血浆置换过程中发生的概率大概为0.5%～2.9%[23,24]。一些血流动力学不稳定或是脉搏细速的患者，当出现神经系统症状时，是十分危险的，这类患者要避免液体的负平衡。如果置换液中含有血制品时可能会出现输血反应。也有报道患者对置换液中的白蛋白发生过敏反应的案例。

一些凝血功能异常或血小板减少的患者可能会发生血栓形成和出血。单次1.3倍血浆容量置换过程中消耗的凝血因子占置换前的25%～45%[25]。这些凝血因子恢复的速度取决于各自合成的速度，大部分凝血因子会在24 h之后恢复至基础水平。但纤维蛋白原例外，可能需要3天时间才能恢复至基础水平。因为在整个血浆置换过程中，纤维蛋白原消耗最为严重，所以在血浆置换前应该严密监测纤维蛋白原水平，尤其是当置换液中血浆含量<50%时。治疗性白细胞单采术会清除一部分外周血中的血小板，这对于置换前存在严重血小板减少的患者是有临床意义的。在血浆置换后的短时间内如需行有创操作，必须严密监测患者的血小板和凝血功能。

使用白蛋白作为置换液时，可能会出现一些与使用血管紧张素酶抑制剂类似的严重并发症，例如面部潮红、低血压、心动过缓和呼吸困难等[26]。这些反应是由于白蛋白激活血液中激肽释放酶原，引起缓激肽浓度升高而产生的。因此有推荐在开始血浆置换的24～48 h之前，应暂停使用ACEI类药物（具体时间取决于具体药物的半衰期）[26]。如果使用ACEI药物的患者需要行急诊血浆置换，则应使用血浆替代白蛋白作为置换液，以避免类似不良反应的发生。与ACEI相关的不良反应也会发生在其他的血液净化治疗中，应该予以特别重视。

另外一个潜在的不良反应为高蛋白结合率药物和免疫球蛋白的清除，但是这种不良反应因个体体内药物水平的不同而无法准确预测，此类药物应尽可能在血浆置换后使用。免疫抑制的患者在接受血浆置换治疗时需定期监测免疫球蛋白水平，因为外周循环中免疫球蛋白的清除是无选择性的，严重的低丙种球蛋白血症可能会进一步加重感染[28]。

危重症适应证

ASFA（American Society for Apheresis）每年都会发布相关的循证医学指南[29]。各种适应证被分为Ⅰ～Ⅳ级，Ⅰ级适应证指根据随机对照临床试验和不存在争议的临床经验得出，血浆置换是其有效的主要或辅助治疗手段；而Ⅳ级适应证是指血浆置换对其没有确切的临床效果，并且有可能会引起负效应。表27.3列举了一些基于循证医学证据的适应证。

治疗性血浆置换

在ICU中TPE是最常用的血液净化治疗方法。需要血浆置换治疗的抗体介导的疾病有特发性血栓性血小板减少性紫癜[16,30,31]，包括吉兰-巴雷综合征、急性多发性炎症性神经根脱髓鞘性疾病在内的脱髓鞘性疾病[32-34]，急性重症特发性炎性脱髓鞘病（表27.4），重症肌无力[43,44]，IgG和IgA介导的多发性脱髓鞘性神经病，Goodpasture's综合征以及合并肺出血的其他类型的急进性肾小球肾炎（rapidly progressive glomerulonephritis，RPGN）[47,48]。虽然一些回顾性病例对照研究证实血浆置换对重症急进性肾小球肾炎有效[49,50]；但是只有一部分随机对照研究支持这一结果[38]，而另一部分研究则呈现完全相反的结果[39,40]（表27.4）。一些随机对照研究表明，患有肾血管炎（除抗基底膜疾病以外）的患者若接受TEP，其终末期肾病发生率会明显降低[40]。

对于肌肉特异性络氨酸激酶受体抗体阳性的重症肌无力的患者，TPE的效果优于免疫球蛋白冲击治疗。相比之下，乙酰胆碱受体抗体介导的重症肌无力和吉兰-巴雷综合征的血浆置换治疗效果并不优于免疫球蛋白冲击治疗，或者两者作用相当[33,34,41]（表27.4）。而血浆置换对于急性脱髓鞘性疾病可能是有效的。虽然目前只有一项有关的随机对照研究，但这项研究和相关的回顾性资料表明，以脊髓和视神经损伤为主要特征的视神经脊髓炎（neuromyelitis optica，NMO）的患者中，经过血浆置换至少50%实现神经功能的改善，而对于激素治疗不敏感的视神经炎患者也同样可能从中获益[52]。TPE治疗视神经脊髓炎的机制在于它可以清除血清中致病性的NMO-IgG[53]。

TPE在脓毒症和多器官功能衰竭的治疗中的作用目前还不明确。目前有两项相关的随机对照研究，一项是关于连续血液滤过治疗和对症支持治疗比较，一项是血浆置换治疗和常规治疗的比较，结果表明14例接受了34 h连续血液滤过治疗的患者和16例对照组患者在14天病死率上没有明显差异[（57%对50%）[36]表27.4]。相比之下，54例接受了1次或2次TPE的脓毒症和脓毒症休克患者，28天病死率是33.3%；而52例对照组患者的28天病死率是53.8%（$P=0.05$[35]，表27.4）。将实验组和对照组的死亡率进行回归分析后，统计结果显示$P=0.07$。

一项在分别接受血浆置换治疗和连续血液透析治疗的外科术后脓毒症患者中开展的关于血流动力学和病死率的非随机观察性队列研究表明，治疗组和历史对照组在病死率上无总体差异（42%对46%）；然而对于仅累及1或2个器官功能衰竭的患

表27.3

ICU中基于循证医学证据的血浆置换的类型

疾　病	置换操作	适应证 类型	推荐 级别
肾脏疾病			
抗肾小球基底膜抗体介导的肾炎	血浆置换	I	1A
ANCA相关性肾小球肾炎［透析依赖和弥漫性肺泡出血（diffuse alveolar hemorrhage, DAH）］	血浆置换	I	1A
			1C DAH
免疫复合物沉积介导的肾小球肾炎	血浆置换	III	2B
骨髓瘤管型肾病	血浆置换	II	2B
溶血性尿毒综合征（典型的与腹泻相关的）	血浆置换	IV	1C
移植物排除反应（抗体介导的）	血浆置换	I	1B
风湿性和自身性免疫性疾病			
冷球蛋白血症（严重的或有症状的）	血浆置换	I	1B
特发性血小板减少性紫癜	血浆置换	IV	1C
系统性红斑狼疮性脑炎或DAH	血浆置换	II	2C
系统性红斑狼疮性肾炎	血浆置换	IV	1B
抗心磷脂综合征	血浆置换	II	2C
血液系统疾病			
血栓形成性血小板减少性紫癜	血浆置换	I	1A
伴白细胞瘀滞症的白细胞增多症	白细胞单采术	I	1B
合并急性脑卒中的镰刀型红细胞性贫血	红细胞置换	I	1C
合并急性冠状动脉综合征的镰刀型红细胞性贫血	红细胞置换	II	1C
血小板增多症（有症状的，骨髓增生性的）	血小板分离置换法	II	2C
输血后紫癜	血浆置换	III	2C
真性红细胞增多或红细胞增多	红细胞去除法	III	2C
高黏血症（IgM, IgA, IgG单克隆增殖相关的）	血浆置换	I	1B
凝血因子抑制剂	血浆置换	IV	2C
巴贝西虫病（重症）	红细胞置换	I	1B
疟疾（重症）	红细胞置换	II	2B
神经性系统疾病			
急性多发性炎症性神经根脱髓鞘性疾病（吉兰-巴雷综合征）	血浆置换	I	1A
急性播散性脑脊髓炎	血浆置换	II	2C
慢性多发性炎症性神经根脱髓鞘性疾病	血浆置换	I	1B
重症肌无力	血浆置换	I	1A
IgG和IgA介导的多发性神经根脱髓鞘性疾病	血浆置换	I	1B
IgM介导的多发性神经根脱髓鞘性疾病	血浆置换	I	1C
朗-伊二氏综合征	血浆置换	II	2C
多发性硬化症（急性，暴发性）	血浆置换	II	1B
视神经脊髓炎	血浆置换	II	1C
其他疾病			
药物过量或药物中毒	血浆置换	III	2C
急性肝功能衰竭	血浆置换	III	2B
中毒性表皮坏死松解症	血浆置换	N/A	N/A
严重脓毒症和多器官功能障碍	血浆置换	III	2B
烧伤性休克的复苏	血浆置换	IV	2B

IgA: immunoglobulin A, 免疫球蛋白A；IgG: immunoglobulin G, 免疫球蛋白G；IgM: immunoglobulin M, 免疫球蛋白M。

I：一线治疗，首要的单独的治疗手段，或与其他治疗手段联合。

II：二线治疗，单独的治疗手段，或与其他治疗手段联合。

III：治疗作用不明确，需依据个体化病情而定。

IV：现有证据表明是无效的或有害的，应用血浆置换须IRB批准。

N/A：疾病不在ASFA提供的标准范围内。

注意：证据评级系统和与之相对应的方法被用来评估整个治疗意见。

表27.4

ICU患者接受血浆置换治疗的随机对照试验的系统评价

病 种	n	干预措施	结 果
严重脓毒症和脓毒性休克[35]	106	血浆置换（PE）vs.标准治疗	28天死亡率 18/54（33%）PE 28/52（54%）对照组（P=0.05）
脓毒症[36]	30	血浆滤过（PF）vs.标准治疗	14天死亡率 8/14（57%）PF 8/16（50%）对照组（P=0.73）
急性多发性炎症性神经根脱髓鞘性疾病/吉兰–巴雷综合征（6项系统评价）[33]	649	PE vs.对症支持治疗	4周时需机械通气者 85/315（27%）对照组 44/308（14%）PE（RR 0.53; 95% CI 0.39～0.74, P=0.000 1） 1年时产生严重后遗症者 55/328（17%）对照组 35/321（11%）PE（RR 0.65; 95% CI 0.44～0.96, P=0.03） 1年死亡率 18/328（5.5%）对照组 15/321（4.7%）PE（RR 0.85; 95% CI 0.42～1.45, P=0.70）
急性多发性炎症性神经根脱髓鞘性疾病/吉兰–巴雷综合征（5项系统评价）[34]	582	PE vs.免疫球蛋白冲击治疗（IVIg）	终止机械通气的中位数时间（2项研究） 34天（n=34）PE vs. 27 d（n=29）IVIg（P=NS） 29天（n=40）PE vs. 26 d（n=44）IVIg（P=NS） 随访期间的死亡率 9/286（3.1%）PE 7/296（2.4%）IVIg（RR 0.78; 95% CI 0.31～1.95, P=NS）
包括多发性硬化在内的急性重症特发性中枢性神经系统脱髓鞘病变[37]	22	有效的PE vs.安慰性PE（允许交叉）	急性症状的稳步改善 8/19（42%）有效的PE治疗 1/17（6%）安慰性PE治疗
RPGN，包括抗肾小球基底膜抗体介导的肾炎和ANCA相关性肾小球肾炎[38]	44	PE vs.免疫吸附（IA）	6个月内肌酐清除率中位数 49 mL/min PE 49 mL/min IA 6个月死亡率 1/23（4.3%）PE 2/21（9.5%）IA（P=NS）
RPGN，包括抗肾小球基底膜抗体介导的肾炎和ANCA相关性肾小球肾炎[39]	33	PE vs.免疫吸附（IA）和标准治疗	RPGN Ⅲ型不需血液透析治疗的生存率 42% PE（n=18） 49% 对照组（n=15; P=NS）
RPGN包括抗肾小球基底膜抗体介导的肾炎和ANCA相关性肾小球肾炎[40]	32	PE vs.免疫吸附（IA）和标准治疗	研究结束仍需血液透析治疗患者数 3/16（19%）PE 5/16（31%）对照组（P=NS）
除抗肾小球基底膜抗体介导肾炎以外的其他肾血管炎性疾病（成人）（6项系统评价）[41]		PE的使用	3个月治疗有效率 终末期肾病风险显著降低（P=0.01） 12个月治疗有效率 终末期肾病风险显著降低（P=0.002）
血栓性血小板减少性紫癜[16]	102	PE vs.血浆输注（PI）	6个月治疗有效率 40/51（78%）PE 25/51（49%）PI（P=0.002） 6个月死亡率 11/51（22%）PE 19/51（37%）PI（P=0.036）
重症肌无力[42]	87	PE vs.免疫球蛋白冲击治疗（IVIg）	15天内肌无力评分变化 +18 PE（n=41） +15.5 IVIg（n=46; P=0.65）

CI: 置信区间；n: 病例数；NS: 不显著；RR: 相对危险度；vs.: 对比。

者,血浆置换治疗是有效的,数据显示10例治疗组患者的病死率是10%,而16例对照组患者的病死率是38%[54]。虽然结果很令人鼓舞,但在将血浆置换列为推荐治疗方法之前,这些数据结果还需要其他良好设计的随机对照实验来验证。

对于合并有中风、急性冠状动脉综合征(acute chest syndrome, ACS)、异常阴茎勃起或者多器官功能衰竭等并发症的镰刀型红细胞性贫血的患者推荐红细胞置换治疗[56],因为红细胞置换在维持正常血容量和减少高黏血症等并发症的同时,能够快速降低血中镰刀形红细胞水平(降低至<30%的目标水平),很多中心偏向此种方法而不是单纯的输血治疗。但是这仅是一种主观判断,目前还缺乏研究数据证实红细胞置换相比单纯输血治疗有明确优势。一项观察性回顾性的队列研究表明,对于存在ACS的镰刀型红细胞性贫血患者,接受红细胞置换治疗(n=20)和单纯输血支持治疗(n=20)的两组患者,总体住院时间无明显差异[57]。而且接受红细胞置换治疗的患者,平均还需要补充4个单位的少浆血。

人工交换输注是指先自静脉抽出一定量的血液,然后输注等量的少浆血和FFP,这种方法理论上减少了血液中的炎性介质,降低了并发ACS患者的血管闭塞性损伤。对7例伴有ACS和多器官功能衰竭等并发症患者的非随机对照研究表明,接受自动红细胞置换联合TPE治疗后1年生存率为86%[59]。尽管如此,对于合并ACS或其他并发症的危重病患者的最佳治疗方案仍未确定,部分原因在于镰刀形红细胞性贫血患者体内往往含有大量同种抗体,想要得到相匹配的血源十分困难。因此还需要充分的临床随机对照试验进一步证明自动或人工红细胞置换的适应证以及TPE的意义。

红细胞置换也被用于治疗巴贝西虫病和恶性疟疾[60,61]。虽然2002年的一项荟萃分析表明,红细胞置换与抗疟疾药物联合积极支持治疗相比在生存率上无明显优势[62],但是很多病例报道证实人工或自动红细胞置换可以在短时间内降低高寄生虫血症,改善了患者的临床状况[61,63,64]。疾病预防控制中心(Centers for Disease Control and Prevention, CDC)也建议将红细胞交换输注作为恶性疟疾的辅助治疗手段,特别是当疟原虫血症患者体内的疟原虫达到10%以上,或是出现非容量过负荷性肺水肿、肾脏并

发症或脑型疟疾等典型临床表现时[65]。同时应及时给予奎尼丁治疗,可以与红细胞置换治疗同时进行。一些病例报道表明,红细胞置换对重症巴贝西虫血症患者也能够起到快速治疗的作用[61]。

对于合并急性血栓栓塞、严重微血管病变和出血等并发症的(真性)红细胞增多症患者来说,自动红细胞置换和大容量放血都是可供选择的治疗方案[66]。对于血流动力学不稳定的患者,自动红细胞置换能够快速、安全地将患者红细胞压积降至正常。

白细胞单采术

白细胞单采术(也就是选择性的去除白细胞)用于治疗出现白细胞瘀滞症的急性髓系白血病(acute myeloid leukemia, AML)患者。白细胞瘀滞症的典型临床表现有神经系统损伤(包括混乱、精神状态和意识水平的改变)和肺损伤(包括低氧血症和弥漫性肺浸润)等。白细胞单采术的适应证为AML患者,以及循环中原始细胞>50 000/μL、存在明显白细胞瘀滞症表现的患者(即白细胞淤滞症非炎症、出血或代谢紊乱等引起)[67,68]。由此,白细胞单采术在AML的单核细胞亚型中需要更早应用,因为在外周血原始细胞尚低于50 000/μL,或开始接受化疗时,就会出现白细胞瘀滞症表现。对于AML患者,预防性的白细胞单采术应在外周原始细胞>100 000/μL时应用,特别是在原始细胞计数上升迅速,且针对性诱导缓解化疗被推迟的情况下(ASFA治疗指南推荐)。与AML相比,急性淋巴细胞白血病(acute lymphoblastic leukemia, ALL)患者循环中原始细胞计数<400 000/μL时,发生白细胞瘀滞等并发症的概率较低。研究表明对于ALL和白细胞异常增多的无症状患者,预防性白细胞单采术与其他化疗和积极的支持治疗相比,无明显的额外获益。

血小板分离置换法

对于存在血栓形成和出血风险的干细胞克隆性疾病血小板增多症患者来说,血小板分离置换法是一种紧急治疗方法[70]。这类干细胞克隆性疾病包括原发性血小板增多症、真性红细胞增多症、原发性骨髓纤维化和未分类的骨髓增生性肿瘤等。血小板分离置换法旨在将血小板数降至1 000 000/μL以下,目

标值接近500 000/μL[70]。血小板分离置换法可以用于治疗行脾切除术后的骨髓增生性肿瘤患者围手术期的血栓出血性并发症[71]。

任何血浆置换过程，都应与透析团队进行密切沟通，针对患者的情况对现有数据和经验进行评估。在制定治疗方案过程中，透析医生和团队的意见是必不可少的。一开始需要与透析医生讨论的内容包括目前的临床症状指征是否需要急诊行血浆置换、血浆置换对于其他治疗措施的影响、容量的管理、置换液的选择以及留置血管通路等。在整个治疗过程中，双方应保持沟通，以便及时调整和优化治疗方案。

◇ 参 ◇ 考 ◇ 文 ◇ 献 ◇

[1] Burgstaler EA: Current instrumentation for apheresis, in McLeod BC, Price TH,Weinstein R (eds): *Apheresis: Principles and Practice*. 2nd ed. Bethesda, MD, AABB, 2003, pp 95–130.

[2] Siami GA, Siami FS: Membrane plasmapheresis in the United States: a review over the last 20 years. *Ther Apher* 5:315–332, 2001.

[3] Levi J, Degani N: Correcting immune imbalance: the use of Prosorba column treatment for immune disorders. *Ther Apher Dial* 7:197–205, 2003.

[4] Mabuchi H, Koizumi J, Shimzu M, et al: Long-term efficacy of low-density lipoprotein apheresis on coronary heart disease in familial hypercholesterolemia. *Am J Cardiol* 82:1489–1495, 1998.

[5] Siami GA, Siami FS: The current status of therapeutic apheresis devices in the United States. *Int J Artif Organs* 25:499–502, 2002.

[6] Schneider M, Gaubitz M, Perniok A: Immunoadsorption in systemic connective tissue diseases and primary vasculitis. *Ther Apher* 2:117–120, 1997.

[7] Kutsuki H, Takata S, Yamamoto K, et al: Therapeutic selective adsorption of anti-DNA antibody using dextran sulfate cellulose column (Selesorb) for the treatment of systemic lupus erythematosus. *Ther Apher* 2:18–24, 1998.

[8] Kodama M, Tani T, Hanasawa H, et al: Treatment of sepsis by plasma endotoxin removal: hemoperfusion using a polymyxin-B immobilized column. *J Endotoxin Res* 4:293–297, 1997.

[9] Knobler R, Barr LM, Couriel DR, et al: Extracorporeal photopheresis: past, present, and future. *J Am Acad Dermatol* 61:652–665, 2009.

[10] Brecher ME: Plasma exchange: why we do what we do. *J Clin Apher* 17: 207–211, 2002.

[11] Tobian AA, Shirey RS, Montogomery RA, et al: The critical role of plasmapheresis in ABO-incompatible renal transplantation. *Transfusion* 48: 2453–2460, 2008

[12] Hester J: Therapeutic cell depletion, in McLeod BC, Price TH, Weinstein R (eds): *Apheresis: Principles and Practice*. 2nd ed. Bethesda, MD, AABB, 2003, pp 283–294.

[13] Crookston KP, Simon TL: Physiology of apheresis, in McLeod BC, Price TH, Weinstein R (eds): *Apheresis: Principles and Practice*. 2nd ed. Bethesda, MD, AABB, 2003, pp 71–79.

[14] Bolan CD, Greer SE, Cecco SA, et al: Comprehensive analysis of citrate effects during plateletpheresis in normal donors. *Transfusion* 41:1165–1171, 2001.

[15] Weinstein R: Prevention of citrate reactions during therapeutic plasma exchange by constant infusion of calcium gluconate with the return fluid. *J Clin Apher* 11:204–210, 1996.

[16] Rock GA, Shumak KH, Buskard NA, et al: Comparison of plasma exchange with plasma infusion in the treatment of thrombotic thrombocytopenic purpura. The Canadian Apheresis Study Group. *N Engl J Med* 325:393–397, 1991.

[17] Jones HG, Bandarenko N: Management of the therapeutic apheresis patient, in McLead BC, Price TH, Weinstein R (eds): *Apheresis: Principles and Practice*. 2nd ed. Bethesda, MD, AABB, 2003, pp 253–282.

[18] Schonermarck U, Bosch T: Vascular access for apheresis in intensive care patients. *Ther Apher Dial* 7:215–220, 2003.

[19] Feller-Kopman D: Ultrasound-guided internal jugular access: a proposed standardized approach and implications for training and practice. *Chest* 132:302–309, 2007.

[20] Powers ML, Lublin D, Eby D, et al: Safety concerns related to use of unapproved needles for accessing implantable venous access devices. *Transfusion* 49:2008–2009, 2009.

[21] McLeod BC, Sniecinski I, Ciavarella D, et al: Frequency of immediate adverse effects associated with therapeutic apheresis. *Transfusion* 39:282–288, 1999.

[22] Lu Q, Nedelcu E, Ziman A, et al: Standardized protocol to identify highrisk patients undergoing therapeutic apheresis procedures. *J Clin Apher* 23: 111–115, 2008.

[23] Korach JM, Berger P, Giraud C, et al: Role of replacement fluids in the immediate complications of plasma exchange. French Registry Cooperative Group. *Intensive Care Med* 24:452–458, 1998.

[24] Bramiage CP, Schroder K, Bramlage P, et al: Predictors of complication in therapeutic plasma exchange. *J Clin Apher* 24:225–231, 2009.

［25］ Chirnside A, Urbaniak SJ, Prowse CV, et al: Coagulation abnormalities following intensive plasma exchange on the cell separator, II: effects on factors I, II, V, VII, VIII, IX, X, and antithrombin III. *Br J Haematol* 48:627–634, 1981.

［26］ Owen HG, Brecher ME: Atypical reactions associated with use of angiotensin-converting enzyme inhibitors and apheresis. *Transfusion* 34: 891–894, 1994.

［27］ Olbricht CJ, Schaumann D, Fischer D: Anaphylactoid reactions, LDL apheresis with dextran sulfate, and ACE inhibitors［letter］. *Lancet* 340:908–909, 1992.

［28］ Wing EJ, Bruns FJ, Fraley DS, et al: Infectious complications with plasmapheresis in rapidly progressive glomerulonephritis. *JAMA* 244:2423–2426, 1980.

［29］ Zbigniew M, Szczepiorkowski (eds): Clinical applications of therapeutic apheresis: an evidence based approach. 5th edition. *J Clin Apher* 25(3), 2010.

［30］ Michael M, Elilott EJ, Ridley GF, et al: Interventions for haemolytic uremic syndrome and thrombotic thrombocytopenic purpura. *Cochrane Database Syst Rev* (1):CD003595, 2009.

［31］ Loirat C, Girma J, Desconclois C, et al: Thrombotic thrombocytopenic purpura related to severe ADAMTS13 deficiency in children. *Pediatr Nephrol* 24:19–29, 2009.

［32］ Van der Meche FG, Schmitz PI: A randomized trial comparing intravenous immune globulin and plasma exchange in Guillain-Barré syndrome. Dutch Guillain-Barré Study Group. *N Engl J Med* 326:1123–1129, 1992.

［33］ Raphael JC, Chevret S, Hughes RAC, et al: Plasma exchange for Guillain- Barré syndrome. *Cochrane Database Syst Rev* (2):CD001798, 2002.

［34］ Hughes RA, Raphael JC, Swan AV, et al: Intravenous immunoglobulin for Guillain-Barre syndrome. *Cochrane Database Syst Rev* (1):CD002063, 2006.

［35］ Busund R, Koukline V, Utrobin U, et al: Plasmapheresis in severe sepsis and septic shock: a prospective, randomized, controlled trial. *Intensive Care Med* 28:1434–1439, 2002.

［36］ Reeves JH, Butt WW, Sham F, et al: Continuous plasmafiltration in sepsis syndrome. Plasmafiltration in Sepsis Study Group. *Crit Care Med* 27: 2096–2104, 1999.

［37］ Weinshenker BG, O'Brien PC, Petterson TM, et al: A randomized trial of plasma exchange in acute central nervous system inflammatory demyelinating disease. *Ann Neurol* 46:878–886, 1999.

［38］ Stegmayr BG, Almroth G, Berlin G, et al: Plasma exchange or immunoadsorption in patients with rapidly progressive crescentic glomerulonephritis. A Swedish multicenter study. *Int J Artif Organs* 22:81–87, 1999.

［39］ Zauner I, Bach D, Braun N, et al: Predictive value of initial histology and effect of plasmapheresis on long-term prognosis of rapidly progressive glomerulonephritis. *Am J Kidney Dis* 39:28–35, 2002.

［40］ Cole E, Cattran D, Magil A, et al: A prospective randomized trial of plasma exchange as additive therapy in idiopathic crescentic glomerulonephritis. The Canadian Apheresis Study Group. *Am J Kidney Dis* 20:261–269, 1992.

［41］ Walters G, Willis NS, Graig JC: Interventions for renal vasculitis in adults. *Cochrane Database System Rev* (3):CD003232, 2008.

［42］ Gajdos P, Chevret S, Clair B, et al: Clinical trial of plasma exchange and highdose intravenous immunoglobulin in myasthenia gravis. Myasthenia Gravis Clinical Study Group. *Ann Neurol* 41:789–796, 1997.

［43］ Chaudhuri A, Behan PO: Myasthenic Crisis. *Q J Med* 102:97–107, 2009.

［44］ Batocchi AP, Evoli A, Di Schino C, et al: Therapeutic apheresis in myasthenia gravis. *Ther Apher* 4:275–279, 2000.

［45］ Weinstein R: Therapeutic apheresis in neurological disorders. *J Clin Apher* 15:74–128, 2000.

［46］ Kiprov DD, Hofmann JC: Plasmapheresis in immunologically mediated polyneuropathies. *Ther Apher Dial* 7:189–196, 2003.

［47］ Madore F: Plasmapheresis. Technical aspects and indications. *Crit Care Clin* 18:375–392, 2002.

［48］ Szczepiorkowski ZM: TPE in renal, rheumatic, and miscellaneous disorders, in McLeod BC, Price TH, Weinstein R (eds): *Apheresis: Principles and Practice*. 2nd ed. Bethesda, MD, AABB, 2003, pp 375–409.

［49］ Frasca GM, Soverini ML, Falaschini A, et al: Plasma exchange treatment improves prognosis of antineutrophil cytoplasmic antibody-associated crescentic glomerulonephritis: a case-control study in 26 patients from a single center. *Ther Apher Dial* 7:540–546, 2003.

［50］ Klemmer PJ, Chalermskulrat W, Reif MS, et al: Plasmapheresis therapy for diffuse alveolar hemorrhage in patients with small-vessel vasculitis. *Am J Kidney Dis* 42:1149–1153, 2003.

［51］ Oh SJ: Muscle-specific receptor tyrosine kinase antibody positive myasthenia gravis current status. *J Clin Neurol* 5:53–64, 2009.

［52］ Ruprecht K, Klinker E, Dintelmann T, et al: Plasma exchange for severe optic neuritis. *Neurology* 63:1081–1083, 2004.

［53］ Watanabe S, Nakashima I, Misu T, et al: Therapeutic efficacy of plasma exchange in NMO-IgG-positive patients with neuromyelitis optica. *Mult Scler* 13:128–132, 2007.

［54］ Schmidt J, Mann S, Mohr VD, et al: Plasmapheresis combined with continuous venovenous hemofiltration in surgical patients with sepsis. *Intensive Care Med* 26:532–537, 2000.

［55］ Stegmayer B: Apheresis in patients with severe sepsis and multi organ dysfunction syndrome. *Transfus Apher Sci* 38:203–208, 2008.

［56］ Swerdlow PS: Red cell exchange in sickle cell disease. *Hematology Am Soc Hematol Educ Program* 48–53, 2006.

［57］ Turner JM, Kaplan JB, CohenHW, et al: Exchange versus simple transfusion for acute chest syndrome in sickle cell anemia adults. *Transfusion* 49:863–868, 2009.

［58］ Liem RI, O'Gorman MR, Brown DL: Effect of red cell exchange transfusion on plasma levels of inflammatory mediators in sickle cell patients with acute chest syndrome. *Am J Hematol* 76:19–25, 2004.

［59］ Boga C, Kozanoglu I, Ozdogu H, et al: Plasma exchange in critically ill patients with sickle cell disease. *Transfus Apher Sci* 37:17–22, 2007.

［60］ Shelat SG, Lott JP, Braga MS, et al: Considerations on the use of adjunct red blood cell exchange transfusion in the treatment of severe *plasmodium falciparum* malaria. *Transfusion* 50(4):875–880, 2009.

［61］ Spaete J, Patrozou E, Rich JD, et al: Red cell exchange transfusion for babesiosis in Rhode Island. *J Clin Apher* 24:97–105, 2009.

［62］ Riddle MS, Jackson JL, Sanders JW, et al: Exchange transfusion as an adjunct therapy in severe *Plasmodium falciparum* malaria: a meta-analysis. *Clin Infect Dis* 34:1192–1198, 2002.

［63］ Nieuwenhuis JA, Meertens JHJM, Zijlstra JG, et al: Automated erythrocytapheresis in severe falciparum malaria: a critical appraisal. *Acta Trop* 98:201–206, 2006.

［64］ van Genderen PJJ, Hesselink DA, Bezemer JM, et al: Efficacy and safety of exchange transfusion as an adjunct therapy for severe *Plasmodium falciparum* malaria in non immune travelers: a 10-year single-center experience with a standardized treatment protocol. *Transfusion* 50(4):787–794, 2009.

［65］ Centers for Disease Control and Prevention: Available at: http://www.cdc. gov/malaria/facts.htm.

［66］ Vecchio S, Leonardo P, Musuraca V, et al: A comparison of the results obtained with traditional phlebotomy and with therapeutic erythrocytapheresis in patients with erythrocytosis. *Blood Transfus* 5:20–23, 2007.

［67］ Bug G, Anargyrou K, Tonn T, et al: Impact of leukapheresis on early death rate in adult acute myeloid leukemia presenting with hyperleukocytosis. *Transfusion* 47:1843–1850, 2007.

［68］ Inaba H, Fan Y, Pounds S, et al: Clinical and biologic features and treatment outcome of children with newly diagnosed acute myeloid leukemia and hyperleukocytosis. *Cancer* 113:522–529, 2008.

［69］ Lowe EJ, Pui CH, Hancock ML, et al: Early complications in children with acute lymphoblastic leukemia presenting with hyperleukocytosis. *Pediatr Blood Cancer* 45:10–15, 2005.

［70］ Zarkovic M, Kwaan HC: Correction of hyperviscosity by apheresis. *Semin Thromb Hemost* 29:535–542, 2003.

［71］ Mesa R, Nagorney DS, Schwager S, et al: Palliative goals, patient selection, and perioperative platelet management. Outcomes and lessons from 3 decades of splenectomy for myelofibrosis with myeloid metaplasia at the Mayo Clinic. *Cancer* 107:361–370, 2006.

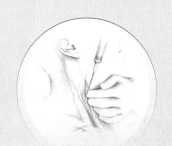

第 28 章
肺活检
Lung Biopsy

SCOTT E. KOPEC AND RICHARD S. IRWIN　李梅玲 译,瞿洪平 审校

在任何情况下,肺活检都可以作为局部或弥漫性肺疾病明确诊断的方法,通常用于无创诊断方法无法成功诊断的情况下。

临床已开展大量的肺活检,其所需采取的组织、可诊断疾病、操作的并发症、禁忌证和死亡率有所不同。成功的肺活检对患者带来的益处不仅取决于操作者的熟练程度,还与患者当时的临床情况有关。常用的肺活检技术将着重从以下几方面逐一进行简述:① 危重患者进行肺活检的时机;② 肺活检技术的选择;③ 标本的处理。

肺活检实施步骤

概　述

肺活检步骤可分为两组:开放式(外科介入)和闭合式(非外科介入)。两种方式的主要区别在于闭合式肺活检能避免外科干预及全身麻醉,但会降低明确诊断的可能性。两种方式的禁忌证及相对禁忌证见表28.1[1-5]。

开放式肺活检

开胸肺活检

由于开胸的方法可使外科医师在直视下获得相对大面积的肺组织,因此这一类方式常规被认作准确的肺活检技术。开胸法需要气管插管、全身麻醉、术后留置胸引管至少24 h。开放式肺活检术的描述可参考其他文献[3,4]。以下一些技术则可扩大诊断价值[4]。首先,在肺组织的选取上应平均选取,而不是只选择正常或明显不正常的组织。第二,在一些弥漫性肺部疾病的病例中,尽可能选取2个或以上部位的肺组织样本。第三,在高分辨率CT显示下毛玻璃样部位更可能代表了炎症部位,所以这部位的肺

组织样本尤其重要[5]。一些作者认为舌叶或右肺中叶常可发生瘢痕形成、存在炎症以及非特异性充血改变,因此应当避免在该处进行活检[6],但该观点尚存在争议[4,7]。

胸腔镜下肺活检

胸腔镜是一类经皮进行内镜探查及胸腔内组织取样的技术[1,8]。不同于其他经皮技术,胸腔镜肺活检属于外科手术范畴。尽管胸腔镜还有很多潜在应用价值,本文着重讨论肺活检技术。胸腔镜下肺活检通过在胸壁上行多个小切口,形成一个可控制性的气胸使肺塌陷。一个切口是用于置入无菌可弯曲的内镜用于观察肺和胸膜,另一个用于置入活检装置,并根据内镜下观察到的内容进行操作。多个入路有助于选取最佳内镜位置。

与气管镜方式相比较,胸腔镜手术的一大优势是能获得较大的肺组织,可达到开胸手术所取得的样本大小。如果可能的话,在患者不用呼吸机且临床情况稳定时进行胸腔镜检查。一些专家建议呼吸机依赖的患者不应常规进行胸腔镜下肺活检,主要是由于这类患者通常无法耐受双腔气管插管或单肺通气(表28.1)。

表28.1

肺活检的绝对禁忌证及相对禁忌证[1-5]

开胸活检
  禁忌证：
    疾病太重以至不能耐受全身麻醉
胸腔镜下肺活检
  禁忌证：
    疾病太重以至不能耐受全身麻醉
    广泛胸膜粘连
    无法纠正的凝血功能障碍
    肺叶切除术后患者
    严重肺动脉高压
  相对禁忌证：
    无法放置双腔气管插管
    无法耐受单肺通气
闭合式肺活检
  禁忌证：
    无法纠正的凝血功能障碍（包括血尿）[a]
    心血管功能不稳定
    严重低氧血症且在支气管镜检查过程中可能发生恶化
    培训不充分的支气管镜操作者
    患者配合较差
  相对禁忌证：
    新发心肌梗死或不稳定心绞痛
    邻近操作部位血管异常
    正压通气
    空腔样病变（尤其是有液气平面或直径>10 cm）
    严重肺动脉高压
    邻近部位有肺气肿结构
    疑似绦虫病
    无法控制的咳嗽

[a] 严重血小板减少的患者进行肺泡灌洗较为安全。

尽管研究显示胸腔镜肺活检在患间质性肺病的非危重患者中具有与开胸肺活检相当的诊断价值及并发症发生率[2]，但是在危重患者中尚缺乏研究比较。由于胸腔镜肺活检存在的绝对和相对禁忌证，机械通气的危重患者应优先考虑进行开胸肺活检。

闭合式活检

经皮经胸细针穿刺活检术

经皮经胸细针穿刺活检术包括透视或CT引导下，无菌细针穿过胸壁到达取样部位[9]，CT透视引导下肺活检所取得的肺部样本最理想[10]。穿刺针有不同型号可供选择，包括18号、20号、22号和24～25号。一般来说，穿刺针越细，并发症发生越少[11]。标本通过细针穿刺吸取，通常由细胞（如肿瘤细胞、间质细胞和炎性细胞）、组织液和小的组织碎片组成。这类技术的主要优势在于局麻下即可完成，主要的局限性在于标本中原肺组织结构的完整性可能被破坏，气胸的发生率高达20%[12]。

支气管镜操作

可弯曲式支气管镜能够简单安全地实施许多技术，包括支气管活检、经支气管活检、支气管毛刷、经支气管细针穿刺及肺泡灌洗技术。关于可弯曲式支气管镜内容详见第9章。

经支气管肺活检 经支气管肺活检是通过支气管镜进入至段叶水平，缓慢滴注肾上腺素稀释液，然后将活检钳推进入影像学异常区域[13]。通常在透视下推进活检钳，逐步接近取样部位，直到遇到阻力或患者出现胸痛（胸膜痛）的临床症状，将活检钳以1 cm间隔向后退直到疼痛消失。再将活检钳打开，稍用力，钳子即关闭。若患者没有胸痛症状，则移除钳子。一些学者建议推进支气管镜至活检位置以压迫任何潜在出血部位，并且防止有血进入其他气道。然而，通过在气道内来回活动支气管镜并持续吸引已被证明能有效控制出血[14]。在一个呼吸时相进行活检既不影响肺组织的获得量，也不影响标本的完整性[15]。由于标本较小（平均<3.9 mm^2[15]），为了扩大标本量需多部位采集。

支气管毛刷刷检 使用软毛刷，操作者以类似钳取活检的方式进行支气管毛刷活检[16,17]。通常在透视引导下，毛刷进入影像学异常区域。这种方法的有效性受到以下限制：只能得到细胞标本，并且在一般情况下，只能取得支气管内标本。毛刷检查无法进入与支气管树不连通的淋巴结，此时应用经胸细针穿刺可能可以采到样本。

经支气管细针穿刺活检 经支气管细针穿刺技术使得医生可能通过刺穿气道壁获取气道分泌物细胞和组织液，或不与气管支气管树相通的组织。特殊设计的带管针通过支气管镜的吸引通道进入疑似病变区[2]。只要可以定位该区域的血管，就能安全地进行穿刺取样[18]。使用支气管内超声能精确定位淋巴结和血管，减少并发症[19]。此方法可有助于进行肺癌诊断和分期，以及一些良性纵隔疾病如支气管囊肿和结节病的诊断[20]。当合理实施此技术并得到良好的细胞病理学支持，就可以对许多不能手术的肺癌患者消除手术分期的需求[21]。

支气管肺泡灌洗(bronchoalveolar lavage, BAL) 支气管肺泡灌洗是常规支气管镜安全诊断手段的延伸[22]。支气管镜的前端进入支气管分支或一个更小的气道,注入生理盐水后通过吸引管道吸出。通过这个技术,可吸引出从远端气道和肺泡内的细胞及可溶性物质样本。在各种肺部疾病应用BAL分析的详细讨论可参考其他文章[23]。肺泡灌洗和支气管镜保护性毛刷培养应用于诊断肺部感染在第9章和第68章中详细介绍。由于肺泡灌洗并不是真正的活检,很少会有相关的出血并发症发生,可应用于凝血异常和肺动脉高压的患者。

肺活检的预期结果

概　述

何时以及进行何种肺活检操作,取决于医生想得到何种结果。诊断率和并发症的多少取决于操作的过程、疾病的进展和患者的病情。表28.2列出了相对于特定疾病的肺活检流程[2,24]。

临床稳定的弥漫性肺实质病患者

为了最大限度地提高诊断率,理想的活检过程是保持肺标本的完整性。最符合此要求的方式是:① 开胸肺活检,② 胸腔镜下活检,③ 经支气管镜肺活检。这些检查技术在病情稳定的弥漫性肺病患者中的平均死亡率、并发症发生率以及诊断率见表28.3[1,2]。上述三种活检技术比较,开胸及胸腔镜下肺活检的诊断率最高,同时并发症发生率低、死亡率极低;经支气管镜肺活检诊断率较低,但并发症发生率及死亡率均最低。

虽然开胸肺活检和胸腔镜下肺活检较经支气管镜肺活检可以获得足够的组织,并提高明确诊断的可能性,但由于后者可避免全身麻醉的并发症、术后胸引管引流、残余肺实质和胸膜瘢痕、术后疼痛和延长的住院天数,因此可以作为首选诊断方法。另外,经支气管镜肺活检可避免因开胸肺活检和胸腔镜下肺活检而造成的脓胸并发症。闭合式肺活检较开放式肺活检成本更低、痛苦更少、死亡率更低。

经支气管镜肺活检总的并发症发生率<10%。最常见的并发症是气胸,其中有50%的病例可能需要胸腔引流[2]。虽然经支气管镜肺活检的诊断准确率小于开胸和胸腔镜下肺活检(主要由于支气管镜获取组织数量较小、结构破坏,常常只有细支气管周围组织,而且非直视下取样),但在某些情况下它的诊断率足以使其作为活检的首选操作。例如,在弥漫性疾病如转移癌、结节病和肺孢子虫感染,支气管镜肺活检的诊断特异性在80% ~ 90%[24,25]。

表28.2

针对不同疾病选择不同的活检方式[2,24]

支气管肺泡灌洗
　感染(卡氏肺孢子虫,分枝杆菌,真菌)
　肺泡蛋白沉积症
　肺泡出血
　急性嗜酸细胞性肺炎
　肺癌
　淋巴瘤
　外源性类脂性肺炎
经支气管细针穿刺活检
　肺癌
　淋巴瘤
　感染(真菌、分枝杆菌、诺卡菌)
支气管毛刷
　肺癌
　转移性癌
经支气管肺活检
　结节病
　淋巴管性转移癌
　肺泡蛋白沉积症
　肺癌
　慢性嗜酸粒细胞性肺炎
　淀粉样变
　淋巴细胞性间质性肺炎
　隐源性机化性肺炎
　过敏性肺炎
　侵袭性曲霉菌病
开胸肺活检或胸腔镜活检
　肺毛细血管炎
　弥漫性肺泡损伤
　特发性肺纤维化
　非特异性间质性肺炎
　无机物尘肺

表28.3

在弥漫性肺疾病中肺活检的相关结果

方　　式	死亡率（%）	并发症（%）	诊断率（%）
开放性肺活检	0～4.7	5～7[a]	94～95
胸腔镜下肺活检	0～8	0～15[b]	96～100
支气管镜肺活检	<0.12	<10[c]	84

[a] 包括气胸、脓胸、出血。
[b] 包括皮下气肿、感染、持续漏气、需要转换到开胸手术的出血。
[c] 包括气胸、出血。

经皮细针穿刺活检在感染性弥漫性实质病变也有一定的作用，其诊断率为40%～82%[2]。虽然经皮细针穿刺很少导致死亡或空气栓塞，但气胸较常见，发生率约为25%[2]。咯血发生率为1%～11%[2]。使用超薄针（24或25号）可以减少并发症的发生率[2]。

病情稳定患者的肺部肿块

由于实质或空腔占位最常见于恶性肿瘤或感染的情况，并且这些诊断常可通过细胞学及体液检查而确诊，因此开胸肺活检并不作为首选操作。当通过开胸或胸腔镜活检进行诊断时，诊断率可达到100%。因为结节通常可全部切除，外科术后的死亡率取决于疾病的严重度和肺切除范围[26]。良性结节行楔形肺叶手术的死亡率在健康、年轻患者中<1%，而因支气管肺癌行肺切除术的老年患者死亡率为2%～12%[27]。病情稳定的肺部肿块患者与同类弥漫性肺病患者相比，开胸手术后并发症发生率相似。1篇文献报道242例孤立性肺结节行视频辅助胸腔镜手术的并发症发生率为3.6%，而仅仅接受胸腔镜检查的患者无死亡[6]。

经皮细针穿刺治疗是评估肺占位非常有用的手段。它具有很高的诊断率。在所有肿块中确诊率可以达到80%至97%，样本合格率可达82%至98%[28,29]。如果病变直径<2 cm，获得合格样本的概率则显著下降[28,30]。实质性恶性结节的诊断率可以接近96%[29]，恶性肿瘤和感染性空洞样病变的诊断率达到90%至100%[28]，"良性"炎性疾病（如肉瘤结节）的诊断率为72%[2]。虽然经皮细针穿刺很少发生死亡，但并发症如气胸、咯血和肺实质出血或血胸并不少见[28-31]。气胸较容易发生在病变范围较小或病变周围有肺气肿的情况[32]。出血和气胸多发生在空

腔病变。目前已证实，选用型号较小的细针如24、25号细针进行穿刺活检，能显著降低并发症的发生，且并不降低诊断准确性[33]。尽管一些作者认为，细针穿刺会引起远处肿瘤细胞转移，但这不应作为细针穿刺的禁忌证[34]，文献显示恶性肿瘤细胞播散的风险高达60%[35]。

周围性肺部结节和肿块同样能通过支气管毛刷和活检钳进行取样。并发症较经皮穿刺较少。尽管诊断率较经皮细针穿刺活检低，且流程较复杂、花费时间长，经支气管活检更多保留了组织与结构的完整性，有助于病理科医生更好地诊断良性疾病。周围性恶性病灶的诊断率与透视引导下支气管钳活检数量直接相关。如果仅有支气管毛刷检查，诊断率约为40%，若毛刷加一个支气管镜下肺活检标本，诊断准确率提高到55%，毛刷加4个支气管镜下肺活检标本，准确率达到60%，若加5个支气管镜下肺活检标本，准确率可提高到75%[36]。

病情不稳定的弥漫性和局灶性疾病患者

需要肺活检的不稳定重症患者，通常是免疫功能低下或急性呼吸窘迫综合征（acute respiratory distress syndrome, ARDS）患者。

许多研究已提出在没有获得性免疫缺陷综合征（acquired immunodeficiency syndrome, AIDS）的免疫功能低下患者中进行各种肺活检操作的优点。选择何种活检方式取决于许多因素，其中包括疾病严重度和病情进展速度、鉴别诊断、基础病情、影像学表现，以及操作医生的经验水平和专业知识。不同活检术的诊断阳性率还取决于许多因素，包括鉴别诊断，基础病情和影像学表现。

对于重症患者合并迅速进展的低氧血症和影像学浸润通常选择开胸肺活检，主要因为它的诊断率最高，并且在重症患者中耐受性良好[37]，死亡率<1%，有几项研究报告死亡率为0[37-39]。对于病情不太严重的患者，而进行性低氧血症并非突出问题，可先尝试创伤较小的活检操作。

对于所有非AIDS的免疫功能低下患者，一般肺泡灌洗（BAL）的诊断率为40%左右，但同时行支气管镜活检可使诊断率增加至70%[40]。然而，研究表明不同免疫功能低下患者的诊断阳性率不同。例如，实体器官移植的患者存在弥漫性肺部浸润时，支

气管镜灌洗阳性诊断率为59%至85%，并发症发生率很低[41,42]。粒细胞缺乏白血病合并弥漫肺浸润的患者，BAL的诊断价值低，可能与侵袭性曲菌感染阳性诊断非常低、对细菌病原体的诊断有非常高的假阳性率相关，并且对诊断药物诱导肺部疾病没有帮助[43]。另外，在粒细胞减少的患者中，支气管镜检查本身可导致肺炎、菌血症和脓毒症[43,44]。对于近期骨髓移植而免疫功能低下的患者，BAL仅能诊断34%～50%肺浸润病例的病因[45]。BAL在对艾滋病患者卡氏肺孢子虫肺炎的诊断灵敏度可达97%[46]。在非粒细胞减少的患者，BAL不增加常规支气管镜检查中并发症的发生率（见第9章）。

经支气管活检在弥漫性肺浸润和实体器官移植的患者诊断阳性率为46%～78%[47,48]，在血液恶性肿瘤患者中达55%[47]。经支气管活检多应用于诊断结核病、真菌性肺炎和血液系统恶性肿瘤受累的肺部病变[47]。在非艾滋病患者，BAL联合支气管镜活检较单独应用BAL或支气管镜活检具有更高的诊断阳性率[40]，联合BAL和支气管活检可将诊断阳性率提高至70%[40]。在骨髓移植的人群中，经支气管活检由于常见的血小板减少原因导致风险增加，且诊断阳性率低、为临床提供的信息少[49]。

免疫受损宿主的局灶性肺部病变，特别是在周围型肺部病灶中，选用经胸细针穿刺活检具有最高诊断阳性率。在这种情况下，感染性疾病的经胸细针穿刺活检的敏感性>80%，恶性肿瘤性疾病可>90%[50]。真菌、结核病和诺卡氏菌的阳性率则>90%[50]。

在需要机械通气的重症患者中，肺活检可用于协助诊断和治疗患者，以确保可治疗的疾病没有被忽视。其特异性诊断阳性率高达70%至80%[38,50]。其他研究报道的诊断阳性率较低，同时活检的结果并不

改变治疗方案。另两项研究表明，只有47%～60%开胸肺活检诊断改变了治疗方案[39,51]，一项研究证实活检结果可改变81%患者的治疗方案[38]，第二项研究表明，基于开放式肺活检而改变治疗使ARDS疑似患者生存率得到改善[37]。开胸肺活检在危重儿童中也有帮助。对26例儿童患者的研究表明，开胸肺活检的诊断阳性率为96%，没有相关的死亡率报道[52]。在BAL检查无结果之后，推荐开胸肺活检为有助于评估骨髓移植患者弥漫性肺部疾病的病因[49]。在这类患者中，肺活检对于诊断侵袭性曲菌感染特别有用[53]。然而，已有研究报道真菌感染的检测存在20%的假阴性率[49]。总体而言，开胸肺活检的结果可以改变63%骨髓移植合并弥漫性肺部浸润患者的治疗干预[54]。

在临床情况不稳定的患者中选择哪类活检技术最好，目前还没有共识。在所有的方法中预期的诊断阳性率波动很大，即使由开胸肺活检获得足够的组织，仍有19%～45%的肺部疾病无法明确病因。由于肺活检手术相关死亡率可能较高，即使足够的活检材料和适当治疗仍不能降低这类患者的高死亡率，因此决定由谁、何时、如何获取标本往往十分复杂[55]。因此，临床医生必须采取切实可行的管理方式，联合经验性治疗和目前可用的活检操作。

在艾滋病患者中，开胸肺活检是敏感性和特异性最高的方法。然而，开胸或胸腔镜肺活检并不是首选方案，因为弥漫肺浸润最有可能是源于机会性感染，而支气管镜的确诊率可达90%以上[46]。当支气管镜联合BAL和经支气管活检检查无法诊断时，开胸或胸腔镜下肺活检才适合考虑[50]。当根据支气管镜检查结果进行治疗后患者情况变差，开胸或胸腔镜肺活检往往也无法提供帮助[46]，且不应反复进行肺活检。

危重患者进行肺活检指征

概　述

危重患者肺活检指征：① 肺部疾病进展而其病因仍未知；② 患者的初步评估中因没有进行肺活检而无法诊断病因，且经验性治疗无法纠正病情；③ 无肺活检禁忌证；④ 患者基础疾病的预后良好；⑤ 肺活检的获益远远超过相关的并发症和死亡率[55]。

危重患者肺部疾病的管理

肺活检是肺部异常全面评估的一部分，但在危重患者从来不是首选的评估方式。从临床角度而言，任何危重患者，都是免疫受损的宿主，并应该按照表28.4加以管理。

表28.4

免疫功能受损患者的治疗

> 识别免疫功能受损的患者
> 建立规范的鉴别诊断思路
> 结合病史、体格检查、实验室数据、胸部影像学缩小诊断范围
> 评估情况的紧迫性和侵入性诊断方式的必要性

因为防御机制受到改变，危重患者特别容易受到条件致病菌以及致病性微生物的感染。非免疫防御（如物理障碍、原始微生物分布的改变），以及免疫防御（例如体液或细胞免疫的改变）可能会被削弱。这些损伤可能是局部的或短暂性的（例如酒精中毒、糖尿病、镰状细胞贫血症、尿毒症、营养不良）以及长期或永久的（例如霍奇金病、慢性淋巴性白血病、急性骨髓性白血病、多发性骨髓瘤、遗传性免疫缺陷性疾病、细胞毒化疗、皮质类固醇、照射）。

每一个有肺部疾病的危重（免疫受损）患者都应考虑四大鉴别诊断的可能性（表28.5）。经过一般诊断的考虑，再通过病史、体格检查和实验室数据（例如血液常规检查、血清学以及血液、尿、痰、脑脊髓液、腹水和胸腔积液涂片和培养）与胸部影像学相结合，可缩小诊断范围。近期或远期胸片可确认或排除另一稳定病情的存在。虽然单侧或局灶性浸润提示细菌感染，双侧肺部浸润也不排除感染[52]。应用免疫抑制药物或化疗后，机会性感染如肺孢子感染往往表现为双侧肺部浸润性表现[56]。

表28.5

免疫功能受损患者肺部疾病鉴别诊断

> 基础疾病的临床表现
> 治疗相关并发症
>   脂肪栓塞
>   肺水肿
>   肺出血
>   白细胞凝集素反应
>   放射性肺炎
>   药物性肺炎
> 与目前疾病状态无关的独立基础病变
>   感染
>   细菌
>   病毒
>   真菌
>   寄生虫

最后一步是评估临床紧迫性，判断是否需要进行侵入性诊断检查，如肺活检。在一些临床情况下，应考虑经验性治疗并且尽可能避免创伤性活检。这些情况包括患者基础疾病限制预期寿命，如晚期艾滋病或癌症晚期；治疗前存在白血病，而机会性感染风险低，抗感染治疗成功可能性很大；未控制的凝血疾病；严重受损的肺功能致使患者无法耐受有创操作，或患者拒绝进行有创操作[50]。

在其他临床情况下，应首先尝试其他微创治疗方案。例如对于血小板减少、免疫功能低下并合并弥漫性肺浸润的患者，如果通过供氧可使其病情相对稳定，则输注血小板并继续观察是恰当的治疗。这些患者中多达70%的浸润可能是由于肺内出血[57]。

最后，在其他临床情况下，肺活检（尤其是开胸肺活检）应在治疗早期提上议程。发热和弥漫性浸润引起的低氧血症会使实体器官移植和其他免疫力低下的患者（预期寿命以年衡量）更有可能从活检中受益[50]。

肺活检方式选择

选择特定的肺活检应该考虑三个因素：当地的专家、患者的病情、选择方式的诊断阳性率。

当地专业人才

当地的专业人才包括可熟练完成操作的人员和

专业样本处理和实验分析工作人员。如果当地专家有限，例如缺乏熟练的细胞病理学家解读支气管毛刷或经皮针穿刺标本，或微生物实验室没有配备可以可靠处理各种机会性感染微生物标本的设备，患者应被转移到具有广泛资源的机构。

患者的病情

一旦判断患者的预后是好的，那就有理由进行肺活检术，下一步则是选择活检方法。如果确定患者的病情只允许一次性的诊断操作（即迅速恶化），那么应该进行开胸或经胸腔镜肺活检。如果无封闭式操作的禁忌证，患者的病情允许有时间再做一次诊断操作，则首选封闭式操作。正压通气不应作为经支气管活检的绝对禁忌证[2]。血流动力学稳定的机械通气患者，且并发症（如气胸、出血）的发病率在可接受范围内，经支气管肺活检可以提供有用的信息。

肺活检方式的诊断阳性率

几种活检技术的实用性总结见表28.2。一种特定的活检操作的诊断阳性率依赖于当地专业人才和个人临床条件。例如，一个存在孤立肺结节的老年患者，临床为明显的癌症扩散，经皮细针穿刺活检的诊断阳性率高，且并发症发生率相对较低，是判断结节是否恶性的初筛方法。若一个患者有肺内孤立性结节合并血管炎，患者需要肺活检时，可能首先考虑开胸肺活检（如果病灶是周围性选择胸腔镜活检），或在支气管镜进行毛刷、经支气管镜活检和经皮针穿刺未发现恶性肿瘤或感染的证据之后，进行开胸肺活检。

弥漫性肺部疾病患者的临床症状可影响肺活检方式的选择。在需要进行活组织检查评估有无尘肺的存在和类型时，开胸肺活检和胸腔镜活检[58]是唯一能够获取足够量的组织完成所有必要的分析（必须包括化学分析在内）的方法。在适当的临床情况下，当弥漫性肺浸润提示结节病或癌症时，应首先考虑支气管镜肺活检，因为它在这些情况下具有极高的诊断阳性率[24,25]。在出现弥漫性肺浸润的免疫受损的非ARDS患者中，支气管镜肺活检的诊断阳性率整体高达78%[47]。在慢性间质性肺炎（例如特发性肺纤维化），开胸或胸腔镜下肺活检诊断优于支气管镜下肺活检[24]。如果慢性嗜酸细胞性肺炎、脱屑性间质性肺炎、闭塞性细支气管炎或机化性肺炎可通过支气管镜肺活检诊断，那么开胸或胸腔镜肺活检可能没有必要。如果感染和恶性肿瘤可以通过支气管镜肺活检和其他非活检实验室检查技术排除，也可能不需要进行开胸活检。如果弥漫性病变恶化，可经验性应用糖皮质激素，并且可通过无创方式（如胸片、镓扫描、肺功能）对治疗反应进行评估。

标 本 处 理

为最大限度地提高任何肺活检方法的诊断阳性率，标本必须迅速由参与患者治疗的专人运送到适当的实验室。所有的分析应经过与患者相关学科的专家组成的团队事先规划（例如病理学家、微生物学家、肺科和感染性疾病专科）。

由于大样本组织是从开胸或胸腔镜活检获得，多个样本会被事先处理用于各类分析。首先，在无菌条件下，一块新鲜组织使用生理盐水保持其湿润并立即输送到微生物实验室进行切碎，研磨，以及用于需氧和厌氧细菌、真菌、分枝杆菌和军团菌的培养。另一块应该快速冷冻在液氮中，并存储在−70℃，以确保免疫研究（例如免疫球蛋白沉积以及T和B淋巴细胞标记、军团菌直接荧光抗体染色）、油红O染色以及必要时进行病毒培养。如果怀疑尘肺，可对石蜡包埋和福尔马林固定的组织进行专门研究。触及组织的新鲜切面的准备可以进行细胞学分析，而特殊染色可用于微生物的快速诊断。病理学家应该进行冰冻切片分析以便：① 通知外科医生是否已经获得足够的活检（所送组织是否有病理性病变）；② 获得可以进一步研究标本的信息（例如，召集淋巴瘤的工作团队或进行特定的病毒培养）；③ 尝试获得快速明确诊断。其余组织应放置在10%的福尔马林进行常规组织学研究和特殊染色。

因为从经支气管镜肺活检中获得的组织标本量较少,不能进行无限制的分析。为了最大限度地提高诊断阳性率,应获得4～6个样本[36,59]。在免疫功能低下的患者,应对支气管活检物进行接触隔离及微生物染色。如果怀疑外源性类脂性肺炎、免疫系统疾病或军团菌感染,一个样本应被急速冰冻进行脂肪染色和免疫荧光研究。一个样本可以提交到微生物学实验室,剩余样本进行常规和特殊病理染色。一旦支气管毛刷提取物已制成载玻片,可类似针穿刺标本的方式进行染色。

除非感染可能性很小,经皮肺穿刺获得的标本应该和细胞分析一样被送到微生物实验室进行分析。针对细胞学分析,首先应该滴几滴穿刺液涂抹在磨砂载玻片后,立即放置于95%的乙醇,然后一部分可以注入一个盛有生理盐水的试管内,以便它可以使用微孔过滤器或细胞离心机进行处理,或放置

到含有液体防腐剂的小瓶中用于能提取单层细胞的设备做准备[60]。过滤器和载玻片可用常规的巴氏法染色,特殊染色可用莫里-乌洛托品银(真菌和卡式肺孢子虫染色)或碘酸-希夫(真菌染色)和抗酸染色(抗酸杆菌染色)。当考虑为肺孢子囊虫时,用单克隆抗体免疫荧光染色可以增加诊断阳性率。这种测试灵敏度和特异性>90%[61]。用于微生物学的一部分标本,应立即注入减少厌氧预处理的传输介质并运送到微生物实验室。在实验室中,样本被放置在几个无菌载玻片,并空气干燥进行革兰染色、抗酸杆菌染色和军团菌的直接荧光抗体染色。其余样本可以进行厌氧菌和需氧菌培养、真菌培养、结核分枝杆菌培养和军团菌培养。

提交等份肺泡灌洗液的样本进行微生物分析后,样本应在细胞学实验室进行类似于经皮穿刺的样本方式进行标本处理。

◇ 参 ◇ 考 ◇ 文 ◇ 献 ◇

[1] Fountain SW: Pulmonary wedge biopsy: technique and application in interstitial lung disease, in Walker WS (ed): *Video-Assisted Thoracic Surgery*. Oxford, Isis Medical Media, 1999, p 115.

[2] Kopec SE, Irwin RS: Lung biopsy, in Irwin RS, Rippe JM (eds): *Intensive Care Medicine*. 6th ed. Philadelphia, PA, Lippincott Williams & Wilkins, 2007, p 848.

[3] LoCicero J: Segmentectomy and lesser pulmonary resections, in Shields TW, LoCierco J, Ponn RB, et al (eds): *General Thoracic Surgery*. 6th ed. Philadelphia, PA, Lippincott Williams & Wilkins, 2005, p 496.

[4] Knight H, Ponn RB: Diffuse lung disease, in Shields TW (ed): *General Thoracic Surgery*. 6th ed. Philadelphia, PA, Lippincott Williams & Wilkins, 2005, p 1373.

[5] Chechani V, Landrenau RJ, Shaikh SS: Open lung biopsy for diffuse interstitial lung disease. *Ann Thorac Surg* 54:296, 1992.

[6] Gaensler EA: Open and closed lung biopsy, in Sackner MA (ed): *The Human Lung in Biology: Techniques in Pulmonary Disease, Part 2*. New York, Marcel Dekker Inc, 1980, p 579.

[7] Ayed AK: Video-assisted thoracoscopic lung biopsy in the diagnosis of diffuse interstitial lung disease. *J Cardiovasc Surg* 44:115, 2003.

[8] McKenna RJ: Video-assisted thoracic surgery for wedge resection, lobectomy, and pneumonectomy, in Shields TW, LoCierco J, Ponn RB, Rusch V (eds): *General Thoracic Surgery*. 6th ed. Philadelphia, PA, Lippincott Williams & Wilkins, 2005, p 524.

[9] Sinner WN: Technique of needle aspiration biopsy, in Sinner WN (ed): *Needle Biopsy and Transbronchial Biopsy*. New York, Thieme-Stratton, 1982, p 35.

[10] Froelich JJ, Ishaque N, Regn J, et al: Guidance of percutaneous pulmonary biopsy with real-time CT fluoroscopy. *Eur J Radiology* 42:74, 2002.

[11] Zavala DC, Schoell JE: Ultrathin needle aspiration of the lung in infections and malignant diseases. *Am Rev Respir Dis* 123:125, 1981.

[12] Richardson CM, Pointon KS, Manhire AR, et al: Percutaneous lung biopsy: a survey of UK practice based on 5,444 biopsies. *Brit J Radiology* 75:731, 2002.

[13] McDonald JC, Cortese DA: Bronchoscopic lung biopsy, in Praskash UB (ed): *Bronchoscopy*. New York, Raven Press, 1994, p 141.

[14] Chhajed PN, Aboyoun CL, Malouf MA, et al: Risk factors and management of bleeding associated with transbronchial biopsy in lung transplant recipients. *J Heart Lung Transplant* 22:195, 2003.

[15] Schure D, Abraham JL, Konopka R: How should transbronchial biopsies be performed and processed? *Am Rev Respir Dis* 126:342, 1982.

[16] Cortese DA, McDougall JC: Biopsy and brushing of peripheral lung cancer with fluoroscopic guidance. *Chest* 75:141, 1979.

[17] Cortese DA, McDougall JC: Bronchoscopy in peripheral and central lesions, in Praskash UB (ed): *Bronchoscopy*. New York, Raven Press, 1994, p 135.

[18] Wang KP, Terry PB: Transbronchial needle aspiration in the diagnosis and staging of bronchogenic carcinoma. *Am Rev Respir Dis* 127:344,

1983.

[19] Herth FJ, Ernst A: Innovative bronchoscopic diagnostic techniques: endobronchial ultrasound and electromagnetic navigation. *Curr Opin Pulm Med* 11:278, 2005.

[20] Trisolini R, Agli LL, Cancellieri A, et al: The value of flexible transbronchial needle biopsy in the diagnosis of stage 1 sarcoidosis. *Chest* 124:2126, 2003.

[21] Shannon JJ, Bude RO, Orens JB, et al: Endobronchial ultrasound-guided needle aspiration of mediastinal adenopathy. *Am J Respir Crit Care Med* 153:1424, 1996.

[22] Helmers RA, Pisani RJ: Bronchoalveolar lavage, in Praskash UB (ed): *Bronchoscopy.* New York, Raven Press, 1994, p 155.

[23] Meyer KC: The role of bronchoalveolar lavage in interstitial lung disease. *Clinic Chest Med* 25:637, 2004.

[24] Schwarz MI, King TE Jr, Raghu G: Approach to the evaluation and diagnosis of interstitial lung disease, in Schwarz MI, King TE Jr (eds): *Interstitial Lung Disease.* 4th ed. Hamilton, Ontario, BC Decker Inc, 2003, p 21.

[25] Gilman MJ, Wang KP: Transbronchial lung biopsy in sarcoidosis. *Am Rev Respir Dis* 122:721, 1980.

[26] Lillington GA: The solitary pulmonary nodule—1974. *Am Rev Respir Dis* 110:699, 1974.

[27] Kopec SE, Irwin RS, Umali-Torres CB, et al: The postpneumonectomy state. *Chest* 144:1158, 1998.

[28] Berquist TH, Bailey PB, Cortese DA, et al: Transthoracic needle biopsy. *Mayo Clin Proc* 55:475, 1980.

[29] Lopez Hanninen E, Vogl TJ, Ricke J, et al: CT-guided percutaneous core biopsies of pulmonary lesions. Diagnostic accuracy, complications, and therapeutic impact. *Acta Radiologica* 42:151, 2001.

[30] Poe RH, Robin RE: Sensitivity and specificity of needle biopsy in lung malignancy. *Am Rev Respir Dis* 122:755, 1980.

[31] Sinner WN: Material and results, in Sinner WN (ed): *Needle Biopsy and Transbronchial Biopsy.* New York, Thieme-Stratton, 1982, p 18.

[32] Cox JE, Chiles C, McManus CM, et al: Transthoracic needle aspirate biopsy: variables that affect risk of pneumothorax. *Radiology* 212:165, 1999.

[33] Zavala DC, Schoell JU: Ultrathin needle aspiration of the lung in infectious and malignant diseases. *Am Rev Respir Dis* 123:125, 1981.

[34] Sinner WN: Complications, in Sinner WN (ed): *Needle Biopsy and Transbronchial Biopsy.* New York, Thieme-Stratton, 1982, p 44.

[35] Sawabata N, Ohta M, Maeda H: Fine-needle aspiration cytologic technique for lung cancer has a high potential of malignant cell spread through the tract. *Chest* 118:936, 2000.

[36] Popovich J Jr, Koace PA, Eichenhorn MS, et al: Diagnostic accuracy of multiple biopsies from flexible fiberoptic bronchoscopy. *Am Rev Respir Dis* 125:521, 1982.

[37] Papazian L, Doddoli C, Chetaille B, et al: A contributive result of open-lung biopsy improves survival in acute respiratory distress syndrome patients. *Crit Care Med* 35:755, 2007.

[38] Baumann HJ, Kluge S, Balke L, et al: Yield and safety of bedside open lung biopsy in mechanically ventilated patients with acute lung injury or acute respiratory distress syndrome. *Surgery* 143:426, 2008.

[39] Patel SR, Karmpaliotis D, Ayas NT, et al: The role of open-lung biopsy in ARDS. *Chest* 125:197, 2004.

[40] Jain P, Sandur S, Meli Y, et al: Role of flexible bronchoscopy in immunocompromised patients with lung infiltrates. *Chest* 125:712, 2004.

[41] Chang GC, Wu CL, Pan SH, et al: The diagnosis of pneumonia in renal transplant recipients using invasive and noninvasive procedures. *Chest* 125:541, 2004.

[42] Nusair S, Kramer MR: The role of fiber-optic bronchoscopy in solid organ, transplant patients with pulmonary infections. *Respir Med* 93:621, 1999.

[43] Robbins H, Goldman AL: Failure of a prophylactic antimicrobial drug to prevent sepsis after fiberoptic bronchoscopy. *Am Rev Respir Dis* 116:325, 1977.

[44] Beyt BE, King DK, Glew RH: Fatal pneumonitis and septicemia after fiberoptic bronchoscopy. *Chest* 72:105, 1977.

[45] Patel NR, Lee PS, Kim JH, et al: The influence of diagnostic bronchoscopy on clinical outcomes comparing adult autologous and allogeneic bone marrow transplant patients. *Chest* 127:1388, 2005.

[46] Narayanswami G, Salzman SH: Bronchoscopy in the human immunodeficiency virus-infected patients. *Semin Respir Infect* 18:80, 2003.

[47] Cazzadori A, DiPerri G, Todeschini G, et al: Transbronchial biopsy in the diagnosis of pulmonary infiltrates in immunocompromised patients. *Chest* 107:101, 1995.

[48] Lehto JT, Koskinen PK, Anttila VJ, et al: Bronchoscopy in the diagnosis and surveillance of respiratory infections in lung and heart-lung transplant recipients. *Transpl Int* 18:562, 2005.

[49] Yen KT, Lee AS, Krowka MJ, et al: Pulmonary complications in bone marrow transplantation: a practical approach to diagnosis and treatment. *Clin Chest Med* 25:189, 2004.

[50] Rubin RH, Greene R: Clinical approach to the compromised host with fever and pulmonary infiltrates, in Rubin RH, Young LS (eds): *Clinical Approach to Infections in the Compromised Host.* 3rd ed. New York, Plenum Publishing, 1994, p 121.

[51] Soh LH, Chian CF, Su WL, et al: Role of open lung biopsy in patients with diffuse infiltrates and acute respiratory failure. *J Formosan Med Assoc* 104:17, 2005.

[52] Steinberg R, Freud E, Ben-Ari J, et al: Open lung biopsy—successful diagnostic tool with therapeutic implications in the critically ill paediatric population. *Acta Paediatr* 87:945, 1998.

[53] Kim K, Lee MH, Kim J, et al: Importance of open lung biopsy in the diagnosis of invasive pulmonary aspergillosis in patients with hematological malignancies. *Am J Hematol* 71:75, 2002.

[54] Wang JY, Chang YL, Lee LN, et al: Diffuse pulmonary infiltrates after bone marrow transplantation: the role of open lung biopsy. *Ann*

Thorac Surg 78:267, 2004.

[55] Hiatt JR, Gong H, Mulder DG, et al: The value of open lung biopsy in the immunosuppressed patient. *Surgery* 92:285, 1982.

[56] Tenholder MF, Hooper RG: Pulmonary infiltrates in leukemia. *Chest* 78:468, 1980.

[57] Drew WL, Finley TH, Golde DW: Diagnostic lavage and occult pulmonary hemorrhage in thrombocytopenic immunocompromised patients. *Am Rev Respir Dis* 116:215, 1977.

[58] Bensard DD, McIntyre RC Jr, Waring BJ, et al: Comparison of video thoracoscopic lung biopsy to open lung biopsy in the diagnosis of interstitial lung disease. *Chest* 103:765, 1993.

[59] Roethe RA, Fuller PD, Byrd RB, et al: Transbronchoscopic lung biopsy in sarcoidosis. Optimal number and sites for diagnosis. *Chest* 77:400, 1980.

[60] Hutchinson ML, Cassin CM, Ball HG III: The efficacy of an automated preparation device for cervical cytology. *Am J Clin Pathol* 96:300, 1991.

[61] Kovacs JA, Ng JL, Masur H, et al: Diagnosis of *Pneumocystis carinii* pneumonia: improved detection in sputum with use of monoclonal antibodies. *N Engl J Med* 318:589, 1988.

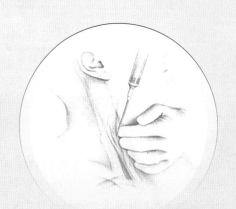

第 2 篇
微创监测

Minimally Invasive
Monitoring

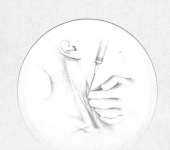

第 29 章
重症患者的常规监测
Routine Monitoring of Critically ILL Patients

PATRICK TROY, NICHOLAS A. SMYRNIOS AND MICHAEL D. HOWELL 邱毓祯 译，瞿洪平 审校

重症监护治疗病房（intensive care units, ICU）与其他临床科室最大的差别在于日常监测的细致程度。这种细致的监测使得重症医疗团队能够对病情的变化随时保持警惕，有助于疾病的诊断和预后评估。细致的监测还有助于医护团队安全地进行容量复苏、血管活性药输注及机械通气治疗。

本章阐述大多ICU患者日常需进行的无创监测。对体温、血压、心电图、ST段、呼吸频率及氧合和二氧化碳等常规监测项目的应用指征、操作技术及遇到的问题进行讨论。除此之外，还对组织灌注的无创监测作评述，其中重点关注胃张力测定、舌下二氧化碳监测和经皮氧气及二氧化碳监测。

监 测 系 统

在20世纪50年代晚期ICU诞生之初，没有可用的连续监测手段或需要侵入性操作的技术，患者的生命体征靠护士间断测量。当今，几乎所有常规的生命体征都可以通过无创方法获得准确的连续监测，因此在ICU的患者能得到除手术室外最细致的连续监护。

在过去的几十年里，监护系统正朝着多功能发展，能整合多种监测参数。多功能监护系统能减少单功能设备的数量，减少床边设施混乱，并改善人体工程学工作流程。这种系统还能连接重症监护信息系统，从而提供更加有效的数据处理、质量改进报告，以及根据数据处理提供某些情况的预警。

体 温 监 测

重症患者体温的变化与并发症的发生率和死亡率显著相关[1]，因此辨认异常体温在临床上很重要。在一项外科ICU的研究中，只有30%的患者入院时直肠温度在正常范围，38%的患者直肠温度高于37.6℃，32%的患者低于36.8℃[2]。体温异常往往是感染、炎症、中枢神经系统功能障碍或者药物中毒的首发临床征象。不幸的是，体温计的种类和测量部位会影响测量的准确性。临床医生应懂得如何解释体温计种类和测量部位对测量结果的影响。

体温监测指征

美国重症医学会指南工作小组推荐，把体温监测列为所有重症监护病房的一项基本监测项目[3]。重症患者由于衰弱、体温控制力受损、频繁使用镇静剂及感染易患倾向等原因，而成为体温异常的高发人群。所有重症患者至少应间歇测量中心体温，体温异常的患者应考虑连续体温监测；倘若患者接受积极的体温干预治疗，如吸入加热空气或使用降温-

加热毯时应进行连续监测,以防体温失常治疗过度或治疗不足的情况发生。

测量部位

体温测量的目的通常是为了判断中心温度,中心体温是由下丘脑精细调控的深部体温,不会随周围环境的微小变化而发生瞬间变化。中心温度与其说是处于解剖学中心位置的体温,更应理解其生理学的概念。理想的体温测量点应该免受热损耗的影响、无痛且方便应用,并不妨碍患者的日常活动和交流。但在临床上,还没有一个测量点能够准确提供中心体温测量。

舌下体温测量

舌下体温测量很方便,但是会有各种限制。尽管张口呼吸、闭口呼吸或者使用鼻胃管并不会影响体温的测量[4],但是患者服用热饮或冷饮后立刻进行测量,口腔温度会明显改变。由于呼吸急促会降低口内温度从而导致测量体温偏低。60%的患者舌下温度会较同时测量的直肠温度低1℉①;53%的患者相差1~2℉;6%的患者差值超过2℉。舌下温度的持续监测是不可行的,最适合于准确性要求不高的间断体温测量。

腋下体温测量

通常把腋下体温测量当作中心体温的指标。虽然有些研究指出腋下温度与肺动脉温度非常接近[5],但实际上较鼓室温度平均低1.5~1.9℃[6]。将感应器置于腋动脉表面可增加测量准确性。腋下测量体温的精准度不如其他部位好[6],部分原因可能是探头很难固定。

直肠温度测量

直肠温度是临床应用最广泛的测量中心体温标准。在插入直肠体温计之前,应该先进行直肠指检,因为粪便会影响温度的测量。当温度传感器插入直肠10 cm(4in)时,体温计上的读数比较准确。大多数患者的直肠温度与食管末端、膀胱和鼓室温度的相

关性良好[7]。但直肠温度对于体温变化的反应明显慢于其他部位[8]。可重复使用的、带保护鞘的电子直肠温度计可能与艰难梭状芽胞杆菌和耐万古霉素肠球菌的传播有关,所以通常首选一次性温度传感器。

食管温度测量

食管温度常通过可弯曲的电子温度感应器来测量。一般来说,食管温度比直肠温度低0.6℃[9]。然而传感器在食管中所处的位置不同,测得的体温会有很大差异。在食管近端,测量温度会受大气环境的影响[10]。在体温过低时,食管不同部位的温差可达6℃[10]。由于食管远端邻近大血管和心脏,因此食管远端的温度随着中心体温变化很快会发生相应变化[11]。所以,当吸入了加热空气、洗胃、心脏转流或心室辅助而发生体温变化时,食管温度变化不能准确反映中心体温变化[11]。

鼓室温度测量

在ICU中,医护人员普遍使用专为测量鼓室温度的体温计。然而有数项研究表明其测得的体温与ICU患者中心体温相关性不佳[12,13]。其测量的精确度一定程度上取决于操作人员的经验,即使接受过训练、有丰富经验的ICU护士使用鼓室温度计,也有20%患者的复测值浮动可超过0.5℉[14]。鼓室测温和颞动脉温度测量从无并发症不同,测量存在一定的风险。已报道的并发症包括由测温探头引起的鼓膜穿孔及外耳道损伤出血。

颞动脉测量

颞动脉测量一般没有并发症,其测量的准确性稍后讨论。

尿道膀胱温度测量

医护人员可通过嵌入导尿管中的专用温度探头方便地测量膀胱温度[6-8]。在诱导性低体温或者复温处理中,患者的膀胱测温与大血管和直肠温度相关性良好[7,8]。在平稳状态下,膀胱测温的可重复性优于大多数其他测量点[7]。

①　$1℉=\frac{5}{9}℃$(译者注)。

中心循环温度测量

ICU 医生可通过带热敏电阻的肺动脉导管来测量肺动脉血温。一旦导管被置入肺动脉，位于导管末端的温度感应器就能准确记录大血管温度。尽管吸入热空气或者静脉输注加热或者冷却液体时所测温度预计会与中心体温存在差异，但人们仍普遍把肺动脉温度当作准确测量中心体温的金标准。但是，在神经外科患者可能并非如此。一项神经外科手术中诱发低温性循环停止患者的研究发现，肺动脉温度不能用于脑中枢温度的评估，两者相关系数为 0.63。而膀胱温度与颅内温度有较高的相关关系[15]。只有当其他部位温度测量被认为不可靠，并且准确、快速的连续体温测量对于患者的处理至关重要时，才可能有必要置入中心静脉专用的温度探测器。

温度计的种类

水银温度计

尽管在历史上水银温度计是临床应用中最常见的温度计，但由于涉及汞相关的环境和健康问题，许多国家和地方已开始致力于逐步停止使用此类温度计的立法工作。水银和其他基于液体膨胀原理的温度计，如测量时间过短，会出现假性低体温；如果未能没有把水银柱甩下去，会造成假性高体温。

液晶显示温度计

液晶显示（liquid crystal display, LCD）温度计是由薄片状粘合带嵌入液晶而成的，可直接黏附于患者的皮肤表面。LCD 温度计通常用于前额测温，因为前额方便使用并有稳定的灌注，不过它也可用于其他任何部位皮肤测温。如果皮肤正处于低灌注状态或者患者有影响血管舒缩的不稳定因素时，用液晶皮肤温度计测量和所有皮肤测温一样，不能准确反映中心温度。前额皮肤的温度一般比中心温度低 2.2℃[16]，LCD 显示的前额温度比中心温度变化会滞后 12 min[17]。LCD 皮肤温度计最适合用于血流动力学正常的、预计不会有大幅度体温变化的稳定患者，或者是观察体温变化趋势比起测量精度更重要的患者。

标准数字温度计：热电偶和热敏电阻

电子温度计通常利用热电偶或热敏电阻作为探测器，将电子温度信号转化为数字显示。热电偶及热敏电阻可做成细线状，嵌入适合置入体腔内的可弯曲的探测器，以供监测深部温度。

热电偶由两种不同的金属丝连接而成。连接处两端的电压改变可精确地反映温度变化。测温度用的热电偶必须用另一个参比端恒温法测定的绝对温度校准。在 20～50℃ 范围内，热电容的线性误差小于 0.1[18]。

热敏电阻由半导体金属氧化物构成，它的电阻与温度变化成反比。在 20℃～50℃ 范围内，线性误差可达 4℃，不过这种误差可通过数学模型校正或经电子工程技术处理得以大幅减轻[18]。半导体测温是利用基极与发射极间的电压变化呈温度依赖，而硅电阻接收器的电流始终恒定的原理。热电阻与热电偶和半导体组件相比，前者更灵敏、反应更快，但线性关系较差[18]。

红外发射体温探测器

鼓室体温计　红外发射探测鼓室体温计利用传感器来探测鼓膜背面带有中心体温的组织发出的红外线能量，主要在医院应用。通过鼓膜发射的红外线变化与体温度呈线性关系。操作者的技术很重要：不合规的校准、安装或探测器摆放位置错误，均可显著影响体温测量[19]。把外耳中后部向后上方牵拉，当探测器堵住空气进入耳道的入口时，探测器便可对准鼓膜前下 1/3，此时测得的体温最为准确。关于鼓室温度能否提供准确的中心体温的研究报道喜忧参半，有报道显示临床有意义的误差率为 4%[14]。另有报道提示 21% 的鼓室温度测值可引起发热的判断和治疗被延迟[20]。

颞动脉温度计　红外技术也可应用于颞动脉测温。红外线探测器可在前额搜索最高体温，有些系统可扫描耳后区域。然后按一种环境热损失和颞动脉血温下降的估算法以计算中心体温。这种仪器使用方便、无痛、能够快速显示体温。尽管一个小样本量的体温正常患者的研究，颞动脉体温计所得数值与肺动脉温度存在良好相关性[5]，但是在另一个体温变异较大的人群研究中，89% 的颞动脉测温度与肺动脉温度相差超过 0.5℃，该数值已达到研究者预先确定的临床显著性差异[21]。

测温部位的选取

选择测量体温的部位一定要个性化，但某些方面具有共性，可概括如下。作为所有临床情况必需的间歇体温测定（如常规监测），或测量不够精准所造成的后果不严重时，首选直肠或舌下测温。如准确性要求不高，可采取鼓室测温、颞部及腋下测温。当需要更精确的体温测量时，一般可选择精确度和可重复性非常好的膀胱、食管及直肠测温，但当患者病情快速变化时，直肠温度的改变滞后于其他部位[7,13]。然而，常规监测食管温度需要留置食管探测器；而且探测器的位置轻微改变就会影响体温监测的准确性，因此这种有创体温监测最好只在有大量临床经验的中心，供需要接受积极处理的患者行侵入性体温处理时使用。而直肠温度探测器可能会被挤出，且可能会遭到患者拒绝。第三种方法则是膀胱温度监测，因为大多数重症患者都留置Foley导尿管。他们只需要加一根带有热敏电阻的导管。如果患者已经留置带有温度监测的肺动脉导管，则无需附加其他体温监测。

患者安全与体温监测

在ICU中治疗性低温的应用越来越普遍。一些诱导低体温的设备是闭环路系统。由于监测中心体温的探测器有时会失灵（比如直肠探头可能会从患者体内脱出），在治疗时操作者应考虑从两个部位进行中心体温监测。

动脉血压监测

第一次有记录的血压测量是在1733年，有点令人惊奇的是，这竟然是动脉内血压监测。Reverend Stephen Hales在马的股动脉内放置了一根9 ft长的铜管，测得到血压约为8 ft 3 in。这种方法显然不能应用于临床。在19世纪中叶，Carl Ludwig记录了第一个动脉压力波形，但是直到1881年，才第一次成功记录下无创血压。1896年，Riva-Rocci发明并普及了水银血压计，进而得到了Harvey Cushing采纳及推广。1905年，Korotkoff发明了通过听诊测量舒张压的技术，现在称之为Korotkoff音。目前临床上所用的通过动脉内置管直接测量动脉血压的方法，发明于20世纪30年代，并于20世纪50年代得到普及[22]。直接法测量的血压代表真实的收缩压和舒张压很快得到了人们的普遍承认。

从那时起，各种各样的有创测压法和可供选择的间接测量法，在可重复性及操作便捷方面都已赶上甚至超过了听诊。本节将探讨各种动脉血压监测的优缺点，并为它们在ICU内的应用提供推荐意见。

无创/间接血压测量

供应商能提供若干种间接监测血压的技术，其中大多数技术是测量阻断动脉血流所施加的外部压力。尽管有一种测压法描记的是维持远端动脉跨壁压为零时所需的压力，但这些方法测量的并非是动脉内的压力，而实际是在探测血流。测量主体的不同是直接和间接测量法的主要区别。

间接测压值与使用的袖带大小有关。如果袖带的长、宽不够，会测得虚假升高的血压。可充气袖带的宽度应为受测肢体周径的40%，而长度至少应为其周径的60%[23]。每一个使用间接血压计的人必须了解这些影响因素，选择合适的袖带。

手工测量

听诊法测压（Riva-Rocci法）

传统的血压测量方法给缠绕于肢体的测压袖带充气，并在受压后闭塞的动脉远端听诊，受压动脉壁的振动声（Korotkoff音）即为收缩压和舒张压。当听到第一声动脉搏动声所标示的血压即是收缩压。当动脉搏动声突然变钝或消失时所标示的血压则是舒张压。这种方法在ICU内仍非常常用，其读数在大多数情况下尚可接受。该方法优势在于成本低、可靠性高而且操作简易；不足之处在于受操作者和环境噪声的影响大、当血压过低时无Korotkoff音。测量极端高或低血压时，听诊测血压与直接测压之间相关性差[24]。

手工振荡法

当袖带缓慢放气，最早有动脉血流通过被阻断血管时，动脉管壁开始振动。这种振动可作为压力振荡被检测到，应用这一原理可进行手动血压测量，也为各种自动血压监测装置的开发奠定了基础。无液式血压计的指针第一次停止提摆动时表明远端动脉内出现血流通过，即为收缩压[25]。震荡法的优点是成本低且应用方便。其缺点是无法测量舒张压，以及与直接法测量的动脉血压相关性差[25]，还有当Riva-Rocci法测不到血压的情况下该法也无法测得血压，故缺乏实用性。无液式血压计读数常有错误，在一家大型医疗机构中研究显示，即便放宽美国国家标准局和协会制定的标准，仍有34%干式血压计的测量值不准确[26]。在同一项研究中，发现36%的干式血压计存在机械缺陷，故需要定期维护。尽管干式血压计也可用于听诊法测压，但在ICU中应用，振荡法测量结果很可能不如听诊法。

触诊法、多普勒法、脉搏氧饱和度法

当血压计袖带缓慢放气时，收缩压可通过各种检测袖带远端动脉血流的方法来测量。桡动脉触诊是最常用的方法；其最适用于急诊情况下，无法听到Korotkoff音，尚未放置动脉管路的患者。由于无法测量舒张压，使得触诊法在连续监测中几乎没有应用价值，而且触诊法与直接测量法间的相关性不比之前所描述的方法好。在一项研究中，触诊法与同时测得的直接法血压间差值竟达60 mmHg[24]。就如其他间接测压法一样，动脉血压越高时触诊法低估真实血压的程度越大。任何检测血压计袖带远端血流的方法都有相似性。临床上已普遍使用多普勒测压，在动脉搏动无法触及或环境噪声妨碍听诊时尤其适用。脉搏式血氧饱和仪也同样可用来测压，且与其他方法有较好的相关性；当容积描记曲线（plethysmographic trace）出现的那一点就是收缩压[27]。

自动化方法

自动间接血压测量仪应用以下原理中的一种进行工作：多普勒血流（Doppler flow）、次声技术（infrasound）、振荡技术（oscillometry）、容量钳技术（volume clamp）、动脉张力测量法（arterial tonometry）和脉搏波到达时间（pulse wave arrival time）。

多普勒血流

依据多普勒原理的系统是利用两个运动物体间回声信号频率变化为基础进行工作的。多普勒设备发射高频声脉冲，同时探测器接收反射信号[28]。当充气袖带远端的动脉出现血流时，受压动脉会出现大幅度血管壁运动。这样产生的超声频率改变，称作"多普勒频移"。远端血管内首次出现的血流代表收缩压。在未受压的动脉内，少量的血流运动并不能引起反射信号的频率改变，因此超声信号中多普勒频移的消失意味着舒张压[29]。

次声

次声设备是利用麦克风来检测与动脉管壁振荡相关的低频声波（20～30 Hz）。这些声波经过小型电脑处理，再通过数码形式显示出来[30]。

振动技术

震荡示波仪应用的测量原理与手动振荡法相同。存在搏动血流时袖带可感受血管壁振动产生的压力波动[31]。在平均动脉压水平可见最大震荡波，而当血压低于舒张压时，管壁的振荡波迅速降低[32]。与其他自动检测法一样，系统产生的信号经电子化处理，再以数码形式显示。

容量钳技术

容量钳无需使用手臂袖带，而是将一种手指袖套在第一节或第二节手指上，由束缚在手腕上的伺服控制单位根据需要调节指袖的压力，以保持动脉容积恒定[33]。通过光容积描记器提供的反馈估计动脉容积大小。根据维持动脉非充盈状态所需的压力可估计动脉内压力[34]。

动脉张力测量仪

动脉张力测量仪轻压于浅表动脉管壁（通常是桡动脉）时，可提供连续无创动脉压测量，并显示动脉搏动波。这种测量方式获取的压力描记与动脉内压力描记类似。通过普通的转化函数可将这些描记

曲线全面转化成主动脉压力的估计值[35]。这种方法尚未在临床上广泛使用。一项系统研究提示,对ICU患者张力测量法与动脉内测压结果比较,有1/3的MAP读数差值≥10 mmHg,而且在研究过程中,读数有明显漂移[36]。然而,多项系统研究发现,接受麻醉的患者该系统的测值较为准确[37],包括那些麻醉诱导期低血压的患者[38]。

无创血压测量的应用

前述的方法中,只有4种(次声技术、振荡技术、多普勒血流、容量钳)有值得重视的临床应用经验。在这4种方法当中,次声技术与直接测量的动脉血压相关性最差[31,39],因此次声技术在重症监测中很少应用。

尽管自动测量技术并非一贯准确,但它们的准确性可能和听诊法测值相当。常用的振荡测压法与直接测量组所得血压的平均值差异可在1 mmHg内[31],但在个别患者,尤其是极高或极低血压,与动脉内测压可有很大差值。一项研究显示,传统的Riva-Rocci法测得的血压与直接测量的血压相关性良好[31]。另一项研究也提示,听诊法测得的平均动脉压与自动测量压装置的测值非常接近[40]。

将利用指袖的容量钳技术与标准方法相比较时发现[41,42],这样的装置对血压变化的反应快,并与组平均值高度关联。在一项基于大数据的研究中,95%使用此技术的测值与直接法测值间差均在10 mmHg以内[43]。Aitken及Hirschl等的研究[42,41]表明,容量钳技术所测的收缩压与直接测量法之间的相关性在可接受的范围内。然而,另有一些研究认为在全麻中的患者,容量钳技术与有创动脉压间有显著差异[44]。

无创血压监测的优势是安全。因无需放置动脉导管,而消除了血管阻塞、出血及感染风险。不过自动测量技术也有并发症。由于手臂袖带频繁充气和放气可导致尺神经麻痹[45]。当袖带设置为每分钟充放气1次时,可导致肢端静脉回流减少,最终使得肢端灌注下降[45,46]。

总之,自动无创血压监测已经成为现代重症监测的重要组成部分。振动和多普勒为基础的测压仪,适合于血流动力学稳定患者的日常血压监测,尤其适用于患者在转运状态下不便使用动脉导管

时,也适用于严重烧伤的患者,因为直接动脉压测量在烧伤患者有无法接受的高感染风险[47]。自动无创血压监测不单是测量血压,还有观察血压变化趋势[48]和血压平均值的作用,这一点非常有用。自动无创血压监测用于血压剧烈波动的患者有显著的局限性,其测值通常与直接动脉内测压会有较大差异。考虑到这方面应用的局限性,重症医护人员对血压流动力学急速变化或血压测量的精确度有很重要作用患者,不要轻信自动无创血压监测的数据。

直接有创血压测量

直接血压测量是利用动脉内导管来完成的。第3章阐述了动脉导管的放置与护理。本文我们将对有创监测和无创血压监测的优缺点进行比较和讨论。

动脉导管与一条充满液体的管路连接,通过连接管将压力传输到压力传感器。传感器内的低顺应性隔膜对施加其上的压力变化会产生一个容量变化。这个容量变化会导致单臂电桥的电阻变化,继而转化成电信号。大多数系统会以波形或数字形式显示血压。

直接血压监测中的问题

系统相关问题 有几个技术问题可能影响动脉导管内血压的测量。压力传感转换器必须在心脏同一水平调零。调零不准确可能导致判读错误。导管尖端的血栓形成可能堵塞导管,导致测量偏差。这个问题在很大程度上可通过放置20号聚氨酯导管(而不是用较细的导管),并给予肝素液缓慢持续冲洗来解决[49],但这样做可能会增加肝素诱导血小板减少(heparin-induced thrombocytopenia)的发生[50]。在测压时,患者的肢体应保持固定,否则可能会阻断连接管的液柱,而影响测压的准确性。

系统的应答频率不仅受压力传感器设计的影响,也和连接管内液体有关。连接管的长度、直径及顺应性都会影响到系统对血压变化的反应性。小口径导管更受青睐是因为能够减少液体输入,减少由此产生的振动及血压的波动[51]。系统顺应性(即一定压力变化,引起传感器和连接管内的容积变化)一定要低[51]。另外,连接管内存在气泡会从

以下两方面影响测量。大量的气体会妨碍系统应答，使测得的压力偏低[52]，这种情况通常易被发现的；而小气泡会增加系统顺应性，使压力读数被显著夸大[51,52]。

动脉导管感染 最近的调查数据，对动脉导管感染可能比中心静脉导管少的传统观念提出了挑战[53]。一项前瞻性队列研究，调查了321个根动脉导管和618根中心静脉导管，发现动脉导管的定植率与中心静脉导管相当[54]。另一项新近研究也得出相似结论[55]。有足够证据支持导管定植的发生率与导管相关血流感染之间存在联系[56]。尽管一项研究表明，采取完善的消毒隔离措施并不能减少动脉导管感染的发生率，但对这一研究结果的解释具有复杂性[57]。总的说来，这些证据提示，动脉导管是重症患者的一个重要的潜在感染源，为此管理上应该与中心静脉导管类同。

最后，置管操作的地点非常重要，因为在非ICU病房内置管的导管定植风险要高于在ICU内置管[54]。

穿刺点选择 桡动脉是动脉穿刺置管测压最常选择的部位。该部位易穿刺，也容易固定，有利于导管及患者的保护。另一个主要的穿刺点是股动脉。这两个部位对于置管都相对安全[58,59]。尺动脉、肱动脉、足背动脉、腋动脉穿刺点也有一定使用概率[60]。机械并发症如出血、神经损伤已在第11章进行讨论。那么，操作者应该如何选择穿刺部位？尽管有大量关于不同部位之间血压比较的理论研究，但几乎没有重症患者的数据。一项系统回顾研究，分析比较了19 617例桡动脉、3 899例股动脉、1 989例腋动脉置管，发现很少发生严重并发症（<1%置管数），且不同部位间的发生率相似[60]。在14个应用缩血管药物的脓毒症手术患者中，桡动脉的血压远低于股动脉血压。其中11人，依据股动脉血压减少缩血管药物剂量，没有发生不良后果；在缩血管药物撤除后，桡动脉与股动脉间测得的血压相当。作者认为，在临床上依据桡动脉血压调节血管活性药物可导致血管升压药过度应用[61]。在肝移植的再灌注期，尽管桡动脉与股动脉间MAP没有差别，但两者的收缩压有类似的显著性差异[62]。但是，另一个关于重症患者的较大系列的观察性研究没有发现不同测量部位间的血压存在有临床意义的差别[63]。尽管数据较少，

但很多患者或大多数桡动脉与股动脉测量的平均动脉压可互换。在对血管活性药物不敏感的休克患者，优先使用股动脉监测血压，但应权衡股动脉穿刺带来的风险。

是否应该根据感染风险来选择穿刺的部位？有关数据不太一致。早期研究认为，在股动脉和桡动脉穿刺的感染发生率无明显差异[60]。而最近的一项重症监护室内2 949例导管的前瞻性观察研究发现，股动脉导管相关性血流感染的发生率（1.92/1 000导管日），远高于桡动脉导管（0.25/1 000导管日）（OR 1.9，P=0.009）。股动脉穿刺局部皮肤感染也明显高于桡动脉导管。另外，与桡动脉相比，股动脉导管相关血流感染革兰阴性菌更多。这一情况与中心静脉导管的数据相似[64]。

优点

除外技术问题后，直接动脉血压测量有以下几个优点。动脉导管实际上是测量由动脉搏动传来的压力。而间接测量法报告的是阻断动脉血流或维持一个恒定的跨血管压所需的外部压力。动脉导管可用来测量无Korotkoff音或该音不能准确听到时的血压。动脉导管可提供持续测压，显示每一次心搏产生的血压。如果需要频繁抽血，留置动脉导管可避免多次经皮穿刺。最后，通过对呼吸周期中收缩波或脉压变化，可提供心脏前负荷和容量反应性的重要信息。

结 论

间接法测压是测量阻断动脉血流或维持一个恒定的跨血管壁压所需的外部压力来评估的。动脉导管测量的是动脉搏动传递的末端压。直接动脉血压测量在很多患者中有其优势，但并非对所有患者都兼具。尽管需要有创置管，但报道的并发症风险较低[60]。动脉导管能够测量逐次心搏产生的血压，能测量无Korotkoff音或根据该音不能准确测得的血压，而且不需要袖带反复充放气。另外，能为抽血和动脉血气采样提供方便的径路，还能提供心脏功能的有关信息。不过需要特别重视无菌技术和导管护理，有关动脉导管感染发生率的报道与中心静脉导管十分接近。无论用何种方法测压，通常将平均动脉压作为绝大多数重症患者治疗决策的有价值的指标。

心 电 监 护

美国几乎所有的ICU都常规进行连续心电（ECG）监测。连持续心电监测是心电图原理及生物遥测技术的综合[65]，前者发明于1903年，后者1921年首次应用于临床[65]。本节我们将阐述心律失常的监测原理，自动心律失常的检测及自动化ST段分析的作用。

大多数ICU的心电监测都是通过硬线连接设备，即心电冲动被皮肤电极感知，转化成电信号，再通过导线直接传入信号转换器及显示系统。这种方法避免了遥测系统常见的干扰及频率限制问题。虽然这样做往往限制患者活动，但活动对这类患者不是即刻需要关心的事。

ICU中心律失常的监测

美国心脏协会的实践标准指南认为，无论患者的主要入院诊断是否与心脏疾病相关，连续心电监测应作为所有有重症监护指征患者的Ⅰ级干预[66]。接近20%的综合ICU患者有严重心律失常，其中大多数为房颤或室性心动过速[67]。大手术后心律失常也有很高的发生率[68]。尽管尚无研究表明，对综合ICU患者监测心律失常是否会改善预后，但临床普遍接受心电监测并将其作为常规监测[66]。然而，心肌梗死后患者的监测数据令人叹服。早在数年以前就有研究表明，因急性心肌梗死而收治ICU的患者，心律失常的监测能够改善他们的预后[69]。因此，从那时起心电监测就成为美国ICU内的标准监测。尽管这些年心梗后室性心动过速及室颤的发生率已经下降，但发生率仍有7.5%[70]。心电监测能够快速发现这些致死性心律失常。

心律失常监测系统的临床应用进展

在ICU实施连续心电监测后，重症医护人员发现了监测系统的一些问题。起初，心律失常的监测是由经过培训的心血管专业护士负责的。尽管如此，几项研究结果表明，人工监测未能识别出的心律失常病例高达80%，其中包括成串室性心动过速[71]。这种漏报可能是因为观察监测仪的护士人数短缺、

未充分培训员工，以及监护仪误报所致[72]。第二位的原因是监护仪内置的频率警报所预设的最大或最小心率不当，或有些短阵室性心动过速没有超过设置的时限[71,73]。监护仪基本上应用了计算机心律失常识别系统，其内部的软件可通过识别心率、变异性、节律、间隔、波段长度、波群宽度及形态来诊断心律失常[74]。这样的系统已经应用于冠心病ICU及内科ICU[71,75]。当前，计算机心律失常识别系统已被工作在ICU的护理人员广泛接受[76]。

缺血监测

正如简单的监测系统可能遗漏室性心动过速或室颤的发作那样，严重的心肌缺血发作也可能被遗漏。这可能与患者发作时无症状，或因气管插管或患者精神状态改变而沟通能力障碍有关。为了解决这个问题，制造商设计了带自动ST段分析模块的心电监测系统。

在大多数ST段监测系统中，计算机会首先创建患者正常QRS波群的模板。然后识别下一次心动QRS波群和J点，将J点后60～80 ms的ST段与QRS波前的等电点作比较[77]。随后将这个两者的差值与之前创建的QRS波群模板中相同的点进行比较。系统需要明确有无影响比较有效性的因素，如供作ST段测量的QRS波群是否以正常的方式产生和传导，是否有节律异常。因此，所有心肌缺血监测系统必须包括心律失常的监测系统。标准的系统可同时监测三个导联，这些导联通常要能代表三个主要轴向（前后、左右、首尾）。监护仪既可分别展示这三个轴向的ECG，又可总结ST段的偏移，并能将它们展示在一张以时间为横轴的图表上[77]。

自动ST段分析技术已经被心脏病专家广泛接受。从1989年，美国心脏协会就推荐将缺血监测包含在心脏监护室新开发的监测系统内[78]。在疑似冠脉综合征入院的患者中，无症状心肌缺血屡有发生，且与出院后的不良事件关系密切[66]。美国心脏病协会注意到，尽管没有RCT研究证明，用自动ST监测仪监测缺血可改善患者预后，但根据专家意见，

仍推荐将ST段监测用于罹患基础心脏病患者(如急性冠脉综合征)。指南并未就ST段监测用于ICU进行陈述[66]。

新技术

因为传统的三导联监测只能发现非稳定性冠脉综合征患者中1/3的一过性缺血事件[79],一些作者提议将连续12导联ECG系统用于急性冠脉综合征的监测。然而,考虑到连续12导联心电图监测需要多根导联线、患者有不舒适感、可干扰医疗操作,并有增加运动伪差的趋势,应用起来不切实际。有些系统基于心电向量测量法的双极假说,允许通过4个记录电极和1个参考电极衍化出12导联ECG。现已证明,EASI系统在检测急性心肌缺血和分析心动节律时,测量ST段偏移与传统12导联ECG有良好的相关性[80]。另有人建议强化连续心电监测,如信号均化的ECG、QT离散度、QT间期变异率及心率变异[81]。尽管该建议与后续心律失常事件相关,但尚未普及用于临床。

技术问题

与其他生物医学检测一样,监测心率也可能出现技术问题。现已制订了引导心电监护系统的制造商和用户的技术标准[82]。

只要患者是通过低电阻通路直接与通电设备连接时,就存在被电击的可能性。在安置没有正确接地的设备时电击极易发生,例如安装起搏器。为避免这些潜在的灾难应做好必要的预防措施:① 定期检查电源接地线的地面电位;② 确保外露导线连接的绝缘;③ 使用合适的接地插头[83]。每个医院的生物医学工程部门对监护室内所有器材应制订书面的定期检修计划。

ECG信号大小对准确识别心率及节律有重要作用,有多种可能影响信号大小的因素。皮肤电极与前置放大器阻抗不匹配可影响心电振幅,通常是因为皮肤与电极间的接触不良,造成皮肤-电极阻抗增高,加以前置放大器输入阻抗降低,而导致ECG信号减弱。做好皮肤准备、选择合适的部位、使用导电凝胶可降低皮肤-电极阻抗。增加前置放大器输入阻抗或使用缓冲放大器也可以改善阻抗匹配,从而改善接收信号。另一个可影响QRS波群大小的因素是临界阻尼,即是系统对输入信号变化的反应能力。

一个弱阻尼系统对输入信号的变化会过度放大,称为"过冲"。而一个强阻尼系统对已知的变化反应缓慢,从而可低估实际波幅。ECG信号也可能受输入端固有的电压干扰,包括共模信号、对环境电磁力的反应;皮肤与电极接触后产生的皮肤直流电势;以及由人体内部电阻产生的电势。最后,心电监护系统必须对监测信号有精确的频繁应答。市售的监测系统都已能处理上述问题。

专业工作人员

专业工作人员解读所采集信息的能力对心电监护的有效性至关重要[78]。初次解读可能是由护士或技师在内科医生的监管下完成的。所有对ECG监测信息负责解读的人员都需接受过正规培训。这种正规培训一般由医院医疗和护士团队发起,其内容至少应包括基础ECG解读技能及心律失常识别。医院也应建立并依照正规的流程,以应对和核实报警。最后,医院内应有一名内科医生协助解读心电图,并作出有关治疗的决定。

遥测的原理

重症患者常常在离开ICU后仍需要继续心电监护,许多术后重症患者在ICU内就已开始活动。这时候增加活动,对恢复体能和日常活动以及其他康复治疗都很重要。遥测系统可为推进这些治疗提供方便。

遥测技术就是在远处进行生物医学监测,包括监测心律在内的各种生命体征,并将其传输到一个终端[84]。医院内的遥测系统由以下四个部分组成[84]:① 信号传感器通过皮肤电极监测心脏活动,并转换成电信号;② 无线电发射器传播电信号;③ 无线电接收器接收信号并将其转换回电信号;④ 信号转换和显示系统以我们最熟悉的形式将其显示出来。持续遥测需要一个专用的频率,以使信号在传输过程中不受其他信号干扰,保证信号能不间断地传输。也就是说医院的系统必须配备有多个频段,可供多个患者同时监测。遥测的信号可在一个地点接收,也可以同时在多个地点接收,这取决于工作人员的实际需要。信号传感器及显示系统也应该配备有自动心律失常识别及报警系统,以供快速识别及治疗心律失常。值得注意的是,遥测系统可能会受到移动电话或其他无线电设备的干扰[85]。

总 结

美国心脏协会推荐把通过持续心电监测来检测心律失常作为所有ICU患者的Ⅰ级干预[66]。如果使用没有计算机处理的心律失常监测系统，很高比例的心律失常会被ICU医护人员遗漏，因此心律失常的计算机处理系统须作为ICU的标配，尤其在负责急性心肌梗死患者监护的ICU。由此看来，计算机处理的监测仪也可发现人手检查未注意到的非心脏病患者的心律失常，而且数量可观。这也使得很大一部分患者的处理得到了改善。自动ST段分析系统有利于早期发现心肌缺血性发作。遥测技术可为康复期患者许可增加运动量时提供严密监测。

呼 吸 监 测

从事重症监护的工作人员应对一些基本的呼吸参数进行监测，包括重症患者的呼吸频率、潮气量和分钟通气量及氧合参数。常规监测二氧化碳水平固然令人向往，但目前这方面的监测技术发展还不能满足强制进行持续监测的要求。在机械通气患者中，许多生理功能可以通过呼吸机实现常规连续监测。本节不探讨人工呼吸机监测（见第31章），而是详述可常规用于连续无创监测前述参数的设备。

呼吸频率、潮气量及分钟通气量

对患者的临床检查常会遗漏呼吸频率及潮气量的重要临床变化[86]。由于医生、护士和医院工作人员可能会低估测量这些指标的重要性，他们报告的结果经常会不够准确[87]。在另一项研究中，ICU护理人员记录的呼吸频率与客观描记的相比，在超过1/3的时间误差超过20%[88]。这种现状的确令人感到吃惊，因为呼吸频率是许多疾病严重程度评分（如APACHE评分）中尤为重要的预后预测指标[89]。事实上，呼吸频率已经被大家称作"被忽视的生命体征"[90]。而潮气量和分钟通气量的临床评价同样也不准确[91]。由于临床评估不准确，故必须采用客观监测。

阻抗监测仪

ICU普遍使用阻抗监测仪来测定呼吸频率和粗略的潮气量。这些仪器通常利用ECG导联，对胸腹呼吸运动引起导联间距离改变所产生的电阻抗变化进行测量。为获得优质信号，需要把导联放置在胸腹动度变化最大的部位，或应用精密的计算机算法。

然后，可设置呼吸频率的高限和低限报警，或设置信号下降的百分比，后者被认为与潮气量下降有对应关系。

电阻抗监测仪在临床应用中会遇到一些令人困惑的问题。比如未能检测到阻塞性呼吸停止或误报不存在的呼吸暂停[92,93]。所有的呼吸暂停报警中有1/3是假阳性[94]。在搬动患者时，呼吸频率的测量更不准确[95]。电阻抗监测仪对阻塞性呼吸暂停的检出率很低，是很差的监测设备，因为它们会把患者竭尽全力对抗气道阻塞而产生的胸壁持续性运动当成正常呼吸[92,93]。总之，ICU内呼吸频率监测可导致很大比例的临床不相关报警：一项研究结果表明，只有4%的呼吸报警与临床有关[96]。尽管电阻抗监测，对已在进行ECG监测的患者只需很少费用，但在临床需要精确监测呼吸暂停、呼吸频率或潮气量时，它难以满足需求。

呼吸感应体积描记法

呼吸感应体积描记法（respiratory inductive plethysmography, RIP）测量的是随呼吸运动而发生的胸腹横截面面积改变，经处理把这些信号转换为呼吸频率和潮气量。操作者及患者可能熟悉这项技术，因为它常被用于多睡眠图。有两根嵌入导线的弹力绑带，通常绑于剑突水平和腹部。当绑带横截面面积随着呼吸变化时，线圈的自动感应改变所连接的振动器频率。这些信号通常借一种已知气体的体积进行校准，或是通过内部校准，以便进一步用基线的百分比变化来表达测量值，而不是用气体体积绝对值来表达。RIP不但能精确测量呼吸频率，及潮气量改变的百分比，而且能监测阻塞性呼吸停止[97-99]。RIP目前已经可监测高频振荡通气治疗患者的肺容量[100]。该测量法比电阻抗测量更加精确[93]。然而，仍有一些研究发现RIP在测量肺容量中的问题。值得注意的是，RIP一定要经过一种已知气体体积的校准，才能对潮气量进行估计。这种校准并不总是那么准确，即使在严格控制环境的条件下仍有5%～10%患者出现>10%的误差[97,101]。在机械通气患者中，RIP有明显的测量漂移（25 cm^3/min）以及容量估计不准确。只有大约2/3的潮气量估计值准确落在参考值的10%范围内[102]。

除了可显示呼吸频率及潮气量变化的百分比外，RIP还能提供不同步及反常呼吸频率的测量及报警，这种情况在脱机早期很常见，可能对预测呼吸衰竭有帮助[103]。由于这种潮气量测量的无创特性，对直接法测量呼气潮气量存在有技术困难或存在泄漏的患者（如有支气管胸膜瘘的患者）可提供帮助。另外，RIP能显示功能残气量变化，可供医护人员对改变呼气末正压（positive end-expiratory pressure，PEEP）的效果作出评估。通过观察施加外源性PEEP对功能残气量的影响，操作者可判断是否存在内源性PEEP并估计其大小[104]，但应警惕前已述及的容量测量可能不准确。

RIP系统包含在中心站配置中，用于呼吸ICU中的无创监测，提供这样的设备使得需要ICU监护的患者可安全地转至较低水平的护理单元[105]。与电阻抗法相比，RIP的测量更准确些，并且可以提供更多有用检测，但是不够方便且费用较高。

其他方法

尽管医护人员可以使用呼吸速度描记器、二氧化碳描记仪及肌电图来准确测量呼吸频率，但这些方法在ICU并不常用。呼吸速度描记器需要插管或使用紧贴面罩来收集全部呼出气体，这对临床监测常常不切实际。另一种选择是二氧化碳描记仪，可作为非常好的呼吸频率监测仪。因为它无需插管或面罩，在很多情况下都可使用。二氧化碳图在稍后作详细讨论。第三种选择是呼吸肌的表面肌电图，可准确计算呼吸频率[106]，但无法检测阻塞性呼吸停止或监测潮气量。肌电图在婴儿中应用良好，而在成人应用存在一定困难，尤其是肥胖成人及水肿的患者。

最近，大量研究关注无创监测呼吸频率的更好方法。所有这些需要在重症监护病房进行临床验证，在此仅列举有潜力的新技术，包括放置在患者床上或枕下的机械接触传感器、声学呼吸监测及光学体积描记术。

气体交换的测量

脉搏血氧测量法

对低氧血症的临床评估非常不可靠[107,108]。脉搏氧饱和度仪测量的是动脉相和静脉相组织内的血红蛋白氧饱和度，并经数学推导转化成动脉血氧饱和度。对74个脉搏氧饱和度研究的Meta分析提示，脉搏氧评估的准确率通常只有同步金标准测量的5%以下[109]。然而，有高达97%使用脉搏氧饱和仪的医生和护士不了解它的基本原理[110]。本节将阐述脉搏氧饱和仪的基本技术及限制其应用的实际问题。

理论　脉氧饱和度仪依据吸光度差异来区分氧合血红蛋白和还原型血红蛋白。氧合血红蛋白吸收的红光（±660 nm）比还原血红蛋白吸收的要少许多，而吸收的红外光（±910～940 nm）略多于还原血红蛋白。因此，氧饱和度决定了红光与红外光吸收的比值。当红光和红外光从发光二极管（LED）射出，穿过有脉动的组织床到光电探测器时，每种波长的光被组织床吸收的量随着脉动会有周期性变化。在舒张期，光的吸收是由非血管组织（如骨骼、肌肉和间质）和静脉血引起的。在收缩期，光的吸收由所有上述组织及动脉化的血液决定。脉冲幅度仅为总信号的1%～5%[111]。因此，收缩期与舒张期光吸收的差别理论上是由于存在动脉化血流所致。于是，可利用收缩期和舒张期光吸收比例的变化来计算血氧饱和度的估计值。每秒钟测量光吸收度可达数百次。通常取数秒钟信号的平均值，然后以数字形式显示。每种脉氧饱和度仪都有各自的算法规则，都经健康志愿者测定的数据校准。理想状态下，大多数脉氧饱和仪测量的氧饱和度（SpO_2）与动脉血氧饱和度的差在2%以内[112]。

碳氧脉氧仪（cooximeters）检测的是动脉或静脉的全血。它通过频繁测量不同波长的吸光度，根据不同吸光谱计算氧和血红蛋白、去氧血红蛋白、高铁血红蛋白及碳氧血红蛋白（carboxyhemoglobin，

COHb）占总血红蛋白的百分比。碳氧脉氧仪几乎没有影响组织血氧饱和仪精确度的伪像，被认为是评价各种氧饱和度测定法的金标准。

技术　有许多制造商出售脉氧饱和度仪。由于制造商各自采用不同的计算方法和不同的患者群作检测研究，很难将采用某版本专用软件的某品牌的脉氧饱和度仪在一组规定的患者群的研究结果，推广到大多数重症患者。在应用脉氧饱和度仪监测患者前，应当就以下讨论内容与制造商进行探讨。

使用中遇见的问题　因为脉氧饱和度仪的使用很普遍，所有ICU工作者应当了解它们的局限性。一项关于脉氧饱和度仪使用中出现的问题的荟萃分析发现，严重低氧血症、异常血红蛋白血症、低灌注状态、皮肤色素及高胆红素血症可影响脉氧饱和度仪计数的准确性[109]。影响或干扰LED与光电探测器间任一光吸收环节都可导致脉氧仪计算错误，如脉动血流量改变或血红蛋白量变化。在手术室或麻醉恢复室中，98%的患者能获得有效的脉氧饱和度数据[113]。表29.1列出了在临床应用中需要考虑到的问题。

表29.1

影响脉氧饱和度仪准确度的情况

可引起信号探测不良的情况	
探头摆放位置不佳	无脉
活动	血管收缩
低体温	低血压
SpO₂假性降低	**SpO₂假性升高**
指甲油	碳氧血红蛋白升高
皮肤黝黑	高铁血红蛋白升高
背景光	背景光
血脂升高	低体温
亚甲蓝	
靛胭脂	
吲哚菁绿	

校准：制造商使用健康志愿者来标定脉氧饱和度仪的校准方法。这样会产生三个问题。第一，制造商使用不同的校准算法，导致使用不同厂家生产的脉氧饱和度仪去测量同一个患者，测得的SpO_2可有高达2.7%的差异[114]。第二，制造商定义的SpO_2校准目标不同。校准的目标可能考虑到或未考虑到少量异常血红蛋白血症（如高铁血红蛋白或碳氧血红蛋白）的干扰。假设，一项非吸烟者的研究表明碳

氧血红蛋白的水平为2%，所测得的SpO_2百分数，根据校准SpO_2的标准是否包含2%的碳氧血红蛋白，将会有所差异[114]。第三，由于医学伦理原因，制造商为开发SpO_2<70%时的精确度校准算法，需要有足够数量的SpO_2<70%的患者来完成，但这是非常困难的。绝大多数的脉氧饱和度仪在这一范围内的读数都不准确[115]。除非有更好的校准方法可用，否则在SpO_2<70%时，脉氧饱和度仪监测不太可靠，但这对临床的影响很小，因为所有SpO_2<70%的情况均已采取紧急干预措施。

测量部位：认真定位感受器对脉氧饱和度仪测得准确的结果至关重要[116]。操作者从手指、前额、耳垂处均可获得准确的测量结果。但当动脉血氧分压（PaO_2）发生变化时，手指或脚趾对变化的SpO_2显示较耳、脸颊或舌探头的显示慢[117,118]。前额水肿、出汗及头部活动可能会导致前额SpO_2的结果失准[119]。活动及灌注问题出现的假象是影响手指或脚趾测量的最大的问题。耳垂是受血管收缩影响最小的部位[120]，但是手指在低灌注的情况下反而可以提供更好的信号[109]。

指甲：如使用不可弯曲的探头，长指甲可妨碍指腹在LED上正确定位，从而导致SpO_2读数错误，但不影响脉率的显示[121]。人造指甲会导致测量错误[112]。绑在手指两侧的胶布不影响SpO_2的测量[122]。由于脉氧饱和度测量从根本上取决于颜色，因此指甲油可引起假性SpO_2降低。在1988年的一项研究中，蓝、绿、黑色的指甲油致使SpO_2下降的程度比红色和紫色更甚[123]。然而，2002年的一项研究，使用了新一代脉氧饱和度仪后，未发现这种差异[124]。另外，这项研究提示将探头侧向甲床放置似乎能减少指甲油的影响[125]。

肤色：在一项对655例对象的研究中评估了肤色对SpO_2测量的影响[126]。尽管肤色最黑的患者其SpO_2测量的准确性最差，但肤色浅的人与肤色最黑的人之间SpO_2的平均误差只有0.5%（与碳氧脉氧仪法比较），无显著性差异。但脉氧饱和度仪在肤色较黑的患者身上获取读数可能会遇到困难；有18%肤色较黑的患者会触发警报灯或显示报警信息，而同比肤色较亮的患者只有1%会发生这种情况。在另一项包括284例患者的研究中，使用了新一代脉氧饱和度仪，发现肤色对测量准确性没有影响。在肤色较黑的患者中可频繁出现读数质量低劣的情况，

但这种情况很罕见（占所有患者的1%以下）[127]。尽管肤色较深会妨碍探头获取读数，但一旦脉氧饱和度仪报告无误时，该数值的准确性一般能满足临床应用[128]。

环境光线：环境光会影响660 nm和（或）910 nm光的吸收，从而影响氧饱和度与脉率的计算。氙弧手术灯[129]、荧光灯[130]、光纤灯光源[131]可能造成氧饱和度假性升高，并使记录的脉率显著加快。红外加热灯[132]可能造成氧饱和度及脉率假性降低，一个标准的15 W荧光灯可造成氧饱和度假性降低而心率无变化[133]。当脉氧饱和度仪的脉率与脉搏触诊或ECG所示不一致时，或者环境光被不透明物体短暂地遮挡使脉率-氧饱和度的显示发生变化时，应该怀疑是环境光线的干扰。目前，大多数制造商已经改进探头以减少这类问题的发生。环境光线对新一代脉氧饱和度仪影响的研究报道提示，影响很少或基本没有影响[134]，但在不同厂家的产品间仍有差异[135]。

高胆红素血症：胆红素的吸光度峰值在450 nm左右[136]。因此，胆红素通常不影响使用标准二极管系统的脉氧饱和度仪[136, 137]。然而，它可严重干扰碳氧脉氧仪的氧饱和度测定。碳氧脉氧仪一般使用4～6种波长的光来测量所有主要血红蛋白的绝对吸光度，并进行百分定量。当血清胆红素水平高达44 mg/dL时，对脉氧饱和度的准确性无影响，但会使Cooximeters测得的氧合血红蛋白水平假性降低[136]。

异常血红蛋白血症：常规（二极管）脉氧饱和度仪不能检测高铁血红蛋白、碳氧血红蛋白或胎儿血红蛋白。在新生儿中，胎儿血红蛋白可能会影响测值，但在成人中很少有这样的问题存在。其次是获得性高铁血红蛋白血症，尽管不常见，但在日常临床工作中也可见到，其主要是由高铁血红蛋白血症诱导性药物所致，如表面麻醉剂[138]。因为高铁血红蛋白吸收660 nm的光较吸收990 nm的多，故影响脉氧饱和度仪的测量[139]。

另外，较高水平的高铁血红蛋白可使测得读数向85%～90%发生偏倚[140]。碳氧血红蛋白会被二极管脉氧饱和度仪解读成90%氧和血红蛋白和10%还原型血蛋白[141]，造成SpO$_2$假性升高。当脉氧饱和度仪与PO$_2$或脉搏血氧检测法的氧饱和度存在差值时，尤其是在烟雾吸入或有一氧化碳中毒可能的患者中，则提示碳氧血红蛋白水平升高[142]。通常吸烟的人碳氧血红氧蛋白约为10%，所以脉氧饱和度检测法无法检测到这类患者明显降低的血氧饱和度。通过碳氧脉氧仪测量吸烟者的氧饱和度，平均比脉氧饱和度仪测值低约5%[143]。溶血性贫血可导致碳氧血红蛋白水平上升，上升幅度可高达2.6%[144]。除新入院的有活动性溶血的患者，或应用硝普钠等碳氧血红蛋白诱导性药物之外，其他引起碳氧血红蛋白上升的因素在医院内很少见，而且碳氧血红蛋白的半衰期很短，故此类问题在ICU中并不常见[145]。最近，一些使用多段波长技术的脉氧饱和仪已能测出高铁血红蛋白及碳氧血红蛋白浓度[146]。

贫血：很少有清晰的数据能说明贫血对脉氧饱和检测的影响。犬的红细胞压积<10%时，脉氧饱和度测量的准确性才会明显下降[147]。在人类失血性贫血的研究中，贫血对脉氧饱和度测量的准确性似乎没有影响[148]。

脂肪：血乳糜微粒升高或接受脂肪乳输注的患者，有可能会导致SpO$_2$假性降低，因为脂类可干扰光的吸收[149]。脂类还会影响碳氧脉氧仪，造成虚假的高铁血红蛋白测量值[150]。

低体温：10%的低体温患者可能难以获得高质量信号[151]。信号质量的下降可能是由于低体温诱导的血管收缩所致。一项系列研究发现，一旦能得到高质量信号，SpO$_2$与碳氧脉氧仪测得的氧饱和度只相差0.6%[151]。

血管内染色：用于治疗高铁血红蛋白血症的亚甲蓝，其最高吸光度峰在670 nm处，因此可使所测的SpO$_2$假性降低[152]。吲哚菁绿和靛胭脂也会使测得的SpO$_2$降低，但改变轻微且短暂[153]。荧光素黄对SpO$_2$无影响[153]。由于注射染色剂在血管内可快速再分布，对脉氧饱和度仪测定值的影响只持续5～10 min[154]。用于前哨淋巴结显示的专利V染色剂，也可干扰脉氧饱和度仪检测，其作用可延续90 min以上[155]。

运动伪像：颤抖及其他动作可导致二极管与接收器之间距离改变，从而造成伪像。各种脉氧饱和度仪对运动伪像有不同的处理规则。某些脉氧饱和度仪会显示报警，某些会停止数据记录，还有一些则显示错误的数据。脉搏血氧饱和度波形比单个强度条形图更有助于表明，是运动伪像使脉搏信号发生了扭曲,并降低了 SpO_2 读数的质量。新一代脉氧饱和度仪对运动伪像的易感性明显低于早先的型号[156]。

　　低灌注:在血压袖带充气期低灌注的模型中,多数脉氧饱和度仪仍保持在参照读数的2%以内[157]。体循环阻力增加、心排量降低也可导致脉氧饱和度仪难以获得高质量信号。一个系列研究提示,可测得脉氧信号的最低心指数和最高体循环阻力分别为2.4 $L/m^{[2]}$ 和2 930 dynes·s/(cm^5·m^2)[158]。给手指加温[159]或使用扩血管软膏[158]对个别患者可扩大信号检测范围。脉氧饱和度仪具备显示波形及检测灌注信号降低的能力,对决定测值是否有效至关重要[157]。

　　搏动的静脉血流:生理状态下静脉或毛细血管血流变得有搏动性的情况下,脉氧饱和度仪所测的收缩性搏动有可能不只是代表动脉血。在严重三尖瓣反流的患者中,所测得的氧饱和度低可能是错误的,尤其是探头置于耳垂时[160]。

　　应用指征　美国重症医学会认为脉搏血氧饱和度(经皮氧测量)是所有接受氧疗的ICU患者不可或缺的监测[161]。未知的低氧血症在重症患者中很常见。复苏室中,有16%未接受氧疗患者的氧饱和度低于90%[162]。在转出手术室的转运过程中,有35%的患者氧饱和度下降至90%以下[163]。因为ICU患者发生低氧的频率很高,时常需要调节吸氧流量,通过目测来发现氧饱和度轻度下降极不可靠,所以应将脉氧饱和度仪连续监测作为重症患者监测常规。有一项研究,将20 000余例手术期或围手术期患者,随机分为连续氧饱和度监测和无监测组,作者得出结论:脉氧的监测可发现更多的低氧事件,并迅速提高吸入氧浓度,从而显著降低心肌缺血的发生率,但对降低死亡率或并发症发生率没有明显影响[164]。

　　脉氧监测用于ICU的理由,并不只是为了连续监测。例如,脉氧监测在困难插管过程中非常有帮助,一旦发生氧饱和度下降,插管就应暂停,并用手工通气来恢复氧合。然而需要注意的是,脉氧监测对误将气管插管置入食管的快速判断没有帮助,因为在预给氧的患者中,氧饱和度下降明显滞后于呼吸停止[165]。脉氧监测仪对检测收缩压可能有帮助(参考前述的动脉血压监测),并且在其他临床应用方面也取得了不同程度的成功。有一点值得注意,不能根据 SpO_2 测量值正常排除肺栓塞[166]。

二氧化碳描记图

　　二氧化碳描记图包括了呼末二氧化碳的测量及显示。本节将阐述有关技术、呼末二氧化碳($EtCO_2$)与 $PaCO_2$ 之差值的来源,以及ICU内二氧化碳描记图的应用指证。

　　技术　呼末二氧化碳浓度通常由红外吸光度或质谱分析法测定。红外技术依赖二氧化碳特有的红外吸光度,其最大吸光度波长接近4.28 mm。用一根带有光滤波器的加热金属线以产生特定波长的红外线。当二氧化碳通过聚焦的光栅和半导体光探测器时,就会产生一个电子信号,经过校准,可准确反映测量气体的 PCO_2。

　　质谱技术则用电子流轰击被测气体。产生的离子碎片在磁场作用下发生偏移,并精确地落在检测器的特定位置上,借此原理检测具有被检气体分子特征的离子。探测器产生的电流可按比例被校准成为受测分子的分压。

　　这两种技术有各自的优势。质谱技术可以同时测量数种气体的分压,并且可同时监测数个患者。红外技术只能测量 PCO_2,并且一次通常只能供一位患者使用。质谱分析用以校准及分析的时间较红外技术长得多。红外技术对变化的灵敏度约为100 ms,而质谱分析仪的反应时间需45 s至5 min[167]。两者的成本相差很大,质谱分析仪远比红外设备昂贵,常作为二氧化碳监测系统的中心设备。质谱分析仪可测量麻醉气体的分压,方便技术人员监管操作,在手术室具有独特的优势。因此,质谱分析在手术室内的应用比ICU更加普及。

　　气体取样可有主流或侧流技术之分。主流取样是将二氧化碳描记仪直接放在患者的气管回路中。患者呼出的所有气体均通过该仪器。侧流取样技术是将呼出气体以100～300 mL/min的速度,经一根细连接管泵入毗连的分析罐。主流技术只能用于插管或佩带密闭式面罩或鼻罩的患者。主流取样技术的优点是,可提供瞬时采样分析,但会增加患者呼吸死腔,并增加气管插管的重量。侧流取样技术抽取呼气回路中气体样本,会影响潮气量测量。吸引气流的速度较慢、连接管越长,其快速发现二氧化碳上升的能力下降越明显,可导致监视屏显示滞后于患者生理变化[168]。当其显示时间的滞后超过了1个呼吸周期时,就可发生数据显示错误[168]。当取样口靠近口或鼻时,取样口容易被分泌物、唾液或冷凝水堵塞。侧流取样可供非插管患者,用以检测二氧化碳浓度的周期性变化。由于存在上述问题,准确的侧流取样要求取样管尽可能短,并应注意取样管被堵的可能性。

呼末二氧化碳与动脉血二氧化碳分压的区别 健康人口腔测得的呼出气PCO_2变化规律,反映了肺的基础生理变化(图29.1)。吸气时PCO_2可忽略不计,呼气时PCO_2骤然上升。快速上升的PCO_2反映了被冲刷出来的死腔气与有灌注的肺泡内气体,以及两者的混合气,其中含有较高水平的CO_2。在呼出死腔气后PCO_2达到平台浓度。平台水平由平均肺泡内PCO_2决定,这个数值与肺动脉的PCO_2保持平衡。$EtCO_2$是呼气末20%测得的终末PCO_2平台压。健康人休息状态下,$EtCO_2$与$PaCO_2$的差值为± 1.5 mmHg。这个差值存在是因为死腔及生理分流。死腔大小或肺灌注的改变会影响通气/灌注

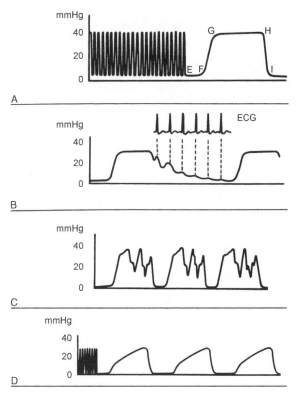

图29.1 正常与异常二氧化碳描记图。在正常的二氧化碳描记图中(A),在曲线的右侧,走纸速度已经加快。EF段为吸气段。FG段表示呼气的开始,有死腔气呼出。GH段表示肺泡气平台。呼气末CO_2在H点测量。HI点是吸气的开始。在异常二氧化碳描记图中,心脏振荡(B)、不稳定的呼吸(C)、阻塞性肺疾患(D)使得肺泡平台扭曲,并且无法明确呼气末的位置(改编自Stock MC: Noninvasive carbon dioxide monitoring. *Crit Care Clin* 4:511, 1988)。

比,从而使$EtCO_2$与$PaCO_2$间的关系发生变化。如死腔增加,表示有较多的无灌注肺泡PCO_2成分,因此$EtCO_2$数值(较低)背离$PaCO_2$。随着血流灌注降低,肺泡灌注减少,则产生类似影响。

大多数设备的$EtCO_2$水平是借助计算机算法来确定的。由于算法存在不足,波形显示被视为准确解读算法推导值必要的措施[168]。缓慢呼吸的患者,在肺的呼气作用力末,心脏搏动可导致少量气体间歇性呼出。如此引起的振荡会使平台期模糊不清。不规则呼吸或死腔大幅度增加也会使平台期扭曲。观察CO_2曲线图可发现算法推导易于产生的错误[167]。

应用指征 二氧化碳描记图在ICU中非常有用:① 拔管的监测;② 确定是否存在呼吸;③ 检测心搏骤停后自主循环的恢复。上述检测不需要精确测量$EtCO_2$,只要求能可靠地检测到它的变化。尽管二氧化碳描记图不能区分阻塞性或中枢性呼吸停止,但可设置呼吸暂停报警和呼吸急促报警,并且是可以信赖的。二氧化碳图还是发现非计划拔管、气管导管位置不正或无灌注的有效辅助检测手段。当气管导管误插入食管或呼吸机脱离时,$EtCO_2$的周期性变化会消失[169]。虽然是咽插管但只要有足够的通气量也可以产生正常的二氧化碳图。二氧化碳描记图可证实心搏呼吸骤停或转流后自主循环恢复。在心搏完全停止时,因为无灌注而$EtCO_2$很低;$EtCO_2$快速上升则标志着循环已经恢复,CO_2已能向肺泡弥散[170]。临床上还经常用二氧化碳描记图或二氧化碳测量来帮助探测食管插管[171]。

$EtCO_2$不能当作重症患者$PaCO_2$的可靠指标。因为这类患者的死腔比例及肺灌注可迅速改变,因此$EtCO_2$与$PaCO_2$间的关系会发生不可预见的快速变化。一项对麻醉状态下生命体征稳定的健康人群的研究提示,由呼末二氧化碳来确定$PaCO_2$不可靠[172]。正在试脱机的患者,$EtCO_2$和$PaCO_2$也没有可预测的关系[173]。尽管$EtCO_2$与$PaCO_2$有良好的相关性($r=0.78$),而且两者的差值很少超过4 mmHg,但$EtCO_2$的变化与$PaCO_2$变化的相关性却很差($r^2=0.58$)。由于死腔大小改变和灌注改变,动脉及呼末二氧化碳的测量值有时会不可预测地向相反方向变化。利用呼末二氧化碳测量来评价机械通气参数变更对通气/灌注比的影响,尽管从理论上很有吸引力,但在临床上并没有取得一致的成效[174]。

在手术室,二氧化碳描记图对空气栓塞、肺栓塞和恶性高热的监测有一定帮助。但对上述情况,二氧化碳描记图不能供作诊断来用。它记录的是呼出气二氧化碳变化,如果超过报警限,就会发出报警信号。对其微妙变化仍需由经验丰富的医师去作精确地解释。

结论。二氧化碳描记图在重症患者中的用途有限。如果患者的心排血量有变化、呼吸功能有波动或有慢性肺疾患,则不应取代$PaCO_2$监测。目前它已经用于气管内插管位置是否正确(或意外拔管)的评估,或可为心搏骤停后自主循环的恢复提供信息。它能准确地监测呼吸频率,在某些情况下这可能是有用的功能。二氧化碳描记图可能更适用于手术室,其应用价值更高,因为它有助于发现气管导管错位,有助于空气栓塞、肺栓塞和恶性高热的监测,而且在手术室有高水平的麻醉医生可即时对二氧化碳描记图的细小变化进行解读。

无创组织灌注监测

临床工作者常常根据皮温和毛细血管再充盈时间等临床征象来观察组织灌注。而一些无创监测技术能提供大量全身或局部的组织灌注数据。但这些技术与本章介绍的其他监测技术不同,其在临床应用相对有限而且杂乱[175]。本节只阐述三种测量局部PCO_2或PO_2的技术:即胃张力测量法、舌下二氧化碳测定、经皮氧和二氧化碳监测。分别讨论每种技术的监测与临床结果有意义的关系,如与患者的生存率的相关性。

生理:为什么PCO_2或PO_2反映局部组织灌注,而不能反映全身气体交换

初看上去,皮肤、胃和舌下PO_2或PCO_2测量似乎能反映全身的气体交换,因而可用作无创血气评估。或许有时候这是对的,例如在健康成年人中,经皮测量的PO_2或PCO_2($PtcO_2$和$PtcCO_2$)可准确反映PaO_2和$PaCO_2$[176]。经皮测量的氧和二氧化碳通常比动脉血分别低10 mmHg[177]和高5～23 mmHg[178]。

然而,局部的PO_2和PCO_2不仅取决于全身气体交换、心排量和氧含量,而且还依赖测量部位的局部血流和氧输送。在正常情况下,氧输送远远超过消耗。然而当病情危重时,很多原因可引起局部低灌注或局部氧输送不足:如低血压、局部血管收缩、低心排状态、贫血、血管阻塞等。倘若局部无血流,脉管系统内无氧输送也无清除的二氧化碳,就可导致局部PO_2低于动脉血,而局部PCO_2高于动脉血。当组织存在低灌注时,局部代谢产物会更进一步影响局部的PO_2和PCO_2。有如细胞内代谢过程利用氧气产生三磷酸腺苷(ATP),会使局部PO_2下降。当这些细胞利用ATP的速度超过其产生速度,细胞就会释放氢离子(H^+)使局部pH降低(另一种选择细胞可通过无氧酵解途径产生乳酸)。这些额外产生的氢离子被组织中的碳酸氢根缓冲,产生CO_2:即$H^+ + HCO_3^- \rightarrow H_2O_3 \rightarrow H_2O + CO_2$。增高的局部$PCO_2$高于同时点的全身和动脉二氧化碳值[179]。因为以上原因,局部PO_2和PCO_2不仅随全身气体交换而变化,同时也随组织灌注而变。

胃张力测定

胃张力测定可能是本节讨论的三种灌注监测技术中使用最多的,通过胃黏膜表面的PCO_2可评估局部内脏的血流灌注。内脏循环有几个特点,使得胃黏膜局部PCO_2用作重症患者的评估特别有效。在休克发生的早期,内脏血管收缩,使心排量向其他重要器官分流。尽管这样有助于防止循环衰竭,但可引起肠黏膜缺血,从而胃应激性溃疡、肠系膜缺血、肠道菌群移位进入体循环的风险增高[180]。肠道对低灌注特别敏感,因此它提供的隐匿性低灌注警示早于其他部位血管床[181]。胃张力计测量的是胃腔表面的PCO_2,据此估算胃黏膜内的PCO_2及pH(pHi)。

技术考虑

发展　早期的内脏黏膜pH测量需要通过手术方式置入检测器,主要用于胆囊、膀胱、小肠等部位的pH测量[182,183]。由于发明了易于通透O_2和CO_2的硅胶管[184],并证实了组织内气体与空腔脏器腔内

液所含气体可快速达到平衡[185]，才使现代胃肠张力计得到了发展。

技术 采用标准鼻胃管放置法置入检测用导管，通过X线摄片确定导管位置。用液体冲洗三通开关以排尽空气，按制造商说明书使球囊充满液体，张力计的管腔应与外界环境隔绝。张力计管腔内的液体可与被监测器官的腔内液体取得平衡。这个过程大约要90 min，但经30～90 min液体平衡测得的值可用公式去校准[186]。经过充分平衡后，吸出死腔中的液体（大约为1 mL），将其丢弃，然后在厌氧条件下吸出全部球囊内液体。同时抽取动脉血气样本，两份样本同时送检。张力计样本的PCO_2也可直接测量。然后操作者就可以计算动脉/黏膜PCO_2的间隙，或利用动脉血的HCO_3^-及修正过的Henderson–Hasselbalch方程计算pHi[187,188]。

当前，基于空气的张力计也已得到普及。这种张力仪的操作和基于生理盐水的张力计的工作原理相同，不同之处在于它能自动从半透膜球囊里抽吸少量气体。这种方法总体上比基于生理盐水张力计的应用更加方便，并且可半连续性的测量胃黏膜表面的PCO_2。通常两者的检测结果近似[189]。

技术限制 有些问题可能会影响胃张力测量法的临床应用。这些问题中仅有两种情况会影响基于生理盐水的胃张力测定。张力计球囊内的液体需要90 min来完成与胃内液体的平衡。因此，针对病情瞬息万变的患者，这个时间窗可能无法适时完成测量。另外，生产厂家以测定血液PCO_2，而不是以生理盐水的PCO_2为标准来校准血气分析仪。因此，使用血气分析仪来测量张力仪盐水中的PCO_2，其测值会有差异[190]。另外，还有一些限制胃腔内PCO_2测定来评估黏膜灌注的基本原则，如张力计推算出的胃pHi可受胃的泌酸状态影响。在一项研究中，未接受处理的健康志愿平均胃pHi是7.30，而雷尼替丁治疗组为7.39[191]。这是因为接受治疗的患者，其胃液PCO_2为（42±4）mmHg，而未接受处理的志愿者为（52±14）mmHg。胃液中CO_2含量存在差别是由二氧化碳的产生量所导致的，即由分泌的H^+与HCO_3^-转化成水和二氧化碳。肠内喂养可影响pHi的测量值。管饲也可因分泌的H^+与HCO_3^-相互作用，导致二氧化碳的产生增加。尽管24 h持续喂养产生PCO_2的影响到24 h后才会减弱，但有研究建议在测量pHi之前应暂时中断管饲[192][193]。最后需要注意，pHi是利用动脉血碳酸氢根计算出来的变量，有可能不能反映局部的灌注状况[188]。目前的共识支持优先选用动脉–胃PCO_2间隙，而不是pHi[189,194]。

临床意义及局限性 pHi与许多重要的临床终点有良好的相关性。撤机过程中pHi的变化可以预示脱机失败[195]。有作者特别研究了术中和术后的脏手术患者，发现胃pHi似乎能准确地预测并发症的发生[196,197]。最为重要的是，pHi可预测脓毒症[198]、急性损伤[199]及普通ICU患者[200]的死亡率。

作为一种诊断工具应该在治疗上发挥作用，在某种程度上要能够改善患者的临床预后[201]。可是，依据胃张力测量的治疗方案恰得出了矛盾的结果。1992年的一项包括260例ICU患者的随机对照试验发现，基于胃pHi的治疗对入院时pHi低的患者对死亡率无影响，而入院时pHi正常患者的死亡率有降低[202]。然而，对于这个结果的解释非常牵强，因为作者没有分析意向性治疗方式的结果，摒弃了许多随机化的好处[203]，并且有21例患者因不能依从主管医师的治疗方案而退出了试验。随后的一项210例ICU患者的随机对照研究发表于2000年，结果显示干预组与对照组之间没有差别[204]。初始pHi正常的患者，依据pHi的治疗组，患者30 d的死亡率无明显增加趋势。干预组中有1例患者退出试验，是因为在入组5 h后转为关怀治疗状态。2005年的一项研究，将151例创伤患者随机分为，以pHi为指导的治疗组、以内脏缺血/再灌注为基础的治疗组或常规治疗组。作者采用意向性治疗的分析方法，发现死亡率、器官功能障碍、呼吸机使用天数、住院天数没有显著差异[205]。还有一些小型随机试验也都发现以pHi为指导的治疗没有作用[206]。

其他局部PCO_2监测：舌下二氧化碳监测仪 舌下二氧化碳监测仪与胃张力计采用的是同一个基本原理。感受器置于舌下，CO_2籍弥散原理穿过半透膜进入到染料中，染料含CO_2浓度不同会发出不同的荧光。适当波长的荧光由光纤传输到传感器进行检测，在传感器荧光光波与CO_2的浓度成正比[175]。这种方法测得的结果与胃张力计结果[207]及患者预后[208]具有相关性。目前没有基于舌下二氧化碳仪测定的随机干预性研究发表。虽然舌下二氧化碳仪曾进入过非研究性临床使用，但在2004年市售设备已被制造商召回，原因是此前发生了一次与舌下探测器污染有关的洋葱伯克霍尔德菌爆发流行[209]。

总结 虽然胃张力测定可预测诸多重要的临床结果,但高质量的数据不支持以胃张力测定为基础的复苏。2004年,代表11个国际专业学术团体的"拯救脓毒症运动",制定的脓毒症血流动力学指南得出的结论为,胃张力计更像是一种研究工具,不能作为常规使用的有效临床监测仪[194]。研究者正在积极探索,用相似的技术进行舌下二氧化碳测量,使其有可能用作复苏终点。

成人经皮氧和二氧化碳测量

经皮测量氧分压(partial pressures of oxygen, $PtcO_2$)和经皮二氧化碳分压(partial pressures of carbon dioxide, $PtcCO_2$)常用于新生儿血气监测,但未被成人ICU普遍接受[175]。在成人,$PtcO_2$ 和 $PtcCO_2$ 类似于胃张力测量的作用,反映的是局部组织氧和二氧化碳水平,究竟可评估全身气体交换还是监测局部组织灌注,其间的界限模糊。最近,经皮血氧饱和度的测量(transcutaneous hemoglobin oxyen saturation, StO_2)已经进入了研究与临床领域。

本节仅讨论成人经皮监测。

技术

氧和二氧化碳可弥散至毛细血管外,进入组织间隙,并透过皮肤。一般情况下,皮肤可阻止 O_2 和 CO_2 弥散,但加热可改变皮肤角质层结构而促进气体弥散、使氧离曲线偏移,并促进真皮毛细血管的动脉化[175]。经皮测量系统利用这些特点来测量氧分压($PtcO_2$)和二氧化碳分压($PtcCO_2$)。通常采用黏合剂将直径小于 1 in 的气密性附件紧密黏附于皮肤。用电极加热皮肤促进气体交换;温度感应器测量皮肤表面温度并调节加热器使之保持恒温,通常在44℃左右。这样,氧气和二氧化碳可从毛细血管向外弥散,进入间质并透过皮肤,及至测量电极。

技术限制

因为探测部件使用电极来测量气体分压,所以在长时间的监测过程中校准及电极漂移问题都会显著影响测量结果。电极偏移在 2 h 内可使读数偏差达到12%[210]。因为需要加热,探测器需变更位置,至少每4 h 一次,以免发生烫伤[211]。当探测器温度有变化时应随时对探测器部件进行重新校准,一般

情况下每4~6 h 重新校准以防电极移动产生伪像。大多数部件对皮肤加热需要15~60 min,才能取得稳定读数。探测器必须牢固黏附于皮肤,若有周围大气漏入会降低 $PtcCO_2$ 测值并影响 $PtcO_2$ 读数。探测器粘贴的密合性是多汗患者面临的一大难题。

皮肤增厚或水肿可形成弥散障碍,导致动脉与经皮 PO_2 和 PCO_2 间差值扩大。气体弥散到探测器的距离越长,温度、灌注及局部代谢对其影响越大。或许这就是经皮测量值通常在新生儿比成人更接近动脉测值的原因。水肿、烧伤、擦伤、硬皮病均会影响经皮测量的读数。

临床意义及其局限性

因为 $PtcO_2$ 和 $PtcCO_2$ 反映的是局部组织的 PO_2 和 PCO_2,它们的变化可反映局部或全身灌注/氧输送紊乱。在健康成人无血流动力学紊乱及呼吸衰竭的情况下,$PtcO_2$ 和 $PtcCO_2$ 可真实反映 PaO_2 和 $PaCO_2$[176,210]。经皮测量的氧较动脉值低 10 mmHg[177],而二氧化碳通常高 5~23 mmHg[212]。在病情稳定的患者,把经皮测量的数值当作动脉 PO_2 和 PCO_2 的替代可能是合理的。然而,在某些情况下,如低心排血量导致全身低灌注、脓毒症或休克导致局部低灌注,以及由药物或冷敷引起皮肤血管收缩而产生的局部灌注不足等,经皮测量不再能反映动脉氧和二氧化碳,也不能较好地示踪氧输送及组织代谢[213]。出于上述原因,许多研究者对依靠 $PtcO_2$ 和 $PtcCO_2$ 来评估重症成人的动脉 PO_2 和 PCO_2 持反对态度[213,214]。

有几项研究已经证明,经皮氧测量作为组织灌注及氧输送指标的价值。当 PaO_2 保持恒定而 $PtcO_2$ 降低时,可能是因为灌注改变所致。局部灌注及代谢的改变可导致 $PtcO_2$ 数值降至0,同时 $PtcCO_2$ 攀升,甚至高于 $PaCO_2$ 30 mmHg[212]。当出现心衰或心搏骤停期间,$PtcO_2$ 与心排血量相关性良好[215]。在出血性休克时,尽管 PaO_2 可保持正常范围,但 $PtcO_2$ 与 PaO_2 的比值下降[216]。由于该测量法对血流改变非常敏感,故经皮测量可在临床见到血压反应前,对即将出现的血压改变进行预测或起警示作用。在一组小系列的高风险围术期患者中,$PtcO_2/PaO_2$ 的比值下降对随之而来的血流动力学衰竭有提示作用[217]。经皮 $PtcO_2$ 也与死亡率相关。在严重脓毒症或脓毒症休克的急诊患者中,死亡患者的 $PtcO_2$ 较存活者低[218]。在创伤患者中,存活患者的 $PtcO_2$ 要显著高

于死亡者（$P<0.001$），预测住院死亡率的ROC曲线下面积为 0.74[219]。

展望

最近的研究主要集中在近红外光谱仪，用它来测量组织血红蛋白氧饱和度。这项技术并非测量氧分压值，而是代之以测量微血管中氧和血红蛋白的百分数。已经有研究显示，它与脓毒症[220]及严重创伤性休克[221]的有创血流动力学指标存在良好的临床相关性。但要确定 StO_2 可否作为复苏终点还需要进一步研究。

总结

把经皮监测作为ICU中替代血气分析的一种简易单工具，其作用甚微。只有在血流动力学稳定的患者中，经皮监测才能反映动脉 PO_2 和 PCO_2，但这些患者往往不需要重症监护或最不可能从ICU监测中获益。经皮监测作为 PCO_2 及 PO_2 的趋势监测可能是有效的，其意义仅在于它们没有假阴性报警，也就是说，当动脉血气值发生改变时，经皮测量值能够反映其变化。但有许多其他影响因素，如组织水肿及灌注的改变，均可能造成经皮测量值趋势的波动，故ICU医护人员对此只能作为有情况发生的初步判断。准确解读临床事件，可能需要重新评估心脏状态或血气分析。

因此，经皮监测不能满足心脏或肺的监测需要，但它是良好的心肺监测工具。当灌注稳定时，其数据反映气体交换。当气体交换稳定时，监测数值反映灌注。当两者都不稳定时，如无附加信息则无法解读结果。StO_2 使用近红外光谱仪测量组织血红蛋白氧合状况，是一种很有发展潜力的监测手段，但需要进一步研究来证实。

◇ 参 ◇ 考 ◇ 文 ◇ 献 ◇

［1］ Peres Bota D, Lopes Ferreira F, Melot C, et al: Body temperature alterations in the critically ill. *Intensive Care Med* 30:811-816, 2004.

［2］ Kholoussy AM, Sufian S, Pavlides C: Central peripheral temperature gradient: its value and limitations in the management of critically ill surgical patients. *Am J Surg* 140(5):609-612, 1980.

［3］ Haupt MT, Bekes CE, Brilli RJ, et al: Guidelines on critical care services and personnel: recommendations based on a system of categorization of three levels of care. *Crit Care Med* 31:2677-2683, 2003.

［4］ Heinz J: Validation of sublingual temperatures in patients with nasogastric tubes. *Heart Lung* 14(2):128-130, 1985.

［5］ Myny D, De Waele J, Defloor T, et al: Temporal scanner thermometry: a new method of core temperature estimation in ICU patients. *Scott Med J* 50:15-18, 2005.

［6］ Cork RC, Vaughan RW, Humphrey LS: Precision and accuracy of intraoperative temperature monitoring. *Anesth Analg* 62(2):211-214, 1983.

［7］ Bone ME, Feneck RO: Bladder temperature as an estimate of body temperature during cardiopulmonary bypass. *Anaesthesia* 43(3):181-185, 1988.

［8］ Ramsay JG, Ralley FE, Whalley DG: Site of temperature monitoring and prediction of afterdrop after open heart surgery. *Can Anaesth Soc J* 32(6):607-612, 1985.

［9］ Crocker BD, Okumura F, McCuaig DI: Temperature monitoring during general anaesthesia. *Br J Anaesth* 52(12):1223-1229, 1980.

［10］ Severinghaus JW: Temperature gradients during hypothermia. *Ann N Y Acad Sci* 80:515-521, 1962.

［11］ Vale RJ: Monitoring of temperature during anesthesia. *Int Anesthesiol Clin* 19(1):61-84, 1981.

［12］ Giuliano KK, Scott SS, Elliot S, et al: Temperature measurement in critically ill orally intubated adults: a comparison of pulmonary artery core, tympanic, and oral methods. *Crit Care Med* 27:2188-2193, 1999.

［13］ Moran JL, Peter JV, Solomon PJ, et al: Tympanic temperature measurements: are they reliable in the critically ill? A clinical study of measures of agreement. *Crit Care Med* 35:155-164, 2007.

［14］ Amoateng-Adjepong Y, Del Mundo J, Manthous CA: Accuracy of infrared tympanic thermometer. *Chest* 115(4):1002-1005, 1999.

［15］ Camboni D, Philipp A, Schebesch KM, et al: Accuracy of core temperature measurement in deep hypothermic circulatory arrest. *Interact Cardiovasc Thorac Surg* 7:922-924, 2008.

［16］ Burgess GE III, Cooper JR, Marino RJ, et al: Continuous monitoring of skin temperature using a liquid-crystal thermometer during anesthesia. *South Med J* 71:516, 1978.

［17］ Roberts NH: The comparison of surface and core temperature devices. *J Am Assoc Nurse Anesth* 48:53, 1980.

［18］ Silverman RW, Lomax P: The measurement of temperature for thermoregulatory studies. *Pharmacol Ther* 27:233, 1985.

［19］ Terndrup TE, Rajk J: Impact of operator technique and device on infrared emission detection tympanic thermometry. *J Emerg Med* 10:683, 1992.

［20］ Farnell S, Maxwell L, Tan S, et al: Temperature measurement: comparison of non-invasive methods used in adult critical care. *J Clin Nurs* 14:632–639, 2005.

［21］ Suleman MI, Doufas AG, Akca O, et al: Insufficiency in a new temporalartery thermometer for adult and pediatric patients. *Anesth Analg* 95:67–71, 2002, table of contents.

［22］ Pierce EC: Percutaneous arterial catheterization in man with special reference to aortography. *Surg Gynecol Obstet* 93:56, 1951.

［23］ Carrol GC: Blood pressure monitoring. *Crit Care Clin* 4:411, 1988.

［24］ Van Bergen FH,Weatherhead S, Treloar AE, et al: Comparison of direct and indirect methods of measuring arterial blood pressure. *Circulation* 10:481, 1954.

［25］ Bruner JM, Krenis LJ, Kunsman JM, et al: Comparison of direct and indirect methods of measuring arterial blood pressure: Pt III. *Med Instrum* 15:182, 1981.

［26］ Bailey RH, Knaus VL, Bauer JH: Aneroid sphygmomanometers: an assessment of accuracy at a university hospital and clinics. *Arch Intern Med* 151:1409, 1991.

［27］ Talke P, Nichols RJ Jr, Traber DL: Does measurement of systolic blood pressure with a pulse oximeter correlate with conventional methods? *J Clin Monit* 6:5–9, 1990.

［28］ Zagzebski JA, ed: *Physics and Instrumentation in Doppler and B-Mode Ultrasonography*. Orlando, FL: Grune & Stratton, 1986.

［29］ Hochberg HM, Salomon H: Accuracy of automated ultrasound blood pressure monitor. *Curr Ther Res Clin Exp* 13:129, 1971.

［30］ Puritan BC: *Infrasonde Model D4000 Electronic Blood Pressure Monitor Operating Manual*. Los Angeles: Puritan Bennett Corporation.

［31］ Nystrom E, Reid KH, Bennett R, et al: A comparison of two automated indirect arterial blood pressure meters: with recordings from a radial arterial catheter in anesthetized surgical patients. *Anesthesiology* 62:526, 1985.

［32］ Borow KM, Newberger JW: Non-invasive estimation of central aortic pressure using the oscillometric method for analyzing systemic artery pulsatile blood flow: comparative study of indirect systolic, diastolic, and mean brachial artery pressure with simultaneous direct ascending aortic pressure measurements. *Am Heart J* 103:879, 1982.

［33］ Van Egmond J, Hasenbros M, Crul JF: Invasive v. non-invasive measurement of arterial pressure. *Br J Anaesth* 57:434, 1985.

［34］ Bogert LW, van Lieshout JJ: Non-invasive pulsatile arterial pressure and stroke volume changes from the human finger. *Exp Physiol* 90:437–446, 2005.

［35］ O'Rourke MF, Adji A: An updated clinical primer on large artery mechanics: implications of pulse waveform analysis and arterial tonometry. *Curr Opin Cardiol* 20:275–281, 2005.

［36］ Steiner LA, Johnston AJ, Salvador R, et al: Validation of a tonometric noninvasive arterial blood pressure monitor in the intensive care setting. *Anaesthesia* 58:448–454, 2003.

［37］ Janelle GM, Gravenstein N: An accuracy evaluation of the T-Line Tensymeter (continuous noninvasive blood pressure management device) versus conventional invasive radial artery monitoring in surgical patients. *Anesth Analg* 102:484–490.2006.

［38］ Szmuk P, Pivalizza E, Warters RD, et al: An evaluation of the T-Line Tensymeter continuous noninvasive blood pressure device during induced hypotension. *Anaesthesia* 63:307–312, 2008.

［39］ Reder RF, Dimich I, Cohen ML: Evaluating indirect blood pressure measurement techniques: a comparison of three systems in infants and children. *Pediatrics* 62:326, 1978.

［40］ Yelderman M, Ream AK: Indirect measurement of mean blood pressure in the anesthetized patient. *Anesthesiology* 50:253, 1979.

［41］ Hirschl MM, Binder M, Herkner H, et al: Accuracy and reliability of noninvasive continuous finger blood pressure measurement in critically ill patients. *Crit Care Med* 24:1684, 1996.

［42］ Aitken HA, Todd JG, Kenny GN: Comparison of the Finapres and direct arterial pressure monitoring during profound hypotensive anesthesia. *Br J Anaesth* 67:36, 1991.

［43］ Rutten AJ, Isley AH, Skowronski GA, et al: A comparative study of the measurement of mean arterial blood pressure using automatic oscillometers, arterial cannulation and auscultation. *Anaesth Intensive Care* 14:58, 1986.

［44］ Stokes DN, Clutton-Brock T, Patil C, et al: Comparison of invasive and noninvasive measurements of continuous arterial pressure using the Finapres. *Br J Anaesth* 67:26–35, 1991.

［45］ Sy WP: Ulnar nerve palsy possibly related to use of automatically cycled blood pressure cuff. *Anesth Analg*: 687, 1981.

［46］ Betts EK: Hazard of automated noninvasive blood pressure monitoring. *Anesthesiology*: 717, 1981.

［47］ Bainbridge LC, Simmons HM, Elliot D: The use of automatic blood pressure monitors in the burned patient. *Br J Plast Surg*: 322, 1990.

［48］ Hutton P, Prys-Roberts C: An assessment of the Dinamap 845. *Anaesthesia*: 261, 1984.

［49］ Gardner RM, Schwarz R,Wong HC: Percutaneous indwelling radial-artery catheters for monitoring cardiovascular function. *N Engl J Med*: 1227, 1974.

［50］ McNulty I, Katz E, Kim KY: Thrombocytopenia following heparin flush. *Prog Cardiovasc Nurs* 20:143–147, 2005.

［51］ Rothe CF, Kim KC: Measuring systolic arterial blood pressure: possible errors from extension tubes or disposable transducer domes. *Crit Care Med*: 683, 1980.

［52］ Shinozaki T, Deane RS, Mazuzan JE: The dynamic responses of liquid filled catheter systems for direct measurements of blood pressure. *Anesthesiology*: 498, 1980.

［53］ Mermel LA, Farr BM, Sherertz RJ, et al: Guidelines for the management of intravascular catheter-related infections. *Clin Infect Dis* 32:1249–1272, 2001.

［54］ Koh DB, Gowardman JR, Rickard CM, et al: Prospective study of peripheral arterial catheter infection and comparison with concurrently sited central venous catheters. *Crit Care Med* 36:397–402, 2008.

[55] Traore O, Liotier J, Souweine B: Prospective study of arterial and central venous catheter colonization and of arterial- and central venous catheterrelated bacteremia in intensive care units. *Crit Care Med* 33:1276–1280, 2005.

[56] Fraenkel DJ, Rickard C, Lipman J: Can we achieve consensus on central venous catheter-related infections? *Anaesth Intensive Care* 28:475–490, 2000.

[57] Rijnders BJ, Van Wijngaerden E, Wilmer A, et al: Use of full sterile barrier precautions during insertion of arterial catheters: a randomized trial. *Clin Infect Dis* 36:743–748, 2003.

[58] Davis FM, Stewart JM: Radial artery cannulation. *Br J Anaesth*: 41, 1980.

[59] Russell JA, Joel M, Hudson RJ: Prospective evaluation of radial and femoral artery catheterization sites in critically ill adults. *Crit Care Med*: 936, 1983.

[60] Scheer B, Perel A, Pfeiffer UJ: Clinical review: complications and risk factors of peripheral arterial catheters used for haemodynamic monitoring in anaesthesia and intensive care medicine. *Crit Care* 6:199–204, 2002.

[61] Dorman T, Breslow MJ, Lipsett PA, et al: Radial artery pressure monitoring underestimates central arterial pressure during vasopressor therapy in critically ill surgical patients. *Crit Care Med* 26:1646–1649, 1998.

[62] Arnal D, Garutti I, Perez-Pena J, et al: Radial to femoral arterial blood pressure differences during liver transplantation. *Anaesthesia* 60:766–771, 2005.

[63] Mignini MA, Piacentini E, Dubin A: Peripheral arterial blood pressure monitoring adequately tracks central arterial blood pressure in critically ill patients: an observational study. *Crit Care* 10:R43, 2006.

[64] Lorente L, Santacreu R, Martin MM, et al: Arterial catheter-related infection of 2,949 catheters. *Crit Care* 10:R83, 2006.

[65] Winters SR: Diagnosis by wireless. *Sci Am*: 465, 1921.

[66] Drew BJ, Califf RM, Funk M, et al: Practice standards for electrocardiographic monitoring in hospital settings: an American Heart Association scientific statement from the Councils on Cardiovascular Nursing, Clinical Cardiology, and Cardiovascular Disease in the Young: endorsed by the International Society of Computerized Electrocardiology and the American Association of Critical-Care Nurses. *Circulation* 110:2721–2746, 2004.

[67] Reinelt P, Karth GD, Geppert A, et al: Incidence and type of cardiac arrhythmias in critically ill patients: a single center experience in a medicalcardiological ICU. *Intensive Care Med* 27:1466–1473, 2001.

[68] Brathwaite D, Weissman C: The new onset of atrial arrhythmias following major noncardiothoracic surgery is associated with increased mortality. *Chest* 114:462–468, 1998.

[69] Kimball JT, Killip T: Aggressive treatment of arrhythmias in acute myocardial infarction: procedures and results. *Prog Cardiovasc Dis*: 483, 1968.

[70] Henkel DM, Witt BJ, Gersh BJ, et al: Ventricular arrhythmias after acute myocardial infarction: a 20-year community study. *Am Heart J* 151:806–812, 2006.

[71] Vetter NJ, Julian DG: Comparison of arrhythmia computer and conventional monitoring in coronary-care unit. *Lancet*:1151, 1975.

[72] Holmberg S, Ryden L, Waldenstrom A: Efficiency of arrhythmia detection by nurses in a coronary care unit using a decentralized monitoring system. *Br Heart J*:1019, 1977.

[73] Romhilt DW, Bloomfield SS, Chou T: Unreliability of conventional electrocardiographic monitoring for arrhythmia detection in coronary care units. *Am J Cardiol*: 457, 1973.

[74] Watkinson WP, Brice MA, Robinson KS: A computer-assisted electrocardiographic analysis system: methodology and potential application to cardiovascular toxicology. *J Toxicol Environ Health*: 713, 1985.

[75] Alcover IA, Henning RJ, Jackson DL: A computer-assisted monitoring system for arrhythmia detection in a medical intensive care unit. *Crit Care Med*: 888, 1984.

[76] Badura FK: Nurse acceptance of a computerized arrhythmia monitoring system. *Heart Lung*: 1044, 1980.

[77] Clements FM, Bruijn NP: Noninvasive cardiac monitoring. *Crit Care Clin*: 435, 1988.

[78] Mirvis DM, Berson AS, Goldberger AL: Instrumentation and practice standards for electrocardiographic monitoring in special care units. *Circulation*: 464, 1989.

[79] Drew BJ, Pelter MM, Adams MG, et al: 12–lead ST-segment monitoring vs single-lead maximum ST-segment monitoring for detecting ongoing ischemia in patients with unstable coronary syndromes. *Am J Crit Care* 7:355–363, 1998.

[80] Wehr G, Peters RJ, Khalife K, et al: A vector-based, 5-electrode, 12-lead monitoring ECG (EASI) is equivalent to conventional 12-lead ECG for diagnosis of acute coronary syndromes. *J Electrocardiol* 39:22–28, 2006.

[81] Balaji S, Ellenby M, McNames J, et al: Update on intensive care ECG and cardiac event monitoring. *Card Electrophysiol Rev* 6:190–195, 2002.

[82] Association for the Advancement of Medical I: *American National Standard for Cardiac Monitors, Heart Rate Meters, and Alarms (EC 13–1983)*. Arlington, VA: ANSI/AAMI, 1984.

[83] Starmer CF, Whalen RE, McIntosh HD: Hazards of electric shock in cardiology. *Am J Cardiol*: 537, 1964.

[84] Pittman JV, Blum MS, Leonard MS: *Telemetry Utilization for Emergency Medical Services Systems*. Atlanta, Georgia Institute of Technology, 1974.

[85] Tri JL, Severson RP, Firl AR, et al: Cellular telephone interference with medical equipment. *Mayo Clin Proc* 80:1286–1290, 2005.

[86] Mithoefer JC, Bossman OG, Thibeault DW, et al: The clinical estimation of alveolar ventilation. *Am Rev Respir Dis* 98:868–871, 1968.

［87］ McFadden JP, Price RC, Eastwood HD: Raised respiratory rate in elderly patients: a valuable physical sign. *Br J Med*: 626, 1982.

［88］ Krieger B, Feinerman D, Zaron A: Continuous noninvasive monitoring of respiratory rate in critically ill patients. *Chest*: 632, 1986.

［89］ Knaus WA, Wagner DP, Draper EA, et al: The APACHE III prognostic system. Risk prediction of hospital mortality for critically ill hospitalized adults. *Chest* 100:1619–1636, 1991.

［90］ Cretikos MA, Bellomo R, Hillman K, et al: Respiratory rate: the neglected vital sign. *Med J Aust* 188:657–659, 2008.

［91］ Semmes BJ, Tobin MJ, Snyder JV, et al: Subjective and objective measurement of tidal volume in critically ill patients. *Chest* 87:577–579, 1985.

［92］ Shelly MP, Park GR: Failure of a respiratory monitor to detect obstructive apnea. *Crit Care Med*: 836, 1986.

［93］ Sackner MA, Bizousky F, Krieger BP: Performance of impedance pneumograph and respiratory inductive plethysmograph as monitors of respiratory frequency and apnea. *Am Rev Respir Dis*: A41, 1987.

［94］ Wiklund L, Hok B, Stahl K, et al: Postanesthesia monitoring revisited: frequency of true and false alarms from different monitoring devices. *J Clin Anesth* 6:182–188, 1994.

［95］ Lovett PB, Buchwald JM, Sturmann K, et al: The vexatious vital: neither clinical measurements by nurses nor an electronic monitor provides accurate measurements of respiratory rate in triage. *Ann Emerg Med* 45:68–76, 2005.

［96］ Tsien CL, Fackler JC: Poor prognosis for existing monitors in the intensive care unit. *Crit Care Med* 25:614–619, 1997.

［97］ Chadha TS, Watson H, Birch S, et al: Validation of respiratory inductive plethysmography using different calibration procedures. *Am Rev Respir Dis* 125:644–649, 1982.

［98］ Sackner MA, Watson H, Belsito AS: Calibration of respiratory inductive plethysmograph during natural breathing. *J Appl Physiol*: 410, 1989.

［99］ Tobin MJ, Jenouri G, Lind B: Validation of respiratory inductive plethysmography in patients with pulmonary disease. *Chest*: 615, 1983.

［100］ Wolf GK, Arnold JH: Noninvasive assessment of lung volume: respiratory inductance plethysmography and electrical impedance tomography. *Crit Care Med* 33:S163–S169, 2005.

［101］ Stradling JR, Chadwick GA, Quirk C, et al: Respiratory inductance plethysmography: calibration techniques, their validation and the effects of posture. *Bull Eur Physiopathol Respir* 21:317–324, 1985.

［102］ Neumann P, Zinserling J, Haase C, et al: Evaluation of respiratory inductive plethysmography in controlled ventilation: measurement of tidal volume and PEEP-induced changes of end-expiratory lung volume. *Chest* 113:443–451, 1998.

［103］ Tobin MJ, Guenther SM, Perez W: Konno-Mead analysis of ribcageabdominal motion during successful and unsuccessful trials of weaning from mechanical ventilation. *Am Rev Respir Dis*: 1320, 1987.

［104］ Hoffman RA, Ershowsky P, Krieger BP: Determination of auto-PEEP during spontaneous and controlled ventilation by monitoring changes in endexpiratory thoracic gas volume. *Chest*: 613, 1989.

［105］ Krieger BP, Ershowsky P, Spivack D: One year's experience with a noninvasively monitored intermediate care unit for pulmonary patients. *JAMA* 264:1143–1146, 1990.

［106］ O'Brien MJ, Van Eykern LA, Oetomo SB, et al: Transcutaneous respiratory electromyographic monitoring. *Crit Care Med* 15:294–299, 1987.

［107］ Mower WR, Sachs C, Nicklin EL: A comparison of pulse oximetry and respiratory rate in patient screening. *Respir Med*: 593, 1996.

［108］ Brown LH, Manring EA, Korengay HB: Can prehospital personnel detect hypoxemia without the aid of pulse oximetry. *Am J Emerg Med*: 43, 1996.

［109］ Jensen LA, Onyskiw JE, Prasad NG: Meta-analysis of arterial oxygen saturation monitoring by pulse oximetry in adults. *Heart Lung* 27:387–408, 1998.

［110］ Stoneham MD, Saville GM, Wilson IH: Knowledge about pulse oximetry among medical and nursing staff. *Lancet*: 1339, 1994.

［111］ Huch A, Huch R, Konig V: Limitations of pulse oximetry. *Lancet*: 357, 1988.

［112］ New W: Pulse oximetry. *J Clin Monit*: 126, 1985.

［113］ Moller JT, Pederen T, Rasmussen LS: Randomized evaluation of pulse oximetry in 20,802 patients: I. Design, demography, pulse oximeter failure rate, and overall complications rate. *Anesthesiology*: 436, 1993.

［114］ Choe H, Tashiro C, Fukumitsu K: Comparison of recorded values from six pulse oximeters. *Crit Care Med*: 678, 1989.

［115］ Severinghaus JW, Naifeh KH, Koh SO: Errors in 14 pulse oximeters during profound hypoxia. *J Clin Monit*: 72, 1989.

［116］ Barker SJ, Hyatt J, Shah NK: The effect of sensor malpositioning on pulse oximetry accuracy during hypoxemia. *Anesthesiology*: 248, 1993.

［117］ Severinghaus JW, Naifeh KH. Accuracy of responses of six pulse oximeters to profound hypoxia. *Anesthesiology*: 551, 1987.

［118］ Reynolds LM, Nicolson SC, Steven JM: Influence of sensor site location on pulse oximetry kinetics in children. *Anesth Analg*: 751, 1993.

［119］ Cheng EY, Hopwood MB, Kay J: Forehead pulse oximetry compared with finger pulse oximetry and arterial blood gas measurement. *J Clin Monit*: 223, 1988.

［120］ Evans ML, Geddes LA: An assessment of blood vessel vasoactivity using photoplethysmography. *Med Instrum*: 29, 1988.

［121］ Tweedie IE: Pulse oximeters and finger nails. *Anaesthesia*: 268, 1989.

［122］ Read MS: Effect of transparent adhesive tape on pulse oximetry. *Anesth Analg*: 701, 1989.

［123］ Cote CJ, Goldstein EA, Fuchsman WH: The effect of nail polish on pulse oximetry. *Anesth Analg*: 683, 1988.

［124］ Brand TM, Brand ME, Jay GD: Enamel nail polish does not interfere with pulse oximetry among normoxic volunteers. *J Clin Monit Comput* 17:93–96, 2002.

［125］ Chan MM, Chan MM, Chan ED: What is the effect of fingernail polish on pulse oximetry? *Chest* 123:2163–2164, 2003.

［126］ Ries AL, Prewitt LM, Johnson JJ: Skin color and ear oximetry. *Chest*: 287, 1989.

［127］ Adler JN, Hughes LA, Vivilecchia R, et al: Effect of skin pigmentation on pulse oximetry accuracy in the emergency department. *Acad Emerg Med* 5:965–970, 1998.

［128］ Bothma PA, Joynt GM, Lipman J: Accuracy of pulse oximetry in pigmented patients. *S Afr Med J*: 594, 1996.

［129］ Costarino AT, Davis DA, Keon TP: Falsely normal saturation reading with the pulse oximeter. *Anesthesiology*: 830, 1987.

［130］ Hanowell L, Eisele JH Jr, Downs D: Ambient light affects pulse oximeters. *Anesthesiology*: 864, 1987.

［131］ Block FE Jr: Interference in a pulse oximeter from a fiberoptic light source. *J Clin Monit*: 210, 1987.

［132］ Brooks TD, Paulus DA, Winkle WE: Infrared heat lamps interfere with pulse oximeters. *Anesthesiology*: 630, 1984.

［133］ Amar D, Neidzwski J, Wald A: Fluorescent light interferes with pulse oximetry. *J Clin Monit*: 135, 1989.

［134］ Fluck RR Jr, Schroeder C, Frani G, et al: Does ambient light affect the accuracy of pulse oximetry? *Respir Care* 48:677–680, 2003.

［135］ Gehring H, Hornberger C, Matz H, et al: The effects of motion artifact and low perfusion on the performance of a new generation of pulse oximeters in volunteers undergoing hypoxemia. *Respir Care* 47:48–60, 2002.

［136］ Beall SN, Moorthy SS: Jaundice, oximetry, and spurious hemoglobin desaturation. *Anesth Analg*: 806, 1989.

［137］ Veyckemans F, Baele P, Guillaume JE: Hyperbilirubinemia does not interfere with hemoglobin saturation measured by pulse oximetry. *Anesthesiology*: 118, 1989.

［138］ Moore TJ, Walsh CS, Cohen MR: Reported adverse event cases of methemoglobinemia associated with benzocaine products. *Arch Intern Med* 164:1192–1196, 2004.

［139］ Watcha MF, Connor MT, Hing AV: Pulse oximetry in methemoglobinemia. *Am J Dis Child*: 845, 1989.

［140］ Reynolds KJ, Palayiwa E, Moyle JTB: The effect of dyshemoglobins on pulse oximetry: I. Theoretical approach. II. Experimental results using an in vitro system. *J Clin Monit*: 81, 1993.

［141］ Barker SJ, Tremper KK: The effect of carbon monoxide inhalation on pulse oximetry and transcutaneous PO_2. *Anesthesiology*: 677, 1987.

［142］ Buckley RG, Aks SE, Eshom JL: The pulse oximetry gap in carbon monoxide intoxication. *Ann Emerg Med*: 252, 1994.

［143］ Glass KL, Dillard TA, Phillips YY: Pulse oximetry correction for smoking exposure. *Mil Med*: 273, 1996.

［144］ Coburn RF, Williams WJ, Kahn SB: Endogenous carbon monoxide production in patients with hemolytic anemia. *J Clin Invest*: 460, 1966.

［145］ Lopez-Herce J, Borrego R, Bustinza A, et al: Elevated carboxyhemoglobin associated with sodium nitroprusside treatment. *Intensive Care Med* 31:1235–1238, 2005.

［146］ Barker SJ, Badal JJ: The measurement of dyshemoglobins and total hemoglobin by pulse oximetry. *Curr Opin Anaesthesiol* 21:805–810, 2008.

［147］ Lee SE, Tremper KK, Barker SJ: Effects of anemia on pulse oximetry and continuous mixed venous oxygen saturation monitoring in dogs. *Anesth Analg*: S130, 1988.

［148］ Jay GD, Hughes L, Renzi FP: Pulse oximetry is accurate in acute anemia from hemorrhage. *Ann Emerg Med*: 32, 1994.

［149］ Cane RD, Harrison RA, Shapiro BA: The spectrophotometric absorbance of intralipid. *Anesthesiology*: 53, 1980.

［150］ Sehgal LR, Sehgal HL, Rosen AL, et al: Effect of Intralipid on measurements of total hemoglobin and oxyhemoglobin in whole blood. *Crit Care Med* 12:907–909, 1984.

［151］ Gabrielczyk MR, Buist RJ: Pulse oximetry and postoperative hypothermia: an evaluation of the Nellcor N-100 in a cardiac surgical intensive care unit. *Anaesthesia*: 402, 1988.

［152］ Rieder HU, Frei FJ, Zbinden AM: Pulse oximetry in methemoglobinemia: failure to detect low oxygen saturation. *Anaesthesia*: 326, 1989.

［153］ Scheller MS, Unger RJ, Kelner MJ: Effects of intravenously administered dyes on pulse oximetry readings. *Anesthesiology*: 550, 1986.

［154］ Unger R, Scheller MS: More on dyes and pulse oximeters. *Anesthesiology*: 148, 1987.

［155］ Koivusalo AM, Von Smitten K, Lindgren L: Sentinel node mapping affects intraoperative pulse oximetric recordings during breast cancer surgery. *Acta Anaesthesiol Scand* 46:411–414, 2002.

［156］ Barker SJ: "Motion-resistant" pulse oximetry: a comparison of new and old models. *Anesth Analg* 95:967–972, 2002.［Table of contents.］

［157］ Morris RW, Nairn M, Torda TA: A comparison of fifteen pulse oximeters: I: a clinical comparison. II: a test of performance under conditions of poor perfusion. *Anaesth Intensive Care*: 62, 1989.

［158］ Palve H, Vuori A: Pulse oximetry during low cardiac output and hypothermia states immediately after open heart surgery. *Crit Care Med*: 66, 1989.

［159］ Paulus DA: Cool fingers and pulse oximetry. *Anesthesiology*: 168, 1989.

［160］ Stewart KG, Rowbottom SJ: Inaccuracy of pulse oximetry in patients with severe tricuspid regurgitation. *Anaesthesia*: 668, 1991.

［161］ Critical Care Services and Personnel: Recommendations based on a system of categorization into two levels of care. American College of Critical Care Medicine of the Society of Critical Care Medicine. *Crit Care Med* 27:422–426, 1999.

［162］ Smith DC, Canning JJ, Crul JF: Pulse oximetry in the recovery room. *Anaesthesia*: 345, 1989.

［163］ Tyler IL, Tantisera B, Winter PM: Continuous monitoring of arterial oxygen saturation with pulse oximetry during transfer to the recovery room. *Anesth Analg*: 1108, 1985.

［164］ Moller JT, JohannenssenNW, Espersen K: Randomized evaluation of pulse oximetry in 20,802 patients: II. Perioperative events and postoperative complications. *Anesthesiology*: 423, 1993.

［165］ Guggenberger H, Lenz G, Federle R: Early detection of inadvertent esophageal intubation: pulse oximetry vs. capnography. *Acta*

Anaesthesiol Scand: 112, 1989.

［166］ Stein PD, Goldhaber SZ, Henry JW, et al: Arterial blood gas analysis in the assessment of suspected acute pulmonary embolism. *Chest* 109:78–81, 1996.

［167］ Stock MC: Noninvasive carbon dioxide monitoring. *Crit Care Clin*: 511, 1988.

［168］ Schena J, Thompson J, Crone R: Mechanical influences on the capnogram. *Crit Care Med*: 672, 1984.

［169］ Murray IP, Modell JM: Early detection of endotracheal tube accidents by monitoring of carbon dioxide concentration in respiratory gas. *Anesthesiology*: 344, 1983.

［170］ Garnett AR, Ornato JP, Gonzalez ER, et al: End-tidal carbon dioxide monitoring during cardiopulmonary resuscitation. *Jama* 257:512–515, 1987.

［171］ Grmec S: Comparison of three different methods to confirm tracheal tube placement in emergency intubation. *Intensive Care Med* 28:701–704, 2002.

［172］ Raemer DB, Francis D, Philip JH: Variation in PCO$_2$ between arterial blood and peak expired gas during anesthesia. *Anesth Analg*: 1065, 1983.

［173］ Morley TF, Giaimo J, Maroszan E: Use of capnography for assessment of the adequacy of alveolar ventilation during weaning from mechanical ventilation. *Am Rev Respir Dis*: 339, 1993.

［174］ Jardin F, Genevray B, Pazin M: Inability to titrate PEEP in patients with acute respiratory failure using end tidal carbon dioxide measurements. *Anesthesiology*: 530, 1985.

［175］ Lima A, Bakker J: Noninvasive monitoring of peripheral perfusion. *Intensive Care Med* 31:1316–1326, 2005.

［176］ Rooth G, Hedstrand U, Tyden H: The validity of the transcutaneous oxygen tension method in adults. *Crit Care Med*: 162, 1976.

［177］ Gothgen I, Jacobsen E: Transcutaneous oxygen tension measurement: I. Age variation and reproducibility. *Acta Anaesthesiol Scand*: 66, 1978.

［178］ Tremper KK, Waxman K, Shoemaker WC: Use of transcutaneous oxygen sensors to titrate PEEP. *Ann Surg*: 206, 1981.

［179］ Cerny V, Cvachovec K: Gastric tonometry and intramucosal pH–theoretical principles and clinical application. *Physiol Res* 49:289–297, 2000.

［180］ Reilly PM, Wilkins KB, Fuh KC, et al: The mesenteric hemodynamic response to circulatory shock: an overview. *Shock* 15:329–343, 2001.

［181］ Dantzker DR: The gastrointestinal tract. The canary of the body? *Jama* 270:1247–1248, 1993.

［182］ Bergofsky EM: Determination of tissue O$_2$ tensions by hollow visceral tonometers: effects of breathing enriched O$_2$ mixtures. *J Clin Invest*: 193, 1964.

［183］ Dawson AM, Trenchard D, Guz A: Small bowel tonometry: assessment of small gut mucosal oxygen tension in dog and man. *Nature*: 943, 1965.

［184］ Kivisaari J, Niinikoski J: Use of Silastic tube and capillary sampling technic in the measurement of tissue PO$_2$ and PCO$_2$. *Am J Surg*: 623, 1973.

［185］ Fiddian-Green RG, Pittenger G, Whitehouse WM: Back-diffusion of CO$_2$ and its influence on the intramural pH in gastric mucosa. *J Surg Res*: 39, 1982.

［186］ Fiddian-Green RG: Tonometry: theory and applications. *Intensive Care World*: 1, 1992.

［187］ Fiddian-Green RG: Gastric intramucosal pH, tissue oxygenation and acidbase balance. *Br J Anaesth* 74:591–606, 1995.

［188］ Schlichtig R, Mehta N, Gayowski TJ: Tissue-arterial PCO$_2$ difference is a better marker of ischemia than intramural pH (pHi) or arterial pH-pHi difference. *J Crit Care* 11:51–56, 1996.

［189］ Marshall AP, West SH: Gastric tonometry and monitoring gastrointestinal perfusion: using research to support nursing practice. *Nurs Crit Care* 9:123–133, 2004.

［190］ Riddington D, Venkatesh B, Clutton-Brock T, et al: Measuring carbon dioxide tension in saline and alternative solutions: quantification of bias and precision in two blood gas analyzers. *Crit Care Med* 22:96–100, 1994.

［191］ Heard SO, Helsmoortel CM, Kent JC: Gastric tonometry in healthy volunteers: effect of ranitidine on calculated intramural pH. *Crit Care Med*: 271, 1991.

［192］ Marik PE, Lorenzana A: Effect of tube feedings on the measurement of gastric intramucosal pH. *Crit Care Med*: 1498, 1996.

［193］ Marshall AP, West SH: Gastric tonometry and enteral nutrition: a possible conflict in critical care nursing practice. *Am J Crit Care* 12:349–356, 2003.

［194］ Beale RJ, Hollenberg SM, Vincent JL, et al: Vasopressor and inotropic support in septic shock: an evidence-based review. *Crit Care Med* 32:S455–S465, 2004.

［195］ Mohsenifar Z, Hay A, Hay J, et al: Gastric intramural pH as a predictor of success or failure in weaning patients from mechanical ventilation. *Ann Intern Med* 119:794–798, 1993.

［196］ Fiddian-Green RG, Baker S: Predictive value of the stomach wall pH for complications after cardiac operations: comparison with other monitoring. *Crit Care Med*: 153, 1987.

［197］ Landow L, Phillips DA, Heard SO: Gastric tonometry and venous oximetry in cardiac surgery patients. *Crit Care Med*: 1226, 1991.

［198］ Friedman G, Berlot G, Kahn RJ, et al: Combined measurements of blood lactate concentrations and gastric intramucosal pH in patients with severe sepsis. *Crit Care Med* 23:1184–1193, 1995.

［199］ Kirton OC, Windsor J, Wedderburn R, et al: Failure of splanchnic resuscitation in the acutely injured trauma patient correlates with multiple organ system failure and length of stay in the ICU. *Chest* 113:1064–1069, 1998.

[200] Maynard N, Bihari D, Beale R, et al: Assessment of splanchnic oxygenation by gastric tonometry in patients with acute circulatory failure. *Jama* 270:1203–1210, 1993.

[201] Keenan SP, Guyatt GH, Sibbald WJ, et al: How to use articles about diagnostic technology: gastric tonometry. *Crit Care Med* 27:1726–1731, 1999.

[202] Gutierrez G, Palizas F, Doglio G, et al: Gastric intramucosal pH as a therapeutic index of tissue oxygenation in critically ill patients. *Lancet* 339:195–199, 1992.

[203] Heritier SR, Gebski VJ, Keech AC: Inclusion of patients in clinical trial analysis: the intention-to-treat principle. *Med J Aust* 179:438–440, 2003.

[204] Gomersall CD, Joynt GM, Freebairn RC, et al: Resuscitation of critically ill patients based on the results of gastric tonometry: a prospective, randomized, controlled trial. *Crit Care Med* 28:607–614, 2000.

[205] Splanchnic hypoperfusion-directed therapies in trauma: a prospective, randomized trial. *Am Surg* 71:252–260, 2005.

[206] Ivatury RR, Simon RJ, Islam S, et al: A prospective randomized study of end points of resuscitation after major trauma: global oxygen transport indices versus organ-specific gastric mucosal pH. *J Am Coll Surg* 183:145–154, 1996.

[207] Marik PE: Sublingual capnography: a clinical validation study. *Chest* 120:923–927, 2001.

[208] Marik PE, Bankov A: Sublingual capnometry versus traditional markers of tissue oxygenation in critically ill patients. *Crit Care Med* 31:818–822, 2003.

[209] Press Release: Nellcor announces nationwide voluntary recall of all Capno-Probe sublingual sensors. Nellcor, Inc., 2004. Accessed April 21, 2006, at http://www.fda.gov/cdrh/recalls/recall-082404-pressrelease.html.

[210] Wimberley PD, Pedersen KG, Thode J: Transcutaneous and capillary PCO_2 and PO_2 measurements in healthy adults. *Clin Chem*: 1471, 1983.

[211] Wimberley PD, Burnett RW, Covington AK, et al: Guidelines for transcutaneous PO_2 and PCO_2 measurement. *J Int Fed Clin Chem* 2:128–135, 1990.

[212] Eletr S, Jimison H, Ream AK: Cutaneous monitoring of systemic PCO_2 on patients in the respiratory intensive care unit being weaned from the ventilator. *Acta Anaesthesiol Scand*: 123, 1978.

[213] Tremper KK, Shoemaker WC: Transcutaneous oxygen monitoring of critically ill adults, with and without low flow shock. *Crit Care Med* 9:706–709, 1981.

[214] Hasibeder W, Haisjackl M, Sparr H, et al: Factors influencing transcutaneous oxygen and carbon dioxide measurements in adult intensive care patients. *Intensive Care Med* 17:272–275, 1991.

[215] Tremper KK, Waxman K, Bowman R, et al: Continuous transcutaneous oxygen monitoring during respiratory failure, cardiac decompensation, cardiac arrest, and CPR. Transcutaneous oxygen monitoring during arrest and CPR. *Crit Care Med* 8:377–381, 1980.

[216] Shoemaker WC, Fink S, Ray CW: Effect of hemorrhagic shock on conjunctival and transcutaneous oxygen tensions in relation to hemodynamic and oxygen transport changes. *Crit Care Med*: 949, 1984.

[217] Nolan LS, Shoemaker WC: Transcutaneous O_2 and CO_2 monitoring of high risk surgical patients during the perioperative period. *Crit Care Med*: 762, 1982.

[218] Shoemaker WC, Wo CC, Yu S, et al: Invasive and noninvasive haemodynamic monitoring of acutely ill sepsis and septic shock patients in the emergency department. *Eur J Emerg Med* 7:169–175, 2000.

[219] Shoemaker WC, Wo CC, Lu K, et al: Outcome prediction by a mathematical model based on noninvasive hemodynamic monitoring. *J Trauma* 60:82–90, 2006.

[220] Mesquida J, Masip J, Gili G, et al: Thenar oxygen saturation measured by near infrared spectroscopy as a noninvasive predictor of low central venous oxygen saturation in septic patients. *Intensive Care Med* 35:1106–1109, 2009.

[221] Crookes BA, Cohn SM, Bloch S, et al: Can near-infrared spectroscopy identify the severity of shock in trauma patients? *J Trauma* 58:806–813; discussion 813–816, 2005.

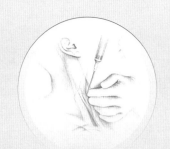

第 30 章
微创血流动力学监测
Minimally Invasive Hemodynamic Monitoring

ANDREW J. GOODWIN, EDNAN K. BAJWA AND ATUL MALHOTRA　马杰飞 译，诸杜明 审校

引　言

应用心排血量(cardiac output, CO)评估的方法管理危重患者在救治中至关重要。低血压休克的原因在临床上常不明确，而且往往是多因素的。在众多混杂因素中，明确休克的类型至关重要(比如分布性休克、心源性休克、低容量性休克等)，关系到后续应该采用何种干预治疗措施。测定CO值就是这一治疗过程的重要组成部分，而且也一直是临床医生感兴趣的问题。

仅用体格检查评估收缩期心衰[1]和无心肌梗死病史的危重患者[2]的血流动力学状况往往是不可靠的。对于这些患者往往需要更多的监测方法指导，才能达到最优化治疗。使用漂浮导管(flow-directed pulmonary artery catheter, PAC)可以获得CO的数值，且可用来判断对容量治疗的反应[3]。多年来，热稀释法肺动脉导管监测技术被认为是ICU血流动力学监测的"金标准"。但目前大量证据显示，在多变的临床环境下，临床医生使用PAC判断血流动力学状况往往无效[4]，它并不能改善相应疾病的发病率和死亡率[5-7]，甚至有可能导致病情恶化[8,9]，因而近年来该观点常受到质疑。

根据研究，许多临床医生已经开始怀疑PAC的重要性和可信度。不少作者认为目前仍缺乏改善这项有创操作固有的不良反应发生率和死亡率的方法。其他研究也显示，其虽然可以了解危重患者的氧输送情况，但并不能优化或者增加其氧输送水平，也不能改善预后[10]。这就产生了一个观点：当组织灌注不足导致器官功能受损时，炎症反应就会紧接着周期性发生，如果不能早期纠正，最终会导致器官

的不可逆损伤。这个概念因而也被称为"细胞病理性缺氧"，即低灌注导致了细胞内的氧利用中断，就算随后恢复了正常甚至超常的氧输送，细胞功能却再也不能修复[11,12]。最近，一些危重病研究者又开始质疑这个早就被人接受的"细胞病理性缺氧"理论，认为ICU重症患者发生一系列问题的主要原因是线粒体功能衰竭，但是很多研究数据却表明脓毒症早期纠正低灌注和氧输送不足可以改善预后[13,14]。有趣的是，在这些研究中都没有使用PAC，反而使用中心静脉血氧饱和度来代替CO和氧利用评估临床情况。关于使用PAC监测相关益处的RCT研究最终失败的两个可能原因是：① 临床医生对关于如何优化使用PAC的知识不足，而在这样的情况下希望通过使用PAC来改善其预后根本是不可能的；② PAC研究的失败反映出使用PAC指导治疗方案的失败已超过PAC本身的失败[15]。

目前很多研究的重点都在于寻找创伤更小的方法来评估心功能情况并希望以此取代PAC。这些方法可以分为两大类：心功能评估以及用测量氧输送(或)组织灌注指标来代替CO。这些研究的目的是开发出能为ICU患者以最小的创伤提供精准测量指标的可行技术，同时着重关注于如何调整优化那些目前在患者中已常规使用的监测技术。

在本章节内，我们将着重介绍那些评估ICU患者CO和组织灌注的新兴技术，比如多普勒超声心动图、脉搏轮廓描记分析法、部分二氧化碳再呼入法和胃黏膜张力测定法等目前认为最好的方法。同时也介绍一些新的和正在发展的技术，比如舌下二氧化

碳分压测定、生物标记物等。鉴于胸阻抗技术对危重患者的使用和认识有限,在本章中不予讨论。最后,我们对一些实践和建议的作了些总结,同时对未来技术发展方向作出展望。

心 排 血 量

CO是指单位时间内通过心血管系统内的血流量,通常它以L/min为单位,而且可以通过体表面积标准化,即心指数(CI)。在正常情况下,CO与机体代谢率和氧消耗(VO_2)直接相关。CO的基本原理在本文中将具体讲述。治疗CO下降的低血压患者(心源性休克)和血管张力下降的低血压患者(分布性休克)在本质上有很大的不同。准确地掌握这些知识对有效治疗低血压休克极为重要。全身血管阻力的计算方法即是压力梯度(平均动脉压减去中心静脉压)和血流量(CO)的比值。这个公式假设的前提是血流在血管内类似一个欧姆电阻器(就像一个线性物体两端压力和流量的关系)。因此,全身血管阻力下降可表现为血压的下降或CO的上升,我们已证实这些主要参数在血流动力学测量中的变化完全符合上述观点。同样,我们建议应注意全身血管阻力的变化也可以是孤立的、不用考虑这个机制的(比如CO的变化)。

现在我们可以使用各种技术来评估心脏功能。颈静脉搏动、S3奔马律和皮肤温度这些临床体征综合分析后也可以用来估计CO[16-18]。肺动脉楔压(pulmonary artery occlusion pressure, PAOP)和中心静脉压(central venous pressure, CVP)常常分别用来代表左右心室的功能。PAOP通常用来诊断低血压患者有无左心功能不全,并用于指导治疗。Magder等人研究证实CVP在危重患者的容量管理中也可以提供重要信息[19,20]。因为体内主要的血容量主要存在于全身的静脉血管中,所以右心室功能情况是CO的主要决定因素,但在血流动力学复苏过程中是否应该更多地关注CVP情况依然有较多争议[21]。问题是PAOP和CVP仅代表各自心房舒张末期的压力情况,故而这些数据不是总能准确的转化为对收缩功能和CO的评估。此外,测量PAOP又是有创的[22,23],而准确和可靠地临床测量CVP也是公认极其困难的[24]。

过去几十年的大量研究都致力于如何用最小的创伤获得更精确地测量CO值。目前,主要的几种方法都能提供连续或近似连续的CO测量。一些设备(经食管多普勒超声、脉搏波轮廓分析)在临床使用中正在不断地增加,而有些设备(部分二氧化碳重复吸入法)在临床工作中的实用性尚不清楚,有待进一步研究。

经食管多普勒超声

背景

经食管多普勒超声(esophageal Doppler, ED)是目前最为严谨的无创CO监测装置。Side等在1971年首次讲述了ED在监测CO方面的使用,随后Singer等[25,26]研究也证实了ED在CO监测方面的实用性。这项使用多普勒探头放置在食管内测量胸部降主动脉血流的技术,使用了经典的多普勒原理,即当传送的声波受到其他物体的阻碍,反射回来的声波会发生频率的变化,该频率变化的程度和这个阻碍它的物体特性有关。在一些充满液体的管状结构中(主动脉),多普勒超声波的频率变化和管内的血流速度成正比(图30.1)。据此,反射的声波可以用来测量降主动脉的血流。血流速度乘以射血时间和主动脉截面积就可以得到心搏量(stroke volume, SV)。这种测量方法不能计算总搏出量的各个分量,即冠状动脉、颈动脉和锁骨下动脉等的具体数值,计算总SV时还需要使用一个校正因子。经校正后的SV乘以心率就可以计算得到CO。然而基本的ED设备只提供了多普勒频移的数据,主动脉横截面积是基于患者的身高、体重和年龄的诺模图估算出来的。但是联合多普勒和超声探头后可以同时测量得到主动脉血流和主动脉横截面积数据[27]。通过经食管超声心动图测量的降主动脉横截面积是相对比较准确的,通过这种方法测量主动脉血流速

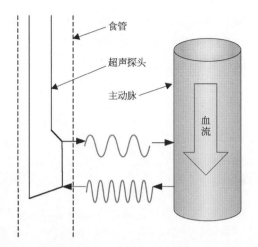

图30.1 经食管多普勒超声运用多普勒频移的原理。传送中的超声波在反射回来后频率变化，其变化的幅度取决于超声波遇到的血流中红细胞速度。

度而计算得到的CO值和经热稀释法测量得到的CO值基本相当[27]。

除了能提供估算的CO值，ED测量方法还可以提供其他包括心脏的前负荷和收缩功能情况等有用的数据。Singer等研究分析发现，通过ED方法测量的流速波形，其校正的血流时间（corrected flow time，FTc）和心脏前负荷密切相关[26,28]（图30.2）。进一步研究表明前负荷是增加或减少和校正血流时间增加或者减少，两者各自独立变化[26,28]。目前对其机制尚不清楚，但是FTc趋势对容量负荷的反应要优于SV的趋势变化[29]。Wallmeyer等研究发现，多普勒测量得到的流速峰值和电磁导管测量血流得到的收缩性密切相关[30]。Singer等进一步的研究也证实，经ED方法测量多巴酚丁胺注射后血流增加的流速峰值存在剂量依赖关系[31]。这些发现建议有经验的

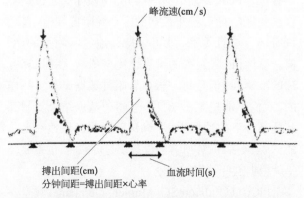

图30.2 食管多普勒超声流速波形（经许可引自 Marik PE: Pulmonary artery catheterization and esophageal doppler monitoring in the ICU. *Chest* 116:1085–1091, 1999）。

操作者需要谨慎地通过整体数据分析后，才能得到一些比较有用的包括CO等的血流动力学参数。

临床应用

ED方法在临床中的实用性仍待进一步确定，最近的大多数研究通过和"金标准"热稀释法对比研究发现，其无论是用于术中或术后进行监测均显示了不同的结果。一项单中心的针对35例停跳的冠脉搭桥术患者的研究发现，用ED测量CO数据和用热稀释法测量的数据，两项技术间无明显的相关性[32]。其他的一些研究，包括11项研究的荟萃分析显示，用ED方法对容量试验的反应，CO的变化值要优于CO的绝对值[33-35]。有荟萃分析也对ED方法和热稀释法比较，并就其实用性作了讨论，争论的焦点是尽管ED方法是可靠的，但由于热稀释法技术本质特性导致其重复性较差，可能会使得ED方法和热稀释法测得值的范围难以达到一致[33]。Bland和Altman[36]系统地描述了这个概念，他们认为这个概念在用任何方法和热稀释法对CO绝对值精确测量的对比研究中均有着重要的意义。

优点和缺点

ED方法和热稀释法对比，其技术优点和缺点都需要仔细考虑（表30.1）。它的优点是连续性，不像传统的单次热稀释法技术，它可以持续监测CO，从而可以早期发现血流动力学恶化或改进治疗干预对全身系统的反应。此外，超声探头只需数分钟

表30.1
经食管超声监测心排血量的优缺点

概念：把超声探头放置在靠近主动脉段的食管内，通过测量搏出量来估计心排血量

优点
　持续监测
　建立途径所耗时间短
　医源性并发症发生率低
　可以放置人体内较长时间
　对医护人员培训所需时间较短
　感染风险低

缺点
　前期成本高
　只能适用于气管插管的患者
　随患者体位改变需频繁重新定位
　观察者间的变异度较大

就可置入体内且严重医源性不良事件的发生率均较低[37-39]。研究显示,食管内超声探头即使在体内放置超过2周仍是安全的[40]。有一项研究认为在经过不超过12例患者身上学习操作ED设备后;即可训练成一个有经验的熟练操作者[41]。此外,尽管食管内环境并非是一个无菌环境,但使用食管超声探头进入食管腔内发生感染的风险远远低于经皮的PAC装置。

ED操作技术也有缺点:首先,设备成本相比PAC设备要高很多,这限制了该设备的购买和维护和使用,要解决这个经济问题,最好是在众多的必需监测设备中,让更多的患者使用这个可同步监测的设备,通过增加使用率降低使用成本。其次是该设备仅限于气管插管患者使用。虽然很多危重患者和(或)手术患者使用这个设备后也是受益的,但对于未作气管插管的患者是否能够受益仍有不少疑问。此外,还要考虑的是这些ICU手术后患者体位不是固定不动的,为了防止皮肤破裂、压疮和改善氧合情况等,需要频繁翻动和调整体位,这样在使用过程中探头的位置就会移位,需要重新定位和调整位置。Roeck等发现用ED方法评估监测搏出量变化对液体反应情况,不同观察者得出的结果差异很大[35],且重复性较差,这些都限制了该设备在临床上广泛使用。

研究发展方向

随着ED设备在临床工作中的广泛使用,有关对其评价的观点十分重要。迄今,主要的研究重点都在关注该技术的有效性和可行性。一项经典的研究就是股骨颈骨折修复术中使用ED设备监测和常规设备监测相比,ED组术后恢复更快,显著缩短了住院时间[42]。Gan等的研究也得出相似的结论,在一项前瞻性随机对照研究中,一些择期手术的患者使用ED设备监测心搏出量,使其最优化治疗,并与常规术中监测设备对比,ED组显著缩短了住院时间和经口进食恢复的时间[43]。这些最近的研究之所以能得到上述结果,可能和使用ED后最优化心搏出量以及液体治疗等有关,这与通过监测后,最优化治疗,尽量减少内脏器官灌注不足有密切关系,最终改善了预后[44]。一项近10年来的荟萃研究中发现,有9项研究支持围手术期使用ED设备监测以及指导最优化治疗,认为可以缩短住院时间和尽早恢复经口饮食[45]。尽管上述研究数据均表明围手术期使用

ED设备监测以及优化治疗均能改善预后,但这些研究均没有以未手术的ICU患者作为对照组的强有力对照研究数据。因此,ED在临床中的使用,其设备的实用性、操作经验和专业知识,仍需要进一步的研究支持。

脉搏轮廓分析法

背景

脉搏轮廓分析法(pulse contour analysis, PCA)是另一种已被广泛研究的、用于监测CO的非侵袭性方法。该技术依赖于Frank在20世纪早期首次描述的一个理论,根据主动脉压力波形可以推算SV和CO值[46]。Wesseling等最终在1983年提出了一种通过动脉压力波形计算SV的方法[47]。这项原始的计算方法是通过主动脉阻抗技术测量并计算主动脉压力波形曲线下面积,从而连续地计算SV的值。主动脉阻抗值在不同的患者之间变化很大,因而需要热稀释法的PCA方法来测量校正这些数据的初始值。主动脉阻抗并非静态属性的值,其基于每个血管床的阻力和内容物的不同而不同,而这些要素复杂地混杂在一起并呈动态变化,尤其是那些血流动力学不稳定的患者。自从PCA计算方法第一次被广泛介绍后,在使用PCA装置后,为准确地评估人体血管系统属性情况,尚有其他各种方法模型相继被创立。

PCA技术需要在动脉内放置一根带压力传感器的导管,可以随着一次次的动脉搏动监测动脉压力值。这些导管目前在手术室和ICU内都常规使用,可以连续监测动脉血压。对血流动力学不稳定的患者,这种方法比间断和无创的测量方法要可靠的多。导管也是PCA装置中的一部分,用该导管通过热稀释法测量CO值,校正最初的主动脉阻抗数据,经过特有的方法计算后,就可以持续地显示测量的CO值。显然,PCA装置的可靠性完全依靠这一计算方法的准确性,但是每一根血管阻抗数据又是不一样的,我们不能把某一条件下获得的数据结果复制到其他条件下的数据中,所以每种算法都是独一无二的[48]。最后,就算所有的设备都是可靠的,也不要轻易就根据这些数据下结论。

PiCCO(Pulsion SG, Munich, Germany)就是一种PCA设备,已在很多文献中受到关注。众多研究表明,在危重患者和手术患者中,PCA和肺动脉导

管热稀释法之间有很好的相关性[49-53]。值得注意的是,这个设备在静态心室负荷状态下整个监测时期内都不需要反复校正。它经股动脉置入一根导管直至腹主动脉,然后连接压力传导装置,同时这根导管中还包含一个用于热稀释法监测的热敏电阻。整个系统通过经中心静脉注射极少量冰生理盐水进入右心房进行校正,在某种程度上来说类似肺动脉热稀释法监测。但它使用的不是肺动脉热敏电阻导管,它的热敏电阻位于股动脉导管上,经过测量后就可以计算CO值,这个初始的CO值是用来校正该处股动脉导管经PCA法测量计算的CO值。因为通过该股动脉导管就可以校正CO值,所以无须放置肺动脉漂浮导管(PAC)。经股动脉导管热稀释法测量CO值可以得到和肺动脉热稀释法相似的准确度,用该方法来校正PCA系统成为一个接受度较高的方法[49-51]。

最近,一种新型的PCA设备Flotrac(Edwards Lifesciences, LLC, Irvine, CA)开始为人熟知。它可以在连续监测的基础上"自动校正",计算心排血量的公式是SV=K×脉搏指数,这里K是包括动脉顺应性和血管阻力的常数[54]。这个常数最初是Langewouters等通过大量不同患者的身高、体重、性别和年龄等数据计算得到的[55],随后,它可以通过动脉波形特征每分钟调整一次。脉搏指数是通过分析之前每20 s周期内动脉压力波形的标准差得到的。所以,用来计算SV的变量每分钟至少更新一次,而且这种计算方法具有不需要事先校正CO值的优势。用这种方法监测心脏术后变化范围较大的CO值,与用肺动脉导管热稀释法监测得到的CO值相比,仍有很好的相关性。此外,在桡动脉放置导管监测得到的CO值和在股动脉放置导管得到的数据一样准确,此为它的另一个优点[54]。

临床应用

如前所述,PCA的初始研究数据都是从静态心室负荷状态下得到的,无论是危重患者还是术中患者,患者前负荷常有快速变化。PiCCO的准确性随前负荷的变化而动态变化是接下来要解决的问题,这需要使用一些修正计算公式。Felbinger等研究在ICU的心脏术后患者发现,与使用肺动脉热稀释导管监测相比,CO的变化往往反映前负荷变化,并可以精确地测量到这个变化值[56]。

虽然在给予容量负荷时监测CO的变化很重要,但是能够预测患者是否可以从容量负荷增加获益显得更为重要。脉压通常会在呼吸周期中不断变化,脉压变异度(pulse pressure variation, PPV)的定义就是最大脉压值减去最小的脉压值再除以这两个压力的平均值。

$$PPV=\frac{Pulse\ Pressure_{max}-Pulse\ Pressure_{min}}{Pulse\ Pressure_{mean}} \quad (1)$$

患者PPV的大小可以预测前负荷的反应性[57-59]。类似PPV,PCA设备可以提供每搏输出量变异度(stroke volume variation, SVV)。SVV代表机械通气导致SV在一个呼吸周期内变化的百分比。到目前为止,使用SVV决策前负荷的反应能力所得的结果令人喜忧参半。Reuter等研究发现,心脏术后机械通气的患者使用胶体扩容后前负荷增加,表现为心指数增加的同时SVV反而降低[60]。这项研究结果同时也肯定了SVV可以预测前负荷的反应能力。值得注意的是,在这项研究中使用的潮气量约15 mL/kg,远远超过了生理量,SVV的变化比较大,当然,这样的设置可以使研究方法相对地更加准确。一项类似的研究使用了相似的样本量和类似的研究方法,不过潮气量为10 mL/kg,而SVV和增加前负荷后反应性心排血量增加之间无明显关系[61]。这项研究提示,使用低潮气量机械通气状态下的患者,尤其是ARDS的小潮气量治疗时,使用PCA设备监测的SVV不能用来估计前负荷的反应情况。

优点和缺点

总体而言,脉搏轮廓分析法和传统上血流动力学"金标准"肺动脉热稀释法相比具有很多优点(表30.2):仅仅需要一根动脉导管(Flotrac)或一根动脉导管和一根中心静脉导管(PiCCO)就可以实现相应数据监测,而在几乎所有的危重患者或者术后患者中,这几根导管是常规放置的。因此,使用这种方法就可以避免使用PAC方法时面临的风险。同时,PCA可以提供CO的连续监测,而那些传统的热稀释法只能提供间断的数据。但是,和所有的方法一样,PCA方法也有其缺点。用这种方法得到的数据来决策那些机械通气的患者前负荷反应能力尚有疑问。此外,对于血压波动明显的患者,就不

表30.2

脉搏轮廓分析法监测心排血量的优缺点

概念：用动脉导管根据动脉压力波形来监测每搏输出量
优点：
   连续
   使用的导管在ICU患者中很常用
   不需要使用肺动脉导管来校正
缺点：
   决策低潮气量机械通气患者的前负荷反应能力结果不确定
   血压波动大的患者其结果准确性尚有疑问
   使用血管活性药物的患者其结果准确性尚有疑问

能采用血管阻力和顺应性模型,用这种方法测量得到的CO值的准确性下降[62]。因此,在危重患者中比较常见的使用血管活性药物的状态下,其监测得到的CO值的准确性也会下降[63]。

研究发展方向

脉搏轮廓分析法的临床效用尚需更多研究以明确,明确未来其在临床工作中扮演的角色,可以着重在以下几个方面研究：首先,血压波动和血管活性药物的使用是否影响计算方法的准确性,或是需要重新反复校正才能保持监测数值的准确性；此外,分析SVV如何预测低潮气量机械通气的患者前负荷反应性可能需要更多的应用数据；最后,目前仍缺乏PCA监测设备如何影响预后的相应数据,尤其是PCA是否真正有用,在和肺动脉导管热稀释法对比预后方面仍缺乏令人信服的数据。如果我们能够有足够的预后数据来说明其实用性,那么我们常思考的一个问题"这个患者的液体反应怎么样?"就可以被"这个患者可以补液吗?"所取代。

部分二氧化碳重复吸入法

背景

100多年来,用Fickg公式计算得到CO的方法已为我们所熟知,其基本原理是对于气体(X)在肺中完全吸收进入血液中,该气体的消耗量X和该气体动脉血含量CaX与静脉血含量CvX差值的比值等于CO。基于这个原理,Fick使用氧气作为例子演示这个公式：

$$\text{Cardiac Output} = \frac{\dot{V}O_2}{CaO_2 - CvO_2} \quad (2)$$

如果这个公式是准确的,那么必须符合以下几个条件。首先,血流通过肺毛细血管必须是恒定的,为了符合这个条件,左右心室的心排血量也必须相等(即稳定状态),同时肺毛细血管内血流通过部位呼吸状态也是不变的。另一个对该方法准确度至关重要的条件就是不存在肺内分流。该方法依赖于气体的交换来计算CO,任何未参加气体交换的血流均可以导致CO值被低估。此外,肺本身的氧消耗必须达到最小才能保证这个公式的成立和完整。

精确测量$\dot{V}O_2$于临床是一大挑战,尤其当患者需要极高的FiO_2时[64]。这就促使研究人员把研究的重点从$\dot{V}O_2$转移到二氧化碳产生量($\dot{V}CO_2$)上来[65-67]。$\dot{V}O_2$等于$\dot{V}CO_2$除以呼吸商,因而它们也就可以通过$\dot{V}CO_2$除以动静脉氧浓度的差值和呼吸商R的乘积。随即,就需要测量氧浓度,可以用动脉和静脉的血氧饱和度仪来测量血氧饱和度SO_2值和血红蛋白含量的乘积来计算。因此,这项计算成立的前提是R和血红蛋白水平在测量时期内保持不变。

$$\dot{V}O_2 = \frac{\dot{V}CO_2}{R} \quad (3)$$

$$CaO_2 = 13.4 \times Hgb \times SaO_2 \quad (4)$$

$$CO = \frac{\dot{V}CO_2}{13.4 \times Hgb \times R \times [SaO_2 - SvO_2]} \quad (5)$$

一项研究发现,使用这种计算方法得到的CO值和热稀释法测量的CO值有很好的相关性[67]。但是明显的缺点就是需要有创地置入一根中心静脉导管,准确地测量静脉血氧饱和度来最初校准系统和测量R值。接下来要介绍的部分二氧化碳重复吸入法就可以避免使用这根导管。

部分二氧化碳重复吸入法的理论也是依据CO_2的Fick公式[68]：

$$CO = \frac{\dot{V}CO_2}{CvCO_2 - CaCO_2} \quad (6)$$

使用这种方法,就是将一根特制的一次性呼吸回路放置在气管导管和呼吸机之间用来检测重复吸收的二氧化碳。二氧化碳传感器、流量传感器和动脉无创脉搏氧饱和度仪各一个,这些仪器用来测量开始时和一段时间二氧化碳重复吸入后的相关数据,通过二氧化碳传感器和流量传感器监测的数据可以计算二氧化碳重复吸入前后的CO_2产生量（$\dot{V}CO_2$）。假设CO的值在重复吸入二氧化碳的条件下和基线水平无明显变化[69]，则下面这个公式就成立[68]：

$$CO = \frac{\dot{V}CO_{2\text{baseline}}}{CvCO_{2\text{baseline}} - CaCO_{2\text{baseline}}} = \frac{\dot{V}CO_{2\text{rebreathing}}}{CvCO_{2\text{rebreathing}} - CaCO_{2\text{rebreathing}}} \quad (7)$$

Gedeon等研究发现[70]上述数据在基线水平减去重复吸入后的值，其比值以及等式仍成立[68]：

$$CO = \frac{\dot{V}CO_{2\text{baseline}} - \dot{V}CO_{2\text{rebreathing}}}{[CvCO_{2\text{baseline}} - CaCO_{2\text{baseline}}] - [CvCO_{2\text{rebreathing}} - CaCO_{2\text{rebreathing}}]} \quad (8)$$

因为CO_2进入血液中速度极快，那么可以假设混合静脉血内的CO_2浓度$CvCO_2$在基线水平和重复吸入后变化不大，则下面这个等式就可以成立，$CvCO_{2\text{baseline}} = CvCO_{2\text{rebreathing}}$，公式可简化为[68]：

$$CO = \frac{\Delta \dot{V}CO_2}{\Delta CaCO_2} \quad (9)$$

$CaCO_2$可以根据呼吸末二氧化碳$etCO_2$值和二氧化碳解离曲线计算得到。那么，$\Delta CaCO_2$就可以用$\Delta etCO_2$乘以解离曲线的斜率S来代替[68]：

$$CO = \frac{\Delta \dot{V}CO_2}{\Delta etCO_2 \times S} \quad (10)$$

这样用重复吸入一段时间二氧化碳前后测量得到的相应数据就可以计算CO值，而S值可以通过二氧化碳解离曲线计算得到。但是需要重点注意的是，用公式10计算的CO值仅仅计算了参加气体交换部分的血流，任何未参加气体交换的血流，包括右向左的肺内分流都未计算在内。所以，这就需要一个校正因子来计算这部分的分流血流量。这样部分二氧化碳重复吸入法来计算CO值就需要收集无创动脉血氧饱和度仪、FiO_2和血气分析测量得到PaO_2值等相关数据，而估计分流血流量需要使用Nunn's iso-shunt分流表才能得到[71]。

临床应用

迄今为止，对比研究部分CO_2重复吸入法和其他监测方法测量CO的结果是喜忧参半。虽然，一些研究认为热稀释法是当前监测CO的"金标准"[72-74]，但是也有很多研究却不这么认为[52,75,76]。也有研究认为部分CO_2重复吸入法尽管和热稀释法监测的CO值没有很好的关联性，但是其测量的CO值仍有较好的重复性[76]。我们推断使用这种方法可能是近似准确的，但由于一些计算过程中的问题会影响整体结果的准确性，如估算肺内的分流量和用$etCO_2$来估算$CaCO_2$都会影响结果。这需要收集更多的证据来支持部分CO_2重复吸入法是临床上一项可靠、准确的技术，同时这也需要目前的销售系统得以改善。

哪些临床患者适合采用部分CO_2重复吸入法，这个问题至关重要，因为其准确度依靠通过$etCO_2$来估算$CaCO_2$，估算肺内分流量，如果这方面的影响比较大，就不合适使用该方法来计算CO值。例如，心脏术后肺部死腔和分流增加[77]，而且也确有患者不适合使用部分CO_2重复吸入监测装置[76]。此外，一些动物实验模型中的数据表明，使用部分CO_2重复吸入法和热稀释法测得的相关数据之间相关性随着分流增加，静脉血混合，其相关性逐渐下降[78]。为了使$etCO_2$估算$CaCO_2$的准确度提高，需要整个肺部气体交换均匀一致。但在急性肺损伤ALI和ARDS时损伤和纤维化绝非均匀一致，气体交换的变异度很大，可想而知，使用不确定的$etCO_2$来估算$CaCO_2$就是错误的。有研究证实，在不同程度的ALI下，使用部分CO_2重复吸入法和热稀释法对比，两者之间的一致性很低[79]，而且在严重的ALI中两者的差异更大。最后，如果测量期间出现明显的潮气量变化，会严重影响呼吸周期中测得值的准确性。特别是在压力支持模式下潮气量的变化很大，这种情况不应使用这种方式，因其测量CO值的准确度会明显下降[80]。

优点和缺点

部分CO_2重复吸入法最大的优点就是完全无创。除了需要使用动脉血气分析来估算肺内分流情况，基本上不需要额外的有创操作。此外，CO的监测基本上是连续的。但是其也有较多缺点（表30.3）。在无

表30.3

部分CO_2重复吸入法监测心排血量的优缺点

> 概念: 使用呼吸末CO_2来测算心排血量使用修正后的FICK公式
> 优点:
> 　　真正无创
> 　　近似连续监测
> 缺点:
> 　　前期成本高
> 　　只能用于气管插管患者
> 　　肺损伤的患者使用的准确度尚不确定
> 　　高碳酸血症或颅内压增高患者的安全性尚不确定

气管插管和气管插管存在自主呼吸的患者中是否可以使用这种方法仍有很大的挑战,存在肺内分流和肺损伤的患者中使用的准确性也仍有疑问,而这些情况在ICU的患者中却是很常见。同时,使用该技术会增加动脉血PCO_2,因而对高碳酸血症或颅内压增高的患者是否安全也是未知的。另外,管路设备等是一次性的,需要一定的费用,而其有限的临床效用也不一定值得付出这笔额外的支出。

研究发展方向

目前,使用部分CO_2重复吸入法的临床实用性尚不清楚。未来的研究应该集中在提高该方法运用于肺损伤患者的准确性,而当前这部分数据相对缺乏。改进现有肺内分流的计算方法和$CaCO_2$的估算方法均可以提高该方法的普遍实用性。最后,这种真正无创的方法是否有不一样的临床结局是我们今后要研究的重点。对于危重患者的监测技术来说,避免使用动脉或静脉导管并不是很大的优势,因为这两根导管在ICU患者中几乎是人人皆有。

氧输送和组织灌注

虽然对于危重患者的管理直接监测CO可以提供很多重要的信息,但是也有争论认为准确提供氧输送和(或)足够的组织灌注的相关信息也是同样重要的。这方面的支持者对于CO的绝对值并不十分关注,他们关心的是组织是否有足够的氧输送。评估氧输送的传统方法就是测量混合静脉血氧饱和度$SmvO_2$,其测量方法是通过肺动脉导管采集血样,此处取得的血样代表上腔静脉和下腔静脉回流且充分混合的血。而$SmvO_2$与全身的氧输送DO_2以及氧消耗$\dot{V}O_2$密切相关。因为很多患者在没有严重的代谢性紊乱时VO_2不会显著变化,而$SmvO_2$的下降可以是DO_2减少引起的(CO减少)。因此,研究人员的研究重点是测量$SmvO_2$的实用性和其是否能代表CO监测的部分情况[81,82]。而Pearson等研究发现,监测$SmvO_2$对比传统的肺动脉导管和CVP监测,并不改善ICU的住院时间或血管活性药物使用时间,此外,监测$SmvO_2$额外增加费用[83]。

监测$SmvO_2$还有个潜在的缺点,就是整个监测过程需要PAC设备,可能导致相关的风险,而重症者都放置中心静脉导管,很多研究的重点也专注于使用中心静脉血氧饱和度$ScvO_2$来监测而不是$SmvO_2$。早期的研究发现,在人类$ScvO_2$往往比$SmvO_2$低约$5\% \sim 10\%$[84]。而在犬的动物实验中,Reinhart等研究发现这两个值之间也有很好的相关性($r=0.96$)[85]。到目前为止,临床上使用$ScvO_2$这个变量相对还是有限的,而Rivers通过一系列里程碑式研究在其他众多变量中,使用$ScvO_2$取得了极大的成功[13,14]。

除了氧输送外,最近的研究主要集中在使用评估组织灌注情况来指导复苏治疗。根据这种理论,通过测量一些容易发生低灌注器官所释放的生物标志物来评估该器官是否有足够的血流和氧输送。目前在这个领域中,我们的研究主要关注以下三个方面:胃黏膜张力测量、舌下二氧化碳张力测量和心脏相关生物标志物。

胃黏膜张力测量

背景

越来越多的研究表明,休克患者的早期灌注不足可以增加死亡率[13,14,86],在低灌注时,组织中的CO_2水平早期逐渐升高[87-89],组织中的CO_2水平取决于动脉血CO_2浓度($CaCO_2$),组织血流和组织产生

CO_2速度这几个方面之间的平衡,在低灌注状态下,CO_2的增加是多方面因素的共同结果。低灌注组织中产生增加的CO_2可以缓冲糖酵解ATP水解后产生增加的氢离子[90]。此外,在低灌注时的低血流量导致CO_2的清除受损,这也是组织中的CO_2浓度增加的原因[91]。同时,组织低灌注时这种清除功能受损往往是高碳酸血症的最大原因[92]。复杂的肠道黏膜下循环系统中存在着CO_2的再循环和动静脉的O_2分流,这些都加剧了低灌注状态下的低血流。结果,肠道黏膜就是机体对低灌注状态最早发生反应的部位,结合这个特点,通过相对简单方法来监测胃黏膜张力可以早期发现休克[93]。

张力测定法的原理就是半透膜两边的气体成分随着时间的推移终将达到平衡。胃黏膜张力测定是指将一根带液体或气体球囊的鼻胃管放置入胃腔,然后使球囊内的液体或气体成分与胃内的液体成分逐渐达到平衡,而这些胃液内的气体成分也和胃黏膜内气体成分达到平衡。因此,通过采样球囊内的物质成分,就可以估计胃黏膜内的部分CO_2($P_{gm}CO_2$)张力。最初设计的设备当中在球囊中放置了生理盐水,但是其需要约90 min才能达到平衡状态,一旦达到平衡,生理盐水可以抽取出来,并对其中PCO_2加以测定。目前新型的自动化设备,使用空气代替生理盐水,这样达到平衡的时间大大缩短(少于20 min),而且测量的精度也得到很大改进[94-96]。早期的一些研究用$P_{gm}CO_2$对胃黏膜张力的测定往往采用胃黏膜内的pH(pHi),通过血清碳酸氢盐和Henderson–Hasselbach公式估算组织中的碳酸盐水平。最近研究的焦点开始远离这个方法,因为通过血清碳酸氢盐来估算组织中的碳酸盐很可能是错误的,作为替代,PCO_2差值($P_{gm}CO_2–PaCO_2$)作为评估组织灌注的测量指标受酸碱平衡状态影响比较小[97]。

临床应用

胃黏膜张力测定法并非完全无创,但用于指导休克液体复苏是理想和安全的选择。事实上,也有许多研究试图采用这项技术来指导低灌注状态的复苏治疗。Silva等在脓毒症休克患者中,通过测量PCO_2差值变化来判断其补液试验的血流动力学变化,他们发现液体负荷增加后心指数相应增加,但全身氧输送如$SmvO_2$却无相应增加,PCO_2差值却在补液试验后呈显著下降[98]。

这就意味着胃黏膜张力测定法对比传统的全身氧合状况($SmvO_2$)监测方法对于复苏反应相对可靠和相对无创。Jeng等研究小样本的烧伤患者发现,监测$P_{gm}CO_2$后其值的变化往往早于一些传统代表灌注的征象变化,比如平均动脉压和尿量等[99]。

Guitierrez等用这种方法做了一项十分著名的研究,其随机对照研究ICU中260例危重患者,所有患者都接受标准化和协议化目标治疗,但是如果当患者的pHi<7.35时需要接受额外的目标化治疗来改善氧输送状况[100]。作者发现,入院时pHi>7.35的一个亚组,其28天生存率显著增加。虽然这项研究建议对于一些选定的合适患者采用胃黏膜张力监测可以改善患者生存率,但是事实上其关键点仍是早期纠正低灌注状态方能最终改善生存率。Barquist等研究创伤患者,对比研究pHi指导的脏器治疗和未用pHi指导的治疗,前者器官功能不全发生较少,而且其ICU和住院时间均显著缩短[101]。然而在其他多项研究中,对于创伤患者采用类似"脏器目标化治疗"和传统的治疗方法相比,并未获得显著的临床益处[102]。

也不是所有的研究都认为监测胃黏膜张力指导下的液体复苏可以获益。Ivatury等在一项对于创伤患者的著名研究中比较了pHi指导下的治疗和全身氧输送指标指导下的治疗的疗效,结果发现在总体死亡率方面两组没有显著差别[103]。他们分析指出在死亡组中优化pHi的时间显著推迟,而这个延迟最终影响其预后。但Gomersall等同样研究210例ICU患者,对比pHi指导下的治疗和传统治疗对于死亡率无显著差异[104,105]。

虽然,对休克患者采用监测胃黏膜张力指导下的液体复苏是理想化的,但目前有很多研究使用该项方法作为估计预后的工具。Levy等研究ICU中95例危重患者发现,入ICU时和24 h后的pHi、PCO_2差值与预后间有很好的相关性[86]。他们发现死亡组对比存活组,入ICU时和24 h后的pHi显著降低,24 h后的PCO_2差值是28天生存率的独立预测指标。这些发现也得到Maynard等研究的支持:83 ICU急性心功能衰竭的患者,对比pHi和其他全身灌注指标监测,前者比乳酸或其他全身灌注治疗对预后有更好的预测性[106]。有意思的是,死亡率不是胃黏膜张力监测可以预测的唯一预后指标。Lebuffe等研究发现高危患者行重大手术时术中胃黏膜和呼吸末CO_2的差值可以预测术后的死亡率[107]，pHi和呼吸机脱机之间的预后关系也有不少研究[108-111]。在这些研究中，一个较低的pHi基线水平和脱机时pHi显著下降往往预示脱机失败或者拔管失败。目前不能完全肯定pHi显著下降是否和内脏缺血血流减少后促进呼吸做功增加或$PaCO_2$增加密切相关。

目前，很多研究都肯定了胃黏膜张力监测法对于综合治疗是一项极有前途的监测方法，与传统监测方法相比，对于休克预测的预后的判断也有很多的优点（表30.4）。此方法相对无创，可以在低灌注的发展早期就可提供有用的信息，而且对比全身氧输送其他指标也更加可靠。

表30.4

胃黏膜张力测量的优缺点

> 概念：用带半透膜球囊鼻胃管放置入胃腔后监测胃黏膜的灌注情况
>
> 优点：
>
> 感染的发生率低
>
> 和传统方法相比，对休克患者可以更早的提供一些征象
>
> 和传统指标相比，可以提供一些治疗的反应证据
>
> 缺点：
>
> 非连续的，每次测量约需要20 min
>
> 不能提示低灌注的原因（心源性休克或分布性休克）

研究样本量较小和提高pHi的治疗措施有限，往往是那些阴性结果研究的主要解释。评价这项方法的主要问题在使用胃黏膜pHi来代表整个内脏循环状态的有效性[112]。也有怀疑在碱剩余不足或过度情况下，通过胃黏膜张力监测获得数据是否可以真正减少其他有创操作[113]。不过Totapally部分地解决了这个特殊问题，在出血性休克小鼠模型中，血管内酸碱变化时，其碱剩余过多反应十分缓慢，食管内$PaCO_2$差值对血管内容量反应的效果更好[114]。还有对于这项方法要考虑的一个重要方面就是肠内营养的患者可能无法监测，因为在这种状况下无法准确测量$PgmCO_2$值，这就限制的那些长期疾病的危重患者使用胃黏膜张力监测方法来指导治疗。

研究发展方向

今后胃黏膜张力法的研究重点可以在以下几个方面：第一，如何有效改善肠道黏膜灌注的方法。Guitierrez和Ivatury的研究都有未能很好规划或有效

的流程等潜在缺陷[100,103]。

一个清晰的纲要和有效的流程图可以大大优化对pHi和$PaCO_2$差值的监测，从而可以更好地对比研究传统的治疗方法和胃黏膜张力监测指导的治疗的区别。一旦建立实用的流程图后，休克患者早期灌注和氧输送恢复的证据可以显著增加，这对预后来说至关重要。最后，胃黏膜张力监测可否预测死亡率，可否预测机械通气患者脱机成功是今后研究的重要内容，这可以帮助指导确定治疗目标和患者家庭作出一些关键抉择。

舌下二氧化碳张力测量

背景

多年来，研究人员一直在尝试探索一些实用的以组织CO_2水平指导复苏治疗的方法，现在他们把重点关注到一些可以替代的测量方法上。一项很有前途的监测方法终具有容易放置的特点，迄今为止准确性也很高，它就是舌下二氧化碳张力测量法。Sato等研究发现在啮齿动物模型中食管内pHi和胃内pHi有很好的相关性[115]，Jin等也研究失血性休克模型中发现，近端舌下黏膜和胃黏膜高碳酸血症的进展程度基本相似[116]。这些作者均发现不仅舌下PCO_2值（$PslCO_2$）增加和动脉血压、心指数的下降密切相关[117]，而且在休克逆转时$PslCO_2$的改善可以和$PgmCO_2$相提并论，较传统的低灌注指标、乳酸等都要迅速得多[118]。

目前广泛应用于临床研究的舌下二氧化碳张力测定的设备是Capnoprobe SL监测系统（Nellcor, Pleasanton, CA），它有一个CO_2-感应光极。这是可以透过CO_2的"胶囊"，其内充满了荧光染色的缓冲溶液，这个"胶囊"的后面连接一个可视化的光纤，然后放置到舌下。当CO_2弥散到这个"胶囊"内后碳酸（H_2CO_3）生成，缓冲液的pH发生改变，这个pH的改变可以影响缓冲液中荧光样的物质析出，投射出的光线就会发生改变，而这些变化最终通过连接在后面的可视化光纤被察觉到。因此，通过标定光线波长就可以知道这部分CO_2的张力，也可以通过这个设备测量PCO_2值。为了确保这个装置的最高准确度，必须要牢牢地放置在舌下同时确保口腔闭紧。因为如果口腔未紧闭的话，导致光线和空气进入影响感应光极，将会显著影响其准确性，其准确放

置后的可靠范围是30～150 mmHg[119]。

临床应用

使用这种特殊的感光探头,研究人员开始尝试进一步研究比较舌下二氧化碳张力测定和胃黏膜张力测定之间的二氧化碳张力测定方法的临床实用性。在一项验证性研究中,Marik发现来源于不同人群的79例ICU患者,$PslCO_2$和$PgmCO_2$之间存在密切相关性($r=0.78$; $P<0.001$)[120]。此外,Marik和Bankov研究发现另外的54例患者中,$PslCO_2$和$PslCO_2-PaCO_2$差值对比乳酸和$SmvO_2$更好的预测预后。研究中发现$PslCO_2-PaCO_2$差值如果>25 mmHg对预后的预测更加敏感,$PslCO_2$和$PslCO_2-PaCO_2$差值对比乳酸和$SmvO_2$对治疗的反应更加敏感[121]。Weil等研究发现舌下二氧化碳张力值$PslCO_2$值<70 mmHg时,可以有效预测生存率,且阳性预测值达到93%[122]。但不幸的是,在一些使用该设备的患者中发现洋葱克雷白杆菌培养阳性,2004年Nellcor自动召回了这批设备,因而目前没有商业化的舌下二氧化碳张力值监测设备,这些技术再次运用于临床我们尚需要等待一些时日。

总结

总之,目前舌下二氧化碳张力值监测设备很有希望再次进入临床。该技术和胃黏膜张力测定技术一样有着相似的准确性,而侵入性更小,更能及时提供数据信息。此外,对比胃黏膜张力测定,该技术在测量期间不需要终止肠内营养。如果这项技术的安全性和有效性能够更好,可以取代乳酸和$SmvO_2$在低灌注标志物和指导复苏中的地位。然而这些都需要更多的研究来进一步证实其对预后的有效影响。

心脏标志物

背景

心脏标记物通常是一些小分子蛋白,通过心脏释放到血液当中,常用来判断心功能。在脓毒症过程早期常见心肌功能障碍[123],且可能和促炎性细胞因子释放入血密切相关,如白细胞介素-1(IL-1)和肿瘤坏死因子α(TNF-α)等,这些炎性因子被证实对心肌有明显的抑制作用[124]。然而,随着全身血管的舒张引起心脏后负荷降低,左心室射血分数(LVEF)会随之增加,因此传统的心脏超声检查对于早期诊断脓毒症的心肌功能不全是比较困难的。关于ICU患者用心脏标志物来确定是否有早期心功能不全的研究越来越流行。因为它仅需要通过采集外周血标本就可以获得,相对来说是非侵入性操作,同时将其用来指导疾病的管理和治疗,有极大的潜在价值。目前大量的研究都集中在两类蛋白质上:肌钙蛋白和B型利钠肽(BNP)。

肌钙蛋白

肌钙蛋白T(TnT)和肌钙蛋白I(TnI)是心肌特有的收缩蛋白,被广泛用于心肌缺血的各类研究中。大量临床研究表明它们比传统的肌酐激酶MB(CK-MB)在诊断心肌损伤方面更有优势[125-127]。目前,其已经成为诊断急性心肌梗死的重要组成部分。但是不为人知的是,那些不是因冠脉血管内斑块破裂导致的心肌梗死ICU患者中,它们扮演着什么样的角色。一些研究者发现,在一些非急性冠脉综合征的ICU患者中,肌钙蛋白水平也明显上升[128, 129]。最近的一项前瞻性病例对照研究显示20例全身炎性反应综合征(SIRS)、脓毒症或脓毒症休克的患者中,17例患者的TnI明显升高(85%),且其中6例死亡患者中,5例的TnI水平明显上升,该17例中的10例TnI水平虽明显上升,但是其冠脉造影、负荷超声心动图或尸检后无直接证据证明其有冠脉疾病[130]。有意思的是,在这项研究中,TnI增加的病例心脏超声提示其LVEF是正常的,即在心脏超声显示正常的情况下,TnI仍可以提示心肌功能受损。肌钙蛋白也被作为脓毒症的预测指标来进行研究,Spies等研究26例ICU术后患者,其血清TnT水平在脓毒症感染的第一个24 h内明显上升,对比TnT正常的患者其死亡率显著上升[131]。因此,肌钙蛋白对那些无急性冠脉综合征的ICU患者,早期发现隐匿性心肌功能受损有极大的作用。这些有重大意义的早期发现都依赖于越来越敏感的肌钙蛋白检测方法[132],而这些方法更加促进了肌钙蛋白在ICU内的实用性方面的深入研究。

BNP

利钠肽是激素家庭中的一员,其在利钠和缩血管两个方面发挥着极其广泛的生物学功能。它有两个家族成员：心房利钠肽（ANP）和 B 型（脑）利钠肽（BNP），其分别由心房和心室分泌。如果液体负荷增加，心肌张力也会增加，就会刺激这两种激素的分泌。每个激素由其前体裂解为有生物学活性的 C 末端和生物学上相对静止但可以长时间存在的 N 末端而成。近年来，大量的研究证实 BNP 可代表左心室舒张末期压力和 LVEF，其和充血性心力衰竭（CHF）的纽约分级 NYHA 高度相关[133-137]。然而，我们对 BNP 在危重患者中作为心肌功能障碍的标志物则知之甚少。大量数据表明，严重 CHF 患者，BNP 和肺动脉楔压 PAOP 高度相关[138,139]。Tung 等也研究发现在各种休克患者中，BNP 的实用性可以替代肺动脉导管的地位。虽然 BNP 水平和心指数或 PAOP 在这项研究中无明显的相关性，但是研究发现 BNP<350 pg/mL 对诊断心源性休克有 95% 阴性预测效果[140]。以上结果提示，虽然 BNP 不一定能够替代 PAOP 的地位，但低水平的 BNP 基本上可以排除放置 PAC 设备的必要性。

这项研究同样证实 BNP 水平可以有效预测危重患者的预后，PAC 测量者中，中度 BNP 水平升高的患者死亡率高于升高不明显者。此外，多因素分析研究发现 BNP 浓度在 log–四分位数中较高值的预测到死亡率明显升高，其相对危险度 OR=4.5，其预测死亡率的效能明显高于 APACHE Ⅱ评分[140]。作为一项

预测指标，BNP 使用的效能极高，Brueckmann 等研究证实在严重脓毒症患者第二天 N–末端 B 型利钠肽原（NT–proBNP）水平升高和死亡率的增加明显相关，但是该实验中未找到 N–末端 ANP（NT–proANP）和死亡率相关，有意思的是，NT–proBNP、NT–proANP 和肌钙蛋白 I 水平在使用活化蛋白 C（APC）和未使用组中，使用组中明显降低[141]，这也就意味着活化蛋白 C 对脓毒症患者可以提供心肌保护作用，我们猜测它有一定的抗炎作用[142]，然因样本量太小，不足以评估 APC 对死亡率的影响以及患者是否从中获益。

总结

总之，目前对 ICU 患者的心脏标记物研究还处在早期阶段。到目前为止，主要的相关研究表明肌钙蛋白和 BNP 可以对无 CHF 的危重患者的预后起到良好的预测作用。其不仅可以指导整体的治疗管理，而且一些数据研究表明低水平的 BNP 可以排除心源性休克，这样也就可以省掉放置肺动脉导管来作进一步诊断。但这还需要大型实验研究来进一步证实，一旦成立，对一些特定的人群就可尽量减少有创操作。此外，活化蛋白 C 对心脏标志物影响的深刻理解可以为脓毒症心肌功能障碍的特性提供一些新的见解。

实践和建议

采用独立的心脏功能监测技术，在所有的休克患者中最实用的策略就是早期干预。大量的数据表明线粒体功能衰竭在休克晚期扮演着重要的角色[11,12]，在休克早期努力纠正血流动力学紊乱以及改善氧输送可以显著改善预后[13]。目前尚未能确定最优化的心脏功能监测方法，肺动脉导管的热稀释法监测仍是"金标准"，然而一些非侵袭性监测方法逐渐获得越来越多的关注。到目前为止，一些重大的研究开始关注 ED，脉搏轮廓分析法和胃黏膜张力测定等方法（表 30.5）。虽然对于通过 ED 测量 CO 的绝对值的准确性仍有一些疑问，然而很多研究证实采用这种方法监测 CO 值在干

表 30.5

基于随机对照临床研究的简要建议

> 休克早期的积极干预是极其有益的
> 经食管多普勒超声将成为监测心排血量的趋势
> 围手术期患者可使用脉搏轮廓分析法可以估计心排血量
> 低潮气量机械通气时，SVV 不能用来判断其前负荷反应是否良好

预治疗中反应的可靠性。这些监测在一些休克患者的管理治疗中已经足够了。脉搏轮廓分析法在监测干预治疗的反应效果方面也有一定的意义，此外，PCA 设备除了一根动脉导管外几乎不需要一些

额外的侵袭性操作,而动脉导管在休克患者中往往是常规放置的。

ED和PCA系统尽管有其积极的特性,但是两者都非组织灌注水平的直接测量,而组织灌注无疑是最重要的变量。胃黏膜张力测定和其扩展的舌下二氧化碳张力测定,虽然无法提供CO的绝对值,但是可作为提供组织灌注的替代测量指标。再加上其几乎是无创性的,使得这些技术正在逐渐替代热稀释法的地位。部分二氧化碳重复吸入法在危重患者的应用仍缺乏足够的证据,在一些临床疾病混杂的情况下,比如比较常见的ALI就可以影响其测量的准确性。最后,尽管BNP在很多数据研究中并不能替代PAC的地位,但是很多证据表明低水平BNP的患者不需要因诊断目的额外放置PAC导管。目前,使用任何以上方法来作出诊断仍需谨慎,而且大量的研究都集中在这些技术和热稀释法比较准确性,很少有研究来关注其能否判断预后,在作出明确建议之前,可能还需要大量关注于临床预后的研究来进一步证实。

未来的发展方向

在信息爆炸的时代,随着医疗技术持续不断的进步,不难想象,在不远的将来ICU治疗技术可能发生彻底改变。下一代重症人和这一代重症人中年轻的成员对当前的治疗方法在今后必然会回顾和惊叹其为"古老的"方法。目前这些治疗技术还处在早期阶段,但是总有一天它们将为临床提供十分重要的信息,其中几个值得介绍。

磁共振成像(MRI)已经成为很多大型医院的标配设备,其在临床中广泛用于提高断层扫描CT来界定软组织结构的准确性。广大医务工作者和研究人员不断地开发其新的功用,MRI的用途在不断地扩展。MRI的一项独特新领域就是心脏MRI,虽然这项技术需要更多的试验来证实,但是初步结果显示其评价心功能具有可行性[143-145]。随着更多的有效数据证实,你可以想象某一天在ICU内使用MRI来评估心功能将成为常规。此外,用核磁共振NMR光谱来监测和估计氧输送(DO_2)、骨骼肌再氧化、线粒体ATP的产生和氧消耗($\dot{V}O_2$)也许会成为可能[146]。虽然在ICU内使用MRI存在成本和技术方面难题,但是其在该领域使用仍有巨大的潜力。

虽然传统的经胸廓二维超声心动图已经不是一项新技术了,但是最近重症研究者在这项技术上有了新发现。这项技术可以提供关于危重病患者心肌收缩功能、瓣膜功能障碍和心包疾病等丰富的信息[147]。越来越多的非心脏病专家研究者也加入到使用该项技术的队伍中,至少一些基础的操作检查可以快速指导一些初始的治疗决策。比如床旁的超声装置可以用来放置中心静脉导管,而且只要有探头,就可以至少粗略的检查评估心功能(比如排除心脏压塞)。然而,作者意识到如果未经训练的操作者在使用这些设备时可能收集到一些错误信息,因此,正规培训重症专科医生进行超声心动图检查是十分有益的,使重症专科医生可以在没有心脏超声专家的情况下快速评估危重症患者的心功能情况。

最后,正如其他的医学领域一样,在未来几十年内,蛋白组学、基因组学和代谢组学等领域的新兴技术和新见解将会大大影响危重医学的发展。使用传代技术的质谱分析、微阵列分析来分离并比较不同疾病状态下一些蛋白、基因和其他分子标记物的表达倾向。通过分析这些模型,我们可以更好地理解这些疾病背后的机制,比如脓毒症和ARDS。如果这些模型可以关联一些特定的血流动力学状态,那么最终这些技术理论上也可以用于血流动力学监测领域。理想状态下,比如心源性休克患者通过一项简单的血液或尿液检测得到的生物标记物信息,就可以提供与使用置入有创设备监测到的CO值一致的信息。我们只要测定这些表达产物和改善这些技术方法,这样就可以及时地得到这些信息。这些问题都极其重要而且极富挑战,是我们必须要克服的障碍。

◇ 参 ◇ 考 ◇ 文 ◇ 献 ◇

［1］ Thomas JT, Kelly RF, Thomas SJ, et al: Utility of history, physical examination, electrocardiogram, and chest radiograph for differentiating normal from decreased systolic function in patients with heart failure［see comment］. *Am J Med* 112(6):437–445, 2002.

［2］ Connors AF Jr, McCaffree DR, Gray BA: Evaluation of right-heart catheterization in the critically ill patient without acute myocardial infarction. *N Engl J Med* 308(5):263–267, 1983.

［3］ Swan HJ, Ganz W, Forrester J, et al: Catheterization of the heart in man with use of a flow-directed balloon-tipped catheter. *N Engl J Med* 283(9):447–451, 1970.

［4］ Iberti TJ, Fischer EP, Leibowitz AB, et al: A multicenter study of physicians' knowledge of the pulmonary artery catheter. pulmonary artery catheter study group［see comment］. *JAMA* 264(22):2928–2932, 1990.

［5］ Richard C, Warszawski J, Anguel N, et al: Early use of the pulmonary artery catheter and outcomes in patients with shock and acute respiratory distress syndrome: a randomized controlled trial［see comment］. *JAMA* 290(20):2713–2720, 2003.

［6］ Gore JM, Goldberg RJ, Spodick DH, et al: A community-wide assessment of the use of pulmonary artery catheters in patients with acute myocardial infarction. *Chest* 92(4):721–727, 1987.

［7］ Anonymous: Pulmonary-artery versus central venous catheter to guide treatment of acute lung injury. *N Engl J Med* 354(21):2213–2224, 2006.

［8］ Connors AF Jr, Speroff T, Dawson NV, et al: The effectiveness of right heart catheterization in the initial care of critically ill patients. SUPPORT investigators［see comment］. *JAMA* 276(11):889–897, 1996.

［9］ Binanay C, Califf RM, Hasselblad V, et al: Evaluation study of congestive heart failure and pulmonary artery catheterization effectiveness: the ESCAPE trial［see comment］. *JAMA* 294(13):1625–1633, 2005.

［10］ Gattinoni L, Brazzi L, Pelosi P, et al: A trial of goal-oriented hemodynamic therapy in critically ill patients. SvO_2 collaborative group［see comment］. *N Engl J Med* 333(16):1025–1032, 1995.

［11］ Schwartz DR, Malhotra A, Fink M: Cytopathic hypoxia in sepsis: an overview. *Sepsis* 2:279–289, 1998.

［12］ Fink M: Cytopathic hypoxia in sepsis［review］［100 refs］. *Acta Anaesthesiol Scand Suppl* 110(Suppl 110):87–95, 1997.

［13］ Rivers E, Nguyen B, Havstad S, et al: Early goal-directed therapy in the treatment of severe sepsis and septic shock［see comment］. *N Engl J Med* 345(19):1368–1377, 2001.

［14］ Trzeciak S, Dellinger RP, Abate NL, et al: Translating research to clinical practice: a 1-year experience with implementing early goal-directed therapy for septic shock in the emergency department［article］. *Chest* 129(2):225–232, 2006.

［15］ Sandham JD, Hull RD, Brant RF, et al: A randomized, controlled trial of the use of pulmonary-artery catheters in high-risk surgical patients. *N Engl J Med* 348(1):5–14, 2003.

［16］ Rame JE, Dries DL, Drazner MH: The prognostic value of the physical examination in patients with chronic heart failure［review］［36 refs］. *Congest Heart Fail* 9(3):170–175, 2003.

［17］ Kaplan LJ, McPartland K, Santora TA, et al: start with a subjective assessment of skin temperature to identify hypoperfusion in intensive care unit patients. *J Trauma* 50(4):620–627, 2001.

［18］ Joly HR, Weil MH: Temperature of the great toe as an indication of the severity of shock. *Circulation* 39(1):131–138, 1969.

［19］ Magder S, Georgiadis G, Tuck C: Respiratory variations in right atrial pressure predict response to fluid challenge. *J Crit Care* 7:76–85, 1992.

［20］ Magder S, Lagonidis D, Erice F: The use of respiratory variations in right atrial pressure to predict the cardiac output response to PEEP. *J Crit Care* 16(3):108–114, 2001.

［21］ Magder S: More respect for the CVP. *Intensive Care Med* 24(7):651–653, 1998.

［22］ Morris AH, Chapman RH, Gardner RM: Frequency of technical problems encountered in the measurement of pulmonary artery wedge pressure. *Crit Care Med* 12(3):164–170, 1984.

［23］ Marik P, Heard SO, Varon J: Interpretation of the pulmonary artery occlusion (wedge) pressure: physician's knowledge versus the experts' knowledge［comment］. *Crit Care Med* 26(10):1761–1764, 1998.

［24］ Eisenberg PR, Jaffe AS, Schuster DP: Clinical evaluation compared to pulmonary artery catheterization in the hemodynamic assessment of critically ill patients. *Crit Care Med* 12(7):549–553, 1984.

［25］ Side CD, Gosling RG: Non-surgical assessment of cardiac function. *Nature* 232(5309):335–336, 1971.

［26］ Singer M, Clarke J, Bennett ED: Continuous hemodynamic monitoring by esophageal doppler. *Crit Care Med* 17(5):447–452, 1989.

［27］ Cariou A, Monchi M, Joly LM, et al: Noninvasive cardiac output monitoring by aortic blood flow determination: evaluation of the sometec dynemo-3000 system［see comment］. *Crit Care Med* 26(12):2066–2072, 1998.

［28］ Singer M, Bennett ED: Noninvasive optimization of left ventricular filling using esophageal doppler. *Crit Care Med* 19(9):1132–1137, 1991.

［29］ Bundgaard-Nielsen M, Ruhnau B, Secher NH, et al: flow-related techniques for preoperative goal-directed fluid optimization. *Br J Anaesth* 98(1):38–44, 2007.

［30］ Wallmeyer K, Wann LS, Sagar KB, et al: The influence of preload and heart rate on doppler echocardiographic indexes of left ventricular performance: comparison with invasive indexes in an experimental preparation. *Circulation* 74(1):181–186, 1986.

［31］ Singer M, Allen MJ, Webb AR, et al: effects of alterations in left ventricular filling, contractility, and systemic vascular resistance on the ascending aortic blood velocity waveform of normal subjects. *Crit Care Med* 19(9):1138–1145, 1991.

［32］ Sharma J, Bhise M, Singh A, et al: Hemodynamic measurements after cardiac surgery: transesophageal doppler versus pulmonary artery catheter. *J Cardiothorac Vasc Anesth* 19(6):746−750, 2005.

［33］ Dark PM, Singer M: The validity of trans-esophageal doppler ultrasonography as a measure of cardiac output in critically ill adults ［review］［23 refs］. *Intensive Care Med* 30(11):2060−2066, 2004.

［34］ Kim K, Kwok I, Chang H, et al: comparison of cardiac outputs of major burn patients undergoing extensive early escharectomy: esophageal doppler monitor versus thermodilution pulmonary artery catheter. *J Trauma* 57(5): 1013−1017, 2004.

［35］ Roeck M, Jakob SM, Boehlen T, et al: Change in stroke volume in response to fluid challenge: assessment using esophageal doppler［see comment］. *Intensive Care Med* 29(10):1729−1735, 2003.

［36］ Bland JM, Altman DG: Statistical methods for assessing agreement between two methods of clinical measurement［see comment］. *Lancet* 1(8476):307−310, 1986.

［37］ Daniel WG, Erbel R, Kasper W, et al: Safety of transesophageal echocardiography. A multicenter survey of 10,419 examinations. *Circulation* 83(3):817−821, 1991.

［38］ Singer M: Esophageal doppler monitoring of aortic blood flow: beat-by-beat cardiac output monitoring［review］［73 refs］. *Int Anesthesiol Clin* 31(3):99−125, 1993.

［39］ Valtier B, Cholley BP, Belot JP, et al: Noninvasive monitoring of cardiac output in critically ill patients using transesophageal doppler. *Am J Respir Crit Care Med* 158(1):77−83, 1998.

［40］ Gan TJ, Arrowsmith JE: The oesophageal doppler monitor［comment］. *BMJ* 315(7113):893−894, 1997.

［41］ Lefrant JY, Bruelle P, Aya AG, et al: Training is required to improve the reliability of esophageal doppler to measure cardiac output in critically ill patients. *Intensive Care Med* 24(4):347−352, 1998.

［42］ Sinclair S, James S, Singer M: Intraoperative intravascular volume optimisation and length of hospital stay after repair of proximal femoral fracture: randomised controlled trial［see comment］. *BMJ* 315(7113):909−912, 1997.

［43］ Gan TJ, Soppitt A, Maroof M, et al: Goal-directed intraoperative fluid administration reduces length of hospital stay after major surgery. *Anesthesiology* 97(4):820−826, 2002.

［44］ Mythen MG, Webb AR: Perioperative plasma volume expansion reduces the incidence of gut mucosal hypoperfusion during cardiac surgery. *Arch Surg* 130(4):423−429, 1995.

［45］ Phan TD, Ismail H, Heriot AG, et al: improving perioperative outcomes: fluid optimization with the esophageal doppler monitor, a metaanalysis and review. *J Am Coll Surg* 207(6):935−941, 2008.

［46］ Frank O:Wellen- und windkesselthrorie［estimation of the strok volume of the human heart using the "windkessel" theory］. *Zaitech Biol* 90:405−409, 1930.

［47］ Wesseling KH, deWit B,Weber JAP, et al: a simple device for the continuous measurement of cardiac output. *Adv Cardiovasc Phys* 5:16−52, 1983.

［48］ Pinsky MR: Probing the limits of arterial pulse contour analysis to predict preload responsiveness［comment］. *Anesth Analg* 96(5):1245−1247, 2003.

［49］ Della Rocca G, Costa MG,Pompei L, et al: Continuous and intermittent cardiac output measurement: pulmonary artery catheter versus aortic transpulmonary technique［see comment］. *Br J Anaesth* 88(3):350−356, 2002.

［50］ Della Rocca G, Costa MG, Coccia C, et al: Cardiac output monitoring: aortic transpulmonary thermodilution and pulse contour analysis agree with standard thermodilution methods in patients undergoing lung transplantation. *Can J Anaesth* 50(7):707−711, 2003.

［51］ Godje O, Hoke K, Goetz AE, et al: Reliability of a new algorithm for continuous cardiac output determination by pulse-contour analysis during hemodynamic instability. *Crit Care Med* 30(1):52−58, 2002.

［52］ Mielck F, Buhre W, Hanekop G, et al: Comparison of continuous cardiac output measurements in patients after cardiac surgery. *J Cardiothorac Vasc Anesth* 17(2):211−216, 2003.

［53］ Rauch H, Muller M, Fleischer F, et al: Pulse contour analysis versus thermodilution in cardiac surgery patients［miscellaneous article］. *Acta Anaesthesiol Scand* 46(4):424−429, 2002.

［54］ Manecke J, Gerard R, Auger WR: Cardiac output determination from the arterial pressure wave: clinical testing of a novel algorithm that does not require calibration. *J Cardiothorac Vasc Anesth* 21(1):3−7, 2007.

［55］ Langewouters GJ,Wesseling KH, Goedhard WJA: The pressure dependent dynamic elasticity of 35 thoracic and 16 abdominal human aortas in vitro described by a five component model. *J Biomech* 18(8):613−620, 1985.

［56］ Felbinger TW, Reuter DA, Eltzschig HK, et al: Cardiac index measurements during rapid preload changes: a comparison of pulmonary artery thermodilution with arterial pulse contour analysis. *J Clin Anesth* 17(4):241−248, 2005.

［57］ Gunn SR, Pinsky MR: Implications of arterial pressure variation in patients in the intensive care unit［review］［26 refs］. *Curr Opin Crit Care* 7(3):212−217, 2001.

［58］ Michard F, Teboul JL: Using heart-lung interactions to assess fluid responsiveness during mechanical ventilation［review］［47 refs］. *Crit Care* 4(5):282−289, 2000.

［59］ Michard F, Teboul JL: Predicting fluid responsiveness in ICU patients: a critical analysis of the evidence［review］［36 refs］. *Chest* 121(6):2000−2008, 2002.

［60］ Reuter DA, Felbinger TW, Schmidt C, et al: Stroke volume variations for assessment of cardiac responsiveness to volume loading in mechanically ventilated patients after cardiac surgery［see comment］. *Intensive Care Med* 28(4):392−398, 2002.

［61］ Wiesenack C, Prasser C, Rodig G, et al: stroke volume variation as an indicator of fluid responsiveness using pulse contour analysis in mechanically ventilated patients［see comment］. *Anesth Analg* 96(5):1254-1257, 2003.

［62］ Goedje O, Hoeke K, Lichtwarck-Aschoff M, et al: Continuous cardiac output by femoral arterial thermodilution calibrated pulse contour analysis: comparison with pulmonary arterial thermodilution［see comment］. *Crit Care Med* 27(11):2407-2412, 1999.

［63］ Rodig G, Prasser C, Keyl C, et al: Continuous cardiac output measurement: pulse contour analysis vs thermodilution technique in cardiac surgical patients. *Br J Anaesth* 82(4):525-530, 1999.

［64］ Ultman JS, Bursztein S: Analysis of error in the determination of respiratory gas exchange at varying FIO_2. *J Appl Physiol* 50(1):210-216, 1981.

［65］ Mahutte CK, Jaffe MB, Sassoon CS, et al: cardiac output from carbon dioxide production and arterial and venous oximetry. *Crit Care Med* 19(10):1270-1277, 1991.

［66］ Mahutte CK, Jaffe MB, Chen PA, et al: Oxygen Fick and modified carbon dioxide Fick cardiac outputs. *Crit Care Med* 22(1):86-95, 1994.

［67］ Lynch J, Kaemmerer H: Comparison of a modified Fick method with thermodilution for determining cardiac output in critically ill patients on mechanical ventilation. *Intensive Care Med* 16(4):248-251, 1990.

［68］ Berton C, Cholley B: Equipment review: new techniques for cardiac output measurement—oesophageal doppler, Fick principle using carbon dioxide, and pulse contour analysis［review］［30 refs］. *Crit Care* 6(3):216-221, 2002.

［69］ Murias GE, Villagra A, Vatua S, et al: Evaluation of a noninvasive method for cardiac output measurement in critical care patients. *Intensive Care Med* 28(10):1470-1474, 2002.

［70］ Gedeon A, Forslund L, Hedenstierna G, et al: a new method for noninvasive bedside determination of pulmonary blood flow. *Med Biol Eng Comput* 18(4):411-418, 1980.

［71］ Benatar SR, Hewlett AM, Nunn JF: The use of iso-shunt lines for control of oxygen therapy. *Br J Anaesth* 45(7):711-718, 1973.

［72］ Neviere R, Mathieu D, Riou Y, et al: Carbon dioxide rebreathing method of cardiac output measurement during acute respiratory failure in patients with chronic obstructive pulmonary disease. *Crit Care Med* 22(1):81-85, 1994.

［73］ Odenstedt H, Stenqvist O, Lundin S: Clinical evaluation of a partial CO_2 rebreathing technique for cardiac output monitoring in critically ill patients［see comment］. *Acta Anaesthesiol Scand* 46(2):152-159, 2002.

［74］ Binder JC, Parkin WG: Non-invasive cardiac output determination: comparison of a new partial-rebreathing technique with thermodilution. *Anaesth Intensive Care* 29(1):19-23, 2001.

［75］ Botero M, Kirby D, Lobato EB, et al: Measurement of cardiac output before and after cardiopulmonary bypass: comparison among aortic transittime ultrasound, thermodilution, and noninvasive partial CO_2 rebreathing. *J Cardiothorac Vasc Anesth* 18(5):563-572, 2004.

［76］ Nilsson LB, Eldrup N, Berthelsen PG: Lack of agreement between thermodilution and carbon dioxide-rebreathing cardiac output. *Acta Anaesthesiol Scand* 45(6):680-685, 2001.

［77］ Hachenberg T, Tenling A, Nystrom SO, et al: Ventilation-perfusion inequality in patients undergoing cardiac surgery. *Anesthesiology* 80(3):509-519, 1994.

［78］ de Abreu MG, Quintel M, Ragaller M, et al: partial carbon dioxide rebreathing: a reliable technique for noninvasive measurement of nonshunted pulmonary capillary blood flow. *Crit Care Med* 25(4):675-683, 1997.

［79］ Valiatti JL, Amaral JL: Comparison between cardiac output values measured by thermodilution and partial carbon dioxide rebreathing in patients with acute lung injury. *Sao Paulo Med J* 122(6):233-238, 2004.

［80］ Tachibana K, Imanaka H, Takeuchi M, et al: Noninvasive cardiac output measurement using partial carbon dioxide rebreathing is less accurate at settings of reduced minute ventilation and when spontaneous breathing is present［see comment］. *Anesthesiology* 98(4):830-837, 2003.

［81］ Cason CL, DeSalvo SK, Ray WT: Changes in oxygen saturation during weaning from short-term ventilator support after coronary artery bypass graft surgery. *Heart Lung* 23(5):368-375, 1994.

［82］ Magilligan DJ Jr, Teasdall R, Eisinminger R, et al: mixed venous oxygen saturation as a predictor of cardiac output in the postoperative cardiac surgical patient. *Ann Thorac Surg* 44(3):260-262, 1987.

［83］ Pearson KS, Gomez MN, Moyers JR, et al: A cost/benefit analysis of randomized invasive monitoring for patients undergoing cardiac surgery［see comment］. *Anesth Analg* 69(3):336-341, 1989.

［84］ Lee J, Wright F, Barber R, et al: central venous oxygen saturation in shock: a study in man. *Anesthesiology* 36(5):472-478, 1972.

［85］ Reinhart K, Rudolph T, Bredle DL, et al: Comparison of central-venous to mixed-venous oxygen saturation during changes in oxygen supply/demand. *Chest* 95(6):1216-1221, 1989.

［86］ Levy B, Gawalkiewicz P, Vallet B, et al: Gastric capnometry with airautomated tonometry predicts outcome in critically ill patients. *Crit Care Med* 31(2):474-480, 2003.

［87］ Fink MP: Tissue capnometry as a monitoring strategy for critically ill patients: just about ready for prime time［see comment］. *Chest* 114(3):667-670, 1998.

［88］ Sato Y, Weil MH, Tang W: Tissue hypercarbic acidosis as a marker of acute circulatory failure (shock)［review］［76 refs］. *Chest* 114(1):263-274, 1998.

［89］ Marik P: Gastric tonometry: the canary sings once again［see comment］. *Crit Care Med* 26(5):809-810, 1998.

［90］ Krebs HA, Woods HF, Alberti KGMM: Hyperlactataemia and lactic acidosis. *Essays Biochem* 1:81-103, 1970.

［91］ Neviere R, Chagnon JL, Teboul JL, et al: Small intestine intramucosal PCO(2) and microvascular blood flow during hypoxic and ischemic hypoxia［see comment］. *Crit Care Med* 30(2):379-384, 2002.

［92］ Creteur J: Gastric and sublingual capnometry. *Curr Opin Crit Care* 12(3): 272-277, 2006.

［93］ Fiddian-Green RG, Baker S: Predictive value of the stomach wall pH for complications after cardiac operations: comparison with other monitoring. *Crit Care Med* 15(2):153−156, 1987.

[94] Graf J, Konigs B, Mottaghy K, et al: in vitro validation of gastric air tonometry using perfluorocarbon FC 43 and 0.9% sodium chloride. *Br J Anaesth* 84(4):497−499, 2000.

[95] Barry B, Mallick A, Hartley G, et al: Comparison of air tonometry with gastric tonometry using saline and other equilibrating fluids: an in vivo and in vitro study. *Intensive Care Med* 24(8):777−784, 1998.

[96] Tzelepis G, Kadas V, Michalopoulos A, et al: comparison of gastric air tonometry with standard saline tonometry. *Intensive Care Med* 22(11):1239−1243, 1996.

[97] Schlichtig R, Mehta N, Gayowski TJ: Tissue-arterial PCO_2 difference is a better marker of ischemia than intramural pH (pHi) or arterial pH−pHi difference. *J Crit Care* 11(2):51−56, 1996.

[98] Silva E, De Backer D, Creteur J, et al: effects of fluid challenge on gastric mucosal PCO_2 in septic patients. *Intensive Care Med* 30(3):423−429, 2004.

[99] Jeng JC, Jaskille AD, Lunsford PM, et al: improved markers for burn wound perfusion in the severely burned patient: the role for tissue and gastric PCO_2. *J Burn Care Res* 29(1):49−55, 2008.

[100] Gutierrez G, Palizas F, Doglio G, et al: Gastric intramucosal pH as a therapeutic index of tissue oxygenation in critically ill patients. *Lancet* 339(8787):195−199, 1992.

[101] Barquist E, Kirton O, Windsor J, et al: The impact of antioxidant and splanchnic-directed therapy on persistent uncorrected gastric mucosal pH in the critically injured trauma patient. *J Trauma* 44(2):355−360, 1998.

[102] Miami Trauma Clinical Trials G: Splanchnic hypoperfusion-directed therapies in trauma: a prospective, randomized trial. *Am Surg* 71(3):252−260, 2005.

[103] Ivatury RR, Simon RJ, Islam S, et al: A prospective randomized study of end points of resuscitation after major trauma: global oxygen transport indices versus organ-specific gastric mucosal pH. *J Am Coll Surg* 183(2):145−154, 1996.

[104] Gomersall CD, Joynt GM, Freebairn RC, et al: Resuscitation of critically ill patients based on the results of gastric tonometry: a prospective, randomized, controlled trial[see comment]. *Crit Care Med* 28(3):607−614, 2000.

[105] Heard SO: Gastric tonometry: the hemodynamic monitor of choice (pro). *Chest* 123(5 Suppl):469S−474S, 2003.

[106] Maynard N, Bihari D, Beale R, et al: Assessment of splanchnic oxygenation by gastric tonometry in patients with acute circulatory failure [see comment]. *JAMA* 270(10):1203−1210, 1993.

[107] Lebuffe G, Vallet B, Takala J, et al: A European, multicenter, observational study to assess the value of gastric-to-end tidal PCO_2 difference in predicting postoperative complications. *Anesth Analg* 99(1):166−172, 2004.

[108] Mohsenifar Z, Hay A, Hay J, et al: Gastric intramural pH as a predictor of success or failure in weaning patients from mechanical ventilation[see comment]. *Ann Intern Med* 119(8):794−798, 1993.

[109] Bouachour G, Guiraud MP, Gouello JP, et al: Gastric intramucosal pH: an indicator of weaning outcome from mechanical ventilation in COPD patients. *Eur Respir J* 9(9):1868−1873, 1996.

[110] Bocquillon N, Mathieu D, Neviere R, et al: Gastric mucosal pH and blood flow during weaning from mechanical ventilation in patients with chronic obstructive pulmonary disease. *Am J Respir Crit Care Med* 160(5, Pt 1): 1555−1561, 1999.

[111] Hurtado FJ, Beron M, Olivera W, et al: Gastric intramucosal pH and intraluminal PCO_2 during weaning from mechanical ventilation. *Crit Care Med* 29(1):70−76, 2001.

[112] Uusaro A, Lahtinen P, Parviainen I, et al: gastric mucosal end-tidal PCO_2 difference as a continuous indicator of splanchnic perfusion. *Br J Anaesth* 85(4):563−569, 2000.

[113] Boyd O, Mackay CJ, Lamb G, et al: Comparison of clinical information gained from routine blood-gas analysis and from gastric tonometry for intramural pH. *Lancet* 341(8838):142−146, 1993.

[114] Totapally BR, Fakioglu H, Torbati D, et al: esophageal capnometry during hemorrhagic shock and after resuscitation in rats[see comment]. *Crit Care* 7(1):79−84, 2003.

[115] Sato Y, Weil MH, Tang W, et al: Esophageal PCO_2 as a monitor of perfusion failure during hemorrhagic shock. *J Appl Physiol* 82(2):558−562, 1997.

[116] Jin X, Weil MH, Sun S, et al: Decreases in organ blood flows associated with increases in sublingual PCO_2 during hemorrhagic shock. *J Appl Physiol* 85(6):2360−2364, 1998.

[117] Nakagawa Y, Weil MH, Tang W, et al: Sublingual capnometry for diagnosis and quantitation of circulatory shock. *Am J Respir Crit Care Med* 157(6 Pt 1):1838−1843, 1998.

[118] Povoas HP, Weil MH, Tang W, et al: Comparisons between sublingual and gastric tonometry during hemorrhagic shock[see comment]. *Chest* 118(4):1127−1132, 2000.

[119] Maciel AT, Creteur J, Vincent JL: Tissue capnometry: does the answer lie under the tongue?[review][81 refs]. *Intensive Care Med* 30(12):2157−2165, 2004.

[120] Marik PE: Sublingual capnography: a clinical validation study[see comment]. *Chest* 120(3):923−927, 2001.

[121] Marik PE, Bankov A: Sublingual capnometry versus traditional markers of tissue oxygenation in critically ill patients[see comment]. *Crit Care Med* 31(3):818−822, 2003.

[122] Weil MH, Nakagawa Y, Tang W, et al: Sublingual capnometry: a new noninvasive measurement for diagnosis and quantitation of severity of circulatory shock[see comment]. *Crit Care Med* 27(7):1225−1229, 1999.

[123] Price S, Anning PB, Mitchell JA, et al: myocardial dysfunction in sepsis: mechanisms and therapeutic implications[review][93 refs].

Eur Heart J 20(10):715–724, 1999.

[124] Scire CA, Caporali R, Perotti C, et al: Plasma procalcitonin in rheumatic diseases［review］［30 refs］. *Reumatismo* 55(2):113–118, 2003.

[125] Gerhardt W, Katus H, Ravkilde J, et al: S-troponin T in suspected ischemic myocardial injury compared with mass and catalytic concentrations of S-creatine kinase isoenzyme MB［see comment］. *Clin Chem* 37(8):1405–1411, 1991.

[126] Katus HA, Remppis A, Neumann FJ, et al: Diagnostic efficiency of troponin T measurements in acute myocardial infarction［see comment］. *Circulation* 83(3):902–912, 1991.

[127] Parrillo JE: Myocardial depression during septic shock in humans. *Crit Care Med* 18(10):1183–1184, 1990.

[128] Fernandes Junior CJ, Iervolino M, Neves RA, et al: Interstitial myocarditis in sepsis. *Am J Cardiol* 74(9):958, 1994.

[129] Piper RD: Myocardial dysfunction in sepsis［review］［36 refs］. *Clin Exp Pharmacol Physiol* 25(11):951–954, 1998.

[130] Ammann P, Fehr T, Minder EI, et al: Elevation of troponin I in sepsis and septic shock［see comment］. *Intensive Care Med* 27(6):965–969, 2001.

[131] Spies C, Haude V, Fitzner R, et al: Serum cardiac troponin T as a prognostic marker in early sepsis. *Chest* 113(4):1055–1063, 1998.

[132] Reichlin TMD, Hochholzer WMD, Bassetti SMD, et al: Early diagnosis of myocardial infarction with sensitive cardiac troponin assays. *N Engl J Med* 361(9):858–867, 2009.

[133] Omland T, Aakvaag A, Bonarjee VV, et al: Plasma brain natriuretic peptide as an indicator of left ventricular systolic function and long-term survival after acute myocardial infarction. Comparison with plasma atrial natriuretic peptide and N-terminal proatrial natriuretic peptide［see comment］. *Circulation* 93(11):1963–1969, 1996.

[134] Krishnaswamy P, Lubien E, Clopton P, et al: Utility of B-natriuretic peptide levels in identifying patients with left ventricular systolic or diastolic dysfunction［see comment］. *Am J Med* 111(4):274–279, 2001.

[135] Maisel AS, Koon J, Krishnaswamy P, et al: Utility of B-natriuretic peptide as a rapid, point-of-care test for screening patients undergoing echocardiography to determine left ventricular dysfunction. *Am Heart J* 141(3):367–374, 2001.

[136] Maisel AS, Krishnaswamy P, Nowak RM, et al: Rapid measurement of B-type natriuretic peptide in the emergency diagnosis of heart failure［see comment, summary for patients in *J Fam Pract.* 2002 51(10):816; PMID: 12401145］. *N Engl J Med* 347(3):161–167, 2002.

[137] Vasan RS, Benjamin EJ, Larson MG, et al: Plasma natriuretic peptides for community screening for left ventricular hypertrophy and systolic dysfunction: the Framingham heart study. *JAMA* 288(10):1252–1259, 2002.

[138] Kazanegra R, Cheng V, Garcia A, et al: A rapid test for B-type natriuretic peptide correlates with falling wedge pressures in patients treated for decompensated heart failure: a pilot study. *J Card Fail* 7(1):21–29, 2001.

[139] Park MH, Scott RL, Uber PA, et al: Usefulness of B-type natriuretic peptide levels in predicting hemodynamic perturbations after heart transplantation despite preserved left ventricular systolic function. *Am J Cardiol* 90(12):1326–1329, 2002.

[140] Tung RH, Garcia C, Morss AM, et al: Utility of B-type natriuretic peptide for the evaluation of intensive care unit shock［see comment］. *Crit Care Med* 32(8):1643–1647, 2004.

[141] Brueckmann M, Huhle G, Lang S, et al: Prognostic value of plasma Nterminal pro-brain natriuretic peptide in patients with severe sepsis ［see comment］. *Circulation* 112(4):527–534, 2005.

[142] Nacira S, Meziani F, Dessebe O, et al: Activated protein C improves lipopolysaccharide-induced cardiovascular dysfunction by decreasing tissular inflammation and oxidative stress. *Crit Care Med* 37(1):246–255, 2009.

[143] Lee VS, Resnick D, Tiu SS, et al: MR imaging evaluation of myocardial viability in the setting of equivocal SPECT results with (99 m) tc sestamibi. *Radiology* 230(1):191–197, 2004.

[144] Chiu CW, So NM, Lam WW, et al: Combined first-pass perfusion and viability study at MR imaging in patients with non-ST segment-elevation acute coronary syndromes: feasibility study. *Radiology* 226(3):717–722, 2003.

[145] Kitagawa K, Sakuma H, Hirano T, et al: Acute myocardial infarction: myocardial viability assessment in patients early thereafter comparison of contrast-enhanced MR imaging with resting (201)tl SPECT. Single photon emission computed tomography. *Radiology* 226(1):138–144, 2003.

[146] Carlier PG, Brillault-Salvat C, Giacomini E, et al:Howto investigate oxygen supply, uptake, and utilization simultaneously by interleaved NMR imaging and spectroscopy of the skeletal muscle. *Magn Reson Med* 54(4):1010–1013, 2005.

[147] Price S, Nicol E, Gibson DG, et al: echocardiography in the critically ill: Current and potential roles. *Int Care Med* 32:48–59, 2006.

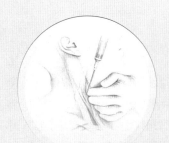

第 31 章
神经多模态监护
Neurologic Multimoda Monitoring

RAPHAEL A. CARANDANG, WILEY R. HALL AND DONALD S. PROUGH　金毅 译，高亮 审校

　　神经功能是影响生活质量的主要决定因素之一。损伤或功能障碍会严重影响患者保持清醒、与人交流和探索周围环境的能力，从而无法独立生活。大脑是高度复杂的器官，不同的区域分化出不同功能，对代谢和生理变化极其敏感，比如缺氧、酸中毒、创伤和低灌注都会造成其损伤。神经重症监护的目的是保护大脑和危重患者的神经功能。在疾病导致的神经系统原发损伤和继发病理生理过程中，有效评估神经功能十分重要，同时各种方法存在不足和困难，因此脑功能多模态监护应运而生且不断发展。比如中毒性和代谢性脑病、镇静剂的使用，以及卒中和脑外伤等中枢神经系统原发疾病都可以应用神经多模态监护。

　　这一领域已经快速成长并且还在不断进步，出现大量仪器和方法，用于监测脑功能和疾病进展，包括颅内压（ICP）监护、脑电图（EEG）、脑皮层图、全脑和局部脑组织氧监测、脑血流（CBF）测量以及利用微透析技术检测神经化学和细胞代谢。

　　使用任何诊断和治疗工具，理解这些侵袭性手段的应用指征、局限性、带来的风险和获益是掌握使用方法、解释结果和临床应用的必要前提，在获得的信息基础上才能做到个体化诊疗。监护设备的重要特征是能检测到异常（敏感性）、区分不同疾病状态（特异性），并能据此做出可以改变患者长期预后的临床决策（表31.1）。局限性包括在放置、使用和撤除过程中患者的风险，数据产生过程中的变异性误差（如校准和偏移）、特异性和敏感性之间的内在权衡。高特异性只有到疾病晚期才会出现数值超过阈值，而不太可能在疾病早期提示异常。高灵敏性会报告任何超出正常范围的数值，会提示在不同患者中可能是正常的小偏差。多模态监护的优势在于通过不同检测方法之间的互补，增加我们检测出那些以后会导致临床恶化并需要紧急处理的生理和细胞变化信号的敏感性和准确性。有些人提出这些设备产生的海量数据需要花费大量的时间和金钱来依靠计算机分析，而导致临床医生无从下手和心生迷茫，降低了新技术带来的获益[1]。目前普遍认为应该慎重选择需要进行监测的患者和适当的检测方法。确定哪些技术是最有效的，需要进一步的前瞻性研究。

表31.1

神经监测的评价指标

术　语	定　义
偏倚	监测值和"金标准"之间差值的平均值
精确度	测量值之间的标准差
灵敏度	脑缺血存在时监测提示脑缺血的概率
阳性预测值	监测提示脑缺血时脑缺血存在的概率
特异度	脑缺血不存在时监测不提示脑缺血的概率
阴性预测值	监测不提示脑缺血时脑缺血不存在的概率
阈值	用于区分可接受情况（如没有脑缺血存在）和不可接受情况（如存在缺血）的数值
速度	从急性缺血或缺血风险发生到监测提示缺血之间的时间

大脑对缺血缺氧损伤极其敏感,所以理论上来说,脑监测也就十分重要。按单位重量计算,大脑比任何其他器官要消耗更多的氧气和葡萄糖,但其本身却没有足够的储备。完全依赖不间断的脑血流(CBF)供应的代谢底物来维持神经功能和细胞存活,同时将有害的代谢废物运走。即使短暂的中断CBF,无论是局部还是全脑,都会损伤甚至杀死神经细胞。血流量的变化不一定马上导致细胞死亡,但会引起代谢和细胞变化(如基因转录、继发性损害),导致数天、数月或数年后细胞死亡。因此临床监测神经状态应该强调早期发现和逆转潜在有害情况。目前只有不多的研究结论指出,通过神经功能实时监护提供的信息可以降低病死率和病残率。不过大多数临床医生有信心使用这些新技术来提高救治神经重症患者的可控性。在这一章,我们将对目前文献中几项重点技术及其应用指证进行综述。

神经监护的目的

单靠监护设备不能改善预后,反而会增加与放置、使用和移除过程相关的风险。全面降低病死率和病残率的是在监护提供的生理数据基础上制定的治疗计划。

神经监护可分为三大类:① 神经功能监测(如神经科查体、EEG、诱发电位、功能磁共振);② 生理参数监测(如ICP、脑血流、经颅多普勒);③ 细胞代谢监测(如$SjvO_2$、NIRS、脑组织氧张力、微透析、PET、MR、SPECT)。这些分类是人为的,有明显的重叠,不同方法之间存在相互关系(如血流量和电活动、氧合和灌注)使区分不明确。所有类别提供的信息都有助于了解大脑和神经系统实时状态,根据治疗反应调整方案。同时不能过分强调通过这些监护设备获得的数据来解释每个患者的所有临床现象。

脑 缺 血

脑缺血是脑组织的氧输送(CDO_2)不能满足代谢需求。脑组织对氧合微小变化存在依赖性和敏感性,可能不是全部,但确有许多监护器可以检测脑缺血。脑缺血过去分为弥漫性和局灶性,以及完全性和不完全性(表31.2)。全身监测易于检测出导致弥漫性脑损伤的因素,如低血压、低氧血症或者心搏骤停。因此,脑特异性监测可以提供原发于颅内的损伤因素,如中风和伴有血管痉挛的蛛网膜下腔出血,这种情况下全身的氧合和灌注还足够,但脑局部的氧合却已不够。

过去认为脑缺血损害的严重程度与CDO_2下降的程度和时间呈正比。为了使监护可以改善患者的长期预后,迅速识别可逆性的脑缺氧缺血是必要的。通过大量动物和人体的影像学(如PET、MRI和SPECT)研究,确认可逆性缺血损害或半暗区的临界

表31.2

各型脑缺血的特征

特　　征	举　　例
弥漫性、不完全	低血压、低氧血压、心肺复苏
弥漫性、完全	心搏骤停
局灶性、不完全	中风、蛛网膜下腔出血伴血管痉挛

血流量为20 mL/(100 g 脑组织·min),低于该阈值可能造成脑组织的不可逆损伤[2,3]。脑组织可耐受更严重缺血的时间与脑血流量减少的程度呈反比(图31.1)。缺血缺氧会启动细胞内多条级联反应,无氧酵解使乳酸堆积,增加乳酸/丙酮酸比,导致能量衰竭,ATP泵无法维持离子梯度,离子平衡被打破。导致钠和钙内流,激活磷脂酶等酶类破坏细胞膜和细胞

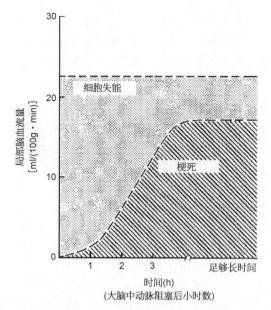

图31.1 清醒猴子发生脑缺血时脑组织血流量的阈值。可逆性肢体瘫痪发生时局部脑组织血流量的阈值是23 mL/(100 mg·min)。不可逆性损害发生时不仅脑血流量减少,其脑血流量减少的时间也延长。相对来说,严重缺血如果时长足够短也可能是可逆的(引自 Jones TH, Morawetz RB, Crowell RM, et al: Thresholds of focal cerebral ischemia in awake monkeys. *J Neurosurg* 54: 773–782, 1981, with permission)。

骨架,谷氨酸盐释放导致神经兴奋毒性,脂质过氧化物酶和游离脂肪酸分解,自由基生成,微血管炎性改变。核酸内切酶释放,改变基因调节和蛋白质合成,激活caspase通路诱导凋亡[4,5]。当氧输送发生变化后,会相应合成某些蛋白质,如缺氧诱导因子(HIF),被认为是对氧分压变化的适应机制[6],具有保护意义。这多种通路和细胞介质和它们之间的相互作用都是潜在的治疗靶点。这些反应产物可作为监测继发损伤的生物标记。我们目前对这些的认识还在不断进步,需要慎重对待提示脑缺血的神经监测数据。

通常只能监测到大脑局部氧合已低于临界水平。这些信息并不意味着缺血一定会变成梗死,也不表明一定会发生何种生化或基因转录变化。严重脑缺血会更快地引起神经损伤,因此时间和剂量效应必须考虑在内。更重要的是,如果局部脑缺血累及的结构不是所监测变量,可能会毫无征兆地发生梗死。

在正常人体中,CBF由多种途径来严密调节,以使CDO₂满足大脑的新陈代谢需求。在正常情况下,CBF依赖于脑氧代谢率(CMRO₂),呈"耦合"变化关系,两者随着体温和大脑活跃程度发生变化(图31.2 A)。随着CMRO₂的上升或下降,CBF也会随之变化,以满足氧供和氧耗的平衡。如果新陈代谢需求不变,在广泛的全身血压范围内,压力自动调节功能可以让CBF维持恒定(图31.2 B)。如果压力自动调节功能完好,那么在50到130 mmHg压力范围内,脑灌注压(CPP)不会改变CBF。脑灌注压可以用平均动脉压(MAP)和颅内压的差来描述(CPP=MAP−ICP)。在神经损害后(如TBI),脑血管的自动调节功能有可能受损,使在CPP降低情况下CBF不能有效增加[7]。不能维持足够的CDO₂就会导致脑缺血,并累加到先前已经存在的脑损伤,这个过程称之为继发性损伤,在正常情况下不会引起脑缺血或损伤的血压水平也会发生。正常情况下二氧化碳分压(PaCO₂)在20～80 mmHg范围内能显著调节脑血管阻力(图31.2 C)。如果PaCO₂下降1/2,则CBF也会急剧下降1/2;同样地,PaCO₂升高1倍,CBF也会增加1倍。CBF的降低(通过小动脉收缩)会导致脑血容量和颅内压的下降。理论上,通过降低PaCO₂来降低ICP看上去是可取的做法。1959年Lundberg等[8]将过度通气描述为一种临床治疗颅内高压的方

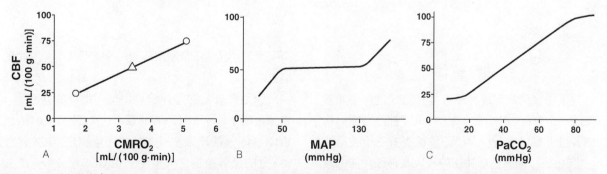

图31.2 A. 脑氧代谢率(CMRO₂)与脑血流量(CBF)之间的正常关系是以严密的耦合变化为特点。正常情况下,成年人的CBF为50 mL/(100 g·min)(三角所示)。当CMO₂增加或者减少时,CBF呈平行变化(实线所示)。B. 平均动脉压(MAP)对CBF的影响。注意到在较宽泛的压力范围内,MAP引起的CBF变化很小。如果颅内压(ICP)超过正常值,在横坐标上使用脑灌注压(CPP)代替MAP。C. PaCO₂对CBF的影响。PaCO₂变化对脑血管阻力产生的巨大影响贯穿于整个临床可用值域。

法,并成为此后40多年主流的治疗方法。然而,在正常大脑随着$PaCO_2$的下降,脑血管收缩的最大限度是有限的(同样地,$PaCO_2$上升,脑血管舒张也是有限的),也就是说,当CBF减少到不能产生足够CDO_2的临界点时,局部的血管舒张机制往往会恢复CBF和CDO_2。因此,在正常大脑中,过度通气不会产生严重的脑缺血。然而在TBI后,低碳酸血症会引起脑缺血,这反映在下降的脑组织氧分压($PbtO_2$)和颈

静脉血氧饱和度($SjvO_2$)[9,10]。鉴于此,使用过度通气治疗颅内高压已不再是常规方法。如果需要使用过度通气来迅速降低ICP为急诊手术做准备,那么增加吸入氧浓度可以显著提高$SjvO_2$(图31.3)。对于动脉血含氧量(CaO_2)的下降,不管是由于血红蛋白(Hgb)的下降还是血氧饱和度的下降,CBF正常情况下会反应性地增加,而受损脑组织增加CBF的能力已经减弱[11]。

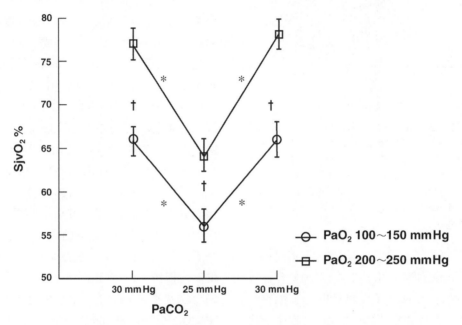

图31.3 在两种$PaCO_2$水平上高血氧分压对颈静脉血氧饱和度($SjvO_2$)的影响。*当每个PaO_2水平上,$SjvO_2$在$PaCO_2$为25和30 mmHg之间差异的P值<0.001。↑当每个$PaCO_2$水平上,$SjvO_2$在PaO_2不同水平之间差异的P值<0.001(经许可引自Thiagarajan A, Goverdhan PD, Chari P, et al: The effect of hyperventilation and hyperoxia on cerebral venous oxygen saturation in patients with traumatic brain injury. *Anesth Analg* 87: 850–853, 1998)。

神经监护技术

神经查体

频繁而准确地记录神经查体是治疗过程中非常重要的一个方面,但经常会在中、重度神经功能损伤的患者身上难以实行。神经系统检查有三个关键特征:意识水平、局灶性脑功能障碍以及神经功能的变化趋势。观察到意识状态的变化或新的局灶性功能缺损可能提示一系列需要干预的情况,如颅内高压的进展、新的占位性病灶形成(脑实质内挫裂伤或硬

膜下血肿的增大)和颅内病变的全身性并发症,如低钠血症。

GCS评分最初是评价意识受损患者的方法[12],如今也用于评价TBI患者的预后[13]。刚入院时的初始GCS评分被用来描述TBI的严重程度,GCS评分≤8分的患者被定义为重度TBI,GCS评分9～12分为中度TBI,GCS评分>12分的为轻度TBI。较低的GCS评分一般与较差的长期预后有关,然而这一关系对个体TBI患者难以确立,这是由于存在死亡率和

功能预后的很大变异。考虑到在过去大约十年内积极的入院前患者的处理措施,包括现场的镇静和气管插管、急诊室内肌松药和镇静药使用,人们对于初始GCS评分的有效性产生巨大疑虑。一些作者认为1997年之前的GCS评分已经丧失预测价值,需要重新评估其使用价值[15]。

另外一些研究比较了现场的GCS评分与刚入院时的GCS评分,发现两者具有较好的相关性及预测预后的价值,甚至还发现在中、重度TBI患者中,现场GCS与刚到院时GCS评分的变化可以很好地预测患者预后[16]。考虑到这些原因,很多中心未使用初始GCS评分,而是使用最佳GCS评分或在第一个24 h内复苏后的GCS评分,或仅仅是GCS评分中的运动评分部分。然而,GCS评分作为一种快速、可重复的意识水平的评估工具而普遍使用(表31.3),它已经是一系列意识监测中的常见方法,也被合并入各种预后评判模型,如创伤评分、急性生理与慢性健康评分(APACHE II)和创伤严重程度评分。GCS评分是有限的,只包括睁眼反应、最佳活动肢体的运动反应和语言反应,它并不会取代全面的且有针对性的神经系统检查。GCS评分需要补充瞳孔大小和反应性、颅神经检查和以疾病过程中相关神经解剖学为

基础的更为具体的神经检查。即便如此,GCS评分仍然是神经功能障碍患者的一种常用检查工具。

全身监测

虽然并不是专门针对神经系统监测,但是全身参数,包括血压、动脉血氧饱和度(SaO_2)、$PaCO_2$、血糖浓度和体温,与神经系统功能障碍或损伤的患者处理有临床相关性。这些系统性参数与在神经系统损伤发生后的长期预后之间有着紧密联系,需要更多的研究来阐明。

由于CBF是取决于CPP和脑血管阻力(CVR)间的相互关系,通常可以用公式表示:$CBF = CPP/CVR$,因此或许最重要的系统监测参数是血压。如前所述,在正常个体中,在较广泛的血压范围内(压力自动调节),CBF通过小动脉阻力变化维持在相对恒定水平(假设大脑新陈代谢不变)。在脑损伤后,自动调节功能可能受损,尤其是对于创伤性脑损伤患者。Chesnut等人[17,18]认为即使短时间的低血压(收缩压<90 mmHg)也会导致TBI患者预后不良,因此建议维持收缩压>90 mmHg(患者可能会得益于更高的血压)。美国颅脑外伤基金会(Brain Trauma Foundation)采用了这些建议,并提倡使用于严重TBI患者[19]。为达到这一目的,需要使用血管活性药物如去甲肾上腺素[20]。然而,对TBI患者最佳的血压管理方案还未被确定下来。一些临床数据认为在TBI后的低血压对预后的影响等同于在非神经创伤后低血压对预后的影响[21]。推荐的治疗方案包括CPP>70 mmHg[22]、>60 mmHg[23]或是>50 mmHg[24]。然而,通过输液和使用升压药让CPP升高超过70 mmHg与急性呼吸窘迫综合征发病的风险增加相关,因此通常不推荐这种治疗方案[23]。

维持充分的CDO_2来保证足够的CaO_2也是重要治疗步骤,这有赖于HB和SO_2。缺血缺氧会导致CDO_2下降,将代偿性增加CBF,但这一机制有限。当SaO_2低到某一阈值时,$SjvO_2$和$CjvO_2$也下降;当PaO_2接近60 mmHg时,SaO_2急剧下降。相反的,HB因为正常容量下血液稀释而下降时,$SjvO_2$保持稳定,除非严重缺氧[25]。

神经损伤患者动脉CO_2的管理在近10年变化巨大。20世纪90年代过度通气作为降低颅内压的常规手段,目前仅作为急救和紧急ICU处置策略,不再作为常规治疗手段。重型颅脑外伤(sTBI)的成人和儿

格拉斯哥昏迷评分

项 目	反 应	评 分
睁眼	自发睁眼	4
	呼唤睁眼	3
	刺痛睁眼	2
	无睁眼	1
		小计:1～4
运动(最好的肢体)	遵嘱动作	6
	刺痛定位	5
	刺痛屈曲	4
	异常屈曲(去皮质)	3
	异常伸直(去大脑)	2
	无反应(软瘫)	1
		小计:1～6
语言	正常交谈	5
	定向错误	4
	语言错乱	3
	无意义发声	2
	无言语	1
		小计:1～5
		总计:3～15

童患者[9,10]，过度通气被认为和脑缺血有关。但在严格 $SjvO_2$ 和 $PbtO_2$ 监测脑缺血的情况下，过度通气仍是无害的。

高血糖在TBI实验研究中被认为增加损害[26]，临床研究中常被认为和不良预后相关[27,28]。血糖的异常增高导致的预后不良，TBI的严重性使得血糖升高难以控制[29]。重型颅脑损伤患者，要求机械通气，血糖高和不良预后相关[30]，目前ICU认为重症患者严格的血糖控制是必需的[31]。同样需要重视的是，在sTBI患者的高血糖和透析研究中，低血糖的损害严重程度高于高血糖。细胞外血糖浓度在TBI后较低，与组织应激和不良预后的生化指标有关[32]。

体温的监测和管理对于重症患者仍是重要的内容，低体温和高热将在此分别阐述。脑损伤的低温治疗，在动物实验和Ⅱ期临床试验中，显示有益[33]。但在较大规模临床试验[34]和常规治疗TBI中，并未显示持续的有益性[35,36]。虽然最大的临床试验（NABISH-1、儿童脑损伤亚低温治疗研究和Canada Critical Trials Group）结果为阴性[37,38]，但很多其他研究还是提示TBI亚低温治疗对于预后改善的有效性。一些学者认为实验阴性的原因在于设计得不合理和缺乏亚低温治疗不良反应的合理管理[39,40]。相反，心搏骤停复苏后的诱导低温在一些临床试验中，显示能改善预后[41,42]。在这一亚低温领域临床研究和实践仍需要不断精进。

超过90%的神经科重症病患会发生高热[43,44]。在成人和儿童神经损害的病患者中，高热通常和不良预后有关[45]，与不良预后的关系尚缺乏佐证。体温的增加是否意味着神经功能不良预后的结局，或者脑损伤的严重程度是否意味着体温异常升高的频率和严重性更加难以掌控，目前仍不得而知。

体温监测的方法显得更加重要。身体本身存在温度梯度，测温部位测量的位置影像亚低温、正常体温和高热的诊断。身体部位的测温均低于颅内温度，脑温通常均高于体温3℃，所以对于神经损害的病患，测温的位置以及评估脑温和体温的差异因人而异，尽可能做到个体化测温和评估。

脑电图/脑皮层电学图

脑电图（EEG）作为诊断和术中监测的手段，是神经科长期使用的方法，但在重症神经患者并不经常使用。EEG对于怀疑存在新的异常病情患者，诸如脑缺血或癫痫的，常会用于验证诊断的监测方法。皮层EEG或脑皮层电学图描记（electrocorticography，ECoG）会在轻度脑缺血后发生变化，或严重脑缺血时不显示变化，常将EEG用于显示潜在的皮层低灌注的可能。最近研究提出，EEG能够探测到广泛的皮层电传导的抑制，TBI和SAH患者脑内缺血区周围去极化，这些早期表现提示延迟性脑皮层缺血的发生[46,47]。EEG能够记录癫痫，强直阵挛性或隐匿性，评估抗癫痫药物治疗的有效性。EEG还可提示昏迷的程度和类型，记录局部或单侧的脑内异常，诊断脑死亡。

如果EEG用于监测，必须全面考虑其监测的有效性和局限性[48]。ICU中，其他设备的电子干扰也会导致EEG异常。EEG监测的改进，诸如16导联EEG监测累积的大量纸质数据被计算机记录和分析，改进的头皮电极固定装置更加稳定和易于操作，计算机数据处理更精确。Alpha波形常预示血管痉挛或SAH后迟发性脑缺血，Alpha波的比重和TBI预后相关[49,50]。分析软件处理原始EEG数据后，能够提供患者镇静的程度[51]。在全身麻醉中，EEG作为意识监测的方法，美国麻醉协会推荐临床使用已经制定细则[52]。ICU的EEG使用，评估重症患者镇静治疗尚无细则[53,54]。怎样的监测模式能够帮助患者改善预后，仍需要探索[55]。

诱 发 电 位

感觉诱发电位（evoked potentials，EP）包括体感诱发电位（somatosensory-evoked potentials，SSEP）、脑干听觉诱发电位和视觉诱发电位，能够被用于量化指标检测严重脑缺血。和持续监测自主脑活动的EEG不同，EP评估脑对于特定刺激的反应。记录SSEP时，刺激器设置在外周神经，常用腕部正中神

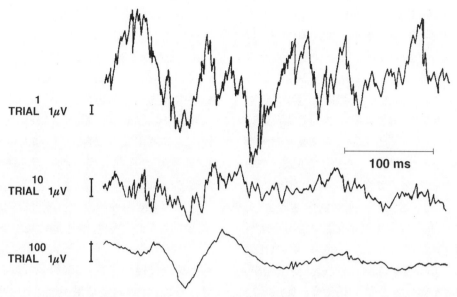

图31.4　通过信号平均技术降低背景噪声。100次试验后视觉诱发电位(EP)的噪声基本消除。而相同的EP很难仅在10次试验后从背景中辨识出来,更不用说原始未经过信号平均的数据了(经许可引自 Nuwer MR: *Evoked Potential Monitoring in the Operating Room.* New York, Raven Press, 1986, p 29)。

经和踝部腓神经,以20 ms的低安培电流刺激。在头皮上记录传入刺激和皮层反应,重复相同的刺激,均衡后的信号用于去除EEG背景上的干扰,最后获得可视化的可重复诱发电位数据(图31.4)。

　　EP以皮层反应波波幅,传导延迟时间即潜伏期来具体描述记录内容。因为外周神经刺激会导致不舒适,所以SSEP常用于镇静或麻醉患者。SSEP不受肌松剂干扰,但是会被镇静药物、镇痛药物和麻醉剂干扰,且存在剂量依赖性。能够干扰EP的药物剂量,足以产生全身麻醉的效应,在ICU常不会达到如此大剂量。如果EP监测的患者需要如此大剂量镇痛和镇静治疗,监测本身潜在的损害就必须考虑了。运动EP监测选择性评估运动传出传导束功能。刺激近端运动传导束,评估后续反应的信息,在术中和术后神经外科病患监测中常见到。由于EP监测结

果对于镇静药物镇痛药物和麻醉药的敏感性,运动EP监测和结果的临床解读有时很困难。除了这些局限性,运动EP监测保证ICU成功实施患者管理,并且此方法仍在不断改进[56,57]。

　　EP监测的敏感性和EEG接近,特别是脑干听觉EP相对可靠,尽管会受损伤和低氧血症缺血干扰。因为只有严重脑缺血或机械损伤,才能出现EP消失。所以EP监测是监测神经通路完整性最可靠的方法之一。神经功能缺失的发生不能以EP变化来预测,但是EP的严重改变可能紧接着就出现神经功能缺失。典型的例子就是心搏骤停后的脑缺氧者SSEP的变化,心搏骤停后3天内双侧正中神经SSEP中N_{20}缺失,被认为是意识不能恢复的可靠指标,这是缺氧后昏迷的AAN预测指标之一[58]。

颅内压监测

　　颅内高压的表现非特异性,临床上仅在非常严重时才出现诸如Cushing反应,血压高、心率慢和呼吸节律改变。视神经乳头水肿也是后期出现的临床表现,而且临床上不易发现。颅内压(intracranial

pressure, ICP)的监测在TBI患者,现在已经是常规监测手段[59],但在SAH和卒中患者仍较少采用。尽管还没有Ⅰ类证据表明,使用这项技术可以改善临床结果,还是有大量的临床证据支持其在TBI治疗中有

潜在风险的治疗(如渗透疗法、诱导性低体温、巴比妥昏迷疗法)等的应用,它还有助于发现颅内的占位病变和提供预后评估的数据[60]。ICP监测可以改善TBI患者的预后评估。根据全国外伤性昏迷数据库的一项分析[61],ICP>20 mmHg的小时比例数是仅次于年龄、GCS运动评分、异常瞳孔反应的重要预后评判指标。尽管如此,如何应用ICP监测来改变对患者的治疗,减少病死病残率仍然存在争议。但是,在临床缺乏与之相当的治疗方法的背景下,比较难以实施更大规模的随机双盲试验。颅脑创伤基金会/美国神经外科医师协会指南建议把ICP检测用于所有的重型颅脑损伤(GCS<8分)的患者,有异常CT表现或者CT正常,但年龄>40岁,出现运动姿态障碍,或者收缩压<90 mmHg者[62,63]。因为在颅腔的不同部位,存在压力梯度,在临近损伤灶周围的半球进行监测也许更具优势[64]。更有甚者,建议通过双侧的ICP监测来解决该问题[65]。

当ICP超过了颈静脉压,它将替代MAP作为流出压。因为颅腔容积不能增加,在不增加ICP的情况下,脑组织、脑脊液和脑血流代偿空间较小。应该理解的是,颅腔容积在一定程度的增加,仍然有可能保持颅内的ICP的变化不大。但是,当代偿机制耗竭的时候,即便很小的体积变化,也会引起颅内压的显著增高。尽管CBF并不能直接从MAP和ICP中推算出来,显著的ICP增加可以降低CPP和CBF,ICP的监测提供了暂时相关的量化信息。与ICP监测相关的问题通常可以分为3类:一是与监测探头置放相关的致病率,如颅内出血、皮层损伤或者感染等;二为不准确的测量结果;三是对监测结果的不准确或者错误的应用。临床上,通常使用三个部位进行监测,侧脑室、脑实质,还有相对少用的硬膜下。

在严格无菌操作下进行的脑室内穿刺,是针对急性颅内压增高和脑脊液过多(如脑积水)患者而采取的ICP监测和CSF引流选择[66]。临床实践中,有可能因脑肿胀或者水肿,产生脑室系统的操作困难。脑室内的颅压监测也可以通过光纤导管(替代中空的导管)(Camino实验室, San Diego, CA),这种光纤较传统的液体充盈的探头,短期内更不容易出现功能障碍,但是在数天到一周可能出现缓慢的难以预计的漂移[67]。

硬膜下间隙的颅内压监测可以使用液体耦合栓(简单的经颅的导管),液体耦合硬膜下探头,或者光纤的传感尖头导管,因为硬膜下的栓是开放的小管,其终端直接接触脑表面,脑组织可以疝入导管系统,阻塞系统,导致测量结果不准确,并可能损伤皮层。监测系统需要外科手术置入硬膜下间隙,光纤系统则不存在这些问题,但是,固定光纤导管和设备的可靠性都是现实的问题。基于以上原因,这项技术还没有获得广泛使用。

脑实质内置放光纤导管是可能的,其并发症与脑室内的光纤导管相似。通常认为,脑室内穿刺可能的并发症概率最高(与使用光纤探头相比),ICP监测的并发症还与低GCS评分相关。

基于ICP监测数据的治疗决策是当前研究和争议的焦点。临床研究表明,TBI患者的ICP增高常与临床预后不良结果有关[68]。因此,有些临床医生认为控制ICP是治疗的首要目标[24],还有医生则认为,恢复CPP(通过增加MAP)是治疗的首要目标[21]。迄今为止,还没有经临床试验证实的理想临床疗法,因此,治疗方式仍呈多样化[69]。把ICP监测用于脑外伤患者的经验促成了基于循证医学的临床指南的出版[70](图31.5)。

脑 血 流 监 测

临床最初的脑血流定量监测,是使用Kety-Schmidt技术,吸入惰性气体并在其达到血液与脑组织间的平衡后,通过计算动脉和颈静脉球的浓度曲线而计算出半球的血流量。之后的技术通过颈动脉内注射放射性同位素如^{133}Xe,利用颅外的伽马检测仪,通过在颅外检测计算其洗脱曲线,来监测局部血流。通过静脉注射或者吸入^{133}Xe,可以避免穿刺颈动脉。 通过呼出气使用伽马计数来校正^{133}Xe的清除率,因为^{133}Xe在X线上表现为密度增高,脑组织的摄入可以增加脑组织的放射性密度,放射性密度与

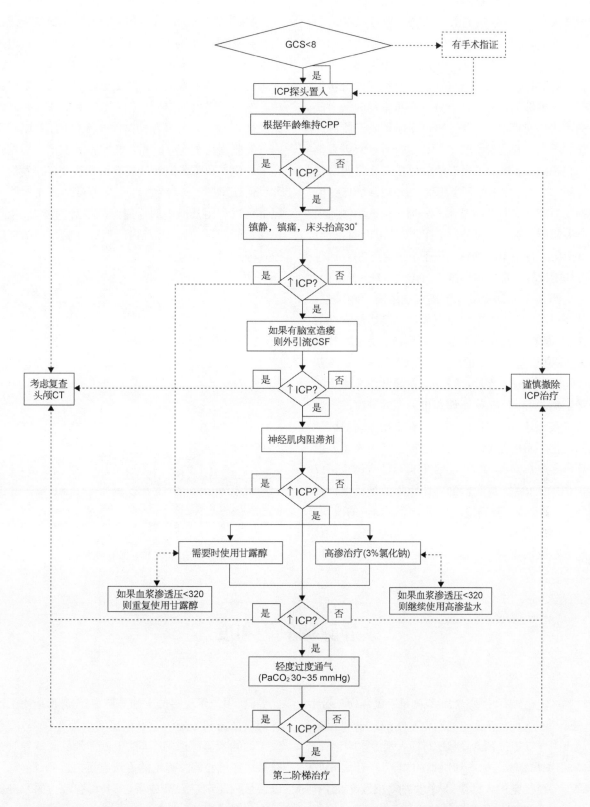

图31.5 治疗重型颅脑损伤的患儿的临床路径。ICP: 颅内压 (经许可引自 Adelson PD, Bratton SL, Carney NA, et al: Critical pathway for the treatment of established intracranial hypertension in pediatric traumatic brain injury. *Ped Crit Care Med* 4(3) [Suppl]: S65–S67, 2003)。

脑血流成比例，进而反映出脑血流量的情况。稳定性核素 Xe 在达到分布平衡后的脑成像可以评估局部脑血流（包括深部结构）的血流情况。利用 Xe–CT 对 TBI 之后的脑血流研究证明了脑外伤后 1/3 的患者在 8 h 内就可能发生缺血性的改变，从而对传统认识进行了根本性的修正。尽管成为临床常规的脑血流监测手段的进程较为缓慢，Xe–CT 还是成了监测患者脑血流常用的技术手段。螺旋 CT 扫描（只需要很短的扫描时间）减少了患者的放射暴露和需要的扫描时间，提高了临床的可实用性[71]。更新的床旁监测脑血流计数是热弥散技术——通过插入脑实质内一个尖端带有热敏电阻的微小探针，在电阻近段装有温度探头。热敏电阻加热到高于组织温度 2℃，通过温度梯度计算局部的定量血流[mL/(100 g·min)]。有研究提示了局部血流和脑组织氧之间的相关性，及其在指导 ICP 管理中的可能作用。诸如侵入性的操作、经常性的校正和对发热患者应用受限等技术问题，限制了这项技术的广泛应用[72]。另外一项基于 CT 的技术——灌注 CT 扫描，在静脉注入碘化的增强剂后重复扫描，从而计算出局部的脑血流。这项技术仅限于小范围的组织，且不能在不同脑区域之间获得一致的结果[73]。其他技术，如单光子发射计算机断层扫描（SPECT）和磁共振灌注成像也可以提供 CBF 的信息，但它们的临床应用前景目前仍在研究[71]。经颅多普勒超声可用于评估 CBF 的改变。对于大多数患者，动脉流速可容易地通过经颅多普勒超声在颅内血管上测量得到，尤其是大脑中动脉。

多普勒超声探测到的是移动的红细胞反射回来的声波，通过频移（frequency shift）表示，与动脉流速成正比。血液流向超声探头，发射频率移向高频，远离探头则移向低频。流速是血流量和血管直径的函数。如果直径保持不变，流速的改变与 CBF 的改变成正比。然而，流速的个体间差异与 CBF 个体间差异的相关性很差。经颅多普勒是完全无创的，可以短期内重复监测甚至连续监测。蛛网膜下腔出血后血管痉挛的检查和监测仍然是最常用到经颅多普勒的地方（图 31.6）[74]。以后的研究有必要确定在哪些情况下可以利用其杰出的快速监测趋势的能力，包括评估血管的自动调节、颅内压增高和脑死亡的辅助检查等。

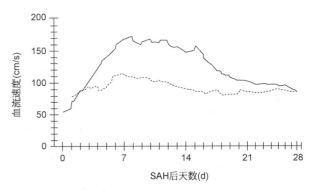

图 31.6　18 名动脉瘤（颈内动脉或大脑中动脉）患者的平均血流速度（FV, cm/s）曲线显示破裂者（实线）比未破裂者（虚线）有更高的 FV 值（经许可引自 Seiler RW, Grolimund P, Aaslid R, et al: Cerebral vasospasm evaluated by transcranial ultrasound correlated with clinical grade and CT-visualized subarachnoid hemorrhage. *J Neurosurg* 64: 594–600, 1986）。

颈静脉球氧饱和度

临床上已经有几种方法可以测量脑氧合（cerebral oxygenation），如颈静脉球氧饱和度（SjvO₂）。可以通过超声引导下定位颈内静脉逆行插入颈静脉球导管，或者利用体表解剖标志和所谓的"导引"针头安放导管。一旦确定进入血管，导管头端对准乳突，而不是中线。头颅侧位片确定导管头端位置，要求恰比颅底略高。颈静脉球导管放置在左侧还是右侧是很有讲究的。在右侧和左侧颈静脉球同时测量 SjvO₂往往显示不同的饱和度，这是因为一侧颈静脉球是

优势侧，引流了更多的大脑静脉血[75]。形成窦汇血管的横截面和分配给左右横窦的血液存在差异，导致了两侧颈静脉球的不同。因此，颈静脉球导管最好是放在优势侧。确定的方法有压迫该侧颈静脉可以使颅内压明显升高或者 CT 上具有较大的颈静脉孔的一侧[76]。

一般来说，SjvO₂反映了足够的 CDO₂满足 CMRO₂，但混合性脑静脉血和混合性全身静脉血一样，表示来自不同灌注区域脑静脉血的平均值，不能

反映特定区域内的低灌注或者缺血。ICP和CPP仅提供关于CDO_2能否满足$CMRO_2$需要的间接信息，和它们相比，$SjvO_2$直接反映了全脑或者一侧半球CDO_2和$CMRO_2$的平衡关系。CBF、$CMRO_2$、CaO_2和$CjvO_2$可以由以下等式联系起来，$CMRO_2$=CBF（CaO_2−$CjvO_2$）。对于正常大脑，当$CMRO_2$不变而CBF下降时，$SjvO_2$和$CjvO_2$都会下降[25]。当血流和代谢不匹配时，$CMRO_2$下降会导致CBF平行下降，而$SjvO_2$和$CjvO_2$则保持不变[25]。低于正常的$SjvO_2$（比如<50%，正常值为65%）提示脑缺血的可能性，但正常或升高的$SjvO_2$却并不说明脑灌注是充足的，因为可能最后的氧饱和度是正常和异常灌注区的平均值。对于局灶性低灌注尤其如此。因此，正常$SjvO_2$的阴性预测能力很差。置入颈静脉导管后，监测$SjvO_2$可以通过重复采血来实现。然而，重复采血仅能获得脑氧合的"快照"，因此提供的是非连续数据，可能漏掉氧饱和度的快速变化。为了连续监测$SjvO_2$，可以留置光纤血氧导管。氧合血红蛋白和脱氧血红蛋白的吸光率不同，$SjvO_2$可以利用这种差异计算得到。保留颈静脉球血氧导管是有点难度的，需要经常重新校准和重新定位，并通过血气分析仪确认测量的氧饱和度。饱和度下降最常发生于颅内血肿的患者中，紧随其后的是SAH患者。TBI患者中，颈静脉氧饱和度下降发生次数与神经功能不良预后强相关，甚至仅有一次发作也会导致死亡率翻倍[77]。临床应用颈静脉球插管仍不广泛，可能部分因为这是有创检查，虽然其导致血肿和损失邻近动脉的风险很低。提出了几种颈静脉血氧监测的改良方法。脑氧提取率是SaO_2与$SjvO_2$的差除以SaO_2，比脑A−VDO_2受贫血的影响小[78]。另一个概念称为脑血流动力储备，定义为全脑血氧提取率变化百分比（反映$CMRO_2$和CBF的平衡）与CPP变化百分比的比值，试图整合脑血流动力学、代谢和颅内顺应性[79]。Cruz等[78]发现脑血流动力储备下降提示颅内顺应性下降，可能是ICP轻度升高后的结果。理论上来说，这个指标可以更精细地管理颅内顺应性下降患者的脑血流动力学。

脑组织氧张力

另一种有前途的监测CDO_2是否足够的技术是直接测量$PbtO_2$。监测$PbtO_2$克服了$SjvO_2$监测的重要限制，后者只能测量全脑氧饱，而无法提供区域性或局灶性的组织氧合信息。只有相对严重的局灶性缺血才会导致$SjvO_2$下降到低于50%的临界阈值。如果其他区域引流的静脉血是正常氧合的，区域性缺血即使很严重，也可能不会导致饱和度下降，这部分是因为按单位组织体积计算，来自缺血区氧合差的血液绝对流量要低于灌注良好的区域，使乏氧血与富氧血相比所占比例较小。已经有颅内脑实质内探针可以仅监测$PbtO_2$或也可监测脑组织PCO_2和pH[79]。设计用于持续监测动脉血气的探针经改良后，可以经过多腔ICP监测通道插入脑实质内。虽然这些探针无法提供远隔区域的信息，但可以持续监测紧邻探针区域的生化数据。当然理论上，该技术也存在出血、感染和脑实质损伤的风险。重型TBI后$PbtO_2$较低（$PbtO_2$<10 mmHg超过15 min）强烈提示不良预后，并且过去的研究也证实了$PbtO_2$技术的安全性[80,81]。$PbtO_2$和$SjvO_2$都可以反映继发于CBF改变后的脑氧合改变（图31.7）[82]。不过同时监测$PbtO_2$和$SjvO_2$发现当其中一个检测到脑缺血时，另一个却可能显示正常。在58例重型TBI患者中，两种方法共检测到52起低氧发作（$SjvO_2$低于50%或者$PbtO_2$低于8 mmHg），其中两种方法都低于缺氧阈值的有17起，仅$SjvO_2$异常的有19起，仅$PbtO_2$异常的有16起（图31.8）[83]。目前的研究会确定$PbtO_2$监测在神经重症中的地位以及和$SjvO_2$的关系。一项近期发表的单中心前瞻性研究中，以脑组织氧为脑外伤治疗目标，与过去的研究结果相比，该方案可以降低死亡率并改善6个月后临床预后[84,85]。另一项筹备中的多中心随机临床试验还没开始招募患者（BOOST-2）。

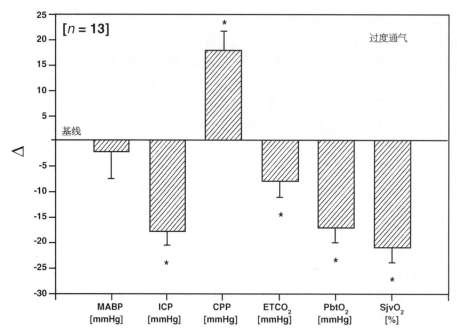

图31.7　过度通气导致的低碳酸血症对平均动脉压（MABP）、颅内压（ICP）、脑灌注压（CPP）、呼末二氧化碳（ETCO₂），PbtO₂和颈静脉球氧饱和度（SjvO₂）的影响（*$P<0.05$，过度通气之前与过度通气后10 min相比）（经许可引自 Unterberg AW, Kiening KL, Härtl R, et al: Multimodal monitoring in patients with head injury: evaluation of the effects of treatment on cerebral oxygenation. *J Trauma* 42: S32–S37, 1997）。

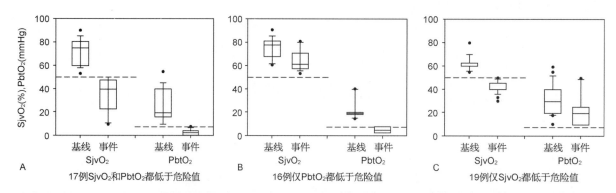

图31.8　52例脑缺血缺氧病例中颈内静脉血氧饱和度和脑组织氧饱和度的变化。箱式图标的中间的水平线代表中位数，上下底边分别代表25%和75%，误差线取了上下10%和90%。A. 17个病例的总结，这些病例的SjvO₂和PbtO₂都降低至各自的阈值以下；B. 16个病例的总结，这些病例中PbtO₂都降至阈值以下而SjvO₂虽然下降 但没有讲到50%以下；C. 19个病例的总结，这些病例中SjvO₂降至阈值一下，而PbtO₂保持在超过10 Torr①的水平（经许可引自 Gopinath SP, Valadka AB, Uzura M, et al: Comparison of jugular venous oxygen saturation and brain tissue PO₂ as monitors of cerebral ischemia after head injury. *Crit Care Med* 27: 2337–2345, 1999）。

神经化学监测

　　神经元损伤会释放或产生化学标记，如自由基、炎症介质、代谢产物和兴奋性氨基酸[4]。通过微透析进行神经化学监测使评估脑细胞外液的化学环境成为可能，该技术可以在多种神经病理状态下提供有用的神经化学过程信息，临床上已在重型TBI[86]和SAH[87,88]中使用。有数据显示在颅内高压、蛛网

_____

① 1托（Torr）=133.322帕（译者注）。

膜下腔出血和缺血性中风中，微透析发现的化学改变要早于继发性神经损伤和临床恶化。微透析可以检测的物质包括参与能量相关代谢物（如葡萄糖、乳酸、丙酮酸、腺苷和黄嘌呤）、神经递质（如谷氨酸、天冬氨酸和γ氨基丁酸）、组织损伤标记物（丙三醇和钾）[89]和氧自由基导致的膜磷脂改变[90]。乳酸水平和乳酸/丙酮酸值是缺氧的可靠标记物，与PET、脑灌注压和颈静脉球氧饱和度相关性很好，在脑外伤和蛛网膜下腔出血中与预后相关。在低CBF、低颈静脉球氧饱和度、癫痫和低CPP导致的缺氧缺血损伤中可以发现，兴奋性神经递质谷氨酸升高，在TBI中与不良预后相关。这些物质释放的多少可以提示缺血性损伤的程度。这些物质的时间依赖性改变和其临床意义，以及如何在临床实践中使用该技术，仍有待研究。需要解决的问题包括量化、床旁数据显示、置入策略和流程标准化等。最近有一篇文章已经对微透析的现状、将来发展需要解决的问题和方法学做了精彩的综述[91]。

近红外光谱分析

理论上来讲，最理想的脑氧合检测仪应该是一个无创的能实现实时监测脑组织氧合情况的仪器。近红外光谱分析技术（NIRS），虽然目前在成人中使用还受限，但将来可能逐渐成为连续监测脑氧合情况的方法。

近红外线光穿透颅骨，在穿过脑组织或被脑组织反射的过程中，其强度会发生变化，此变化程度与局部动脉、毛细血管、静脉内的氧合血红蛋白及去氧血红蛋白的相对浓度是呈正比的[92]。一个发色团，比如血红蛋白，对光的吸收可概括为"比尔定律"：$A=abc$，a是吸收常数，b是光线穿过组织的距离，c是发色团的浓度，在这里就是氧合血红蛋白和去氧血红蛋白的浓度。因为无法测量光线穿透组织的距离，就需要估计穿透的长度以及局部动静脉的比例。

广泛的前临床及临床数据证实，NIRS可以定性的探测脑氧合的改变[93]。有研究对比了NIRS与其他检测技术，并用脑电图（EEG）、经颅多普勒（TCD）、脑组织氧饱和度及颈内静脉氧饱和度的改变，进行相关性研究和评价（图31.8）。在一过性脑缺氧、蛛网膜下腔出血及颈动脉斑块剥脱术中检测过程中，NIRS被发现与EEG、TCD以及脑组织氧饱和度密切相关。其与$SjvO_2$关联性不大[94]，但NIRS测得的局部脑氧合，被认为是对$SjvO_2$所反映的总体脑氧合情况的补充。临床应用范围包括创伤性脑损伤，一般在脑组织局部氧饱和度<55%时，我们就认为脑灌注压不足，而NIRS值低代表存在颅内高压。临床应用还包括探测蛛网膜下腔出血后的脑血管痉挛，以及探测颅内出血，比如硬膜下和硬膜外出血，但相关研究还不确切[95]。虽然NIRS带来了对新的应用前景的憧憬和热情，但该项技术仍存在一定的问题。比如组织穿透性、时间和空间分辨率、皮下血流的干扰以及定量分析技术，这些都有待研究解决[96]。可行性研究表明，NIRS可能在对脑组织氧合的变化趋势的定性检测方面更有意义，而不是真正的定量检测，其临床应用目前仅限于少数中心，而且最多算是辅助性的检测手段[93,97]。NIRS的部分应用可由检测脑静脉氧饱和度的光声监测仪来代替。光声监测依赖于血液的超声信号发出的近红外线，监测脑静脉内的氧饱和度。声波信号线性穿过脑组织和颅骨，提供了一个局限的、与深度有关的信号，反映脑静脉氧合情况[98]。

神 经 影 像

MRI、PET扫描、脑血管造影以及核素扫描，这些严格来讲都不能算是监测方式，而是作为发现新的或者存在进展性病变，考虑改变治疗方案时的一种证实病变的手段，如硬膜下或脑内血肿或出现脑血管痉挛。多数的神经影像检查提供的是一个静态的、不连续的数据，并且常需要将危重患者从ICU搬运到别处做检查。尽管如此，这些检查技术对脑外伤患者的总体治疗过程中还是起到很重要的作用[99]。随着移动CT以及超快速的螺旋CT的出现，影像学评估能够更方便更快速地完成，目前已经能够实现对进展中的神经系统病变连续监测，并能够评估脑血流的变化。

入院时的CT扫描可能对判断预后有价值。Marshall等[100]曾做过一项研究，将严重的弥漫性脑损伤的患者根据CT表现从轻到重分为四个等级，连同那些有局部肿块占位未做手术和做了急诊手术清除了占位的患者做了分组的预后研究（表31.4）。GCS评分<8分的但入院CT正常的患者有10%～15%会出现颅内高压[101,102]，但是当患者>40岁，或者有单侧或双侧的被动体位，或者收缩压<90 mmHg时，颅内高压发生概率将会增高[101]。

虽然MRI通常比CT是有更高的分辨率，但强大的磁场使含亚铁金属的东西无法进入检查室内（这也是非常危险的），而我们所用的生命支持设备大多都有亚铁金属。为了解决这个问题，厂商陆续开发了MRI可兼容的呼吸机、监护仪、氧气空气泵等。复杂的转运过程以及较长的扫描时间一直是主要的限制因素，使得MRI不能作为可重复的监测手段。最近开发的新的MRI序列，比如DWI、MRS（C标记、P标记或N标记）、相位对比血管造影以及功能MRI，提供了更多关于氧化代谢通路、脑血流量、功能性脑血流变化和神经细胞活性的信息[99,103,104]。这些技术有的还在进行进一步的安全性及有效性评估，但很有希望将来用于对脑外伤评估，并帮助我们进行治疗。最近的临床证据显示，颅脑外伤后虽然CDO_2正常，但可能存在着脑细胞线粒体功能异常。所以今后对细胞功能的评估和针对此做相关治疗，可能比仅维持正常的CDO_2更重要[105]。基于磁共振技术的DTI，除了提供缺血信息及提示可能发生病变的危险组织外，还有助于显示受损伤的纤维束的解剖结构，并对判断重型颅脑损伤的预后有价值[106]。功能磁共振提供关于脑细胞活性、脑功能区的位置及生理学方面的信息，但目前仅用于神经外科的手术计划、脑功能绘图、关于神经行为学方面的研究，以及对老年痴呆症、中风、多发性硬化症、脑肿瘤及颅脑创伤等疾病造成的神经精神后遗症的研究。

表31.4

诊断与出院预后的关系

预　　后	DI Ⅰ	DI Ⅱ	DI Ⅲ	DI Ⅳ	占位效应手术	占位效应未手术
痊愈	27.0	8.5	3.3	3.1	5.1	2.8
中度残疾	34.6	26.0	13.1	3.1	17.7	8.3
重度残疾	19.2	40.7	26.8	18.8	26.0	19.4
持续植物状态	9.6	11.2	22.9	18.8	12.3	16.7
死亡	9.6	13.5	34.0	56.2	38.8	52.8
总计	100	100	100	100	100	100

DI: 弥漫性轴索损伤。
引自Marshall LF等人的 *A new classification of head injury based on computerized tomography.*

多模态监护策略

随着技术的发展和研究的不断深入，神经监护领域正在快速发展。多模态监护需要考虑到每种监测手段的局限性，并把多种监测技术结合为整体方案，达到了解疾病的病生理改变和细胞水平变化机制的目的，并针对疾病的生理学改变进行治疗。这个概念并不新颖（考虑到手术室及麻醉师的作用），在脑外伤[107]及其他神经系统疾病的治疗中逐渐普及，成为一种共识。希望这些技术的标准化应用能够最终有助于改善患者的治疗结果[108]。

◇参◇考◇文◇献◇

[1] Wright WL: Multimodal monitoring in the ICU: When could it be useful? *Journal of Neurological Sciences* 261:10–15, 2007.

[2] Baron JC: Perfusion thresholds in human cerebral ischemia: Historical perspective and therapeutic implications. *Cerebrovascular Diseases* 11:2–8, 2001.

[3] Cunningham AS, Salvador R, Coles JP, et al: Physiological thresholds for irreversible tissue damage in contusional regions following traumatic brain injury. *Brain* 128:1931–1942, 2005.

[4] Carmichael ST: Gene expression changes after focal stroke, traumatic brain and spinal cord injuries. *Curr Opin Neurol* 16:699–704, 2003.

[5] Enriquez P, Bullock R: Molecular and cellular mechanisms in the pathophysiology of severe head injury. *Curr Pharm Des* 10:2131–2143, 2004.

[6] Acker T, Acker H: Cellular oxygen sensing need in CNS function: physiological and pathological implications. *J Exp Biol* 207:3171–3188, 2004.

[7] Hlatky R, Furuya Y, Valadka AB, et al: Dynamic autoregulatory response after severe head injury. *J Neurosurg* 97:1054–1061, 2002.

[8] Lundberg N, Kjällquist Å, Bien C: Reduction of increased intracranial pressure by hyperventilation. *Acta Psychiatr Neurol (Scand)* 34 [Suppl]: 5–57, 1959.

[9] Marion DW, Puccio A, Wisniewski SR, et al: Effect of hyperventilation on extracellular concentrations of glutamate, lactate, pyruvate, and local cerebral blood flow in patients with severe traumatic brain injury. *Crit Care Med* 30:2619–2625, 2002.

[10] Coles JP, Minhas PS, Fryer TD, et al: Effect of hyperventilation on cerebral blood flow in traumatic head injury: clinical relevance and monitoring correlates. *Crit Care Med* 30:1950–1959, 2002.

[11] Tommasino C, Moore S, Todd MM: Cerebral effects of isovolemic hemodilution with crystalloid or colloid solutions. *Crit Care Med* 16:862–868, 1988.

[12] Teasdale G, Jennett B: Assessment of coma and impaired consciousness: a practical scale. *Lancet* 2:81–84, 1974.

[13] Langfitt TW: Measuring the outcome from head injuries. *J Neurosurg* 48:673–678, 1978.

[14] Udekwu P, Kromhout-Schiro S, Vaslef S, et al: Glasgow Coma Scale score, mortality, and functional outcome in head-injured patients. *J Trauma* 56:1084–1089, 2004.

[15] Balestreri M, Czosnyka M, Chatfield DA, et al: Predictive value of Glasgow Coma Scale after brain trauma: change in trend over the past ten years. *J Neurol Neurosurg Psychiatry* 75:161–162, 2004.

[16] Davis DP, Serrano JA, Vilke GM, et al: The predictive value of field versus arrival GCS and TRISS calculations in moderate to severe TBI. *J Trauma Injury Infection Crit Care* 60:985–990, 2006.

[17] Chesnut RM, Marshall SB, Piek J, et al: Early and late systemic hypotension as a frequent and fundamental source of cerebral ischemia following severe brain injury in the traumatic coma data bank. *Acta Neurochir* 59:121–125, 1993.

[18] Chesnut RM, Ghajar J, Mass AIR, et al: Management and prognosis of severe traumatic brain injury. Part II. Early indications of prognosis in severe traumatic brain injury. *J Neurotrauma* 17:555–627, 2000.

[19] Bullock RM, Chesnut RM, Clifton GL, et al: Resuscitation of blood pressure and oxygenation. *J Neurotrauma* 17:471–478, 2000.

[20] Johnston AJ, Steiner LA, Chatfield DA, et al: Effect of cerebral perfusion pressure augmentation with dopamine and norepinephrine on global and focal brain oxygenation after traumatic brain injury. *Intensive Care Med* 30:791–797, 2004.

[21] Shafi S, Gentilello L: Hypotension does not increase mortality in braininjured patients more than it does in non-brain-injured patients. *J Trauma* 59:830–834, 2005.

[22] Bullock RM, Chesnut RM, Clifton GL, et al: Guidelines for cerebral perfusion pressure. *J Neurotrauma* 17:507–511, 2000.

[23] Brain Trauma Foundation, American Association of Neurological Surgeons Congress of Neurological Surgeons Joint Section on Neurotrauma and Critical Care. Guidelines for the management of severe traumatic brain injury: cerebral perfusion pressure. 3–14–2003. Brain Trauma Foundation, Inc. Available from the Agency for Healthcare Research and Quality (AHRQ), http://www.guideline.gov/summary/summary.aspx?doc id=3794 Retrieved December 5, 2006.

[24] Grande PO, Asgeirsson B, Nordstrom CH: Physiologic principles for volume regulation of a tissue enclosed in a rigid shell with application to the injured brain. *J Trauma* 42:S23–S31, 1997.

[25] Feldman Z, Robertson CS: Monitoring of cerebral hemodynamics with jugular bulb catheters. *Crit Care Clin* 13:51–77, 1997.

[26] Kinoshita K, Kraydieh S, Alonso O, et al: Effect of posttraumatic hyperglycemia on contusion volume and neutrophil accumulation after moderate fluid-percussion brain injury in rats. *J Neurotrauma* 19:681–692, 2002.

[27] Jeremitsky E, Omert LA, Dunham CM, et al: The impact of hyperglycemia on patients with severe brain injury. *J Trauma* 58:47–50, 2005.

[28] Cochran A, Scaife ER, Hansen KW, et al: Hyperglycemia and outcomes from pediatric traumatic brain injury. *J Trauma* 55:1035–1038, 2003.

[29] Rovlias A, Kotsou S: The influence of hyperglycemia on neurological outcome in patients with severe head injury. *Neurosurgery* 46:335–343, 2000.

[30] Van den Berghe G, Wouters P, Weekers F, et al: Intensive insulin therapy in critically ill patients. *N Engl J Med* 345:1359–1367, 2001.

[31] Van Den Berghe G, Wouters PJ, Bouillon R, et al: Outcome benefit of intensive insulin therapy in the critically ill: insulin dose versus glycemic control. *Crit Care Med* 31:359–366, 2003.

[32] Vespa PM, McArthur D, O'Phelan K, et al: Persistently low ECF glucose correlates with poor outcome 6 months after human traumatic brain injury. *J Cereb Blood Flow Metab* 23:865–877, 2003.

[33] Clifton GL, Jiang JY, Lyeth BG, et al: Marked protection by moderate hypothermia after experimental traumatic brain injury. *J Cereb Blood Flow Metab* 11:114–121, 1991.

[34] Clifton G: Hypothermia and severe brain injury. *J Neurosurg* 93:718–719, 2000.

[35] McIntyre LA, Fergusson DA, Hebert PC, et al: Prolonged therapeutic hypothermia after traumatic brain injury in adults: a systematic review. *JAMA* 289:2992–2999, 2003.

[36] Henderson WR, Dhingra VK, Chittock DR, et al: Hypothermia in the management of traumatic brain injury. A systematic review and meta-analysis. *Intensive Care Med* 29:1637–1644, 2003.

[37] Clifton Gl, Miller ER, Choi SC, et al: Lack of effect of induction of hypothermia after acute brain injury. *N Engl J Med* 344:556–563, 2001.

[38] Hutchison JS, Ward RE, Lacroix J, et al: Hypothermia therapy after traumatic brain injury in children. *N Engl J Med* 358:2447–2456, 2008.

[39] Polderman K, Ely EW, Badr AE, et al: Induced hypothermia for TBI: considering conflicting results of meta analysis and moving forward. *Intensive Care Med* 30:1860–1864, 2004.

[40] Peterson K, Carson S, Carney N: Hypothermia treatment for traumatic brain injury: a systematic review and meta analysis. *J Trauma* 25:62–71, 2008.

[41] Hypothermia After Cardiac Arrest Study Group: Mild therapeutic hypothermia to improve the neurologic outcome after cardiac arrest. *N Engl J Med* 346:549–556, 2002.

[42] Bernard SA, Gray TW, Buist MD, et al: Treatment of comatose survivors of out-of-hospital cardiac arrest with induced hypothermia. *N Engl J Med* 346:557–563, 2002.

[43] Kilpatrick MM, Lowry DW, Firlik AD, et al: Hyperthermia in the neurosurgical intensive care unit. *Neurosurgery* 47:850–856, 2000.

[44] Schwarz S, Hafner K, Aschoff A, et al: Incidence and prognostic significance of fever following intracerebral hemorrhage. *Neurology* 54:354–361, 2000.

[45] Natale JE, Joseph JG, Helfaer MA, et al: Early hyperthermia after traumatic brain injury in children: risk factors, influence on length of stay, and effect on short-term neurologic status. *Crit Care Med* 28:2608–2615, 2000.

[46] Fabricius M, Fuhr S, Bhatia R, et al: Cortical spreading depression and peri infarct depolarization in acutely injured human cerebral cortex. *Brain* 129:778–790, 2006.

[47] Drier JP, Woitzik J, Fabricius M, et al: Delayed ischemic neurological deficits after subarachnoid hemorrhage are associated with clusters of spreading depolarizations. *Brain* 129:3224–3237, 2006.

[48] Nuwer M: Assessment of digital EEG, quantitative EEG, and EEG brain mapping: report of the American Academy of Neurology and the American Clinical Neurophysiology Society. *Neurology* 49:277–292, 1997.

[49] Vespa PM, et al: *Electroencephalogr Clin Neurophysiol* 103:607–615, 1997.

[50] Vespa PM, Boscardin WJ, Becker DP, et al: Early persistent impaired percent alpha variability on continuous EEG monitoring as predictive of poor outcome in TBI. *J Neurosurgery* 97:84–92, 2002.

[51] Preventing and managing the impact of anesthesia awareness. *JCAHO Sentinel Event Alert* 2004. Available from the Joint Commission on Accreditation of Healthcare Organizations, http://www.jointcommission. org/SentinelEvents/SentinelEventAlert/seq_32.htm Retrieved December 5, 2006.

[52] American Society of Anesthesiologists practice advisory for intraoperative awareness and brain function monitoring. *House of Delegates*. 10–25–2005. Available from the American Society of Anesthesiologists, http://www.asahg.org/publicationsandServices/ AwareAdvisoryFinalOct5.pdf Retrieved December 5, 2006.

[53] Nasraway SA Jr, Wu EC, Kelleher RM, et al: How reliable is the bispectral index in critically ill patients? A prospective, comparative, single-blinded observer study. *Crit Care Med* 30:1483–1487, 2002.

[54] Bruhn J, Bouillon TW, Shafer SL: Electromyographic activity falsely elevates the bispectral index. *Anesthesiology* 92:1485–1487, 2000.

[55] Friedman D, Claasen J, Hirsch LJ: Continuous EEG monitoring in the ICU. *Anesth Analg* 109:506–523, 2009.

[56] Lotto ML, Banoub M, Schubert A: Effects of anesthetic agents and physiologic changes on intraoperative motor evoked potentials. *J Neurosurg Anesthesiol* 16:32–42, 2004.

[57] Schwarz S, Hacke W, Schwab S: Magnetic evoked potentials in neurocritical care patients with acute brainstem lesions. *J Neurol Sci* 172:30–37, 2000.

[58] Wijdicks EF, Hijdra A, Young GB, et al: Practice parameter: prediction of outcome in comatose survivors after cardiopulmonary resuscitation (an evidence-based review): report of the quality standards subcommittee of the American Academy of Neurology. *Neurology* 67:203–210, 2006.

[59] Marion DW, Spiegel TP: Changes in the management of severe traumatic brain injury: 1991–1997. *Crit Care Med* 28:16–18, 2000.

[60] Smith M: Monitoring Intracranial pressure in traumatic brain injury. *Anesth Analg* 106:240–248, 2008.

[61] Marmarou A, Anderson RL, Ward JD, et al: Impact of ICP instability and hypotension on outcome in patients with severe head trauma. *J Neurosurg* 75:S59–S66, 1991.

[62] Bullock RM, Chesnut RM, Clifton GL, et al: Management and prognosis of severe traumatic brain injury. Part I. Guidelines for the management of severe traumatic brain injury. *J Neurotrauma* 17:449–553, 2000.

[63] Bullock RM, Chesnut RM, Clifton GL, et al: Indications for intracranial pressure monitoring. *J Neurotrauma* 17:479–491, 2000.

[64] Sahuquillo J, Poca MA, Arribas M, et al: Interhemispheric supratentorial intracranial pressure gradients in head-injured patients: are they clinically important? *J Neurosurg* 90:16–26, 1999.

[65] Chambers IR, Kane PJ, Signorini DF, et al: Bilateral ICP monitoring: its importance in detecting the severity of secondary insults. *Acta*

Neurochir Suppl 71:42–43, 1998.

[66] Bullock RM, Chesnut RM, Clifton GL, et al: Recommendations for intracranial pressure monitoring technology. *J Neurotrauma* 17:497–506, 2000.

[67] Martinez-Manas RM, Santamarta D, de Campos JM, et al: Camino intracranial pressure monitor: prospective study of accuracy and complications. *J Neurol Neurosurg Psychiatry* 69:82–86, 2000.

[68] Juul N, Morris GF, Marshall SB, et al: Intracranial hypertension and cerebral perfusion pressure: influence on neurological deterioration and outcome in severe head injury. *J Neurosurg* 92:1–6, 2000.

[69] Robertson CS: Management of cerebral perfusion pressure after traumatic brain injury. *Anesthesiology* 95:1513–1517, 2001.

[70] Adelson PD, Bratton SL, Carney NA, et al: Guidelines for the acute medical management of severe traumatic brain injury in infants, children, and adolescents. Chapter 17. Critical pathway for the treatment of established intracranial hypertension in pediatric traumatic brain injury. *Pediatr Crit Care Med* 4:S65–S67, 2003.

[71] Latchaw RE: Cerebral perfusion imaging in acute stroke. *J Vasc Interv Radiol* 15:S29–S46, 2004.

[72] Jaeger M, Siehke M, Meixenberger J, et al: Correlation of continuously monitored regional cerebral blood flow and brain tissue oxygen. *Acta Neurochir* 147:51–56, 2005.

[73] Sase S, Honda M, Machida K, et al: Comparison of cerebral blood flow between perfusion computed tomography and xenon-enhanced computed tomography for normal subjects: territorial analysis. *J Comput Assist Tomogr* 29:270–277, 2005.

[74] Qureshi AI, Sung GY, Razumovsky AY, et al: Early identification of patients at risk for symptomatic vasospasm after aneurysmal subarachnoid hemorrhage. *Crit Care Med* 28:984–990, 2000.

[75] Lam JMK, Chan MSY, Poon WS: Cerebral venous oxygen saturation monitoring: is dominant jugular bulb cannulation good enough? *Br J Neurosurg* 10:357–364, 1996.

[76] Metz C, Holzschuh M, Bein T, et al: Monitoring of cerebral oxygen metabolism in the jugular bulb: reliability of unilateral measurements in severe head injury. *J Cereb Blood Flow Metab* 18:332–343, 1998.

[77] Gopinath SP, Robertson CS, Contant CF, et al: Jugular venous desaturation and outcome after head injury. *J Neurol Neurosurg Psychiatry* 57:717–723, 1994.

[78] Cruz J, Jaggi JL, Hoffstad OJ: Cerebral blood flow and oxygen consumption in acute brain injury with acute anemia: an alternative for the cerebral metabolic rate of oxygen consumption? *Crit Care Med* 21:1218–1224, 1993.

[79] Zauner A, Doppenberg EMR, Woodward JJ, et al: Continuous monitoring of cerebral substrate delivery and clearance: initial experience in 24 patients with severe acute brain injuries. *Neurosurgery* 41:1082–1093, 1997.

[80] Maloney-Wilensky E, Gracias V, Itkin A, et al: Brain tissue oxygen and outcome after severe TBI: a systematic review. *Crit Care Med* 37:2057–2063, 2009.

[81] van den Brink WA, van Santbrink H, Steyerberg EW, et al: Brain oxygen tension in severe head injury. *Neurosurgery* 46:868–878, 2000.

[82] Unterberg AW, Kiening KL, Härtl R, et al: Multimodal monitoring in patients with head injury: evaluation of the effects of treatment on cerebral oxygenation. *J Trauma* 42:S32–S37, 1997.

[83] Gopinath SP, Valadka AB, Uzura M, et al: Comparison of jugular venous oxygen saturation and brain tissue PO_2 as monitors of cerebral ischemia after head injury. *Crit Care Med* 27:2337–2345, 1999.

[84] Stiefel MF, Spiotta A, Gracias VH, et al: Reduced mortality in patients with severe TBI treated with brain tissue oxygen monitoring. *J Neurosurg* 103:805–811, 2005.

[85] Narotam PK, Morrison JF, Nathoo N, et al: Brain tissue oxygen monitoring in traumatic brain injury and major trauma: outcome analysis of a brain tissue oxygen directed therapy. *J Neurosurg* 111:672–682, 2009.

[86] Mazzeo AT, Bullock R: Effect of bacterial meningitis complicating severe head trauma upon brain microdialysis and cerebral perfusion. *Neurocrit Care* 2:282–287, 2005.

[87] Sarrafzadeh AS, Sakowitz OW, Kiening KL, et al: Bedside microdialysis: a tool to monitor cerebral metabolism in subarachnoid hemorrhage patients? *Crit Care Med* 30:1062–1070, 2002.

[88] Bellander BM, Cantais E, Enblad P, et al: Consensus meeting on microdialysis in neurointensive care. *Intensive Care Med* 30:2166–2169, 2004.

[89] Johnston AJ, Gupta AK: Advanced monitoring in the neurology intensive care unit: microdialysis. *Cur Opin Crit Care* 8:121–127, 2002.

[90] Peerdeman SM, Girbes AR, Vandertop WP: Cerebral microdialysis as a new tool for neurometabolic monitoring. *Intensive Care Med* 26:662–669, 2000.

[91] Hillered L, Vespa PM, Hovda DA: Translational neurochemical research in acute human brain injury: The current status and potential future of cerebral Microdialysis. *J Neurotrauma* 22:3–41, 2005.

[92] Ferrari M, Mottola L, Quaresima V: Principles, techniques, and limitations of near infrared spectroscopy. *Can J Appl Physiol* 29:463–487, 2004.

[93] Pollard V, Prough DS, DeMelo AE, et al: Validation in volunteers of a nearinfrared spectroscope for monitoring brain oxygenation in vivo. *Anesth Analg* 82:269–277, 1996.

[94] Unterberg A, Rosenthal A, Schneider GH, et al. Validation of monitoring of cerebral oxygenation by near-infrared spectroscopy in comatose patients, in Tasubokawa T, Marmarou A, Robertson C, et al (eds): *Neurochemical Monitoring in the Intensive Care Unit*. New York, Springer-Verlag, 1995 pp 204–210.

[95] Arnulphi M, Calaraj A, Slavin KV: Near Infrared technology in neuroscience: past, present and future. *Neurological Research* 31:605–614,

2009.

[96] Nicklin SE, Hassan IA-A, Wickramasinghe YA, et al: The light still shines, but not that brightly? the current status of perinatal near infrared spectroscopy. *Arch Dis Child* 88:F263–F268, 2003.

[97] Henson LC, Calalang C, Temp JA, et al: Accuracy of a cerebral oximeter in healthy volunteers under conditions of isocapnic hypoxia. *Anesthesiology* 88:58–65, 1998.

[98] PetrovYY, Prough DS, Deyo DJ, et al: Optoacoustic, noninvasive, real-time, continuous monitoring of cerebral blood oxygenation: an in vivo study in sheep. *Anesthesiology* 102:69–75, 2005.

[99] Newberg AB, Alavi A: Neuroimaging in patients with head injury. *Semin Nucl Med* 33:136–147, 2003.

[100] Marshall LF, Marshall SB, Klauber MR, et al: A new classification of head injury based on computerized tomography. *J Neurosurg* 75:S14–S20, 1991.

[101] Narayan RK, Kishore PRS, Becker DP, et al: Intracranial pressure: to monitor or not to monitor? A review of our experience with severe head injury. *J Neurosurg* 56:650–659, 1982.

[102] Eisenberg HM, Gary HE Jr, Aldrich EF, et al: Initial CT findings in 753 patients with severe head injury. A report from the NIH traumatic coma data bank. *J Neurosurg* 73:688–698, 1990.

[103] Kemp GJ: Non-invasive methods for studying brain energy metabolism: what they show and what it means. *Dev Neurosci* 22:418–428, 2000.

[104] Watson NA, Beards SC, Altaf N, et al: The effect of hyperoxia on cerebral blood flow: a study in healthy volunteers using magnetic resonance phase-contrast angiography. *Eur J Anaesthesiol* 17:152–159, 2000.

[105] Verweij BH, Muizelaar P, Vinas FC, et al: Impaired cerebral mitochondrial function after traumatic brain injury in humans. *J Neurosurg* 93:815–820, 2000.

[106] Tollard E, Galanaud D, Perlbarg V, et al: Experience of diffusion tensor imaging and H-spectroscopy for outcome prediction in severe TBI. *Crit Care Med* 37:1448–1455, 2009.

[107] De Georgia MA, Deogaonkar A: Multimodal monitoring in the neurological intensive care unit. *Neurologist* 11:45–54, 2005.

[108] Elf K, Nilsson P, Enblad P: Outcome after traumatic brain injury improved by an organized secondary insult program and standardized neurointensive care. *Crit Care Med* 30:2129–2134, 2003.

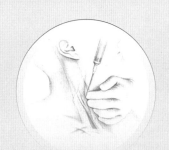

第 32 章
超声心动图在ICU的应用

Echocardiograpy in the Intensive Care Unit

ACHIKAM OREN-GRINBERG, SAJID SHAHUL AND ADAM B. LERNER　武钧 译，汤耀卿 审校

引　言

20世纪70年代，超声心动图被引入手术室，最早应用的是心外膜超声心动图。术中经食管超声心动图（transesophageal echocardiography, TEE）最早报道于1980年，但20世纪80年代中期并没有得到广泛应用。此后，TEE逐渐广泛用于危重患者的监测与诊断，应用范围也逐步扩展至围手术期和重症监护病房。超声心动图可对心脏解剖及功能进行评估，如心肌收缩和舒张功能、心腔大小及瓣膜功能等[1]。

超声心动图以其应用便捷、可快速获得诊断（10～15 min内可获得诊断信息）、多数患者可获得高质量图像及低并发症等优点，使得其广泛用于围手术期患者，且在ICU内应用也逐渐增多[2-8]。然而，患者的安全性和理想预后主要依赖于操作者对设备性能、局限性的认识及对设备操作的掌握程度。

超声心动图技术的基本术语

超声医师应当使用不同的超声心动图成像技术和血流动力学评估方法，以获得准确诊断和制定治疗策略。以下列举了超声心动图检查所涉及的基本技术。

二维超声心动图

二维（2D）超声心动图是超声心动图检查的基础[9]。二维超声心动图通过实时显像心脏的解剖结构，对心搏活动进行全面的观察。通过调整超声探头指向心脏的位置可获得特定层面的解剖切面，可获得心腔大小、整体和局部收缩功能及瓣膜结构的信息。

M型超声心动图

二维成像基础上选取任意切线可获得连续的一维成像，即M型超声成像[9]。可用于测量室壁厚度和心腔大小，从而分别估算出左室重量和室腔容积。另外，虽然价值有限，M型超声还可用于测量缩短分数，粗略评估左室收缩功能。此外，M型超声具有很高的空间分辨率，有助于评估心脏瓣膜等快速运动的心脏结构。

多普勒超声心动图

多普勒超声心动图常作为二维及M型超声心动图的补充。可提供心脏血流动力学的功能性信息，如收缩和舒张功能、血流速度和容积、瓣膜损害程度、心内分流的位置和程度，以及评估心脏舒张功能。多普勒超声包括四种模式：连续多普勒、脉冲多普勒、彩色多普勒血流成像及组织多普勒[9]。连续多普勒主要用于测量主动脉狭窄等情况下的高压力梯度和高流速的血流。使用连续多普勒时，超声探头持续发射和接受超声波，这增加了 Nyquist 极限速度下所能检测到的最大血流速度。Nyquist 极限指的是多普勒所能检测到的最大流速，其依赖于设备和成像参数。连续多普勒虽可评估高流速血流，但是以牺牲空间特异性为代价，称之为 "range ambiguity"。脉冲多普勒主要用于测量二尖瓣狭窄等低压力梯度和低流速血流。在此模式下，超声探头发射脉冲波后即等待接受反射波。脉冲多普勒降低了 Nyquist 极限值及所能检测到的最大血流速度，但却具有很精确的空间分辨率。彩色多普勒血流成像在筛查瓣膜狭窄或反流、定量评估瓣膜反流程度、成像收缩期和舒张期血流及发现心内分流方面非常有用。作为新技术引入的组织多普勒可定量评估左心的阶段和整体功能。该技术可测量心肌和二尖瓣瓣环角部的收缩和舒张速度，有助于研究左室舒张功能和收缩不协调性[10]。

增强超声

增强超声可提高超声心动图的诊断质量[11]。在二维超声心动图基础上，结合增强超声可提高整体和局部室壁运动异常的评估能力。尽管目前增强超声仅批准用于左室增强显像，但最近的临床研究表明其可用于评估心肌灌注[12,13]。

经食管超声心动图与经胸超声心动图

虽然经胸超声心动图（TTE）在心脏成像时具有侵入性小的优点，但对于某些重症患者因无法获得满意声窗从而导致成像质量下降。影响获得满意声窗的因素包括肥胖、肺部疾病、留置胸引管、创面敷料或引流及患者体位限制等。TTE 在 ICU 内应用受到一定限制；一项研究表明，对于 50% 的机械通气患者和 60% 的 ICU 患者，心脏超声检查无法获得充分的评估[8]。当 TTE 作为临床监测工具而不是作为诊断工具时，由于不需要与临床诊断相同的高质量图像，其成像评估不足的状况有所改观。一项涉及 200 例 ICU 患者的研究表明，当 TTE 作为监测工具时，97% 的患者可获得质量满意的二维图像[14]。

不同于 TTE，经胸超声心动图（transthoracic echocardiography, TTE）属于侵入性检查，但可稳定的获取高质量的超声图像。对于高达 40% 的患者，TEE 可提供意想不到的附加诊断，而这些诊断恰恰被 TTE 漏诊[4,15]。近来超声成像技术的进步，包括谐波成像、数字化采集及心内膜增强强化等均大大拓展了 TEE 的诊断领域[16,17]。

TEE 检查的禁忌证

虽然 TEE 检查非常安全[18,19]，但仍有一些食管探头插入的禁忌证。其中包括严重的食管或胃病变、肿块或肿瘤、狭窄、憩室、Mallory-Weiss 撕裂、近期食管或胃手术、上消化道出血及既往未评估过的吞咽困难或吞咽痛。食管静脉曲张不是绝对禁忌证，但每个患者检查前必须进行利弊分析评估[20]。操作者应熟知严重出血的潜在可能性，特别是存在凝血功能异常时。颈椎损伤是另一个相对禁忌证，操作前需进行利弊权衡。

TEE 检查的并发症和安全

TEE 为中等程度的侵入性检查，并发症少见。在一项针对 ICU 患者的研究中，并发症发生率为 1.6%，其中包括探头插入时镇静所致的低血压，一例凝血功能异常患者出现口咽部出血，TEE 检查前气管插管过程中出现的误吸[19]。另一项针对 2 508 例 ICU 患者的研究报道并发症发生率为 2.6%。在这项研究中没有出现检查相关性死亡,并发症包括一过性低血压或高血压、循环状况恶化、低氧血症、心律失常、呕吐、咳嗽、浅表黏膜损伤、气管插管移位及十二指肠喂养管意外拔出[18]。欧洲针对10 419例患者的多中心研究报道的并发症发生率为2.5%,其中一例患者(0.01%)因恶性肿瘤出现致命性呕血[2]。此外,0.88%的患者因无法耐受、出现心肺问题或出血而提前终止TEE检查[2]。

ICU内TEE检查的常见适应证

1996年在美国麻醉医师协会和心血管麻醉医师协会的共同努力下出版了TEE适应证指南[21]。该指南中定义了三类具有循证医学证据的临床适应证。Ⅰ类适应证定义为对于改善临床预后有帮助。到目前为止,ICU内TEE检查仅有的一个Ⅰ类

适应证,即无法解释的血流动力学不稳定——怀疑瓣膜疾病或血栓性疾病所致的不稳定患者(其他检查或监测手段不能明确诊断,或患者状况不稳定,无法进行其他检查)[21]。然而,这个适应证包含了很大一部分的ICU患者。ICU实际工作中临床医生会将TEE检查用于很多其他情况,这些适应证见表32.1。

表32.1

ICU内TEE检查的常见适应证

评价左室收缩功能	评估瓣膜病变
血流动力学处理	明确栓子来源
评估心脏压塞	评估心包炎
评估肺栓塞	评估胸部外伤
评估主动脉夹层	评估低氧血症

血流动力学不稳定状态的超声心动图评估

在每个ICU中,血流动力学不稳定均是极为常见的临床状况,明确其病因有时比想象中的更为困难。超声心动图可成功用于对血流动力学不稳定患者的诊断、监测和治疗。利用超声心动图来明确血流动力学不稳定的原因,就需要对心功能、容量状态、瓣膜功能及心外病变进行评估。

心 功 能 评 估

对血流动力学不稳定患者,应评估双侧心室的收缩功能。超声心动图评估可及时鉴别出心功能障碍的病因,协助选择恰当的起始治疗。

左室收缩功能评估

应当使用几种超声心动图方法对左室收缩功能进行评估。这些方法不仅可进行定量评估,还可进行定性评估。

定量评估左室收缩功能

应用几何模型计算容积 左室收缩功能的定量评估依赖于二维超声断层图像。要测定左室舒张

末容积(left ventricular end diastole volume, LVEDV)和收缩末容积(left ventricular end systole volume, LVESV),需要在二个正交断层平面上描绘出舒张末和收缩末心内膜边界。几个几何假设模型和公式(包括椭圆截断法、子弹型公式、圆柱体模型及圆锥体模型)都可在二维图像的基础上计算出LVEDV和LVESV。测得LVEDV和LVESV,便可计算出搏出量(stroke volume, SV)和心排血量(cardiac output, CO)。

$$SV=LVEDV - LVESV$$

$$CO=SV \times HR$$

此外,可根据以下公式可计算出射血分数(ejection

fraction, EF）

$$EF=SV/LVEDV \times 100\%$$

只有在心室对称性收缩时这些公式的评估才可靠,当存在节段室壁运动异常时,其准确性会降低。另外,左室收缩时室腔缩短常会导致 LVEDV 和 LVESV 的低估,并影响收缩功能评估的准确性[1,22]。最后,几何模型依赖于准确勾勒出心内膜的边界,这要求足够好的成像质量。约10%～20%的常规超声心动图检查无法满意显示心内膜[23],在ICU患者中该比例可高达25%[24]。而在机械通气患者中要获得满意成像显得更为困难。这些问题限制了几何模型和公式在评估左心收缩功能方面的应用。

盘片法（Simpson法则） 盘片法是另一种左室收缩功能的容积评估方法,与上述各方法相比,可能准确性更好,特别是左室几何形状不规则时[9]。这种方法将心室分成序列等高盘片,每个盘片的容积由公式"盘片容积=层高 × 盘片面积"算出,各个盘片的容积叠加得出左室容积[9]。此方法要求心尖部成像清晰,而这在临床实践中难以获得,心尖部的缩短同样会影响左室射血分数和心排血量评估的准确性(图32.1)。

左室收缩功能的定性评估

心室收缩功能的二维超声心动图评估 通过二维超声心动图,能很快对血流动力学的两个最重要的问题作出解答,即心室收缩功能是否完好及心室充盈是否充足。有经验的观察者可通过二维超声心动图定性评估心室收缩功能,这需要从多个超声平面进行评估且要清晰显示心内膜边界。正常的心室收缩包括同步的心肌增厚和心内膜向心室中心移动。观察心肌增厚具有重要的意义;心肌梗死时,梗死心肌可被周围正常心肌向内牵拉,但心肌并不增厚。正常室壁活动存在一定的局部不同步,侧壁近端和下侧(或后)壁收缩稍迟于室间隔和下壁[25]。为了定性评估心室收缩功能,操作者应综合分析各切面下室壁增厚及心内膜移动状况,从而获得左心收缩功能和射血分数的总体评估。虽然不同机构采用不同的标准,但一般认为心脏射血分数<30%为重度收缩功能障碍,30%～40%为中度收缩功能障碍,45%～55%为轻度收缩功能障碍,>55%为收缩功能正常。通过射血分数估算评估心功能的方法在临床上应用非常广泛,与定量评估具有很好的相关性。但是应考虑二维超声心动图评估射血分数所存在的局限性:

1. 准确的评估依赖于清晰显示心内膜边界,当心内膜显示不清时射血分数定性评估的准确性下降。

2. 射血分数的准确计算依赖于超声心动图操作者的经验。

3. 在心肌收缩不同步时(起搏心律、传导异常等)不易评估射血分数。

尽管二维超声心动图具有以上缺陷,但由于操作简便,其仍是临床上评估左室收缩功能应用最广泛的技术。在手术室完成TEE检查后,多数医师于经胃乳头肌中段短轴切面用二维成像技术持续监测左室收缩功能。这不但能对容量状态进行初步评估,而且可对所有冠状动脉供血区的室壁运动异常

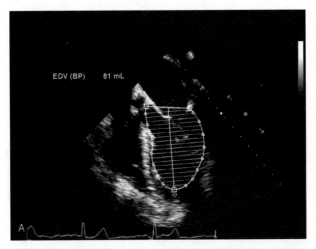 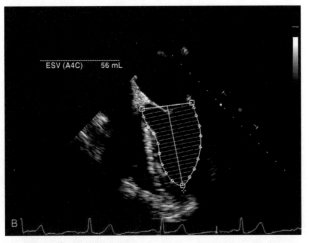

图32.1 应用盘片法(Simpson法)计算心排血量。图中显示舒张期(A)和收缩期(B)TEE食管中段四腔心切面。超声仪器内处理器根据Simpson法计算出 LVEDV(81 mL)和 LVESV(56 mL),根据上述值可计算出心排血量为(81−56)mL × 69次/min,即1.74 L/min。

进行快速评估[26]。然而,需要记住的是单用这一切面来评估心脏整体收缩功能是远远不够的。

左室局部收缩功能

局部室壁运动异常往往是由冠状动脉疾病引起的缺血或梗死所致。室壁运动异常可依次表现为运动减低、不运动和反常运动。反常运动是指局部受累节段室壁在收缩期背向心室中心运动。为了将超声心动图评估室壁运动标准化,将左心室分为17个节段[25]。对各节段分别进行室壁运动异常及程度的评估,考虑室壁运动异常是由冠状动脉疾病所致时,可根据室壁运动异常节段的位置来推测冠状动脉病变的位置。

增强超声心动图

鉴于超声心动图在准确显示心内膜边界及成像质量方面所存在的技术问题,已有一些改良措施用于克服这些困难。血管内超声心动图增强剂可提高左心显影效果,使心内膜边界显示更为清楚。增强剂有助于左室局部和整体功能的评估[27-30]。也可弥补ICU患者进行TTE检查的漏诊概率。一项研究显示增强超声可减少漏诊率51%[31],而另一项研究报道可高达77%[32]。增强超声的各种成像技术和模式除了改善心内膜显像、评估左心室功能外,还可用来评估心肌灌注缺损[33-35]。

多普勒评估左心室收缩功能

频谱多普勒可用来定量评估左室功能。其对左室收缩功能的评估建立在SV和CO基础之上。

每搏量(SV)指的是每个心动周期中心脏泵出的血容量,是衡量心功能的重要参数。通过脉冲多普勒(pulse wave Doppler, PWD)可测量收缩时心内任意截面的即时血流速度,结合超声很容易测得的横截面积(cross-sectional area, CSA),即可计算出SV。由于左室流出道(left ventricular outflow tract, LVOT)的横断面基本呈圆形,常作为SV测量部位。测量LVOT的直径(D),根据圆形面积公式$\pi(D/2)^2$可计算出CSA。心内任何腔室或结构只要可测出CSA均可按照这种方法来计算出SV,比如二尖瓣环、右室流出道及三尖瓣环等。通过描记PWD图形的轮廓,超声心动图仪器内计算机可自动计算出速度时间积分(velocity-time integral, VTI)。VTI(通常指搏出距离)为收缩射血相红细胞前移的平均值。VTI(搏出距离,单位cm)乘以血流所经过管路(如LVOT、主动脉、二尖瓣环及肺动脉)的CSA(单位 cm^2)可算出SV(单位 cm^3)[36-42],即SV=CSA × VTI。SV × 心率即可计算出CO,即CO(cm^3/min)=SV × HR(图32.2)。

这种方法测出的SV和CO与热稀释法所测CO具有很好的相关性[43]。然而有几种状况容易导致偏差:

1. CSA的测量往往是最容易出偏差的地方。当用直径计算CSA时,任何误差均会被放大[CSA=$\pi(D/2)^2$]。当测量直径为2.0 cm的LVOT,每2 mm的误差会导致最后计算出的CO出现误差

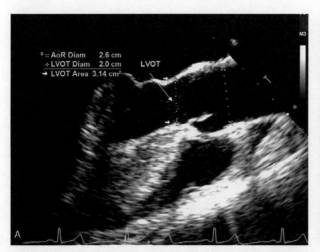
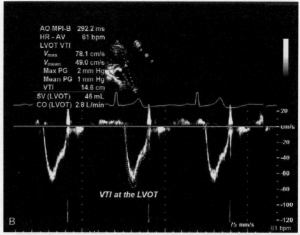

图32.2　应用频谱多普勒计算CO。A. 食管中段LVOT长轴切面,LVOT内径为2.0 cm,通过公式$\pi(D/2)^2$计算出CSA为3.14 cm^2。B. 经胃长轴切面,PWD指向主动脉瓣开口,计算机描记出频谱多普勒信号的轮廓并计算出VTI为14.6 cm。SV为CSA与VTI的乘积,即3.14 × 14.6=46 mL。CO=SV × HR,即46 × 61=2.8 L/min。

20%[25]。研究表明，不同观察者所测多普勒流速曲线之间的变异度较小（2%～5%），而在二维图像上为计算CSA所测LVOT的直径变异度非常大（8%～12%）[44]。

2. 通常假设多普勒信号是其与血流平行或接近平行的探测角下采集，二者之间的夹角为θ。多普勒方程式中cos θ存在于分母中，当探测角为0时，cos θ等于1。因为夹角为20°时所产生的误差仅为6%，所以探测角在20°以内的偏差是可以接受的。

3. 流速和直径的测量应在同样的解剖部位。当二者在不同部位测量时，所计算出SV和CO的准确性会下降。

4. 虽然应用此理论时假定血流模式为层流，但实际上是呈抛物线形，这对在血流速度基础上的计算结果是有影响的[25]。然而，在日常临床工作中这种影响意义不大，基本可忽略不计。

左室 dP/dt 的决定因素

左室压力时间变化率（dP/dt）是评估心肌收缩功能的重要指标。通常心导管时应用微压力表获取左室压力曲线并计算出dP/dt。研究表明超声心动图通过多普勒技术分析二尖瓣反流（mitral regurgitant, MR）可准确计算出dP/dt[45,46]。应用连续多普勒可获得MR频谱图像。左室压力变化率可通过计算收缩早期（速度曲线的上升支用于计算）频谱变化得出。计算MR从1 m/s到3 m/s所需时间可获得dP/dt。两点之间的时间也代表左室腔内压力变化32 mmHg所需要的时间。此计算方法以压力速度相关的改良Bernoulli方程为基础（$P=4v^2$），当速度从1 m/s上升到3 m/s时：

$$P=4v_B^2-4v_A^2(4(3^2)-4(1^2)=32)$$

v_B代表流速为3 m/s。

dP/dt按照下列公式计算：

$$dP/dt=32 \text{ mmHg} \div 时间(s)$$

左室功能降低时，因需要更长时间完成此压力梯度变化，从而导致dP/dt降低。dP/dt的正常参考值>1 200 mmHg/s（或时间≤27 ms），当介于1 000 mmHg/s和1 200 mmHg/s之间时左室收缩功能中度下降，<1 000 mmHg/s时左室收缩功能重度下降[47,48]。

患者容量状态的评估

处理血流动力学不稳定的患者，最重要且具挑战性的任务是准确预测患者是否可得益于液体治疗。水过多可导致肺水肿、缺氧及预后变差，因此临床上应避免。动态参数如搏出量变异（stroke volume variation, SVV）和脉压变异（pulse pressure variation, PPV）是更为新颖和有效评价"液体反应性"的指标，超声心动图可很容易评估这些参数。

SVV和PPV是心脏与呼吸的交互影响造成的，也就是控制通气时胸腔内压的变化对心脏SV及动脉血压的影响。正压通气吸气相胸腔内压的增加同时对左心和右心产生不同的生理影响。对于左心，由于肺血流被挤出肺静脉进入左心室，从而导致SV增加；胸腔内压的增加可改善左心室的"后负荷匹配"，通过功能性降低后负荷而增加左心SV。另外，室间隔向右心移动同样可增加左心SV。而对于右心，由于胸腔内正压对下腔静脉（inferior vena cava, IVC）挤压，导致右心室回流减少，右室SV降低。室间隔的右移同样可使右室SV减少。呼气相开始，由于肺静脉和右心室都相对"空"，SV降低。对于低容量患者，SV随呼吸周期性或动态变化的幅度增加，成为利用这些参数准确评估液体反应性的基础[49-54]。

除了前负荷，其他影响SVV和PPV的因素包括胸壁的顺应性和呼吸机参数（潮气量和气道压）。某些情况下，胸壁顺应性和呼吸参数相对比较恒定，SVV可指导评估特定患者的液体反应性。

此技术的局限性包括：

1. 正压通气时需要完全肌松或深度镇静，避免患者触发通气。

2. 心律失常的影响：对于有心律失常的患者，由于心律失常导致每次搏动的SV及BP有变异,SVV及PPV不能真正反映机械通气对其的影响,特别是在房颤或频发早搏患者。对于早搏很少的患者,假如一个呼吸循环内心律是规则的,动脉压曲线仍然可以用来分析用以判断容量反应性。

3. 潮气量的影响:潮气量增加可升高平均气道压,从而降低心脏平均前负荷(Frank-Starling曲线左移)。因此,当患者心肌做功处在Frank-Starling曲线的平坦段(对于前负荷改变不敏感)时,潮气量明显增加所致的曲线左移,可使其处于陡直段,从而变得对于前负荷变化敏感(得到假阳性结果)。相反,采取肺保护策略的小潮气量通气时,胸膜腔压力改变在一个呼吸周期中变化很小。此情况下吸气不会引起明显的左室SV改变,即便是对于液体有反应的患者(假阴性)。这就解释了为什么对于潮气量8～15 mL/kg的患者,SVV是评估液体反应性的可靠指标[49,55,56]。

基于液体反应性的动态参数评估法,研究表明有三个超声心动图参数比较可靠:

1. 主动脉血流指数:正压通气所致的SV增加可增加LVOT、主动脉瓣及降主动脉的峰值血流。同理,呼气所致的SV减少可降低这些部位的峰值血流。对于正压通气患者,主动脉血流指数可有效预测液体反应性。为了测量主动脉血流指数,可将脉冲波多普勒取样窗置于升主动脉,采集一系列随呼吸变化的峰值血流频谱图(图32.3)。计算主动脉血流指数的公式为:

主动脉血流指数=(吸气相最大峰值流速−呼气相最小峰流值速值)/平均血流速度 × 100%

主动脉血流指数>12%对于区分是否有液体反应性具有很高的敏感性和特异性(分别为100%和89%)[57],通过TTE或TEE可快速测定此指数。

2. 上腔静脉(superior vena cava, SVC)塌陷指数:与其他动态参数类似,正压通气吸气相时,由于胸腔内压增加促使SVC塌陷;呼气相时,SVC重新扩张至其基础水平。SVC塌陷程度依赖于低血容量的程度,低血管内容量使SVC更易受到胸腔内压增加的影响,其内径随呼吸变化更为明显。TEE二维超声或M型超声模式下测出正压通气时SVC直径并

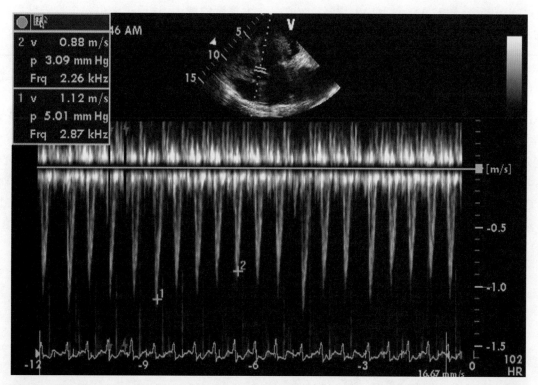

图32.3 TEE经胃深部切面评估主动脉血流指数。脉冲多普勒取样容积置于LVOT水平,频谱显示PPV时的峰流速变化,峰流速随呼吸而变化,正压吸气时增加(1)而呼气时减小(2)。主动脉流速指数为峰流速差值除以平均流速,此例的主动脉流速指数=(最大峰流速_吸气−最小峰流速_呼气)/平均流速×100=(1.12−0.88)/1×100=24%,提示严重低血容量,开始液体复苏。

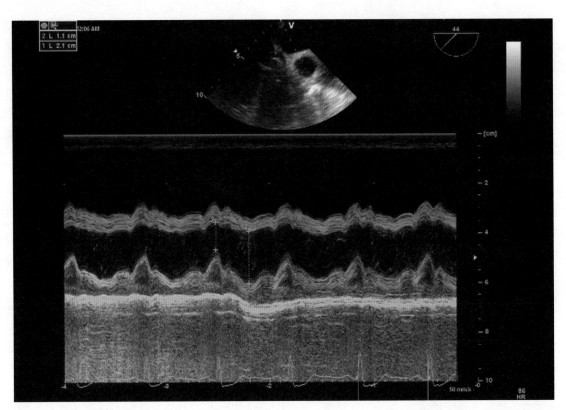

图32.4　TEE食管上段上腔静脉（superior vena cava, SVC）切面，M型超声。SVC塌陷指数＝（最大径呼气－最小径吸气）/最大径呼气×100＝（2.1－1.1）/2.1×100＝47%，提示低血容量并有液体反应性。

计算SVC变异指数（图32.4）。计算SVC塌陷指数的公式为：

SVC塌陷指数＝（呼气相最大直径 － 吸气相最小直径）/呼气相最大直径 × 100%

SCV塌陷指数>36%预测液体反应性的敏感性和特异性分别为90%和100%[58]，对预测血流动力学不稳定患者是否需要液体治疗非常有用。

3. 下腔静脉（inferior vena cava, IVC）塌陷指数：IVC塌陷指数的原理类似于其他血流动力学参数，然而，其生理学机制有所不同。正压通气时胸腔内压相对于胸腔外压的增加导致静脉回流压力梯度的减少，这反过来引起全身静脉回流减少，导致胸腔外静脉血容量增加，正压通气时胸腔外IVC直径增加，而呼气时直径减小[59,60]。近来，IVC塌陷指数同主动脉流速指数及其他血流动力学参数一样，用来评估液体反应性[61]，IVC直径变化率（ΔD_{IVC}）定义为正压通气时IVC的最大值与最小值的差值除以平均值，以百分比标示：$\Delta D_{IVC}=(D_{IVCmax}-D_{IVCmin})$ / 平均值 × 100%。12%的ΔD_{IVC}阈值预测液体反应性的阳性和阴性预测值分别为93%和92%。通常在剑突下平面评估IVC塌陷指数，运用二维或M型超声在右心房下3 cm测量IVC直径。

左心室前负荷的评估

前负荷指舒张末期心肌纤维的长度[43]。LVEDV是评估前负荷的临床参数之一。治疗危重患者时，即使是很有经验的医生要准确评估前负荷也是件很困难的事。前负荷通常是通过体格检查、终末器官灌注及直接测定血管内压来进行评估。超声心动图可作为临床评估的有效补充。

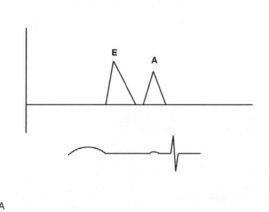

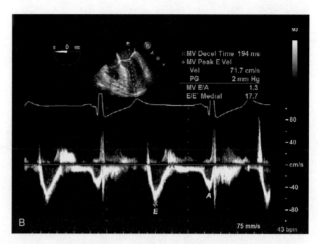

图32.5　A: 示意图描绘二尖瓣内向血流特征,舒张期呈现E峰和A峰。B: TEE食管中段四腔心切面显示二尖瓣内向血流E峰和A峰。

1. 二维超声心动图方法: 通过二维超声心动图测量舒张末LV内径,可推算出LV容量,从而估计前负荷。将测量数据与报道的正常心室大小相比较,以明确心室扩张的程度。然而,单次测量对于明确某一患者的前负荷价值有限。例如有心肌病病史患者的舒张末LV内径大于正常患者,此状态下用LV内径评估患者前负荷就有失客观准确。连续测量左室内径变化更有助于临床评估前负荷的实时状况,评估对于液体负荷或利尿等临床治疗的反应性。许多对照研究表明,超声心动图在评估前负荷方面较PAOP更具优势[62-64],其在检测舒张末容积降低和低血容量方面较准确。然而,在诊断前负荷增加或液体过负荷方面并不同样可靠[43]。术中通过超声心动图测定冠状动脉搭桥[65]、肝移植患者[66]的舒张末面积和容量与热稀释法所测定的心指数具有很好的相关性,而同PAWP未显示相关性。

2. 脉冲多普勒: 可通过多普勒超声心动图评估前负荷状态。正常情况下舒张期二尖瓣血流流速分布图呈双向。LV舒张早期(被动充盈期)形成的波形以E波表示,而舒张中后期(由心房收缩所致的LV充盈)形成的波形以A波表示。对于LV顺应性和舒张功能正常的年轻者E波>A波,正常人的波形及E波和A波比值随年龄而有所变化[25](图32.5)。

通过E峰和A峰的峰值比,可估计LV舒张末压力(LV end-diastolic pressure, LVEDP)。E/A>2相当于LVEDP>20 mmHg[67],可应用以下公式更准确的估计PAWP[67]:

$$PAWP=18.4+[17.1 \cdot \ln(E峰/A峰)]$$

一项研究表明,对于机械通气的危重患者,通过多普勒测定经二尖瓣和肺静脉血流可估算LV充盈压[69]。在该研究中,E/A>2预测PAWP >18 mmHg的阳性预测值为100%。然而,大比值E/A也可见于健康年轻人。此类人群LV心肌弹性舒张非常快,使LV在舒张早期基本可以完全充盈。表现为高E/A比值,却不伴左房压(left atrial, LA)升高[70]。因此在分析经二尖瓣血流时,应考虑年龄因素。另外,心率同样可以影响经二尖瓣血流的特征。因为心动过速时舒张充盈期缩短,在早期充盈完成以前心房可能已开始收缩,导致心动过速时的A波峰值流速高于心动较缓时的A波峰值流速[71]。因此,对于心动过速的患者,低E/A比值并不意味着低PAOP。此外,经二尖瓣的E波和A波可能会发生重叠,导致无法分析经二尖瓣血流特征。

右心室功能和前负荷的评估

右心室收缩功能障碍是引起低血压的另一潜在可能原因。在临床实践中,通过二维超声心动图可定性评估右心功能。通过TEE(食管中段四腔心切面)或TTE(心尖或剑突下切面)均可显示右室游离壁,并可以观察其增厚和运动状况。当右室功能障碍是低血压的主要原因时,不管是心肌收缩功能障碍直接所致,还是继发于肺栓塞等问题,LV往往充盈不足。也可通过定性或定量评估室腔大小来估计RV前负荷,然而需要再次强调的是,单次测量值的用处有限。

对导致血流动力学不稳定的瓣膜病变的评估

瓣膜功能异常有时是低血压的主要原因。对于ICU患者,瓣膜狭窄虽然可影响血流动力学,但很少直接导致低血压。鉴于此,本节主要关注反流性瓣膜病变的评估。

超声心动图评估二尖瓣反流

超声评估MR包括评估瓣膜结构、反流程度、容量超负荷所致的LA扩大、心室功能及肺动脉高压的程度。二尖瓣装置包括前后叶、瓣环、腱索、乳头肌及其周围支撑的LV壁。二尖瓣解剖结构或功能改变及其支撑结构的改变均会导致MR。二尖瓣瓣叶解剖结构改变可由风湿性疾病、心内膜炎、黏液瘤病变、间质性疾病(如淀粉样变性、肉瘤及黏多糖贮积症)及胶原性血管疾病(如系统性红斑狼疮和风湿性关节炎)等引起。继发于LA或LV扩张的功能性改变可导致二尖瓣瓣环扩张,使瓣叶关闭不全而引起MR。腱索撕裂或拉长导致收缩期腱索对关闭瓣叶的牵拉不足,使瓣叶脱入左房,导致MR[44]。急性心肌梗死所致的乳头肌断裂常导致急性严重MR,引发心源性休克。实际上部分乳头肌断裂更为常见,且不易引起严重并发症。

Carpentier分型常用于描述导致反流的病理生理机制:瓣叶活动正常、限制或过度[72]。

Ⅰ型——瓣叶活动正常:MR的最常见原因,瓣叶活动正常,为二尖瓣瓣环扩张和心肌缺血所致的乳头肌功能障碍。多数情况下二尖瓣反流束指向左房正中。

Ⅱ型——瓣叶活动过度:以瓣叶活动过度为主要特征,其中瓣叶波浪样改变表现为收缩期部分瓣叶突出到瓣环之上,而瓣环接合点仍位于二尖瓣瓣环下方;瓣叶脱垂表现为收缩期瓣叶尖端漂移至二尖瓣瓣环上方;瓣叶连枷样改变表现为瓣叶自由飘入左房,常由于腱索断裂所致。MR的反流束通常呈偏心性背向病变瓣叶。

Ⅲ型——瓣叶活动受限:以瓣叶活动受限为主要特征,常由LV扩张所致,LV扩张可使乳头肌移位远离二尖瓣瓣环,从而阻碍瓣叶闭合。二尖瓣反流束可呈中心型或呈偏心型指向病变严重侧。二尖瓣收缩期前向移动(mitral valvular systolic anterior motion, SAM),也被认为是引起瓣叶活动受限的原因之一,将在后文提及。

二尖瓣反流的评估

1. 二维超声心动图检查:基础二维超声评估可提供发现MR的线索。有些病例瓣叶结构异常或关闭不全可能会非常明显。该技术还可发现MR的间接征象。这些间接征象包括LV和LA扩大、肺动脉高压等;可通过多普勒测量三尖瓣反流束估算肺动脉压力升高。

2. 多普勒超声心动图血流成像检查:多普勒血流成像是筛查和评估MR的最常用方法。按照反流程度,MR分为微量、轻度、中度及重度四个级别,分别对应血管造影评分的1^+、2^+、3^+和4^+。通过目测评估MR彩色图谱的面积可粗略估计反流的严重程度,然而这种简单目测评估法具有局限性。如偏心性二尖瓣反流束沿LA壁走行时可看上去并不严重(Coanda效应)。另外,彩色增益设置可对二尖瓣反流彩色图谱面积大小产生明显影响。低彩色增益可导致彩色图谱面积增大,而高彩色增益则相反。在评估MR时彩色血流流速阈值一般应设置在$50\sim60$ cm/s以内。如前所述,二尖瓣反流束的方向特征具有很重要的临床应用。中心型反流束往往是由于瓣环扩张或缺血及乳头肌功能障碍所致,而偏心型反流束基本都是由于二尖瓣装置结构异常所致。因此,偏心型反流束在心肌缺血改善后不太可能好转。

MR的定量评估

1. 射流紧缩口宽度：射流紧缩口宽度是指二尖瓣瓣叶下方狭窄、被挤压反流束的部分。研究表明这部分反流束的宽度与MR的严重度密切相关[73]。宽度<3 mm对应轻度MR，宽度3～5 mm为中度MR，宽度>7 mm为重度MR[74]。当存在多个二尖瓣反流束或反流束呈偏心型时，此方法的应用受限。

2. 肺静脉反向血流：收缩期肺静脉血流波形变钝或出现反向血流是可影响血流动力学严重MR的可靠标志。收缩期反向血流提示重度MR，而血流波形变钝常提示重度或中至重度MR。此方法的局限性在于无法用于房颤患者的评估，房颤时心房舒张功能丧失，导致收缩期肺静脉血流波形变钝，此变化与MR的程度无关。

3. 近端等速表面积法（proximal isovelocity surface area, PISA）：反流束通过瓣膜向上逆流即由瓣膜近端流向反流口时，是由多层等速同心圆形层流叠加而成，这就是PISA法的理论基础。即将到达反流口时，层流截面积变小而流速增加；当远离反流口时，层流截面积增大而流速减缓[44]。通过彩色多普勒评估此处面积，可计算出反流容积。反流容积是PISA面积和混叠速度的共同结果。因为反流容积通过二尖瓣缺口，反流面积（regurgitan orifice area, ROA）可由下述公式计算出：

$$ROA=反流容积 \div VTI_{MRjet}$$
（二尖瓣反流束的速度时间积分）

收缩期前向运动（systolic anterior motion, SAM）：二尖瓣SAM是具有重要意义的临床诊断，对于血流动力学不稳定的患者必须要考虑是否存在SAM。高速血流经过二尖瓣前叶与LV室间隔之间的狭窄空间时产生的虹吸效应，可使二尖瓣瓣叶向LVOT移位，导致收缩期血流受阻，形成二尖瓣SAM。对称性或非对称性LV室间隔肥厚，左心室腔小，二尖瓣装置冗余，以及左室收缩性过强，均是SAM形成的高危因素。二维超声显像可见二尖瓣瓣叶突入至LVOT。彩色多普勒可显示出LVOT呈现血流"彩色混叠"，这是LVOT的反流的多普勒诊断依据。另外，SAM常影响二尖瓣瓣叶的正常闭合，导致严重的前向偏心型MR。经胃深部窗口的连续波多普勒可发现高流速血流频谱，常呈"匕首"状，由此可计算出狭窄梗阻部位的压力梯度，可用超声心动图跟踪观察其对治疗的反应性。

主动脉反流的评估

主动脉反流（aortic regurgitation, AR）的原因分为主动脉瓣瓣叶和主动脉异常。主要瓣叶疾病包括退行性钙化、风湿热、感染性心内膜炎及先天性二叶主动脉瓣（常合并有主动脉狭窄）[75]。升主动脉和主动脉根部扩张的病因包括：慢性高血压、主动脉夹层、主动脉退行性病变、囊状中层坏死、马凡综合征及一些少见状况如强直性脊柱炎、梅毒。

主动脉反流严重度的评估

1. 反流束宽度与LVOT内径比值：通过长轴切面显像LVOT，可定量比较反流束宽度与LVOT内径。二者比值1%～24%为微量AR（0～1+），25%～46%为轻度AR（1+～2+），47%～64%为中度AR（2+～3+），>65%为重度AR（3+～4+）[76]。另外一种方法是应用M型超声，将多普勒声束与流出道相垂直，舒张期可看到位于LVOT边界内的反流束，用反流束宽度除以LVOT内径，即可按照上述分级法对AR进行分级。

2. 反流束面积与LVOT面积比值：在主动脉瓣短轴水平，可将反流束面积与LVOT面积进行比较。二者比例<4%为微量AR（0～1+），4%～24%为轻度AR（1+～2+），25%～59%为中度AR（2+～3+），>60%为重度AR（3+～4+）[77]。

3. 紧缩射流：主动脉功能不全所致的紧缩射流宽度可通过长轴切面进行测量。紧缩射流宽度>6 mm提示合并有严重的AR[78]。

4. 主动脉反流束流速曲线斜率：反流束的速度与舒张期主动脉和LV之间的压力梯度密切相关。AR越严重，主动脉与LV之间的压力差下降越快，而流速曲线降至基线的速度也越快。基于此原理，根据反流束速度衰减斜率可估计反流的严重度。压力衰减减半时间为AR最大跨压由最大值降低至一半所需要的时间。减半时间<200 ms为严重AR，200～500 ms为中度AR，>500 ms为轻度AR[79,80]。其他影响主动脉和LV压力梯度的病理因素，如左室舒张功能障碍可影响其准确性，这是压力梯度法的缺点。

三尖瓣反流的评估

三尖瓣反流可由黏液样疾病所致的瓣叶异常或心内膜炎引起的瓣膜破坏所致，更为常见的是继发于各种可导致右室和三尖瓣瓣环扩张的病理过程。譬如急性和慢性容量超负荷或右室后负荷增加（肺栓塞、原发或继发肺动脉高压）。通常根据前文阐述的瓣膜反流彩色图谱面积和紧缩射流法对三尖瓣反流进行定量评估。另外，对RV扩张和收缩功能评估同样非常重要。用连续波多普勒对三尖瓣反流束进行取样可定量评估肺动脉压力，部分评估RV后负荷。肺动脉压力等于三尖瓣反流束最大压差加上实际或估算的CVP。

导致血流动力学不稳定的心外因素

心脏压塞

心脏压塞仅是临床或血流动力学诊断；然而超声心动图有助于疑似病例的诊断。心包内慢性液体积聚量可能会非常大（>1 000 mL），但常不伴有心包内压明显增加。心包内液体急性增加，即使是少量（50～100 mL）也可导致明显的心包内压增加，并出现心脏压塞的生理改变。超声心动图诊断心脏压塞首先要发现积液。在此基础上检查重点应放在是否有心腔塌陷。随着心包内压增加，心腔将按照压力从低到高的顺序出现塌陷：心房首先出现塌陷，接着是RV，然后是LV。另外，在心动周期中各心腔内压最低时其塌陷最为明显；心房在心室收缩时塌陷最为明显，而心室在其舒张时塌陷最为明显。通过M型超声检测心腔壁的运动可评估塌陷程度。脉冲多普勒超声心动图通过检测经二尖瓣和三尖瓣血流，以及评估呼吸变异对心室充盈的影响（奇脉在超声心动图上的表现），从而协助判断心腔塌陷状况。心脏压塞时，LV填充血流峰流速在自主吸气时可降低25%以上，而RV峰流速在自主呼气时会降低25%以上（图32.6）[44]。

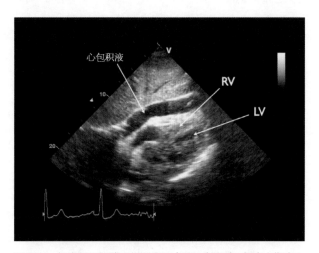

图32.6 经胸剑下四腔心切面显示大量心包积液，舒张末期右心室塌陷，心超诊断为心脏压塞。RV：右心室；LV：左心室。

干和近端左右肺动脉内是否有血栓。由于左主支气管位于肺动脉前方，导致TEE观察左肺动脉较为困难。超声心动图不易诊断小范围的PE，但一些间接征象可提示可能存在PE。这些征象包括急性右室压过负荷伴有肺动脉压增加、右室扩张、右室收缩功能障碍及三尖瓣反流增加。即使超声心动图不能明确诊断PE，检查所见仍有助于指导临床治疗（图32.7）。

肺栓塞

要在ICU患者中诊断肺栓塞（pulmonary embolism, PE）非常困难。对怀疑PE的患者，TTE是常规筛查手段。当TTE未发现诊断线索而临床上又高度怀疑，或存在RV过负荷证据，或血流动力学不稳定时，应进行TEE检查[81]。TEE的敏感性和特异性分别为80%和100%。二维超声显像可观察肺动脉主

主动脉夹层

主动脉夹层是一种危及生命的疾病，表现为主动脉壁内膜撕裂使血液流入内膜和中层之间的"假"腔内。最初48 h内未经治疗的急性主动脉夹层患者的死亡率高达每小时1%[82]。快速、准确诊断对于改善改善预后极为重要。TEE以其易于获得、费用低及无创等优点，已成为疑似主动脉夹层的

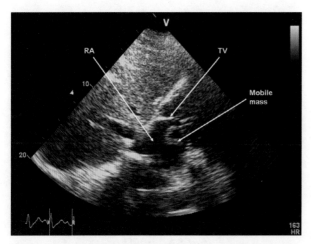

图32.7 急性心血管虚脱患者的经胸剑下切面重点观察右心房，超声显像显示心房内活动团块，诊断为栓子脱落。RA：右心房；TV：三尖瓣。

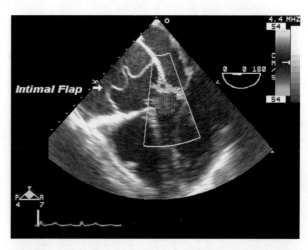

图32.8 TEE食管四腔心切面（放大主动脉瓣）显示急性主动脉夹层伴内膜片拍击（箭头所示）。彩色多普勒显示严重主动脉反流。

标准评估方法[83]。此外，TEE尚可用于对主动脉夹层的心脏或心脏外并发症进行诊断，如主动脉瓣关闭不全、冠状动脉阻塞、伴或不伴心脏压塞的心包积液及血胸等。

由于超声成像的问题，升主动脉夹层的诊断非常困难。在升主动脉和主动脉弓部位常因反射和折射而形成伪像，伪像在外观上很像撕裂的内膜瓣。此外，在升主动脉远端和主动脉弓近端，左主支气管跨于食管与主动脉之间，导致超声成像效果下降，要确保评估结果的准确需要从不同的切面和角度成像。为了区别伪像与撕脱内膜瓣，操作者应知道线性回声是否符合主动脉成像特征，如不符合应考虑为超声伪像。彩色多普勒成像技术可用于确定是否

为血流，或是忽略超声伪像。

内膜瓣通常会形成一个真腔和一个假腔。鉴别真假腔常是TEE的重要目的之一，但对于操作者来说明确诊断颇具挑战性，有些间接征象可有助于鉴别。首先，真腔往往在收缩期扩张，而在舒张期轻微压缩[84]。其次，由于假腔内血流瘀滞，可观察到回声增强或血栓，但真腔内也可出现血流瘀滞的现象，所以此征象有时可能误导。另外，真腔往往比假腔小，特别是对于慢性夹层[85,86]。彩色多普勒可发现真假腔之间的交通处。有些是血流从真腔流入假腔的入口，而其他的则是双向血流存在的部位。夹层起始点的发现影响临床治疗决策（图32.8）。

低氧血症的超声心动图评估

超声心动图在ICU中的另一用途是对不明原因低氧血症和不能脱机患者进行评估。可通过超声心动图对低氧血症的下述原因进行诊断：心内右向左分流，肺栓塞，LV病变[LV收缩和（或）舒张功能障碍等]，以及可导致肺水肿的二尖瓣瓣膜病变。肺栓塞、左室及二尖瓣病变的超声心动图评估在前文已阐述。

心内分流是指左右心腔之间存在异常通道并

伴有血流通过异常缺口为主要临床特征[44]。异常血流的方向和容量取决于缺口的大小及缺口两侧的压力差。慢性左向右分流可导致右心容量超负荷，随着时间延长，可导致不可逆肺动脉高压，引起右心压力超负荷。而右心压力增加可导致经此缺口的右向左分流。临床上右向左分流常见于右心压力快速增加并超过左心压力，常与房间隔缺损有关。心内分流可通过彩色多普勒进行诊断。

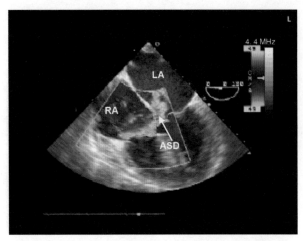

图32.9　TEE食管中段四腔心切面显示房间隔缺损左向右分流（箭头所示）。LA：左心房；RA：右心房；ASD：房间隔缺损。

由于左右心房压力梯度小，血流通过房间隔缺损时通常血流速度较慢。严重肺动脉高压伴右房压高于左房压时会产生明显右向左分流。房间隔缺损的其他超声心动图征象包括双房和右室扩大。多普勒可测定肺循环血流和体循环血流的比值（Q_p/Q_s）。要计算 Q_p/Q_s，要测定出左心和右心的搏出量。肺血流 Q_p 可通过同一位置测定肺动脉 CSA 及 VTI 计算出。而体循环血流 Q_s 的测定，可通过如前所述的方法，测定 LVOT 的 CSA 和 VTI 计算出（图32.9）。

$$Q_p/Q_s = \frac{CSA_{PA} \times VTI_{PA}}{CSA_{LVOT} \times VTI_{LVOT}}$$

超声心动图评估栓子来源

　　心内肿物或分流等疾病均是体循环栓子的潜在来源，可引起急性血管栓塞。超声心动图在诊断或排除心脏来源体循环栓子方面非常有用。

　　心脏肿物：已知可作为栓子来源的心脏肿物有三种基本类型，包括赘生物、血栓及肿瘤。

　　1. 赘生物：由于 ICU 内危重患者存在发生菌血症的高风险，筛查感染性心内膜炎是 ICU 患者进行 TEE 检查的常见指证。心内膜炎是基于体格检查、实验室检查（最重要的是菌血症）及超声心动图检查的综合信息得出的诊断。超声心动图检查的目的是发现心内膜相关瓣膜损害，评估瓣膜病变对心功能和心腔大小的影响，发现瓣周脓肿、心包积液等其他心内膜炎相关并发症。心内膜炎往往不止累及一处瓣膜，所以应对所有瓣膜均仔细检查和评估。应当从不同的声窗和二维图像评估瓣膜性心内膜炎，因为赘生物往往仅能在特定的切面观察到。赘生物通常黏附在瓣叶上游低压力侧。超声上显示为异常的高回声、不规则肿物黏附在瓣叶上[44]。虽然赘生物可位于瓣叶的任何部位，但最常黏附于瓣叶的接合处。

　　2. 血栓：心内血栓往往形成于血流瘀滞或低流速部位。比如，心室内血栓形成见于心室动脉瘤、

假性动脉瘤及严重运动功能减退或无运动室壁的毗邻部位。左房内血栓形成通常与心房增大、二尖瓣狭窄及房颤有关。多数左房内血栓位于左心耳，而 TEE 可很好观察此部位病变。血栓较其下的心肌具有较高回声强度，且与心内膜边缘的形状明显不同。常常需要从不同切面观察，并排除类似血栓的干扰伪像。此外，超声多普勒可用于观察血流是否可勾勒出可疑血栓的边缘，从而协助与超声伪像相鉴别。

　　3. 心脏肿瘤：继发性心脏肿瘤较原发性心脏肿瘤更为常见，前者约为后者的20倍，可通过转移或淋巴播散累及心脏，也可由邻近组织恶性肿瘤直接侵犯。心包、心外膜、心肌及心外膜等心脏各结构均可受累。75% 的转移性心脏肿瘤累及心包和心外膜，常表现为心包积液。仅通过超声心动图成像很难明确诊断，需要结合临床信息才能得出大致诊断。肾细胞癌易形成"指状"突起，从 IVC 延伸入右心房。尿道肿瘤的临床表现有相似之处。

　　4. 分流：如前所述，右向左分流是导致低氧血症的重要原因。此外，所有的右向左分流可使血栓从体循环静脉流向动脉。可引起卒中、一个或多个器官的血管栓塞。

超声心动图对ICU患者治疗的影响

不同类型患者TEE检查的目的和指征有明显差别：对于内科ICU和神经外科ICU的患者，TEE检查的主要目的是为了排除或证实细菌性心内膜炎和（或）心脏来源的栓子。不同的是，对于内外科ICU和心脏ICU的患者，TEE检查是为了诊断主动脉夹层、瓣膜功能障碍及血流动力学不稳定[18]。

最近，一篇包括21项研究，2 508例危重患者的综述评估了TEE对患者临床治疗的影响，68.5%患者的因TEE的检查结果采取了手术或药物调整的治疗干预[18]。其中5.6%患者在TEE检查后未经其他检查即进行了外科干预；而62.9%患者的非手术治疗方案进行了调整，调整措施包括增加正性肌力药物、血管活性药物、抗生素、抗凝剂、溶栓剂等药物或者调整其剂量，或者予以液体治疗及采取进一步的血流动力学监测。此研究成为迄今规模最大的评估TEE在心脏外科ICU以外领域应用的分析。

关于超声心动图在ICU应用的文献报道，尚缺乏前瞻性、随机对照研究表明其可降低并发症、死亡率及费效比。然而，这篇文献指出ICU患者可获益于超声心动图。在ICU医生中进行更广泛和更高级的超声心动图培训是有益的。

超声心动图在ICU创伤患者的应用前景

近年来，便携超声（hand-carried ultrasound, HCU）已经应用于临床[87-89]，以其体积小、便携及价格低等优点深受喜爱。其在ICU内易于存放，便于需要时即刻床旁操作。床边便携超声心动图有助于医生诊断和处理危重患者。虽然便携超声心动图设备的图像和彩色血流成像质量总体上不及标准全配置机型，但在识别心脏病变方面与标准超声平台具有很好的可比性[90]。涉及HCU的临床应用的文献报道较为复杂。早期报道表明其在门诊[88]、院内查房[89]及在小部分ICU患者可有满意的应用[87]。其中一些研究表明，HCU和标准超声心动设备在评估室壁运动异常与瓣膜反流方面具有很好的相关性[91,92]。此外，少数研究表明HCU检查和标准超声心动图检查之间具有很好的一致性[87,89,93-95]。一项研究发现，HCU设备可对申请医生85%的临床问题予以评估和回答，其中86%的解答后来被证实是正确的[96]。虽然有研究表明，即使是用于机械通气患者[97]，在二维成像方面HCU设备基本具有相当的效果，但仍有很多研究表明其在频谱多普勒方面不如标准超声心动图[98]。也有报道显示对于评估特别危重患者的肺动脉高压、瓣膜疾病及LVOT梗阻方面，HCU显像存在不足[96,97]。一些ICU内的队列研究也表明其存在同样的缺点[96,98]。

除了心脏评估外，ICU内HCU可协助引导中心静脉和动脉导管置管，引导胸腔穿刺及其他穿刺。在HCU将成为传统体格检查的延伸和补充，在复苏过程中抢救团队应用HCU更好地协助诊断和治疗将成为现实。

总　　结

超声心动图是一项重要的危重病诊断和监测工具，其应用会越来越广泛。它将快速发展成高效和可靠的临床工具。超声检查可应用于不同的临床状况和不同的患者群，甚至病情最复杂的患者。此领域的技术进步将明显改善成像质量及临床检测能力，将大大拓展其应用环境和范围。基于此，恰当的培训和操作指南变得越来越重要。为了达到理想的临床效果，临床医生必须知道何时及如何应用此项技术，且要熟知每种模式的优点及局限性。达到此目标的重要一步是将监护人员纳入到超声心动图技术培训中。

◇ 参 ◇ 考 ◇ 文 ◇ 献 ◇

［ 1 ］ Cahalan MK, Litt L, Botvinick EH: Advances in noninvasive cardiovascular imaging: implications for the anesthesiologist. *Anesthesiology* 66:356–372, 1987.

［ 2 ］ Daniel WE, Erbel R, Kasper W, et al: Safety of transesophageal echocardiography. A multicenter survey of 10,419 examinations. *Circulation* 83:817–821, 1991.

［ 3 ］ Sohn DW, Shin GJ, Oh JK, et al: Role of transesophageal echocardiography in hemodynamically unstable patients. *Mayo Clin Proc* 70:925–931, 1995.

［ 4 ］ Hwang JJ, Shyu KG, Chen JJ, et al: Usefulness of transesophageal echocardiography in the treatment of critically ill patients. *Chest* 104:861–866, 1993.

［ 5 ］ Khoury AF, Afridi I, Quinones MA, et al: Transesophageal echocardiography in critically ill patients: feasibility, safety and impact on management. *Am Heart J* 127:1363–1371, 1994.

［ 6 ］ Heidenreich PA, Stainback RF, Redberg RF, et al: Transesophageal echocardiography predicts mortality in critically ill patients with unexplained hypotension. *J Am Coll Cardiol* 26:152–158, 1995.

［ 7 ］ Poelaert JI, Trouerbach J, De Buyzere M, et al: Evaluation of transesophageal echocardiography as a diagnostic and therapeutic aid in a critical care setting. *Chest* 107:774–779, 1995.

［ 8 ］ Vignon P, Mentec H, Terre S, et al: Diagnostic accuracy and therapeutic impact of transthoracic and transesophageal echocardiography in mechanically ventilated patients in the ICU. *Chest* 106:1829–1834, 1994.

［ 9 ］ Gottdiener JS, Bednarz J, Devereux R, et al: American society of echocardiography recommendations for use of echocardiography in clinical trials. *J Am Soc Echocardiogr* 17:1086–1119, 2004.

［10］ Nagueh SF, Appleton CP, Gillebert TC, et al: Recommendations for the evaluation of left ventricular diastolic function by echocardiography. *J Am Soc Echocardiogr* 22:107–133, 2009.

［11］ Mulvagh SL, De Maria AN, Feinstein SB, et al: Contrast echocardiography: current and future applications. *J Am Soc Echocardiogr* 13:331–342, 2000.

［12］ Mor-Avi V, Caiani EG, Collins KA, et al: Combined assessment of myocardial perfusion and regional left ventricular function by analysis of contrastenhanced power modulation images. *Circulation* 104:352–357, 2001.

［13］ Porter TR, Xie F, Silver M, et al: Real-time perfusion imaging with low mechanical index pulse inversion Doppler imaging. *J Am Coll Cardiol* 10:748–753, 2001.

［14］ Jensen MB, Sloth E, Larsen KM, et al: Transthoracic echocardiography for cardiopulmonary monitoring in intensive care. *Eur J Anaesthesiol* 21:700–707, 2004.

［15］ Pearson AC, Castello R, Labovitz AJ: Safety and utility of transesophageal echocardiography in the critically ill patient. *Am Heart J* 119:1083–1089, 1990.

［16］ Beaulieu Y, Marik PE: Bedside ultrasonography in the ICU part 1. *Chest* 128(2):881–895, 2005.

［17］ Joseph MX, Disney PJS, Da Costa R, et al: Transthoracic echocardiography to identify or exclude cardiac cause of shock. *Chest* 126(5):1592–1597, 2004.

［18］ Huttemann E, Schelenz C, Kara F, et al: The use and safety of transoesophageal echocardiography in the general ICU—a mini review. *Acta Anaesthesiol Scand* 48:827–836, 2004.

［19］ Colreavy FB, Donovan K, Lee KY, et al: Transesophageal echocardiography in critically ill patients. *Crit Care Med* 30:989–996, 2002.

［20］ Lobato EB, Urdaneta F: Transesophageal echocardiography in the intensive care unit, in Perrino RSA Jr (ed): *A Practical Approach to Transesophageal Echocardiography*. Philadelphia, Lippincott Williams & Wilkins, 2003, pp 272–285.

［21］ Thys DM, Abel M, Bollen BA, et al: Practice guidelines for perioperative transesophageal echocardiography: a report by the American Society of Anesthesiologists and the Society of Cardiovascular Anesthesiologists task force on transesophageal echocardiography. *Anesthesiology* 84(4):986–1006, 1996.

［22］ Chuang ML, Hibberd MG, Salton CJ, et al: Importance of imaging method over imaging modality in noninvasive determination of left ventricular volumes and ejection fraction: assessment by two-and-three-dimensional echocardiography and magnetic resonance imaging. *J Am Coll Cardiol* 35:477–484, 2000.

［23］ Crouse IJ, Cheirif J, Hanly DE, et al: Opacification and border delineation improvement in patients with suboptimal endocardial border definition in routine echocardiography: results of the phase III Albunex multicenter trial. *J Am Coll Cardiol* 22:1494–1500, 1993.

［24］ Reilly JP, Tunick PA, Timmermans RJ, et al: Contrast echocardiography clarifies uninterpretable wall motion in intensive care unit patients. *J Am Coll Cardiol* 35:485–490, 2000.

［25］Feigenbaum H, Armstrong WF, Ryan T: Evaluation of systolic and diastolic function of the left ventricle, in *Feigenbaum's Echocardiography*. Philadelphia, Lippincott Williams & Wilkins, 2005, pp 138–180.

［26］Walton SJ, Reeves ST, Dorman BH Jr: Ventricular systolic performance and pathology, in Perrino AJ, Reeves ST (eds): *Transesophageal Echocardiography*. Philadelphia, Lippincott Williams & Wilkins, 2003, pp 37–55.

［27］Cohen JL, Cheirif J, Segar DS, et al: Improved left ventricular endocardial border delineation and opacification with OPTISON (FS069), a new echocardiographic contrast agent. Results of phase III multicenter trial. *J Am Coll Cardiol* 32:746–752, 1998.

［28］Kitzman DW, Goldman ME, Gillam LD, et al: Efficacy and safety of the novel ultrasound contrast agent perflutren (Definity) in patients with suboptimal baseline left ventricular echocardiographic images. *Am J Cardiol* 86:669–674, 2000.

［29］Malhotra V, Nwogu J, Bondmass MD, et al: Is the technically limited echocardiographic study an endangered species? Endocardial border definition with native tissue harmonic imaging and Optison contrast: a review of 200 cases. *J Am Soc Echocardiogr* 13:771–773, 2000.

［30］Spencer KT, Bednarz J, Mor-Avi V, et al: The role of echocardiographic harmonic imaging and contrast enhancement for improvement of endocardial border delineation. *J Am Soc Echocardiogr* 13:131–138, 2000.

［31］Nash PJ, Kassimatis KC, Borowski AG, et al: Salvage of nondiagnostic transthoracic echocardiograms on patients in intensive care units with intravenous ultrasound contrast. *Am J Cardiol* 94:409–411, 2004.

［32］Costa JM, Tsutsui JM, Nozawa E, et al: Contrast echocardiography can save nondiagnostic exams in mechanically ventilated patients. *Echocardiography: J CV Ultrasound Allied Tech* 22(5):389–394, 2005.

［33］Heinle SK, Noblin J, Goree-Best P, et al: Assessment of myocardial perfusion by harmonic power Doppler imaging at rest and during adenosine stress. *Circulation* 102:55–60, 2000.

［34］Porter TR, Li S, Kricsfeld D, et al: Detection of myocardial perfusion in multiple echocardiographic windows with one intravenous injection of microbubbles using transient response second harmonic imaging. *J Am Coll Cardiol* 29:791–799, 1997.

［35］Porter TR, Li S, Jiang L, et al: Real-time visualization of myocardial perfusion and wall thickening in human beings with intravenous ultrasonographic contrast and accelerated intermittent harmonic imaging. *J Am Soc Echocardiogr* 12:266–271, 1999.

［36］Darmon PL, Hillel Z, Mograder A, et al: Cardiac output by transesophageal echocardiography using continuous-wave Doppler across the aortic valve. *Anesthesiology* 80:796–805, 1994.

［37］Gorcsan J III, Dianna P, Ball BS, et al: Intraoperative determination of cardiac output by transesophageal continuous wave Doppler. *Am Heart J* 123:171–176, 1992.

［38］Maslow AD, Haering J, Comunale M, et al: Measurement of cardiac output by pulsed wave Doppler of the right ventricular outflow tract. *Anesth Analg* 83:466–471, 1996.

［39］Muhiuden IA, KuechererHF, Lee E, et al: Intraoperative estimation of cardiac output by transesophageal pulsed Doppler echocardiography. *Anesthesiology* 74:9–14, 1991.

［40］Perrino AC, Harris SN, Luther MA: Intraoperative determination of cardiac output using multiplane transesophageal echocardiography: a comparison to thermodilution. *Anesthesiology* 89(2):350–357, 1998.

［41］Savino JS, Troianos CA, Aukbur S, et al: Measurements of pulmonary blood flow with transesophageal two-dimensional and Doppler echocardiography. *Anesthesiology* 75:445–451, 1991.

［42］Steward WJ, Jiang L, Mich R, et al: Variable effects of changes in flow rate through the aortic, pulmonary, and mitral valves on valve area and flow velocity: impact on quantitative Doppler flow calculations. *J Am Coll Cardiol* 6:653–662, 1985.

［43］Brown JM: Use of echocardiography for hemodynamic monitoring. *Crit Care Med* 30(6):1361–1364, 2002.

［44］Otto CM: *Textbook of Clinical Echocardiography*. 2nd ed. Philadelphia, W.B. Saunders Company, 2000.

［45］Bargiggia GS, Bertucci C, Recusani F, et al: A new method for estimating left ventricular dP/dt by continuous wave Doppler-echocardiography. Validation studies at cardiac catheterization. *Circulation* 80:1287–1292, 1989.

［46］Pai RG, Bansal RC, Shah PM: Doppler-derived rate of left ventricular pressure rise. Its correlation with the postoperative left ventricular function in mitral regurgitation. *Circulation* 82:514–520, 1990.

［47］Chen C, Rodriguez L, Guerrero L, et al: Noninvasive estimation of the instantaneous first derivative of left ventricular pressure using continuous-wave Doppler echocardiography. *Circulation* 83:2101–2110, 1991.

［48］Reynolds T: Left ventricular systolic function, in *The Echocardiographer's Pocket Reference*. Arizona, Arizona Heart Institute, 2000, pp383–384.

［49］Reuter DA, Felbinger TW, Schmidt C, et al: Stroke volume variations for assessment of cardiac responsiveness to volume loading in mechanically ventilated patients after cardiac surgery. *Intensive Care Med* 28:392–398, 2002.

［50］Kramer A, Zygun D, Hawes H, et al: Pulse pressure variation predicts fluid responsiveness following coronary artery bypass surgery. *Chest* 126:1563–1568, 2004.

［51］Bendjelid K, Romand JA: Fluid responsiveness in mechanically ventilated patients: a review of indices used in intensive care. *Intensive Care Med* 29:352–360, 2003.

［52］Lopes MR, Oliveira MA, Pereira VO, et al: Goal-directed fluid management based on pulse pressure variation monitoring during high-risk surgery: a pilot randomized controlled trial. Crit Care 11:R100, 2007.

［53］Berkenstadt H, Margalit N, Hadani M, et al: Stroke volume variation as a predictor of fluid responsiveness in patients undergoing brain surgery. *Anesth Analg* 92:984–989, 2001.

［54］Michard F: Volume management using dynamic parameters. *Chest* 128:1902–1903, 2005.

［55］Tavernier B, Makhotine O, Lebuffe G: Systolic pressure variation as a guide to fluid therapy in patients with sepsis-induced hypotension.

Anesthesiology 89:1313−1321, 1998.

[56] Michard F, Boussat S, Chemla D: Relation between respiratory changes in arterial pulse pressure and fluid responsiveness in septic patients with acute circulatory failure. *Am J Respir Crit Care Med* 162:134−138, 2000.

[57] Feissel M, Michard F, Mangin I, et al: Respiratory changes in aortic blood velocity as an indicator of fluid responsiveness in ventilated patients with septic shock. *Chest* 119:867−873, 2001.

[58] Vieillard-Baron A, Chergui K, Rabiller A, et al: Superior vena caval collapsibility as a gauge of volume status in ventilated septic patients. *Intensive Care Med* 30:1734−1739, 2004.

[59] Natori H, Tamaki S, Kira S: Ultrasonographic evaluation of ventilatory effect on inferior vena caval configuration. *Am Rev Respir Dis* 120:421−427, 1979.

[60] Mitaka C, Nagura T, Sakanishi N, et al: Two-dimensional echocardiographic evaluation of inferior vena cava, right ventricle, and left ventricle during positive pressure ventilation with varying levels of positive end-expiratory pressure. *Crit Care Med* 17:205−210, 1989.

[61] Feissel M, Michard F, Faller JP, et al: The respiratory variation in inferior vena cava diameter as a guide to fluid therapy. *Intensive Care Med* 30:1834−1837, 2004.

[62] Dalibon N, Schlumberger S, Saada M, et al: Haemodynamic assessment of hypovolaemia under general anaesthesia in pigs submitted to graded haemorrhage and retransfusion. *Br J Anaesth* 82(1):97−103, 1999.

[63] Clements FM, Harpole DH, Quill T, et al: Estimation of left ventricular volume and ejection fraction by two-dimensional transoesophageal echocardiography: comparison of short axis imaging and simultaneous radionuclide angiography. *Br J Anaesth* 64:331−336, 1990.

[64] Jardin F,Valtier B, Beauchet A, et al: Invasive monitoring combined with twodimensional echocardiographic study in septic shock. *Int Care Med* 20:550−554, 1994.

[65] Thys DM, Hillel Z, Goldman ME, et al: A comparison of hemodynamic indices derived by invasive monitoring and two-dimensional echocardiography. *Anesthesiology* 67:630−634, 1987.

[66] Tuchy GL, Gabriel A, Muller C, et al: Titrating the preload by using the rapid infusion system: use of echocardiography during orthotopic liver transplantation. *Transplant Proc* 25:1858−1860, 1993.

[67] Channer KS, Culling W, Wilde P, et al: Estimation of left ventricular enddiastolic pressure by pulsed Doppler ultrasound. *Lancet* 1:1005−1007, 1986.

[68] Vanoverschelde JL, Robert AR, Gerbaus A, et al: Noninvasive estimation of pulmonary arterial wedge pressure with Doppler transmitral flow velocity pattern in patients with known heart disease. *Am J Cardiol* 75:383−389, 1995.

[69] Boussuges A, Blanc P, Molenat F, et al: Evaluation of left ventricular filling pressure by transthoracic Doppler echocardiography in the intensive care unit. *Crit Care Med* 30(2):362−367, 2002.

[70] Appleton CP, Hatle LK: The natural history of left ventricular filling abnormalities: assessment by two-dimensional and Doppler echocardiography. *Echocardiography* 9:437−457, 1992.

[71] Sohn DW, Choi YJ, Oh BH, et al: Estimation of left ventricular end-diastolic pressure with the difference in pulmonary venous and mitral A durations is limited when mitral E and A waves are overlapped. *J Am Soc Echocardiogr* 12:106−112, 1999.

[72] Carpentier A: Cardiac valve surgery—the "French correction" . *J Thorac Cardiovasc Surg* 86(3):323−337, 1983.

[73] Lambert AS: Mitral regurgitation, in Perrino AC Jr (ed): *A Practical Approach to Transesophageal Echocardiography*. Philadelphia, PA, Lippincott Williams & Wilkins, 2003.

[74] Zoghbi WA, Enriquez-Sarano M, Foster E, et al: Recommendations for evaluation of the severity of native valvular regurgitation with two-dimensional and Doppler echocardiography. *J Am Soc Echocardiogr* 16:777−802, 2003.

[75] Nyuan D, Johns RA: Anesthesia for cardiac surgery procedures, in Miller RD (ed): *Miller's Anesthesia*. 6th ed. Philadelphia, Elsevier, Churchill Livingston, 2005.

[76] Perry J, Helmcke F, Nanda N, et al: Evaluation of aortic insufficiency by Doppler color flow mapping. *J Am Coll Cardiol* 9:952−959, 1987.

[77] Cohen IS: *A Practical Approach to Transesophageal Echocardiography*, Perrino AC Jr (ed): Philadelphia, PA, Lippincott Williams & Wilkins, 2003.

[78] Willett DL, Hall SA, Jessen ME, et al: Assessment of aortic regurgitation by transesophageal color Doppler imaging of the vena contracta: validation against an intraoperative aortic flow probe. *J Am Coll Cardiol* 37:1450−1455, 2001.

[79] Labovitz AJ, Ferrara RP, Kern MJ, et al: Quantitative evaluation of aortic insufficiency by continuous wave Doppler echocardiography. *J Am Coll Cardiol* 8:1341−1347, 1986.

[80] Cohen IS: Aortic regurgitation, in PerrinoACJr (ed):*APractical Approach to Transesophageal Echocardiography*. Philadelphia, PA, Lippincott Williams & Wilkins, 2003, pp 177−187.

[81] Bobato EB, Urdanet F: Transesophageal echocardiography in the intensive care unit, in Perrino A Jr (ed): *A Practical Approach to Transesophageal Echocardiography*. Philadelphia, PA, Lippincott Williams & Wilkins, 2003, pp 272−285.

[82] Hirst AE Jr, Johns VJ Jr, Kime SW Jr: Dissecting aneurysm of the aorta: a review of 585 cases. *Medicine* 37:217−279, 1985.

[83] Payne KJ,Yarbrough WM,Ikonomidis JS, et al: Transesophageal echocardiography of the thoracic aorta, in Perrino AC Jr (ed): *A Practical Approach to Transesophageal Echocardiography*. Philadelphia, PA, Lippincott Williams & Wilkins, 2003, pp 251−271.

[84] Iliceto S, Nanda NC, Rizzon P, et al: Color Doppler evaluation of aortic dissection. *Circulation* 75:748−755, 1987.

[85] Erbel R, Mohr-Kahaly S, Oelert H, et al: Diagnostic strategies in suspected aortic dissection: comparison of computed tomography, aortography, and transesophageal echocardiography. *Am J Card Imaging* 4:157−172, 1990.

[86] Mohr-Kahaly S, Erbel R, Rennollet H, et al: Ambulatory follow-up of aortic dissection by transesophageal two-dimensional and color-

coded Doppler echocardiography. *Circulation* 80:24−33, 1989.

[87] Firstenberg MS, Cardon L, Jones P, et al: Initial clinical experience with an ultra-portable echocardiograph for the rapid diagnosis and evaluation of critically ill patients[Abstract]. *J Am Soc Echocardiogr* 13:489, 2000.

[88] Bruce CJ, Zummach PL, Prince DP, et al: Personal ultrasound imager: utility in the cardiology outpatient setting[Abstract]. *Circulation* 102:II364, 2000.

[89] Pandian NG, Ramasamy S, Martin P, et al: Ultrasound stethoscope as an extension of clinical examination during hospital patient rounds: preliminary experience with a hand-held miniaturized echocardiography instrument[Abstract]. *J Am Soc Echocardiogr* 13:486, 2000.

[90] DeCara JM, Lang RM, Spencer KT: The hand-carried echocardiographic device as an aid to the physical examination. *Echocardiography: J CV Ultrasound Allied Tech* 20(5):477−485, 2003.

[91] Masuyama T, Yamamoto K, Nishikawa N, et al: Accuracy of ultraportable hand-carried echocardiography system in assessing ventricular function and valvular regurgitation[Abstract]. *Circulation* 102:II364, 2000.

[92] Rugolotto M, Hu BS, Liang DH, et al: Validation of new small portable ultrasound device (SPUD): a comparison study with standard echocardiography[Abstract]. *Circulation* 102:II364, 2000.

[93] Rugolotto M, Hu BS, Liang DH, et al: Rapid assessment of cardiac anatomy and function with a new hand-carried ultrasound device (OptiGo): a comparison with standard echocardiography. *Eur J Echocardiogr* 2:262−269, 2001.

[94] Pritchett AM, Bruce CJ, Bailey KR, et al: Personal ultrasound imager: extension of the cardiovascular physical examination[Abstract]. *J Am Soc Echocardiogr* 13:485, 2000.

[95] Alexander JH, Peterson ED, Chen Ay, et al: Feasibility of point-of-care echo by non-cardiologist physicians to assess left ventricular function, pericardial effusion, mitral regurgitation, and aortic valvular thickening[Abstract]. *Circulation* 104:II-334, 2001.

[96] Goodkin GM, Spevack DM, Tunick PA, et al: How useful is hand-carried bedside echocardiography in critically ill patients? *J Am Coll Cardiol* 37:2019−2022, 2001.

[97] Vignon P, Chastagner C, Francois B, et al: Diagnostic ability of hand-held echocardiography in ventilated critically-ill patients. *Crit Care* 7:R84−R91, 2003.

[98] Vignon P, Frank MB, Lesage J, et al: Hand-held echocardiography with Doppler capability for the assessment of critically-ill patients: is it reliable? *Intensive Care Med* 30(4):718−723, 2004.

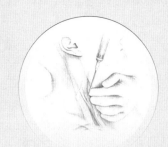

第33章
胃肠道功能监测
Monitoring Gastrointestinal Tract Function

RUBEN J. AZOCAR, LAURA SANTOS AND SURESH AGARWAL　宋子珺 译,阜源 审校

　　胃肠道功能对维持机体内环境稳态至关重要,它不仅影响到消化和吸收这两个重要功能,还与机体免疫功能的维持密切相关。胃肠道功能的监测大多依赖于临床检查和一些诊断试验,其中大部分可行的试验主要用于科学研究,但在床边对重症患者实施则可行性较差(表33.1)。

　　本章总结了可用于评价重症患者消化系统各器官异常的诊断方法。

表33.1

监测胃肠道功能的试验

食管	食管动力/食管下括约肌(LES)功能	食管吞钡
		同位素食管造影
		食管测压
		食管pH和电阻抗测试
胃	胃动力	胃残余量试验
		折射率测量
		胃十二指肠测压
		呼吸试验
		对乙酰氨基酚吸收试验
	黏膜通透性与缺血	胃张力计
		激光多普勒血流仪
		近红外光谱法
		正电子放射计算机断层扫描(PET)
		微透析
		正交偏振光谱法(OPS)
		旁流暗视野成像(SDF)
小肠	吸收	粪便分析:粪pH、粪渗透压差、脂肪泻
		碳水化合物吸收试验(右旋木糖、左旋甲基戊糖)
		对乙酰氨基酚吸收试验
		呼吸试验
胰腺	外分泌功能	粪脂肪浓度
		淀粉酶/脂肪酶
		肠促胰液素试验
肝脏	肝功能测定	**静态试验:**转氨酶、胆红素、白蛋白、乳酸、凝血功能
		动态试验:ICG试验、MEGX测定、呼吸试验
	肝脏血流测定	吲哚氰绿(ICG)清除试验
		单乙基甘氨酰二甲苯胺(MEGX)测定
	胆汁淤积	转氨酶
		胆红素
		碱性磷酸酶
		γ-谷氨基转肽酶测定、超声检查、肝亚氨基二乙酸(HIDA)测定

食　管

食管动力和食管下端括约肌功能测试

食管运动功能受损是胃食管反流病（GERD）的发病机理之一，它还会导致重症患者发生院内获得性肺炎。

食管测压法目前已广泛应用于重症患者胃食管反流的研究。一项收录了15例重症患者的研究表明：食管下端括约肌压力的下降［平均值（2.2±0.4）mmHg］以及在反流状态下食管的低动力反应性与胃食管反流疾病的发生相关。不仅如此，食管下端括约肌压力降低与60%未治疗患者频繁发生的反流以及食管动力下降有关。

近期一项24 h的动力研究表明：在镇静状态下，重症患者食管推进运动受损。作者认为24 h动力研究可能是分析和量化重症患者食管运动障碍宝贵且切实可行的方法[2]。

24 h pH和电阻抗检测能进一步反映食管下端括约肌功能以及患者所产生的胃液反流量。24 h内，pH不应频繁<4，该情况存在时间不应大于平卧患者观察总时间的6%以及坐位患者观察总时间的10%。

钡餐和实时X线透视都能提供关于食管和吞咽机制在功能学和解剖学上的数据。类似的还有同位素吞咽试验，应用锝-99胶体和γ射线照相机可以给出食管生理学方面的数据。

胃

胃十二指肠运动测试

胃排空延迟在危重病患者中是很常见的。需要频繁地评估实施肠内营养的患者对管饲的耐受性，以防止院内获得性肺炎。

传统上我们采用胃残余量（GRV）进行评估，该方法虽然简单易行，但将其作为评估患者对肠内营养耐受能力的指标并不理想。另外，有文献表明采用胃残余量作为重症患者误吸风险标志的有效性很低。

胃内容物折射剂量法（RTF）可在鼻饲中区分胃液成分，有望成为GRV检测时的补充指标，反映胃排空是否充分。该模型对不同时间点引流胃液的Brix值（BV）进行测定。BV值是物质的折射指数，即一束光斜穿过一种溶液所产生的偏移度或折射度[5]。Chang等[6]对36例接受持续肠内营养的患者进行研究，运用这些数据，作者用BV和GRV创造了一个运算公式，用以提示在哪个值可以安全地继续给予肠内营养。RTF使用了廉价的外形类似小型望远镜的手持设备（折射计），在其取景窗内滴一滴溶液，就能在目镜下观测到BV值。RFT的使用十分简便、廉价且快捷，但尚未将其与作为金标准的γ闪烁扫描法进行比较。

γ闪烁扫描法是一种衡量胃动力的定量法，通过给予放射性同位素标记的固体食物（通常热量要大于200 kcal）用以检测胃动力。由于液体可能在固体食物还在胃里时就已排空，故给予液体可能无意义。

由于很难将重症患者转运至核医学科进行检查，对该类患者进行γ闪烁扫描法测试似乎不切实际。

呼吸试验是一种新颖有用的床边技术，它通过使用^{13}C或^{14}C标记的辛酸来评估胃对固体和液体排空能力。标记的辛酸在小肠内吸收，其在肝脏的代谢产物是$^{13}CO_2$，后者可以从呼出的空气中测得。13-辛酸排入十二指肠的过程是以上过程的限速步骤，因此，$^{13}CO_2$的检测值与胃排空能力相关。Ritz等通过13-辛酸呼吸试验研究发现，40～50例非选择性呼吸机辅助通气的患者排空高卡路里的流质很缓慢。由此认为，对呼吸机辅助通气的重症患者而言，该试验是颇为实用的床旁检测手段。

胃十二指肠测压法也应用于研究危重疾病对胃动力的影响。Nguyen研究表明在重症患者中除了受损的近端和远端胃动力，两端之间的区域因受食物分布的干扰也存在异常，同样会影响胃排空。Chapman也有类似发现：在测量胃窦十二指肠动力数据时，发现危重病过程中胃排空延缓可能与顺行波减少和逆行波增多有关。

对乙酰氨基酚吸收试验可用于评估胃排空，给予 1 000 mg 对乙酰氨基酚并在之后的 1 h 内测血清浓度，由此建立一个曲线下面积（AUC）的吸收图像模型。然后将此AUC同已知的健康志愿者建立的AUC模型比较。由于不同重症患者具有不同的体液分布、肝脏代谢和肾清除率，该研究对于该类患者的有效性不尽一致[5]。

其他的评估胃排空的新方法包括超声和胃阻抗监测（GIM）。超声技术应用了不同的设备和方法来评估胃排空，尽管其实用、无辐射并且观察者间诊断一致性较高，但是尚未允许投入规范化使用，也没有通过验证。GIM测量值随着胃充盈而增加，随胃排空而下降，似乎是一种颇有前途的工具。然而，试验本身耗时较长，并要求患者空腹状态作为测量基线，均会影响其临床应用。

黏膜通透性和局部缺血试验

微循环障碍在系统性炎症反应、脓毒症和休克的发病机制中起重要作用。体循环的血流动力学参数测定不能评估微循环水平的氧输送。微循环缺血会引起消化道通透性改变，导致细菌易位，进而启动、保持并加重了脓毒症和多器官功能衰竭（MOF）。许多方法已被用于研究消化道微循环，但是多数研究均未能应用于临床或者得到的数据存在缺陷。

张力测定法

尽管有多种方法可以诊断肠道缺血，但张力测定法是最简单易行且损伤最小的方法[10]。它试图通过测量肠道局部的PCO_2值来推测胃黏膜的灌注状态[11]。随着胃的灌注减小，张力计的PCO_2值会增加。一旦细胞无氧呼吸开始，氢离子就开始和碳酸氢盐结合，最终产生更多的CO_2。通过估计PCO_2间隙（即胃黏膜和动脉血CO_2的差值）可以计算出胃的循环灌注量。但是，尽管临床研究已证实胃张力测定法是有价值且简单易行的诊断工具，但该技术尚未获得广泛的应用[13,14]，其原因能为存在PCO_2测定错误以及操作者间的差异性[15,16]。其他的缺陷还包括多重局部作用，如胃液分泌增多以及十二指肠反流物的作用皆可导致CO_2测定值升高和PCO_2值出错，同时该检查只能代表一个区域的血流灌注情况。

近期，通过舌下二氧化碳测定法测定舌下黏膜的CO_2被推荐作为组织氧合作用的监测指标和复苏终点。研究表明胃黏膜和舌下黏膜的PCO_2值有较好的相关性。另外，舌下黏膜的PCO_2值似乎能对治疗性的干预措施产生更迅速的反应。

激光多普勒血流仪

激光多普勒血流仪（LDP）通过整合红细胞含量和速率来估计胃和十二指肠的血流灌注，它与绝对血流量之间存在良好的一致性。血流仪含有一个激光源、一个光纤探针和一个配有信号处理单元的光电探测器。激光通过一个柔韧的光纤引导进入组织。探针含有一束引导激光进入组织的光纤和两束收集反射的散射光的光纤。信号处理单元含有一个光电探测器和一个模拟电路来分析散射光的频谱。通过测定瞬时平均多普勒频率和多普勒转移的背散射光线分数，信号处理单元即提供连续监测的输出量测定、血容量中红细胞数量的比值以及这些细胞的平均速度。测量值在如下情况下可认为是理想的：① 15 s内数值稳定；② 测得数据无运动伪影；③ 脉搏波清晰可见；④ 读出的数值可重复测定而验证的。尽管LDP相对简单易行，并且是无创性检查，但是其未能考虑到血流异质性，而这也是微循环的主要参考数据之一[19]。

近红外光谱法

近红外光谱法（NIRS）用于测量局部组织血流和细胞水平的氧合[20]。局部氧输送和氧饱和度可以通过比较氧合血红蛋白和去氧血红蛋白的吸收光谱的差值来测定[21]。Puyana等报道了用NIRS在休克模型中测量组织pH，发现NIRS测得的消化道pH和微电极测得的pH相关。该技术目前进展到能通过测量鱼际肌氧饱和度来评估肌肉组织氧合和微循环状态，具有良好的应用前景。

正电子发射计算机断层扫描

正电子发射计算机断层扫描也可用来评估区域血流。氟硝基咪唑的累积可反映猪的腹腔内脏器官灌注和肝脏区域氧合情况。然而，由于转运困难，使该设备难以应用于ICU[14]。

微　透　析

微透析法测量黏膜乳酸水平是一种新型的评估消化道黏膜缺血的方法。Tenhunen等将微透析导管置入猪的空肠肠腔、肠壁和肠系膜动静脉。随后，让这些动物分别经受非出血性高乳酸血症或一段时间的肠系膜缺血再灌注过程。比较空肠肠壁和空肠肠腔的乳酸水平，非缺血性高乳酸血症和缺血性高乳酸血症时的肠壁乳酸均升高，而空肠肠腔测得的乳酸只有在缺血过程中才会显著改变。

也有人对葡萄糖和甘油等其他物质进行了微透析测定，结果表明当因缺血导致乳酸水平升高时，小肠壁葡萄糖水平反而会下调。甘油水平也会升高，但是略迟于乳酸升高的反应。同样，放置在腹膜内和管腔内的微透析管测得的乳酸/丙酮酸比值升高和低灌注状态具有相关性[26]。在氧供不足的情况下，内脏循环来源的葡萄糖受抑制，丙酮酸在组织蓄积，就降解形成乳酸。Sollingard[27]等认为，用甘油作为标记，不管是在缺血期，还是在缺血损伤后，消化道管腔微透析法均是很有价值的监测工具。该研究同时指出，利用微透析法测得的消化道管腔乳酸值和缺血后小肠黏膜通透性改变具有良好的相关性[28]。

已有报道利用放射性示踪剂进行的结肠黏膜下微透析法来评估消化道屏障功能。这些试验结果和局部组织化学的比较尚无报道[29]。

以上研究提示微透析法作为一种监测消化道缺血的方法颇具应用前景。然而，即使在临床研究阶段，有高达15%的病例报道了诸如微透析膜破坏、探针移位以及定位错误等技术难点[30]。

正交偏振光谱法和旁流暗视野成像

近期微循环直观可视化设备已经应用于临床[31]。正交偏振光谱法（OPS）和旁流暗视野成像表现为反差强烈的微血管图像。这两种设备都基于一个原理，即当绿光穿透组织，绿光就被浅表血管中红细胞（RBC）的血红蛋白吸收。因此，如果毛细血管和小静脉含有红细胞，就能被发现。最简易的评价方法就是微血管血流指数。该图像分为四个象限，根据血流特征评分：无血流（0分）、间歇性血流（1分）、血流缓慢（2分）或正常（3分）。随后取四个象限的平均值。临床研究发现这是评估重症患者微循环的良好方法。该指标波动越大患者死亡率越高，且如果波动持续存在可能会导致MOF[32-34]。多数研究都选择舌下循环作为研究对象。通过评价绒毛微血管试图将该技术用于消化道缺血，这不是一种理想的方法。一些原因诸如血流再分布、小肠微循环的异质性和次优的OPS图像很可能导致观察者在量化血管密度时产生很大的差异。

小　肠

小肠吸收试验

临床上，ICU内吸收不良的诊断包括了许多症状和体征。体检时可以发现腹胀、腹痛和胃肠积气。单纯碳水化合物性吸收不良可以导致产气增多从而引起胃肠积气、充气和腹部膨胀。同样，腹泻可能提示营养吸收问题，但是它是非特异性的病因，其他的潜在因素也要检查。脂肪泻提示胰腺功能不全。追问既往病史同样非常重要，可有助于获得重要信息以判断吸收不良是原发的（如乳糖不耐受）抑或是继发的（如慢性胰腺炎）。

吸收不良可通过一系列实验来检测。粪便化验可以给出关于碳水化合物和脂肪吸收不良的信息。如对粪便中吸收不良的碳水化合物进行细菌发酵实验可导致pH降低即酸性粪便。

Eherer 和 Fordtran[36]发现碳水化合物性吸收不良引起的腹泻中，粪便液体的pH总是<5.6且通常<5.3。在其他原因引起的腹泻中，粪便的pH很少会<5.6，而且从未<5.3。

另一个测量是关于粪便渗透压的。假设粪便渗透压近似于血清渗透压，由此可计算出粪便渗透间隙。取粪便上层做标本，若渗透压大于50～100 mOsm/L，提示有一种未测得的溶质。尽管该溶质可能是吸收不良的碳水化合物，但其他化合物如山梨醇、离子，如硫酸盐类等同样会产生相似的结果。

脂肪泻定义为24 h粪便中发现有至少7 g脂肪。苏丹Ⅱ染色是一种简单的筛选试验，且有助于识别轻度脂肪泻（即每24 h 7～20 g）的患者。金标准为定量粪便脂肪分析[38]，即24 h内患者摄入75～100 g脂肪，然后采其后2～3 d的粪便。正常值<7 g/d。然而，该试验费时费力却不能帮助进行鉴别诊断。

右旋木糖摄取试验

右旋木糖摄取试验已应用于吸收不良的诊断中。由于被动机制，蔬菜来源的戊糖在小肠中不能完全被吸收。试验方法是在摄入25 g右旋木糖后，测量其在血清和尿液中的水平。正常人摄入后1～2 h取的血

清标本为25 mg/dL，且收集5 h的尿液中至少会有4 g该物质。许多引起胃肠道运动异常且幽门功能受损的疾病存在像乳糜泻情况，最终导致结果异常。重症患者中，肾功能可能会影响且会改变尿检结果。Chiolero 等[39]研究了能耐受肠内营养的重症患者的小肠右旋木糖吸收能力。他们将右旋木糖注入胃或空肠，发现虽然所有患者血浆中右旋木糖水平升高，反映一定的胃排空能力，但在胃内注入的患者中，右旋木糖的水平低于正常水平，说明吸收延迟或者吸收能力下降。这些结果与先前一项对创伤和脓毒症患者的研究很相似。在那项研究中，两组实验是从患者起病开始到创伤后或脓毒症问题缓解之后1～3周，两组患者的右旋木糖试验结果都有异常。值得关注的是，在实验结果恢复到正常前，这些患者均能耐受肠内营养[40]。既然两项研究中右旋木糖试验异常的患者都能耐受肠内营养，Chiolero 等[39]认为该试验并非反映患者肠内营养耐受性的良好指标，但却能证实重症患者右旋木糖的吸收能力会长时间下降。

Johnson 等[41]也发现脓毒症患者较健康者消化吸收能力下降。他们用一种含5 g乳果糖、1 g左旋甲基戊糖、0.5 g右旋木糖和0.2 g 3-O-甲基-右旋葡萄糖的口服试验溶液，其中，左旋甲基戊糖通过被动扩散吸收，因此较右旋木糖和3-O-甲基-右旋葡萄糖对消化道吸收能力的变化特别敏感，而后二者依赖特定载体的机制。作者发现与健康者相比，脓毒症患者左旋甲基戊糖/3-O-甲基-右旋葡萄糖的比值有所下降，这一结果和脓毒症期吸收能力下降是一致的。该研究也用乳果糖/左旋甲基戊糖来评价消化道通透性。这组试验得出结论：消化道吸收能力的变化可能是脓毒症相关的病理生理。

其他测试

空肠对于对乙酰氨基酚的快速吸收也可帮助评估消化道的吸收能力。然而，它更多地应用于评估胃排空能力[5]以及鼻饲肠内营养管的位置[42]。这些数据提示，似乎碳水化合物吸收试验或对乙酰氨

基酚试验都能用于监测重症患者的吸收功能。耐受鼻饲和吸收程度之间无确定的相关性。这项试验的作用在于可以监测患者罹患危重病之后的胃肠道吸收功能的改善情况。

呼吸试验是一种用于诊断吸收障碍等各种胃肠道功能异常的简单安全的替代方法，其中大多数数据来源于胃肠道病学的文献，且用来诊断特定的胃肠道疾病。然而，对重症患者实施该试验似乎是切实可行的。这些测试都是基于一种特定的试验物质在呼吸中的代谢产物的表现[43]。呼吸试验中排出的氢气和二氧化碳都是可测得的。

如果碳水化合物未能在小肠吸收，那么在结肠细菌就会使之在结肠发酵。这个过程会导致氢气的产出。例如，对于乳糖不耐受的患者，乳糖这种双糖就能到达结肠，可以通过气体色谱分析法或者便携式氢气分析仪，测得呼气末氢气有个高于基线百万分之20的峰值，且峰值持续2~3 h，这提示碳水化合物吸收障碍[44]。有人使用不可吸收的碳水化合物如乳果糖进行了一项相似的试验，其目的在于诊断细菌过度增殖，试验中氢气的峰值发生得更早，但显著性不如可吸收的碳水化合物。有报道通过标记物质发酵产生的二氧化碳进行试验。放射性^{14}C和稳定^{13}C复合物的应用也有报道。然而，由于非放射性物质可以通过质谱分析法测得，同时也避免了放射性物质的暴露风险，更加受到青睐。

在重症患者中，已有关于^{13}C醋酸盐的研究来评价小肠吸收[12]。醋酸盐持续地被小肠黏膜吸收且可以被几乎所有人体组织通过氧化而代谢，可以用来评估吸收能力。醋酸盐转化为乙酰辅酶A随后氧化为CO_2。若有标记过的醋酸盐，那么$^{13}CO_2$就可以在呼吸中用质谱分析仪测得。研究者通过静脉输注或胃管或空肠营养给予^{13}C醋酸盐。令人惊讶的是，三种途径的动力学都相似（胃给营养组延迟，但可能是继发于胃排空所需时间），这说明^{13}C醋酸盐能快速吸收和代谢。作者认为，在这种特殊呼吸试验在用于评估肠内营养的耐受性之前，尚需进行更深入的研究[15]。辛酸呼气试验已应用于评估重症患者胃排空的能力，先前已在胃肠动力章节讨论过[3]。别的呼吸试验已被用于评价吸收异常。而在胆汁酸吸收障碍和细菌过度增殖的病例中，胆酰甘氨酸（甘氨胆酸）在回肠不被吸收，在结肠甘氨酸被结肠细菌从标记的胆酰甘氨酸上裂解。甘氨酸随后被人体吸收，然后代谢成为CO_2。呼吸中可以检测到这部分CO_2，而随后的6 h内都能看见呼吸中4.5%放射性。为了鉴别细菌过度增殖和胆汁酸吸收障碍，我们需要采集粪便来检测胆汁酸的丢失。

在胰腺功能不全患者中，混合三酰甘油水解成的甘油和脂肪酸后被吸收，最终在肝内代谢释放出标记的CO_2。这项试验间接地测量了消化道内被胰酶消化的脂肪。其他物质如三酰甘油、hiolein、软脂酸甘油酯和标记的淀粉也已应用于此，但对轻度患者敏感度不足。

胰　腺

胰腺兼有外分泌和内分泌功能，而在此我们仅讨论影响消化道的那部分。尽管糖尿病会使胃动力下降，但是关于内分泌失调的诊断与管理，我们会另行讨论（详见第八部分）。

粪脂肪浓度

如消化和吸收章节中所述，在胰源性脂肪泻中，粪脂肪浓度会升高[37,38]。一旦给予患者胰酶替代治疗，其腹泻及粪脂肪浓度都会减轻。

淀粉酶和脂肪酶

这些简单的血液检测结果会在急性胰腺炎症反应时升高，尽管它们无法评估损伤的严重程度，但能够明确胰腺损伤的存在。胰腺炎会在本文其他部分讨论。

分泌素测试

分泌素测试是一种能够直接反映胰腺外分泌

功能的检测手段，可测量在给予外源性分泌素之后，十二指肠内碳酸氢钠、淀粉酶、和胰蛋白酶的分泌水平。一般情况下，成人碳酸氢钠和淀粉酶的分泌会增加，而儿童碳酸氢钠、淀粉酶、和胰蛋白酶的分泌量更多。在慢性胰腺炎患者中，上述物质的浓度和分泌量均会下降；而胰腺癌患者中，仅分泌量会下降但浓度正常。胰腺癌患者这些外分泌物正常浓度的维持，依赖于尚未恶变的胰腺组织。

肝　　脏

肝脏具有维持生存所必需的新陈代谢、合成、解毒和外分泌功能，危重病患者在肝功能恶化后，会出现相对复杂的临床表现。习惯上，检测肝脏合成功能的产物可用于静态评估肝脏的功能及损伤程度，之后我们也将讨论一些可用于动态评估肝功能的测试方法。

肝脏损伤和肝功能的静态检测

危重病患中，从轻度的转氨酶升高到重症肝功能衰竭表明了不同程度的功能障碍。我们很难把评估肝脏损伤的指标从那些能反映其功能的指标中分离出来，如一些指标既可能提示脏器的损伤、也可能是功能性的改变，这一情况在急性期特别明显。本章节提及的检测方法，可理解为是"静态"的，反映了损伤的出现并使肝功能发生改变，但它们并不能评估患者目前的肝脏功能情况，尤其是对慢性肝功能不全患者。然而，在既往无肝脏病史的危重患者中，这些检测对监测肝脏病变的进程很有帮助。

转氨酶

血清谷草转氨酶（SGOT）或称天冬氨酸氨基转移酶（AST），和血清谷丙转氨酶（SGPT）或称丙氨酸氨基转移酶（ALT），存在于所有机体细胞；然而，它们在肝细胞中的浓度最高：SGPT位于胞质，SGOT位于胞质和线粒体。因此，一旦肝细胞损伤或坏死，血浆转氨酶水平即会升高，提示肝脏损害。其升高的比例和水平通常同肝脏功能障碍的发生及严重程度相关，如严重的缺血性肝炎即以转氨酶较正常值至少升高20倍为特征。

胆红素

肝脏的一项主要功能是结合和分泌胆红素——一种红细胞破裂后的产物。因此，胆红素升高，无论是临床上出现的黄疸（皮肤、巩膜黄染、茶色尿），还是实验室显示的结果，都应高度警惕肝功能障碍或损伤。我们可以通过检测胆红素的结合情况，判断高胆红素血症的原因。高非结合胆红（或间接胆红素）血症提示胆红素生成过多（如溶血）或肝脏摄取不足。高结合胆红素血症提示肝脏实质损伤或存在胆道梗阻。急性血浆结合胆红素的变化与急性肝细胞损伤相关，如病毒性肝炎或缺血性肝炎，且往往伴随着转氨酶的升高。上述情况提示临床工作者应警惕肝脏损伤和功能障碍的出现。在这一章的另一部分会谈到用于了解胆道梗阻方面的检测。不过需要明确，胆道梗阻也可能导致肝功能障碍。

乳酸

肝脏清除乳酸的能力十分强大。超过99%的乳酸在初次经过肝脏循环后即被代谢。乳酸清除能力下降可能是由不充足的肝脏灌注和无氧代谢所致，且该代谢产物可作为评估肝功能恢复的指标。如果其他恢复性指标极佳但动脉乳酸水平仍处于高值，则提示严重肝功能障碍和损伤，该现象在休克患者中尤为突出。

白蛋白

可以通过测量肝脏的蛋白质合成情况来评估肝功能，白蛋白是最常用于测定肝脏合成功能的指标。尽管肝细胞功能障碍可能导致低蛋白血症，但许多疾病、急性损伤阶段（如烧伤、肾病综合征等）都会改变蛋白质水平，故其缺乏特异性。由于无法反映肝脏损伤程度，白蛋白常用于评估慢性肝功能不全的程度，而非急性肝功能障碍。

凝血功能

评估凝血机制和特定的凝血因子是具有更高敏感性、特异性的肝功能检测方法。如果凝血酶原时间（PT）延长，可能出现一或两种情况：维生素K缺乏或维生素K依赖的凝血因子缺乏（Ⅱ、Ⅶ、Ⅸ、Ⅹ）。经补充维生素K后PT仍延长是肝功能障碍的特异性表现，但其敏感性不高，因为只要存在20%的正常肝组织，PT就表现正常。尽管Ⅴ因子水平检测昂贵且繁琐，但该指标对于（评估肝功能异常）的敏感性要远高于PT。Ⅴ因子是由肝脏生成的非维生素K依赖凝血因子，Ⅴ因子的缺乏对于肝细胞合成功能障碍具有良好敏感性和特异性。

肝功能的动态或定量检测

尽管上述检测方法对临床工作者识别并评估肝功能障碍十分重要，但也存在一定缺陷。其中一些缺乏特异性（乳酸、凝血功能异常、白蛋白水平），或仅能提示既往肝脏损伤（如转氨酶），不能很好地反映当前的肝功能状态。Figg等[46]比较了Pugh分级（一种基于临床表现和实验室数据的肝功能评估系统）和肝功能的动态或定量检测，发现Pugh分级可能是一种评估慢性肝病严重程度的可靠指标，但并不足以代替定量代谢标记物，特别是同工酶特异性标记物的作用。尽管相对于传统检测方法，定量检测的操作更复杂、花费也更高，但其通过观察肝脏的代谢或清除功能，在监测肝功能障碍严重程度方面更具优越性[47]。一些检测方法已被用于获得动态或是"实时"的肝脏代谢、清除功能，同时可进一步丰富和完善静态检测所提供的信息。

单乙基甘氨酸二甲苯胺

利多卡因经由肝内细胞色素P450系统的连续氧化N位脱烷基作用，代谢而形成的主要代谢产物单乙基甘氨酸二甲苯胺（MEGX）可作为一种动态的肝功能指标[48]。由于利多卡因在肝脏中的摄取率高，这项测试不仅能评估肝脏代谢功能，还能反映肝脏血流状况[49]。测定该代谢产物须使用多种技术，如基于荧光偏振免疫分析、高效液相色谱分析和气液相色谱分析的免疫分析技术[49]。荧光偏振免疫分析技术还能用于另一代谢产物（3–OH–MEGX）的交叉反应，后两种仅限于MEGX。

在终末期肝病患者中，如MEGX水平在15或30 min后降至10 mg/L，提示患者仅有1年生存期。在肝移植受体中，MEGX水平的改变提示移植肝功能恶化。在危重病患者中，MEGX值的快速下降不仅同肝功能障碍有关，还与多器官功能衰竭的发展及系统性炎症反应的增强有关[49]。McKindley等[50]报道了在大鼠内毒素休克模型中利多卡因和MEGX的药代动力学发现，肝脏血流的减少和细胞色素P450系统，特别是细胞色素P450–3A4的功能改变，都会改变这两种化合物的代谢速率。Chandel等[51]报道了该测试在一种低血容量性休克动物模型中的应用。他们发现MEGX水平在休克动物中极低。在使用乳酸林格氏液复苏后，动物体内的MEGX水平有所回升，但仍低于对照组。该研究表明，休克会显著抑制肝细胞功能，而MEGX检测可能是一种用于休克临床评估和干预措施治疗效果评价的理想手段。

染料

另一种动态的肝功能检测方法与吲哚氰绿（ICG）和（或）溴磺酞等染料的清除率有关[52]。大部分危重病学研究数据是使用ICG获得的。该染料是一种可溶于水的惰性化合物，可通过静脉注射。在血浆中，它能与白蛋白结合并被肝细胞选择性摄取后通过三磷酸腺苷（ATP）依赖的转运途径排入胆汁。它不被代谢，也不进入肠肝循环。ICG在胆汁中的排泌率反映了肝脏的排泌功能和能量状态，证明其可用于评估肝脏功能[53]。在一项肝硬化与非肝硬化患者的对比研究中发现，ICG清除率同肝脏实质细胞量呈正比，同时也与肝硬化患者的肝功能障碍程度有关[54]。习惯上，ICG清除率由一系列血样测定后进行实验室分析得出。近红外光谱（NIRS）用于测定肝ICG清除率在评估肝实质功能障碍方面有良好的预测结果[55]。

目前一些用于测定ICG血浆消退率（PDR）的床边技术已经出现。Von Spiegel等[56]使用经肺指标稀释技术和动脉纤维热敏电阻导管（transpulmonary indicator dilution technique with an arterial fiberoptic thermistor catheter），评估肝移植患者循环ICG曲线，并进行了对比。他们发现两者均能有效监测患者置入脏器功能的出现与维持。更新的技术可经皮对ICG–PDR进行检测。在两份独立的研究中，

Sakka等[57,58]认为，相对于有创检查，该技术已具备足够精度，并可作为反映危重病患者ICG清除率的替代方法。不过，在猪高动力性内毒素血症模型中，ICG-PDR不能有效代替对ICG排泌的短期直接测定[59]。作者建议在急性炎症状态早期，应谨慎对待正常的ICG-PDR值。如前所述，因为ICG排泌入胆汁是一个耗能过程，故其清除率能够用于评估肝脏的能量状态。Chijiiwa等[60]分析了胆道梗阻患者的肝脏样本中胆汁ICG排泌情况与ATP水平，且在后续研究中，他们还将上述变量与胆汁酸的分泌量相联系[61]。他们指出，胆汁酸的分泌量与ICG排泌量是评估肝脏能量的宝贵参数，是反映脏器活性的重要因素。ICG是用于肝移植后、有潜在或已经出现肝损患者评估肝脏功能损伤程度、恢复情况和能量状态的有效工具。

影像学方面的研究

另一种评估肝脏功能性储备的方法是使用锝-99二乙基三胺五乙酸半乳糖人血清白蛋白（^{99}mTc-DTPA-GSA）清除率，如前文提及的肝脏闪烁扫描术和较新的单电子放射计算机断层扫描（SPECT）[62,63]。Hwang等[63]证实了这一检测手段可反映肝功能，并指出其得出的肝脏残余值是用于肝切术后肝脏功能评估和早期预后判断的良好指标。Kira等[62]指出，该检测可用于评估经颈静脉肝内门腔静脉分流术（TIPS）前后肝脏功能性储备量和门体分流情况的改变。

呼气试验

呼气试验能够用于肝脏功能的定量检测，其原理同前文所述的用于检测内脏吸收功能的呼气试验相似。在含碳标记的化合物被代谢后，其产生CO_2在呼出的气体中测得。肝功能下降后，呼出的气体中所测得标记CO_2随之减少。在肝切除后的动物模型中，Ishii等[65]静脉注入L-1-^{13}C-甲硫氨酸和L-1-^{13}C-苯丙氨酸，15 min后测定呼出气体中的$^{13}CO_2$，总结出呼气试验能够用于定量的评估肝脏功能障碍程度。人体实验中，小林等[66]将碳-13苯丙氨酸呼气试验同ICG清除率、Child-Pugh分期和常规的肝功能血液检测联合使用，指出其是一种有效的判断肝脏功能储备的无创性检测手段。Koeda等[67]研究了碳-13苯丙氨酸呼气试验在慢性肝硬化和急

性肝炎患者的效度，得出两组患者都能用此非侵入性检测评估肝功能。该试验也在梗阻性黄疸相关的肝功能障碍梗鼠模型中使用，并得出了相似的结果。作者建议碳-13苯丙氨酸呼气试验亦可用于梗阻性黄疸相关的肝功能障碍[68]。也有报道使用其他标记化合物进行呼气试验评估肝功能，如^{13}C-甲硫氨酸[69]、L-1,2-^{13}C-鸟氨酸[70]、L-1-^{13}C-甘氨酸[71]，取得良好的预测结果。

其他动态检测包括安替比林清除试验[46,47]、咖啡因清除试验[47]、对乙酰氨基酚药代动力学测试。Zapater等[72]报道和健康志愿者相比，肝硬化患者的AUG浓度更高、清除率更低、半衰期更长。

血流测试

判断肝脏血流的试验也十分有效。利多卡因代谢能评估肝脏血流情况[35]，ICG也有此作用。静脉注射ICG在评估肝脏血流方面似乎比bolus（示踪剂）或静脉注射半乳糖更为精确可靠[59]。很显然，使用bolus造成的肝外染色剂蓄积会改变测试结果[60]。近来，脉冲染色-光密度测量法（PDD）已用于危重病患者以替代血液检测。水岛等[61]使用ICG-PDD测定了有效肝脏血流量（EHBV）和心排血量（CO）[61]。他们发现在败血症患者中，EHBV/CO与患者死亡相关。因此，PDD是临床上用于评估危重病患者内脏情况的有效方法。当肝脏出现功能障碍时，表现为代谢能力[35-37]和肝血流量[36,61]下降，同休克状态相关，并可触发多脏器系统功能衰竭（MOSF）级联反应，特别强调消化系统与免疫的关系。

胆汁淤积试验

高结合胆红素血症但却没有提示别的肝功能不全或损伤的情况下，我们应该怀疑胆道梗阻。可以在很多不同的器官发现碱性磷酸酶（AP）如SGOT和SGPT，但其在肝内浓度最高。因此，AP值最常见于胆汁淤积之处升高。在胆道系统炎症时，AP比γ-谷氨酰转肽酶（GTT）特异性高，因为GTT甚至对轻微的肝炎和/或细胞色素P450酶的活化也有反应。

随后的检查方案可以包括影像学评价。肝亚氨基二乙酸（HIDA）扫描可能对鉴别胆汁淤积的病因方面颇具价值。该试验揭示了有关结合胆汁能力的肝功能的许多方面，如果肝脏不能积极地摄取示踪

剂,那么就应质疑其结合胆汁的能力。此外,若结合能力没有问题,就有可能明确胆道梗阻的解剖定位。另外,若Oddi括约肌功能正常,就可能诊断为急性胆囊炎。后续通过超声对胆道结构进一步评估,不仅可以确定肝脏和胆囊的结构,还能判断肝内外胆道扩张的数量,进一步描述胆道梗阻的来源。

结　论

胃肠道功能对重症患者是生死攸关的,这些功能不仅限于单纯营养的吸收,其同免疫系统也息息相关。尽管它非常重要,肠道功能的监测手段却有限,目前只能提供针对解剖学和生理学方面的信息,而不是针对病理生理变化方面的评估。评估吸收能力的糖吸收实验和呼吸试验、评估动力的测压法和评估缺血程度的张力测定法和微透析法,都是颇具应用前景的监测胃肠道功能的方法。

◇参◇考◇文◇献◇

[1] Heyland DK, Cook DJ, Guyatt GH: Enteral nutrition in the critically ill patient: a critical review of the evidence. *Intensive Care Med* 19:435–442, 1993.

[2] Kölbel CB, Rippel K, Klar H, et al: Esophageal motility disorders in critically ill patients: a 24-hour manometric study. *Intensive Care Med* 26(10):1421–1427, 2000.

[3] McClave SA, Lukan JK, Stafer JA, et al: Poor validity of residual volumes as a marker for risk of aspiration in critically ill patients. *Crit Care Med* 33:449–450, 2005.

[4] Chang WK, McClave SA, Lee MS: Monitoring bolus nasogastric tube feeding by the Brix value determination and residual volume measurement of gastric contents. *J Parenter Enteral Nutr* 28:105–112, 2004.

[5] Moreira TV, McQuiggan M: Methods for the assessment of gastric emptying in critically ill, enterally fed adults. *Nut Clin Pract* 24:261–273, 2009.

[6] Chang WK, McCLave SA, Caho YC: Continuous nasogastric tube feeding: monitoring by combined use of refractometry and traditional gastric residual volumes. *Clin Nutr* 23:105–112, 2004.

[7] Ritz MA, Frazer R, Edwards N, et al: Delayed gastric emptying in ventilated critically ill patients: measurement by 13C-octanoic acid breath test. *Crit Care Med* 29:1744–1749, 2001.

[8] Nguyen NQ, Fraser RJ, Bryant LK, et al: Diminished functional association between proximal and distal gastric motility in critically ill patients. *Intensive Care Med* 34:1246–1255, 2008.

[9] Chapman MJ, Fraser RJ, Bryant LK, et al: Gastric emptying and the organization of antro-duodenal pressures in the critically ill. *Neurogastroenterol Motil* 20:27–35, 2008.

[10] Pastores SM, Katz DP, Kvetan V: Splanchnic ischemia and gut mucosal injury in sepsis and multisystem organ dysfunction syndrome. *Am J Gastroenterol* 91:1697–1710, 1996.

[11] Heard SO: Gastric tonometry: the hemodynamic monitor of choice (Pro). *Chest* 123(469S):469–474, 2003.

[12] Schlichtig R, Mehta N, Gayowski TJ: Tissue arterial PCO_2 difference is a better marker of ischemia than intramural pH (Phi) or arterial pH-Phi difference. *J Crit Care* 11:51–56, 1996.

[13] Kirton OC, Windsor J, Wedderburn R, et al: Failure of splanchnic resuscitation in the acutely injured trauma patient correlates with multiple organ system failure and length of stay in the ICU. *Chest* 113:1064–1069, 1998.

[14] Maynard N, Bihari D, Bealae R, et al: Assessment of splanchnic oxygenation by gastric tonometry in patients with acute circulatory failure. *JAMA* 270:1203–1210, 1993.

[15] Takala J, Parviainen I, Siloaho M, et al: Saline PCO_2 is an important source of error in the assessment of gastric intramucosal pH. *Crit Care Med* 22:1877–1879, 1994.

[16] Knichwitz G, Kuhmann M, Brodner G, et al: Gastric tonometry: precision and reliability are improved by a phosphate buffered solution. *Crit Care Med* 24:512–516, 1996.

[17] Marik PE: Sublingual capnometry: a non-invasive measure of microcirculation dysfunction and tissue hypoxia. *Physiol Meas* 27:R37–R47, 2006.

[18] Marik PE: Regional carbon dioxide monitoring to assess the adequacy of tissue perfusion. *Curr Opin Crit Care* 11:245–251, 2005.

［19］ De Backer D, Dubois MJ: Assessment of the microcirculatory flow in patients in the intensive care unit. *Curr Opin Crit Care* 7:200–203, 2001.

［20］ Yuh-Chin TW: Monitoring oxygen delivery in the critically ill. *Chest* 128(S554):554–560, 2005.

［21］ Cohn SM, Crookes BA, Proctor KG: Near-infrared spectrometry in resuscitation. *J Trauma* 54:S199–S202, 2003.

［22］ Puyana JC, Soller BR, Zhang S, et al: Continuous measurement of gut pH with near-infrared spectroscopy during hemorrhagic shock. *J Trauma* 46:9–15, 1999.

［23］ Nanas S, Gerovasili V, Renieris P, et al: Non-invasive assessment of the microcirculation in critically ill patients. *Anaesth Intensive Care* 37:733–739, 2009.

［24］ Tenhunen JJ, Kosunen H, Alhava E, et al: Intestinal luminal microdialysis: a new approach to assess gut mucosal ischemia. *Anesthesiology* 91:1807–1815, 1999.

［25］ Sommer T, Larsen JF: Detection of intestinal ischemia using a microdialysis technique in an animal model. *World J Surg* 27:416–420, 2003.

［26］ Sommer T, Larsen JF: Intraperitoneal and intraluminal microdialysis in the detection of experimental regional intestinal ischaemia. *BJS* 91:855–861, 2004.

［27］ Sollingard E, Ingebjorg SJ, Bakkelund K, et al: Gut luminal microdialysis of glycerol as a marker of intestinal ischemic injury and recovery. *Crit Care Med* 33:2278–2285, 2005.

［28］ Solligard E, Juel IS, Spigset O, et al: Gut luminal lactate measured by microdialysis mirrors permeability of the intestinal mucosa after ischemia. *Shock* 29:245–251, 2008.

［29］ Cibicek N, Zivna H, Zadak Z: Colon submucosal microdialysis: a novel in vivo approach in barrier function assessment—a pilot study in rats. *Physiol Res* 56(5):611–617, 2007.

［30］ Sommer T, Larsen JF: Validation of intramural intestinal microdialysis as a detector of intestinal ischemia. *Scand J Gastroenterol* 39:493–499, 2004.

［31］ De Backer D, Hollenberg S, Boerma C, et al: How to evaluate the microcirculation: report of a round table conference. *Crit Care* 11:R101, 2007. Available at http://ccform.com/content//11/5/R101.

［32］ De Backer D, Creteur J, Preiser JC, et al: Microvascular blood flow is altered in patients with sepsis. *Am J Resp Crit Care Med* 166:98–104, 2002.

［33］ Trzeciak S, Dellinger RP, Parrillo JE, et al: Early microcirculatory perfusion derangements in patients with severe sepsis and septic shock: relationship to hemodynamics, oxygen transport, and survival. *Ann Emerg Med* 49:88–98, 2007.

［34］ Sakr Y, Dubois MJ, De Backer D, et al: Persistent microcirculatory alterations are associated with organ failure and death in patients with septic shock. *Crit Care Med* 32:1825–1833, 2004.

［35］ Brancht H, Krejci V, Hiltebrant: Orthogonal polarization spectroscopy to detect mesenteric hypoperfusion. *Intensive Care Med* 34:1883–1890, 2008.

［36］ Eherer AJ, Fordtran JS: Fecal osmotic gap and pH in experimental diarrhea of various causes. *Gastroenterology* 103:545–551, 1992.

［37］ Weinstein WM, Hawkey CJ, Bosch JM (eds): *Clinical Gastroenterology and Hepatology*. Philadelphia, PA, Elsevier, 2005.

［38］ Farrell JJ: Overview and diagnosis of malabsorption syndrome. *Semin Gastrointest Dis* 13:182–190, 2002.

［39］ Chiolero RL, Revelly JP, Berger MM: Labeled acetate to assess intestinal absorption in critically ill patients. *Crit Care Med* 31:853–857, 2003.

［40］ Singh G, Harkema JM Mayberry AJ: Severe depression of gut absorptive capacity in patients following trauma or sepsis. *J Trauma* 36:803–809, 1994.

［41］ Johnson JD, Harvey CJ, Menzies IS, et al: Gastrointestinal permeability and absorptive capacity in sepsis. *Crit Care Med* 24:1144–1149, 1996.

［42］ Berger MM, Werner D, Revelly JP: Serum paracetamol concentration: an alternative to x-rays to determine feeding tube location in the critically ill. *J Parenter Entreral Nutr* 27:151–155, 2003.

［43］ Swart GR, van den Berg JW: ^{13}C breath test in gastroenterological practice. *Scand J Gastroenterol Suppl* 225:13–18, 1998.

［44］ Romagnuolo J, Schiller D, Bailey RJ: Using breath tests wisely in a gastroenterology practice: an evidence-based review if indications and pitfalls in interpretation. *Am J Gastroenterology* 97:1113–1116, 2002.

［45］ Seeto RK, Fenn B, Rockey DC: Ischemic hepatitis: clinical presentation and pathogenesis. *Am J Med* 109:109–113, 2000.

［46］ Figg WD, Dukes GE, Lesene HR, et al: Comparison of quantitative methods to assess hepatic function: Pugh's classification, indocyanine green, antipyrine and dextromorphan. *Pharmacotherapy* 15:693–700, 1995.

［47］ Burra P, Masier A: Dynamic tests to study liver function. *Eur Rev Med Pharmacol Sci* 8:19–21, 2004.

［48］ Tanaka E, Inomata S, Yasuhara H: The clinical importance of conventional and qualitative liver function test in liver transplantation. *J Clin Pharm Ther* 25:411–419, 2000.

［49］ Oellerich M, Amstrong VW: The MEGX test: a toll for real-time assessment of hepatic function. *Drug Monit* 23:81–92, 2001.

［50］ McKindley DS, Boulet J, Sachdeva K, et al: Endotoxic shock alters the pharmacokinetics of lidocaine and monoethylglycinexylidide. *Shock* 17:199–204, 2002.

［51］ Chandel B, Shapiro MJ, Kurtz M, et al: MEX (monoethylglycinexylidide): a novel in vivo test to measure early hepatic dysfunction after hypovolemic shock. *Shock* 3:51–53, 1995.

［52］ Tichy JA, Loucka M, Trefny ZM: The new clearance methods for hepatic diagnosis. *Prague Med Rep* 106:229–242, 2005.

［53］ Faybik P, Hetz H: Plasma disappearance rate of indocyanine green in liver dysfunction. *Transpl Proc* 38:801–802, 2006.

［54］ Hashimoto M, Watanabe G: Hepatic parenchymal cell volume and the indocyanine green tolerance test. *J Surg Res* 92:222–227, 2000.

［55］ El-Desoky A, Seifalian AM, Cope M, et al: Experimental study of liver dysfunction evaluated by direct indocyanine green clearance using near infrared spectroscopy. *Br J Surg* 86:1005–1011, 1999.

［56］ Von Spiegel T, Scholz M, Wietasch G, et al: Perioperative monitoring of indocyanine green clearance and plasma disappearance rate in patients undergoing liver transplantation. *Anaesthesist* 51:359–366, 2002.

［57］ Sakka SG, Reinhart K, Meir-Hellman A: Comparison of invasive and noninvasive measurements of indocyanine green plasma disappearance rate in critically ill patients with mechanical ventilation and stable hemodynamics. *Intensive Care Med* 26:1553–1556, 2000.

［58］ Sakka SG, van Hout N: Relation between indocyanine green (ICG) plasma disappearance rate and ICG blood clearance in critically ill patients. *Intensive Care Med* 32:766–769, 2006.

［59］ Stehr A, Ploner F, Traeger K: Plasma disappearance of indocyanine green: a marker for excretory liver function? *Intensive Care Med* 31:1719–1722, 2005.

［60］ Chijiiwa K, Watanabe M, Nakno K, et al: Biliary indocyanine green excretion as predictor of hepatic adenosine triphosphate levels in patients with obstructive jaundice. *Am J Surg* 179:161–169, 2000.

［61］ Chijiiwa K, Mizuta A, Ueda J, et al: Relation of biliary acid output to hepatic adenosine triphosphate level and biliary indocyanine green excretion in humans. *World J Surg* 26:457–461, 2002.

［62］ Kira T, Tomiguchi S, Kira M, et al: Quantitative evaluation of hepatic functional reserve using technetium 99 DTPA-galactosyl human serum albumin before and after transjugular intrahepatic portosystemic shunt. *Eur J Nucl Med* 24:1268–1272, 1997.

［63］ Hwang EH, Taki J, Shuke N, et al: Preoperative assessment of residual hepatic functional reserve using 99mTc-DTPA-galactosyl-human serum albumin dynamic SPECT. *J Nucl Med* 40:1644–1651, 1999.

［64］ Scheneider PD: Preoperative assessment of live function. *Surg Clin North Am* 84:355–373, 2004.

［65］ Ishii Y, Asai S, Kohno T, et al: (13) CO_2 peak value of L-［1-(13)C］phenylalanine breath test reflects hepatopathy. *J Surg Res* 86:130–135, 1999.

［66］ Kobayashi T, Kubota K, Imamura H, et al: Hepatic phenylalanine metabolism measured by the［13C］phenylalanine breath test. *Eur J Clin Invest* 31:356–361, 2001.

［67］ Koeda N, Iwai M, Kato A, et al: Validity of 13C-phenylalanine breath test to evaluate functional capacity of hepatocyte in patient with liver cirrhosis and acute hepatitis. *Aliment Parmacol Ther* 21:851–859, 2005.

［68］ Aoki M, Ishii Y, Ito A, et al: Phenylalanine breath test as a method to evaluate hepatic dysfunction in obstructive jaundice. *J Surg Res* 130:119–123, 2006.

［69］ Klatt S, Taut C, Mayer D, et al: Evaluation of the 13C-methacetin breath test for quantitative liver function testing. *Z Gastroenterol* 35:609–614, 1997.

［70］ Aoki M, Ishii Y, Asai S, et al: Ornithine breath test as a method to evaluate functional liver volume. *J Surg Res* 124:9–13, 2005.

［71］ Suzuki S, Ishii Y, Asai S, et al: 1–［1-(13)C］alanine is a useful substance for the evaluation of liver function. *J Surg Res* 103:13–18, 2002.

［72］ Zapater P, Lasso de la Vega MC, Horga JF: Pharmacokinetic variations of acetaminophen according to liver dysfunction and portal hypertension status. *Aliment Pharmacol Theory* 1:29–36, 2004.

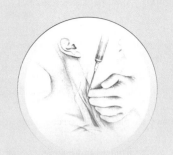

第34章
机械通气的呼吸监测
Respiratory Monitoring During Mechanical Ventilation

TODD W. SARGE, RAY RITZ AND DANIEL TALMOR　　王启星 译，张翔宇 审校

呼吸功能可以简单地分为通气和氧合，通气和氧合可分别量化为呼吸系统清除二氧化碳和形成氧合血红蛋白的能力。在任何情况下，呼吸监测的目的是使临床医生弄清患者的通气和氧合状态，以求恰当地使用监测数据去纠正患者异常的呼吸生理。必须记住，对所有这些数据解释和恰当干预的决定始终是临床医生非常重要的责任，临床医生必须把这些数据和其他信息（如病史和体格检查）进行整合，以形成最终的干预措施。关于重症患者呼吸功能的主要干预措施和监测常常牵涉到机械通气的开始、调整或撤机。本章主要介绍机械通气患者的呼吸监测。

机械通气通过使用正压达到肺充气（即吸气）的目的，接着通过压力释放允许去充气（即呼气），以减轻呼吸系统的工作负荷。尽管机械压力和呼吸系统的弹性（elastance, Ers）和阻力（resistance, Rrs）等生理特性的相互作用复杂且又不断变化，但机械通气还是能够达到这一简单的目标。此外，患者的神经肌肉功能也会影响呼吸，也需要对其进行监测和治疗。本章聚焦于机械通气患者三方面监测作重点介绍：① 气体交换的评价；② 呼吸力学；③ 呼吸神经肌肉功能。

气 体 交 换

气体交换的基础物理

如前所述，呼吸系统的主要功能是气体交换（即清除CO_2的同时，灌输氧，以形成氧合血红蛋白）。在ICU病房中通气和氧合不足通常是由通气不足、弥散障碍，或分流和通气–灌流比（$\dot{V}$–$\dot{Q}$）失调所致。

通气不足是指肺泡通气不足，通常由药物、神经功能损害，或肌无力、肌肉疲劳引起，根据以下公式，可导致高碳酸血症：

$$PaCO_2=(\dot{V}_{CO_2}/\dot{V}_A)k$$

其中$PaCO_2$代表动脉血二氧化碳分压，$\dot{V}_{CO_2}$是组织二氧化碳的产出量，$\dot{V}_A$代表肺泡通气量，k是常数。庆幸的是，当潜在的原因确定或纠正后，通气不足很容易被机械通气纠正。

弥散障碍主要是因为氧气通过毛细血管–肺泡膜进行交换的时间不足所致。这可能是由于膜病理性增厚或高心排量状态（如脓毒血症时）所致。但在ICU中，弥散障碍相关的临床意义尚存争议。主要是因为由弥散障碍急性加重引起的低氧血症通常可被氧疗纠正，而弥散障碍极少影响$PaCO_2$，因为二氧化碳溶解度高，并以多种形式清除，比如碳酸氢盐。

低氧血症在ICU中的最常见原因是通气–灌流比（$\dot{V}$–$\dot{Q}$）失调。分流是$\dot{V}$–$\dot{Q}$失调的一种表现。真性分流是一部分心排量的动脉血和未参与气体交换的静脉血混合所致。它对二氧化碳分压没有影响，但是分流增加可导致低氧血症。真性分流可以通过下面的公式计算：

$$Q_s/Q_t=(C_c-C_a)/(C_c-C_v)$$

其中，Q_s和Q_t分别是分流量和总血流量，C_c, C_a和C_v分别代表肺终末毛细血管、动脉血和混合静脉氧血含量。动脉血和混合静脉血的绝对氧含量可以通过氧含量方程计算：

$$C_x = (1.34 \times Hb \times S_xO_2) + (P_xO_2 \times 0.003)$$

其中 C_x、S_xO_2 和 P_xO_2 分别代表动脉血和混合静脉血中的氧含量、氧饱和度和氧分压。末梢毛细血管的氧含量可以通过下述的肺泡气方程估算：

$$C_c = (P_{atm} - P_{H_2O}) \times F_iO_2 + PaCO_2/RQ$$

其中 P_{atm} 和 P_{H_2O} 分别代表大气压和水蒸气压（在海平面通常为 760 mmHg 和 47 mmHg）；F_iO_2 代表吸入氧浓度；$PaCO_2$ 指动脉血二氧化碳分压；RQ 指呼吸商。真性分流的意义，在于事实上不适合辅助氧疗。分流的血液重新进入循环并稀释氧合过的血，导致动脉系统氧分压降低。由于分流的血液没有机会接触肺泡气，增加吸入氧浓度并不能改善氧合。

$\dot{V}-\dot{Q}$ 失调是肺内正常通气/灌流比例不均的结果。$\dot{V}-\dot{Q}$ 失调是代表肺泡水平气体交换不足的一系列异常比例。通气和灌流比异常引起的低氧血症有别于真性分流，可被氧疗纠正。然而，在极端情况下，如肺泡的 $\dot{V}-\dot{Q}$ 比接近于零（即通气接近零），则接近于上述的真性分流。在这一系列异常比例的另一端，即肺泡的 $\dot{V}-\dot{Q}$ 比趋于无穷大（即血流灌注接近零）时，就成了生理"死腔"，即只有通气而没有血流灌注的肺泡。有关死腔，将在本章后面作详细描述。

直接血气分析

用于机械通气患者气体交换的监测仪，通常是直接测定气体的含量和呼吸机环路-肺泡间或肺泡-终动脉间的浓度梯度。与绝大多数的监护仪一样，气体在流动过程中有很多节点会导致浓度梯度误差。最准确的气体交换评估法是直接测量动脉血液样本。测量的指标包括：动脉血二氧化碳分压和氧分压，以及血 pH、碱剩余、血氧饱和度，以及其他与血红蛋白结合的物质，如碳氧血红蛋白和高铁血红蛋白等。动脉血气分析（arterial blood gas，ABG）的优点是能够相当准确地反映患者当下的酸碱、氧合和通气的状态。然而，作为一种监测气体交换的工具，血气分析也有局限性，包括需有创操作、浪费血液和非连续性（即它仅反映采血样时患者状态）。

有人建议用中心静脉和外周静脉血气样本替代动脉血来监测血 pH、$PaCO_2$ 和碱剩余，并认为这是可以接受的[1]。其最明显的优势是减少操作的有创性（如患者不需要动脉通路或动脉穿刺），但是缺点是需要相关性分析和无法评估氧合状态。一项研究提示，除了患者接受心肺复苏外[2]，急性呼吸疾病时，动脉和静脉血的 pH 和 $PaCO_2$ 的平均差值分别为 0.03 和 5.8[1]，两者有很好的相关性。另一项关于创伤患者机械通气时的研究也证明，动脉和中心静脉血的 pH、$PaCO_2$ 和碱剩余有良好的相关性；但作者的结论认为，协定的相关性范围（pH：$0.09 \sim 0.03$；$PaCO_2$：$-2.2 \sim 10.9$）对临床处理可能存在重要影响，因此在创伤患者的初期复苏中不可使用静脉血气分析[3]。

脉搏血氧饱和度分析

毋庸置疑，脉搏血氧饱和度分析是过去三十年中呼吸监测领域最重要的进展。脉搏血氧饱和度仪可提供患者氧合血红蛋白连续的无创监测，根据氧解离曲线（图34.1），以总血红蛋白的百分率表示。在第26章中已详细介绍了脉搏血氧饱和度仪的物理特点和局限性。

呼气末二氧化碳测定

二氧化碳监测是气体样本二氧化碳浓度的定量分析。二氧化碳图是连续绘制成二氧化碳时程变化的波形（图34.2）。对呼吸环路中连续的气样进

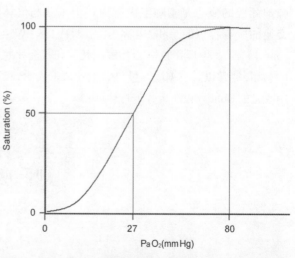

图34.1 该示意图显示正常血红蛋白解离曲线，血氧饱和度为 50% 时的 PaO_2 为 27 mmHg，而 PaO_2 为 80 mmHg 时血氧饱和度接近 100%。

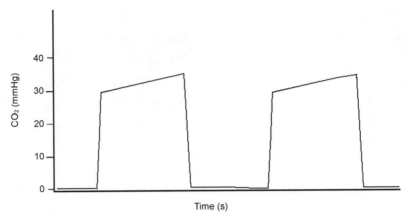

图34.2　二氧化碳波形示意图,呼气末二氧化碳分压在30～40 mmHg之间,形成呼气平台。

行二氧化碳图描记时,波形中的最大二氧化碳(以mmHg计)形成一个平台,被称为呼气末二氧化碳,或$P_{et}CO_2$。尽管连续二氧化碳图在ICU中用处有限,但二氧化碳监测仪仍有多种临床用途,例如早期发现人工气道误插食管。关于二氧化碳监测及其使用的详细介绍,请参阅第26章。

死腔测量

死腔系指呼吸系统内有通气但无血流的部分,以至于无气体交换可发生。死腔的测量是衡量呼吸系统清除二氧化碳效率的指标。死腔可以分为肺泡死腔和解剖死腔。解剖死腔指吸气潮气量中未到达肺泡参与气体交换的部分。机械通气患者的解剖死腔包括邻近中心的气道、气管、气管插管和连接Y形管的呼吸机回路。健康受试者的解剖死腔大约为理想千克体重的2～3倍,以 cm³计,或150～200 cm³。肺泡死腔的概念是指肺泡内有通气但未参与气体交换的所有容积的总和,也称为"韦斯特1区(West zone 1)"[4]。生理死腔(V_d)指解剖死腔和肺泡死腔的总和,通常以其占据潮气量(V_t)的比值来表示,可用改良的Bohr方程在床旁进行计算:

$$V_d/V_t = PaCO_2 - P_{exP}CO_2/PaCO_2$$

其中$PaCO_2$指动脉血二氧化碳分压,$P_{exP}CO_2$指呼气末二氧化碳分压。$P_{exP}CO_2$较难测定,通常需要代谢监测系统。然而,容积二氧化碳图是一种估测$P_{exP}CO_2$的全新而简单的方法,可用于测定Y形管处的二氧化碳,并与较复杂的代谢监测法有相关性[5]。有时人们依照呼气末二氧化碳($P_{et}CO_2$)来估算$PaCO_2$,但在疾病状态下这是不准确的。因此,通常需直接通过ABG测量$PaCO_2$。

在导致呼吸衰竭的重症疾病中,生理死腔(V_d/V_t)往往增加,如急性呼吸窘迫综合征(ARDS)和慢性阻塞性肺病(COPD)。随着动态过度通气、内源性PEEP和过于积极地应用外源性PEEP,可因肺泡过度充气而阻碍肺动脉有效血流,使得West zone 1体积增加,V_d/V_t也可增大[38]。已有研究证明,连续V_d/V_t监测与ARDS预后相关[6],同时已被用来监测重症患者呼吸损害的程度[7]。但是,这些数据并未转化为治疗方案改变。此外,Mohr等[8]同时比较一系列气管切开术后成功脱机与脱机失败的患者时发现,V_d/V_t没有显著差异。

呼 吸 力 学

基本呼吸参数

现代呼吸机可对包括峰压、平台压、平均压和呼气末压在内的气道压力(airway pressures, P_{aw})、潮气量(volumes, V)和吸气流速(flows, $\dot{V}$)进行操控和监测。整合这几方面数据方可评估呼吸系统的机械力学。呼吸系统的机械力学受许多疾病状态的影响，理解这些关系对提供更恰当的呼吸机支持治疗有帮助。气道压（P_{aw}）可用运动方程表示，它一定等于所有与之对抗的力。当正常呼吸频率、轻松呼吸时，对抗 P_{aw} 的主要作用力是呼吸系统的弹性和阻力，它们分别与潮气量（Vt）和流速（$\dot{V}$）相关：

$$P_{aw}=E_{rs}V_t+R_{rs}(\dot{V})$$

其中 E_{rs} 和 R_{rs} 分别代表呼吸系统的弹性和阻力。如图34.3[9]所示，这是充分镇静下呼吸机依赖

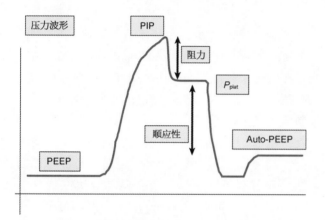

图34.3 系气道压力波形曲线示意图，在波形上详细勾画了 PEEP、auto-PEEP、吸气峰压（PIP）、平台压（P_{plat}）、阻力和顺应性。

患者恒定流速吸气时的典型波形。在吸气末快速气道阻断法，使气流降为0，同时 P_{aw} 从峰值（peak inspiratory pressure, PIP）降为较低的起始值，随后 P_{aw} 在剩余的吸气期逐渐降低，直至平台压（plateau pressure, P_{plat}）出现。气道内测得的 P_{plat}，代表整个呼吸系统吸气末的静态回缩力[10]。

胸腔压力的测量进一步分为肺（即跨肺压，P_L）和胸壁（即胸内压 P_{pl}）两种组分，方程如下：

$$P_{aw}=P_L+P_{pl}$$

遗憾的是，在ICU中直接测定胸内压并不实际。因此，胸内压往往以食管球囊导管测得的食管压（the pressure in the esophagus, P_{es}）来评估，该导管与肺中部的胸膜邻近。所以可将先前的方程改成如下：

$$P_{aw}=P_L+P_{es}$$

其中 P_{es} 代表食管压。

上述压力的组成关系，详解于图34.4。

顺应性和弹性

呼吸系统的静态顺应性（static compliance, $C_{st,rs}$）及其倒数，即弹性（elastance, $E_{st,rs}$）可通过前面提及

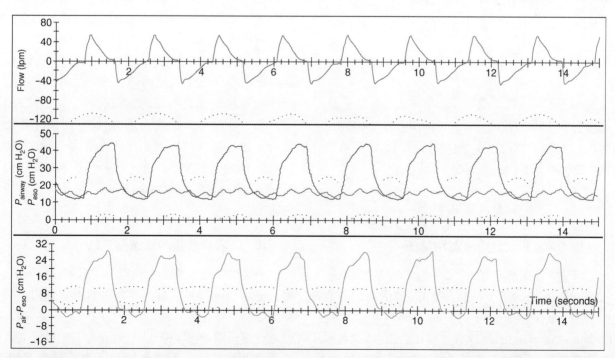

图34.4 图中可见，压力控制通气（PCV）时食管压力（P_{eso}）曲线叠加于气道压力（P_{air}）曲线上。在特定条件下可根据它们之间的差值估测跨肺压。

的吸气末气道阻塞法将流速降为零,以抵消系统内阻力,从而便于在床旁测量。呼吸系统的弹性($E_{st,rs}$)系总PEEP(total PEEP, $PEEP_t$)与平台压(plateau pressure, P_{plat})的差除以潮气量(V_t),可得到以下方程式:

$$E_{st,rs}=(P_{plat}-PEEP_t)/V_t$$

如在该方程中使用P_L以及P_{es}描记曲线获得P_{es}压,$E_{st,rs}$也可被分为肺(E_L)和胸壁(E_{cw})部分(图34.4),方程如下:

$$E_{st,rs}=E_L+E_{cw}$$

肺与胸壁在总弹性构成中的作用大小可能取决于呼吸衰竭的病因。举例说明,无论是心源性的还是ARDS导致的肺水肿,都将导致肺的弹性增加,顺应性降低。非肺源性的ARDS,例如脓毒血症还可能导致胸壁水肿和腹胀。以上这些因素都将使肺弹性和阻力的额外增加,导致胸壁弹性增加。

阻　力

根据欧姆定律,阻力等于气道压力(ΔP_{aw})除以流速($\dot{V}$)的函数。机械通气患者可以在恒定吸气流速时快速阻断气道,测定气道阻力。呼吸系统最大阻力(R_{max})可以通过以下公式计算:

$$R_{max}=[P_{peak}-P_{plat}]/\dot{V}。$$

呼吸系统最小阻力(R_{min})可以用以下公式计算:

$$R_{min}=[P_{peak}-PEEP_t]/\dot{V}$$

最小气道阻力(R_{min})反映欧姆测定的气道阻力,而R_{max}与R_{min}之差反映黏弹性(应力松弛)和呼吸组织中的时间常数变量(气体摆动效应)。

压力–容积曲线

压力–容积曲线的静态测量法

压力–容积曲线的测量以大注射器法(large calibrated syringe)为金标准。使用一个大型的校准注射器,每次注入(50±100)mL气体直至总容量(1 000±2 000)mL。每次注入气体后,在持续数秒钟的停顿时,乘没有气体流动时测定静态气道压力,此时从大注射器到肺泡的整个系统中压力均相同。

以同样的方法放气,每次气体减量时记录压力数值,绘制出吸气和呼气P–V曲线。在缓慢地充气–放气周期中,氧持续被血液摄取,而血液和肺泡中二氧化碳分压的平衡,将导致放气的容积较充气减少。这样的人工操作可能是出现滞后现象的原因。引起滞后的比较重要的机械原因是,在P–V曲线绘制过程中,肺的充气缓慢,而缓慢的肺复张或时间常数较缓慢的肺开放区域或肺泡萎陷,也会导致呼气容量减少和滞后。

压力–容积曲线(P–V曲线)的半静态测量法

半静态测定压力–容积曲线主要有两种方法。这两种方法不需要大注射器的专业技术和设备。多次气道阻断技术(multiple occlusion technique)系在吸气末暂停期间使用不同容量序列的控制呼吸[11,12]。每次吸气末暂停记录压力和容量,以绘制成静态P–V曲线。如果用同样方法进行呼气气道阻断,也可绘制出P–V曲线的呼气支。这个过程的完成大约需要几分钟,但结果与静态测定结果非常接近。第二种方法是低流速充气技术(low-flow inflation technique)。只有当整个吸气相气道阻力不变时,曲线的斜率(顺应性)才与静态P–V曲线平行。所以该技术使用非常小的恒速气流吸气,以产生较大的总容量。但低流速吸气降低气道阻力时,不太可能达到两者平行,因为低流速同样也可引起跨气管插管压力出现可以辨认的最小限度的降低,这意味着动态吸气压力–容量曲线将右移[13,14]。持续时间长的吸气相会产生与大注射器法相同的伪像,即表现为滞后。静态和半静态方法的另一个缺点是,它们在测量时需要暂停机械通气治疗。因此问题应运而生,如果这些操作方法与预测动态条件下呼吸力学的特征相关,那么阻力和顺应性就会随容量、流速和呼吸频率而变。

压力–容量曲线的动态测量法

P–V曲线动态测量法 可以持续监测呼吸力学,特别是可监测呼吸机参数改变时的力学变化。这些测量法是在患者机械通气治疗的情况下完成的,因此能更精确地反映患者、气管插管和呼吸机之间的复杂相互作用。无论在气管插管的近端(在患者连接管或从呼吸机本身)或远端均可获得连续的压力显示。此压力与潮气量一起绘制成 P–V 曲线。
这两种方法各有优点；然而，较常用的近端方法的
缺点是受气管插管阻力的影响极大。由于记录的
气道峰压和呼气末正压都不准确，会导致顺应性被
低估[12]。

压力-容量曲线的临床应用

肺损伤的患者的静态呼吸系统的 P–V 曲线的形
状极具特征性，为一具有上位拐点和下位拐点（分别
为 UIP 和 LIP，见图 34.5）的 S 形肺充气曲线。观察
LIP 和 UIP 之间肺膨胀斜率可以发现肺容量对应的
肺弹性回缩力均增加和顺应性降低（图 34.6）。LIP
常被认为是塌陷肺单位的临界开放压，同时也是设
置最佳 PEEP（optimal PEEP）的方法之一，已被用于
急性肺损伤（acute lung injury, ALI）。相反，高位拐
点被认为提示肺泡过度扩张，机械通气时不应超过
UIP[15]。但这些概念已受到诸多原因的挑
战[16]。此外，P–V 曲线的改变并非肺泡塌陷的特有
表现，已在灌注盐水的肺观察到，如同肺水肿患者所

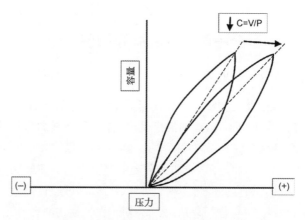

图 34.6　这是肺水肿时肺顺应性（C）改变和顺应性变化对容积-压力（V/P）曲线影响的图解

见[17,18]。Amato 等[19]在接受机械通气的 ARDS 患
者的临床应用中证明，P–V 曲线的使用和滴定 PEEP
至超过 LIP 可能是肺保护策略成功的一部分。然
而，从该研究看，较高水平 PEEP 在机械通气策略（包
括使用低潮气量和间歇性肺复张）中的相对重要性
仍不明确。后续的试验已经证实，机械通气患者生
存率获益的是使用低潮气量，而不是使用较高水平
PEEP[20,21]。

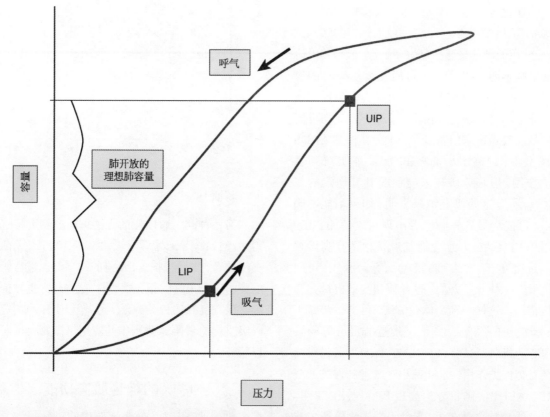

图 34.5　该图显示正常压力-容积曲线（PV曲线），在高位拐点（UIP）和低位拐点（LIP）之间是吸气肢顺应性和
相对应的潮气量较好的部分，因此，P–V 曲线法被提议，作为 ARDS 患者机械通气"肺开放"（open lung）的方法。

区分呼吸力学的肺和胸壁组分

食管压监测

呼吸机诱导的肺损伤可能取决于跨肺压（$P_{aw}-P_{pl}$）大小，而 ARDS 的治疗建议规定，限制施加于整个呼吸系统的压力并以气道压测定为依据。如果 P_{pl} 测值很不稳定，该方法就会产生严重误导。在健康受试者和直立的自主呼吸患者，P_{pl} 通常可通过测量食管压（P_{es}）进行评估；然而，对于急性损伤的患者，很少使用该方法，可能是因为普遍认为，由于 P_{es} 测量的伪像，用其来估算 P_{pl} 很不可靠，但未经验证[22]。然而，Pelosi 等[23]在犬的肺损伤模型中，使用食管球囊导管在肺中部水平测定食管压力（P_{es}），使用压力传感器直接插入胸腔测定胸内压，证明两者有良好的相关性。Pelosi 指出尽管食管压绝对值并不等于胸内压，但食管压的偏移与直接测量的胸内压变化一致。因此作者得出结论：食管压的变化是准确的，但绝对值是不准确的[23]。其他作者提出明确的假设，经过校正体位干扰的 P_{es} 的绝对值，能可靠地反映重症患者的实际胸内压。

P_{pl} 的变化可能是导致 ARDS 通气策略的临床试验的结果不一致的原因。尽管一项大规模的随机试验证明，使用低潮气量通气对生存有益，但是其他研究的结果则不明确[20,25,26]。可能在某些高 P_{pl} 的患者，使用低潮气量和 PEEP 不足，可能会导致周期性呼气末肺泡塌陷。在这种情况下，肺不张损伤可能抵消限制潮气量带来的益处。同样，在许多 ARDS 动物模型中，较高水平的 PEEP 已被证明对肺具有保护作用，但临床研究未能证明其有稳定的好处[19,21]。所有这些研究结果表明，如果不能准确测量 P_{pl}，可能会导致一些患者出现过度使用 PEEP 或使用 PEEP 不足，并且会把气道平台压升高误解为肺泡过度充气[27,28]。测定 P_{es} 估算跨肺压，可使呼吸机设置个体化，以适应患者肺和胸壁机械力学的变化特征。这样一种个体化方案，可进一步减少 ARDS 肺损伤的风险[22,27,29]。最近 Talmor 等的一项单中心随机对照试验（EPVENT Trial），假设小潮气量具有肺保护作用，将 61 例小潮气量肺保护通气的 ARDS/ALI 患者随机分为高 PEEP 和低 PEEP 组。这项研究的独特之处在于，干预组根据食管压力测定设定 PEEP，而对照组根据早期专家意见制定的

PEEP/FiO$_2$ 表格设定 PEEP，并忽略个性化的生理测量。治疗的主要终点是氧合（PaO$_2$/FiO$_2$）。研究者以干预组氧合、顺应性和死亡率趋势改善等证据证实，根据食管压测定确定 PEEP 设置的通气策略较为优越[30]。

胃内压

食管压监测并非易事，需要专门的设备和经验丰富的操作者。胃内压（gastric pressure, P_{ga}）或许是 P_{pl} 监测的合理替代方案。Talmor 等人的早期研究[24]证明，食管压和胃内压之间的测定存在相关性（图 34.7）。因为患者的腹胀可能严重导致肺泡萎陷，这种情况对于肺外源性的 ARDS 患者尤其重要。

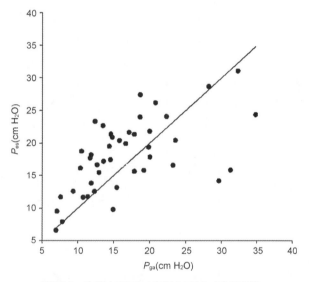

图 34.7　食管内压（P_{es}）和胃内压（P_{ga}）的相关性。

膀胱压

另一种测定腹内压的方法可通过测定膀胱压获得。经 Foley 导尿管缓慢输注 50～100 mL 无菌水后夹闭导管，测量膀胱压，测得的结果与通过胃管测定的腹内压有很好的相关性[32]。这些压力也被证明与食管压有良好的相关关系[33]。但以上压力测定法在呼吸衰竭患者临床监测中的应用仍需要大量研究予以验证。

呼吸的神经肌肉功能

机械通气过程中，临床医生的目标是为患者衰弱的呼吸系统减轻负荷，从而减少呼吸衰竭情况下

的呼吸功。很显然，这一目标是暂时的，一旦患者开始康复，此后机械通气的目标就是脱机。为了实现这些目标，临床医生需要了解患者的呼吸功能对每一个目标的不同影响。例如在外科手术室使用全麻、肌松剂、控制模式的机械通气，以完全去除呼吸系统负荷的情况很常见。然而，在ICU中深度镇静和肌松剂的长期使用，不利于最终准备拔管的重症患者，有几项研究证明这样可能会增加机械通气时间、住院天数和相关费用[35-37]。据推测，在ICU使用辅助通气支持部分减负，可能有利于维持膈肌功能，减少镇静需求。没有人给减轻负荷的理想程度下定义[34]，这可能是由于个体差异和疾病状态而有所不同的缘故。然而，它对理解和量化患者的神经肌肉功能、呼吸系统减轻负荷、最小化使人-机不同步和最终使脱机困难患者成功脱机有帮助。这需要对呼吸系统的神经肌肉生理学及其如何与呼吸机协调（即人-机协调性）的理论深入理解。

呼吸系统神经肌肉的解剖

呼吸系统的吸气和呼气受脑桥和延髓的特定神经元不由自主地控制。这些神经元在脑干协调传入和反馈回路控制呼吸，确保适当的气体交换。反馈的类型可以是机械的、化学的、反射的和行为的，所有这些都将直接影响神经元冲动的频率和强度[39]。这些神经元与反馈回路共同组成呼吸控制中心。在正常静息状态下，吸气中枢的神经元通过膈神经和脊髓神经刺激膈肌和肋间肌收缩，使得胸腔形成相对于气道的负压（即压力梯度），气流进入到肺（图34.8）。随后的呼气通常是被动的，即气体的呼出是肺和胸壁弹性回缩力作用的结果。然而，当呼吸中枢在CO_2、酸中毒或低氧血症的刺激下，依靠腹和胸壁肌肉的收缩呼气可变得较为主动。大脑皮层有超越脑干控制呼吸系统的能力，使呼吸频率、深度和节律发生改变。当大脑皮层处于麻醉状态时，无论是药物或疾病所致，呼吸系统的神经肌肉功能则被前述的脑干所控制，对机械通气患者人-机交互作用关系最小。

呼吸系统的肌肉常被视为受刺激时可产生压力的"泵"（P_{mus}）[39]。在辅助通气中，该压力附加上第二个泵，即由呼吸机产生的气道压力（P_{aw}）。这两个压力之和（P_T）为吸入气流提供总驱动

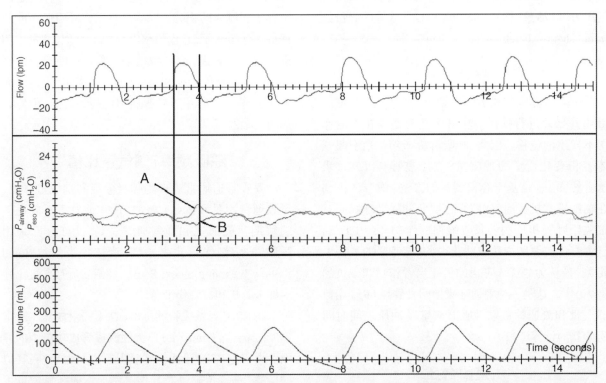

图34.8　持续气道正压通气（CPAP），采用7.5 cmH_2O压力支持。气道压力曲线和食管压力曲线相重叠，分别标记为A和B。第一条垂线显示的是吸气开始气体流入，此时食管压力（P_{eso}）曲线和气道压力（P_{air}）曲线分离而形成压差。第2条垂线显示：气流停止时，呼吸机的呼气阀开放，气道压力迅速下降。

压[39]。忽略惯性因素，呼吸系统的运动方程式可表述为，P_T 系克服肺部弹性和阻力过程产生的压力，方程如下：

$$P_T = P_{mus} + P_{aw} = (E_{rs} \times V_t) + (R_{rs} \times \dot{V}) \quad (1)$$

方程式中的变量分别代表呼吸系统的弹性（E_{rs}）、潮气量（V_t）、阻力（R_{rs}）和流量（$\dot{V}$）[39]。由于呼吸机产生压力（P_{aw}）的目的是减轻患者呼吸肌负荷，所以需要与呼吸中枢产生的神经冲动以及呼吸肌兴奋形成的压力"泵"（P_{mus}）同步。为了与患者吸气的神经相同步，呼吸机的呼吸支持需要与触发吸气的神经冲动同时开始，这种吸气支持应持续至神经冲动结束的即刻才终止。但在现实中，这样的目标几乎不可能达到，因为目前还没有可用于监测呼吸系统传出运动神经的设备。现代的呼吸机不是监测神经冲动，而是通过感知呼吸机环路中压力和流量的改变，来实现与患者呼吸周期同步的。我们讨论人-机互动的变量包括呼吸机触发、吸气终结以及两者之间的气体输送（如触发后时相）。然而，有必要先定义常用以评估人-机互动和脱机的呼吸驱动和作用力的测量方法，如呼吸功、压力-时间曲线（pressure-time product, PTP）、气道闭合压、最大吸气压力、肺活量（vital capacity, VC）和浅快呼吸指数（rapid shallow breathing index, RSBI）等。

呼吸功

患者的呼吸作用力一般通过"呼吸功"测定法量化并据此进行探讨。功可定义为物体在力的作用下发生的位移。因此，呼吸的机械功包括引起气体容积变化所需力的测量，并以焦耳/升（J/L）表示。然而，这是基于容积测量的方法，没有考虑到在辅助模式机械通气触发前，膈肌和辅助呼吸肌对抗关闭呼吸机阀门等长收缩期的作功[40]。PTP通过食管压监测胸内压波动获得，并与呼吸的氧需求相关，被认为是优先考虑的量化患者作功和减负的指标[34]。这是一种辅助呼吸期间食管压（P_{es}）相似潮气量和流速的被动呼吸时胸壁反冲压之间时间积分差的计算[40]。

气道闭合压

0.1 s的气道闭合压（$P_{0.1}$）代表呼吸驱动的指标，可测定功能残气位吸气启动后1/10 s的气道压予以

确定。业已证明，其在压力支持通气下与呼吸功有良好的相关性[40]。因此，很多作者推荐使用$P_{0.1}$作为停止机械通气的有力指标[41-44]。一项预测研究显示，界定脱机成功与否的$P_{0.1}$阈值为6 cmH$_2$O，但不同的研究结果有差异。虽然该指标的应用尚存争议，但几种市售呼吸机已纳入该指标。

最大吸气压

最大吸气压（maximal inspiratory pressure, MIP），也称为负吸气力，是呼吸肌功能和强度的另一指标，可通过测量功能残气位阻塞气道时吸气肌产生的最大压力来判定。正常值约为80 cmH$_2$O，呼吸功能受损时通常小于正常值的40%。其主要缺点和局限性在于测量过程高度依赖患者的努力，使得临床上对重症疾病、麻醉和神经功能受损患者测量结果的解读较困难。

肺活量

肺活量（Vital capacity, VC）是潮气量、补吸气容积和补呼气容积的总和。用力肺活量（forced vital capacity, FVC）是要求患者尽最大努力吸气至肺总量（total lung capacity, TLC），随后是用力呼气，测定呼出容量和流速的积分。FVC也被用作呼吸肌功能的评价指标。然而，它也与MIP和FVC类似，测量依赖患者的努力程度，会导致结果不稳定。FVC测量已经用作神经功能受损和肌病（如颈椎损伤、重症肌无力和格林-巴利）患者呼吸肌力的趋势监测，但鲜有成功的案例[45-47]。

呼吸频率/潮气量比值

呼吸窘迫通常表现为呼吸急促和潮气量降低，导致通气不足和PaCO$_2$增加，往往继发于不成比例的解剖死腔通气和肺泡通气不足。因此，已采用呼吸频率/潮气量比率，又称浅快呼吸指数（rapid shallow breathing index, RSBI）来衡量呼吸窘迫，并为促进脱机和拔管作准备[43,48-50]。

将RSBI当做拔管的标准，并不完全成功。通常100～105次/（min·L）作为预测拔管成功与否的界限。事实上RSBI受浅快呼吸限制，尽管是呼吸窘迫的敏感指标，但缺乏特异性。例如疼痛和焦虑也可表现出异常高的RSBI，且在脱离机械通气的重症患者中常见。

人机交互作用

呼吸机触发变量

辅助模式通气时，患者的用力吸气被呼吸机感知，然后"触发"呼吸机输送预设的容量或压力支持（图34.9）。一般呼吸机具备两种触发方式，即压力触发和流量触发。压力触发依赖患者用力吸气形成的压力变化，当其超过预设的要求（通常为$-2\ cmH_2O$）时，呼吸机的吸气阀打开，启动呼吸机辅助呼吸。同样，流量触发依赖患者用力吸气形成的气流，当其超过预设阈值（通常为2 L/min）被吸气端的流量计检测到时，触发呼吸机启动辅助呼吸。这两种触发标准的显著的差异在于，压力触发的呼吸机吸气端有一个可按需关闭的阀。已有诸多研究比较流量触发和压力触发的呼吸作功，大多数研究显示流量触发有优势[51-53]。这种优势可部分地被呼吸机触发至膈肌开始收缩的时间缩短来解释，即流量触发改善膈肌收缩的响应性[53]。

可被呼吸机控制的触发变量称为灵敏度。压力触发的参考值为$1\sim2\ cmH_2O$，而流量触发为$2\sim3\ L/min$。灵敏度的阈值非常重要，它需要平衡触发相关重要问题的两方面。首先，如果灵敏度设置过低，患者可能会出现自动触发，即发生压力和流速的变化的来源是干扰，比如心脏振荡、管路积水、患者的运动或者是系统内的振荡导致的呼吸形态不规则和人–机不同步。其次，灵敏度设置过高将导致无效触发，从而增加或浪费呼吸功和能量（图34.10）。无效触发还常见于动态充气过度，如哮喘和COPD等阻塞性疾患。在阻塞性疾患辅助机械通气时，动态过度充气可导致内源性PEEP（PEEPi）升高至临界值以上，使患者的呼吸驱动力不足以克服肺和胸壁的弹性回缩力以触发呼吸机[34]。显然，这对患者呼吸作功是不利的，并且可导致呼吸机对抗。Leung等人[54]证明，与成功触发呼吸相比，触发的努力无效的患者的呼吸功需要额外增加38%。当试图优化呼吸机设置时，自动触发和无效触发对临床医生显然是挑战。通常可降低触发灵敏度阈值，使呼

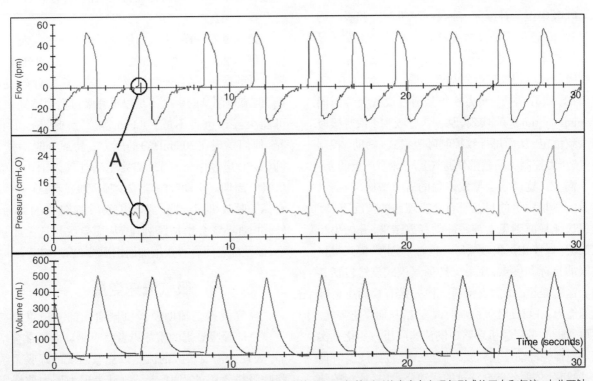

图34.9　辅助控制通气时的正常触发。标记为A的两个圆圈分别标示呼吸机检测到的患者自主吸气形成的压力和气流，由此可触发呼吸机供气。

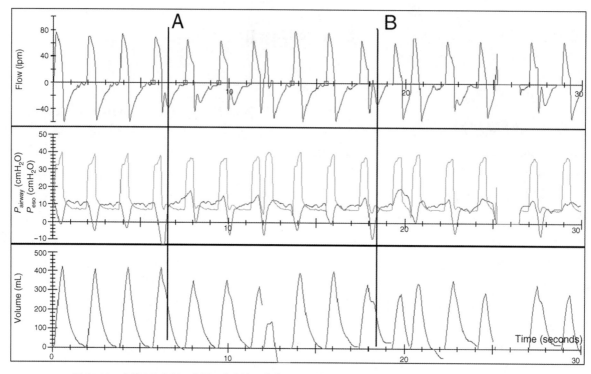

图34.10　直线A和B标示的是压力和流量曲线上的无效触发,在流速波形的呼气支显示为负向波形。

吸支持的延迟时间缩至最短,而不容许自动触发,这一点应该是最为有利的阈值。

吸呼切换变量

呼吸中枢的神经元,除在呼吸机触发和吸气的全过程外,还可不断发放冲动。其冲动停止发放是呼吸周期中的重要时间点,它标志着呼气开始。每次呼吸的神经相吸气时间常常不等[34]。实际上,呼吸机的"吸呼切换"转为呼气是通过设置吸气时间(inspiratory time, T_i)实现,从一次呼吸到下次呼吸时间大致恒定,从而可导致控制呼吸模式(辅助−控制通气、压力控制和间歇指令通气)下,相当严重的人−机不同步。这通常会导致镇静的需求增加,与前已述及的尽早脱机的目标不符合。理想的情况下,呼吸机应能检测到患者神经冲动释放结束,并做出相应反应,以停止提供吸气压。这是"支持"模式机械通气的目标和优点,压力支持通气模式显然包括其中。这就是说,压力支持通气模式具有检测患者呼气的能力,并可使呼吸机随时改变T_i,从而停止吸气。这可通过测量呼吸机环路中的流速或压力变化来实现。当神经冲动停止释放,并且肌肉松弛而P_{mus}降低至基线时,依照此前介绍过的运动公式(1)所示的肺弹性和阻力特性,使呼吸机总压力及流速下降。通

常支持模式能够预设流量衰减率,转而导致吸气支持停止。该预设值可以是环路中流速的绝对值或是最大流速的百分率,或两者兼具。通常在支持压力超过程控限制时,将对呼吸机发出信号,停止吸气并打开呼气阀。

正如触发一样,吸气切换变量也可是引起人−机相互作用和患者严重痛苦的原因。如肺气肿等肺弹性降低的疾病,尽管神经相吸气的最后段会有P_{mus}降低,但流速削减的程度不足以被呼吸机适当感知,这可能会导致患者不适。Jubran等[55]对此进行了研究,他们发现在20 cmH_2O的压力支持通气时,每12例COPD患者中就有5例需要主动呼气以中止呼吸机吸气周期。主动呼气对减少呼吸肌负荷这一首要目标和呼吸机同步性,都有相反作用(图34.11)。此外,主动呼气会增加跨肺压,从而导致气道关闭过早,以及随着闭合容量增加而内源性PEEP增高。

吸气流速变量

吸气流速是辅助模式机械通气的一项重要参数。急性呼吸衰竭的重症患者呼吸驱动力通常会增加,表现为需要较大的流量以克服衰竭的呼吸系统和呼吸机管路的阻力[34]。典型表现为压力曲线吸气支低矮,有些医生称其为"流量饥渴"(图34.12)。

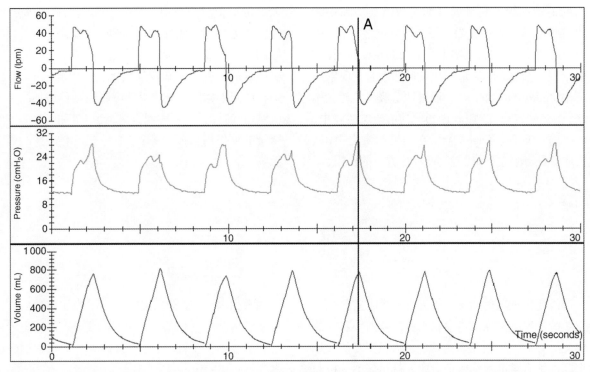

图34.11 由呼气肌主动收缩导致呼吸机供气终止的压力和流量曲线。请注意直线A标示的时间点,系主动呼气引起的对应于气道压力急速上升之流速快速下降。

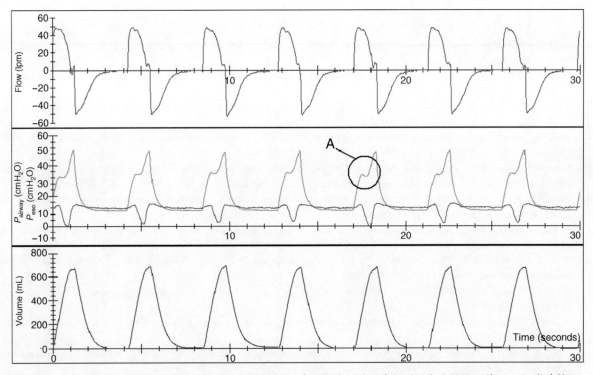

图34.12 呼吸驱动力增加患者的压力和流量波形,气道压波形上出现典型的吸气压力(P_{air})凹陷,如圆圈A所标示。P_{eso}指食管压。

临床上，对此作出的反应会是增加流速，以减少这些情况下辅助模式机械通气期间的呼吸功和内源性PEEP，通常将其设置为30～80 L/min。然而，最近的一系列研究表明，实际上可能会起相反作用，这是由于现在公认的"流量相关性呼吸急促"现象所致[34]。Puddy 和 Younes[56] 通过调节吸气流速使 T_i 可变，在接受容量控制-辅助通气的清醒志愿者中，证实了这一现象。Laghi 等[57] 在随后的研究中，试图描述流量、潮气量和吸气时间在这方面的作用，研究中维持吸气时间恒定，将流量从60 L/min增加至90 L/min，潮气量分别设置在1.0 L与1.54 L，结果呼吸频率无变化。此外，他们证明机械通气期间只要控制呼吸机吸气时间就能确定呼吸频率，而与呼吸机提供的吸气流速和潮气量无关。因此，当临床医师在试图给急性呼吸衰竭伴呼吸驱动例增加的患者机械通气时，必须考虑到流速、潮气量和吸气时间等变量的反作用，即一种对另一种变量会产生的负面影响。

总　结

对需要机械通气的重症患者进行呼吸监测是一项复杂的工作。临床医生须认真权衡监测中获得的气体交换、肺力学、神经肌肉功能和人机交互的大量数据。训练有素的重症监护专业人员须仔细分析和处理数据，然后制定机械通气的呼吸支持计划。同时必须继续以这样的方式实施计划，以保证患者通气和氧合的安全性，避免患者因草率的机械通气而受到不必要的伤害。

◇ 参 ◇ 考 ◇ 文 ◇ 献 ◇

［ 1 ］ Kelly AM, Kyle E, McAlpine R: Venous PCO(2) and pH can be used to screen for significant hypercarbia in emergency patients with acute respiratory disease. *J Emerg Med* 22(1):15–19, 2002.

［ 2 ］ Weil MH, Rackow EC, Trevino R, et al: Difference in acid-base state between venous and arterial blood during cardiopulmonary resuscitation. *N Engl J Med* 315(3):153–156, 1986.

［ 3 ］ Malinoski DJ, Todd SR, Slone S, et al: Correlation of central venous and arterial blood gas measurements in mechanically ventilated trauma patients. *Arch Surg* 140(11):1122–1125, 2005.

［ 4 ］ West JB, Dollery CT, Naimark A: Distribution of blood flow in isolated lung; relation to vascular and alveolar pressures. *J Appl Physiol* 19:713–724, 1964.

［ 5 ］ Kallet RH, Daniel BM, Garcia O, et al: Accuracy of physiologic dead space measurements in patients with acute respiratory distress syndrome using volumetric capnography: comparison with the metabolic monitor method. *Respir Care* 50(4):462–467, 2005.

［ 6 ］ Kallet RH, Alonso JA, Pittet JF, et al: Prognostic value of the pulmonary dead-space fraction during the first 6 days of acute respiratory distress syndrome. *Respir Care* 49(9):1008–1014, 2004.

［ 7 ］ Wathanasormsiri A, Preutthipan A, Chantarojanasiri T, et al: Dead space ventilation in volume controlled versus pressure controlled mode of mechanical ventilation. *J Med Assoc Thai* 85［Suppl 4］:S1207–S1212, 2002.

［ 8 ］ Mohr AM, Rutherford EJ, Cairns BA, et al: The role of dead space ventilation in predicting outcome of successful weaning from mechanical ventilation. *J Trauma* 51(5):843–848, 2001.

［ 9 ］ Bates JH, Rossi A, Milic-Emili J: Analysis of the behavior of the respiratory system with constant inspiratory flow. *J Appl Physiol* 58(6):1840–1848, 1985.

［10］ Polese G, Rossi A, Appendini L, et al: Partitioning of respiratory mechanics in mechanically ventilated patients. *J Appl Physiol* 71(6):2425–2433, 1991.

［11］ Iotti GA, Braschi A, Brunner JX, et al: Respiratory mechanics by least squares fitting in mechanically ventilated patients: applications during paralysis and during pressure support ventilation. *Intensive Care Med* 21(5):406–413, 1995.

［12］ Stenqvist O: Practical assessment of respiratory mechanics. *Br J Anaesth* 91(1):92–105, 2003.

［13］ Lu Q, Vieira SR, Richecoeur J, et al: A simple automated method for measuring pressure-volume curves during mechanical ventilation. *Am J Respir Crit Care Med* 159(1):275–282, 1999.

［14］ Servillo G, Coppola M, Blasi F, et al: The measurement of the pressure-volume curves with computerized methods. *Minerva Anestesiol*

66(5):381–385, 2000.

[15] Roupie E, Dambrosio M, Servillo G, et al: Titration of tidal volume and induced hypercapnia in acute respiratory distress syndrome. *Am J Respir Crit Care Med* 152(1):121–128, 1995.

[16] Harris RS, Hess DR, Venegas JG: An objective analysis of the pressure-volume curve in the acute respiratory distress syndrome. *Am J Respir Crit Care Med* 161(2, Pt 1):432–439, 2000.

[17] Hubmayr RD: Perspective on lung injury and recruitment: a skeptical look at the opening and collapse story. *Am J Respir Crit Care Med* 165(12):1647–1653, 2002.

[18] Martin-Lefevre L, Ricard JD, Roupie E, et al: Significance of the changes in the respiratory system pressure-volume curve during acute lung injury in rats. *Am J Respir Crit Care Med* 164(4):627–632, 2001.

[19] Amato MB, Barbas CS, Medeiros DM, et al: Effect of a protective-ventilation strategy on mortality in the acute respiratory distress syndrome. *N Engl J Med* 338(6):347–354, 1998.

[20] Ventilation with lower tidal volumes as compared with traditional tidal volumes for acute lung injury and the acute respiratory distress syndrome. The Acute Respiratory Distress Syndrome Network. *N Engl J Med* 342(18): 1301–1308, 2000.

[21] Brower RG, Lanken PN, MacIntyre N, et al: Higher versus lower positive end-expiratory pressures in patients with the acute respiratory distress syndrome. *N Engl J Med* 351(4):327–336, 2004.

[22] de Chazal I, Hubmayr RD: Novel aspects of pulmonary mechanics in intensive care. *Br J Anaesth* 91(1):81–91, 2003.

[23] Pelosi P, Goldner M, McKibben A, et al: Recruitment and derecruitment during acute respiratory failure: an experimental study. *Am J Respir Crit Care Med* 164(1):122–130, 2001.

[24] Talmor D, Sarge T, O'Donnell CR, et al: Esophageal and transpulmonary pressures in acute respiratory failure. *Crit Care Med* 34(5):1389–1394.

[25] Brochard L, Roudot-Thoraval F, Roupie E, et al: Tidal volume reduction for prevention of ventilator-induced lung injury in acute respiratory distress syndrome. The Multicenter Trail Group on Tidal Volume reduction in ARDS. *Am J Respir Crit Care Med* 158(6):1831–1838, 1998.

[26] Stewart TE, Meade MO, Cook DJ, et al: Evaluation of a ventilation strategy to prevent barotrauma in patients at high risk for acute respiratory distress syndrome. Pressure- and Volume-Limited Ventilation Strategy Group. *N Engl J Med* 338(6):355–361, 1998.

[27] Matthay MA, Bhattacharya S, Gaver D, et al: Ventilator-induced lung injury: in vivo and in vitro mechanisms. *Am J Physiol Lung Cell Mol Physiol* 283(4):L678–L682, 2002.

[28] Terragni PP, Rosboch GL, Lisi A, et al: How respiratory system mechanics may help in minimising ventilator-induced lung injury in ARDS patients. *Eur Respir J Suppl* 42:15s–21s, 2003.

[29] Milic-Emili J, Mead J, Turner JM, et al: Improved technique for estimating pleural pressure from esophageal balloons. *J Appl Physiol* 19(2):207–211, 1964.

[30] Talmor D, Sarge T, Malhotra A, et al: Mechanical ventilation guided by esophageal pressure in acute lung injury. *N Engl J Med* 359(20):2095–2104, 2008.

[31] Malbrain ML: Abdominal pressure in the critically ill: measurement and clinical relevance. *Intensive Care Med* 25(12):1453–1458, 1999.

[32] Collee GG, Lomax DM, Ferguson C, et al: Bedside measurement of intraabdominal pressure (IAP) via an indwelling naso-gastric tube: clinical validation of the technique. *Intensive Care Med* 19(8):478–480, 1993.

[33] Chieveley-Williams S, Dinner L, Puddicombe A, et al: Central venous and bladder pressure reflect transdiaphragmatic pressure during pressure support ventilation. *Chest* 121(2):533–538, 2002.

[34] Tobin MJ, Jubran A, Laghi F: Patient–ventilator interaction. *Am J Respir Crit Care Med* 163(5):1059–1063, 2001.

[35] Carson SS, Kress JP, Rodgers JE, et al: A randomized trial of intermittent lorazepam versus propofol with daily interruption in mechanically ventilated patients. *Crit Care Med* 34(5):1326–1332, 2006.

[36] Kress JP, Pohlman AS, O'Connor MF, et al: Daily interruption of sedative infusions in critically ill patients undergoing mechanical ventilation. *N Engl J Med* 342(20):1471–1477, 2000.

[37] Prielipp RC, Coursin DB, Wood KE, et al: Complications associated with sedative and neuromuscular blocking drugs in critically ill patients. *Crit Care Clin* 11(4):983–1003, 1995.

[38] Le Bourdelles G, Viires N, Boczkowski J, et al: Effects of mechanical ventilation on diaphragmatic contractile properties in rats. *Am J Respir Crit Care Med* 149(6):1539–1544, 1994.

[39] Kondili E, Prinianakis G, Georgopoulos D: Patient-ventilator interaction. *Br J Anaesth* 91(1):106–119, 2003.

[40] Jubran A: Advances in respiratory monitoring during mechanical ventilation. *Chest* 116(5):1416–1425, 1999.

[41] Capdevila X, Perrigault PF, Ramonatxo M, et al: Changes in breathing pattern and respiratory muscle performance parameters during difficult weaning. *Crit Care Med* 26(1):79–87, 1998.

[42] Murciano D, Boczkowski J, Lecocguic Y, et al: Tracheal occlusion pressure: a simple index to monitor respiratory muscle fatigue during acute respiratory failure in patients with chronic obstructive pulmonary disease. *Ann Intern Med* 108(6):800–805, 1988.

[43] Sassoon CS, Mahutte CK: Airway occlusion pressure and breathing pattern as predictors of weaning outcome. *Am Rev Respir Dis* 148(4, Pt 1):860–866, 1993.

[44] Sassoon CS, Te TT, Mahutte CK, et al: Airway occlusion pressure. An important indicator for successful weaning in patients with chronic obstructive pulmonary disease. *Am Rev Respir Dis* 135(1):107–113, 1987.

[45] Chevrolet JC, Deleamont P: Repeated vital capacity measurements as predictive parameters for mechanical ventilation need and weaning

success in the Guillain-Barre syndrome. *Am Rev Respir Dis* 144(4):814-818, 1991.

[46] Loveridge BM, Dubo HI: Breathing pattern in chronic quadriplegia. *Arch Phys Med Rehabil* 71(7):495-499, 1990.

[47] Rieder P, Louis M, Jolliet P, et al: The repeated measurement of vital capacity is a poor predictor of the need for mechanical ventilation in myasthenia gravis. *Intensive Care Med* 21(8):663-668, 1995.

[48] Krieger BP, Isber J, Breitenbucher A, et al: Serial measurements of the rapidshallow- breathing index as a predictor of weaning outcome in elderly medical patients. *Chest* 112(4):1029-1034, 1997.

[49] Vallverdu I, Calaf N, Subirana M, et al: Clinical characteristics, respiratory functional parameters, and outcome of a two-hour T-piece trial in patients weaning from mechanical ventilation. *Am J Respir Crit Care Med* 158(6):1855-1862, 1998.

[50] Yang KL, Tobin MJ: A prospective study of indexes predicting the outcome of trials of weaning from mechanical ventilation. *N Engl J Med* 324(21):1445-1450, 1991.

[51] Aslanian P, El Atrous S, Isabey D, et al: Effects of flow triggering on breathing effort during partial ventilatory support. *Am J Respir Crit Care Med* 157(1):135-143, 1998.

[52] Barrera R, Melendez J, Ahdoot M, et al: Flow triggering added to pressure support ventilation improves comfort and reduces work of breathing in mechanically ventilated patients. *J Crit Care* 14(4):172-176, 1999.

[53] Branson RD, Campbell RS, Davis K Jr, et al: Comparison of pressure and flow triggering systems during continuous positive airway pressure. *Chest* 106(2):540-544, 1994.

[54] Leung P, Jubran A, Tobin MJ: Comparison of assisted ventilator modes on triggering, patient effort, and dyspnea. *Am J Respir Crit Care Med* 155(6):1940-1948, 1997.

[55] Jubran A, Van de Graaff WB, Tobin MJ: Variability of patient-ventilator interaction with pressure support ventilation in patients with chronic obstructive pulmonary disease. *Am J Respir Crit Care Med* 152(1):129-136, 1995.

[56] Puddy A, Younes M: Effect of inspiratory flow rate on respiratory output in normal subjects. *Am Rev Respir Dis* 146(3):787-789, 1992.

[57] Laghi F, Karamchandani K, Tobin MJ: Influence of ventilator settings in determining respiratory frequency during mechanical ventilation. *Am J Respir Crit Care Med* 160(5, Pt 1):1766-1770, 1999.